PATHOLOGISCHE HISTOLOGIE

EIN UNTERRICHTSKURS FÜR STUDIERENDE UND ÄRZTE

VON

Dr. MAX BORST

O. Ö. PROFESSOR DER ALLGEMEINEN PATHOLOGIE UND DER PATHOLOGISCHEN ANATOMIE
AN DER UNIVERSITÄT MÜNCHEN

MIT 275 ABBILDUNGEN IM TEXTE

2. AUFLAGE

LEIPZIG

VERLAG VON F. C. W. VOGEL

1926

ISBN-13: 978-3-642-98780-9   e-ISBN-13: 978-3-642-99595-8
DOI: 10.1007/978-3-642-99595-8

softcover reprint of the hardcover 2nd edition 1926

Vorwort.

Dieses Buch ist die Erfüllung eines in vielen Jahren immer wieder ausgesprochenen Wunsches meiner Schüler. Krieg und Revolution haben Entwurf und Ausführung immer wieder unterbrochen. Die Trostlosigkeit der Gegenwart legte es nahe, das Unternehmen ganz aufzugeben. Schließlich wurde die Vollendung doch gewagt.

Ein Lehrbuch der pathologischen Histologie kann ich das vorliegende Werk nicht nennen. Dazu ist der Stoff nicht systematisch und nicht vollständig genug bearbeitet. Von einem allgemeinen Teil habe ich abgesehen; er hätte den Umfang des Buches allzusehr vergrößert und Wiederholungen wären unvermeidlich gewesen. Es ist eine sorgfältige Auswahl spezieller Krankheitsbilder getroffen worden, bei deren Besprechung auch die allgemeine pathologische Histologie zu ihrem Rechte kommt. Die Geschwülste sind als ein zusammengehöriges Ganzes in einem eigenen Abschnitt nach Besprechung der wichtigsten Erkrankungen der einzelnen Organe behandelt. Jedem Kapitel ist eine ganz kurze Darstellung der normalen Histologie vorausgeschickt. Auf die pathologisch-histologische Technik ist nicht eingegangen worden. Hierfür gibt es ausgezeichnete Spezialwerke und auch kurze Anleitungen. Größter Wert ist auf die Abbildungen und auf die genaueste Beziehung des Textes zu diesen gelegt. Die Figuren sind alle nach ausgewählten Originalpräparaten von dem Universitätszeichner W. Freytag in Würzburg gezeichnet worden. Ihm sei für seine große Mühe und Sorgfalt herzlich gedankt. Dem Verleger, Herrn Dr. Lampe-Vischer, sei ganz besonderer Dank ausgesprochen für das unermüdliche Interesse, das er dem Buch entgegengebracht, und für die glänzende Ausstattung, die er ihm trotz aller Not der Zeit gegeben hat. Meinen Herren Assistenten Dr. Groll und Dr. Feucht danke ich vielmals für die Durchsicht der Korrekturbogen und für die Herstellung des Sachregisters.

Bei der Darstellung habe ich nach Möglichkeit versucht, das Verständnis für die histologischen Bilder zu wecken und zu fördern. Deshalb ist, wo immer dieses Ziel es zu erfordern schien, über die Pathogenese und Ätiologie, sowie gelegentlich auch über die Symptomatologie der betreffenden Krankheiten ein Wort gesagt, und es ist der Beschreibung des mikroskopischen Bildes auch immer der makroskopische Befund gegenübergestellt. So soll jedesmal ein möglichst abgerundetes Bild der betreffenden Erkrankung zustande kommen, und es soll auf diese Weise klar werden, wieviel die pathologische Histologie beitragen kann zur Erklärung der grobsinnlich wahrnehmbaren Erscheinung, zur Lösung formal- und kausalgenetischer Fragen, zum Verständnis der funktionellen Störungen. Freilich konnten alle diese Hinweise nur in kurzen Andeutungen geschehen, und ich weiß selbst nur zu gut, wie weit ich hinter dem Ziel, das mir vorschwebte, zurückgeblieben bin.

Wenn ich das vorliegende Buch einen Unterrichtskurs der pathologischen Histologie nenne, so tue ich es einerseits, um ihm einen möglichst anspruchslosen Titel zu geben und um die freie Behandlung des Stoffes zu rechtfertigen, andererseits aber, um zum Ausdruck zu bringen, daß sich mir die vorliegende Form der Darstellung im Laufe einer 25jährigen Tätigkeit in pathologisch-histologischen Unterrichtskursen als zweckentsprechend und brauchbar ergeben hat. Zugleich will ich aber auch einen Dank zum Ausdruck bringen für jenen Mann, der mich in die pathologische Histologie eingeführt hat und von dem ich die nachhaltigsten Anregungen auch in bezug auf den pathologisch-histologischen Unterricht empfing — an Georg Eduard von Rindfleisch. Seinem Andenken sei dieses Buch gewidmet.

München, den 1. März 1921.

Max Borst.

Vorwort zur zweiten Auflage.

Es war von vornherein meine Absicht, bei neuen Auflagen den „Unterrichtskurs der pathologischen Histologie" weiter auszugestalten. In dieser zweiten Auflage sind eine Reihe von Abbildungen durch bessere ersetzt worden. Eine große Reihe neuer Bilder wurde aufgenommen. Den Organen mit innerer Sekretion ist ein eigenes Kapitel gewidmet worden. Der Text ist überall revidiert und durch die Neuaufnahmen erweitert worden. Den dankenswerten Anregungen der Kritik habe ich nach Möglichkeit Rechnung getragen. Die neuen Originale sind größtenteils von Herrn Universitätszeichner W. Freytag in Würzburg gezeichnet worden. Nur zwei Bilder hat Frl. Else Schmidt in München gezeichnet. Meinen Herren Assistenten Dr.Dr. Fahrig, Beck und Groß bin ich für die Durchsicht der Korrekturen und für die Ergänzung des Sachregisters zu großem Dank verpflichtet. Der Verleger, Herr Dr. med. h. c. Lampe-Vischer, ist auf alle neuen Anregungen bereitwillig eingegangen und hat das Buch wieder vortrefflich ausgestattet; dafür danke ich ihm aufs beste.

Möge das Büchlein in seiner neuen Gestalt sich neue Freunde erwerben und die alten Freunde bewahren.

München, Ostern 1925.

Max Borst.

Inhaltsverzeichnis.

Einleitung.

M. H.! Es ist ein anregendes und überaus belehrendes Studium, die Krankheit gewissermaßen bis ins Herz der Zelle hinein zu verfolgen. Wenn unser wissenschaftliches Interesse schon aufs höchste erregt wird durch eine Leichenöffnung, die es uns ermöglicht, die während des Lebens beobachteten Symptome auf grobwahrnehmbare anatomische Veränderungen der Organe zurückzuführen, so eröffnet die weitere Verfolgung dieser Veränderungen mit dem Mikroskop eine neue Welt, die uns in Spannung versetzt und unserem Erkenntnisdrang Befriedigung verspricht. Freilich oft auch Enttäuschung bringt, wenn wir für die im Leben hervorgetretenen Funktionsstörungen auch mit den allerfeinsten optischen Systemen kein morphologisches Korrelat auffinden können. Wir werden in solchen Fällen lieber der Unvollkommenheit unserer natürlichen Sinne und ihrer künstlichen Hilfsmittel die Schuld beimessen, als zugeben, daß Funktionsstörungen ohne Strukturveränderungen überhaupt denkbar seien. Sehen wir von solchen unbefriedigenden Fällen ab, so ist in der Tat nichts mehr geeignet, das Verständnis der Krankheiten zu fördern, als die Beschäftigung mit pathologischer Histologie. Sie setzt die genaue Kenntnis der normalen Zell- und Gewebsstrukturen voraus, und sie verlangt diese Kenntnis nicht nur für die fertig differenzierten Gewebe, sondern auch für deren embryonale Entwicklung. Die Feststellung und Beschreibung der pathologisch veränderten Struktur darf niemals Selbstzweck sein. Immer muß der Versuch gemacht werden, die morphologischen Veränderungen chemisch oder physikalisch auszudeuten und sie in Beziehung zu setzen zu den funktionellen Störungen. Bei solchen Ausdeutungen läuft der pathologische Histologe große Gefahr, sich in Spekulationen zu verlieren. Es ist wichtig, daß er sich dieser und vieler anderer Schwierigkeiten immer bewußt bleibt. In dieser Beziehung ist zunächst daran zu erinnern, daß unsere histologischen Objekte zu allermeist nur verzerrte Abbilder des wirklichen Zustandes der Zellen und Gewebe sind. Das ist aus der Vorbehandlung der Objekte mit den mannigfaltigsten Chemikalien ohne weiteres verständlich. Es ergibt sich daraus die Lehre, wo irgend angängig, auch die frische Untersuchung unvorbehandelter, evtl. lebender oder überlebender Objekte heranzuziehen. Eine weitere Schwierigkeit liegt darin, daß die Krankheiten Vorgänge sind, während in den histologischen Präparaten momentane Zustände fixiert sind. Unsere Aufgabe ist es nun, aus den feststellbaren Zuständen auf die Vorgänge zu schließen, das räumliche Nebeneinander in ein zeitliches Nacheinander umzudeuten, die toten histologischen Bilder wieder mit Leben zu erfüllen. Welche Irrwege tun sich da auf! Wir lassen die Zellen sich bewegen, auseinander hervorgehen, lassen sie in bestimmten Richtungen wandern und wachsen — und nichts von alledem sehen wir wirklich in unseren Präparaten, sondern unser Urteil bildet sich aus Erfahrung und

Erinnerung, aus Intuition und Phantasie! Sollten wir bei dieser Sachlage nicht vorsichtig und bescheiden sein? In der Tat ist nichts weniger am Platze als der Anspruch auf Unfehlbarkeit bei solchen Auslegungen histologischer Bilder.

Nehmen wir uns vor, bei unseren pathologisch-histologischen Untersuchungen die tatsächlichen Befunde mit solcher Genauigkeit und Gründlichkeit festzustellen, daß daran nicht gerüttelt werden kann! Bei der Deutung der Befunde aber und beim zusammenfassenden Urteil wollen wir strenge Kritik und die nötige Zurückhaltung walten lassen. Unser Urteil hat oft nicht nur wissenschaftliche, sondern auch praktische Bedeutung. Auf die pathologisch-histologische Diagnose stützt sich in vielen Fällen das Handeln des Arztes, insbesondere des Chirurgen. Welche Verantwortung lastet also auf unseren Schultern! Lassen wir uns von dem Gefühl der Verantwortung immer tief durchdringen! Bedenken wir aber auch, wieviel wir teilhaben können an dem beglückenden Erfolg ärztlichen Handelns, wenn wir zuverlässige histologische Diagnosen zur Verfügung stellen! Und freuen wir uns darüber! —

Um sich in dem ausgedehnten und vielseitigen Gebiet der pathologischen Histologie nur einigermaßen zurecht finden zu können, dazu gehört ein ganzes Leben unermüdlicher Arbeit. Das sei allen jenen gesagt, die sich nach kurzer Spezialbeschäftigung für befähigt halten, die schwierigsten histologischen Probleme mit Überlegenheit in Angriff zu nehmen. Die folgenden Vorlesungen und Übungen wollen nichts weiter, als eine Grundlage für pathologisch-histologische Ausbildung schaffen. Sie sollen einführen und zu vertiefender Beschäftigung anregen. Aus der Erkenntnis des Wesens und der Bedeutung einer Wissenschaft erwächst die Liebe zu ihr. Möge es mit diesem Unterrichtskurse gelingen, der pathologischen Histologie neue Freunde zuzuführen!

I. Organe des Kreislaufs.

A. Herz.

1. Myokard.

a) Normal-histologische Vorbemerkungen.

Die Herzmuskulatur setzt sich zusammen aus den Herzmuskelfasern. Diese sind kontraktile Formbestandteile von zylindrischer Gestalt, die durch schräge oder quere Seitenzweige untereinander in Verbindung stehen. Man dachte sich die einzelnen Fasern durch eine besondere „Kittsubstanz" verbunden. Als solche Kittsubstanz wurden Querlinien („Kittlinien") gedeutet, die man an Herzmuskelpräparaten in unregelmäßig alternierender Stellung antrifft. Sie durchsetzen die Muskelfasern quer, entweder in geraden oder in abgestuften Linien. Es ist aber wohl sicher, daß man es hier nicht mit einer verkittenden Zwischensubstanz oder mit einer Art von Schaltstücken zu tun hat. Gleichwohl ist die Bedeutung dieser Querlinien (sog. Glanzstreifen oder Querplatten) nicht völlig aufgeklärt; sie wurden als Effekte der Zusammenziehung („Kontraktionslinien"), als Einrichtungen zur Regelung der Kontraktionswellen oder zur Richtung der Zugkräfte, als Stellen des Wachstums und der Regeneration, weiterhin als der Ausdruck des Alterns und der Abnutzung und endlich als Kunstprodukte aufgefaßt. Jedenfalls sind echte Zellgrenzen in der Herzmuskulatur nicht sicher nachweisbar, und wir haben uns einen synzytialen Aufbau des Myokardiums vorzustellen („Herzmuskelschwamm"). Die Herzmuskelfasern sind quer- und längsgestreifte Elemente. Sie bestehen aus Protoplasma (Sarkoplasma) und Fibrillen; der ovale Kern liegt in der Mitte der Faser, von reichlicherem Sarkoplasma umgeben. In dem undifferenzierten Protoplasma, welches durch Einlagerung von Granula (Sarkosomen, Glykogen, Lipoiden) eine körnige, trübe Beschaffenheit hat, liegen die Fibrillen bündelweise; zwischen den Fibrillenbündeln breitet sich spärliches Sarkoplasma aus. An der Peripherie der Fasern bildet das Sarkoplasma fächerartig, radiär verlaufende Scheidewände, was man besonders gut auf Querschnitten sehen kann. Diese Anordnung unterscheidet die Herzmuskelfasern von den Skelettmuskelfasern. Die Fibrillen ziehen kontinuierlich durch den ganzen synzytialen Herzmuskelschwamm und auch durch die Querlinien (s. o.). Endigungen der Herzmuskelfasern gibt es an den Annulis fibrosis und den Spitzen der Papillarmuskeln. Ein Sarkolemma ist bei den Herzmuskelfasern bis jetzt nicht mit Sicherheit nachgewiesen worden. Der Herzmuskel als Ganzes ist außen und innen von fibroelastischen Schichten, dem Epi- und Endokardium überzogen (s. sp. S. 15 u. 18). Diese Bindegewebsschichten stehen mit dem innerhalb der Herzmuskulatur sich verzweigenden, relativ spärlichen, interstitiellen (perimysialen) Bindegewebe, das auch feine elastische Fasern führt, in Zusammenhang. Zwischen den einzelnen Muskelfasern des Herzens verlaufen feine Blutkapillaren. Die größeren Gefäße finden sich in den perimysialen Bindegewebssepten. Auch im Epikard und in den tieferen Schichten des Endokards verlaufen Gefäße. Über Ganglienzellen und Nervenfasern im Herzmuskel sind die Lehrbücher der Anatomie einzusehen. Ebenso über das spezifische Muskelsystem des Herzens, Reizleitungssystem genannt, welches durch seine besonders sarkoplasmareichen Fasern ausgezeichnet ist, deren Bündel von der übrigen Herzmuskulatur getrennt verlaufen.

b) Pathologische Histologie.

α) Atrophie.

Braune Atrophie des Myokards.

Unter Atrophie verstehen wir Massenabnahme der Substanz. Die Organe werden kleiner, weil ihre Bausteine, die Zellen, an Protoplasma und Kern abnehmen, zum Teil wohl auch ganz schwinden. Die quantitative Kern-Protoplasmarelation kann dabei erhalten oder gestört sein. Einfache Atrophie zeigt den Schwund ohne bemerkenswerte Veränderungen der Zellstruktur. Degenerative Atrophie ist mit Strukturveränderungen verbunden, welche der Ausdruck stärkerer Stoffwechsel- und Ernährungsstörungen sind (Verfettungen z. B.). Bei der Pigmentatrophie treten in den atrophischen Zellen Farbstoffe auf. Aktive Atrophien zeigen uns den Schwund trotz genügenden Angebotes der Nährstoffe; Zellerkrankung ist hier die Grundlage. Bei den passiven Atrophien ist das Angebot ungenügend, die Zellen könnten sich ernähren, erhalten aber zu wenig an Nährstoffen (z. B. infolge von Gefäßsperren). Die Ursachen der Atrophien sind mannigfaltig. Mechanische Schädigungen (Druck), chemisch-toxische Einwirkungen, Funktionsmangel, Unterbrechung der nervösen Beziehungen, Behinderung der Blutzufuhr spielen eine Rolle. Physiologische Atrophien sind die Rückbildungen, die im Greisenalter, aber auch vorher (am Thymus z. B.) auftreten. Über sog. „maskierte" Atrophien (Pseudohypertrophien) s. sp. S. 279.

Im Alter und bei konsumierenden Krankheiten (Krebs, Tuberkulose) tritt im Verein mit einer Massenabnahme der Herzmuskulatur eine Braunfärbung derselben (bis zu tiefem Kastanienbraun) auf. Frisch, in Kochsalzlösung an Zupfpräparaten bei starker Vergrößerung untersucht (Fig. 1), sieht man im Sarkoplasma der verschmälerten Muskelfasern ein feinkörnig-scholliges, gelbliches Pigment eingelagert. Der Lage im Sarkoplasma entsprechend ist dieses Pigment besonders reichlich um die Kerne herum vorzufinden. An einem Dauerpräparat (Fig. 2) sieht man auf Längsschnitten die Verschmälerung der Muskelfasern (Atrophie), die Verkleinerung der Muskelkerne, sowie die Pigmenteinlagerung im Sarkoplasma, speziell um die Kerne herum, besonders deutlich. Manchmal sind die Kerne nicht nur verkleinert, sondern sie zeigen auch unregelmäßige Gestalt durch Schrumpfung, sowie auch intensivere Färbung bei plumpem Aussehen (Pyknose). Das sind degenerative Veränderungen, als welche auch gelegentlich nachzuweisende krankhafte Vergrößerungen der Kerne in den atrophischen Fasern gelten dürfen. Solche Degenerationsbilder an Kernen machen es wahrscheinlich, daß die Massenabnahme des Herzens bei der braunen Atrophie nicht allein auf Kaliberabnahme der Fasern beruht, sondern daß dabei auch ein wirklicher völliger Schwund der Fasern vorkommt.

Der Farbstoff in den atrophischen Muskelfasern ist nicht hämatogener (hämoglobinogener) Abkunft, wie nach der v. Recklinghausenschen Benennung „Hämofuszin" anzunehmen wäre. Er gibt auch keine Eisenreaktion. Vielmehr handelt es sich um einen der Gruppe der autochthonen oder autogenen Pigmente zugehörigen Farbstoff, welcher lipoide Reaktion gibt (und daher Lipofuszin genannt werden kann). Neuerdings wird er den Melaninen nahegestellt. Über seine Herkunft ist nichts Sicheres bekannt. Vielleicht ist es ein normalerweise in der Muskelzelle gelöster Stoff, der bei der Atrophie der Muskelfaser körnig ausfällt. Die braune Atrophie wird auch an Leberzellen, Darmmuskelzellen, selten auch in der Körpermuskulatur beobachtet. Ein ähnliches Pigment findet sich in den Samenblasen- und Prostataepithelien, in den Zwischenzellen des Hodens, in den Zellen der Zona pigmentosa der Nebenniere, sowie in Ganglienzellen vor. Da diese Pigmente, welche wohl nicht alle von einheitlicher Natur und Zusammensetzung sind, mit fortschreitender seniler Involution zunehmen, sind sie auch als Ausdruck der „Abnutzung" der Gewebe angesehen worden (sog. Abnützungspigmente).

In Fällen, in welchen ein chronischer (toxischer) Zerfall roter Blutkörperchen im Organismus stattfindet und die Schlacken der roten Blutkörperchen in Form eines eisenhaltigen Pigments (Hämosiderin) in den verschiedensten Organen abgelagert werden (sog. Hämochromatosis universalis), findet man in Herz, Leber, Darmmuskularis etc. auch das eisenfreie Lipofuszin vor. Gerade in solchen Fällen lag der Gedanke an eine hämatogene Entstehung auch dieses letzteren Farbstoffs nahe. Jedoch ist das Auftreten von Lipofuszin in den betreffenden Fällen leicht verständlich, weil es sich um Krankheiten handelt, die zu Kachexie und Atrophie führen. Eine hämatogene Entstehung des Lipofuszins anzunehmen ist daher weder nötig, noch bewiesen.

Die Fig. 2 zeigt auch jenen Zustand der Herzmuskulatur, der unter dem Namen der Fragmentatio myocardii bekannt ist. Die einzelnen Muskelfasern sind durch Lücken voneinander getrennt. Die Trennungslinien ent-

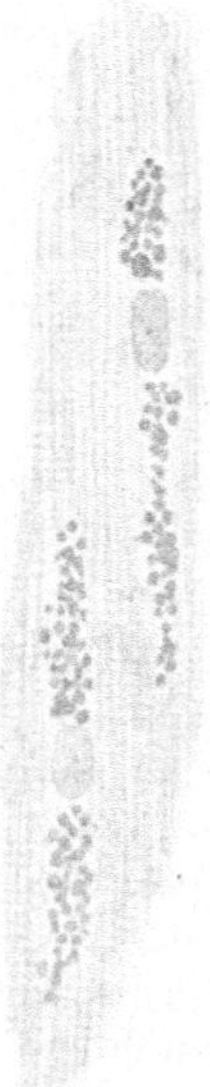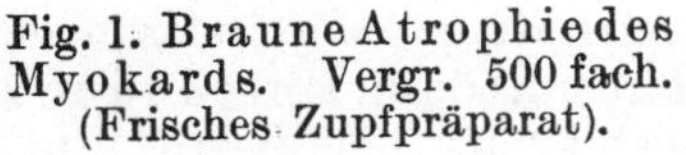

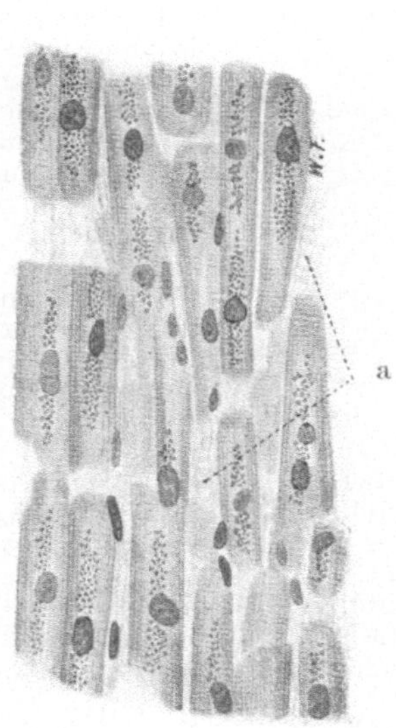

<table>
<tr>
<td>

Fig. 1. Braune Atrophie des Myokards. Vergr. 500 fach. (Frisches Zupfpräparat).

</td>
<td>

Fig. 2. Braune Atrophie des Myokards. Vergr. 260 fach. (Karminfärbung.) Das Bild zeigt zugleich den Zerfall des Myokards in Bruchstücke (Fragmentatio myocardii). a Kapillaren zwischen den Herzmuskelfasern.

</td>
</tr>
</table>

sprechen durchaus nicht immer den „Kittlinien" (s. o. S. 3). Man hat den Eindruck einer gewaltsamen Zerreißung des synzytialen Herzmuskelschwammes. So kann man daran denken, daß die letzten (agonalen) ungeordneten Herzbewegungen den eigenartigen Zustand schaffen, den wir im histologischen Präparat vor uns haben. Daß irgendwelche Schädigungen des Myokards die Neigung zu solcher Zerreißung steigern werden, ist plausibel. Solche Schädigungen können Alter und Krankheit hervorbringen. Es würde damit übereinstimmen, daß die Fragmentatio cordis sich mit zunehmendem Lebensalter immer häufiger findet.

β) Stoffwechselstörungen (sog. Entartungen).

1. Trübe Schwellung (parenchymatöse Degeneration oder albuminöse Trübung).

Diese überaus häufige, bei infektiösen und toxischen Schädigungen auftretende Veränderung ist makroskopisch an der geringeren Durchsichtigkeit

und der fahlen, grauen Trübung des Herzfleisches zu erkennen. Mikroskopisch muß sie an frischem Material studiert werden. Wir zerzupfen ein
winziges Stückchen der veränderten Herzmuskulatur und untersuchen bei
starker Vergrößerung zunächst in Kochsalzlösung (Fig. 3). Dabei gewahren
wir im durchfallenden Licht eine Trübung der einzelnen Herzmuskelfasern, derart, daß die Faser infolge Einlagerung zahlreicher, feinster, licht-
brechender Körnchen dunkler, wie bestäubt, erscheint. Eine Schwellung
(Verbreiterung) der Fasern kann mehr oder weniger deutlich vorhanden sein
oder fehlen. Durch die Einlagerung dieser Körnchen, welche im Sarkoplasma, also zwischen den Fibrillen liegen, wird die Querstreifung mehr
oder weniger verdeckt. In vorgeschrittenen Fällen kann sie auch wirklich
verschwunden sein; dann sieht man eventuell auch an den Kernen der Muskelfasern degenerative Veränderungen.

Die Natur der Körnchen wird durch Essigsäurezusatz (2%) festgestellt. Man
saugt an dem einen Rand des Deckgläschens mit Fließpapier die Kochsalzlösung
an, nachdem man an dem gegenüber liegenden Rand einen Tropfen Essigsäure-
lösung appliziert hat; so wird die Essigsäure unter das Deckglas gelangen. Nun kann man sich überzeugen, daß die
Körnchen nicht mehr sichtbar sind: es handelt sich also um
Eiweißkörnchen. Unter Umständen bleiben noch stark
lichtbrechende Körnchen zurück, welche Fettkörnchen
sind (s. sp. S. 7). Die albuminöse Degeneration kann sich
nämlich mit „fettiger Entartung" verbinden. Ein direktes
Hervorgehen der Fett- aus den Eiweißkörnchen, wie man
früher annahm, ist aber abzulehnen; beide Körnchen bestehen
unabhängig nebeneinander im Sarkoplasma. Bei Zerfall von
Fetteiweißkörpern in der Zelle können Eiweiß- und Fetttröpfchen zugleich entstehen.

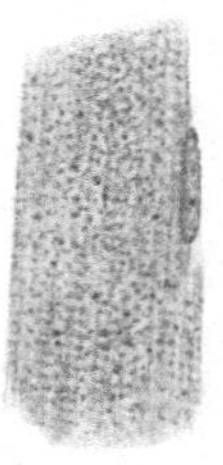

Fig. 3. Trübe
Schwellung des
Myokards.
Vergr. 100fach.
(Frisches Zupf-
präparat.) Die
Querstreifung der
Muskelfasern ist
ganz undeutlich.

Was die Auffassung der trüben Schwellung anlangt,
so darf daran erinnert werden, daß schon physiologisch
im Protoplasma vieler Zellen körnige Eiweißmassen enthalten sind (Granula, Mitochondria), die bei verstärkter
Zellfunktion vermehrt und vergrößert sein können.
Ähnliche körnige Zustände des Protoplasmas könnten
durch vermehrte Ansammlung von Nähreiweiß entstehen
(nutritive Reizung Virchows). In solchen Fällen würde
also die stärkere körnige Trübung des Protoplasmas einer gesteigerten
Lebenstätigkeit der Zelle entsprechen. Diese „irritativen" Veränderungen
als „entzündlich" aufzufassen und von parenchymatöser Entzündung
zu sprechen, erregt Bedenken. Es erscheint unstatthaft, den Begriff Entzündung auf Vorgänge innerhalb einer einzelnen Zelle anzuwenden.
Die Entzündung stellt einen sehr komplexen, geweblichen Reaktionsvorgang
dar, der vor allem an die Gegenwart von Gefäßen gebunden ist. Von jenen
körnigen Zuständen im Protoplasma, die einer gesteigerten (nutritiven und
funktionellen) Tätigkeit der Zelle entsprechen, muß die pathologische trübe
Schwellung unterschieden werden. Bei letzterer handelt es sich wohl gar
nicht um eine Irritation im Sinne eines gesteigerten Lebensprozesses, sondern
um eine rückläufige Zellmetamorphose, die allerdings in vielen Fällen
nur einen leichten Grad der Schädigung darstellt und reversibel ist. Das
Zustandekommen dieser regressiven Störung kann verschieden gedeutet
werden. Einerseits kann durch Wasseraufnahme eine Vergrößerung des
Zellkörpers erfolgen, während andererseits vorher gelöste oder wegen ihrer
Kleinheit normaliter nicht sichtbare Eiweißsubstanzen (durch Fällung oder
Quellung) in Tröpfchenform in die Erscheinung treten. Sehr nahe steht
der trüben Schwellung die tropfige Entmischung des Protoplasmas,
welche E. Albrecht durch Behandlung der Zellen mit Salzlösungen erzielte.

Bei der trüben Schwellung wie bei der tropfigen Entmischung handelt es sich sehr wahrscheinlich um „innere Zustandsänderungen" der Eiweißlösungen im Sinne der Kolloidchemie, die ja auch sog. Entmischungsphänomene kennt. Bei der sog. vakuolären Entartung, wie man sie z. B. an Zellen wassersüchtiger Gewebe findet, ist das Zellprotoplasma von großen „Wassertropfen" durchsetzt. Hier scheint weniger eine kolloidchemische, als eine im engeren Sinne physikalisch-chemische (osmotische) Störung vorzuliegen. Ob bei der krankhaften trüben Schwellung und bei der tropfigen Entmischung Beziehungen der Tröpfchen zu den als Zellgranula bzw. Mitochondrien bekannten Protoplasmateilen bestehen, ist noch nicht genügend aufgeklärt. Es gibt eine eigenartige Veränderung des Zellprotoplasmas, bei welcher Eiweißsubstanzen in Form hyaliner Tropfen verschiedenster Größe auftreten. Hier liegt es in der Tat nahe, an ein Hervorgehen der Tropfen aus Granula zu denken. Diese sog. „hyalintropfige Entartung" ist es gerade, welche Aschoff von der albuminösen Degeneration trennen und als trübe Schwellung im engeren Sinne („parenchymatöse Entzündung" Virchows) bezeichnen möchte (s. hierüber auch später S. 181).

Man darf die trübe Schwellung als intravitale Veränderung nur an einwandfreiem Leichenmaterial diagnostizieren. Bei der Autolyse und kadaverösen Zersetzung können ganz ähnliche Bilder an den Zellen gefunden werden.

2. Verfettung des Myokards.

Die pathologische Fettbildung in den Zellen unseres Körpers kann in die einfache und in die degenerative Form getrennt werden. Bei ersterer handelt es sich mehr um eine Fettspeicherung in den Zellen, um eine Art von Fettmast der Zellen, ohne tiefergreifende Störungen des Stoffwechsels oder der Lebenstätigkeit. Bei der degenerativen Form hingegen liegen tiefergreifende, unter Umständen zum Zelltod hinführende Störungen (fettiger Zerfall der Zelle) vor. Das pathologisch vermehrte Fett kann exogener Herkunft sein, d. h. die Zellen nehmen das Fett (bzw. dessen Vorstufen) aus dem zugeführten Säftestrom auf. Infolge allzu reichlicher Zufuhr oder wegen ungenügender Weiterverarbeitung bleibt das Fett im Zellprotoplasma in Tröpfchen und Tropfen liegen. Hierbei ist daran zu erinnern, daß unter pathologischen Bedingungen nicht selten eine Fettwanderung im Körper vorkommt, derart, daß das labile Fett aus seinen Depots mobilisiert und den Zellen gewisser Organe zugeführt wird; so z. B. bei der Phosphorvergiftung den Leberzellen. Bei der Zufuhr von außen können die Zellen fertiges Fett aufnehmen (Phagozytose). Dies ist besonders bei der sog. resorptiven Verfettung in der Umgebung fettiger Zerfallsherde der Fall. Oder die Zellen bilden aus zugeführten Vorstufen synthetisch Fett, wobei dieses an die Zellgranula gebunden erscheint (granuläre Fettsynthese Arnolds). In anderen Fällen, speziell bei nekrobiotischen und autolytischen Vorgängen, kann das Fett endogener Herkunft sein, nämlich durch Zerfall von Lipoiden und Fetteiweißkörpern der Zelle entstehen (fettige Metamorphose in engerem Sinne). Endlich ist es denkbar, daß bei Änderung der Löslichkeitsbedingungen vorher nicht sichtbares Fett in Tröpfchen ausfällt. Dies würde dann eine pathologische Fettvermehrung in der Zelle (morphologisch) nur vortäuschen (Fettphanerose).

Eine richtige Beurteilung der pathologischen Grade von Verfettung ist natürlich nur möglich, wenn man den normalen Gehalt der Zellen der einzelnen Organe an Fettsubstanzen kennt. Das Fett kommt im Körper als Verbrauchs- oder labiles Fett (Fettdepots!) und als Dauer- oder stabiles (im Hungerzustand nicht angreifbares) Fett vor. Die chemische Natur der Fette ist verschieden. Wir können Glyzerinester, Cholesterinester und Lipoide im engeren Sinne (Phosphatide, Lezithine, Cerebroside, Fettsäuren, Seifen) unterscheiden. Die mannigfachsten Fettgemische kommen vor. Als Myeline wird eine chemisch nicht einheitliche Gruppe von (nur zum Teil doppeltbrechenden) Lipoiden zusammengefaßt, die sich durch die Färbbarkeit mit Neutralrot (was auf Beziehung zu Kernsubstanzen hindeutet) und durch die Eigenschaft, in Wasser zu eigentümlichen, oft sehr bizarr gestalteten, doppelt konturierten Gebilden aufzuquellen, auszeichnen. Solche Myelinbildung (myelinige Metamorphose) kommt speziell bei nekrobiotischen Vorgängen und bei der postmortalen Autolyse vor. Man kann sich die „Myelinfiguren" (Fig. 4) leicht herstellen, wenn man ein kleines Teilchen postmortal veränderter Hirnsubstanz, mit einem Tropfen Wasser versetzt, unter

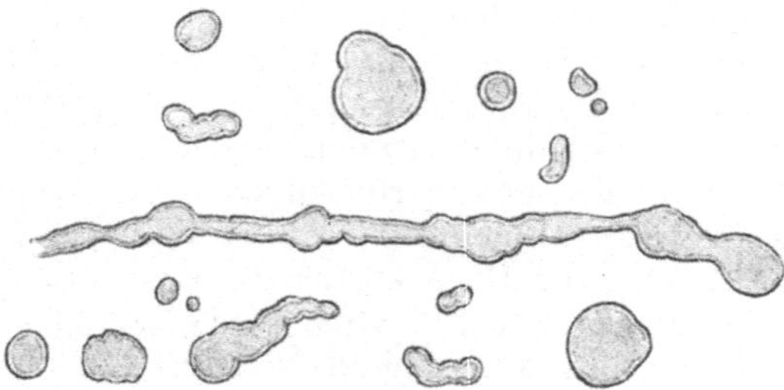

Fig. 4. Myelinfiguren. Vergr. 500fach.
(Hergestellt durch wässerige Aufschwemmung postmortal veränderter Hirnsubstanz.)

Deckglas bringt und leicht quetscht. Bei starker Vergrößerung sieht man rundliche, längliche, verzweigte Gebilde mit Doppelkontur; manche dieser Gebilde haben eine gewisse äußere Ähnlichkeit mit Nervenfasern.

Die mikrochemische Trennung der fettigen Substanzen hat durch neuere Untersuchungen eine große Förderung erfahren. Es kann hier nicht auf die vielen Fettfärbungen und Fettreaktionen eingegangen werden, welche eine mehr oder weniger genaue Bestimmung der chemischen Natur und Zusammensetzung der Fette erlauben. Nur auf einiges sei hingewiesen. Fett zeichnet sich zunächst durch sein physikalisch-optisches Verhalten aus. Im frischen Präparat bei durchfallendem Licht sehen (infolge der starken Lichtbrechung) kleine Fetttröpfchen ganz dunkel

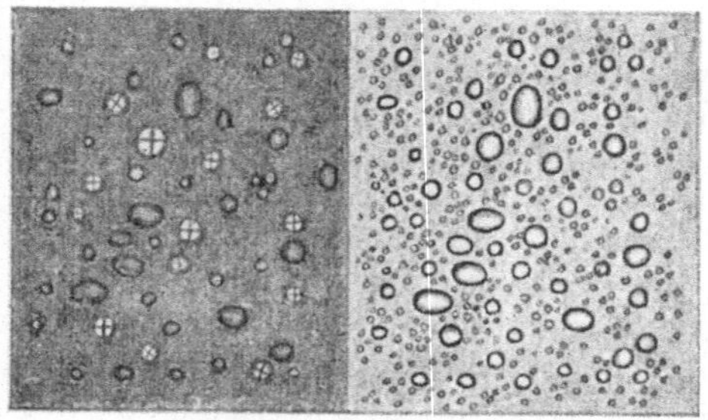

Fig. 5. Doppeltbrechende Fette. Vergr. 100fach.
(Aus Nebennierenrinde.)
Rechts Fetttropfen bei ungekreuzten Prismen („Nicols") des Polarisationsmikroskops; die gleiche Stelle links bei gekreuzten Prismen. Im linken Bild erscheinen einzelne Fetttropfen hell auf dunklem Grunde; sie zeigen das für Anisotropie charakteristische dunkle Achsenkreuz (flüssige Sphärokristalle).

aus; große Fetttropfen sind durch dunklen Randkontur und hell glänzendes Zentrum ausgezeichnet. In Chloroform, Äther, Alkohol ist Fett verschieden leicht löslich; dagegen nicht in Säuren und Laugen. Eine altbewährte Fettreaktion, welche speziell die Oleinverbindungen trifft, ist die Reduktion der „Überosmium-säure" zu Osmium; bei Behandlung mit Überosmiumsäure wird das Fett geschwärzt. Mit Anilinfarben — Sudan III, Scharlachrot — werden verschiedenartige Fette rot gefärbt. Manche Fette (vor allem die Cholesterinester und Cholesteringemische) sind durch Doppelbrechung ausgezeichnet (anisotrope Fette, Fig. 5). Die Doppelbrechung geht häufig beim Erwärmen verloren und tritt bei Abkühlung wieder auf. Glyzerinester sind isotrop. Nicht selten finden wir das „Fett" in kristallinischer Form: Cholesterin bildet charakteristische Tafeln (Fig. 6). Cholesterinester und Fettsäuren kommen gelegentlich in nadelförmigen Kristallen (Fig. 7) zur Beobachtung. Der Schmelzpunkt dieser kristallinischen Fettkörper ist verschieden; sie wandeln sich dann in Tropfen um („flüssige Sphärokristalle"), die teils einfach, teils doppeltbrechend sind.

Pathologische Verfettungen treffen wir an bei ungenügender Sauerstoffzufuhr, bei mangelhafter Ernährung (z. B. bei Anämien), bei bakteriellen Infektionen

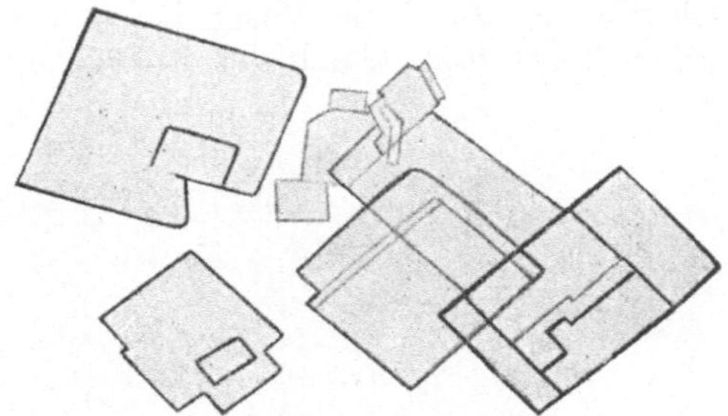

Fig. 6. Cholesterintafeln. Vergr. 500fach.
(Aus einem atheromatösen Herd der Aorta.)

und Intoxikationen, bei Vergiftungen, im Fieber usw. Ferner bei lokalem Gewebszerfall, ischämischen Nekrosen, eitrigen Einschmelzungen, chronischen Entzündungen (z. B. der Niere) und Entartungen (Nephrosen, Atherosklerose der Gefäße).

Als Beispiel einer pathologischen Fettbildung wählen wir die Herzmuskelverfettung. Sie entspricht einer Glyzerinesterverfettung und in der Regel dem Bilde einer einfachen Verfettung, kann aber auch degene-

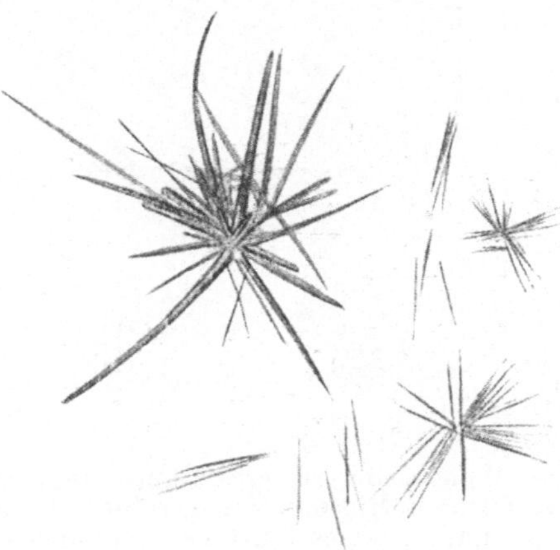

Fig. 7. Fettsäurenadeln. Vergr. 500fach.
(Aus nekrotischen Herden des pankreatischen Fettgewebes.,

rativen Charakter annehmen. Das in den Muskelfasern auftretende Fett ist aus zugeführten Fettsubstanzen entstanden. Der verfettete Herzmuskel sieht graugelblich aus. Oft ist die Verfettung nicht diffus, sondern herdweise ausgebildet; dann sieht man gelbe Flecken und Streifen (sog. „tigerfellartige Zeichnung" des Myokards). Diese ungleich starke Entwicklung der Verfettung, die man besonders charakteristisch an den Papillarmuskeln sehen kann, hängt nach Ribbert mit dem Gefäßverlauf zusammen (stärkste Verfettung in der Umgebung kleiner Venen). Bringen wir ein winziges

Stückchen der verfetteten Herzmuskulatur frisch auf den Objektträger, zerzupfen das Material subtil, und setzen schließlich einen Tropfen 2%iger Essigsäure hinzu, so sehen wir bei starker Vergrößerung kleinste dunkle Tröpfchen („Fettkörnchen") in den Muskelfasern, durch welche die Querstreifung der Fasern mehr oder weniger verdeckt ist. Manchmal sehen wir ganze Längsreihen solcher Tröpfchen. Bei hochgradiger Tröpfchenbildung ist die Querstreifung nicht mehr sichtbar, überdeckt durch die Tröpfchen oder wirklich verschwunden; die Muskelfaser ist in solchen Fällen aufs dichteste von Körnchen durchsetzt. Auch der Kern kann dann völlig ver-

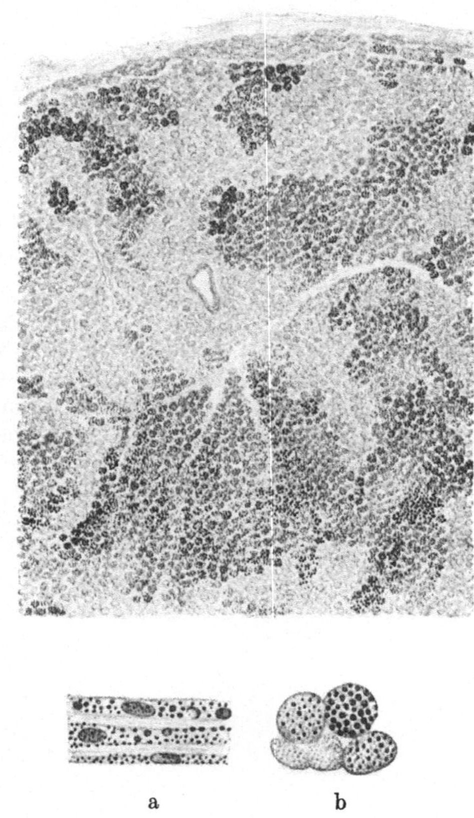

a   b

Fig. 8. Verfettung des Myokards. (Überosmiumsäurepräparat.) Übersichtsbild. Vergr. 60fach. Die verfetteten Muskelfasern geschwärzt. a und b Detailbilder. Vergr. 300fach. Längs- und quergeschnittene Herzmuskelfasern mit schwarzgefärbten Fetttröpfchen im Sarkoplasma. Die längs getroffenen Fasern sind stark atrophisch.

deckt oder wirklich verschwunden (aufgelöst) sein. Die Körnchen liegen im Sarkoplasma, also zwischen den Fibrillen und Fibrillenbündeln. Das sieht man sehr deutlich an Dauerpräparaten, die mit Überosmiumsäure behandelt oder mit Sudan III und zur Kerndarstellung dann auch noch mit Hämatoxylin gefärbt wurden. Die Präparate dürfen bei der Fixation und Härtung nicht mit fettlösenden Mitteln behandelt sein (Gefrierschnitte!). In Fig. 8 ist ein Osmiumpräparat von Herzmuskelverfettung abgebildet. Man erkennt auf einem Übersichtsbild bei schwacher Vergrößerung die fleckige Verteilung der Verfettung an den mehr oder minder intensiv geschwärzten Partien. Bei starker Vergrößerung sieht man an längsgeschnittenen Muskelfasern (8a) die reihenförmige Anordnung der Fetttröpfchen (in den interfibrillären Ausbreitungen des Sarkoplasmas). Die Größe der Fetttröpfchen wechselt; es sind aber durchweg kleine Tröpfchen (8a und b).

Man hat die einfache Fettbildung von der degenerativen morphologisch dadurch unterscheiden wollen, daß bei ersterer große, bei letzterer kleine Fetttropfen, die keine Neigung zeigen, zu größeren Tropfen zusammenzufließen, vorkommen. Das stimmt nicht für alle Fälle; denn bei der eminent degenerativen Leberverfettung bei Phosphorvergiftung finden wir auch sehr große Fetttropfen in den degenerierenden Leberzellen. Maßgebend für die Diagnose der degenerativen Verfettung ist allein der Nachweis tiefergreifender Strukturveränderungen, besonders des Kernes.

Die klinische Bedeutung der Herzmuskelverfettung wird vielfach überschätzt. Geringe Grade der einfachen Verfettung stören die Funktion des Herzmuskels wohl nicht nennenswert. Zudem sind solche Verfettungen häufig nicht die Ursache, sondern die Folge von Herzinsuffizienz (Aschoff). Stärkere Grade der Verfettung, insbesondere solche ausgesprochen degenerativen Charakters (besonders bei toxischen Schädigungen), sind die Grundlage von unter Umständen schweren Funktionsstörungen des Herzmuskels.

3. Adipositas cordis, sog. Fettherz.

Gänzlich verschieden von der eben geschilderten Verfettung des Myokards ist das Bild jenes Zustandes, welcher als Adipositas oder Obesitas cordis oder schlechtweg als Fettherz bezeichnet wird. Hier handelt es

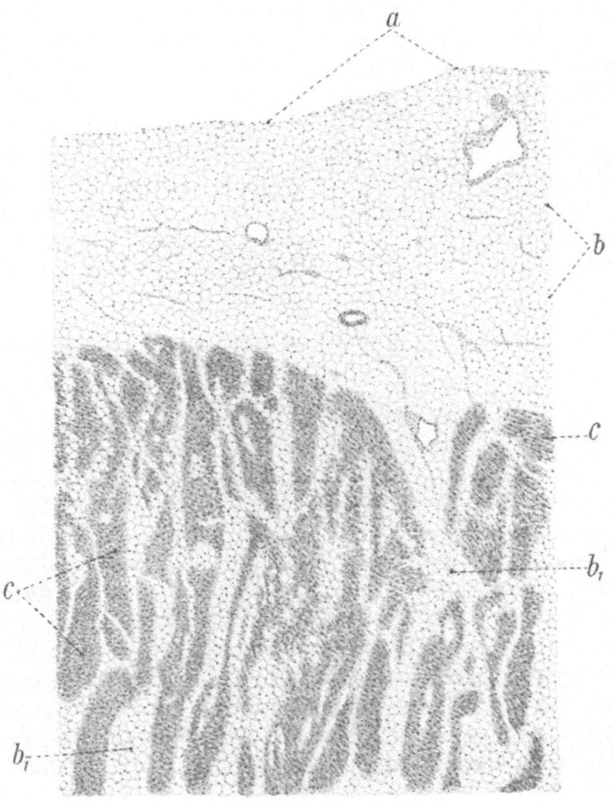

Fig. 9. Adipositas cordis. Vergr. 25fach. (Karminfärbung.)
a Epikard. b Vermehrtes subepikardiales Fettgewebe. b₁ Fettgewebe im Bereich des Myokards. c Myokardfaserbündel.

sich um eine pathologische Massenzunahme jenes Fettgewebes (Fettdepots), welches schon normalerweise unter dem Epikardium, speziell des rechten Ventrikels, entwickelt ist. In hochgradigen Fällen kann das ganze Myokard von einer dicken, subepikardialen Fettgewebsschicht bedeckt sein. Es kommt hinzu, daß sich in solchen Fällen auch das interstitielle Bindegewebe des Myokards in Fettgewebe umwandelt, dadurch, daß die Bindegewebszellen Fett aufnehmen und zu Fettzellen werden. Dann findet man zwischen den Muskelfasern, ja sogar schließlich auch subendokardial Fettgewebe vor.

Dieser Befund wird fälschlich als „Fettdurchwachsung" des Herzmuskels gedeutet; es handelt sich aber nicht um ein Hineinwachsen von Fettgewebe zwischen die Muskulatur, sondern um eine Art von „Metaplasie" des Muskelbindegewebes in Fettgewebe.

Diese „Fettsucht" am Herzen kann wohl nur in besonders extensiver Ausbildung als Grundlage für Herzschwäche in Betracht gezogen werden. Man findet sie besonders häufig bei allgemeiner Fettsucht, bei Überernährung, Plethora, Alkoholismus. Eine angeborene Anlage zu vermehrtem Fettansatz spielt wohl häufig mit.

Fig. 9 zeigt die betreffenden Verhältnisse an einem Dauerpräparat. Es handelt sich um einen senkrechten Durchschnitt durch die Herzwand (rechter Ventrikel). Man sieht (bei sehr schwacher Vergrößerung) unter dem Epikard, welches sich als eine dünne Lage fibrillären Bindegewebes darstellt (a), Fettgewebe in breiter Schichte auf dem Myokard. Dieses Fettgewebe (b) ist an seinem grobvakuolären, wabigen Bau zu erkennen. Das Fett wurde in unserem Präparat durch Alkohol extrahiert. Die Räume, in welchen das Fett in Form von großen, rundlichen Tropfen lag, sind leer („Fettvakuolen"). In dem vermehrten subepikardialen Fettgewebe sieht man die Gefäße und Nerven des Epikards eingelagert. Das gleiche wabige Gewebe (b_1) trifft man überall auch zwischen den Muskelbündeln des Myokards (c) an. Irgendwelche entzündliche oder auf Zellneubildung hinweisende Veränderungen fehlen völlig. Bei starker Vergrößerung sieht man am Rand vieler Fettvakuolen einen platt gedrückten Kern. Es ist dies der Kern der Fettzelle, der an die Wand der Zelle gerückt und durch den großen Fetttropfen, welcher die Zelle erfüllt, zusammengedrückt ist. Das Protoplasma der Fettzelle bildet eine dünne, membranartige Hüllschicht um den Fetttropfen.

<h3 style="text-align:center">γ) Zirkulations- und Ernährungsstörungen. Entzündungen.
Ausheilung derselben.</h3>

<h3 style="text-align:center">Myokarditis. Herzschwielen.</h3>

Häufig wird das Myokard von kleinen oder größeren, grauweißlichen oder weißen, manchmal sehnig glänzenden Herden durchsetzt gefunden. Diese sind als Narben, Schwielen anzusprechen und stellen das Endresultat sehr verschiedenartiger Prozesse dar. Die Bezeichnung Myokarditis (interstitialis chronica), also Entzündung des Myokards, paßt auf viele Fälle nicht. Wir müssen vielmehr die Schwielen auf degenerativer Basis von den Schwielen auf der Basis von Entzündung trennen. Weitaus am häufigsten entstehen Schwielen — speziell sind es größere, makroskopisch leicht sichtbare — auf dem Boden der Atherosklerose und Thrombose bzw. der Embolie der Kranzgefäße. Hier handelt es sich also um lokale Zirkulations- bzw. Ernährungsstörungen der Herzmuskulatur infolge von Verengerung oder Verschluß der Kranzarterienäste [1]).

---

[1]) Die Kranzarterien sind keine Endarterien; sie sind durch Kollateralen untereinander verbunden. Voraussetzung für einen erfolgreichen kollateralen Ausgleich nach Verlegung eines Kranzarterienastes sind: gesunde, erweiterungsfähige Gefäße und genügende Triebkraft des Herzens.

Diese Ernährungsstörungen spielen sich unter Verfettung und Nekrose der Muskelfasern ab. Dabei bilden sich oft infarktartige Herde von Gerinnungsnekrose (lehmfarbige anämische Herzinfarkte), die später autolytisch erweichen können (Myomalacia cordis). Bleiben schwere Folgen aus (Herzaneurysma, Herzruptur), so können die anämischen Nekrosen nach Resorption der Zerfallsprodukte durch ein „Flickgewebe" ersetzt werden, d. h. durch Bindegewebe, das zuerst zell- und gefäßreich ist, später aber zell- und gefäßarm, schwielig-narbig wird. Auch toxischer, rein degenerativer Muskelzerfall kann mit (allerdings meist nur mikroskopisch nachweisbaren) Narben ausheilen (bei Nikotinvergiftung z. B.). Aus echter Entzündung können Schwielen resultieren z. B. im Gefolge rheumatischer Infektion. Auch das sind meist nur mikroskopisch sichtbare Entzündungsherde und Schwielen. Andere mikroskopisch kleine Schwielen werden bei Diphtherie, Typhus, Meningokokkeninfektion, Streptokokkensepsis gefunden. Echt entzündliche, perivaskuläre kleine Schwielen findet man auch nach Fleckfieber. Schwielen entzündlicher Entstehung sind ferner die aus der eitrigen Myokarditis (Herzmuskelabszeß) hervorgehenden Narben. Endlich sind hier die syphilitischen Schwielen zu erwähnen, die oft größeren Umfang annehmen.

Bei der Myocarditis rheumatica (Fig. 10) sieht man perivaskuläre, umschriebene Zellanhäufungen, die (räumlich gesprochen) Knötchen darstellen (Aschoffs Rheumatismusknötchen). Auf mikroskopischen Durchschnitten erscheinen rundliche oder längliche Herdchen, die in den Verlauf der kleinen arteriellen Gefäßchen (a) gewissermaßen eingeschaltet sind und aus Zellen sehr

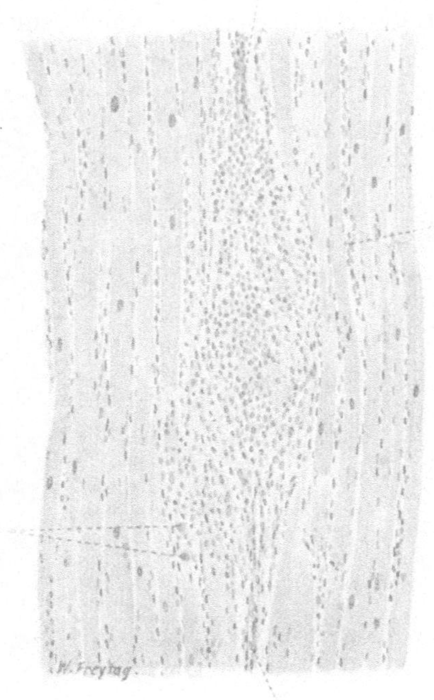

Fig. 10. Myocarditis rheumatica (sog. Rheumatismusknötchen). Vergr. 110fach. (Hämatoxylin-Eosin.) a Kleine Arterie des Myokards: in ihrer Umgebung starke Zellansammlung und zerfallene Myokardfasern. b Große Zellen, aus zerfallenen Herzmuskelfasern hervorgegangen. c Zellvermehrung im feineren intermuskulären Interstitium.

verschiedener Art und Herkunft zusammengesetzt erscheinen. Man findet vor allem Zellen mit großen, rundlich-ovalen, blaßgefärbten Kernen (Abkömmlinge der Bindegewebszellen), ferner Zellen mit kleinen, runden, dunkel gefärbten Kernen (Lymphozyten); auch eosinophile Leukozyten mit polymorphen Kernen kommen vor. Übergänge der zelligen in faserige Herde (Schwielen) sind nachweisbar. Infolge Übergreifens der Entzündung auf die benachbarte Herzmuskulatur leiden auch die Muskelfasern, an welchen rückläufige Ernährungsstörungen (Verfettung) und Zerfall zu beobachten sind. Hier sieht man auch große Kerne, die zerfallenen Muskelfasern angehören (b). Wucherungen solcher myogener Kerne bzw. Zellen sind zu beobachten.

In Fig. 11 ist eine Schwielenbildung bei Atherosklerosis der Kranzarterien abgebildet. Bei schwacher Vergrößerung sieht man die Herzmuskulatur durch Bindegewebsmassen unterbrochen. Eine größere bindegewebige Schwiele setzt sich mit vielen Ausläufern zwischen die angrenzende Herzmuskulatur fort. Das Bindegewebe der Schwiele ist kern- und gefäßarm, faserreich, derbfaserig (Narbengewebe). Jüngere Schwielen sind zell- und gefäßreicher, enthalten oft auch Herde lymphozytärer Infiltration. Alte Schwielen enthalten oft reichlich elastische Fasern. Pigment in den Schwielen rührt von Muskelfasern her (Lipofuszin) oder von Blutungen (Hämosiderin). Manchmal findet man innerhalb der Schwiele einen verengten oder obliterierten Ast der Kranzarterie. An der Grenze der Schwiele sieht man die Herzmuskelfasern spitz zulaufend oder verbreitert an der Schwiele

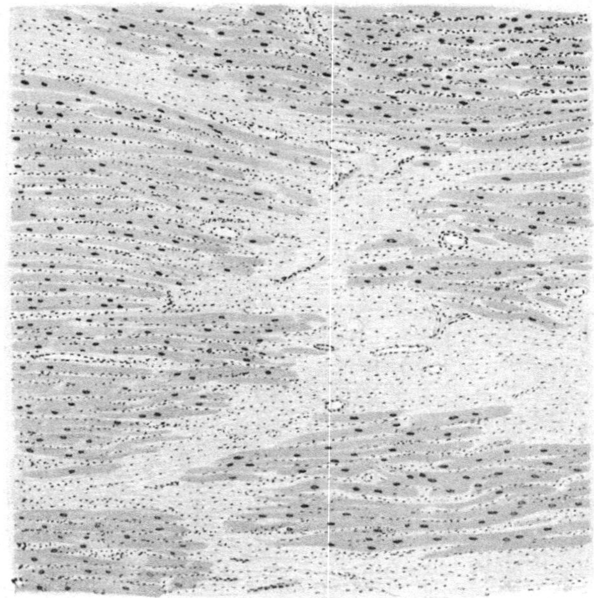

Fig. 11. **Herzschwielen** (auf arteriosklerotischer Basis entstanden). Vergr. 40fach. (v. Giesons Färbung.) Schwieliges Bindegewebe rot, Muskulatur gelb gefärbt.

inserierend. Man wird an die Bilder des Muskelansatzes an Sehnen erinnert. Manche dieser Muskelfasern sind schmal, atrophisch, besonders solche, die in die peripheren Teile der Schwiele eingeschlossen sind. Die Kerne dieser atrophischen Fasern (starke Vergrößerung!) sind verkleinert, oft auch geschrumpft oder pyknotisch. Andere Muskelfasern in der Umgebung der Schwiele sind im Gegenteil hypertrophisch, breit, mit großen Kernen (funktionelle Hypertrophie).

Die Folgen solcher Schwielenbildung auf der Basis der Kranzarteriensklerose sind mannigfaltig. Sehr große Schwielen können zu chronischer, mehr oder weniger zirkumskripter Erweiterung der Herzhöhle (chron. Herzaneurysma) führen. Ruptur solcher Aneurysmen kommt kaum vor (im Gegensatz zu den Aneurysmen auf der Basis luetischer Schwielenbildung). Durch die Schwielen wird die Herzfunktion geschädigt, zumal die Narbenherde häufig sehr zahlreich sind und den Herzmuskelschwamm an vielen Stellen unterbrechen. Solche Unterbrechungen sind besonders folgenschwer, wenn sie im Bereich des Reizleitungssystems stattfinden (verschiedene Formen des sog. Herzblocks!).

2. Endokard.

a) Normal-histologische Vorbemerkungen.

Das Endokardium ist eine fibrös-elastische (auch stellenweise glatte Muskelfasern enthaltende) Membran, welche die Herzhöhle innen auskleidet und auch die Papillarmuskeln, Sehnenfäden überzieht, sowie durch Duplikatur sich am Aufbau der Klappen beteiligt. Die Membran steht mit dem Perimysium des Myokards in kontinuierlichem Zusammenhang und zeigt nach der Herzhöhle hin einen Belag mit platten Deckzellen (endokardiales Epi- oder Endothel) in einfacher Schicht. Die Gefäße liegen in den tieferen Schichten des endokardialen Überzugs und reichen an den Klappen nur wenig über deren Ansatzstelle ins Klappengewebe hinein. Die Klappen sind besonders reich an elastischen Fasern, die an der Seite der stärksten Spannung zu dichten Lamellen entwickelt sind (Vorhofseite bei den venösen, Ventrikelseite bei den arteriellen Klappen); auch die fibröse Mittelplatte der Klappen enthält elastische Fasern. An den Ansatzstellen der Klappen (den Ostien) ist reichlich derbes Bindegewebe vorhanden.

b) Pathologische Histologie.

Entzündungen. Endokarditis.

Von Entzündung gefäßloser Gewebe kann man streng genommen nicht sprechen; denn die Erscheinungen der Entzündung (Hyperämie und Exsudation) sind an die Gefäße gebunden. Die Herzklappen sind zwar beim Fötus bis zum freien Rand vaskularisiert, im postfetalen Leben reichen die Gefäße aber nicht weit über die Ansatzstellen der Klappen hinaus. Die Vorgänge, die sich bei einer Reizung oder Schädigung des Klappenendokards im postfetalen Leben abspielen, würden also konsequenterweise erst von dem Augenblick an die Bezeichnung „Endokarditis" verdienen, wenn durch pathologische Neubildung von Gefäßen eine Vaskularisation des Klappenendokards erfolgt wäre. Gewiß erscheint es gezwungen, einem fortlaufenden Prozeß erst von einer bestimmten Phase an eine bestimmte Bezeichnung zu geben. Wir werden aber diese aus theoretischen Überlegungen sich ergebende Schwierigkeit nicht unüberwindlich finden, wenn wir bedenken, daß die entzündliche Reaktion bei gefäßlosen Geweben nur deshalb etwas Besonderes bietet, weil die Einwirkung des Reizes mit der darauffolgenden vaskulären Reaktion räumlich nicht zusammenfällt. Die Gefäßreaktion bei Reizung der Korneamitte spielt sich am Kornealrande ab. Ähnlich ist es auch bei den Herzklappen. Die Reize, die hier in Betracht kommen, wirken vom Blut aus auf die Klappenoberfläche im Bereich der mechanisch am intensivsten in Anspruch genommenen Schließungsränder ein, während die vaskuläre Reaktion (Hyperämie und Exsudation) von der Ansatzstelle der Klappen ihren Ausgang nimmt. Die von hier aus gelieferten flüssigen und zelligen Exsudate werden aber ins Klappengewebe abgesetzt, und sehr bald erreichen die chemotaktisch angelockten Exsudatzellen die Stelle der Reizung am Rande der Klappen. Man kann also ohne weiteres von Endokarditis sprechen, nur muß man sich bewußt sein, daß Reiz und entzündliche Gefäßreaktion zuerst räumlich getrennt sind und erst im Laufe der Reaktion räumlich zusammenfallen. Mit der Bildung neuer Gefäße in den erkrankten Klappen (s. unten) wird dann später auch die entzündliche Reaktion an den Ort der Reizung selbst verlegt.

Die Endokarditis wird je nach der Lokalisation des entzündlichen Prozesses als Endocarditis valvularis, chordalis, papillaris und parietalis unterschieden. Akute und chronische (rezidivierende) Prozesse kommen vor.

Die Ursache der Endokarditis ist hauptsächlich in infektiösen (bakteriellen) Reizungen bzw. Schädigungen zu suchen, während rein toxische Momente wohl nur selten in Frage kommen.

Die Endocarditis acuta tritt in zwei Formen auf: als Thromboendocarditis verrucosa s. simplex, superficialis und als Thromboendocarditis ulcerosa s. septica.

Die Thromboendocarditis verrucosa ist eine sehr häufige Manifestation der rheumatischen Infektion, kommt aber auch bei anderen Infektionskrankheiten (Pneumonie, Diphtherie) vor. Sie hat ihren Namen von wärzchenförmigen Auflagerungen, welche besonders an den Schließungsrändern der

Herzklappen auftreten. Diese Auflagerungen sind thrombotische Abscheidungen aus dem Blut (Plättchen, Leukozyten, Fibrin). Sie bilden sich auf dem Boden einer Läsion der endokardialen Oberfläche. Bakterien können bei der rheumatischen Endokarditis in den Auflagerungen in der Regel nicht nachgewiesen werden. Vielleicht ist ein schwach virulenter, bald zugrunde gehender Streptokokkus der Erreger. Das Klappengewebe selbst reagiert durch Wucherung seiner fixen Elemente; ferner dringen Wanderzellen in dasselbe ein. Später kommt es auch zur Gefäßneubildung im entzündeten Klappengewebe. Die jungen Gefäße und Bindegewebszellen dringen in die thrombotischen Auflagerungen vor und ersetzen sie allmählich (Organisation). Bei der Heilung bleiben Verdickungen der Klappen (der Sehnenfäden usw.) zurück. Ferner entstehen Verwachsungen und Schrumpfungen des Klappenapparates (Stenosen und Insuffizienzen der Klappen), besonders dann,

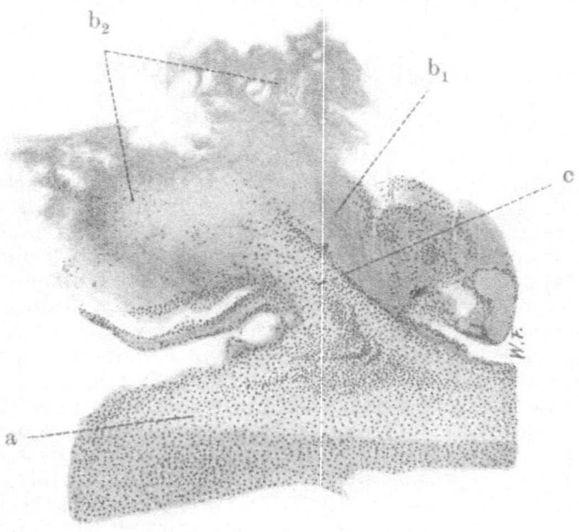

Fig. 12. Endocarditis verrucosa der Mitralis (bei Gelenkrheumatismus). Vergr. 20fach. (Frisches Stadium.) Pikrokarminfärbung.
a Klappengewebe, stark zellig infiltriert. b₁ Ältere thrombotische Auflagerungen (zusammengesinterte Plättchen). b₂ Frische thrombotische Auflagerungen (körnige Plättchenmassen). c Entzündlich neugebildetes, zellreiches Granulationsgewebe, in die thrombotische Auflagerung vordringend.

wenn der Prozeß länger dauert oder öfter rezidiviert. Kalkeinlagerungen schließen den Reigen dieser Prozesse. So kommt das Bild der sog. Endocarditis chronica fibrosa zustande (chronisches Herzklappenleiden).

Die Thromboendocarditis ulcerosa ist nicht prinzipiell, sondern nur graduell von der Endocarditis verrucosa verschieden. Sie ist durch massige thrombotische Auflagerungen ausgezeichnet und durch schwere Schädigungen des Klappengewebes, die sich als mehr oder weniger tiefgreifende Nekrosen, eitrige Infiltrationen usw. zu erkennen geben. In den Auflagerungen und im entzündeten Klappengewebe finden sich — im Gegensatz zur Endocarditis verrucosa rheumatica — massenhaft Bakterien (Kokkenhaufen). Streptokokken, Staphylokokken spielen die Hauptrolle. Geschwüre, aneurysmatische Ausbuchtungen, Perforationen der Klappen bilden sich aus. Heilungen erfolgen unter starker Deformation, schwieliger Umwandlung, Schrumpfung, Verwachsung und Verkalkung der Klappen. Also auch hier ein Ausgang in die etwas ungenau als chronische fibröse Endokarditis bezeichnete Form.

Die Trennung von Endocarditis simplex verrucosa und ulcerosa ist nicht immer leicht. Es gibt Zwischen- und Übergangsformen (maligne Formen der Endocarditis rheumatica verrucosa). Vielleicht bereitet die Endocarditis simplex gelegentlich den Boden für eine Endocarditis ulcerosa vor (Sekundärinfektion). Eine mehr schleichend verlaufende Form der Endocarditis ulcerosa ist als Endocarditis lenta bekannt und häufig durch herdförmige Glomerulonephritis kompliziert. Als Erreger wird hier in vielen Fällen der Streptococcus viridans (manchmal auch der Mikrococcus flavus) gefunden.

Die Atherosklerose der Herzklappen ist ein Prozeß von rückläufiger Art (Verfettung, hyaline Entartung, Verkalkung des Endokards) und hat mit Entzündung nichts zu tun.

In Fig. 12 sehen wir eine frische Thromboendocarditis verrucosa der Mitralklappe. Das Klappengewebe ist aufs dichteste von Zellen durchsetzt (a).

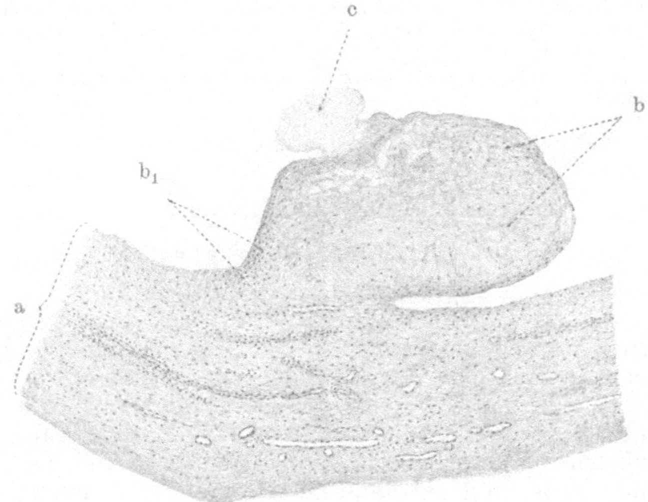

Fig. 13. Endocarditis verrucosa rheumatica der Mitralis. Vergr. 50fach. (Hämatoxylinfärbung.) Stadium der Organisation.
a Verdicktes Klappengewebe mit vielen Gefäßen. b Endokarditische Effloreszenz = durch faseriges Bindegewebe ersetzte thrombotische Auflagerung. b_1 Zellreicheres Bindegewebe am Stiel der Effloreszenz. c Frische (noch unorganisierte) thrombotische Auflagerung.

Es sind gewucherte fixe Zellen und Wanderzellen (Leukozyten, Lymphozyten). Dem Klappengewebe sind thrombotische Massen aufgelagert. Sie bestehen hauptsächlich aus Blutplättchen; Leukozyten sind da und dort reichlicher eingelagert. Die älteren Plättchenabscheidungen haben bei starker Vergrößerung ein mehr homogenes Aussehen (Zusammensinterung der Plättchen — bei b_1); die frischen thrombotischen Auflagerungen zeigen ein lockeres Gefüge und bei starker Vergrößerung eine feinkörnige Beschaffenheit (bei b_2). Das zellreiche Klappengewebe ist an der Basis der thrombotischen Abscheidung in letztere eine Strecke weit vorgedrungen: beginnende Organisation (bei c).

Unser zweites Bild (Fig. 13) zeigt bei sehr schwacher Vergrößerung eine ältere (rekurrierende) Endocarditis verrucosa mit frischeren Auflagerungen (Mitralis). Das Klappengewebe ist verdickt und von zahlreichen Gefäßen durchzogen (a). Reichliche Zellen durchsetzen dasselbe; sie sind zum Teil deutlich um die Gefäße angeordnet. Dem Klappengewebe sitzt eine „endokarditische Effloreszenz" auf (b). Sie besteht aus fast völlig organisiertem thrombotischen Material, d. h. sie ist von Bindegewebsfasern und -zellen durchsetzt. Bei b_1 ist die Fortsetzung des endokardialen Bindegewebes auf die Effloreszenz besonders deutlich zu sehen. An einer Stelle ist der Effloreszenz eine frische thrombotische Abscheidung aufgelagert (c).

3. Perikard.

a) Normal-histologische Vorbemerkungen.

Das Perikard ist, wie das Endokard, eine fibrös-elastische Haut. Auch hier findet sich nach der Lichtung des perikardialen Sackes hin ein Abschluß durch eine einfache Schicht polygonaler platter Deckzellen. Zwischen diesen finden sich feine Öffnungen (Stomata) für den Säfteaustausch zwischen Herzbeutelinhalt und den Lymphgefäßen des Perikards. Wir unterscheiden das Pericardium viscerale oder Epikard vom Pericardium parietale. Das Epikard enthält reichlich Blut- und Lymphgefäße (und Nerven); es steht mit dem Perimysium der Herzmuskulatur in kontinuierlichem Zusammenhang. Es enthält auch Fettgewebe; an manchen Stellen schiebt sich eine mehr oder weniger dicke Schichte Fettgewebes zwischen Epikard und Myokard ein (s. auch bei Fettherz S. 11). Auch das parietale Perikard ist reich an Blut- und Lymphgefäßen. Man kann an ihm eine innere seröse und eine äußere fibröse Schichte unterscheiden.

b) Pathologische Histologie.

Entzündungen. Perikarditis.

Entzündungen des Perikards (Perikarditis) sind aus der Umgebung fortgeleitet oder sie entstehen auf metastatischem Wege. Infektiöse Ursachen liegen in der Regel zugrunde. Autotoxische Formen (z. B. bei Urämie) kommen vor. Je nach dem Exsudat, das sich im Laufe der Entzündung bildet und sich auf dem viszeralen und parietalen Blatt oder im Cavum pericardii absetzt, unterscheidet man eine Pericarditis serosa, fibrinosa (sicca), serofibrinosa, purulenta, haemorrhagica usw. Bei der Pericarditis fibrinosa bildet sich unter entzündlicher Rötung der Membran ein hauchartiger Schleier an der Oberfläche aus, der durch die Abscheidung von Fibrin bedingt ist. Diese Trübung, verbunden mit Abnahme des Glanzes der Oberfläche, nimmt zu und geht mit Fortschreiten der Fibrinablagerung in eine feine Rauhigkeit der perikardialen Flächen über (klinisch: Reiben!). Durch die Herzbewegungen und die dadurch bedingten Verschiebungen der mit klebriger Fibrinmasse bedeckten Perikardialblätter entstehen leistenartige Erhabenheiten und schließlich eine zottige Beschaffenheit der fibrinbedeckten Oberfläche (Cor villosum). Bei länger dauerndem Verlauf kommt es zur Organisation des fibrinösen Exsudates. Bei Ausheilung bleiben Verdickungen und Verwachsungen des Perikards zurück; eventuell kommt es zur völligen Obliteration des perikardialen Sackes. Verkalkungen und Verknöcherungen können sich anschließen, manchmal in solchem Umfang, daß das Herz in einen starren Kalkpanzer eingeschlossen erscheint. Da das Perikardium mit dem interstitiellen Bindegewebe des Myokards kontinuierlich zusammenhängt, ist es verständlich, daß perikarditische Prozesse durch Übergreifen häufig auch das Myokard in Mitleidenschaft ziehen.

Mikroskopisch zeigt sich im Beginn der Pericarditis fibrinosa eine Schwellung der Deckzellen, zwischen und auf welchen sich alsbald feinfaseriges Fibrin abscheidet. Vielfach gehen auch die Deckzellen zugrunde. Im perikardialen Bindegewebe zeigt sich Hyperämie und Leukozytenemigration; Fibrinausscheidungen werden auch hier gefunden. Die Leukozyten dringen mehr und mehr in das auf der Perikardoberfläche abgelagerte Fibrin ein. Die älteren Fibrinlagen quellen und sintern zusammen und bilden homogene, oft grobbalkige Massen; das frischer exsudierte Fibrin zeigt eine mehr feinfaserige Beschaffenheit. Eine Pericarditis fibrinosa in beginnender Organisation führt unser Bild (Fig. 14, schw. Vergr.) vor. Das Myokard zeigt in seinen subepikardialen Schichten (a) eine Verbreiterung und mäßige zellige Infiltration des Interstitiums (entzündliches Ödem).

Das Epikard (b) erscheint als eine mehrfache Lage fibrillären Bindegewebes, welches reichlich von entzündlichen Exsudatzellen durchsetzt ist (Kernvermehrung im Epikard!). Dem Epikard aufgelagert ist eine sehr breite Schicht, welche das fibrinöse Exsudat darstellt (c, d, e). In ihren tieferen Lagen (c) ist diese Schicht überaus zellreich: es ist dies die Zone der beginnenden Organisation des Fibrins. Die mittleren und oberen Lagen zeigen teils älteres, zusammengesintertes (d), teils frisch exsudiertes, maschiges Fibrin (e); letzteres zeigt eine unregelmäßige, zottige Oberfläche.

Die sog. organisierenden Prozesse stellen Wucherungen eines jungen, gefäßreichen Bindegewebes dar, welches Granulationsgewebe genannt wird. Diese Bindegewebswucherungen führen zur Abkapselung von Fremdkörpern, zur Um- und Durchwachsung und damit zur Ausheilung von Nekrosen und Infarkten, zur Substitution von Exsudaten und Thromben. Alle diese ausheilenden Vorgänge werden unter dem Begriff der pathologischen Organisation zusammengefaßt. Granulationsgewebe erscheint auch

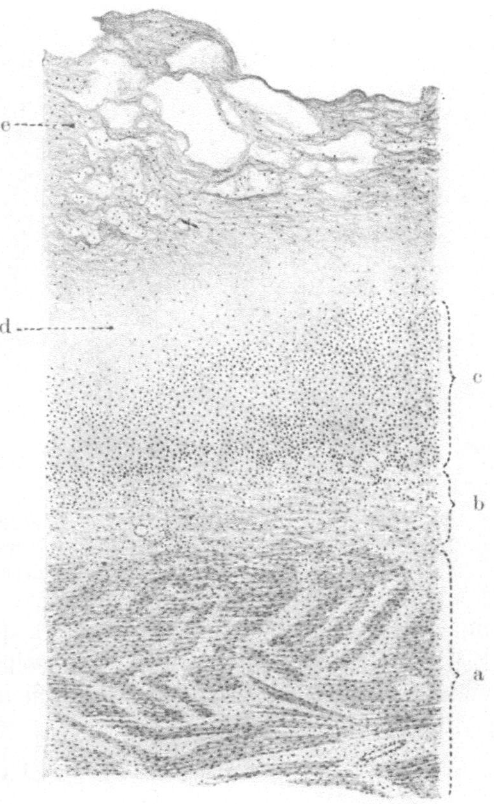

Fig. 14. Pericarditis fibrinosa (rheumatica) in organisatione. Vergr. 35fach. (Karminfärbung.) a Myokard: Ödem und entzündliche Zellinfiltration des Interstitiums. b Epikard, ebenfalls entzündlich infiltriert. c Von Granulationsgewebe ersetzte Exsudatschicht. d Älteres, zusammengesintertes, fibrinöses Exsudat. e Frisch exsudiertes, faseriges Fibrin.

bei der Heilung von flächenhaften äußeren und inneren Wunden. Hier bildet es einen dunkelrötlichen höckerigen Überzug der Wundfläche (Wundgranulationen). Von einem solchen Fall stammt das Präparat Fig. 15. Es soll die Zusammensetzung des Granulationsgewebes bei starker Vergrößerung aufweisen. Wir sehen 1. Gefäße junger Bildung: Endothelröhren (a) mit großen, protoplasmareichen Endothelzellen; 2. junge Fibroplasten: rundliche, längliche, spindlige Zellen (b) mit charakteristischen Kernen. Diese sind chromatinarm, zeigen zarte Chromatinpunktierung und haben 1—2 Nukleoli; die Kernmembran ist scharf gezeichnet; Mitosen (b_1) in solchen Zellen finden sich. 3. Wanderzellen histiogener und hämatogener

Abkunft. Darunter finden sich polymorphkernige und polynukleäre
Leukozyten (c); sie gehören in der Mehrzahl der neutrophil gekörnten Abart
an; in manchen Fällen, besonders als Reaktion auf Eiweißzerfall (Karzinom)
oder eiweißartige Stoffwechselprodukte (Parasiten) treten eosinophile
Leukozyten auf; auch basophile Leukozyten (sog. Mastleukozyten) werden
manchmal reichlicher gefunden. Ferner Lymphozyten und deren Abart,

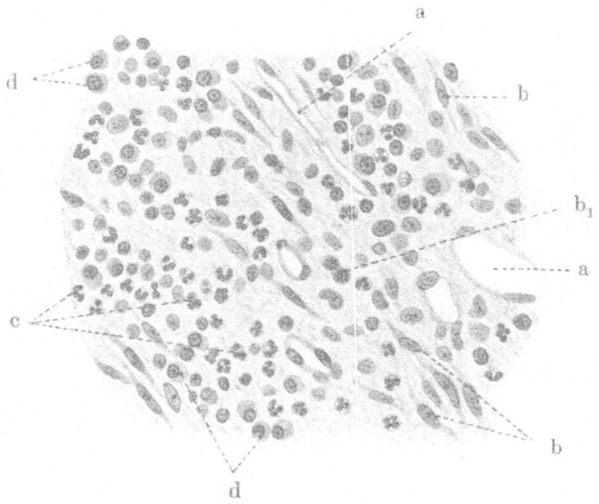

Fig. 15. Granulationsgewebe. Vergr. 300fach. (Hämatoxylinfärbung.)
a Neugebildete Gefäße (Kapillaren). b Fibroplasten. b₁ Mitosen in Fibroplasten,
c Polymorphkernige Leukozyten. d Plasmazellen.

die Plasmazellen (d). Endlich leukozytoide und lymphozytoide
Zellen, deren Abkunft aus Gefäßwandzellen (Adventitialzellen) und Retikuloendothelien (sog. Histiozyten) wahrscheinlich ist (s. S. 29).

4. Gefäße.

a) Normal-histologische Vorbemerkungen.

Die Blutgefäße zerfallen in Arterien, Venen und Kapillaren. Gemeinsam
ist allen das innerste, den Gefäßinhalt zunächst umschließende, aus platten Zellen
zusammengesetzte sog. Endothelrohr. Die Kapillaren stellen nur solche Endothelröhren dar. Ein synzytialer Aufbau derselben ist, wenigstens für Kapillaren gewisser Organe, festgestellt. Sonst können durch Versilberung Zellgrenzen
dargestellt werden (Niederschlagsbildung in einer sog. Kittsubstanz zwischen den
Zellen). Manche Autoren unterscheiden an der Außenseite des Endothelrohrs
eine zarte homogene Grundmembran. Umspinnende Zellen an den Kapillaren werden Perizyten (Rougetsche Zellen) genannt. Feinste Lücken in der Kapillarwand
sind die sog. Stigmata und Stomata. Für eine selbständige Tätigkeit (Kontraktilität)
der Kapillaren wird gegenwärtig wieder sehr nachdrücklich eingetreten (Kapillar-
mikroskopie!). Alle nicht kapillären Blutgefäße zeigen außer dem Endothelrohr
noch mehr oder weniger ansehnliche und kompliziert aufgebaute äußere Gefäß-
lagen, die von manchen Anatomen unter dem Namen der Accessoria zusammengefaßt werden. Wir unterscheiden an dieser Accessoria bei Arterien und Venen drei
Schichten: Intima, Media und Adventitia. Der Bau der Arterien wechselt
innerhalb eines allgemeinen Schemas je nach der Größe (dem Kaliber) des Gefäßes,
dann aber auch je nach den Organen. Darauf kann nicht näher eingegangen werden.
Man unterscheidet kleine, mittlere und große Arterien. Große und mittlere
Arterien haben unter dem Endothel eine Intimaschichte; sie besteht aus elastischem Gewebe, z. T. (Aorta) auch aus Bindegewebe, und schließt gegen die Media
mit einer elastischen Lamelle (Lamina elastica interna) ab. Auch längs ver-

laufende glatte Muskelfasern kommen in den tiefen Intimaschichten großer Arterien vor. Bei kleineren Arterien fehlt eine eigentliche Intima, d. h. hier liegt das Endothel einer elastischen (gefensterten) Grenzmembran direkt auf. Die Media ist eine zirkulär orientierte elastisch-muskulöse Schicht. Je größer das Gefäß, desto mehr überwiegen im allgemeinen die ringförmig verlaufenden elastischen Fasern und Lamellen, die durch verschiedenartige Verbindungen untereinander zusammenhängen und zwischen sich die ebenfalls zirkulär angeordneten glatten Muskelfasern fassen. Je kleiner das Gefäß ist, desto mehr treten die elastischen Elemente zurück gegenüber der glatten Muskulatur. Kleine Arterien haben überhaupt keine elastischen Fasern in der Media, sondern nur Muskelzellen. So können wir Gefäße von elastischem Typ und solche von muskulösem Typ unterscheiden. Die Hauptschlagader des Körpers, die Aorta, zeigt den elastischen Typ in höchster Ausbildung. Wir sehen in diesen Strukturunterschieden der großen und der kleinen Arterien den Ausdruck besonderer funktioneller Eigentümlichkeiten. Je mehr herzwärts die Arterien liegen, desto mehr genügt zur Fortbewegung des Blutes die Kraft des Motors, des Herzens; diese Arterien sind daher vorzüglich auf elastische Spannung eingestellt (elastischer Typ). Die weiter in der Peripherie gelegenen Arterien wirken bei der Zirkulation des Blutes durch eigene Kräfte mit und sind daher mehr auf Kontraktilität eingestellt (muskulöser Typ). Diese Mitwirkung ist sehr wahrscheinlich nicht nur auf die Widerstandsregulation beschränkt (Gefäßtonus), sondern ist auch im Sinne einer aktiven Teilnahme der Arterien an der lokalen Fortbewegung des Blutes zu verstehen. Über das Wie dieser Teilnahme ist allerdings nichts Sicheres bekannt. Nach der Adventitia hin ist die Media häufig durch eine elastische Grenzschicht abgesetzt (Lamina elastica externa); sie fehlt den großen Arterien. Die Adventitia besteht aus einem kollagen und elastisch imprägnierten Fasergeflecht. Auch längsverlaufende glatte Muskelfasern kommen in der Adventitia mittlerer Arterien vor. Die Adventitia geht ohne scharfe Grenze in das umgebende Bindegewebe über. In der Adventitia der mittleren und größeren Gefäße finden wir die ernährenden Gefäße der Arterienwand (Vasa vasorum); ferner führt die Adventitia die größeren Gefäßnerven. Die Vasa vasorum versorgen die Media mit Kapillaren, während die Intima frei von Gefäßen bleibt. Die mittleren und großen Venen zeigen ebenfalls Intima, Media und Adventitia, wenn auch diese Schichten nicht so scharf gegeneinander abgegrenzt sind wie bei den Arterien. Im allgemeinen sind die Venen bindegewebsreicher als die Arterien. In der Adventitia größerer Venen finden sich längsverlaufende glatte Muskelfasern. Im übrigen weichen die Venen der einzelnen Körperregionen nicht unwesentlich im Bau (besonders der Media) voneinander ab. Eine besondere Eigentümlichkeit der Venen sind die (von der Intima gebildeten) Klappen.

Für die Beurteilung krankhafter Verhältnisse ist es wichtig, zu wissen, daß die Blutgefäße im Laufe des extrauterinen Lebens physiologische Umwandlungen durchmachen, die in der aufsteigenden Lebensphase in einer zunehmenden Verdickung der Intima (mit Neubildung elastischer Fasern in Zusammenhang mit der Lamina elastica interna) bestehen. Vom 50. Lebensjahr an bilden sich die elastischen Fasern wieder zurück und Bindegewebe tritt mehr und mehr an die Stelle. Diese elastische Intimahypertrophie ist also eine physiologische Erscheinung. Das Pathologische streifen schon die elastischen und muskulösen Gefäßhypertrophien, die bei stärkerer funktioneller Inanspruchnahme der Gefäße sich ausbilden (z. B. bei dauernd stärkeren Gefäßfüllungen, Änderungen der Durchströmung, Blutdruckerhöhungen). Immerhin haben wir es auch hier mit Anpassungserscheinungen zu tun. Auch die bindegewebigen Hypertrophien der Gefäßwand (Intima, Media) pathologischer Art, die das Bild der sog. Gefäßsklerose ausmachen, haben vielfach kompensatorischen Charakter und sind Reparationen bei anderweitiger Erkrankung der Gefäßwand (s. S. 23). Das so entstandene Bindegewebe kann neue elastische Fasern und neue Grenzschichten bilden. Es erleidet aber häufig auch regressive Umwandlungen, vor allem Hyalinisierung und Verfettung. Beträchtliche bindegewebige Verdickungen der Intima entstehen auch bei Heilung von Gefäßverletzungen und bei Organisationen von Thromben. Alle diese Anpassungs- und Ausheilungsvorgänge in der Gefäßwand müssen als sekundäre Erscheinungen von primären pathologischen Gefäßprozessen unterschieden werden. Ganz besonders gilt dies für die Intimaprozesse und den Formenkreis der sog. Endarteriitis obliterans (s. S. 25).

b) Pathologische Histologie.
1. Störungen des Stoffwechsels und der Ernährung.
Atherosklerose der Aorta.

Unter den krankhaften Veränderungen der Arterien, die zwar nicht ausschließlich unter dem Einfluß des Alters zustande kommen, bei denen aber doch der funktionelle Aufbrauch der spezifischen Elemente der Gefäßwand während des Lebens eine große Rolle spielt, sind zu nennen 1. die senile Gefäßatrophie, die zu einfachem Schwund der elastischen und muskulösen Bestandteile, zu Ersatz derselben durch Bindegewebe und damit zu allmählicher Erweiterung der Gefäße führt (senile Angiosklerose und Angiektasie); 2. die senile Gefäßverkalkung, die vor allem in den Gefäßen von muskulösem Typ (s. S. 21) sich abspielt und zu ausgedehnten Mediaverkalkungen führt; 3. die hyaline Entartung der kleinen Organarterien, die mit subendothelialen hyalinen Ablagerungen beginnt und zur Verengerung (evtl. Obliteration) der Gefäße führt. In besonderen Fällen (bei Hypertonie) tritt diese Erkrankung relativ frühzeitig und in sehr großer Ausdehnung auf und verbindet sich mit Verfettungen (s. S. 193); 4. die Atherosklerose. Die letztere, auch Arteriosklerose, Arterienatherom genannt, ist eine der interessantesten und wichtigsten Erkrankungen des menschlichen Körpers. Tod in den 50er und 60er Jahren an Koronarsklerose und Nierenleiden bzw. Apoplexie oder anämischer Hirnerweichung. Das grobanatomische Bild, das uns dieser, auf viele Jahre, ja Jahrzehnte hin ausgedehnte Krankheitsprozeß in seiner vollen Ausbildung vor Augen führt, ist ein sehr vielgestaltiges. Es zeigt uns eine schwere Deformierung (Virchows Endarteriitis deformans) der normalerweise spiegelglatten Innenhaut der Arterien, besonders der Aorta und ihrer großen Äste, ferner der Organarterien, vor allem des Herzens und des Gehirns. Betrachten wir eine atherosklerotische Aorta von innen her, so sehen wir weißliche, oft beetartig erhabene, besonders um abgehende Seitenäste gelegene Verdickungen der Intima (Sklerosen). Daneben sind ähnliche Beete von gelber Farbe (verfettete Herde) zu sehen (Atheromatose). An anderen Stellen wieder sind die gelben Beete usuriert bis zur Bildung kleiner und größerer sinuöser Defekte der Intima, auf deren Grund fettige Zerfallsmassen liegen (aufgebrochene atheromatöse Herde, atheromatöse Geschwüre). Manche dieser Defekte zeigen sich bedeckt mit thrombotischen Abscheidungen (Parietalthromben). Endlich finden sich Verkalkungen, teils an den Defekten, die in Grund und Rand kalkige Einlagerungen zeigen, teils in Form von Kalkplatten, die in die schwielige Intima wie versteinerte Narben eingelagert sind. Auch aufgelagerte Thromben können verkalken. Mit dieser Schilderung ist zugleich die zeitliche Aufeinanderfolge der Veränderungen bezeichnet. Der ganze Prozeß spielt sich in der Intima ab. Er ist durchaus degenerativer Natur und hat mit Entzündung nichts zu tun; daher ist von der Bezeichnung Endarteriitis ganz abzusehen. Über die allerersten Anfänge des Prozesses wissen wir nichts Sicheres.

Da man Verfettungen in der Intima, Verkalkungen in der Media der Arterien schon in sehr frühem Alter, ja sogar schon bei Kindern, nachgewiesen hat, sind manche geneigt, die Anfänge der Atherosklerose weit ins jugendliche Alter zurückzuverlegen. Dies scheint nicht gerechtfertigt; denn derlei Verfettungen und Verkalkungen bei Jugendlichen sind sicher häufig nur vorübergehende und völlig rückbildungsfähige Veränderungen, und es ist gar nicht erwiesen, daß sie dauernd und progressiv sind und die Anfänge der Atherosklerose darstellen. Was speziell die Verfettungen anlangt, so gibt es sicher derartige Ernährungsstörungen in der Intima (bei akuten Infektionen, Intoxikationen z. B.), die gar nicht mit Intimawucherungen verknüpft sind und durchaus reversible Prozesse darstellen. Mit rückläufigen Ernährungsstörungen der Gefäßwand beginnt freilich auch die Atherosklerose sensu strictori.

In welcher Schicht der Gefäßwand die primären Störungen sich abspielen, ist eine immer noch umstrittene Frage. Man wird vor allem auf sog. schleimige Entartungen, d. h. Saftstauungen (Hueck) mit Auflockerung und Quellung des Gewebes, auf Zerfallsvorgänge an den elastischen Fasern und auf Verfettungen in der Intima hinweisen. Diese regressiven Vorgänge führen zu (reparatorischen) Verstärkungen der Intima, zu Sklerosen, die im wesentlichen fibroelastische Hyperplasien der Intima darstellen (s. oben S. 21). Der fettige Zerfallsherd wird dadurch gegen das Gefäßlumen hin „abgedeckt". An diesen Sklerosen spielen sich aufs neue Zerfallsprozesse und Verfettungen ab, die besonders in den tieferen Intimaschichten größere Ausdehnung annehmen und zur Bildung fettiger Erweichungsherde führen. In diesen „atheromatösen" Erweichungen finden sich viel doppeltbrechende Fette (Cholesterin). Der geschwürige Aufbruch der Erweichungen, die Thrombenablagerungen und Verkalkungen sind weitere Folgen dieser regressiven Vorgänge in der Intima.

Man unterscheidet maligne und benigne Formen, je nachdem die fettigen Zerfallsprozesse oder die Sklerosen vorherrschen. An kleineren Arterien führt die Intimawucherung (mit oder ohne Hinzutritt von Thrombose) zu Verengerung und Verschluß des Lumens (Herz-, Nieren-, Hirnarterien). Andererseits gehören auch (diffuse) Erweiterungen (Aorta und deren Äste), ferner Rupturen der erkrankten Gefäße (Gehirn) zu den häufigen Folgen der Atherosklerose. Komplikationen entstehen durch Thrombose und Embolie.

Ebenso wie über die ersten Anfänge der Atherosklerose ist auch über die Ätiologie dieser eigenartigen Krankheit das letzte Wort noch nicht gesprochen. Man wird drei Momente als zusammenwirkende Faktoren anerkennen müssen: Einmal ein endogenes, angeborenes und evtl. ererbtes Moment, eine gewisse Schwäche des Gefäßsystems ab ovo (Arteriosklerotikerfamilien!); dann Schädigungen der Gefäßwand durch Stoffwechselstörungen (vgl. die experimentelle Erzeugung der Atherosklerose durch Cholesterinfütterung oder tiefgreifende Änderung des Ernährungsregimes) bzw. durch Gifte (Nikotin, Blei, Alkohol, Infektionen!); endlich ein mechanisches Moment, nämlich das der funktionellen übermäßigen Inanspruchnahme der Gefäße. Letzteres Moment zeigt die Atherosklerose als ein Glied in der Kette der sog. Abnützungskrankheiten, und läßt uns den Zusammenhang derselben mit übermäßiger körperlicher, geistiger (und seelischer) Anstrengung und mit Blutdruck steigernden Erkrankungen (Alkoholismus, Nephritis usw.) ebenso verstehen, wie die oft eigenartige Lokalisation des Prozesses auf bestimmte Gefäßgebiete des Körpers. Hueck will die Abnutzung nicht nur mechanisch, sondern auch chemisch verstanden wissen.

Das Präparat (Fig. 16) von Atherosklerose der Aorta, das uns zur Untersuchung vorliegt, ist mit Karmin und Weigerts Elastinfärbung behandelt. Die Kerne der Zellen sind rot, die elastischen Fasern blauschwarz gefärbt. Bei sehr schwacher Vergrößerung unterscheiden wir zunächst die einzelnen Schichten der Aorta. Am deutlichsten hebt sich die Media (b) als dunkelblauschwarz gefärbte, breite Zone hervor; sie verdankt diese Färbung ihrem Reichtum an elastischen Lamellen. Die Adventitia (c) erkennen wir als eine von elastischen Fasern durchsetzte, vorwiegend aus Bindegewebsbündeln geflechtartig aufgebaute Schicht, in welcher wir Gefäßdurchschnitte (Vasa vasorum) sehen. Während Media- und Adventitia keinerlei nennenswerte pathologische Veränderungen zeigen, erscheint die Intima (a) hochgradig und sehr unregelmäßig verdickt. Die Grenze gegen die Media hin ist nicht überall scharf zu bestimmen. Das rührt davon her, daß die verdickte

Intima selbst sehr reich an eiastischen Fasern ist und sich deshalb von der elastinreichen Media nicht so deutlich abhebt. Dann aber hat die normale elastische Grenzmembran (Lamina elastica interna) durch pathologische „Abspaltung" neugebildeter Fasern ihr typisches Aussehen verloren. Stellenweise sieht man unvollkommen ausgebildete elastische Grenzmembranen etagenweise übereinander gelegen, ein Bild, welches den schubweise fortschreitenden Prozeß gut illustriert. Die Verdickung der Intima ist am ganzen Präparat nachweisbar; an einer Stelle ist sie aber besonders stark und stellt eine beetartige, nach den Seiten hin flach abfallende Erhabenheit dar (sklerotisches Beet). Die verdickte Intima besteht aus Bindegewebe, das stellenweise hyalin entartet ist. Schon bei schwacher Vergrößerung ist der Reichtum der verdickten Intima und auch des großen sklerotischen Beetes an elastischen Fasern erkenntlich. Nur die oberste, dem Blutstrom zugekehrte Schicht der Intima zeigt keine elastischen Fasern; es ist die jüngste Neubildungsschichte. In der beetartigen Sklerose kommt aber noch etwas anderes zu Gesicht. Es sind hier Stellen, die nicht nur ohne Elastinfärbung, sondern auch ohne jede Kerntinktion sind (d); diese Stellen erscheinen auch

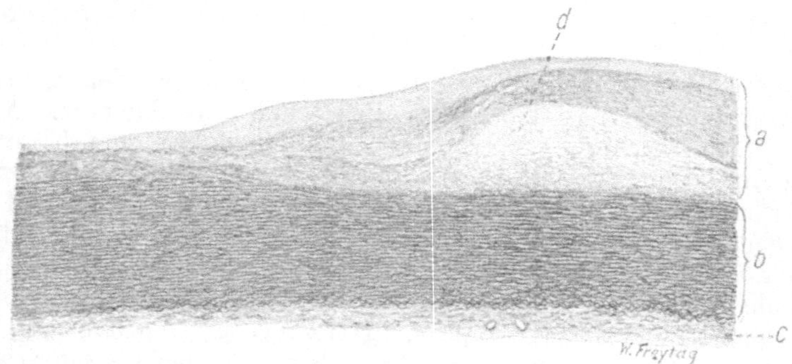

Fig. 16. Atherosklerose der Aorta. Vergr. 15fach. (Karmin - Weigerts Elastinfärbung.)
a Beetartig verdickte Intima. b Media. c Adventitia. d Fettiger Nekroseherd in der Intima.

von Lücken durchsetzt, aufgelockert, wie in Zerfall begriffen. Hier haben wir in der Tat fettigen Zerfall und Nekrose vor uns, und es entsprechen diese Stellen dem atheromatösen Stadium des Prozesses. Die schweren Veränderungen in der Intima kontrastieren sehr auffallend gegen die so gut wie unbeteiligten übrigen Schichten der Gefäßwand, so daß in der Tat der ganze atherosklerotische Prozeß auf die Innenhaut beschränkt erscheint.

Das ergibt sich auch bei Untersuchung mit stärkerer Vergrößerung. Wir sehen hier die Bindegewebsbündel der Adventitia, dazwischen hineingewirkt die elastischen Fasern, alles in normaler Anordnung und in normalen Stärkeverhältnissen. Auch an den Vasa vasorum der Adventitia finden sich keine Veränderungen. Zellinfiltrationen der Adventitia, die als entzündliche gedeutet werden könnten, fehlen. Zwischen den elastischen Lamellen der Media, die nirgends unterbrochen sind und nirgends Zerfallerscheinungen zeigen, sieht man die rötlich gefärbten Kerne der glatten Muskulatur. In der verdickten Intima aber sehen wir massenhaft feine und feinste neugebildete elastische Fasern. Die elastische Neubildung ist besonders stark in den tieferen (älteren) Schichten der verdickten Intima. Viele der elastischen Fasern zeigen feinkörniges Aussehen (Zerfall?). Zwischen den elastischen Fasern ist überall streifiges kernarmes Bindegewebe zu sehen. In der atheromatösen Partie ist völliger Kern- und Fasermangel festzustellen; man sieht hier ein völlig nekrotisches, in Zerfall begriffenes Gewebe. Die Lücken, die den Zerfall anzeigen, sind zum Teil eigenartig spaltförmig, scharf begrenzt; diese leeren Spalten entsprechen in ihrer Form Fettsäure- und Cholesterinkristallen. Die Kristalle selbst sind durch die Behandlung der Präparate mit Alkohol und Äther aufgelöst.

Die Verfettungen in der Intima können auch mit Sudanfärbung nachgewiesen werden: man findet dann die Fetttröpfchen in Endothelien, Intimazellen, ferner auch in der Grundsubstanz, in welcher die elastischen und kollagenen Fibrillen eingebettet sind; schließlich auch frei in Spalten und Lücken des Gewebes.

2. Spezifische Entzündungen.

Mesaortitis luetica.

Die akuten Entzündungen der Arterien stellen sich meist unter dem Bild der Thromboarteriitis dar, wobei der Prozeß entweder von außen nach innen oder auf umgekehrtem Weg in der Gefäßwand fortschreitet (Endo-Meso-Periarteriitis). Neben zelligen Infiltrationen und Wucherungen finden sich dabei oft auch herdförmige Nekrosen der Gefäßwand. Chronische Entzündungen sind durch Bindegewebsproduktionen (Sklerosen) ausgezeichnet; sie sind häufig Ausheilungen akuter Prozesse (s. S. 21), wobei vor allem durch Thrombusorganisationen stärkere Intimaverdickungen entstehen, die bei kleineren Gefäßen zur Verengerung und Obliteration des Lumens führen. Daneben werden noch ätiologisch dunkle, sog. essentielle Formen von „Endarteriitis obliterans" unterschieden[1]). Eine eigenartige multiple entzündliche Erkrankung der Arterien ist die sog. Periarteriitis nodosa.

Spezifische Entzündungen der Arterien sind vor allem die tuberkulösen und syphilitischen. Die tuberkulöse Infektion kann von innen her (d. h. vom Blut aus) erfolgen und zur Entwicklung von primären Intimatuberkeln führen. Viel häufiger werden die Arterien von außen her durch Übergreifen tuberkulöser Prozesse der Umgebung ergriffen. Thrombosen und Obliterationen der Gefäße können auch hier die Folgen solcher Entzündungen sein; andererseits können Erweiterungen (Aneurysmabildung per arrosionem) und Rupturen (Lungenblutungen der Phthisiker!) auftreten. Die Syphilis ergreift die Gefäße in allen Stadien. Sehr charakteristische Formen gehören dem tertiären Formenkreis der Lues an. Die gummöse Arteriitis führt unter einfach entzündlicher und spezifisch gummöser Zellinfiltration zu Verdickungen und Obliterationen der kleineren Arterien. Sehr charakteristisch sind die Veränderungen an den Arterien der Hirnbasis bei der von Heubner beschriebenen Form. An der Aorta manifestiert sich die Lues in einer an die vulgäre Atherosklerose (freilich nur sehr äußerlich) erinnernden Form. Früher wurde die Aortenlues sehr häufig mit der vulgären Atherosklerose zusammengeworfen. Heute unterscheiden wir die beiden anatomischen Krankheitsbilder sehr genau, sowohl grobanatomisch als mikro-

---

[1]) Der Formenkreis der „Endarteriitis" schränkt sich sehr ein, wenn man die sekundären Intimaprozesse, die als Anpassungsvorgänge, Reparationen und pathologische Organisationen gelten dürfen, abzieht. Streng genommen könnte von Endarteriitis überhaupt nicht gesprochen werden, weil die Intima ja keine Gefäße hat, somit Hyperämie und Exsudation hier nicht auftreten können. Erst wenn sich pathologischerweise Gefäße in der Intima neubilden, ist die Entwicklung eines selbständigen Entzündungsprozesses möglich. Entzündliche Exsudate können aber von Adventitia und Media her auf die Intima übergreifen. Das geschieht häufig, und insoferne mag es erlaubt sein, von Endarteriitis zu sprechen, wenn man im Auge behält, daß es sich nicht um eine selbständige, sondern um eine fortgeleitete Entzündung in der Intima handelt. Die Verhältnisse liegen hier ähnlich wie bei anderen gefäßlosen Geweben (Endokard, Kornea).

skopisch. Die Aortenlues kommt in viel früherem Lebensalter vor als die
vulgäre Atherosklerose. Die Aortensyphilis lokalisiert sich im Anfangsteil
der Aorta und nimmt gegen die Aorta abdominalis hin mehr und mehr ab.
Die vulgäre Atherosklerose nimmt nach der Peripherie hin im Gegenteil an
In- und Extensität zu. Die Aortenlues neigt viel mehr zur Aneurysmen-

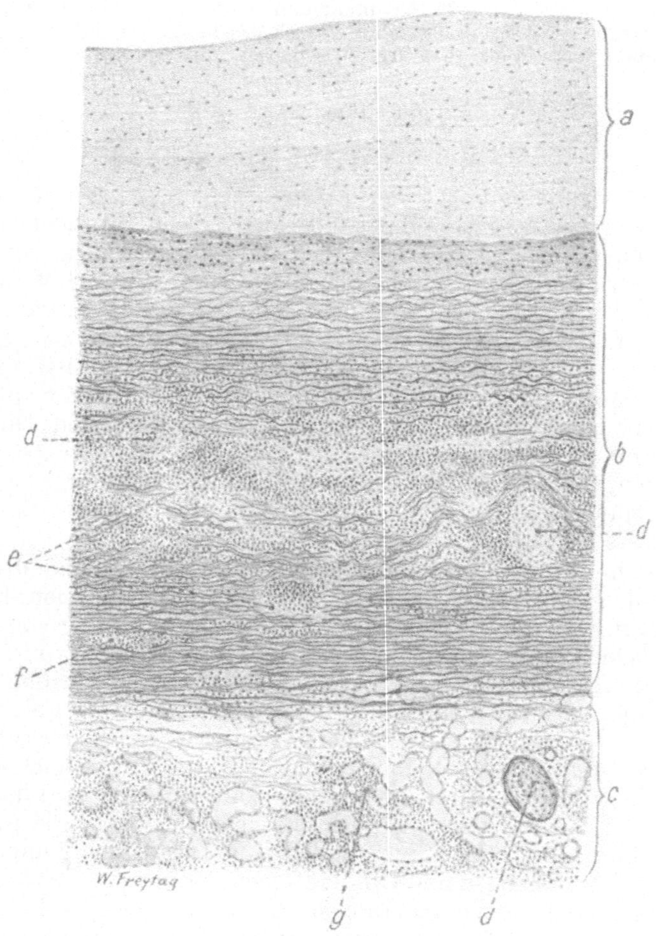

Fig. 17. Mesaortitis luetica. Vergr. 35fach. (Karmin — Weigerts
Elastinfärbung.)
a Kompensatorisch verdickte Intima. b Media. c Adventitia. d Verdickte und teil
weise obliterierte Gefäße in Media und Adventitia. e, f Syphilitische Zellinfiltrate
der Media mit Zerstörung der elastischen Lamellen. g Zellinfiltrate der Adventitia.

bildung als die vulgäre Atherosklerose; fast alle Aortenaneurysmen, besonders die umschriebenen, sackförmigen, sind syphilitischer Natur. Die Aortenlues ist durch sklerosierende Prozesse, die vulgäre Atherosklerose durch
Verfettungen, Geschwüre, Verkalkungen ausgezeichnet. Bei Lues
erscheint die Intima aortae weißlich verdickt und dabei uneben, da sich
zwischen den Verdickungen überall narbige, gegen die Media hin gerichtete
Einziehungen finden. Bis zu einem gewissen Grade charakteristisch ist
auch bei Lues das Übergreifen der Intimasklerosierungen auf die Abgänge
der Gefäße, besonders der Koronararterien, und auf die Klappen. Durch

Kombination mit vulgärer Atherosklerose kann sich das typische Bild der Aortenlues freilich sehr verwischen.

Mikroskopisch findet sich die Hauptlokalisation der Lues (wiederum im Gegensatz zur Atherosklerose) in der Media, während die Intima nur sekundär (kompensatorisch) beteiligt ist. Unser Präparat (Fig. 17) ist genau so vorbehandelt wie das Präparat von Atherosklerosis aortae (Karmin-Elastinfärbung). Bei schwacher Vergrößerung erkennen wir wieder leicht die drei Schichten der Aortenwand (a, b, c). Aber welch ein Unterschied gegenüber der Atherosklerose! Hier, bei der Aortenlues, sehen wir die breite, schwarzblau gefärbte Mediazone vielfach durch (rosa gefärbte) zellreiche Herde (e, f) unterbrochen, die zum Teil deutlich um Gefäße herumliegen. Diese Herde entsprechen den „mesarteriitischen Flecken" Kösters. In ihrem Bereich sieht man auch verdickte und obliterierte Gefäße (d) in der Media (Vasa vasorum!). Da und dort treten in den Herden ungefärbte Stellen (Nekrosen) hervor. An Stelle der Herde ist das elastische Lamellen-system der Aortenmedia unterbrochen, zerstört. Gelegentlich sieht man die Mediaherde auch auf die Intima übergreifen. Die Intima (a) ist stark (auch stellenweise beetartig) verdickt. Wir dürfen diese Intimahyperplasie, die in ihrer Intensität der Mediazerstörung parallel geht, als eine sekundäre, also als einen reparatorischen und kompensatorischen Vorgang auffassen. Die Schwächung der Media wird mit Verstärkung der Intima beantwortet. Diese Intimaverdickung zeigt relativ wenig feine neugebildete elastische Fasern, hauptsächlich besteht sie aus Bindegewebe. Fettige Zerfallserschei-nungen treten an der verdickten Intima nirgends in auffälliger Weise hervor. Die Adventitia ist ebenfalls pathologisch verändert: sie erscheint verdickt; herdförmige, zellige (entzündliche) Infiltrate (g) sind schon bei schwacher Vergrößerung sichtbar. Vor allem erscheinen die Vasa vasorum (d) der Ad-ventitia mit dicken Wandungen und enger Lichtung versehen; zum Teil sind sie völlig obliteriert.

Bei starker Vergrößerung sind die Mediaherde nicht gleichartig zusammen-gesetzt: es gibt zellreiche Herde, die aus kleinen spindligen Zellen und rund-lichen lymphozytenartigen Elementen mit kleinen runden Kernen bestehen; das sind frischere Entzündungsherde. Manchmal findet man in diesen kleinzelligen Infiltraten größere, mehrkernige Riesenzellen und Nekrosen. Dadurch gewinnt das entzündlich neugebildete Gewebe histologisch einen spezifischen Charakter und darf als syphilitisches, gummöses Granulations-gewebe bezeichnet werden. Beim Fehlen spezifischer Merkmale kann der (frei-lich selten genug) gelingende Spirochätennachweis die Diagnose Lues sichern. Andere Herde sind zellarm; sie bestehen aus feinfaserigem Gewebe und stellen ältere, vernarbte Entzündungen dar. Im Bereich der Herde fehlen die elastischen Lamellen; in ihrer Peripherie findet man körnig zerfallene elastische Fasern. Stellenweise kann man die pathologische Gefäßbildung in der Media und die damit verbundene herdförmige Entzündung bis in die Intima hinein verfolgen. Die Intima ist aus faserigem (z. T. hyalinisiertem) Bindegewebe, das auch einzelne neugebildete elastische Fasern enthält, aufgebaut. Diesem Bindegewebe gehören relativ spärliche, schmale, läng-liche Kerne (Fibroplasten) zu. Stellenweise ist die Intima kernreicher, besonders da, wo die syphilitische Entzündung von der Media her auf die Intima übergegriffen hat. Die Gefäße der Adventitia sind auf-fallend reichlich und stark gefüllt. Die Zellinfiltrate bestehen hier aus lymphozytenartigen Rundzellen. Die erwähnte Verdickung der Vasa vasorum geht vorwiegend auf Kosten der Adventitia, jedoch ist nicht selten auch die Intima verdickt und das Lumen dadurch sehr eingeengt oder manchmal ganz verschlossen (luetische Peri- und Endarteriitis). Die elastischen Fasern der Adventitia sind im Bereich der Zellinfiltrate ebenfalls zerstört. Wo Nerven in der Adventitia sichtbar sind, zeigen sie gelegentlich auch Zellinfiltrationen und Verdickungen des Perineuriums

II. Blut und Organe der Blutbildung.

A. Blut.

a) Normal-histologische Vorbemerkungen.

Die zelligen Elemente des strömenden Blutes werden im postfetalen Leben vom Knochenmark, von der Milz, von den Lymphknoten und den übrigen lymphadenoiden Geweben des Körpers geliefert. Die roten Elemente entstehen im Knochenmark, die weißen Zellen in Milz und Lymphknoten. In der fetalen Periode ist die Blutbildung viel weiter verbreitet. Das embryonale Mesenchym bildet an den verschiedensten Körperstellen Blutzellen; vor allem ist die Leber eine wichtige Blutbildungsstätte während des Embryonallebens. Es mag hier gleich bemerkt sein, daß unter pathologischen Bedingungen die fetale Potenz der Blutbildung im späteren Leben wieder hervortreten kann, daß also in solchen Fällen Blutbildungsherde in der Leber und in den verschiedensten Organen und Regionen des Körpers zu jeder Zeit des extrauterinen Daseins gefunden werden können.

Die blutbildenden Gewebe werden unterschieden in myeloisches und in lymphatisches Parenchym. Das myeloische Gewebe wird im extrauterinen Leben durch das Knochenmark repräsentiert. Im sog. roten (pulpösen) Knochenmark finden wir in ein retikuläres Grundgerüst spezifische blutbildende Zellen eingelagert. Diese sind folgende: 1. Erythroplasten, die Mutterzellen der roten Blutkörperchen. Es sind basophile (polychromatische), kernhaltige Elemente. Sie verlieren die Basophilie, während sie gleichzeitig Hämoglobin aufnehmen. Die hämoglobinführenden (orthochromatischen) kernhaltigen Erythroplasten heißen auch Normoplasten. Durch Pyknose, intrazellulären Zerfall und Auflösung der Kerne entstehen schließlich die reifen (kernlosen) Formen, die napfförmigen (im Blutpräparat bikonkaven, scheibenförmigen) Erythrozyten oder Normozyten; 2. treffen wir im Knochenmark die Mutterzellen der Leukozyten. Es sind das die Myeloplasten und deren Abkömmlinge die Myelozyten. Die Myeloplasten finden sich nur in ganz jugendlichem Knochenmark; es sind große basophile, ungranulierte Zellen mit großen rundlichen Kernen. Die Myeloplasten differenzieren sich zu den Myelozyten. Diese haben ebenfalls runde oder leicht eingekerbte Kerne, besitzen aber ein spezifisch gekörntes Protoplasma: eosinophile, neutrophile, basophile Protoplasmagranulationen werden unterschieden (Granulozyten). Das ergibt eine logische Dreiteilung der Myelozyten. Die basophilen Myelozyten heißen auch Mastmyelozyten. Die reifen Endstadien der Myelozyten (bzw. Myeloplasten) sind die Leukozyten. Sie sind durch gelappte (polymorphe) Kerne ausgezeichnet und werden, ihrer verschiedenen Granulation entsprechend, ebenfalls in drei Gruppen eingeteilt. Die basophilen Leukozyten werden auch Mastleukozyten genannt. Man darf diese „Mastzellen" des Blutes nicht mit den Mastzellen des Bindegewebes verwechseln; jedenfalls ist es nicht sicher, daß die letzteren hämatogene Elemente sind. Endlich finden wir im Knochenmark 3. die Riesenzellen, Megakaryozyten genannt. Es sind sehr große Zellen mit einem großen, stark verzweigten Kern; das Protoplasma enthält feine (basophile) Körnchen und zeigt am Rand eine granulafreie Zone. Von manchen Autoren werden sie zu den Leukozyten gezählt, von anderen als sessile Elemente aufgefaßt und dem Retikulum zugerechnet. Die Megakaryozyten sind die Lieferanten der Blutplättchen, die sie durch Protoplasmaabschnürungen bilden und ins strömende Blut absetzen. Die Blutplättchen sind kleine protoplasmatische Körperchen mit einem färbbaren granulierten, basophilen Innenkörper und einem homogenen Randteil. Mit den Megakaryozyten des Knochenmarks dürfen nicht verwechselt werden jene Riesenzellen, die beim Knochenabbau auftreten und als Osteoklasten bekannt sind. Diese Osteoklasten haben mehrere Kerne und heißen daher auch Polykaryozyten (s. S. 284). Das lymphatische Parenchym (Milz, Lymphknoten usw.) bildet in den sog. Keimzentren die Mutterzellen der Lymphozyten, die Lymphoplasten. Es sind schwach basophile größere Zellen mit unregelmäßig runden Kernen. Sie vermehren sich mitotisch. Eine Abart sind die lymphoplastischen Plasmazellen, welche stärker basophil sind und einen stärkeren perinukleären Hof zeigen. Die reifen Abkömmlinge dieser Mutterzellen sind die Lymphozyten bzw. lymphozytären Plasmazellen. Diese Zellen sind kleiner und protoplasmaärmer als die entsprechenden Mutterzellen. Die Lymphozyten haben kleine, runde, chromatinreiche Kerne mit Radspeichenstruktur und ein basophiles Protoplasma. Die lymphozytären Plasmazellen haben reichlicheres Plasma als die Lymphozyten; ihr Protoplasma ist stärker basophil und hat einen sehr deutlichen perinukleären Hof, der bei Protoplasmafärbungen (Pyronin, polychromes Methylenblau) besonders gut sichtbar wird; der runde chromatinreiche Kern liegt meist exzentrisch im Protoplasma und zeigt eine besonders deutliche radspeichenartige Anordnung des Chromatins. Über Granulationen in den Lymphozyten und Plasmazellen sind die Meinungen geteilt. Bei Triazidfärbung sind diese Zellen im Gegensatz zu den Leukozyten granulafrei. Dagegen können bei Färbung nach Altmann-Schridde, bei Giemsafärbung usw. in einem Teil der lymphozytären Zellen (azurophile, gentianophile) Körnchen nachgewiesen werden. Mit den Granula der Leuko- und Lymphozyten dürfen nicht die mitochondrialen Strukturen dieser Zellen verwechselt werden.

So streng wir im ausdifferenzierten Körper normalerweise eine räumliche Trennung der myeloischen und lymphatischen Blutbildung durchgeführt sehen, so häufig kommt unter pathologischen Verhältnissen eine gegenseitige Umwandlung der blutbildenden Gewebe vor: das lymphatische kann sich in myeloisches umbilden und umgekehrt. Diese sog. „Metaplasien" sprechen dafür, daß alle Blutzellen aus einer gemeinsamen Stammform hervorgehen. Wir bekennen uns damit als Anhänger der sog. unitaristischen (monophyletischen) Richtung, die auch bei der embryonalen Blutbildung alle Blutzellen von einer Stammzelle (Hämogonie) ableitet. Andere Autoren lassen lymphatisches und myeloisches Parenchym je aus besonderen Mutterzellen entstehen.

In das strömende Blut gehen aus den Blutbildungsstätten normaliter nur die reifen Elemente über. Wir finden daher im postfetalen Leben folgende Zellen im Blute vor: 1. Rote Blutkörperchen (Erythrozyten) $4^1/_2$—5 Millionen im Kubikmillimeter. 2. Weiße Blutkörperchen, 7000 im Kubikmillimeter, und zwar a) Leukozyten (Hämoleukozyten) 65% neutrophile, 2—4% eosinophile, $0,3\%$ basophile). b) Lymphozyten (Lympholeukozyten) 20—25%. c) Übergangsformen, sog. große mononukleäre Zellen (Monozyten) 5—8%. Dies sind relativ große Zellen mit eingekerbten, leicht gelappten Kernen; ihr Protoplasma zeigt bei Giemsafärbung (nach Naegeli) ein basophiles Retikulum mit eingelagerter sehr feiner (spezifischer?) Granulation (s. a. u.). 3. Blutplättchen 150—$200\,000$ im Kubikmillimeter (nach Naegeli). Ein wichtiger Unterschied der myeloischen und der lymphatischen weißen Blutkörperchen ist durch die Tatsache gegeben, daß nur die (unreifen und reifen) myeloischen Formen Oxydasen enthalten und die Indophenolblausynthese geben (blau-schwarze Granula bei Färbung nach Winkler-Schultze). Die oben erwähnten Monozyten Naegelis geben ebenfalls positive Indophenolblausynthese.

Aschoff unterscheidet im Blute noch eine besondere Zellform, die Histiozyten, karminspeichernde phagozytische Zellen, welche als Abkömmlinge der Retikuloendothelien gelten. Sie können wohl nicht als eigentliche Blutzellen angesehen werden. Man kann sie in der Gruppe der Monozyten (s. o.) unterbringen, welche wohl überhaupt recht verschiedenartige Elemente umfaßt, vor allem auch ältere, größere Lymphozytenformen.

b) Pathologische Histologie.

Krankhafte Veränderungen des Blutes können die Blutflüssigkeit und die Blutkörperchen betreffen. Hier haben wir es nur mit den Blutkörperchen zu tun. Es kann sich um qualitative und quantitative Störungen handeln, um Veränderungen der formalen Ausgestaltung und der Zahl der Blutkörperchen. Pathologische Formen der roten Blutelemente im strömenden Blut sind vor allem unreife Elemente. Sie treten in allen Fällen von gesteigerter (regenerativer und kompensatorischer) Erythropoese auf, also nach Blutverlusten, in den sog. Blutkrisen bei Infektionskrankheiten (s. unten), bei sekundären und essentiellen Anämien. Die unreifen Formen können frühembryonalen Typ zeigen und den Megaloplasten entsprechen: sehr große kernhaltige polychromatische (basophile) Elemente (bei schweren Anämien). Oder sie entsprechen den Normoplasten (s. S. 28). Oder es sind polychromatische und basophil punktierte, evtl. mit Kernresten versehene Erythrozyten. In anderen Fällen handelt es sich um Störungen im Hämoglobingehalt und um pathologische Gestaltung der Erythrozyten. Hierher gehören hämoglobinarme (sog. Schatten- und Pessar-) Formen, darunter die sog. Makrozyten: abnorm große, hämoglobinarme Zellen, die auch Zeichen der Jugendlichkeit (Basophilie usw.) darbieten können (bei Chlorose, sekundären Anämien). Im Gegensatz hierzu sind die sog. Megalozyten abnorm große, aber sehr hämoglobinreiche Formen. Störungen der Form zeigen auch die Poikilozyten: es sind kernlose rote Blutkörperchen von wechselnder Gestalt (Stechapfelformen usw.); sie kommen bei Chlorose, bei sekundären und essentiellen Anämien vor. Pathologische Formen der weißen Blutkörperchen im strömenden Blut sind zumeist ebenfalls unreife Stadien der myeloischen oder lymphatischen Reihe. Ferner treten manchmal sog. Reizungsformen (Rieder) von durchaus pathologischer Ausbildung auf (Lymphozyten mit gelapptem Kern, sog. Blutplasmazellen usw.).

Vermehrung der Zahl der roten Blutkörperchen (Polyglobulie) kann sowohl als vorübergehende, wie als dauernde Störung auftreten. Wenn man von Krankheiten absieht, bei welchen pathologische Reizerscheinungen der Erythropoese von ganz unbekannter Ätiologie vorliegen (Polyzythämie, Anaemia pseudoleucaemica infantum), handelt es sich in den Fällen von Polyglobulie zumeist um Reaktionen des Knochenmarks auf die verschiedenartigsten Reize und Schädigungen. Sauerstoffmangel aus irgendwelchen Ursachen ist ein solcher Reiz für die Erythropoese (vgl. z. B. die Vermehrung der Erythrozyten bei steigender Meereshöhe). „Defekte" des fließenden Blutes, seien sie traumatischer Natur (Blutverluste!) oder von infektiös-toxischer Art (Infektionskrankheiten, Blutgifte!) führen zu überkompensierendem Wiederersatz. „Defekte" des blutbildenden Knochenmarks selbst (durch starke Giftwirkung oder durch zerstörende Geschwulstbildung) bringen den gesund gebliebenen Rest des Knochenmarks in gesteigerte (vikariierende) Tätigkeit. Schwache Gifteinwirkungen vermögen vielleicht die Erythropoese direkt stärker anzuregen. In allen solchen Fällen werden wir eine vorübergehende Vermehrung der im Blut kreisenden roten Blutkörperchen und dabei auch mehr oder weniger unreife, jugendliche Formen finden können. Besonders bei Infektionskrankheiten, in den Stadien der Besserung, können diese Reaktionen des blutbildenden Markes in stürmischer Art krisenhaft auftreten (sog. Blutkrisen). Eine Vermehrung der Zahl der weißen Blutkörperchen tritt unter ähnlichen Bedingungen auf. Auch hier spielen toxisch-infektiöse Schädigungen und (funktionelle) Reize die Hauptrolle. Im Kampf gegen die Bakterien werden enorme Massen von Blutkörperchen gebraucht und verbraucht; der regenerative Ersatz in den Bildungsstätten schießt über das Ziel hinaus, der „Defekt" wird überkompensiert. So kommt es zu vorübergehender, unter Umständen beträchtlicher Vermehrung dieser Zellen im strömenden Blut (Leukozytosen, Lymphozytosen), wobei auch unreife Vorstufen erscheinen können (Myelozyten, Myeloplasten, Lymphoplasten). Gelegentlich finden sich auch die Megakaryozyten (bei Verbrennung z. B.) im Blut oder es sind ihre Produkte, die Blutplättchen, vermehrt (bei Chlorose z. B.).

Verminderung der Zahl der roten Blutelemente ist entweder ein Zeichen verstärkten Verlustes oder eines ungenügenden Ersatzes. So sehen wir abnorm niedrige Zahlen der Roten nach Blutverlusten, bei schweren toxisch-infektiösen Schädigungen, bei Zerstörungen des Knochenmarks (durch Geschwülste z. B.), ferner bei chronischen, sekundären und essentiellen Anämien, besonders bei den sog. aplastischen Formen dieser Anämien, bei welchen ganz offenbar ein Versagen des regenerativen Ersatzes

vorliegt. Verminderung der Zahl der weißen Blutkörperchen
(Leukopenie, Lymphopenie) tritt ebenfalls bei schweren toxisch-infektiösen Schädigungen des Blutes und bei Zerstörung der entsprechenden
Blutbildungsstätten auf. Verminderung der Blutplättchen findet man
z. B. bei der perniziösen Anämie. Durch dauernde Verminderung der Roten
sind die schweren Formen der Anämie ausgezeichnet. Dauernde und
progressive Vermehrung der Weißen ist ein wesentlicher Befund bei den
Leukämien.

Leukämie.

Bei den Leukämien handelt es sich um ursächlich völlig unaufgeklärte
Wucherungen der blutbildenden (myeloischen und lymphatischen) Gewebe.
Diese Wucherungen können außerhalb der regulären postfetalen Blut-

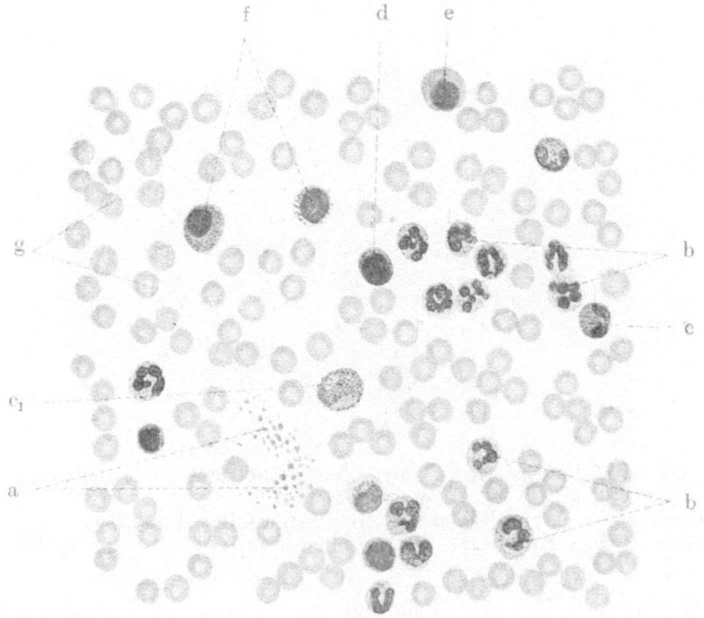

Fig. 18. Myeloische Leukämie. Vergr. 800fach. Blutausstrich. (Färbung
nach May - Grünwald.)
a Blutplättchen. b Neutrophile Leukozyten. c Eosinophiler Leukozyt. c_1 Unreifer
eosinophiler Leukozyt. d Lymphozyt. e Myeloplast. f Myelozyten mit basophiler
bzw. neutrophiler Granulation. g Erythrozyten.

bildungsstätten an den verschiedensten Körperstellen auftreten. Mächtige
Vergrößerungen der Milz, geschwulstartige Neubildungen der Lymphknoten des Körpers, Wucherungen des lymphadenoiden Gewebes der Schleimhäute, Neu- und Umbildungen des Knochenmarkes können sich mit sog.
heterotopen, diffusen Infiltraten und knotigen Geschwülsten in Leber,
Niere, Lunge, Haut usw. verbinden. Alle diese Neubildungen bestehen
histologisch aus myeloischem bzw. lymphatischem Gewebe. Dabei kann sich
myeloisches in lymphatisches und lymphatisches in myeloisches Parenchym
umbilden (s. oben). Die an den verschiedenen Bildungsstätten im Übermaß
gelieferten weißen Blutkörperchen werden — oft auch in unreifer Form —
in das Blut ausgeschwemmt, und wir finden hier dementsprechend eine
starke Vermehrung der betreffenden Elemente („leukämisches Blut-

bild"). Akute, subakute, chronische Formen, groß- und kleinzellige Abarten der Leukämie werden unterschieden. Ferner trennen wir in myeloische und lymphatische Leukämie. Bei der myeloischen Leukämie (Fig. 18) finden wir die neutrophilen (b), aber auch die eosinophilen (c) und basophilen Leukozyten vermehrt; daneben treten Myelozyten (f) in verschiedener Granulation, oder auch Myeloplasten (e) auf. Ist auch die Erythropoese gestört (Leukanämie), so werden im Blut auch unreife, jugendliche Formen der Roten gefunden (Normoplasten usw.). Bei der lymphatischen Leukämie (Fig. 19) sind die Lymphozyten vermehrt; auch Lymphoplasten treten

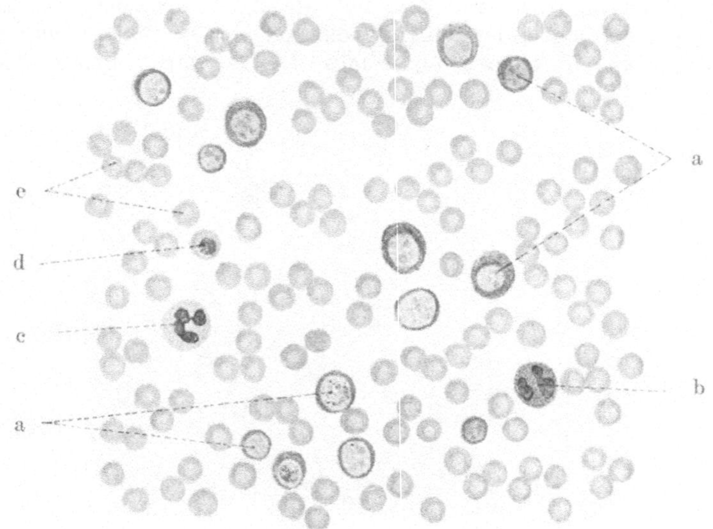

Fig. 19. Lymphatische Leukämie. Vergr. 800fach. Blutausstrich. (Färbung nach Giemsa.)
a Lymphozyten u. Lymphoplasten. b Eosinophiler Leukozyt. c Neutrophiler Leukozyt. d Kernhaltiger Erythroplast (Normoplast). e Erythrozyten.

auf (a) oder man trifft ganz pathologische Formen der lymphatischen Reihe [Reizungsformen (s. o.)]. Unser Präparat zeigt auch Normoplasten (d). Selten sind lymphatische Leukämien mit Plasmazellen.

Thrombose.

Thromben sind Pfröpfe, welche sich innerhalb der Gefäße während des Lebens aus dem Blute bilden. Sie sind von den postmortalen Gerinnungen des Blutes, den sog. Leichengerinnseln, mit denen sie manches Gemeinsame haben, zu trennen. Die thrombotischen Pfröpfe bilden sich teils durch Gerinnung des Blutes, teils durch Abscheidung aus dem Blute. Die Gerinnungsthromben sind rot, die Abscheidungsthromben gelbweißlich gefärbt. Gerinnungs- und Abscheidungsvorgänge können auch abwechslungsweise auftreten (gemischte Thromben).

Die Thromben können autolytisch (aseptisch) erweichen. Länger liegende Thromben werden von der Gefäßwand her organisiert. Wandständige Thromben können hierbei in schrumpfendes Bindegewebe verwandelt, verstopfende Thromben vermittels neugebildeter Gefäße wieder kanalisiert werden. Loslösung der Thromben führt zu embolischen Vorgängen (s. d.).

Bisher war von sog. blanden Thromben die Rede. Septische Thromben sind durch reichlichen Gehalt an Leukozyten, sowie durch die Entwicklung von Bakterienmassen ausgezeichnet. Sie neigen zu eitrigem oder jauchigem Zerfall.

Ursachen der Thrombenbildung sind: 1. Störungen der Zirkulation im Sinne der Verlangsamung bzw. des Stillstandes der Strömung oder im Sinne von ungeordneten Blutbewegungen (Wirbelbildungen usw.). 2. Schädigungen der Gefäßwand verschiedenster Art, besonders durch infektiöse Stoffe. 3. Veränderung der Blutbeschaffenheit im Sinne einer Zunahme der gerinnungsfördernden Stoffe (Fibrinogen, Blutplättchen) oder einer Abnahme der gerinnungshemmenden Stoffe. Wohl immer wird es sich bei Thrombenbildung um ein Zusammenwirken mehrerer Bedingungen handeln.

Der rote Gerinnungsthrombus setzt sich aus sämtlichen Blutbestandteilen zusammen. Die flüssigen Teile erstarren unter Ausflockung eines Faserstoffes (Fibrin). Dieser stellt sich histologisch als ein Netz glänzender, starrer Fasern dar, in dessen Maschen die roten und weißen Blut-

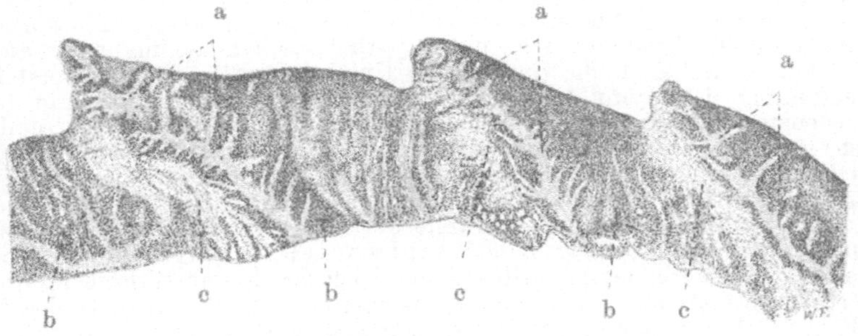

Fig. 20. Abscheidungsthrombus aus der Vena femoralis. Vergr. 10fach (Hämatoxylinfärbung).
a Verzweigte Balken aus Blutplättchen. b Anhäufungen von Leukozyten. c Fibrinfasern mit eingelagerten roten Blutkörperchen, darunter vereinzelte Leukozyten.

körperchen, sowie die Blutplättchen, eingelagert sind. Der weiße Abscheidungsthrombus ist verschieden zusammengesetzt, je nach der Art der Abscheidung. Es gibt Plättchenthromben, die vorwiegend aus zusammengehäuften Blutplättchen bestehen, und im histologischen Bild ein körniges Aussehen darbieten. Durch Zusammensintern der Plättchen können diese Thromben ein homogenes Aussehen gewinnen (sog. hyaline Thromben in Kapillaren). Es gibt ferner Fibrinthromben, die vorwiegend aus faserigen Massen bestehen. Die Abscheidung des faserigen Fibrins zeigt häufig sehr deutliche Beziehungen zu absterbenden Zellen (Endothelien, Leukozyten, Erythrozyten); hierbei entstehen oft strahlige Anordnungen der Fibrinfasern (sog. Fibrinsterne). Es gibt endlich Leukozytenthromben, die vorwiegend aus weißen Blutkörperchen bestehen, daneben aber auch Fibrin oder Plättchen enthalten. Gemischte Thromben zeigen einen oft sehr komplizierten Bau: Plättchenmassen wechseln mit Leukozytenanhäufungen und Ablagerungen fädigen Fibrins ab; in den Fibrinnetzen findet man rote Blutkörperchen eingeschlossen. Sehr charakteristisch sind derartige Thromben, die im Innern einen korallenstockartigen Aufbau haben und an ihrer Oberfläche ein welliges, geripptes Aussehen darbieten. Auf einem Durchschnitt durch einen solchen Thrombus sehen wir mikroskopisch (Fig. 20) verzweigte Balken (a), die in alternierenden

Abständen senkrecht auf der Gefäßwand aufsitzen, und die an der Oberfläche als Rippen hervorragen. Sie bestehen aus Plättchen, und stellen gewissermaßen das Gerüst des Thrombus dar. Diesen Plättchenbalken sind Säume dicht gedrängter Leukozyten angelagert (b). Zwischen den Balken, diese girlandenartig verbindend, spannen sich Fibrinfäden aus; hier sind die roten Blutkörperchen eingelagert (c). Das Bild ist so zu erklären, daß es zuerst zur Abscheidung der Plättchen, bzw. Anlagerung der Leukozyten kommt. So entstehen Wellenberge. In den Wellentälern kommt es zu Gerinnungen (Fibrin und rote Blutkörperchen). Die pulsatorische Bewegung des Blutes vermittelt das allgemeine Verständnis für diesen eigenartigen Aufbau; im einzelnen ist der Vorgang noch nicht genügend aufgeklärt.

B. Lymphknoten.

a) Normal-histologische Vorbemerkungen.

Die Lymphknoten sind Filter oder Klärbecken der Lymphe; ihre Erkrankung bei den verschiedenartigsten Verunreinigungen der Lymphe wird aus dieser ihrer Funktion verständlich. Sie sind ferner Bildungsstätten weißer Blutkörperchen, normalerweise der Lymphozyten, unter pathologischen Bedingungen auch der Zellen der myeloischen Reihe (myeloische Umwandlung!). Hieraus versteht sich die Beteiligung der Lymphknoten bei gewissen Blutkrankheiten und bei den verschiedensten Reizungen bzw. Schädigungen des lymphatischen (und myeloischen) Systems, z. B. im Verlauf von Infektionskrankheiten. Auch an der Verarbeitung des Blutfarbstoffes („Eisenstoffwechsel") können sich die Lymphknoten beteiligen. Nach Milzexstirpation z. B. können die Lymphknoten den Abbau verbrauchter roter Blutkörperchen an Stelle der Milz übernehmen. Eine besondere Art von Lymphknoten, die sog. Blutlymphknoten, beteiligt sich vorübergehend oder dauernd (Wiederkäuer!) am Blutabbau. Über den Abbau verbrauchter weißer Blutkörperchen ist noch wenig Sicheres bekannt; wahrscheinlich werden in dem Lymphknoten Lymphozyten nicht nur gebildet, sondern auch zerstört.

Der Bau der Lymphknoten erlaubt eine Unterscheidung in das System der Lymphstraßen und das zwischengelagerte lymphadenoide Parenchym. Die zuführenden Lymphgefäße (Vasa afferentia) treten an der Konvexität des Lymphknotens ein, die wegführenden Lymphgefäße (Vasa efferentia) verlassen das Organ an der als Hilus bezeichneten Konkavität. Unter der fibroelastischen Kapsel breitet sich die zutretende Lymphe in den sog. Randsinus über die Oberfläche des Organs aus. Von diesen Randsinus aus ziehen in einer gegen den Hilus radiär verlaufenden Anordnung zahlreiche Lymphstraßen (Intermediärsinus) durch den Lymphknoten hindurch; sie stehen alle untereinander in Verbindung. Die Sinus sind endothelbekleidete Räume, deren Lichtung aber selbst wieder von einem Netz durchspannt ist, das aus zusammenhängenden, verästelten, feine Fasern bildenden Zellen gewebt ist (Sinusretikulum). Als Inhalt finden sich in den Sinus (außer Lymphe) vereinzelte weiße Blutkörperchen, vor allem Lymphozyten, vor. Die Retikuloendothelien der Sinus zeigen, wie alle übrigen retikuloendothelialen Formationen des Körpers, eine ausgesprochene phagozytische Tätigkeit (retikuloendotheliales phagozytisches System des Körpers). Das lymphadenoide Parenchym (aus einem Retikulum mit eingelagerten Lymphozyten bestehend) liegt zwischen den Lymphstraßen; es zeigt in den peripheren Abschnitten der Lymphknoten mehr rundlich begrenzte (mit Keimzentren [Lymphoplasten!] versehene) Anhäufungen (sog. Rindenknötchen), während in der Mitte und gegen den Hilus hin mehr langgestreckte, walzenförmige, untereinander zusammenhängende Parenchymkörper (Markstränge) vorhanden sind. Das fibroelastische Stützgerüst der Lymphknoten zieht vom Hilus aus in radiär gestellten Septen (Trabekeln) zur Kapsel, an die es sich anheftet. Die Trabekel sind von den Lymphsinus umgeben; letztere liegen also zwischen den Trabekeln und dem lymphadenoiden Parenchym. In den Trabekeln verlaufen die größeren Arterien, deren kleinere Äste (durch die Sinus hindurch) in die adenoide Substanz eintreten und sich hier in Kapillaren auflösen; das Kapillarblut sammelt sich in Venen, deren größere Äste wiederum in den Trabekeln verlaufen und das Blut zum Hilus zurückführen.

b) Pathologische Histologie.
1. Entzündungen. Lymphadenitis.

Lymphadenitiden entstehen zu allermeist durch den Import der Entzündungserreger auf dem Wege der Lymphgefäße. Hämatogene Formen sind viel seltener. Die mit den Lymphgefäßen zugeführten Reizstoffe sind sehr häufig bakterieller Natur (Bakterien und Bakterientoxine). Andererseits kommen Zerfallsprodukte der Gewebe, resorbierte Exsudate und Extravasate, Fremdkörper (Staub, Farbstoffe) in Betracht. Die mit den Vasa afferentia zugeführten Reizstoffe werden zunächst ihre Wirksamkeit im Bereich der Lymphsinus entfalten, später aber auch das lymphadenoide Parenchym in Mitleidenschaft ziehen. Im Gegensatz hierzu werden die hämatogen zugeführten Stoffe zuerst von den Kapillaren der Rindenknötchen und Markstränge her wirken. Wir unterscheiden akute und

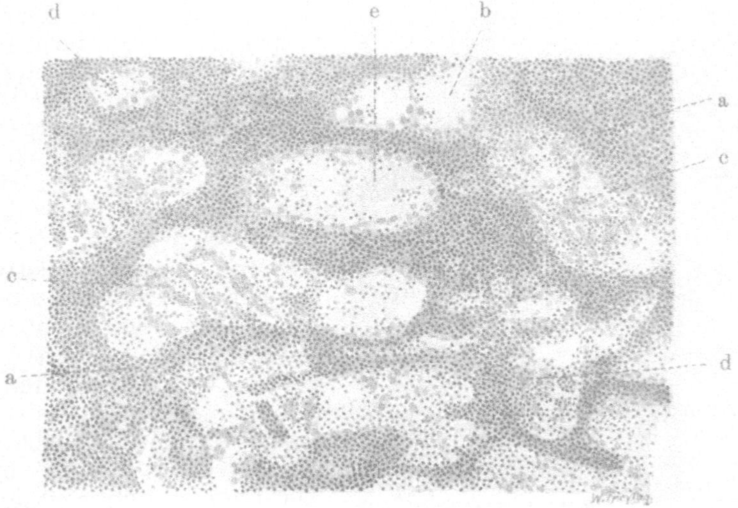

Fig. 21. Lymphadenitis acuta simplex. Vergr. 80 fach. (Hämatoxylinfärbung.)
a Lymphadenoides Parenchym (Markstränge). b Stark erweiterte Sinus. c Große Zellen (geschwollene und gewucherte Retikuloendothelien) in den Sinus. d Reichliche weiße Blutkörperchen in den Sinus. e Fibrinöses Exsudat in den Sinus.

chronische Lymphadenitiden. Bei den akuten Formen schwellen die Lymphknoten schmerzhaft an; die Kapsel ist stark gespannt. Auf dem Durchschnitt zeigt sich ein weiches, graurotes bis dunkelrotes, feuchtes Gewebe (Lymphadenitis simplex, s. serosa, serofibrinosa). Nicht selten kommt es zur Eiterung und eitrigen Schmelzung eventuell des ganzen Lymphknotens und zum Übergreifen der Eiterung auf die Umgebung (Lymphadenitis purulenta. Perilymphadenitis). In anderen Fällen kann die Entzündung ausgesprochen hämorrhagischen Charakter zeigen (Milzbrand, Pest): Lymphadenitis haemorrhagica. Schwere Formen von Lymphadenitis sind die mit einfachen und septischen Nekrosen einhergehenden (Lymphadenitis necroticans, gangraenosa, bei Typhus, Diphtherie, Pest, Wundinfektionen). Die chronische Lymphadenitis führt ebenfalls zu oft sehr bedeutenden Anschwellungen der Lymphknoten: Hyperplasien des lymphadenoiden Gewebes sowie Wucherungen des interstitiellen Bindegewebes, der Trabekel, der Kapsel begleiten hier die eigentlich

entzündlichen Vorgänge. Verhärtungen, schließlich Schrumpfungen und
Atrophie der Lymphknoten sind die Folgen und Ausgänge dieser chronischen
Formen. Bemerkenswert ist, daß in manchen Fällen von chronischer Lymph-
adenitis die Retikuloendothelien der Sinus in starke Vermehrung geraten,
aus dem Verband frei werden und die Sinus erfüllen (sog. Sinuskatarrh).
Das kann gelegentlich ein krebsartiges Bild vortäuschen. Man hüte sich vor
Verwechslungen! (s. a. S. 39).

In unserem Fall von akuter Lymphadenitis simplex sehen wir die
hauptsächlichsten Veränderungen an den Sinus. Schon bei schwacher Ver-
größerung (Fig. 21) erscheinen die Sinus (b) erweitert und reicher an zelligen Elementen als es normal der Fall ist; auch feine Fäserchen von Fibrin (e) sind in den Sinus zu sehen. Die starke Vergrößerung (Fig. 22) erlaubt eine Analyse der in den Sinus vorhandenen Zellen. Wir finden große protoplasmareiche Zellen, zum Teil in netzförmigem Zusammenhang (b), zum Teil frei, aus dem Netzverband gelöst (c). Diese Zellen sind geschwollene und teilweise abgelöste Retikuloendothelien. Sie haben große rundlichovale, relativ chromatinarme Kerne. Mitosen finden sich in diesen Retikuloendothelien. Auffallend sind solche Zellen, welche Granulationen im Protoplasma zeigen (d). Man könnte an die Entstehung von Zellen der myeloischen Reihe aus gewucherten Retikuloendothelien denken. Außer diesen retikuloendothelialen Elementen trifft man in den Sinus kleinere Zellen mit gelappten Kernen (neutrophile

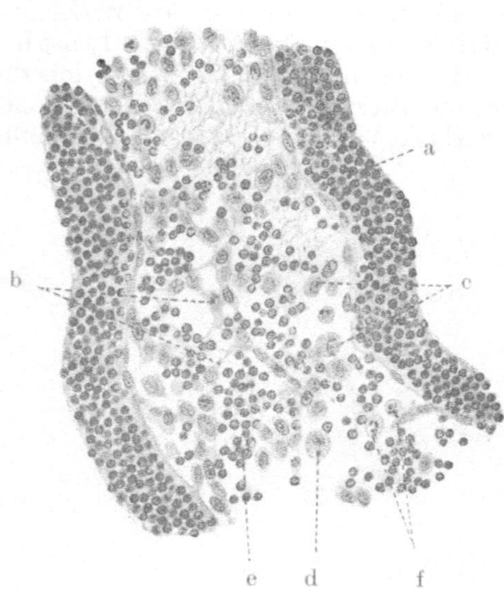

Fig. 22. Lymphadenitis acuta simplex.
Vergr. 250fach. (Hämatoxylinfärbung.)
a Lymphadenoides Parenchym. b Retikuloendothelien in netzartigem Zusammenhang.
c Aus dem Netzverband freigewordene
Retikuloendothelien. d Solche Zellen mit
Granulationen im Protoplasma. e Lymphozyten. f Polymorphkernige Leukozyten.

Leukozyten [f]); auch eosinophil und basophil gekörnte Leukozyten kommen
vor. Endlich finden sich auch viel Lymphozyten (e) mit kleinen, runden,
chromatinreichen Kernen.

2. Spezifische Entzündungen und Hyperplasien.

a) Miliartuberkulose der Lymphknoten.

Sehr häufig finden wir die Lymphknoten, in deren Quellgebiet tuberkulöse Prozesse sich abspielen, in spezifischer Weise miterkrankt, so die Bronchialdrüsen bei der Lungentuberkulose, die Mesenterialdrüsen bei tuberkulösen Darmgeschwüren. Nicht selten ist der Herd im Quellgebiet relativ
klein, während die regionären Lymphdrüsen in ausgedehnter Weise erkrankt
sind. Das wird verständlich, wenn man bedenkt, daß aus dem erkrankten
Organ fortgesetzt Tuberkelbazillen mit der Lymphe in die Drüsen importiert
und dort abfiltriert und festgehalten werden, so daß schließlich große Mengen
von Bazillen zur Wirksamkeit gelangen. Die Ausdehnung und auch die
Art dieser sekundären Drüsentuberkulose hängt allerdings auch mit all-

gemeinen Körperzuständen zusammen (Alter, Überempfindlichkeit, Immunität).

Von den sekundären Umwandlungen tuberkulöser Lymphknoten ist die käsige Nekrose die wichtigste. Es gibt Formen von Lymphdrüsentuberkulose, bei welchen die Verkäsung rasch fortschreitet und große Ausdehnung gewinnt, so daß die Drüsen schließlich ganz und gar in trockene, käsige Massen umgewandelt werden. Diese besonderen Formen werden

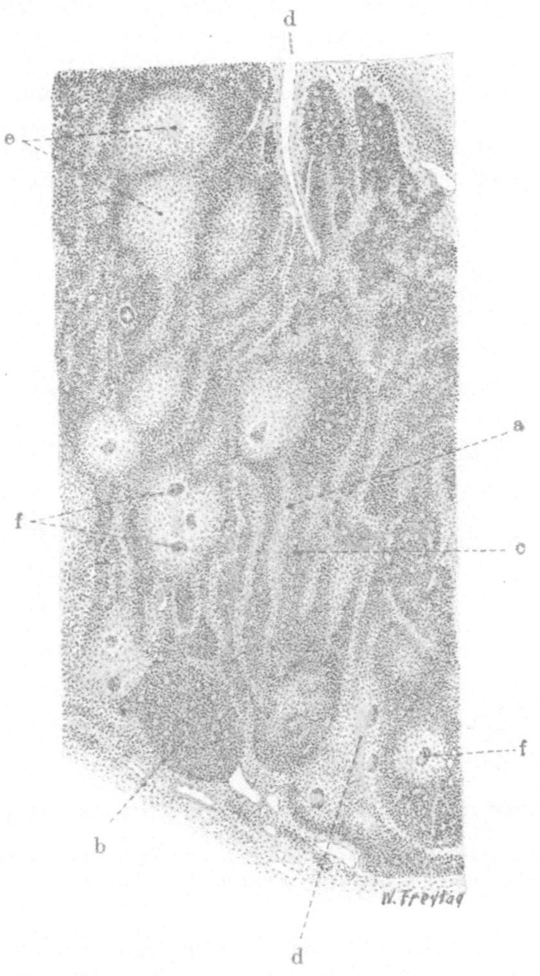

Fig. 23. Miliartuberkulose eines Lymphknotens. Vergr. 30fach.
(Hämatoxylin.)
a Sinus. b Rindenknötchen. c Markstränge. d Trabekel. e Tuberkel. f Riesenzellen.

besonders im Sekundärstadium der Tuberkulose beobachtet; man kann sie mit K. E. Ranke als histologischen Ausdruck von Allergie (Überempfindlichkeit) auffassen. Sie können den exsudativen Formen der Tuberkulose (s. unter käsige Pneumonie) an die Seite gestellt werden, insofern auch hier die histologische Untersuchung zeigt, daß entzündlich-exsudative Vorgänge eine große Rolle spielen. Gerade diese in ausgedehnter Weise verkäsenden Formen von Lymphknotentuberkulose sind es, welche zur Erweichung neigen und durch Übergreifen der Entzündung auf Kapsel und

Umgebung zu den mannigfaltigsten Durchbrüchen in Nachbarorgane führen (fistulöse Durchbrüche durch die Haut der Halsgegend, Einbrüche in Speiseröhre, Trachea, Bronchien usw.). In anderen Fällen von Lymphknotentuberkulose tritt die Verkäsung ganz zurück und kann auch vollständig fehlen. Dann herrschen gewöhnlich die produktiven Prozesse vor. Im Tertiärstadium der Tuberkulose (Stadium der Immunität) sind die spezifischen Neuproduktionen (die Tuberkel) von auffallend geringen entzündlich-exsudativen Prozessen begleitet (torpide Form der Tuberkelbildung). Die chronischen Formen der Lymphknotentuberkulose zeigen eine Kombination der spezifisch tuberkulösen Prozesse mit Heilungsvorgängen. Als solche sind bindegewebige Indurationen, Schrumpfungen und Verkalkungen anzusehen.

Die Lymphknotentuberkulose ist also zu allermeist eine lymphogene Erkrankung. Daneben gibt es selbstverständlich auch hämatogene Infek-

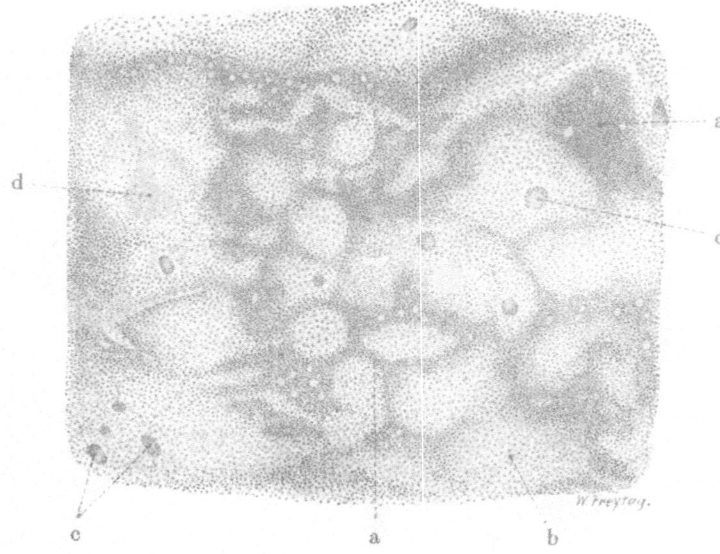

Fig. 24. Miliartuberkulose eines Lymphknotens. Vergr. 40fach.
(Hämatoxylin.)
a Lymphadenoide Substanz. b Epitheloidzellen der Tuberkel. c Riesenzellen in
Tuberkeln. d Zentrale Nekrose der Tuberkel.

tionen. Von den histologisch sehr verschiedenartigen Bildern der Lymphknotentuberkulose bringen wir hier zunächst die akute miliare Form. Bei frischer Miliartuberkulose sind die Lymphknoten geschwollen, gerötet, weich und zeigen an Oberfläche und Durchschnitt die charakteristische Einlagerung kleiner grau- oder gelbweißer Knötchen. Bei mikroskopischer Untersuchung eines Hämatoxylin-Eosin-Präparates (Fig. 23) sieht man (schwache Vergrößerung!) massenhaft rundlich begrenzte Herdchen, die sich von dem dunkelblau gefärbten, lymphadenoiden Parenchym durch ihre helle, blaßrosa Farbe abheben. Das sind die Tuberkel (e), die teils im Bereich des Sinus (a), teils im Bereich der Rindenknötchen (b) und Markstränge (c) liegen. Sie sind teils rein zellig, teils bereits mehr oder weniger nekrotisch. Häufig fließen mehrere benachbarte Tuberkel zu einem größeren Herd zusammen (Konglomerattuberkel). Bei starker Vergrößerung (Fig. 24) sieht man die Zusammensetzung der Tuberkel aus großen, protoplasmareichen, hellkernigen Zellen (Epitheloidzellen [b]) und aus Riesenzellen (c). In den Sinus sieht man auch außerhalb der epitheloiden Herde vielfach eine auffallende Zellvermehrung. Neben kleinen Lymphozyten und auch vereinzelten polymorphkernigen Leukozyten, roten Blutkörperchen und blutkörperchenhaltigen Phagozyten werden hier vor allem große, epitheloide Zellen gefunden, die als Abkömmlinge der Retikuloendothelien anzusehen sind. Wucherung und Anhäufung dieser Zellen in den Sinus führt zu dem Bilde des in tuberkulösen Drüsen so häufigen sog. Sinuskatarrhs.

β) Großzellige tuberkulöse Hyperplasie.

Die eben erwähnte großzellige Wucherung in den Sinus kann in manchen Fällen von Lymphknotentuberkulose gewaltige Dimensionen erreichen und das Bild völlig beherrschen (Fig. 25). Hier haben wir eine besondere Form

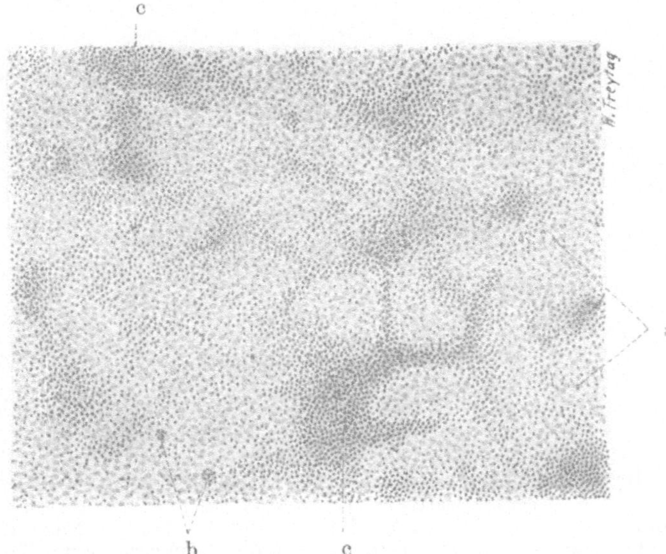

Fig. 25. Großzellige tuberkulöse Hyperplasie eines Lymphknotens. Vergr. 80fach. (Hämatoxylin.)
a Epitheloidgewebe, die Sinus ausfüllend und die adenoide Substanz ersetzend. b Riesenzellen. c Reste adenoiden Gewebes.

der Tuberkulose vor uns, die von E. Ziegler als großzellige tuberkulöse Hyperplasie beschrieben worden ist. Das wuchernde epitheloide Gewebe (a) verdrängt und ersetzt die lymphadenoide Substanz, die nur in Resten nachweisbar ist (c). Wenn Riesenzellen (b) beigemischt sind, erhält die epitheloide Zellwucherung histologisch ein besonderes (spezifisches) Merkmal. Die Lymphknoten sind bei dieser Form sehr stark vergrößert, glasig grauweiß und von eigentümlich markiger Beschaffenheit; es besteht wenig Neigung zur Verkäsung.

γ) Hyaline Entartung bei chronischer Tuberkulose.

Bei chronischen Entzündungen der Lymphknoten tritt häufig eine Form der Entartung auf, bei welcher das lymphadenoide Gerüst (Retikula und Kapillaren) in eine homogene Substanz umgewandelt werden. Diese hyaline Entartung findet sich besonders häufig bei der Tuberkulose der Lymphknoten. Es handelt sich um albuminöse Infiltrationen der Grundsubstanzen, wobei wir annehmen dürfen, daß gelöste Eiweißstoffe in fester Form zur Ausfällung kommen. Dabei findet eine beträchtliche Quellung der Grundsubstanzen statt. Die Retikula und Kapillarwände verbreitern sich und nehmen ein völlig homogenes, strukturloses Aussehen an. Die in die Retikula eingelagerten Lymphozyten schwinden mit der zunehmenden Quellung mehr und mehr. Die Retikulum- und Kapillarwandzellen gehen zugrunde. Völlige Verödung der betreffenden Bezirke ist die Folge. Es läßt sich gelegentlich feststellen, daß diese hyaline Entartung sich auch an den

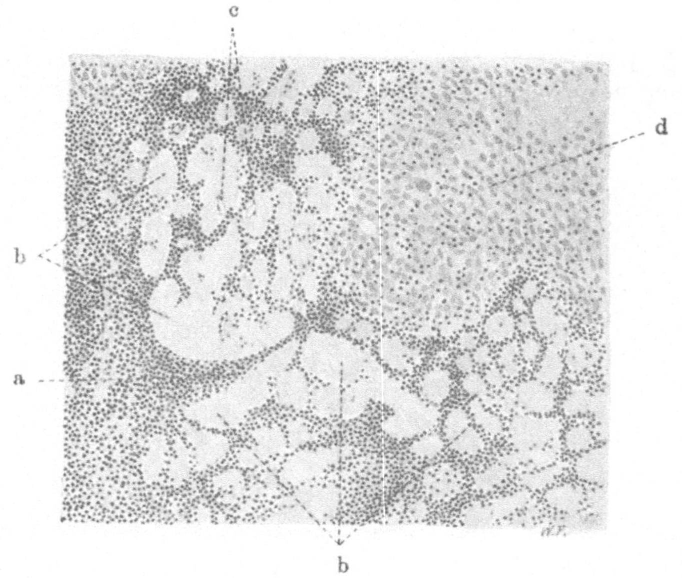

Fig. 26.   Hyaline Entartung in tuberkulösen Lymphknoten.
Vergr. 100fach. (Hämatoxylin.)
a Lymphadenoide Substanz. b Hyaline Balken und Bänder. c Enge Kapillarlumina, von hyalinen Massen umgeben. d Epitheloide Zellmassen eines Tuberkels.

spezifisch tuberkulös erkrankten Partien abspielt (hyaline Entartung der Tuberkel selbst!). In Fig. 26 sind diese eigenartigen hyalinen Veränderungen des lymphadenoiden Gewebes abgebildet.

δ) Lymphogranulomatose.

Hier liegt eine Erkrankung der Lymphknoten vor, die früher unter die pseudoleukämischen Affektionen gerechnet, auch als malignes Lymphom, Hodgkinsche Krankheit bezeichnet wurde. Beziehungen dieser Erkrankung zur Tuberkulose sind zunächst dadurch gegeben, daß Kombinationen mit echter Tuberkelbildung nicht selten sind. Ferner wurde in den erkrankten Drüsen ein granuläres Virus (Fraenkel und Much) gefunden, das an die granuläre Form des Tuberkelbazillus erinnert, aber gleichwohl nicht mit diesem identifiziert werden darf. Kuczynski und Hauck haben beim Lymphogranulom in den Sternbergschen Zellen (s. u.) einen Pilz beschrieben, welcher zur Gruppe der Strahlenpilze gehört oder ihr wenigstens nahe steht. Die Lymphogranulomatose ist von manchen als eine besondere Form der Tuberkulose aufgefaßt worden. Es spricht sehr viel dagegen, und es ist viel wahrscheinlicher, daß eine Krankheit sui generis vorliegt, eine Krankheit, die den sog. Hämoblastosen (Orth) zugehört, also jenen Allgemeinerkrankungen, die neben Veränderungen in der Zusammensetzung des strömenden Blutes Wucherungsvorgänge in den Blutbildungsstätten aufweisen. Ein pathologischer Blutbefund ist bei der Lymphogranulomatose immer vorhanden, wenn er auch je nach dem Stadium der Krankheit wechselt (Lymphozytose, Leukozytose, Lymphopenie) und keinesfalls sehr charakteristisch ist. Die Lymphogranulomatose stellt eine entweder mehr lokale (Hals, Mediastinum, Schenkelbeuge) oder im Lymphknotensystem des Körpers mehr oder weniger generalisierte Erkrankung dar. Die Lymphknoten sind stark vergrößert, ganze Drüsengruppen untereinander ver-

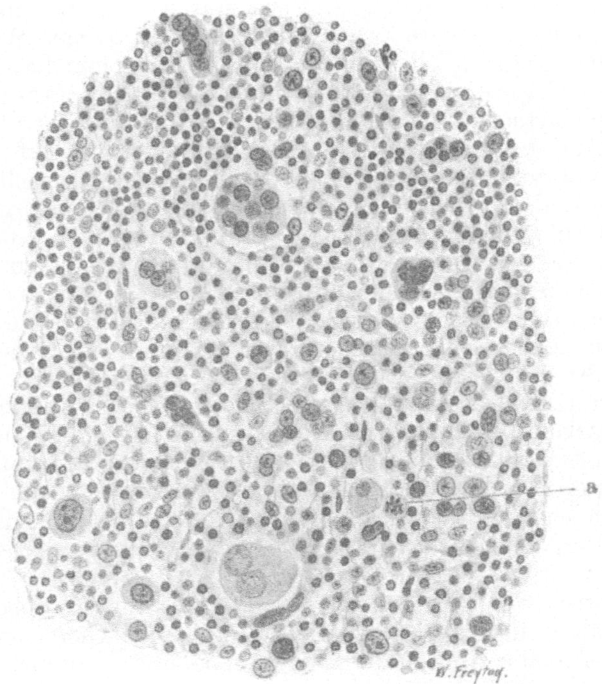

Fig. 27. Lymphogranulomatose eines Lymphknotens. Vergr. 250fach.
(Hämatoxylin.)
Neben kleinen (vorwiegend lymphozytären) Elementen finden sich verschieden große, z. T. mehrkernige Zellen (Sternbergsche Zellen). a Mitosen in wuchernden Retikuloendothelien.

backen, so daß die Grenzen der einzelnen Knoten nicht mehr deutlich feststellbar sind. Die Wucherung, um die es sich dabei handelt, kann auch über das Gebiet der Drüsen hinaus auf die benachbarten Organe (z. B. von den Bronchialdrüsen auf die Lunge) übergreifen. Auf Durchschnitten sind die Drüsenpakete anfänglich weich, graurot, später werden sie weißlich und unter Schrumpfung härter; es finden sich eigenartige, zackig und landkartenartig begrenzte, gelbliche, käsige Nekrosen, später bindegewebige Umwandlungen. Durch das Fortschreiten der Wucherung auf die Umgebung und durch die Entwicklung gleichartiger Wucherungen (Metastasen) in den verschiedensten Organen (Milz, Leber, Nieren, Knochenmark, Lungen, Haut) gewinnt das Krankheitsbild Ähnlichkeit mit dem einer bösartigen Geschwulst — daher der ungeeignete Name malignes Lymphom.

Die mikroskopische Untersuchung zeigt, daß keine echte Geschwulstbildung vorliegt, sondern ein Granulationsgewebe (malignes Granulom, Benda), dessen Entstehung und Verbreitung im Körper durchaus dem Verhalten anderer infektiöser Granulome entspricht. Bei schwacher Vergrößerung erscheint an den Erkrankungsstellen die normale Struktur des Lymphknotens aufgehoben; man kann nicht mehr zwischen Sinus und lymphadenoidem Parenchym unterscheiden; höchstens trabekuläre Bindegewebssepten sind zu sehen, und auch diese zeigen oft keine reguläre Anordnung mehr. Reste des lymphatischen Parenchyms sind zwischen den Granulommassen da und dort noch nachweisbar. Ein zellenreiches Gewebe hat sich an Stelle der normalen Strukturen ausgebreitet. Da und dort sieht man mangelnde Kernfärbung (Nekrosen). Die starke Vergrößerung (Fig. 27) gibt Einblick in die besondere Zusammensetzung der zelligen Wucherungen. Man sieht kleine, rundliche Zellen mit wenig Protoplasma und dunklen, kleinen, runden Kernen: Lymphozyten; ferner auch die plasmazelluläre Abart der Lymphozyten. Weiter sind auch eosinophile Leukozyten zu finden. Daneben treten spindlige Zellen (Fibroplasten) auf. Vor allem aber sind charakteristisch größere, protoplasmareiche, rundliche Zellen mit rundlichen und ovalen Kernen. Die mannigfaltigsten Übergänge finden sich zu auffallend großen Zellen, deren dunkel und heller gefärbte Kerne teils rundlich, teils eingekerbt, oder wurstförmig gewunden erscheinen. Endlich trifft man auf eigenartige, besonders große Zellen (bis zu Riesenzellengröße) mit sehr vielgestaltigen, gelappten und wechselnd chromatinreichen Kernen. Auch mehrkernige Zellformen kommen vor. Die Kernbilder sprechen für direkte Teilungsvorgänge; jedoch kommen auch Mitosen (a) vor. Diese Zusammensetzung des gewucherten Gewebes aus vielerlei Zellarten unter starker Beteiligung lympho- und leukozytärer Elemente spricht für Granulationsgewebe und gegen echte Geschwulst- (Sarkom-) Bildung. Woher die großen (sog. Sternbergschen) Zellen stammen. ist strittig. Wahrscheinlich entstehen sie durch Wucherung und pathologische Umgestaltung der Retikuloendothelien. Zwischen den Zellmassen sieht man da und dort Reste des faserigen Retikulums der Lymphdrüse. Je frischer die granulomatöse Wucherung, desto spärlicher ist Bindegewebe in ihr anzutreffen; je älter die Neubildungsherde, desto reichlicher entwickelt sich faseriges, später hyalin entartendes Bindegewebe, und desto mehr schwinden die Granulomzellen (fibröse, narbige Umwandlung).

C. Milz.

a) Normal-histologische Vorbemerkungen.

Die Milz ist ein Organ für Blutbildung und Blutreinigung. In die Blutbahn ist sie in ähnlicher Weise als ein Filter oder Klärbecken eingesetzt wie die Lymphknoten in den Verlauf der Lymphbahnen. Die Milz liefert normalerweise Lymphozyten, die in den Keimzentren der sog. Milzkörperchen gebildet werden. Unter pathologischen Verhältnissen kann sie auch myeloische Zellen liefern. Das geschieht in der Pulpa. Andererseits ist die Milz dazu bestimmt, die abgenützten roten Blutkörperchen (und auch Blutplättchen) weiter abzubauen. Diesen Abbau besorgt die Pulpa, deren Retikuloendothelien und freie Pulpazellen wir mit der Aufnahme und Weiterverarbeitung der verbrauchten Erythrozyten und Plättchen beschäftigt sehen. Insofern als hierbei auch eine Verarbeitung des Bluteisens stattfindet, kann die Milz auch als ein Organ des Eisenstoffwechsels (intermediären Hämoglobinstoffwechsels) angesehen werden. Hierbei bestehen engste Beziehungen zur Leber (hepato-lienales System). Daß die Milz sich auch am Lipoidstoffwechsel (ebenfalls im Verein mit der Leber) beteiligt, beweist der Fett- (bzw. Lipoid-) Gehalt der Pulpazellen und Retikuloendothelien unter normalen und pathologischen Verhältnissen. Auch am Eiweißstoffwechsel (Abbau weißer Blutkörperchen) scheint die Milz beteiligt. Pathologische Beimengungen des Blutes (Bakterien usw.)

werden in dem Retikulum der Milzpulpa abgefangen. So wird uns verständlich, weshalb die Milz so häufig in entzündliche Schwellung gerät und sich bei vielen Krankheiten, besonders solchen mit bakterieller Ätiologie, intensiv mitbeteiligt. Diese infektiösen Milzschwellungen sind als eine Reaktion auf die im Blute kreisenden Krankheitsstoffe anzusehen; sie führen nicht nur zur gesteigerten Lieferung von Lymphozyten und eventuell auch von myeloischen Zellen für den Kampf gegen die Bakterien, sondern wir haben auch Grund anzunehmen, daß im Zusammenhang damit humorale bakterientötende Abwehrstoffe geliefert werden. Berücksichtigt man weiter, daß im Verlauf von Infektionskrankheiten auch ein reichlicher Zerfall roter Blutkörperchen stattfinden kann, und daß auch andere Zerfallsprodukte, z. B. bei Resorption von Exsudaten, mit dem Blute nach der Milz gelangen und hier als „Schutt" abgelagert und weiter verarbeitet werden (sog. spodogene Milzschwellung), so begreift man, weshalb die Milz bei vielen Infektionskrankheiten in sehr gesteigerte Tätigkeit und damit in Hyperplasie gerät. Ganz abgesehen ist hierbei von den Schädigungen des Milzgewebes durch die infektiösen Stoffe.

Diesen Funktionen der Milz unter physiologischen und pathologischen Bedingungen entspricht durchaus ihr Bau. Eine fibroelastische Kapsel, welche vom Peritonealepithel überzogen ist, hüllt das Organ ein. Ein elastisches Bindegewebsgerüst, das vom Hilus aus fächerartig in die Peripherie des Organs ausstrahlt und sich mit dessen Kapsel in Verbindung setzt, wird das System der Milzbalken, Trabekel, genannt. Diese Trabekel, welche untereinander netzartige Zusammenhänge aufweisen, führen die größeren Gefäße als Arteriae und Venae trabeculares. Das Bindegewebe der Kapsel und der Trabekel setzt sich mit elastisch und kollagen imprägnierten Fasern auf die Wandungen der Arterien und Venen der Pulpa (s. u.) fort und strahlt mit seinen letzten feinsten Ausläufern auch in die Retikula (s. u.) ein, welch letztere selbst jene Fäserchen enthalten, die weder kollagen noch elastisch sind und daher als präkollagene Fasern bezeichnet werden; man nennt sie auch Gitterfasern (Färbung nach Bielschowsky!). Das Parenchym der Milz wird von den Milzkörperchen (Milzknötchen) und der Milzpulpa gebildet. Die Milzkörperchen (auch weiße Pulpa genannt) sind kugelige, eiförmige, walzenförmige Herde lymphadenoiden Gewebes, welches in die Adventitia kleiner Arterien eingelagert ist. Diese kleinen Arterien haben also gewissermaßen eine lymphadenoide Scheide; sie sind Äste der trabekulären Arterien und durchsetzen das Milzkörperchen zentrisch oder exzentrisch; sie heißen daher auch schlechtweg Zentralarterien der Milzkörperchen. Der feinere Bau der Milzknötchen zeigt uns ein Retikulum mit zugehörigen Zellen; in die Maschen dieses Retikulums sind Lymphozyten eingelagert. Die Knötchen zeigen (besonders im jugendlichen Alter) Keimzentren (Mitosen!). Die Milzknötchen sind wandelbare Gebilde, deren Ausbildung von Alter, Krankheiten usw. abhängig ist (Groll). Die Milzpulpa (rote Pulpa) besteht ebenfalls aus einem Retikulum, das mit demjenigen der Milzknötchen überall zusammenhängt. In den Maschen des Pulparetikulums finden sich Lymphozyten; ferner protoplasmareichere Zellen mit größeren, rundlichen, helleren Kernen: es sind wahrscheinlich aus dem Retikulum freigewordene Zellen; sie werden Pulpazellen („Splenozyten") genannt. Weiterhin finden sich in der roten Pulpa rote Blutkörperchen und Blutplättchen. Regelmäßig werden auch vereinzelte Phagozyten (Pulpazellen) gefunden, welche Reste roter Blutkörperchen und Blutplättchen enthalten; ferner findet sich immer auch etwas Pigment (Hämosiderin) frei oder in Pulpazellen eingeschlossen. Von manchen werden diese Befunde schon als pathologisch betrachtet. Richtig ist, daß Phagozytose roter Blutkörperchen und Hämosiderinablagerung bei gewissen Krankheiten sehr gesteigert sind. Leukozyten sind normalerweise nur spärlich in der Milzpulpa zu finden. Ihre Eigenart erhält die Pulpa durch die besondere Entwicklung der Gefäße. Äste der trabekulären Arterien treten von den Trabekeln aus in die Pulpa über und heißen dann Pulpaarterien. Ein Teil dieser Pulpaarterien versorgt die weiße Pulpa, die Milzknötchen (s. o.); ein anderer Teil dringt direkt in die rote Pulpa ein. Vor oder nach dem Eintritt in die Milzknötchen bzw. nach dem Eintritt in die rote Pulpa splittern sich die Pulpaarterien in pinselartig ausstrahlende Ästchen auf (Pinselarterien, Penizilli). Eine besondere Eigenart zeigen die kleinen Pulpaarterien dadurch, daß an irgendeiner Stelle ihres Verlaufs (außerhalb des Endothels) eine zellige (synzytiale) und feinfaserige Verdickung der Wand auftritt (Hülsenarterien); diese Hülsenbildung kann vor oder nach der Aufspaltung in Penizilli erfolgen. Sie ist wahrscheinlich eine Einrichtung zur Drosselung der Blutbahn. Die Milzarterien sind Endarterien. Die Penizilli münden ohne Zwischenschaltung eigentlicher Kapillaren [1] in venöse Biträume

---

[1] Von manchen werden die Hülsenarterien (s. o.) als Kapillaren mit verdickter Wand aufgefaßt.

der roten Pulpa, welche Venensinus, Venenlakunen, kapilläre Milzvenen usw. heißen. Diese Pulpavenensinus sind Bluträume mit eigenartig vorspringenden Endothelkernen; das Endothelrohr wird von ringförmig verlaufenden, feinen Fasern umsponnen (Reifenfasern). Das Endothelrohr stellt ein Synzytium dar, welches zahlreiche Lücken aufweist (gefenstertes Synzytium), so daß Blutkörperchen aus- und eintreten können. Es ist wahrscheinlich, daß diese Lücken sich schließen und öffnen können (Mollier). Genaueres über den strittigen Bau der Milzvenensinus ist in den Lehrbüchern der normalen Histologie nachzusehen. Die Retikulumzellen und Sinusendothelien der Milz bilden deren „retikulo-endothelialen Stoffwechselapparat." Die Arteriolen der Milzknötchen teilen sich innerhalb der Knötchen in kleinste Ästchen, welche in Kapillaren übergehen (Follikelkapillaren). Das Kapillarblut der Milzknötchen fließt ebenfalls in die Pulpavenensinus ab. Alle diese Venensinus gehen über in kleine, weite Pulpavenen und diese in die größeren, trabekulären Venen, die mit den größeren Arterien in den Balken verlaufen und ihr Blut in die am Hilus der Milz austretende Vena lienalis ergießen [1]. Lymphgefäße werden von einigen Autoren nur für die Kapsel, von anderen auch für die Trabekel beschrieben. Über den Anfang der Lymphgefäße der Milz ist nichts Sicheres bekannt. Die Lymphe der Milz wird am Hilus aus dem Organ herausgeführt.

b) Pathologische Histologie.

1. Sog. Entartungen.

Amyloidmilz.

Die schwere Stoffwechselstörung, die wir bei der allgemeinen Amyloidose vor uns haben, findet ihren Ausdruck in der Bildung und Ablagerung eines Eiweißkörpers, welcher wohl ein durchaus pathologisches Zwischenprodukt des Stoffwechsels darstellt. Den Vorgang der Ablagerung dürfen wir uns so vorstellen, daß ein gelöstes pathologisches Eiweiß (im Solzustand befindliches Emulsionskolloid) im Blute kreist und bei seinem Austritt durch die Blutgefäßwände bzw. in die Bindesubstanzen in die feste Form (in den Gelzustand) übergeführt wird. Für die Überführung in die feste Form ist vielleicht die Anwesenheit gepaarter Schwefelsäuren in den Geweben von Bedeutung (Leupold). Die Ablagerungsstätte ist also der Blutgefäßbindegewebsapparat. Die Ablagerung geschieht im Bereich der Grundsubstanzen. Die Fasern des Stützgewebes werden von dem Stoff umlagert. Der abgelagerte Amyloidstoff ist ein transparenter, homogener, gegen Chemikalien sehr widerstandsfähiger Stoff, der stärkeähnliche Reaktionen gibt — daher der Name Amyloid. Wenn man von der Schnittfläche einer Kartoffel ein wenig Substanz abschabt und den so gewonnenen trüben Saft mit Jodlösung behandelt, so werden die Membranen und ebenso die Kerne der Kartoffelzellen braun, die Stärkekörner im Protoplasma derselben blauviolett gefärbt. Setzen wir Schwefelsäure (50%) zum Präparat, so nehmen die Membranen und die Stärkekörner kornblumenblaue Färbung an (Fig. 28, a und a_1). Schneiden wir mit dem Rasiermesser eine möglichst dünne Schicht von der Schnittfläche einer Zwiebel ab, so sehen wir bei Jodzusatz Membranen und Kerne der Pflanzenzellen braun, bei H_2SO_4-Zufügung werden die Membranen prachtvoll blau gefärbt (Fig. 28, b und b_1). Amyloid zeigt bei Jodzusatz rotbraune, bei Jod- und Schwefelsäurebehandlung manchmal bläuliche oder grünliche Farbtöne. Die Braunfärbung mit Jod ist auch am frischen Präparat bei der Sektion durch Aufgießen von Lugolscher Lösung auf die Schnittfläche der amyloid entarteten Organe leicht zu erzielen. Außer der Jodreaktion ist die Methylviolettreaktion für den Amyloidnachweis wichtig. Methylviolett färbt gesundes Gewebe

---

[1] Auf die schwierige und bisher unentschiedene Frage, ob und inwieweit die Blutbahn am Übergang in die Venen in der Milzpulpa geschlossen oder offen ist, ferner ob neben den Hauptschließungen auch Nebenschließungen des Blutstroms vorhanden sind, kann hier nicht eingegangen werden.

blau; am Amyloid tritt ein Farbenumschlag (Metachromasie) in Rot ein. Die Reaktionen des Amyloids sind übrigens nicht ganz konstant. Das Alter des Stoffes hat darauf Einfluß; vielleicht ist aber auch die chemische Zusammensetzung nicht immer genau die gleiche. Die Braunfärbung mit Jod und die Rotfärbung mit Methylviolett lassen sich aber in den meisten Fällen erzielen. Sehr brauchbar ist auch die von Bennhold angegebene Kongorotfärbung (auch vital anzuwenden). Die Bedingungen, unter denen dieses eigenartige Stoffwechselprodukt entsteht, sind wechselvoll. Am wichtigsten sind chronische Eiterungen, besonders der Knochen und Gelenke; ferner chronische Lungentuberkulose, gewisse Intoxikationen. Es gibt aber auch schwierig zu deutende, sog. „idiopathische" Fälle. Immerhin zeigen auch solche Fälle die Beziehung der Amyloidablagerung zu Zerfallsprozessen im Körper. Man kann sich denken, daß bei solchen Prozessen im Blute ein Eiweißkörper

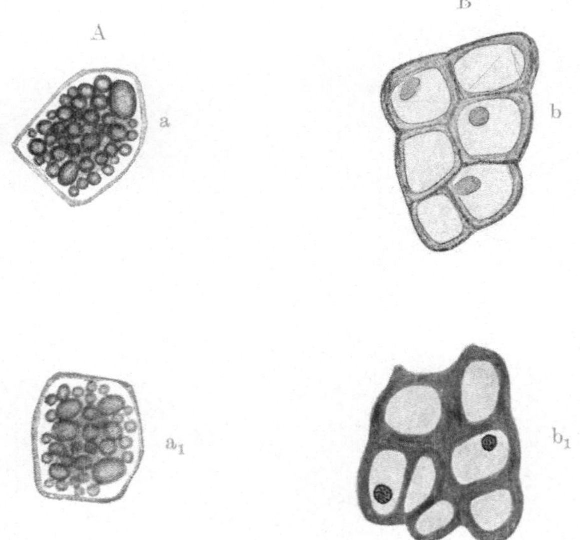

Fig. 28. Jod- und Jodschwefelsäurereaktion an Stärke und Zellulose (Kartoffel und Zwiebel). Vergr. 100fach.
A. Kartoffel. a Jodreaktion: Zellmembran gelbbraun, Stärkekörner im Protoplasma violett; bei Jodschwefelsäure Stärkekörner und Membranen blau (a_1).
B. Zwiebel. b Jodreaktion: Zellmembranen und Kerne braun, bei Jodschwefelsäure Membranen blau (b_1).

kreist, der das Blut zur Bildung von Abbaufermenten veranlaßt. Dieser Eiweißkörper wird in den Organen vielleicht durch Schwefelsäure ausgefällt. Eine Insuffizienz der Organe, die Schwefelsäure zu eliminieren, müßte hierbei angenommen werden (Leupold). Auch an Fällung durch Fermente darf gedacht werden. Kuczinsky gelang es, durch parenterale Eiweißzufuhr (Kasein) bei Mäusen allgemeine Amyloidablagerung (auch in kristallinischer Form) zu erzielen; auch in solchen Versuchen liegt ein abbaubedürftiger Eiweißstoff vor, der in den Geweben zur Ausfällung kommt. Eine Säuerung als Ursache der Fällung wird von Kuczinsky bezweifelt.

Die Milz ist bei der allgemeinen Amyloidose stets, ja meist zuerst und in der Regel am stärksten erkrankt. Durch Hervorrufen chronischer Eiterungen experimentell erzeugbares Amyloid soll bei Milzexstirpation nicht zustande kommen (Davidsohn). Kuczinsky konnte einen solchen bestimmenden Einfluß der Milz nicht bestätigen. Makroskopisch ist die Amyloidmilz vergrößert und von fester, teigiger Konsistenz. Die Schnittfläche zeigt ein verschiedenes Aussehen, je nachdem nur die Milzkörperchen oder die gesamte (rote und weiße) Pulpa der Sitz der amyloiden Ablagerung ist. Das Amyloid der Milzknötchen verwandelt diese in stark vergrößerte, graue, glasige Gebilde, die gequollenen Sagokörnern ähnlich sehen (Sagomilz). Beim diffusen Amyloid der Pulpa gewinnt der ganze Milzdurchschnitt ein glasiges Aussehen; ist die Pulpa dabei noch blutreich, so erinnert das Aussehen der Milz, besonders dünner, ans Licht gehaltener Scheiben, an geräucherten rohen Schinken (Schinkenmilz); ist (in hochgradigen Fällen) der Blut-

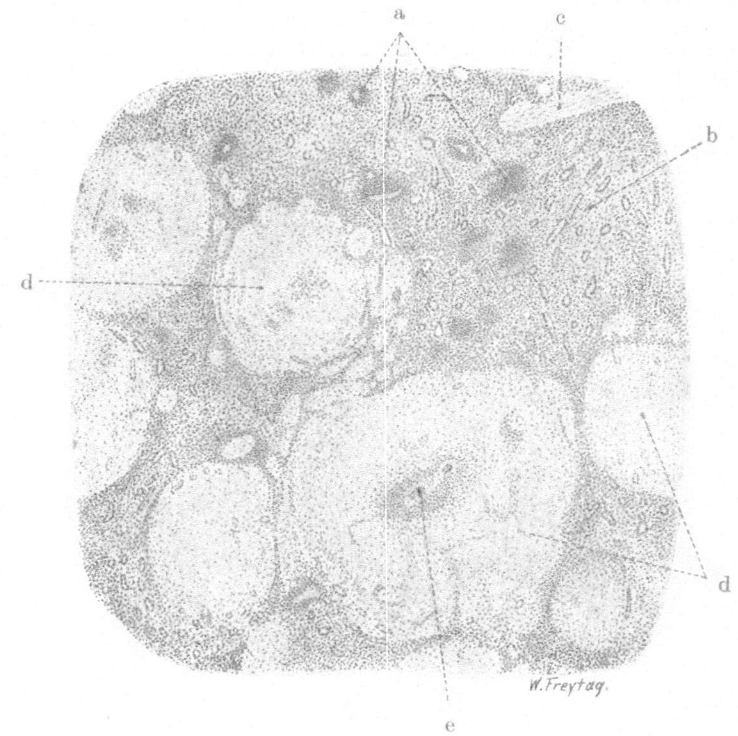

Fig. 29. Amyloidmilz (Sagomilz). Vergr. 30fach. (Hämatoxylin.)
a Atrophische Milzknötchen. b Rote Pulpa mit geringer amyloider Ablagerung; in ihr sehr deutlich die Venensinus. c Trabekel. d Amyloid entartete Milzknötchen. e Reste des adenoiden Gewebes amyloider Milzknötchen mit Zentralarterie.

gehalt gering, die Pulpa mehr oder weniger anämisch, so sieht sie blaßgraurot, speckig aus (Speckmilz).

Unsere mikroskopischen Präparate führen die Sagomilz vor Augen. Ein mit Hämatoxylin-Eosin gefärbter Schnitt (Fig. 29) läßt bei schwacher Vergrößerung die amyloid entarteten, stark vergrößerten Milzkörperchen als helle, blaßrosa gefärbte, rundliche Scheiben (d) erscheinen; zwischen diesen Scheiben ist die Pulpa auf einen relativ kleinen Raum zusammengedrängt. Die Scheiben sind von homogenem Aussehen, zellarm. Vom lymphadenoiden Gewebe der entarteten Milzknötchen ist wenig mehr zu sehen; da und dort sieht man inmitten der homogenen Scheiben Reste davon um die Zentralarterie erhalten (e). Bei starker Vergrößerung sieht man die amyloide Substanz als strukturlose, homogene Masse in die Reste der geweblichen Bestandteile des Milzkörperchens infiltriert. Die Lymphozyten sind größtenteils zugrunde gegangen; an den noch erhaltenen kann man nicht selten Pyknose der Kerne feststellen. Die Blutkapillaren sind in Form eines unvollkommen erhaltenen Netzes. feinster Spalten oder faseriger Gewebszüge, denen schmale längliche Kerne (atrophische Endothelien!) zugehören, zu erkennen. Vom Retikulum ist bei den gewöhnlichen Methoden außer übrig gebliebenen Zellkernen nichts Deutliches mehr zu sehen. Das Amyloid hat sich außerhalb der kapillären Endothelröhren und im Bereich des Retikulums infiltriert und dabei die Fasern des Retikulums umhüllt. Die Kapillaren werden komprimiert, verengt und veröden oft völlig. Die Zentralarterie der Milzkörperchen ist auf Quer- oder Längsschnitten zu sehen; sie zeigt homogenisierte Wandungen (vor allem Mediaamyloid) und enges oder völlig verödetes Lumen. In der relativ zellarmen (atrophischen) Pulpa sieht man ebenfalls geringe homogene Einlagerungen, besonders (subendothelial) um die Sinus und kleinen Venen herum (b). Stark atrophische, von der Amyloidablagerung verschonte Milzknötchen sind allenthalben zu sehen (a).

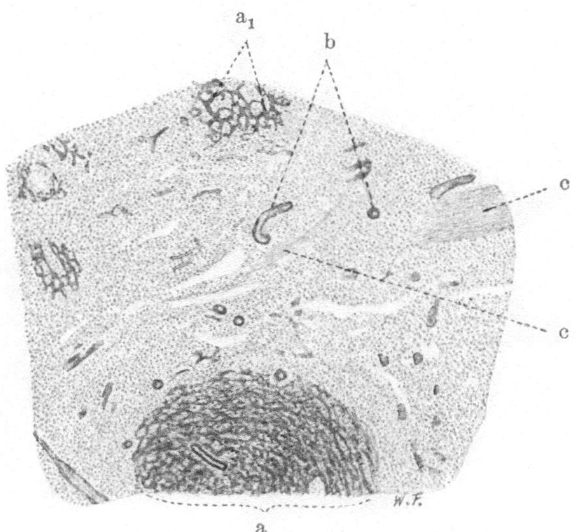

Fig. 30. Amyloidmilz (Sagomilz). Vergr. 45fach. (Methylviolett.)
a Amyloides Milzknötchen. a₁ Ein solches tangential getroffen. Netzartige Amyloidablagerungen am Retikulum und Kapillarnetz der Milzknötchen. b Amyloide, kleine Pulpaarterien. c Trabekel.

Ein zweites Präparat (Fig. 30) von Sagomilz ist mit Methylviolett gefärbt und in Zuckerlösung (Lävulose) eingebettet. Schon bei der Betrachtung mit bloßem Auge fallen innerhalb der blaugefärbten Pulpa die großen, rundlichen, rot tingierten Durchschnitte durch die amyloiden Milzkörperchen (a) auf. Bei schwacher Vergrößerung sieht man in ihnen überaus deutlich die Durchschnitte der ebenfalls rot gefärbten Zentralarterien. Bei der starken Vergrößerung zeigt sich alles rot gefärbte Amyloid als homogene Substanz; die Wandungen der Zentralarterien sind ebenfalls völlig homogenisiert. Von Interesse ist es, den Rand der amyloiden Milzknötchen gegen die Pulpa hin zu untersuchen. Hier wird man das Übergreifen der amyloiden Ablagerungen auf das Retikulum der Pulpa feststellen können. Ferner treten die rot gefärbten (amyloiden) Wandungen der Sinus und kleinen Venen der Pulpa, sowie der kleinen Pulpaarterien (b) deutlich hervor. Bei ausgedehnter Amyloidose der Milz nehmen auch die trabekulären Gefäße an der Entartung teil.

2. Entzündungen.

Akute infektiöse Hyperplasie.

Bei akuten Allgemeininfektionen ist die Milz, wie früher erwähnt, in der Form einer mehr oder weniger starken Schwellung mitbeteiligt. So besonders bei Sepsis, Pyämie, Typhus, Pneumonie. Bei anderen Infektionskrankheiten tritt dieser „Tumor infectiosus lienis" weniger deutlich hervor, oder kann auch ganz fehlen (Diphtherie, Cholera). Die Milz bietet sich in ausgesprochenen Fällen infektiöser Schwellung dar als ein vergrößertes, weiches, dunkelrotes Organ mit gespannter Kapsel. Letztere zeigt eventuell multiple, feine Einrisse. Ein Durchschnitt führt die manchmal zerfließend weiche, mit dem Messer leicht abstreifbare, tiefrote Pulpa vor Augen, durch deren Überquellen die Milzkörperchen und Trabekel mehr oder weniger völlig verdeckt sein

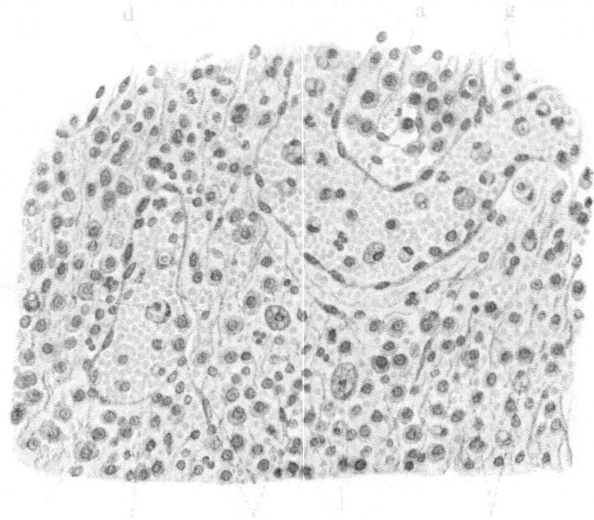

Fig. 31. Splenitis acuta infectiosa (bei Fleckfieber). Vergr. 350fach. (Hämatoxylin-Eosin.) Nach einem Präparat von Prof. Dr. A. Schmincke. a Pulpavenen. b Pulpazellen. c Retikulumzellen der Pulpa. d Leukozyten. e u. f Pulpazellen mit aufgenommenen roten Blutkörperchen (Erythrophagen). g Pulpazellen mit aufgenommenen weißen Blutkörperchen. h Phagozyten mit roten und weißen Blutkörperchen.

können. Nicht selten sind die Milzknötchen selbst besonders stark an der Schwellung beteiligt; die Schnittfläche hat dann ein körniges Aussehen. Histologisch sieht man bei schwacher Vergrößerung in gewöhnlichen Fällen außer einem vermehrten Blut- und Zellreichtum der roten Pulpa nichts Bemerkenswertes. Die Milzknötchen zeigen gelegentlich Vergrößerung des Umfanges, Zunahme der Keimzentren. Hier und da werden an ihnen Verfettungen, Kernzerfall und Nekrosen beobachtet (bei Diphtherie z. B.). Die stärkere Vergrößerung zeigt die enorme Blutfüllung der Kapillaren und kleinen Venen (Hyperämie) und den enormen Reichtum der Pulpa an verschiedenartigen Zellen (Hyperplasie). Diese Zellen sind am besten an einem Abstrich von der frischen Schnittfläche eines septischen Milztumors zu studieren. Es sind 1. rote Blutkörperchen und Blutplättchen bzw. Zerfallsprodukte von solchen, 2. Lymphozyten, 3. Pulpazellen. Nicht selten sind die Pulpazellen abnorm groß, protoplasmareich und gelegentlich mehrkernig (z. B. in der Typhusmilz). Manchmal finden sich 4. mehr oder weniger reichlich auch polymorphkernige, neutrophile Leukozyten (eventuell auch eosinophile Leukozyten und Mastzellen) vor. Doch sind diese Elemente der myeloischen Reihe in gewöhnlichen Fällen gegenüber den Pulpazellen stark zurücktretend. Überwiegen sie und sieht man neben polymorphkernigen Leukozyten auch Myelozyten, oder gar Megakaryozyten, dann spricht man von myeloischer Metaplasie der Milzpulpa. Ferner sieht man im Abstrich nicht selten 5. blutkörperchen- (eventuell auch blutplättchen-) haltige Phagozyten. Weiters 6. die charakteristischen Endothelien der Venensinus. Bei manchen Infektionskrankheiten enthalten auch sie rote Blutkörperchen (Fleckfieber z. B.). Endlich können in den Abstrichen eventuell 7. die Erreger der betreffenden Infektionskrankheiten nachgewiesen werden (Streptokokken, Typhusbazillen usw.).

Ganz pathologische Zellformen, die sich aus Pulpazellen und Retikulumelementen entwickeln, finden sich in besonderen Fällen von chronischer Milzhyperplasie. Die oft stark vergrößerten Zellen zeigen manchmal lipoide und andere Einlagerungen im Protoplasma. So z. B. bei der sog. familiären Splenomegalie.

Ein histologisches Präparat (Fig. 31) von entzündlicher Schwellung der Milz bei Fleckfieber zeigt uns die blutzellenverarbeitende Funktion dieses Organs bei schweren Infektionskrankheiten in eindrucksvollster Weise. Die Pulpa ist außerordentlich zellreich; auch rote Blutkörperchen enthält sie in großer Menge. Die Blutgefäße der Pulpa (Sinus, Venen) sind erweitert und bluterfüllt (a). In der Pulpa sehen wir neben kleineren lymphozytenartigen Zellen und Retikulumzellen (c) größere, protoplasmareichere Elemente; es sind Pulpazellen (b). Vielfach enthalten sie in ihrem Protoplasma Einschlüsse. Diese sind rote Blutkörperchen oder Teilstücke von solchen (e, f). Nicht selten enthält eine Zelle mehrere solche Einschlüsse. Neben diesen erythrophagischen Elementen sieht man auch Pulpazellen, welche weiße Blutkörperchen aufgenommen haben (g). Der Kern dieser Pulpazellen ist sichelförmig zusammengedrückt, an die Peripherie der Zelle gedrängt; in einer großen Vakuole des Protoplasmas liegt der in die Zelle aufgenommene Leukozyt oder Lymphozyt. Beide Arten von Phagozyten findet man auch in den weiten Pulpavenensinus vor. Gelegentlich kann man Zellen finden, welche rote und weiße Blutkörperchen enthalten (h).

3. Spezifische Entzündungen.

a) Miliartuberkulose der Milz.

Bei der akuten allgemeinen Miliartuberkulose finden wir die Milz regelmäßig mitbeteiligt. Sie ist geschwollen, ihre Pulpa ist dunkelrot und sehr weich, die Milzkörperchen sind innerhalb der geschwollenen Pulpa oft schwer erkennbar. Ins Milzgewebe eingelagert sind zahllose, perlgraue oder grau- bis gelblichweiße Körnchen (Tuberkel), die über die Schnittfläche deutlich hervortreten und mit der Messerspitze aus der weichen Pulpa förmlich herausgehoben werden können. Diese Isolierbarkeit läßt die Tuberkel von den Milzkörperchen mit Sicherheit unterscheiden. Mikroskopisch (Fig. 32) (schwache Vergrößerung) erscheint die Pulpa blut- und zellreich (infektiöse Hyperplasie). Die Milzkörperchen sind scheinbar an Zahl vermindert; man sieht häufig nur Reste von ihnen. Das rührt davon her, daß viele Milzknötchen in die Tuberkelbildung aufgegangen sind. Die Tuberkel (b, c) erscheinen als hellere, rundliche Flecken im Präparat. Sie liegen teils in der roten Pulpa, teils im Bereich und an Stelle der Milzkörperchen. Oft sieht man Reste des lymphadenoiden Gewebes der Milzkörperchen an der Peripherie der Tuberkel. Die Lage der Tuberkel in der nächsten Nachbarschaft der Trabekel (a) ist

oft sehr deutlich (b); das weist auf Beziehungen zu den Gefäßverästelungen
hin. Bei starker Vergrößerung zeigen die Tuberkel das gewöhnliche Ver-

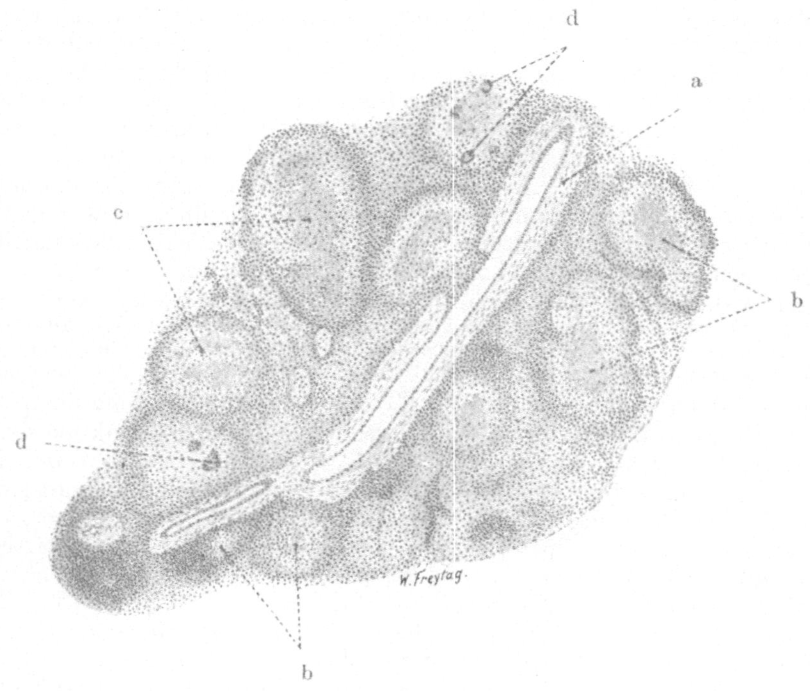

Fig. 32. Akute Miliartuberkulose der Milz. Vergr. 30fach. (Hämatoxylin.)
a Trabekel mit trabekulären Gefäßen. b und c Tuberkel. d Riesenzellen in Tuberkeln.

halten: Zone der epitheloiden Zellen und Riesenzellen (d), periphere Lympho-
zytenanhäufungen, eventuell zentrale Verkäsung.

b) Chronische disseminierte Milztuberkulose.
(Konglomerattuberkel.)

Diese besonders im Kindesalter vorkommende Form zeigt uns eine beträchtlich vergrößerte, dunkelrote Milz, die von gelbweißen größeren Knoten
durchsetzt ist; die Knoten können Haselnußgröße und mehr erreichen.
Mikroskopisch zeigen sich bei schwacher Vergrößerung (Fig. 33) umfangreiche, größtenteils nekrotische (verkäste) Einlagerungen ins Milzgewebe.
Diese Herdbildungen sind Durchschnitte durch große, käsige Knoten, welche
durch appositionelles Wachstum der Tuberkel und durch Vereinigung mehrerer benachbarter Tuberkel entstanden sind (sog. Konglomerattuberkel).
An den großen käsigen Herden (c) tritt nicht so sehr (wie sonst in kernlosen,
nekrotischen Teilen) die Eosinfarbe hervor, sondern eine mehr diffuse, verwaschene, blauviolette Färbung mit Hämatoxylin (d). Starke Vergrößerung
klärt dies färberische Verhalten auf. Man sieht nämlich in den nekrotischen
Herden zahllose kleinste, mit Hämatoxylin stark gefärbte Körnchen und
Bröckelchen; das sind die zerfallenen Zellkerne der Tuberkel. Es ist das
typische Bild des degenerativen Kernzerfalls, der Karyorrhexis, das wir
hier vor uns haben. Daneben sehen wir eine diffuse, blaßviolette Färbung
der strukturlosen Zerfallsmasse, in welche dieser „Kernschutt" eingelagert

ist; sie rührt von einer Diffusion des Chromatins her, wie sie nach Auflösung der Kerne (Karyolyse) bzw. der färbbaren Kernsubstanz (Chromatolyse) zustande kommt. Zum Studium dieser Vorgänge, der Karyorrhexis und Karyolyse, ist dieses Präparat besonders geeignet. Der Nachweis solcher Vorgänge in den tuberkulösen Herden zeigt den besonders rapiden nekrotischen Zerfall derselben an. Vom spezifischen „epitheloiden" Gewebe (mit Riesenzellen) ist bei den großen Konglomerattuberkeln nur ein schmaler

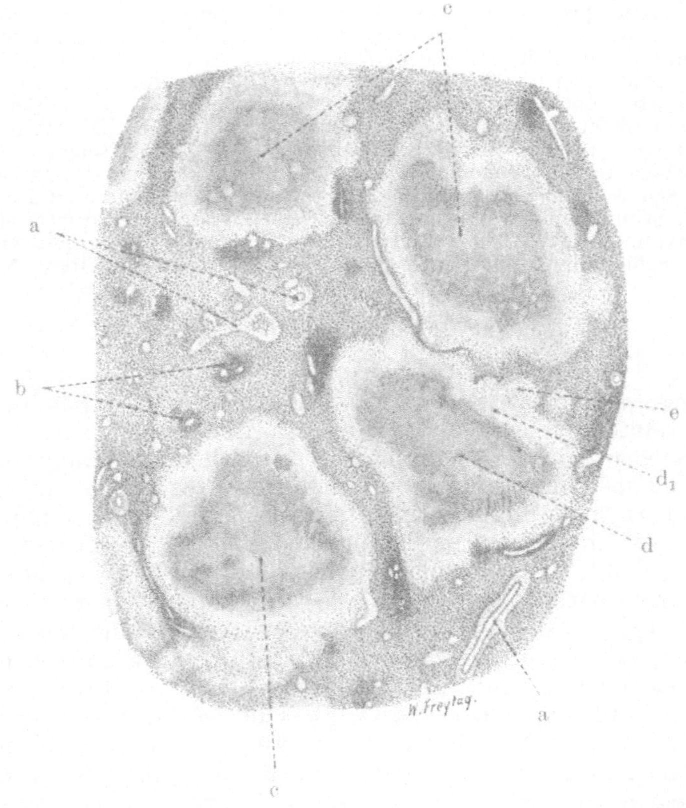

Fig. 33. Chronische disseminierte Tuberkulose der Milz (Konglomerattuberkel). Vergr. 12fach. (Hämatoxylin.)
a Trabekel mit Gefäßen. b Atrophische Milzknötchen. c Käsige Konglomerattuberkel. d Zone der Karyorrhexis in den käsigen Konglomerattuberkeln. d₁ Nekrotische Zone jüngerer Bildung. e Zone des epitheloiden Gewebes in der Peripherie der käsigen Knoten.

Saum an der Peripherie der Knoten zu sehen (e): ebenfalls ein Zeichen dafür, daß der Neubildung des epitheloiden Granulationsgewebes der Zerfall auf dem Fuße folgt. Zwischen den reichlichen großen Konglomerattuberkeln ist das Gewebe der Pulpa zu sehen; hier finden sich die Bilder der entzündlichen Hyperplasie, auch Phagozytose roter Blutkörperchen und Hämosiderinpigment (s. S. 49). Die Milzkörperchen sind, soweit noch vorhanden, stark verkleinert, atrophisch (b).

III. Organe der Atmung.

1. Kehlkopf.

a) Normal-histologische Vorbemerkungen.

Die Schleimhaut des Kehlkopfs ist mit mehrzeiligem, zylindrischem Flimmerepithel bedeckt. An den wahren Stimmbändern, an der Unterseite der Epiglottis,
in der Aryknorpelgegend findet sich geschichtetes Pflasterepithel. Das Epithel
sitzt einer Tunica propria auf. Diese besteht aus Bindegewebe, das reich an elastischen Fasern ist. Wo sich Pflasterepithel findet, bildet die Tunica propria fast
überall einen Papillarkörper. Die Schleimhaut ist von Lymphozyten durchsetzt;
auch Lymphknötchen finden sich stellenweise. Die undeutlich gegen die Schleimhaut begrenzte Submukosa enthält (besonders reichlich an den falschen Stimmbändern und im Ventriculus Morgagni) gemischte Drüsen. Die wahren Stimmbänder bestehen aus vorwiegend elastischem Gewebe; die falschen Stimmbänder
aus elastischem und kollagenem Gewebe. Eine Submukosa und damit auch Drüsen
fehlen an den wahren Stimmbändern, an welchen die Schleimhaut fest mit dem
elastischen Stimmbandgewebe verbunden ist. Die Kehlkopfknorpel bestehen zum
Teil aus hyalinem, zum Teil aus elastischem Knorpel. Blut- und Lymphgefäße
bilden in Schleimhaut und Submukosa flächenhaft ausgebreitete Netze.

b) Pathologische Histologie.

Diphtherie des Larynx.

Die sog. pseudomembranösen Entzündungen sind durch die Bildung
„falscher Häute" ausgezeichnet, die im wesentlichen aus fibrinösem Exsudat bestehen. Bei diesen fibrinösen Oberflächenentzündungen kann das
bedeckende Oberflächenepithel unterhalb der Pseudomembranen erhalten
sein: sog. rein kruppöse Entzündungen. Bei Reizung durch inhalierte
giftige Gase kann solch reiner Krupp an der Trachea beobachtet werden.
In anderen Fällen von pseudomembranösen Entzündungen geht das Oberflächenepithel zugrunde und nimmt an der Bildung der Pseudomembran
insofern Anteil, als es der Gerinnungsnekrose verfällt und mit dem gerinnenden Exsudat (Fibrin) verschmilzt. Hier haben wir also die Kombination
von Exsudatbildung mit Gewebsnekrose: sog. pseudomembranös-
nekrotisierende Entzündung. Diese Fälle von nur oberflächlicher
Nekrose führen zum Verständnis der schweren, tiefgreifenden Formen
der pseudomembranös-nekrotisierenden Entzündung, bei welcher außer dem
Oberflächenepithel auch noch das subepitheliale Gewebe (Mukosa und
eventuell auch Submukosa) mehr oder weniger ausgedehnt der Gerinnungsnekrose verfällt und mit dem Exsudat zu einem sog. Schorf verschmilzt.
Die Pseudomembranen haften auf ihrer Unterlage um so fester, je mehr
sich Nekrose des Gewebes mit der Exsudatbildung kombiniert. Bei den
oberflächlichen pseudomembranös-nekrotisierenden Entzündungen hängt
das lockere oder festere Haften auch mit der Art des Oberflächenepithels
bzw. seiner Verbindung mit der Unterlage zusammen. Von der Schleimhaut
der Trachea, deren Flimmerepithel einer Glashaut aufsitzt, lassen sich die
Membranen leicht abziehen. An den mit geschichtetem Pflasterepithel
bekleideten Teilen der Schleimhaut des Kehlkopfes bzw. an der Rachenschleimhaut haften sie fester. Die pseudomembranös-nekrotisierenden Entzündungen werden auch als diphtherische oder diphtheritische Entzündungen
bezeichnet, und man spricht von Diphtherie des Rachens, des Kehlkopfes,
der Trachea, des Darmes, der Harnblase. Diese Namengebung darf aber
nicht die Vorstellung hervorrufen, als ob für die in Frage stehenden Entzündungen ätiologisch der Diphtheriebazillus allein maßgebend wäre. Außer
dem Bacillus diphtheriae Löffler können sehr verschiedene Bakterien

(Streptokokken, Koliarten, Ruhrbazillen usw.) pseudomembranös-nekrotisierende Entzündungen erzeugen.

Unser Präparat (Fig. 34) stammt von einem Falle von Löffler-Bazillen-Diphtherie des Kehlkopfes. Das Übersichtsbild zeigt die tiefgreifend verschorfte Schleimhaut. Wir sehen eine Pseudomembran (a), welche aus Exsudatfibrin, durchsetzt von zahlreichen Leukozyten, und aus dem nekrotisierten Oberflächenepithel (b) besteht. Die Fibrinschicht ist durch feinfaserige Beschaffenheit ausgezeichnet; das nekrotische Oberflächenepithel hat ein grobscholliges Aussehen. Unterhalb der „Pseudomembran" liegt das weit in die Tiefe hinunter nekrotisierte (kernlose) Schleimhautbindegewebe, dessen Gefäße ebenfalls nekrotisch und scheinbar leer sind (Auflösung des

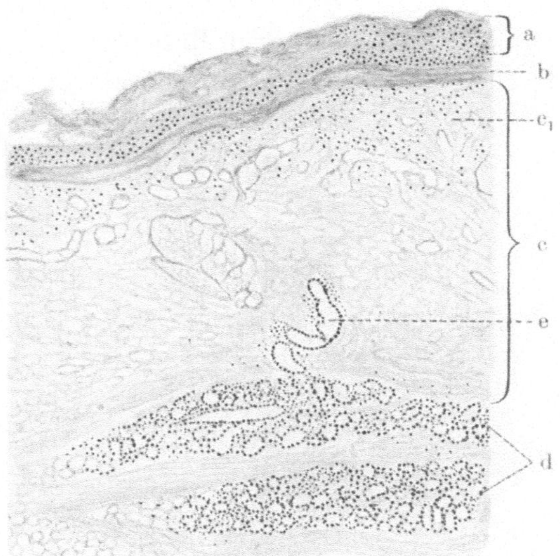

Fig. 34. Diphtherie des Larynx. Vergr. 30 fach. (Methylenblau-Eosin.) a Sog. Pseudomembran aus Fibrin und zerfallenen Leukozyten bestehend. b Nekrotisierte Epithelschicht. c Schleimhaut, nekrotisch (fehlende Kernfärbung!) mit nekrotischen thrombosierten Gefäßen. c₁ Subepitheliale Schicht der Schleimhaut, von zerfallenen Leukozyten durchsetzt. d Schleimdrüsen der Submukosa. e Ausführungsgang einer Schleimdrüse, z. T. ebenfalls ohne Kernfärbung.

Blutes!). Feinfaserige Fibrinausscheidungen begleiten als interzelluläre Gerinnungsvorgänge die Koagulationsnekrose der Zellen selbst. Bis in die Schicht der Schleimdrüsen (Submukosa) reicht die Nekrose der Schleimhaut. Es versteht sich, daß nach Abstoßung solcher Nekrosen tiefgehende Substanzverluste (Geschwüre) entstehen.

2. Trachea.

a) Normalhistologische Vorbemerkungen.

Die Luftröhre besitzt, wie der Kehlkopf, ein Skelett aus hyaliner Knorpelsubstanz. Dieses Skelett setzt sich aus hintereinander gereihten, hufeisenförmig gebogenen Knorpelspangen zusammen; an der dorsalen (membranösen) Fläche des Organes werden die Hufeisen durch glatte Muskulatur zu Ringen geschlossen. Querverlaufende glatte Muskulatur findet sich auch zwischen den Ringen, längsverlaufende glatte Muskelfasern führt die Außenschicht der Trachea. Dieser knorpelig-muskulöse Apparat wird außen und innen von elastisch-fibrösem Gewebe umhüllt, welches mit dem Perichondrium der Knorpelspangen zusammenhängt, die Zwischenräume zwischen den Knorpelringen ausfüllt, und an der Außenfläche der Trachea den Übergang in das lockere Bindegewebe der Umgebung vermittelt (Tunica fibroelastica). Die Innenfläche des Trachealrohrs wird von einer zellreichen Schleimhaut (Tunica mucosa) ausgekleidet; diese trägt ein mehrzeiliges, flimmerndes (auch Becherzellen führendes) Epithel, welches einer Glashaut aufsitzt. An der Grenze der Schleimhaut findet sich eine elastische Schicht, welche durch elastische Züge mit einer tieferen, vor und zwischen den Knorpelspangen gelegenen elastischen Schicht (s. oben) verbunden ist. Man spricht hier von „elastischen Längsbändern" der Trachea. In der Schleimhaut finden sich (individuell wechselnd reichlich) Noduli lymphatici. Die Schleimhaut geht in eine aus locker gebautem Bindegewebe bestehende Submukosa über, in welcher serös-muköse Drüsen liegen; sie sind besonders reichlich im Bereich des membranösen Teiles der Trachea, wo sie zum Teil zwischen und sogar außerhalb der Muskelschicht gefunden werden; die Drüsen durchsetzen mit ihren Ausführungsgängen die Mukosa.

b) Pathologische Histologie.

Sog. Krupp der Trachea (bei Diphtheriebazilleninfektion).
Unser Bild stammt ebenfalls von einer Löffler-Bazillen-Diphtherie und

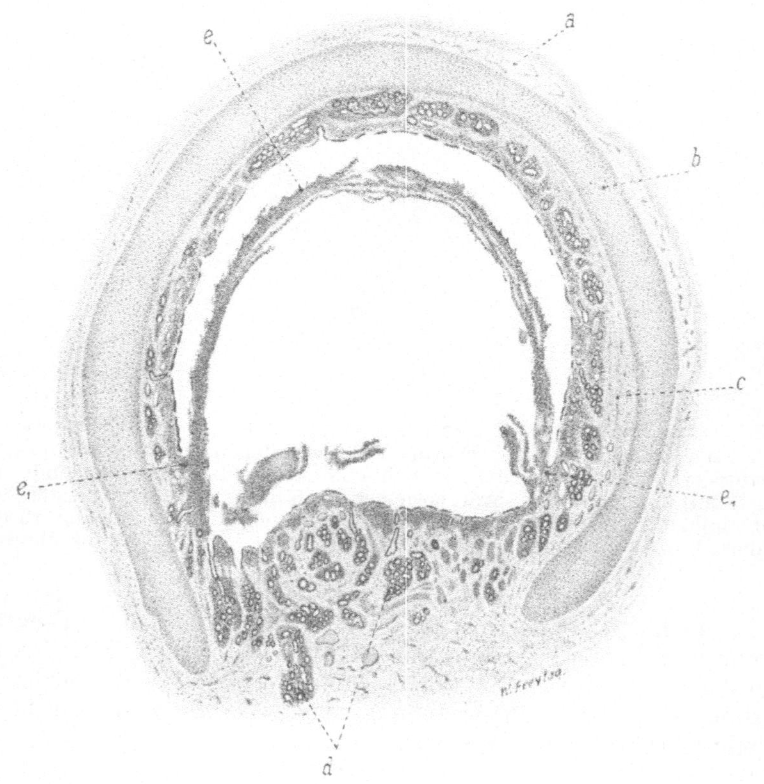

Fig. 35. Sog. Krupp der Trachea. Vergr. 10 fach. (Karminfärbung.)
a Äußere Faserhaut. b Trachealknorpel. c Submukosa. d Schleimdrüsen.
e Kruppmembran, bei e₁ auf der Schleimhaut festhaftend.

soll die vorwiegend kruppöse, oberflächliche Form der Schleimhautentzündung an der Trachea demonstrieren.

Das Präparat stellt einen Querschnitt durch die Luftröhre dar. Man unterscheidet deutlich die verschiedenen Schichten der Luftröhre: die Faserhaut (a), den hufeisenförmigen Trachealknorpel (b), die Schleimhaut und Submukosa mit den Schleimdrüsen (c und d). An der hinteren, membranösen, knorpelfreien Fläche der Trachea reichen die Schleimdrüsen weit in die Tiefe. Das Oberflächenepithel der Schleimhaut ist größtenteils in Resten erhalten, an einigen Stellen fehlt es. Nach innen vom Oberflächenepithel liegt eine Exsudatmembran (e), welche sich durch Schrumpfungsvorgänge bei der Präparation von der Schleimhaut abgehoben hat; nur bei e_1 haftet die Membran fest an der Schleimhaut; hier fehlt auch das Oberflächenepithel. Bei stärkerer Vergrößerung zeigt sich eine entzündliche Infiltration besonders der Schleimhaut, weniger intensiv der Submukosa. Besonders stark ist diese (lympho- und leukozytäre) entzündliche Infiltration an den Stellen, an welchen die Kruppmembran an der Schleimhaut festhaftet. Die Blutgefäße der Mukosa und Submukosa sind erweitert und stark gefüllt; sie enthalten auch reichlich weiße Blutkörperchen. Das Oberflächenepithel der Schleimhaut ist nirgends vollständig erhalten; nur die untersten Zellschichten sind an den meisten Stellen noch nachweisbar, und auch diese befinden sich vielfach in Auflockerung und Ablösung. Die Basalmembran, welcher das Epithel aufsitzt, ist gequollen und von Leukozyten durchsetzt. Die Membran selbst besteht aus fädigem Fibrin mit massenhaft eingelagerten weißen Blutkörperchen, zumeist polynukleären Leukozyten; auch haften der Membran abgelöste Zellen des Oberflächenepithels der Schleimhaut an.

3. Lunge.

a) Normal-histologische Vorbemerkungen.

Die wichtigsten geweblichen Bestandteile der Lunge sind: 1. die zu- und abführenden Luftkanäle, die Bronchien, die sich nach Art eines Baumes verästeln und verzweigen (Arbor bronchialis); 2. das spezifisch funktionierende „Parenchym", d. h. der dem Gasaustausch dienende Teil des Lungengewebes. Dieses Parenchym reicht so weit als die Zone des sog. respiratorischen Epithels (s. u.), welches die terminalen Aufzweigungen und Aussackungen (Alveolen) des Bronchialbaumes auskleidet (Arbor alveolaris). Die zwei Hauptbronchien, welche aus der Teilung der Trachea hervorgehen und noch außerhalb der Lunge liegen, sind ganz wie die Trachea gebaut. Die übrigen größeren Bronchien sind durch eine Wand ausgezeichnet, an der man — von innen nach außen — Schleimhaut, Muskelschicht, Submukosa mit Drüsen und Knorpelspangen, sowie eine äußere Faserhaut unterscheiden kann. Die Schleimhaut trägt ein mehrzeiliges, zylindrisches (flimmerndes) Epithel, welches Becherzellen führt. Starke elastische Längsfaserzüge sind in die Schleimhaut eingewebt. Die Muskelschicht zeigt zirkuläre und (in den kleineren Bronchien) schräg gerichtete, netzartig verbundene Züge glatter Muskelzellen. Die Drüsen der „Submukosa" sind gemischte serös-muköse Drüsen. Die Knorpelspangen haben sehr verschiedenartige Gestalt und bestehen nur in den ganz großen Bronchien vorwiegend aus Hyalinknorpel; in den übrigen Bronchien herrscht gegen die peripherischen Verzweigungen hin mehr und mehr der elastische Knorpel vor. Die Faserhaut besteht aus elastisch und kollagen imprägniertem Bindegewebe. Mit der Aufzweigung der Bronchien verlieren sich viele ihrer Wandattribute mehr und mehr. Die kleinen Bronchien sind frei von Knorpel und Drüsen; die Muskelschicht erstreckt sich aber bis auf die kleinsten Bronchien (Bronchioli), welche auf einer schmalen elastischen Tunica propria ein einschichtiges, niedrig zylindrisches bis kubisches (flimmerndes) Epithel besitzen. Sog. Endbronchien (Bronchioli terminales) sind solche, welche sich in Bronchioli respiratorii (s. alveolares) aufteilen. Letztere sind feinste Bronchiolen, welche neben dem gewöhnlichen (niedrig zylindrischen, kubischen) Flimmerepithel im Bereich halbkugeliger Ausbuchtungen das respiratorische Epithel (s. o.) tragen. Ein jeder Bronchiolus respiratorius geht in eine Reihe von Gängen über, welche mit halbkugeligen Aussackungen („Alveolen") dicht besetzt sind. Diese „Alveolargänge" bilden schließlich letzte Verzweigungen, die als blinde Endsäckchen (Sacculi, Infundibula) ringsum von alveolären Aussackungen umlagert sind. Alveolargänge, Infundibula und Alveolen sind durchaus mit respiratorischem Epithel ausgekleidet. Dieses Epithel besteht aus Zellen, die aufs äußerste abgeplattet sind; Kerne sind nicht nachweisbar, man spricht daher von kernlosen Platten. Zwischen diesen finden sich in den Alveolen

(einzeln oder in kleinen Inseln) kernhaltige, platte bis niedrig kubische Zellen; sie
liegen im Bereich der Maschen des Kapillarnetzes, welches unter dem respiratorischen
Epithel ausgebreitet ist (s. u.). Die Wand der Alveolen besteht außer aus dem
eben erwähnten Epithel aus einem Netz elastischer Fasern, welche in einer homogenen Grundsubstanz (Grundhäutchen) eingebettet sind. Hier liegen auch einige
Bindegewebszellen. Die elastischen Wandungen benachbarter Alveolen fließen zu
den sog. interalveolären Septen zusammen. Am Eingang der Alveolen sind
die elastischen Fasern besonders reichlich und ringförmig entwickelt; hier finden
sich auch glatte Muskelfasern, welche von den Endbronchien her die Bronchioli
respiratorii und Alveolargänge bis zu den Sacculi begleiten und auch im feinsten
interstitiellen Bindegewebe der Azini (s. u.) gefunden werden. Die Wandungen
der Alveolen selbst sind frei von Muskelfasern. Zwischen benachbarten Alveolen
des gleichen Alveolarganges oder -sackes gibt es, durch die trennenden Septen hindurch, feinste Öffnungen (Poren). Vielleicht bestehen auch Poren zwischen benachbarten Alveolen verschiedener Alveolargänge und Sacculi des gleichen Azinus.
Ein kleiner (sog. lobulärer) Bronchus mit allen ihm zugehörigen Endbronchien,
respiratorischen Bronchiolen, Alveolargängen und Endsäckchen stellt eine organische
Einheit des Lungengewebes dar. Diese wird „Lungenläppchen" (Lobulus)
genannt. Die an der Lungenoberfläche gelegenen Lobuli grenzen mit polygonalen
Basalflächen an die Pleura. Dadurch entsteht die charakteristische Felderung
der Pleura pulmonalis. Eine kleinere Einheit des Lungengewebes ist der Azinus;
es ist ein Bronchiolus respiratorius mit seinen Aufzweigungen. Mehrere, ja manchmal
viele Azini bilden einen Lobulus (v. Rindfleisch, Laguesse [1]). Die Azini eines
Lobulus liegen nebeneinander und greifen nicht ineinander ein. Zwischen den
Lobulis befindet sich reichlicheres interstitielles, kollagen und elastisch imprä-
gniertes Bindegewebe (interlobuläre Septen). Innerhalb der Läppchen ist
das Bindegewebe spärlich und zart entwickelt; es bildet hier hauptsächlich die
Scheidewände (Septen) zwischen den Azini (interazinöse Septen), den Alveolargängen und Infundibeln; es ist sehr reich an elastischen Fasern und enthält
auch glatte Muskelfasern. Gröberes und reichlicheres Bindegewebe (kollagen und
elastisch) ist entlang der größeren Bronchien und Gefäße der Lunge entwickelt.
An der Lungenoberfläche ist das an elastischen Fasernetzen reiche pleurale Bindegewebe ausgebreitet, auf welchem das pleurale platte Epithel (Endothel) aufsitzt.
     Die Blutgefäßversorgung der Lunge ist sehr kompliziert. Wir haben
zwei zuführende Gefäße, ein funktionelles, dem Gasaustausch dienendes
Gefäß, das aus dem rechten Herzen kommt — die Arteria pulmonalis, und
ein ernährendes Gefäß, das aus dem linken Herzen bzw. der Aorta entspringt,
— die Arteria bronchialis. Die Pulmonalarterie läuft mit ihren Ästen den
Bronchien entlang und breitet ihr Kapillarnetz dicht unterhalb der respiratorischen
Oberfläche aus, d. h. ihre Kapillaren verlaufen in den feinen Septen und Wandungen des alveolären Parenchyms; sie sammeln sich zu kleinen Venen, die interlobulär und nicht mit den Bronchien zusammen verlaufend, sich in immer größere
Venen entleeren. Diese Venae pulmonales, von denen die größeren wieder
an die Seite der Bronchien herantreten, ergießen ihr Blut schließlich in den linken
Herzvorhof. Die Arteria bronchialis spaltet sich in Äste auf, welche zur Ernährung des Lungeninterstitiums, ferner der Bronchien und Gefäßwände bestimmt
sind und sich in diesen Teilen in Kapillaren auflösen. Diese Kapillaren sammeln
sich zu den Venae bronchiales, welche ihr Blut zum Teil in die Vena azygos,
zum andern Teil aber in die Venae pulmonales ergießen. Ebenso wie zwischen
Pulmonal- und Bronchialvenen bestehen auch zwischen Arteria pulmonalis und
Arteria bronchialis Anastomosen. Die Arteriae pulmonales sind also nur insofern
Endarterien, als sie untereinander keine Anastomosen eingehen. Die Blutgefäßversorgung der Pleura visceralis stammt von der Arteria bronchialis; die Anordnung
der pleuralen Blutgefäße entspricht dem Bilde der übrigen serösen Häute. Die geschilderte besondere Gefäßeinrichtung der Lunge erklärt uns manche pathologische
Erscheinungen. Sie läßt verständlich erscheinen, daß bei Verstopfung der Arteria
pulmonalis die Arteria bronchialis aushelfen, oder daß eine Stauung in den Lungenvenen sich auf die Bronchialvenen fortpflanzen kann. Die Lymphgefäße der
Lunge beginnen interazinös, verlaufen interlobulär und als größere peribronchiale
und perivaskuläre Lymphgefäße in der Umgebung der Bronchien und Gefäße.
In der Pleura ist ein reiches Lymphgefäßnetz vorhanden, welches hier die polygonalen Basalflächen der Lungenläppchen umzieht. In den Verlauf der Lymph-

---

     [1] Nach Löschke ist der Endbronchus (Bronchiolus verus terminalis) als
azinöser Bronchus anzusehen. Da sich der Endbronchus nach Löschke dichotomisch in zwei respiratorische Bronchien teilt, entspricht der Löschkesche
Azinus dem doppelten Umfange eines Azinus nach v. Rindfleisch und Laguesse. Eine neue Darstellung des Azinus hat Husten veröffentlicht.

gefäße der Lunge und der Pleura visceralis sind mikroskopisch kleine Lymphknötchen eingeschaltet, deren Ausbildung individuell wechselt. Schließlich münden die großen Lungenlymphgefäße in die Lymphknoten, die am Lungenhilus um die Bronchien herumliegen und diese letzteren gelegentlich auch etwas tiefer in die Lunge hinein begleiten (intrapulmonale Lymphknoten).

b) Pathologische Histologie.

1. Ablagerungen.

Anthracosis pulmonum.

Mit der Luft, die wir atmen, gelangt Staub in die Atemwege. Je nach dem Medium, in welchem wir atmen müssen, ist dieser Staub verschieden reichlich und von verschiedener Qualität (Kohlen-, Stein-, Metall-, Holz-, Tabak-, Haarstaub). Gewisse Berufe bedingen eine besonders starke Staubinhalation (Kaminfeger, Kohlenarbeiter, Steinschläger, Schleifer, Arbeiter in Spinnereien, in Holz- und Zigarrenfabriken usw.). Weitaus die größte Menge des inhalierten Staubes bleibt an den feuchten Wandungen der großen Respirationswege hängen; nur ein relativ geringer Teil gelangt schließlich in die feineren Luftwege (Bronchiolen, Alveolen). Hier wird der Staub teils passiv in die Saftstraßen resorbiert[1], teils aktiv von Zellen (LeukozytenAlveolarepithelien) aufgenommen und von Wanderzellen in die Lymphgefäße verschleppt. Mit den Lymphgefäßen gelangt er schließlich in die bronchialen Lymphknoten, wo er abfiltriert wird und in den Sinus und in der adenoiden Substanz liegen bleibt — teils frei, teils in Zellen eingeschlossen. Bei fortgesetzter Zufuhr kann der Staub vermittels der Lymphbahnen weite Wege zu entfernteren Lymphdrüsenstationen machen und schließlich durch den Ductus thoracicus ins Blut gelangen. Dann kann er auf dem Blutweg nach Milz, Leber, Knochenmark, Darm verschleppt, hier abgelagert und schließlich wieder in die regionären Lymphknoten dieser Organe weitertransportiert werden. Ein mehr direkter Übergang des Staubes ins Blut kann dadurch erfolgen, daß staubbeladene bronchiale Lymphknoten durch entzündliche Prozesse mit Blutgefäßen (besonders mit Venen) verwachsen, und daß dann der Staub auf dem Wege dieser Verwachsungen durch Lymphbewegung in die Blutgefäßwand und schließlich ins Blut selbst gelangt. Auch förmliche gröbere Einbrüche staubbeladener, entzündlich erweichter Lymphknoten in die Gefäße kommen vor. Das kann sich auch an den großen Bronchien und an der Speiseröhre ereignen. Der Staub wird in solchen Fällen wieder expektoriert bzw. durch den Verdauungstrakt nach außen abgegeben. So sind die Wege und Wanderungen der inhalierten korpuskulären Substanzen sehr mannigfaltig. Auf diesen Wegen können die Staubmassen allerlei Reaktionen erregen. Hierbei kommt es vor allem auf die Qualität des Staubes an. Der Ruß der Flammen ist relativ wenig irritierend; mehr reizt die Gewebe der Staub der unverbrannten Kohle; stark reizend sind Steinstaub, Eisenstaub, Haarstaub usw.

Die krankhaften Prozesse, welche durch die Ablagerung der Staubmassen in der Lunge erzeugt werden, werden unter dem Namen der Pneumonokoniosen zusammengefaßt. Ablagerungen von Kohlenstaub werden als Anthrakosis, von Steinstaub als Chalikosis, von Eisenstaub als Siderosis, von Tonstaub als Aluminosis usw. bezeichnet. Der oben geschilderte Resorptionsmechanismus innerhalb der Lunge wird insuffizient, wenn fortgesetzt große Mengen von irritierendem Staub mit der Atemluft zugeführt

---

[1] Da in der Alveolarwand und in den interalveolären Septen keine Lymphgefäße nachzuweisen sind, muß man an Verschleppung der staubartigen Fremdkörper in Gewebsspalten denken.

werden: entzündliche Prozesse führen zu bindegewebigen Verödungen im
Lungenlymphgefäßnetz (obliterierende Lymphangitis!) und in den bronchialen Lymphknoten. So bleibt immer mehr Staub in der Lunge selbst
— gewissermaßen an den Ufern der Lungenlymphgefäße — liegen. Zu
bedenken ist auch, daß in das Lymphgefäßnetz der Lunge und Pleura mikroskopisch kleine Lymphknötchen eingeschaltet sind (s. oben), in welchen der
Staub intrapulmonal abfiltriert wird; derartige Lymphknötchen bilden sich
im Verlaufe der Staubinhalationserkrankung auch vielfach neu.

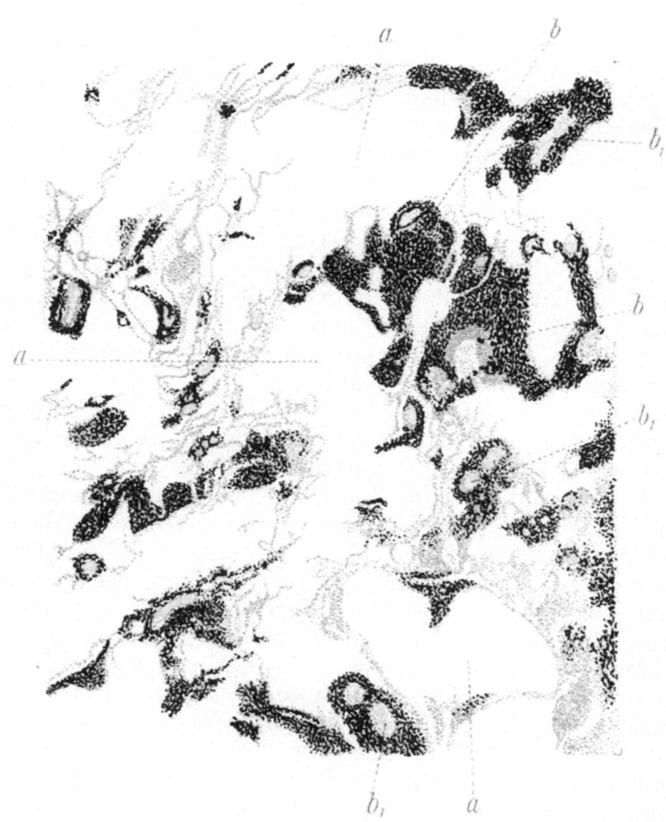

Fig. 36. Anthracosis pulmonum. Vergr. 25fach. (Hämatoxylin.)
a Emphysematöse Lufträume. b Verdichtungen des Interstitiums, bestehend aus
zellreichem Bindegewebe; Kohleablagerungen in diesen Indurationsbezirken.
b₁ Blutgefäße mit perivaskulärer Bindegewebsvermehrung und Kohleablagerung.

Die krankhaften geweblichen Vorgänge bei einer Pneumonokoniose bestehen in katarrhalischen Erscheinungen (katarrhalische Bronchitis,
Abstoßung der Epithelien der Alveolarwände, Einwanderung weißer Blutkörperchen in die Alveolarlumina), ferner in entzündlichen Wucherungen
des interstitiellen Bindegewebes. Schließlich kommt es zu herdförmigen und diffusen bindegewebigen Verdichtungen (Indurationen) des
Lungengewebes. Diese Indurationen sind in schweren Fällen sehr massig
und ausgedehnt; sie können sekundär zerfallen, und es kann so eine Art von
Phthise mit Kavernenbildung sich ausbilden. Echte Tuberkulose kann sich
aufpfropfen.

Die bei der gewöhnlichen Form von Anthracosis pulmonum zu beobachtenden Gewebsveränderungen stellen sich makroskopisch als schwarze Flecken und Streifen dar, die sowohl im Lungengewebe, als besonders deutlich in der Pleura pulmonalis sichtbar sind. In letzterer kann das interlobuläre Bindegewebe und das Netz der Lymphgefäße in schwarzer Zeichnung dargestellt erscheinen, wobei an den Knotenpunkten des Netzes (Lymphknötchen!) stärkere Kohlenanhäufungen in Gestalt von schwarzen Flecken oder derben schwarzen Knötchen erscheinen. Die bronchialen Lymphknoten sind ebenfalls mehr oder weniger schwarz gefärbt und induriert. Die in solchen Fällen festzustellenden mikroskopischen Befunde in der Lunge sind in Fig. 36 zu verfolgen. Man sieht (schw. Vergr.) schwarze Kohlenhäufungen, besonders stark in der Umgebung der Bronchien und Gefäße (b_1), aber auch sonst im feineren septalen Bindegewebe der Lunge. Das Interstitium ist im Bereich der Kohlenablagerungen häufig vermehrt, verdickt (b). Auch sieht man vielfach umschriebene Anhäufungen von Lymphozyten (Lymphknötchen), in deren Bereich mehr oder weniger reichlich Kohle deponiert ist. Der Kohlenstaub liegt (st. Vergr.) in Form von schwarzen Körnchen, Schollen und Splittern, teils innerhalb von Zellen (Bindegewebszellen, Wanderzellen), teils frei im interstitiellen Bindegewebe und in Saftspalten und Lymphgefäßen, die manchmal wie schwarz injiziert aussehen. Die kohlenführenden Zellen sind hier oft so stark mit dem Staub beladen, daß man weder Protoplasma noch Kern sehen kann und nur aus der rundlichen oder spindeligen Form der Kohlenanhäufung auf die intrazelluläre Ablagerung in rundlichen oder spindeligen Zellen schließen kann. In den Lumina der Alveolen kann man größere und kleinere Zellen finden, deren Protoplasmaleib Kohlenkörnchen enthält (Phagozyten). Es sind dies meist rundliche, einkernige Zellen, deren Herkunft umstritten ist. Sicher ist, daß (lymphozytäre) Wanderzellen zu diesen Staubphagozyten ein großes

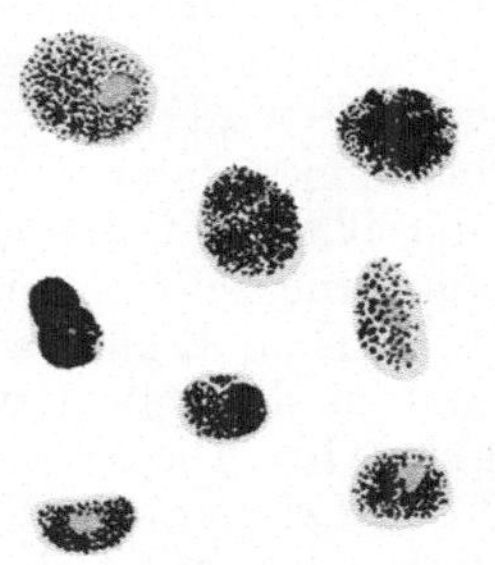

Fig. 37. Kohlenstaubführende Zellen aus Alveolarinhalt bei Anthracosis pulmonum. Vergr. 350fach. (Hämatoxylin - Eosin.)

Kontingent stellen. Aber auch Alveolarepithelien beteiligen sich an der Staubphagozytose. Gelegentlich sieht man staubbeladene Alveolarepithelien noch in situ an der Alveolarwand; viele andere haben sich von der Wand abgelöst und den übrigen intraalveolären Staubzellen beigemischt[1]). Da und dort findet man in den Alveolen reichlicher Zellen angehäuft, auch solche, die nicht mit Staub beladen sind. Man hat es hier mit Ernährungsstörungen der Alveolarepithelien (Abstoßung derselben), sowie mit entzündlichen Reizerscheinungen (Wanderzellen) zu tun — sog. Alveolarkatarrh (siehe Fig. 36). Überall wo Staub im Bindegewebe abgelagert ist, sieht man bei stärkerer Vergrößerung eine Vermehrung der Bindegewebszellen und auch der faserigen Substanz, sowie (als Zeichen entzündlicher Reizung) lymphozytäre Infiltrationen. Im Bereich der Lymphknötchen (s. oben) läßt sich ebenfalls die fibröse Verdichtung dieser Gebilde in vielen Übergangsstadien verfolgen. Gelegentlich ist das vermehrte Bindegewebe hyalin entartet.

---

[1]) Die Staubzellen kann man auch leicht an einem frischen Präparat, das durch Abstreifen des Saftes von der Schnittfläche einer anthrakotischen Lunge gewonnen ist, untersuchen. In Figur 37 sind einige Staubzellen abgebildet, wie sie sich in einem gewöhnlichen Hämatoxylinpräparat bei starker Vergrößerung darbieten.

Eine gewisse abnorme Weite der Lungenlufträume (a), welche unser Präparat aufweist, entspricht jenem Zustande, welcher als chronisches substantielles Emphysem bezeichnet wird. Im folgenden Präparat werden wir diesen Zustand in voller Ausbildung kennen lernen.

2. Atrophie und abnorme Entfaltungszustände.

Emphysema pulmonum.

Ein abnorm aufgeblähter Zustand des Lungengewebes ($\dot{\varepsilon}\mu\varphi\nu\sigma\tilde{\alpha}\nu$ = aufblähen) kann unter sehr verschiedenartigen Bedingungen zustande kommen; er kann akut und in chronischer Weise auftreten, ferner allgemein oder partiell in den Lungen entwickelt sein. Den Zustand der allgemeinen akuten Lungenblähung finden wir z. B. bei Erstickten, bei welchen sich infolge forcierter Inspiration bei behinderter Exspiration das respirierende Lungenparenchym im äußersten Zustand der Raumentfaltung befinden kann. Partiell tritt eine solche akute Lungenblähung beispielsweise bei pneumonischen Prozessen auf, weil hier das von der Pneumonie verschonte Lungengewebe ad maximum für die Lungenventilation herangezogen wird (sog. vikariierendes Emphysem). Bei diesen akuten Lungenblähungen kann es sich auch ereignen, daß die überdehnten Alveolenwände einreißen und die Lungenluft in das Bindegewebe der Lunge austritt; die Druckschwankungen in der atmenden Lunge bringen es mit sich, daß an solchen Rißstellen weiterhin Luft in das Lungenbindegewebe angesaugt und in demselben weitertransportiert wird — sog. Emphysema interstitiale. Dieses interstitielle Emphysem sehen wir auch nach Lungenverletzungen auftreten. Ein chronisches partielles Lungenemphysem sehen wir sich entwickeln, wenn bei langandauernden Lungenerkrankungen, z. B. Tuberkulose, die von der Krankheit verschont gebliebenen Lungenteile dauernd funktionell überlastet sind (Emphysembildung in der Umgebung tuberkulöser Spitzenherde z. B.). Das ist also ebenfalls eine vikariierende Form des Emphysems. Allgemein verbreitet tritt das chronische Emphysem auf bei jener Krankheit, die als Lungenerweiterung oder Emphysem schlechtweg bezeichnet wird und unter dem genauer treffenden Namen Emphysema universale substantiale bekannt ist. Diese so häufig vorkommende Krankheit diagnostiziert der Arzt aus den erweiterten Lungengrenzen, aus der mangelhaften Verschieblichkeit der Lungenränder bei der Atmung, aus dem faßförmigen Thorax, aus Atem- und Herzbeschwerden (Kurzatmigkeit, Verbreiterung des rechten Herzens) usw. Alle diese Symptome erklären sich leicht aus dem anatomischen Prozeß, der sich bei dieser Form des Emphysems in der Lunge abspielt. Sehen wir uns eine emphysematöse Lunge dieser Art mit bloßem Auge an, so stellen wir bei oft mächtig vergrößertem Lungenumfang eine Verminderung der Elastizität der Lunge fest, die uns sofort bei Eröffnung des Thorax an der Leiche dadurch erkenntlich wird, daß die emphysematöse Lunge sich nicht wie eine normale Lunge bei Eintritt des atmosphärischen Druckes in die eröffnete Pleurahöhle retrahiert, sondern steif in abnorm geblähtem Zustande verharrt. Der Herzbeutel kann von den stark geblähten Lungenrändern mehr oder weniger überlagert sein. Die Ränder der Lunge (besonders die vorderen) sind nicht scharf, sondern abgerundet. Die abnorm vergrößerten Lufträume der Lunge sind mit dem unbewaffneten Auge sowohl an der Oberfläche, wie auf Durchschnitten deutlich zu sehen; ja in schweren Fällen finden sich Lufträume, die kleine und große Blasen darstellen (Emphysema bullosum). Die emphysematösen Lungenteile erscheinen blaß wegen Anämie (s. S. 61); auch die anthrakotische Färbung tritt aus verschiedenen, hier nicht zu erörternden Gründen zurück. Eine chronische Bronchitis begleitet häufig dieses anatomische Bild; sie kann die Ursache des Emphysems sein, — ist aber auch häufig die Folge desselben (s. S. 62).

Mikroskopisch zeigt sich uns der Prozeß am Lungengewebe als eine fortschreitende Atrophie des Lungengerüstes[1]). Dieser Schwund beginnt an den Alveolarwandungen und interalveolären Septen mit einem Zerfall der elastischen Fasern. Die Poren in den Alveolarwandungen erweitern sich; die Alveolarwandungen schwinden mit ihrem ganzen Bestand an elastischen Fasern und Kapillaren; es folgt der Schwund der Scheidewände zwischen benachbarten Infundibeln und Alveolargängen; mehr und

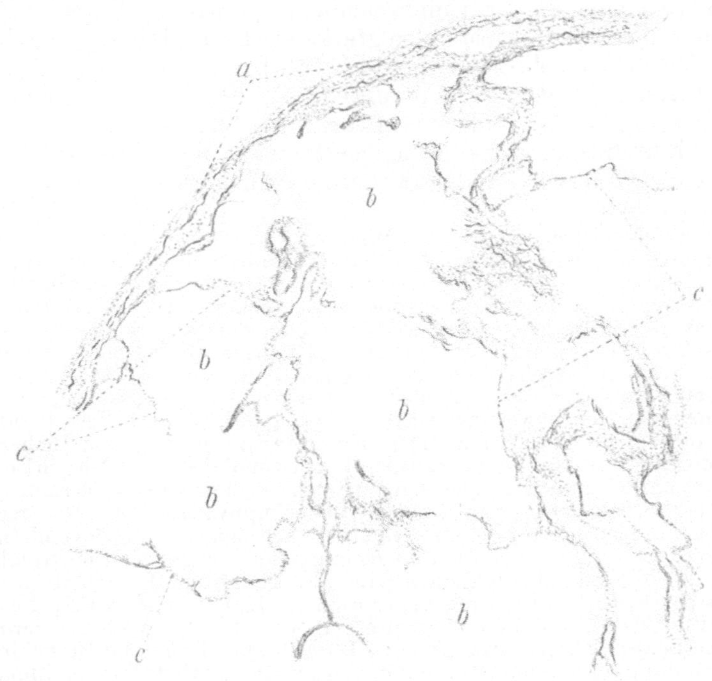

Fig. 38. Emphysema chronicum substantiale der Lunge. Vergr. 40fach. (Hämatoxylin — Weigerts Elastinfärbung.) a Pleura visceralis. b Emphysematöse Lufträume. c Dünne, atrophische Lungensepten mit Resten elastischer Fasern.

mehr fließen unter fortgesetzter Atrophie und Nivellierung der trennenden Septen die Lufträume eines Lungenazinus, schließlich die eines Lobulus, ineinander, bis endlich der ganze Lobulus zu einem einzigen ungegliederten Raum geworden ist, der infolge der starken Blähung eine kugelige Blase darstellt. Der Verlust an Substanz an dem elastisch-fibrösen Gerüst (daher der Name Emphysema substantiale!) kann noch weiter gehen und zum Schwund auch der Septen zwischen benachbarten Lobulis führen, so daß dann immer größere Blasen entstehen. Daß bei diesem Schwund des Ge-

---

[1]) Man kann als Gerüst der Lunge das gesamte Bindegewebe und elastische Gewebe, einschließlich der alveolären Abschnitte, bezeichnen. Orth trennt das alveoläre Gerüst schärfer von dem übrigen bindegewebigen Interstitium. Letzteres findet sich nach ihm nur zwischen, nicht innerhalb der Läppchen. Interstitielle Tuberkel z. B. gibt es nach Orth nur interlobulär, nicht intralobulär.

rüstes auch die Blut- und Lymphgefäße, die in den Septen enthalten sind, zugrunde gehen, ist selbstverständlich. So bietet sich uns das Bild einer Atrophie des Lungengewebes dar, das nur durch den gleichzeitig vorhandenen abnormen Blähungszustand der Lunge [1]) äußerlich maskiert wird: die Lunge ist atrophisch, obwohl oder trotzdem sie stark vergrößert erscheint.

In unserem Übersichtspräparat (Fig. 38) fallen die abnorm großen Lufträume (b) und die schmalen (atrophischen) Bindegewebssepten (c) auf. Die Elastinfärbung (elastische Fasern schwarzblau!) deckt den Mangel an elastischen Fasern auf. Bei starker Vergrößerung sieht man an letzteren Zerfallserscheinungen (schlechte Färbbarkeit, Auflösung in Körnchenreihen — also Schwund der elastischen Imprägnation). Eine eigens auf den Zustand der Gefäße in der Emphysemlunge gerichtete Untersuchung stellt regelmäßig eine unter Umständen starke elastische Hyperplasie der Intima fest. Diese funktionelle Hyperplasie (s. u.) kann in bindegewebige Sklerose und Atheromatose der Intima ausarten. Seltene Befunde sind Neubildungen kleiner arterieller Gefäße innerhalb der elastisch hyperplastischen Intima größerer Lungenarterien. Man wird dies als eine absonderliche Form von Kollateralenentwicklung zwischen Pulmonalis und Bronchialis deuten dürfen.

Die klinischen Erscheinungen des vulgären Emphysems erklären sich, wie gesagt, aus dem geschilderten histologischen Befund restlos: die geringen respiratorischen Volumschwankungen der Lunge verstehen sich aus dem nachweisbaren Schwund des elastischen Gewebes. Die Atemnot erklärt sich aus diesem Elastizitätsverlust, sowie aus der fortschreitenden Verkleinerung der respiratorischen Oberfläche (Septenschwund!). Eine Folge dieses Elastizitätsverlustes ist der faßförmige Thorax; die Lunge steht dauernd in einer mittleren Inspirationslage und der Thorax muß ihr folgen; er verknöchert in seinen knorpeligen Anteilen frühzeitig wegen mangelhafter Bewegung bei der Atmung. Nach A. Freund soll das Emphysem die Folge einer frühzeitigen Thoraxverknöcherung sein; daher der Vorschlag, den starren Thorax durch Operation zu mobilisieren. Löschke weist auf andere primäre Thoraxveränderungen (Kyphose der Brustwirbelsäule, Ankylose der Rippenwirbelgelenke) als Ursache des Emphysems hin. Die rechtsseitige Herzhypertrophie bei Emphysem versteht sich aus dem Schwund zahlreicher Blutgefäße, wodurch der Gesamtquerschnitt der Lungenarterienstrombahn verkleinert, die Widerstände im kleinen Kreislauf erhöht und die Arbeit für das rechte Herz gesteigert wird (Anpassungshypertrophie). In Betracht zu ziehen ist auch die Erschwerung der Zirkulation überhaupt in der geblähten und nur geringe respiratorische Schwankungen ausführenden Lunge. Die chronische Bronchitis endlich als Folge des Emphysems ist verständlich aus der pathologischen Blutverteilung in der emphysematösen Lunge. Infolge Schwundes zahlreicher Äste der Lungenarterienbahn (Kapillaren und kleine Arterien) trifft das Lungenarterienblut allenthalben auf Hindernisse; es sucht und findet kollaterale Auswege nach dem Gebiete der Arteria bronchialis hinüber. Die dauernde übermäßige Blutfülle im Bereich der Bronchialis, die hier zu Stauungen führt, disponiert zu katarrhalischen Zuständen in den Bronchien. Sogar in ätiologischer Hinsicht gibt uns die anatomische Betrachtung Anhaltspunkte für die Beurteilung des Lungenemphysems. Wir sehen unter abnormer Ausdehnung der Lufträume die elastischen Septen schwinden. Was liegt näher, als dies so zu deuten, daß infolge dauernder Druckerhöhung in den Lungenlufträumen eine frühzeitige Abnutzung des elastischen Gewebes der Lunge statthat. In der Tat ist es die dauernde Erhöhung des in- oder exspiratorischen Druckes, welche bei Leuten mit chronischen Bronchialkatarrhen (chronische Bronchitis hier als Ursache des Emphysems!), mit häufigen pneumonischen Affektionen, bei Asthmatikern, bei Glasbläsern, Musikern (Blech- und Holzbläsern) die Abnutzungs- oder Aufbrauchkrankheit Emphysem erzeugt. Eine angeborene (familiäre) Disposition, eine von vornherein schwächere Anlage

---

[1]) Beim reinen sog. senilen Emphysem fehlt dieser abnorme Blähungszustand. Die Greisenlunge ist klein, fällt nach Eröffnung des Thorax zusammen, zeigt eigenartig morsche Konsistenz (leichte Zerreißbarkeit). Im histologischen Bild findet sich weitgehende Ähnlichkeit mit dem präsenilen substantiellen Emphysem, indem auch beim senilen Emphysem ein Schwund der Septen (infolge funktionellen Aufbrauches des Elastins) stattfindet. Die Unterschiede sind nur gradueller Art.

des elastischen Systems der Lunge wird mitspielen. A. Freunds Auffassung von der Genese des Lungenemphysems (s. oben) läßt sich mit dieser Betrachtungsweise vereinbaren. Die abnorme funktionelle Inanspruchnahme der Lungen kann zu einer frühzeitigen Abnutzung der knorpeligen Anteile des Thorax (mit regressiven Erscheinungen und Verkalkungen an den Rippenknorpeln) führen. Im übrigen mögen für gewisse Fälle von Emphysem wirklich primäre Thoraxveränderungen, die zu Thoraxstarre führen, maßgebend sein (sog. statisches Emphysem). Löschke weist z. B. auf das Emphysem der Lastträger hin.

Beim Emphysem haben wir einen übermäßigen Entfaltungszustand der Lunge vor uns. Das Gegenteil ist bei der Atelektase der Fall. Abgesehen von fötalen Zuständen kann eine mangelhafte Entfaltung des alveolären Gewebes durch Kollaps oder durch Kompression der Lunge zustande kommen. Dieser Fall tritt ein, wenn die Lunge pathologischen Drucken ausgesetzt ist, wie sie pleurale Exsudate oder Geschwülste ausüben können. Auch bei Verstopfung der Bronchien kollabiert das alveoläre Gewebe, weil die Ventilation behindert oder unmöglich ist und die in den Alveolen befindlichen Restgase vom Blute resorbiert werden (s. S. 75 und 86).

3. Zirkulationsstörungen.

α) Stauungslunge.

Passive Hyperämie der Lungen treffen wir so häufig bei Sektionen an. Begreiflicherweise: denn das Versagen der Herzkraft am Ende von Krank-

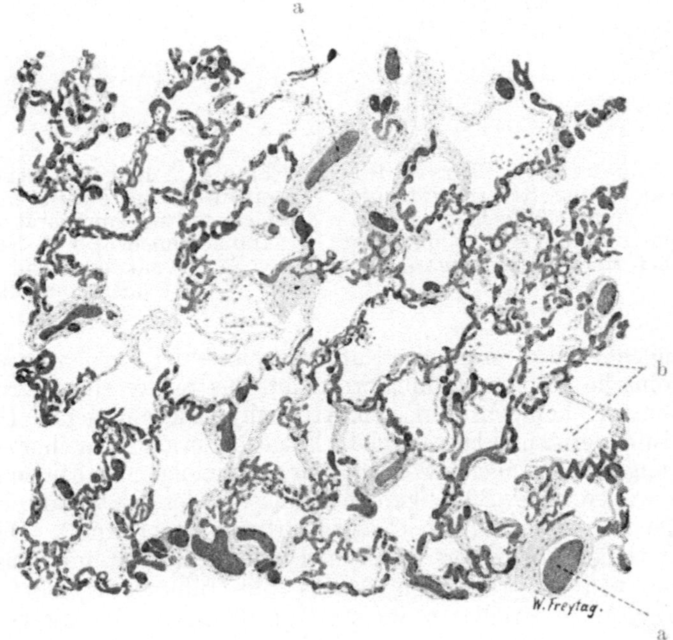

Fig. 39. Stauungslunge (bei Mitralinsuffizienz). Vergr. 80fach. (Karminfärbung nach Blutgefäßinjektion mit blauer Leimmasse.) Kapillaren stark erweitert und geschlängelt. a Weite Lungenvenen. b Alveolarräume mit abgestoßenen Alveolarepithelien und Lymphozyten als Inhalt (sog. Alveolarkatarrh).

heit und Leben führt zur Anhäufung des Blutes in den Lungen. Das Blut sammelt sich in den Kapillaren an, aus welchen es bei Erlahmen des rechten Ventrikels wegen der mangelnden vis a tergo nicht genügend ausgetrieben

wird. Oder es staut sich in den Venen und Kapillaren der Lunge bei Erlahmen des linken Ventrikels, weil die hierbei entstehende Drucksteigerung
im linken Herzvorhof keinen gehörigen Abfluß aus den Lungenvenen erlaubt.
Bei diesen Arten von Stauungslungen spielt auch das Moment der Schwere
des Blutes mit, und wir sehen, wie vor allem die (bei Rückenlage) nach hinten
und unten gelegenen Teile der Lungen von der Stauung eingenommen sind.
Wir nennen diesen Zustand deshalb Hypostase. Die hinteren Lungenabschnitte sind tiefdunkelrot, und — weil die Stauung auch zu Transsudationen in die Alveolen führt — mehr oder weniger luftarm (sog. Splenisation). Eine Entzündung der gestauten und schlecht ventilierten Teile
kann sich hinzugesellen (hypostatische Pneumonie).

Diesen mehr oder weniger akut sich entwickelnden (finalen) Stauungen
stehen die chronischen und in der ganzen Lunge mehr oder weniger gleichmäßig entwickelten Stauungszustände gegenüber. Wir finden sie bei Kranken
mit linksseitigen Klappenfehlern, speziell bei Stenose und Insuffizienz der
Mitralklappen (Herzfehlerlunge). Hierbei herrscht im linken Herzvorhof
ein abnorm hoher Druck, welcher sich auf die Lungenvenen fortsetzt und

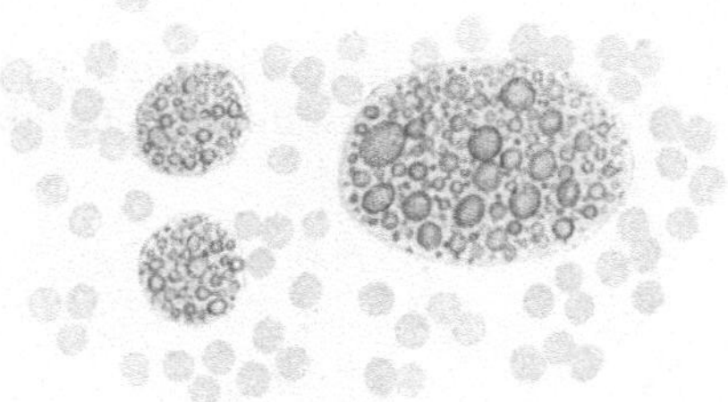

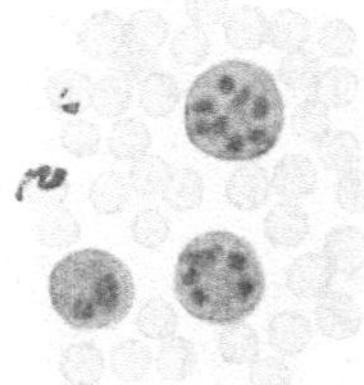

Fig. 40. Sogenannte Herzfehlerzellen aus einer Stauungslunge.
Vergr. 500fach.
Aus einem frischen Abstrichpräparat
einer Herzkrankenlunge.

Fig. 41. Herzfehlerzellen aus
einer Stauungslunge. Vergr. 500
fach. Abstrichpräparat einer Herzkrankenlunge nach Behandlung mit
Ferrozyankalium und Salzsäure
(Berlinerblaureaktion).

einer genügenden Entleerung des Kapillargebietes der Lungen im Wege steht;
diese chronische Kapillarstauung wirkt auf das rechte Herz zurück, dessen
rechter Ventrikel kompensatorisch in Arbeitshypertrophie gerät. Der Lungenkreislauf ist dauernd überlastet und die Folge davon sind sehr charakteristische
Veränderungen am Lungengewebe, die wir an den folgenden beiden Präparaten
studieren wollen. Fig. 39 zeigt eine Injektion der Blutgefäße einer Herzfehlerlunge mit blauer Masse (Karminfärbung der Kerne!). Die abnorme
Weite der Gefäße, besonders der Venen und Kapillaren, gibt uns eine gute
Vorstellung von den abnormen Druck- und Füllungszuständen in diesem
Gebiet. Die Lungenkapillaren sind stark geschlängelt, sehr unregelmäßig und
stellenweise sackförmig erweitert; kleine „Kapillaraneurysmen" ragen
buckelförmig in die Alveolarlumina hinein. Daß es aus diesen überlasteten
Kapillaren zu Austritten der roten Blutkörperchen (per diapedesin) kommt,
läßt sich leicht verstehen. Die in die Alveolarlichtungen und in das Interstitium ausgetretenen roten Blutkörperchen zerfallen und lösen sich auf.
Hierbei beteiligen sich Wanderzellen, welche die Körperchen und ihre Zerfallsprodukte verarbeiten und aus dem Blutfarbstoff jenes eisenhaltige
Pigment bereiten, das Hämosiderin genannt wird. So sehen wir auch in
unserem Präparat bei starker Vergrößerung in den Alveolen und im Zwischengewebe Zellen, die mit gelbbräunlichen Körnchen beladen sind: sog. sidero-

fere Zellen. Daß sich außer Wanderzellen auch Alveolarepithelien an dieser Blutkörperchenverarbeitung beteiligen, ist sehr wahrscheinlich: größere Formen der blutfarbstoffführenden Zellen im Alveolarinhalt können als Alveolarepithelien angesehen werden. Auch findet man gelegentlich hämosiderinführende Alveolarepithelien noch in situ an der Alveolarwand. In Fig. 40 sind siderofere Zellen abgebildet, wie sie sich bei frischer Untersuchung (einfacher Abstrich des Saftes von der Schnittfläche einer Stauungslunge) darbieten. Behandeln wir solchen frischen Saft mit Ferrozyankalium und Salzsäure, so tritt an den sideroferen Zellen die Eisenreaktion (sog. Berlinerblaureaktion) auf (Fig. 41). Die sideroferen Zellen gelangen in die Lymphbahnen oder ins Sputum, in welch letzterem sie den Ärzten als sog. Herzfehlerzellen von jeher wohlbekannt waren.

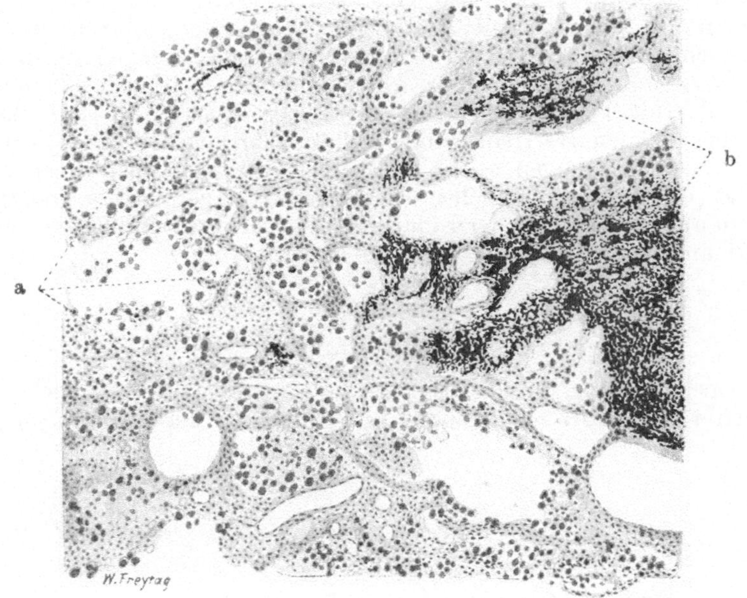

Fig. 42. **Stauungsinduration der Lunge** (chronische Stauung bei Mitralinsuffizienz). Vergr. 60fach. (Karminfärbung.)
a Hämosiderinführende Zellen (Herzfehlerzellen) in Lungenalveolen. b Bindegewebig indurierte Gebiete mit starker Hämosiderinpigmentierung.

Ein weiteres Präparat (Fig. 42) zeigt das ausgesprochene Bild der indurierten Herzfehlerlunge. Das interstitielle Bindegewebe der Lunge, auch die feineren intralobulären Ausbreitungen desselben, sind verdickt; das ganze Lungengerüst bekommt dadurch ein gröberes, plumperes Aussehen. Diese Zunahme des Bindegewebes der chronischen Stauungslunge darf im Sinne einer funktionellen Hypertrophie aufgefaßt werden; diese ist hervorgerufen durch den abnormen Seitendruck, der von den überlasteten Gefäßen ausgeübt wird. Ausgedehntere Indurationen (b) gehen wohl aus Organisationen blutiger Infarkte oder aus entzündlichen Prozessen hervor (indurierende Pneumonien). Die Gefäße der Stauungslunge sind ebenfalls verdickt: ihre Adventitia ist stärker entwickelt und auch an der Muskularis, selbst sehr kleiner Arterien, kann man deutliche Hypertrophie feststellen. Diese Gefäßhypertrophie ist in gleicher Weise als Arbeitshypertrophie aufzufassen wie die rechtsseitige Herzhypertrophie der Herzkranken mit

Mitralfehlern. Eigenartig ist die bei starker Vergrößerung festzustellende stärkere Entwicklung von glatter Muskulatur in den Septen zwischen den respiratorischen Bronchiolen und Alveolargängen. Diese Muskelzellenzüge sind aufzufassen als eine Arbeitshypertrophie der an den genannten Stellen schon normalerweise vorhandenen glatten Muskulatur. Auch an einen Zusammenhang mit der Muskularis kleinster Arterien kann man denken. Der chronische Stauungszustand hat in dieser Lunge zu stellenweise massenhafter Anhäufung von Blutpigment (s. oben) bzw. Herzfehlerzellen geführt: im Bindegewebe (b), entlang der Lymphbahnen, und vor allem in den Alveolen finden sich ganze Haufen sideroferer Zellen (a). Ernährungsstörungen werden bei derartigen andauernden Stauungen niemals vermißt, und so zeigt auch unser Präparat innerhalb der Alveolen da und dort einen pathologischen Inhalt: vor allem (infolge Verfettung) degenerierte und abgestoßene Alveolarepithelien. Stellenweise kann man von katarrhalischer Entzündung sprechen, wenn man die Alveolen mit Epithelien, Leukozyten, Fibrinfäden erfüllt sieht. Auch an den Bronchien sind katarrhalische Erscheinungen festzustellen (sog. Stauungsbronchitis): Abstoßung von Epithelien, Leukozyten, Schleim als Inhalt der Bronchialdurchschnitte. Das makroskopische Aussehen einer solchen Herzfehlerlunge erklärt sich aus diesen histologischen Befunden: solche Lungen sehen infolge der Stauung mehr oder weniger dunkelrot, infolge der reichlichen Blutfarbstoffablagerung oft braunrot bis rostbraun aus, und infolge der Bindegewebsvermehrung fühlen sie sich fest, induriert an (sog. **rote oder braune Induration**).

β) **Embolien.**

a) Fettembolie.

Bei Erschütterung und Zertrümmerung des fetthaltigen Knochenmarks (Knochenbrüche!), bei Kontusionen und Rupturen der fetthaltigen Leber,

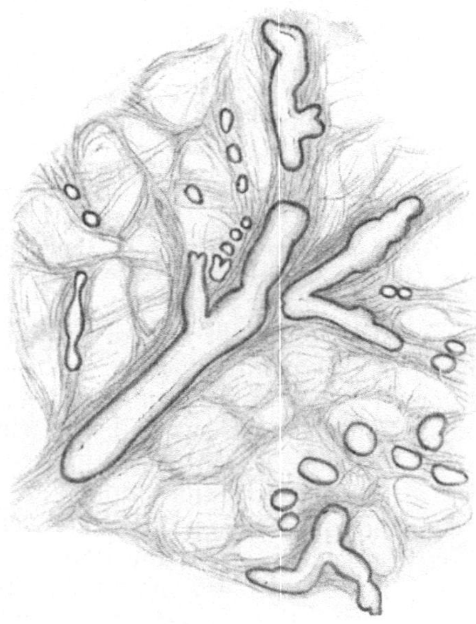

Fig. 43. **Fettembolie der Lunge.** Vergr. 100fach. (Frischer Scherenflachschnitt.) Man sieht das alveoläre Gefüge der Lunge mit den zahlreichen elastischen Fasern. Die Blutgefäße sind mit Fett erfüllt; die Fettmassen erscheinen hell, mit dunkeln Randkonturen.

bei Zerquetschung des Beckenfettgewebes (Geburtsakt!), bei Quetschungen der subkutanen Fettgewebslager (Überfahrenwerden!) usw. kommt es an den Stellen solcher traumatischer Insulte zu Austritt von Fett aus den lädierten Zellen. Das Fett wird in die zerrissenen Venen (und Lymphgefäße) des geschädigten Gebietes angesaugt, nach dem rechten Herzen transportiert und mit dem Lungenarterienblut nach der Lunge gebracht, wo es sich vor allem im Gebiet der Kapillaren anhäuft. Das Fett kann die Lungenkapillarbahn passieren, mit dem Lungenvenenblut nach dem linken Herzen, von da in den großen Kreislauf gelangen, und schließlich in kleinen Arterien und Kapillaren des Herzfleisches, der Nieren, des Gehirns stecken bleiben. Embolie geringer Fettmengen in die Lungen macht keine schweren Störungen; das Fett kann verseift oder von Zellen aufgenommen und verarbeitet werden

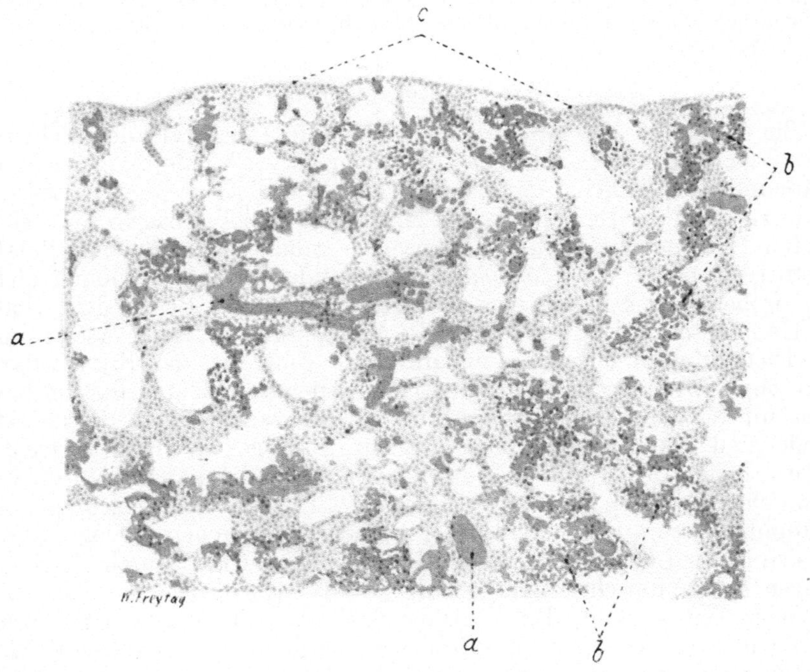

Fig. 44. Fettembolie der Lunge. Vergr. 50 : 1. (Sudanfärbung.)
a Mit Fett verstopfte, kleine Lungenarterien. b Fettgefüllte Lungenkapillaren.
c Lungenpleura.

und verschwindet so bald aus der Blutbahn. Gelegentlich aber kommt es zu ausgedehnter Verstopfung der Kapillaren und kleinen Arterien der Lunge mit Fett. Die Folge sind Zirkulationsstörungen mehr oder weniger schwerer Art (Stauung, Ödembildung, Blutung), ja bei sehr ausgedehnter Verstopfung des Kapillargebietes kann der Tod unter den Erscheinungen der Herzinsuffizienz oder der Erstickung eintreten. Gelegentlich kann man die Fetttropfen im Lungenarterienblut bei der Sektion schon mit dem unbewaffneten Auge nachweisen. Zur mikroskopischen Untersuchung (Fig. 43) genügt es, ein mit der flachen Schere abgeschnittenes dünnes Lungengewebsstückchen in Kochsalzlösung unter dem (nicht zu fest aufgepreßten!) Deckglas bei schwacher Vergrößerung zu untersuchen. Man sieht die glänzenden Fettmassen in einer den Gefäßen der Lunge entsprechenden Anordnung. Unser Dauerpräparat (Fig. 44) zeigt eine experimentell erzeugte Fettembolie (Olivenöl in die Vena jugularis des Kaninchens eingebracht) bei Färbung mit Sudan (schw. Vergr.). Die mit den rotgefärbten Fettmassen injizierten, strotzend gefüllten Lungenkapillaren, die Anwesenheit von roten Fetttropfen in kleinen und selbst in größeren Arterienästen sind deutlich zu sehen. Die Zirkulations- und Ernährungsstörungen, welche als Folge der Embolie auftreten, finden ihren histologischen Ausdruck in der Anwesenheit von roten Blutkörperchen und abgelösten Epithelien innerhalb der Alveolen (st. Vergr.!).

Nur beiläufig sei erwähnt, daß man in den Kapillaren der Lunge gelegentlich auch andere Beimischungen des Blutes, die aus dem Gebiete der Körpervenen stammen, vorfindet. So z. B. können bei den oben erwähnten Traumen auch ganze Fettzellen, Leberzellen Knochenmarksriesenzellen (Megakaryozyten) gefunden werden. Andere Befunde sind Plazentarzellen, Geschwulstzellen usw. Die Luftembolie der Lunge — bei Ansaugen von Luft in eröffnete große Körpervenen (gelegentlich von Operationen, bei der Plazentarlösung) — sei nur der Vollständigkeit halber erwähnt.

b) Hämorrhagischer Infarkt.

Wir haben bereits im vorhergehenden die Lunge als den Schauplatz embolischer Vorgänge kennen gelernt, indem wir der Verstopfung der Lungengefäße mit Fett, Zellen verschiedenster Art, mit Luft usw. gedachten. Eine gröbere Form der Embolie kommt zustande, wenn Thromben, die sich im rechten Herzen oder in den Körpervenen gebildet haben, vom Blutstrom losgerissen und in die Lunge getrieben werden. Hierbei können kleinere und größere Lungenarterienäste verstopft werden. Bei akuter Embolie der Hauptäste tritt der Tod ein. Bei Verstopfung mittlerer Äste kann ein Ausgleich erfolgen durch das vikariierende Eintreten der Bronchialarterie (s. S. 56) — vorausgesetzt, daß die Herzkraft ausreicht und daß im kleinen Kreislauf keine abnormen Widerstände zu überwinden sind. Solche Widerstände sind aber in einer Stauungslunge gegeben. Hier herrscht ein abnorm hoher Druck in den Lungenkapillaren und Lungenvenen (z. B. bei Mitralfehlern), gegen den die aushelfende Bronchialarterie nicht genügend aufkommen kann. Es entsteht unter solchen Bedingungen ein sog. Infarkt, der sich in der Lunge als ein fester, dunkelroter, blutiger, durch die Lobulargrenzen scharf umschriebener, an der Lungenoberfläche ein wenig prominierender Keil darstellt. Die Basis des Keiles liegt in typischen Fällen unter der Pleura; an der Spitze des Keiles findet man das embolisierte Gefäß. Die Lungenpleura ist über dem Keil in der Regel leicht entzündet, mit einem zartem Fibrinschleier belegt.

Stellen wir uns die Folgen einer Embolie unter den gedachten Voraussetzungen genauer vor. Im Verzweigungsgebiet eines völlig verstopften Lungenarterienastes — jenseits des Pfropfes — muß der Blutdruck auf Null herabgehen. Das wird nur einen Augenblick lang sein, denn bei den reichlichen kapillären Anastomosen wird benachbartes Kapillarblut von allen Seiten zuströmen; auch an einen Rückfluß von Blut aus den Lungenvenen bzw. Bronchialvenen (s. früher) kann man um so mehr denken, als ja bei der Herzfehlerlunge der Druck in den Lungenvenen (wegen der Erschwerung des Abflusses nach dem linken Herzvorhof) erhöht ist. Es wird sich also das embolisierte Gefäßgebiet alsbald wieder mit Blut füllen. Da die von allen Seiten zufließenden Ströme einander entgegengerichtet sind, wird es zu örtlichen Überfüllungen, zu Stauungen und Blutungen im embolisierten Gebiete kommen müssen. Niemals könnte es aber durch diese kollateralen kapillären und venösen Zuflüsse zu einer derartig massigen und strotzenden blutigen Infiltration des Lungengewebes kommen, wie wir sie beim hämorrhagischen Infarkt sehen. Dazu gehört ein Druck, wie ihn Kapillaren und Venen (selbst in der Stauungslunge) nicht aufbringen können. Wir müssen hier auf arteriellen Druck zurückkommen. Die Bronchialarterie hilft aus; durch sie wird unter arteriellem Druck stehendes Blut in den embolisierten Bezirk getrieben. Den pathologischen Überdruck in den Venen der Stauungslunge aber kann die aushelfende Bronchialarterie nicht überwinden: sie bringt wohl fortgesetzt Blut in das verstopfte Gefäßgebiet hinein, aber sie treibt es nicht genügend hindurch nach den abführenden Venen hin. So sammelt sich immer mehr Blut in dem Emboliebezirk an. Alle Gefäße sind strotzend gefüllt; es kommt zu Diapedesisblutungen oder zur Rhexis

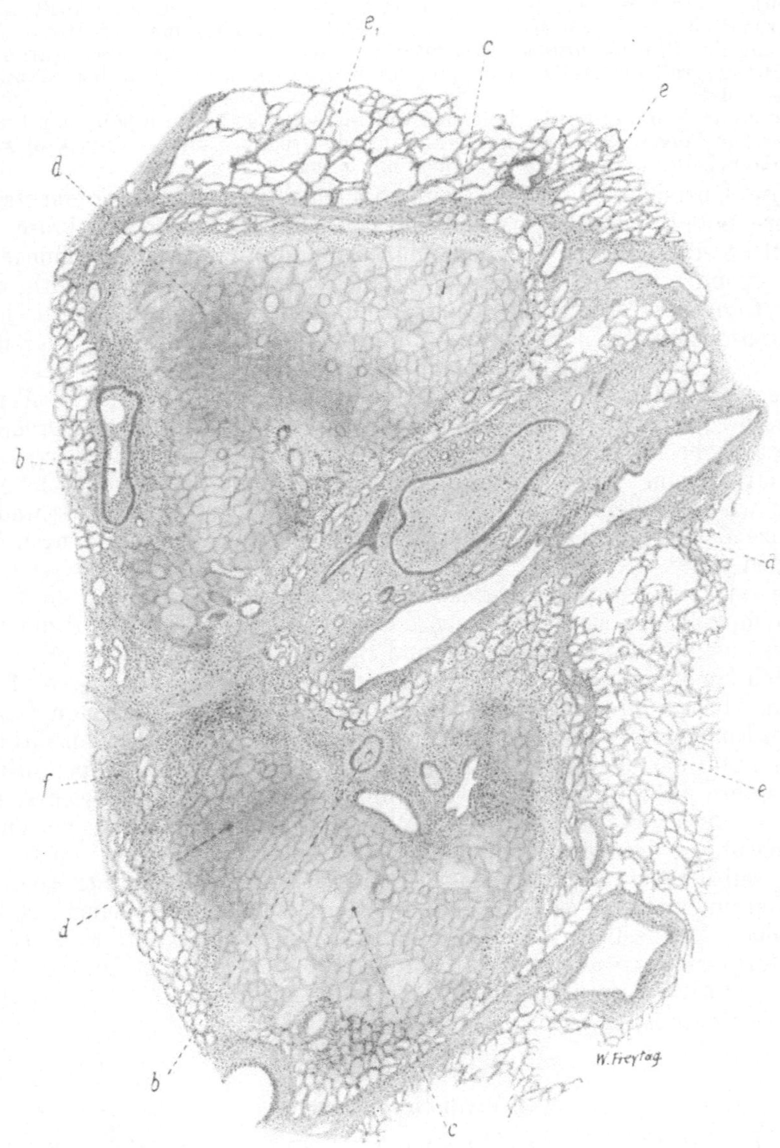

Fig. 45. Hämorrhagischer Infarkt der Lunge. Vergr. 10fach.
(Hämatoxylin-Eosin.)

a Völlig thrombosierter Lungenarterienast. b Partiell thrombosierte, kleinere Lungenarterien. c Hämorrhagisch infarziertes Alveolarparenchym. d In Nekrose befindliches, hämorrhagisch infarziertes Alveolarparenchym. e Angrenzendes, lufthaltiges Lungengewebe. e₁ Geblähtes, lufthaltiges Lungengewebe (vikariierendes Emphysem). f Leukozytäre Infiltration an der Grenze des Infarkts.

der Gefäße; das Blut tritt in das Interstitium und in die Alveolarräume aus, die sich mehr und mehr damit füllen. Stase und eventuell Gerinnung in den Gefäßen des embolisierten Gebietes schließt den Reigen der Erscheinungen. Damit ist die

Nekrose des infarcierten Bezirkes eingeleitet. Beiläufig gesagt, wird sich die Zirkulationsstörung in ähnlicher Weise ausbilden, wenn ein Pulmonalarterienast nicht vollständig verstopft wird.

Die klinischen Erscheinungen — Blut im Sputum, Seitenstechen (Pleuritis sicca s. oben) — erklären sich aus dem anatomischen Bilde. Die Schicksale solcher hämorrhagischer Infarkte sind sehr mannigfaltig: Entfärbung der Herde durch Auflösung des Blutfarbstoffes, Resorption kleiner Infarktherde, Organisation und Vernarbung größerer Keile, Übergang in Abszeß oder Gangrän bei sekundärer Infektion usw.

Die ganze Schilderung bezieht sich auf die sog. blande Embolie der Lungenarterie. Die Folgen einer infektiösen Embolie (sog. septische Infarkte) werden wir später beim Lungenabszeß kennen lernen.

Unser Übersichtsbild (Fig. 45) eines hämorrhagischen Lungeninfarkts zeigt mehrere Lobuli im Zustand der blutigen Infiltration und Nekrose. Der Infarkt ist etwas älteren Datums. Man sieht im interstitiellen Bindegewebe neben einem (zweimal) längsgetroffenen Bronchus einen völlig thrombosierten Lungenarterienast (a); kleinere Lungenarterienäste sind durch Thrombose teilweise verschlossen (b). Die alveolären Räume der infarzierten Lobuli sind mit roten Blutkörperchen strotzend gefüllt (c).

Die Kernfärbung im Infarkt ist mangelhaft; an einzelnen Stellen (d) ist dies besonders deutlich. Das an die infarzierten Läppchen angrenzende Lungengewebe ist lufthaltig, stellenweise stärker gebläht (e und e_1). Daß der Infarkt schon etwas älter ist, geht aus den entzündlichen Reaktionen vor, welche wir vor allem als zellige Infiltration des Zwischengewebes und des angrenzenden alveolären Gewebes in der Umgebung der infarzierten Teile erkennen (f).

Bei stärkerer Vergrößerung erweisen sich diese Infiltratzellen als Leuko- und Lymphozyten; sie durchsetzen das septale Bindegewebe und die Wandungen der hier liegenden Gefäße und Bronchien. Das Bindegewebe in der nächsten Umgebung des Infarkts zeigt auch eine Vermehrung seiner Fibroplasten. Hier sind auch die Alveolen mit Wanderzellen und zum Teil mit jungem Bindegewebe (organisiertes Exsudat!) ausgefüllt. In den thrombosierten Lungenarterien kann man bei stärkerer Vergrößerung vorgeschrittene organisatorische Vorgänge an den Thromben feststellen: gefäßreiches, zartfibrilläres Bindegewebe, welches von Wanderzellen durchsetzt ist, verschließt die Lichtungen dieser Arterien mehr oder weniger vollständig. Im Infarktgebiet selbst sind die Alveolen mit ausgelaugten roten Blutkörperchen, Schatten und Schollen von solchen, mit Gerinnseln, abgestoßenen Alveolarepithelien, Staubzellen, Wanderzellen erfüllt. Fast überall ist Kernlosigkeit bzw. Kernzerfall an den Elementen innerhalb der Alveolen sowohl, wie im Bereich der Alveolarwandungen und -septen festzustellen; starke Karyorrhexis findet sich besonders bei d.

4. Entzündungen.

α) Fibrinöse Pneumonie.

Die Lungenentzündungen (Pneumonien) kann man einteilen 1. in solche, bei welchen der wesentliche Vorgang in der Ablagerung eines Exsudates an der inneren Oberfläche des Lungenparenchyms besteht (innere Oberflächenentzündungen), und 2. in solche, bei welchen das interstitielle Bindegewebe der Lunge, das sog. Lungengerüst, vorzugsweise der Schauplatz der entzündlichen Vorgänge ist (Gerüstentzündungen). Je nach der Art der Entstehung kann man hämatogene (evtl. embolische), bronchogene und lymphogene (evtl. pleurogene) Pneumonien unterscheiden. Je nach der Art der Ausbreitung des pneumonischen Prozesses trennt man diffuse Pneumonien, das sind solche, die einen ganzen Lungenlappen oder große Teile eines solchen ergreifen (lobäre Pneumonien), und herdförmige Lungenentzündungen; bei den letzteren sind nicht selten die Grenzen des pneumonischen Prozesses durch die anatomischen Einheiten des Lungengewebes, die Azini oder Lobuli, bestimmt (sog. azinöse bzw. lobuläre Pneumonien) (s. S. 75).

Als typisches Beispiel einer lobären Pneumonie gilt die sog. genuine, kruppöse oder fibrinöse Pneumonie. Sie ist eine wohl charakterisierte Infektionskrankheit, die sich durch typische Fieberkurve und charakteristischen klinischen Verlauf auszeichnet.

Der Erreger ist in den meisten Fällen der Fränkel - Weichselbaumsche Diplococcus lanceolatus; in wenigen Fällen wird der von Friedländer beschriebene Kapselbazillus (Bac. mucosus capsulatus pneumoniae) gefunden. Wie diese

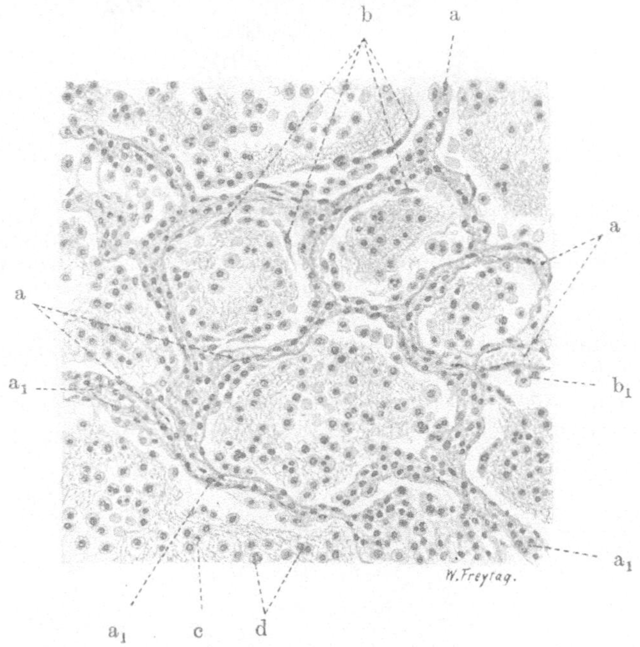

Fig. 46. Kruppöse Pneumonie. (Stadium der roten Hepatisation.) Vergr. 180 fach. (Hämatoxylin.)
a Erweiterte, blutgefüllte Lungenkapillaren. a₁ Weiße Blutkörperchen innerhalb und außerhalb der Lungenkapillaren. b Alveolarepithelien, abgestoßen und den Exsudatpfröpfen aufliegend. b₁ Geschwollene Alveolarepithelien, der Alveolarwand noch anliegend. c u. d Lymphozyten und Leukozyten innerhalb des fibrinösen (feinfaserigen) Exsudates in den Alveolen.

Erreger in die Lunge gelangen, ist noch nicht ganz aufgeklärt. Bemerkenswert ist ihr Vorkommen in den oberen Luftwegen Gesunder. Diese Tatsache legt es nahe, an eine Infektion auf dem Luftweg zu denken. Die Erkältung, welche in der Ätiologie gerade der fibrinösen Pneumonie eine Rolle spielt, würde in der Lunge eine Disposition schaffen, welche den auf dem Luftweg in die Lunge vordringenden Erregern günstige Entwicklungsbedingungen bietet. Indessen spricht doch manches für eine hämatogene Infektion: vor allem die primär diffuse Ausbreitung des pneumonischen Prozesses. Das ganze Krankheitsbild, welches in schweren Fällen mehr dem einer Allgemeininfektion, einer Pneumokokkensepsis mit besonders hervortretender Lokalisation in der Lunge, entspricht, wobei außerdem pneumokokkische Entzündungsherde in den verschiedensten Organen des Körpers (Perikarditis, Endokarditis, Meningitis, Arthritis, Nephritis, Otitis media usw.) hervortreten, rückt ebenfalls die hämatogene Infektion in den Vordergrund. Wie freilich der Pneumokokkus zuerst ins Blut gelangt, bleibt fraglich (sog. kryptogenetische Infektion).

Die **Stadien**, in welchen sich der krankhafte Prozeß bei der fibrinösen Pneumonie abspielt, sind von jeher in folgender Weise unterschieden worden: 1. **die Anschoppung**: der befallene Lungenteil ist gedunsen, **sehr hyperämisch** und saftreich (entzündliches Ödem). Mikroskopisch findet man in

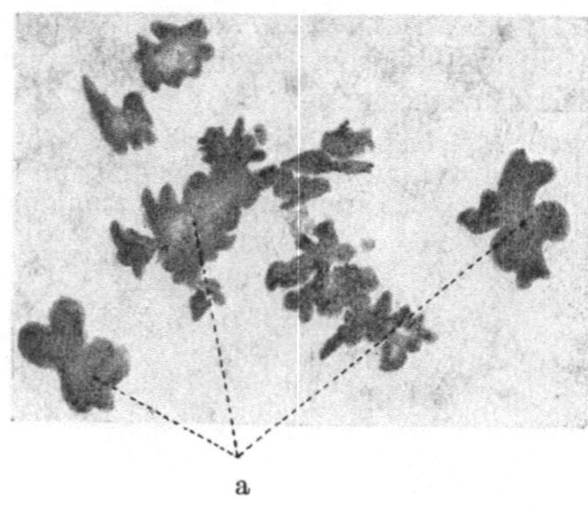

Fig. 47. **Exsudatpfröpfe bei Pneumonia crouposa.** Vergr. 2fach. Frisches Abstrichpräparat einer rot hepatisierten Lunge. Die (hauptsächlich aus Fibrin bestehenden) Exsudatpfröpfe (a) stellen förmliche Ausgüsse des respirierenden Lungenparenchyms (Alveolargänge, Infundibula) dar.

diesem Stadium stärkste kongestive Hyperämie (Kapillarerweiterung); Schwellung der Alveolarepithelien, die sich lockern und von der Alveolarwand ablösen; rote Blutkörperchen, die per diapedesin aus den hyperämischen, entzündeten Gefäßen in die Alveolarlichtungen ausgetreten

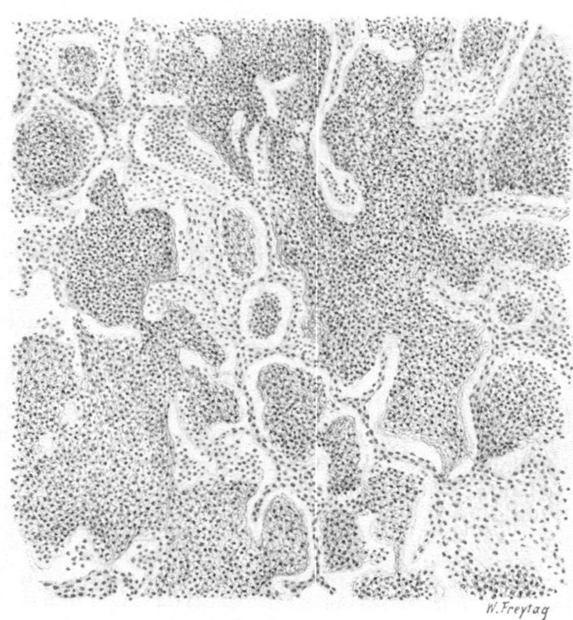

Fig. 48. **Kruppöse Pneumonie** (Stadium der grauen Hepatisation). Vergr. 60fach. (**Weigerts** Fibrinfärbung — Karmin,) Blau gefärbtes, feinfaseriges Fibrin, vermischt mit vielen Leukozyten, füllt die alveolären Räume aus, die durch das Exsudat beträchtlich erweitert sind.

sind (blutiges, rostfarbenes Sputum der Pneumoniker!); emigrierte Lympho-
und Leukozyten, die teils noch in der Alveolarwand stecken, teils in das
Lumen der Alveolen eingewandert sind. Daneben flüssiges, eiweißreiches
Exsudat. Geronnenes Exsudat (Fibrin) findet sich in diesem Stadium
noch wenig in den Alveolen vor. Die Exsudation bedingt jenes leise Knistern
bei der Atmung, welches Crepitatio indux genannt wird; 2. die rote Hepatisation: die entzündete Lunge zeigt in diesem Stadium den Fortbestand
der intensiven Hyperämie, daher die Rotfärbung. Zu dieser trägt auch
die massenhafte Anwesenheit von roten Blutkörperchen in den Alveolen bei.
Die Konsistenz der Lunge ist reichlich vermehrt, die Lunge wird fest und
brüchig wie eine Leber (Hepatisatio) infolge der Ausfüllung ihrer Lufträume
mit geronnenem Exsudat, d. h. mit Fibrin
(klinisch: Dämpfung, Bronchialatmen!).

Mikroskopisch (Fig. 46) sieht man starke
Erweiterung und Füllung der Lungenkapillaren
(a); Leuko- und Lymphozyten stecken in diesen
Kapillaren und finden sich auch innerhalb der
Alveolarwandungen und -septen. In den Lichtungen der Alveolen ist reichlich körnig-fädiges
Fibrin vorhanden, ferner finden sich massenhaft rote Blutkörperchen und mäßig viel weiße
(Lympho-Leukozyten [c, d]). Alveolarepithelien
werden reichlich in Ablösung gefunden und liegen
manchmal den Exsudatpfröpfchen als peripherer
Saum auf (b). Die fibrinöse Exsudation kann
auch auf der Pleura (pleuritisches Reiben!),
sowie in den kleinsten Bronchien (Bronchiolitis
fibrinosa!) festgestellt werden. Schneiden wir
eine solche hepatisierte Lunge durch, so bietet
sie uns auf der Schnittfläche ein feinkörniges
Aussehen dar, weil sich die elastischen Wände
der Alveolen nach dem Durchschneiden etra
hieren, wodurch die in den Alveolen stecken-
den Fibrinpfröpfe als kleine Körner über die
Schnittfläche hervorragen. Streicht man mit dem
Messer über die körnige Schnittfläche und bringt
das abgestrichene Material unter das Mikroskop
(in NaCl-Lösung), dann sieht man aus Fibrin
bestehende Abgüsse der Alveolen und förmliche Modelle der Alveolargänge
und Endsäckchen (Fig. 47). Nicht selten zeigen diese Fibrinpfröpfe spitze
Ausläufer; es sind dies Fortsätze, mit welchen die einzelnen Fibrinpfröpfe
durch die Alveolarwandporen hindurch untereinander zusammenhängen;
3. die graue Hepatisation: die Lunge wird blasser, mehr graurot oder
grau, weil einerseits die Hyperämie einer relativen Anämie Platz macht,
indem das immer mächtiger werdende fibrinöse Exsudat auf die Kapillaren
drückt, andererseits die in den Alveolen befindlichen roten Blutkörperchen
ausgelaugt werden und sich auflösen. Der Exsudationsprozeß hat jetzt
seine volle Höhe erreicht: die Lunge ist ganz fest geworden und ist völlig
luftleer. Ein histologischer Vorgang, der während des bisher geschilderten
Verlaufes eine nur untergeordnete Bedeutung hatte, gewinnt nun mehr
und mehr die Oberhand: es ist die Emigration von polymorphkernigen
Leukozyten aus den entzündlich alterierten Kapillaren in die Alveolen
hinein. Sehr instruktiv sind Präparate, welche mit Weigerts Fibrinfärbung
(Fig. 48) behandelt sind. Hierbei ist alles Fibrin elektiv blau gefärbt. Man

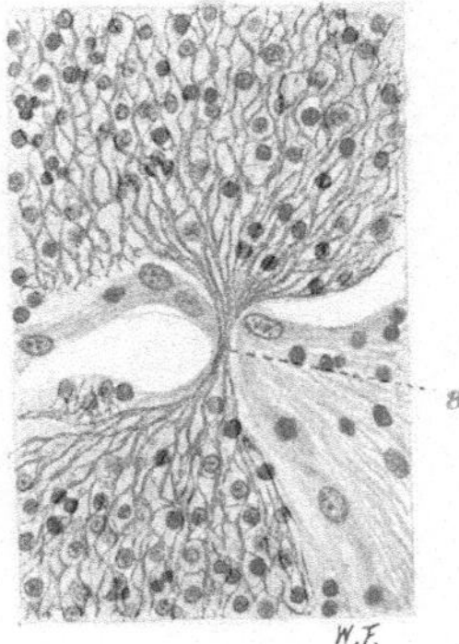

Fig. 49. Krupp öse Pneu-
monie (Stadium der grauen
Hepatisation).
Vergr. 250 fach. (Weigerts
Fibrinfärbung — Karmin.)
Zwei benachbarte Alveolen,
die mit (blau gefärbtem)
Fibrin und reichlichen
weißen Blutkörperchen ausgefüllt sind. Bei a ziehen
Fibrinfasern durch eine Pore
der Alveolarwand von der
einen zur anderen Alveole
hinüber.

sieht ein Gewirr sich vielfach überkreuzender, blaugefärbter, starrer Fäden
in den Alveolen und kann die oben erwähnten Verbindungen benachbarter
fibrinöser Exsudatpfröpfe deutlich sehen: feine blaue Fäden ziehen von einer
Alveole zur benachbarten durch die Alveolenwand hindurch (Fig. 49). Außer
Fibrin finden sich reichlich weiße Blutkörperchen in den alveolären Räumen.
Damit bereitet sich das 4. Stadium: das Stadium der Lösung (Klinisch:
Crepitatio redux!) vor. Je mehr die Leukozyten das Feld beherrschen, desto
mehr zeigt die erkrankte Lunge auf dem Durchschnitt eine gelbliche Färbung
(gelbe Hepatisation). Ein mikroskopisches Bild in diesem Stadium zeigt

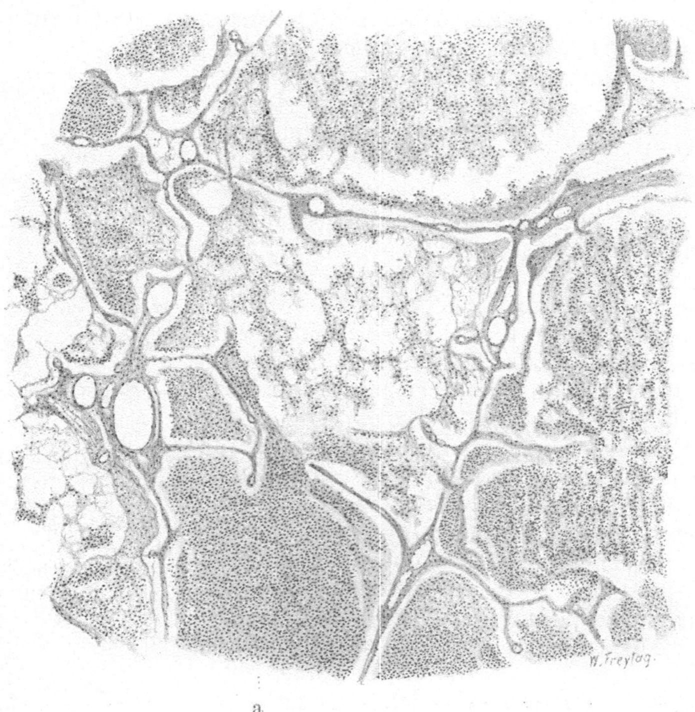

Fig. 50. Kruppöse Pneumonie bei Emphysem. Vergr. 45fach.
(Hämatoxylin-Eosin.)
Stark vergrößerte (emphysematöse) Lufträume. Dünne (atrophische) Septen
dazwischen. Feinfaseriges Fibrin und stellenweise (z. B. bei a) massenhaft Leukozyten in den Lufträumen.

ungeheure Massen von Leukozyten in den Alveolarräumen und in den Alveolarwandungen bzw. innerhalb der Lungenkapillaren. Die Auflösung des
Fibrins unter der Einwirkung dieser leukozytären Überschwemmung ist
daran zu erkennen, daß man um so weniger Fibrin in den Alveolen sieht,
je mehr Leukozyten sich hier angehäuft haben. Bei starker Vergrößerung
stellt man auch feinstkörnigen Zerfall des Fibrins fest. Durch die Anwesenheit der Leukozyten bzw. durch ihren intraalveolären Zerfall kommen auto-
lytische Fermente in Wirksamkeit, durch welche die geronnenen Eiweißmassen in den Alveolen aufgelöst, verflüssigt werden. Von der Schnittfläche
einer solchen in Lösung befindlichen pneumonischen Partie läßt sich ein
gelber, rahmiger, eiterähnlicher Saft abstreichen — das autolysierte Exsudat, vermischt mit massenhaften zerfallenen Leukozyten. Durch Ex-

pektoration auf dem Bronchialweg und durch Resorption seitens der Lymphgefäße wird das verflüssigte Exsudat allmählich entfernt, die Lufträume werden wieder frei, die Alveolarepithelien regenerieren sich und die Lunge kann völlig heil (mit restitutio ad integrum) aus dem Sturm der Entzündung hervorgehen. Ungünstige Ausgänge kommen vor: das fibrinöse Exsudat kann unaufgelöst liegen bleiben und wird dann bindegewebig organisiert (Ausgang in Induration, Karnifikation). Es kann aber auch durch Sekundärinfektion zur Vereiterung oder Verjauchung der pneumonischen Partie kommen (Ausgang in Abszeß oder Gangrän).

Interessant ist es, den pneumonischen Prozeß in einer emphysematösen Lunge histologisch zu verfolgen, weil hier einerseits der Umfang der emphysematösen Lufträume durch die in ihnen abgelagerten Exsudatmassen besonders deutlich wird, andererseits vor Augen geführt wird, daß infolge des Schwundes der bindegewebigen Septen, sowie der Blut- und Lymphgefäße in der Emphysemlunge die Resorption des Exsudates Schwierigkeiten begegnet. Unser Präparat zeigt denn auch Stellen, an welchen sich das Exsudat besonders stark angehäuft und einen mehr eitrigen Charakter angenommen hat (Fig. 50).

β) Bronchopneumonie.

In allen Lebensaltern, besonders aber bei Kindern und alten Leuten, kommt eine Pneumonie vor, die bronchogenen Ursprungs ist. Sie geht in der Regel von einer bestehenden katarrhalischen oder eitrigen Bronchitis aus, die von den gröberen Bronchialästen in die Endbronchien hinabsteigt und von da auf das respirierende Parenchym übergreift. Dies kann so geschehen, daß der Entzündungsprozeß durch die Wand der Bronchiolen, dem Lymphweg folgend, auf das angrenzende Lungengewebe fortschreitet (peribronchiale Ausbreitung), oder daß die Entzündung, den Verzweigungen des Bronchialbaumes folgend, auf die Bronchioli respiratorii und die zugehörigen Alveolargänge und Infundibeln übergreift (endobronchiale Ausbreitung). Die letztere Form wird auch Lobulärpneumonie genannt, weil hier, der eben geschilderten Ausbreitung der Entzündung entsprechend, anatomische Einheiten, Azini und Lobuli, pneumonisch erkranken.

Die Erreger dieser exquisit herdförmigen Lungenentzündungen sind mannigfaltig: in vielen Fällen wird auch hier der Pneumokokkus gefunden. In anderen Fällen — entsprechend dem Auftreten von Bronchopneumonien bei Masern, Keuchhusten, Grippe, Typhus, Diphtherie usw. — werden Streptokokken, Staphylokokken, Influenza-, Koli-, Typhus-, Diphtheriebazillen nachgewiesen. Oft handelt es sich um Mischinfektionen. Als disponierendes Moment kommt auch hier die Erkältung in Betracht. Ferner aber vor allem Störungen der Ventilation und der Zirkulation in der Lunge. So sehen wir in atelektatischen Lungenteilen, ferner auf dem Boden der aus ungenügender Herztätigkeit sich entwickelnden Hypostasis bzw. des Oedema pulmonum Bronchopneumonie entstehen.

Besonders für die Lobulärpneumonie läßt sich das eben Gesagte klar erläutern. Nehmen wir den so häufigen Fall einer Maserninfektion als Beispiel! Hier besteht so gut wie immer eine Bronchitis; sie wird deszendierend zur Bronchiolitis; katarrhalisch-eitrige Sekretpfröpfe verstopfen die kleinsten Bronchien. Mit jeder Inspiration werden diese Pfröpfe peripherwärts in die lobulären bzw. azinösen Bronchiolen eingetrieben und verschließen deren Lumina; es kann keine Atemluft mehr in die Alveolarräume der betreffenden Abschnitte. Mit jeder Exspiration lüften sich die verstopfenden Pfröpfe, indem sie hiluswärts verschoben werden: die in den Alveolen befindliche Luft kann daher bei der Exspiration entweichen. Das Spiel wiederholt sich immer wieder von neuem. Der Endeffekt ist, daß die Alveolarräume der befallenen Azini bzw. Lobuli mehr und mehr luftleer werden; sie werden durch den ventilartigen Verschluß der Bronchiolen förmlich leer gepumpt. Der Rest von Luft (Gasen) wird vom Blut aus resorbiert. Die Azini bzw. Lobuli sinken zusammen, die Alveolen sind

leer, ihre Wandungen legen sich aufeinander, ihre Ventilation bei der Atmung
hat aufgehört (Verstopfungsatelektase). Die fehlende Ventilation bringt aber
auch eine schlechte Zirkulation mit sich, denn der normale Druckwechsel in den
Alveolen ist der Beförderung des Blutes in den Lungenkapillaren sehr förderlich.
Fällt er bei der Atelektase weg, so kommt es zur Kapillarstauung in den betreffenden Lobuli: blaurote, eingesunkene, polygonale Felder an der Lungenoberfläche bezeichnen die Stellen der Störung oder Aufhebung der Ventilation
und Zirkulation. Alsbald entwickelt sich nun gerade in diesen disponierten
Lungenteilen die Pneumonie, indem die Erreger von den Bronchiolen aus in
die Alveolarräume gelangen und hier die entzündliche Exsudation erregen: so
geht die lobuläre Atelektase in Lobulärpneumonie über. Ähnlich ist es bei alten
Leuten und bei Marantischen, bei welchen sich mit sinkender Herzkraft in den

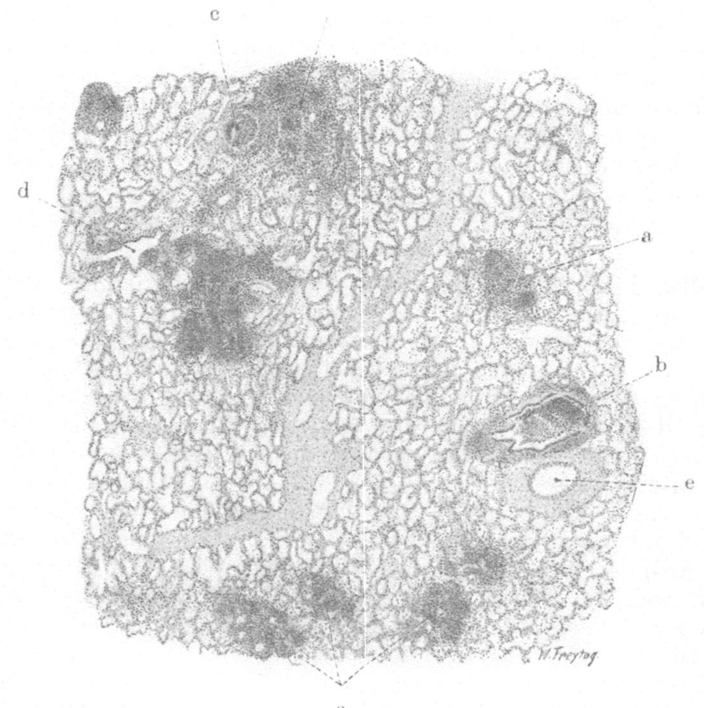

Fig. 51. Katarrhalisch-eitrige Bronchopneumonie. Vergr. 20fach.
(Hämatoxylin.)
a Herdförmige, pneumonische Infiltration des alveolären Gewebes. b Kleine Bronchien, in deren Umgebung und Ausbreitungsbezirk sich die herdförmige Pneumonie
entwickelt hat; die Bronchien zum Teil mit Exsudat (Leukozyten) verstopft.
c Mit eitrigem Exsudat verstopfter Endbronchus. d Bronchiolus respiratorius.
e Lungenarterienast.

hinteren Lungenabschnitten Stauung (Hypostase), Stauungsödem und relative
Atelektase (Splenisation) entwickelt. Auch hier findet bei der regelmäßig vorhandenen Bronchitis ein Übergreifen der Entzündung auf das schlecht ventilierte
und in schlechter Zirkulation befindliche Lungengewebe besonders leicht statt.
Einen besonderen Fall von Bronchopneumonie stellt die Aspirationspneumonie
oder Schluckpneumonie dar, zu welcher auch die sog. Vaguspneumonie
(bei Rekurrenslähmung) gehört. Hier gibt die Aspiration von infektiösen Teilen
aus den oberen Verdauungs- und Respirationswegen in die tieferen Lungenpartien
hinein Anlaß zu bronchopneumonischen Entzündungen, die meist sehr schwerer
Art sind (Übergang in Abszeß und Gangrän).

Das grobanatomische Bild der Bronchopneumonie zeigt uns herdförmige
Infiltrate, die entweder mit unbestimmten Grenzen peribronchial angeordnet,

oder streng an die Ausbreitung der Azini bzw. Lobuli gebunden sind. Die Herde sind von verschiedenster Größe, von miliaren Stippchen bis zu Läppchengröße; durch Konfluenz entstehen noch umfangreichere, schließlich lobäre Infiltrate (sog. konfluierende Bronchopneumonie). Je nach der Art des Exsudates (katarrhalisch, hämorrhagisch, eitrig) sind die Herde graurot, dunkelrot, graugelb, gelblich gefärbt, oft auch (wegen Fibringehaltes) körnig auf der Schnittfläche. Mikroskopisch (Fig. 51) zeigt sich bei ganz schwacher Vergrößerung der herdförmige Charakter der pneumonischen Infiltration (a)

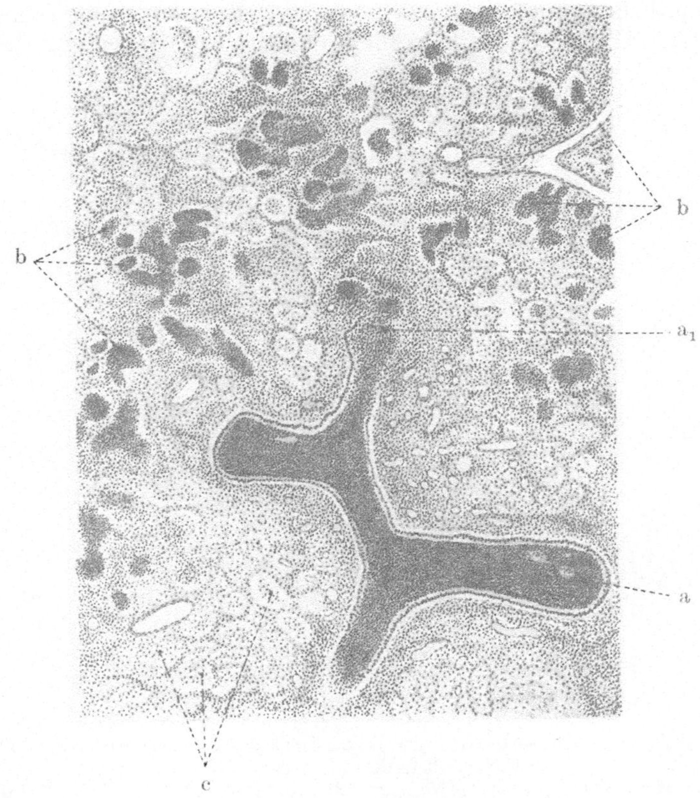

Fig. 52. Katarrhalisch-eitrige Bronchitis und Bronchopneumonie. Vergr. 40fach. (Hämatoxylin.)
a Endbronchien, mit Leukozyten erfüllt; das Epithel größtenteils erhalten. Bei a₁ Übergang in einen Bronchiolus respiratorius. b Leukozyten in den Alveolarräumen. c Kleinere und größere mononukleäre Zellen (Alveolarepithelien, Lymphozyten) in den Alveolarräumen.

deutlich; ebenso die Beziehung der Herde zu katarrhalisch erkrankten, mehr oder weniger durch Sekret verstopften, kleinen und größeren Bronchien (b, c). Das zwischen den Infiltraten gelegene lufthaltige Lungengewebe ist stark entfaltet (vikariierende Blähung!). Bei etwas stärkerer Vergrößerung (Fig. 52) erkennt man die Ausfüllung der Alveolen und Infundibeln mit vorwiegend zelligem Exsudat. Es sind an den Stellen stärkster entzündlicher Reizung dicht gedrängte Leukozytenmassen (b). An anderen Stellen sind es locker liegende, kleinere und größere einkernige Zellen (c); es sind Lymphozyten und Alveolarepithelien. Die kleinen Bronchien (a) sind mit Leukozyten ganz erfüllt; ihr zylindrisches Epithel teils noch erhalten, teils abgestoßen. Das die Bronchien umgebende Bindegewebe ist entzündlich zellig infiltriert. Starke Füllung der Gefäße tritt überall hervor. In Fig. 53 ist ein quergetroffener kleiner Bronchus (a), erweitert und mit abgestoßenem Zylinderepithel und Leukozyten erfüllt, zu sehen. Die Alveolen sind in seiner Umgebung mit rundlichen, einkernigen Zellen erfüllt (b), die Alveolenwandungen und -septen von kleinen Rundzellen (Lymphozyten) infiltriert (c).

In den einzelnen Fällen von Bronchopneumonie ist die Zusammensetzung des Exsudates, wie gesagt, sehr wechselnd. Bei der sog. katarrhalischen Pneumonie besteht der Inhalt der Alveolen vorwiegend aus abgelösten Alveolarepithelien: große, polygonale, platte Zellen; ferner aus Lympho- und Leukozyten. Hierbei ist zu bemerken, daß die Unterscheidung dieser Zell-

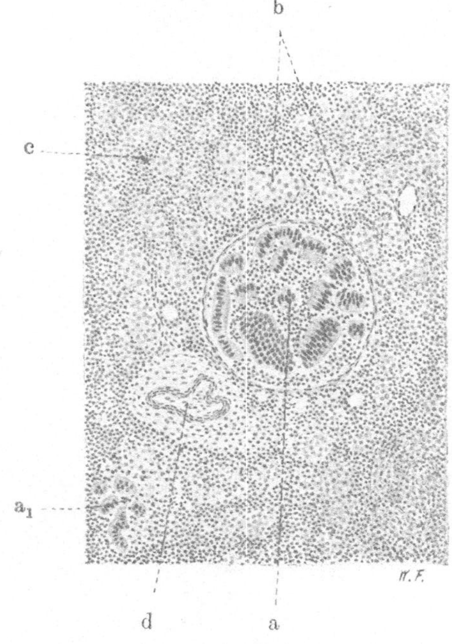

Fig. 53. Katarrhalisch-eitrige Bronchitis und Bronchopneumonie.
Vergr. 90fach. (Hämatoxylin.)
a Kleinerer Bronchus, quer getroffen, erfüllt mit abgestoßenem Zylinderepithel und mit Leukozyten. a₁ Abgestoßenes, niedrig zylindrisches Epithel eines Bronchiolus respiratorius. b Alveolarräume, mit größeren, lymphozytenartigen Zellen erfüllt. c Alveolarwandungen, von Lymphozyten infiltriert. d Lungenarterie.

formen nicht immer ganz leicht ist, weil die Zellen, sowohl Alveolarepithelien wie weiße Blutkörperchen, innerhalb der Alveolen infolge von Quellungszuständen sich morphologisch sehr verändern können. Man trifft gelegentlich auch auffallend große, rundliche, protoplasmareiche Zellen mit rundlichen Kernen an; auch zwei- und mehrkernige derartige Zellen (Riesenzellen) kommen vor, z. B. bei Diphtherie-, Masern-, Keuchhustenpneumonie. Die Herkunft dieser Zellen ist sehr umstritten. Sind es pathologisch vergrößerte Lymphozyten? Sind es gequollene, abgerundete, veränderte Alveolarepithelien? Pneumonien, welche vorwiegend solche größere, rundkernige Zellen in den Alveolen aufweisen, werden auch als Desquamativpneumonien (Buhl) bezeichnet, weil man die Meinung hat, es handle sich um eine Desquamation der Alveolarepithelien. Von manchen Autoren (Orth) wird aber dem lymphozytären Charakter der einkernigen Elemente mehr

das Wort geredet. Wir werden diesen Zellen bei Besprechung der tuberkulösen Pneumonien wieder begegnen und dort auseinandersetzen, daß

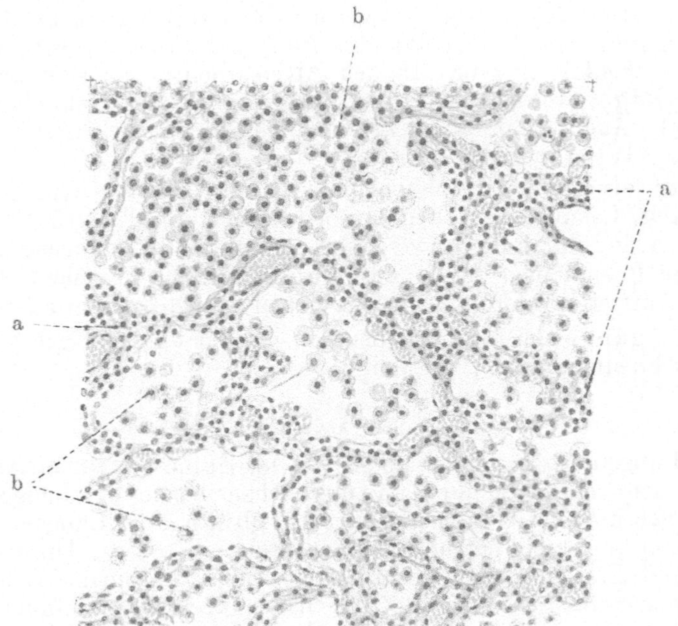

Fig. 54. Katarrhalische Pneumonie mit lymphozytärem Exsudat.
Vergr. 180fach. (Hämatoxylin.)
a Alveolarwandungen und -septen, von Lymphozyten infiltriert. b Kleinere und
größere, lymphozytenartige Zellen innerhalb der Alveolen.

sicher beides vorkommt, eine lymphozytäre Exsudation (Fig. 54) und eine
zweifellose Alveolarepithelabschuppung (Fig. 55). In Fig. 54 sehen wir neben

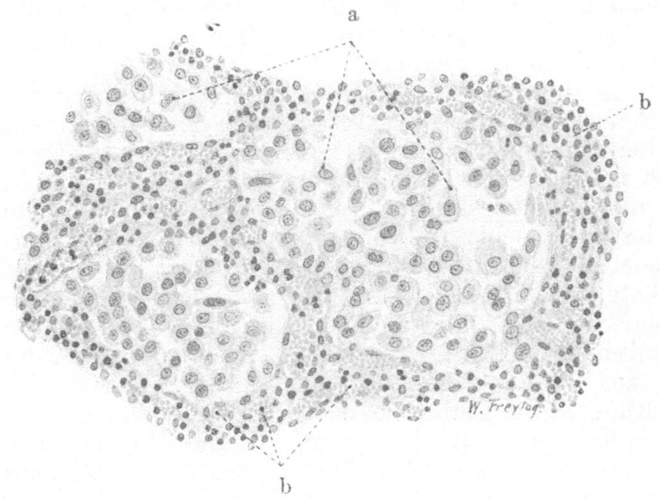

Fig. 55. Desquamativpneumonie. Vergr. 250fach. (Hämatoxylin.)
a Große, epithelartige, vielgestaltige Zellen (abgestoßene Alveolarepithelien) in den
Alveolen. b Lympho- (und leuko-) zytäre Infiltration der Alveolarwandungen.

ausgesprochen lymphozytärer Infiltration der Alveolarwandungen (a) eine Erfüllung der Alveolarlumina mit kleineren und größeren, gleichmäßig ausgebildeten, einkernigen Rundzellen (b). Das sind — auch der Beschaffenheit ihrer Kerne nach — pathologisch veränderte (gequollene) Lymphozyten. In Fig. 55 tritt eine lympho- (und leuko-) zytäre Infiltration der Septen (b) ebenfalls hervor. In den Alveolarlichtungen sind aber große, vielgestaltige, protoplasmareiche Zellen mit rundlichen, bläschenförmigen Kernen (a). Auch mehrkernige Zellen finden sich gelegentlich. Dies sind wohl alles Alveolarepithelien.

Bei der eitrigen Bronchopneumonie finden sich vorwiegend polymorphkernige Leukozyten in den Alveolarräumen vor. Fibrinöse Bronchopneumonien sind durch die Anwesenheit geronnener Eiweißmassen, hämorrhagische Pneumonien (z. B. schwere Influenzapneumonien) durch das reichliche Auftreten von roten Blutkörperchen in dem Exsudat ausgezeichnet.

Die Ausgänge der Bronchopneumonien sind ähnliche wie sie bei der fibrinösen Pneumonie kurz erwähnt wurden.

γ) Embolischer Abszeß der Lunge.

Beim Lungenabszeß handelt es sich — im Gegensatz zur eitrigen Pneumonie — nicht nur um eine innere Oberflächeneiterung der Lunge, sondern daneben auch um eine so intensive eitrige Infiltration des Lungengerüstes, daß es unter schweren Störungen der Zirkulation (Stase, Thrombose) zur Nekrose und Einschmelzung des Lungengewebes, mithin zu Defekten, zu sog. Lungengeschwüren, kommt. Wir haben also eine Kombination von innerer Oberflächen- und Gerüstentzündung. Manchmal spielen sich diese einschmelzenden Eiterungen ganz vorwiegend interstitiell in der Form der eitrigen Lymphangitis ab; durch Einschmelzung der bindegewebigen Septen der Lunge kann es dabei zu förmlichen Sequestrationen von Lungenteilen (Läppchen usw.) kommen (sog. Pneumonia dissecans).

Lungenabszesse (und Gangränherde) können hämatogen (embolisch) oder von den Bronchien her entstehen (z. B. bei Bronchektasie). Nicht selten bilden sie sich auch aus durch sekundäre Vereiterung oder Verjauchung von pneumonischen Infiltrationen oder von Infarkten. Den hämatogenen und bronchogenen Eiterungen stehen die selteneren lymphogenen (bzw. pleurogenen) Formen gegenüber.

Die embolischen Lungenabszesse haben ihren Ursprung in infektiösen Herden im Bereich des Körpervenensystems oder des rechten Herzens (Endokarditis). Bei lokalen eitrigen Prozessen im Körper (Abszessen, Phlegmonen) setzt sich der eitrige Prozeß auf die Wandung kleinerer oder größerer, im Entzündungsgebiet gelegener Venen fort (Periphlebitis) und dringt schließlich bis ins Venenlumen vor (Endophlebitis). Es kommt dann auf den entzündeten Veneninnenwänden zu thrombotischen Abscheidungen aus dem Blute, die schließlich zur völligen Verlegung der Venenlichtung mit thrombotischer Masse führen können (sog. phlebitische Thrombose). Diese Thromben sind selbst eitriger Natur: sie enthalten Massen von Eiterkörperchen und Eiterkokken. Die bald eintretende eitrige Erweichung und Schmelzung dieser Thromben macht es verständlich, daß Teile derselben sich loslösen und vom Blutstrome (als Emboli) weggespült werden. Die aus dem Gebiet des großen Körpervenensystems stammenden derartigen Thromben werden in der Lunge abgefangen. Selten sind es dabei größere Teile des thrombotischen Materials, die als Emboli verschleppt werden; daher ist embolische Verstopfung gröberer Äste der Lungenarterie bei diesen septischen Prozessen nicht häufig. Die eitrig erweichten Emboli zerschellen vielmehr bei ihrem Transport in der Blutbahn an deren Ufern in Bröckel, und es kommt daher zu Verstopfung nur kleinerer Äste der Arteria pulmonalis. Speziell die peripheren arteriellen Endverzweigungen sind von der septischen Embolie bevorzugt, oder es werden die infizierten Massen erst in den präkapillaren und kapillaren Gefäßen festgehalten. Bei Verstopfung mittlerer und kleiner Äste der Lungenarterie kann zunächst eine Art hämorrhagischen Infarkts zustande kommen (s. oben). Diese infektiösen Infarkte sind nicht so scharf begrenzt, das Lungengewebe ist in ihrem Bereich nicht so derb blutig infiltriert wie bei dem blanden Infarkt der Herzkranken (s. S. 68). Die septischen Infarkte können in toto vereitern oder durch periphere (demarkierende) Eiterung sequestriert werden. In anderen Fällen entsteht gar kein eigentlicher hämorrhagischer Infarkt, sondern zunächst ein pneumonisches (meist allerdings auch hämorrhagisches) Infiltrat, welches dann vereitert. In jedem Falle entwickelt sich infolge der Gegenwart der eitererregenden Bakterien sehr rasch eine schwere Entzündung des Lungengewebes, die alsbald einen eitrigen, oft auch jauchigen Charakter annimmt. Ungeheure Massen weißer Blutkörperchen wandern aus den entzündeten Gefäßen aus, infiltrieren das Stützgerüst der Lunge und sammeln sich in den Räumen der Bronchiolen und Alveolen an. In diesen letzteren findet man eventuell auch reichlich Fibrin und rote Blutkörperchen vor. Bald folgt der dichten eitrigen Infiltration des Lungengewebes die Nekrose desselben, die sich als Verflüssigungsnekrose darstellt und durch Einschmelzung des entzündeten Lungenteiles zum Lungenabszeß führt. Die Nekrose ist wohl ebensosehr die Folge der schweren entzündlichen Zirkulationsstörung (Stasis, Thrombosis im Entzündungsgebiet), als der intensiven Giftwirkung seitens der Eiterbakterien (Strepto-Staphylokokken usw.). Die Verflüssigung ist als fermentativer Abbau des nekrotischen Gewebes aufzufassen. Die embolischen Lungenabszesse treten in der Regel multipel auf; sie sind relativ klein und sitzen besonders häufig subpleural (wegen der Verstopfung der peripheren Endverzweigungen des Lungenarterienbaumes); die Pleura ist über ihnen entzündet, oft auch selbst in Nekrose befindlich. Dem bloßen Auge bieten sie sich als gelbe Infiltrationen oder als kleine eitererfüllte Höhlen dar, die oft dunkelrote, hämorrhagische Höfe besitzen.

Die Lunge bildet keine unüberschreitbare Barriere für die aus dem großen Körpervenengebiet stammenden infizierten Massen. Die Bakterien können die Kapillaren der Lunge passieren, oder es bilden sich im Bereich der embolischen Lungenabszesse neuerdings thrombotische Prozesse in den Lungenvenen aus, von denen aus dann das linke Herz infizierte Emboli zugeführt erhält. So entstehen auf Grund von Embolien im Gebiete der Aorta neue Abszesse in den verschiedensten Organen (Niere, Herzfleisch, Hirn, Milz) — ein anatomisches Bild, wie es der als Pyämie bezeichneten Allgemeininfektion entspricht.

Unser Übersichtsbild (Fig. 56) ist geeignet, sowohl die Entstehung als auch gewisse Folgen der embolischen Lungenabszesse vor Augen zu führen. Wir sehen zwei subpleural gelegene Lungenlobuli, getrennt durch das interlobuläre Bindegewebe. Der eine (b) befindet sich im Zustand vollständiger pneumonischer Infiltration; stellenweise bietet sich das Bild einer hämorrhagischen Infarzierung des Lungengewebes; an anderen Stellen überwiegt die zellige Exsudation und Infiltration, welche den Beginn der Abszedierung des infiltrierten Lobulus darstellt. Über dem infiltrierten Läppchen ist die Pleura (a) entzündlich infiltriert und mit fibrinösem Exsudat belegt. Der andere Lobulus (c) ist ganz diffus von Eiterzellen durchsetzt; die Lungenstruktur ist nicht mehr erkenntlich; zum großen Teil ist der eitrig infiltrierte Lobulus zerfallen und eingeschmolzen. Über diesem Abszeß fehlt die Pleura und wir sehen Teile des eitrig geschmolzenen Lungengewebes (d) in Ausstoßung durch die perforierte Pleura. Das interstitielle Bindegewebe (f) in der Umgebung der erkrankten Lobuli ist stark verbreitert, von Zellen durchsetzt, bei mächtiger Erweiterung und Füllung der Blutgefäße (phlegmonöse Entzündung!). In der Umgebung der erkrankten Läppchen ist das Lungengewebe hyperämisch und in beginnender pneumonischer Infiltration begriffen (e).

Bei stärkerer Vergrößerung sind im Läppchen b die Alveolen wechselnd mit Fibrin, roten Blutkörperchen, Alveolarepithelien, Leuko- und Lymphozyten ausgefüllt; die Blutkapillaren sind erweitert, enthalten viel weiße

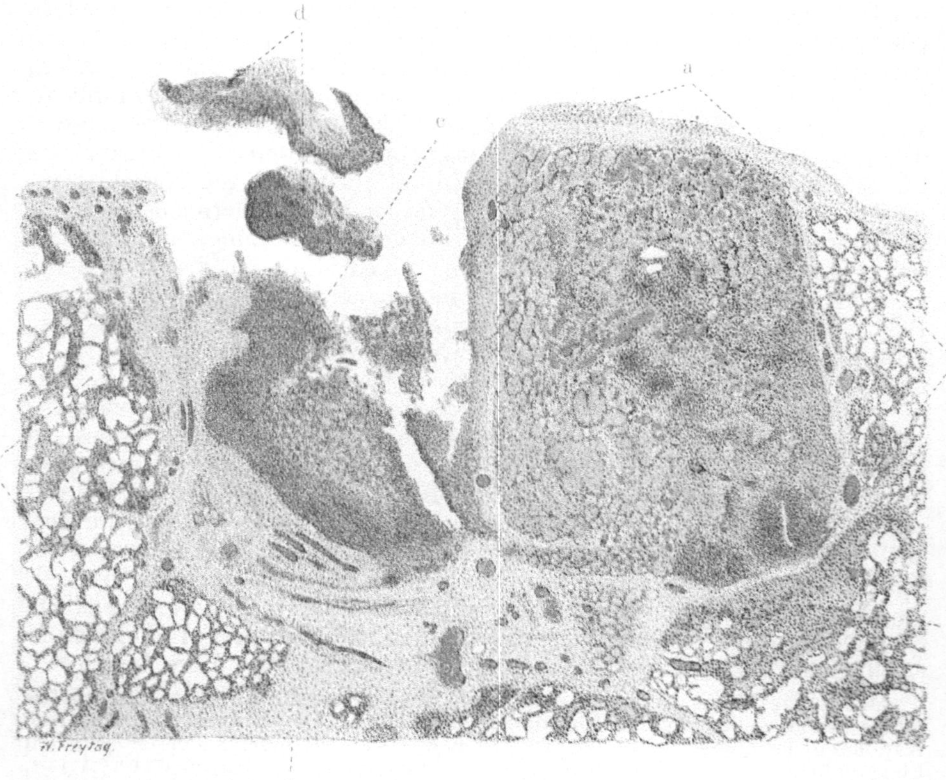

Fig. 56. Embolische Lungenabszesse. Vergr. 20 : 1. (Hämatoxylin-Eosin.) a Pleura pulmonalis, mit fibrinösem Exsudat belegt. b Ein Lungenlobulus, hämorrhagisch-fibrinös, stellenweise eitrig infiltriert (beginnende Abszedierung). c Eitrig geschmolzener Lobulus (Abszeß), durch die Pleura durchgebrochen. d Fetzen des durchgebrochenen, eitrig geschmolzenen Lungengewebes. e Angrenzendes Lungengewebe in beginnender Infiltration. f Interlobuläres Bindegewebe, durch serös-zellige Exsudation stark verbreitert, mit hyperämischen Gefäßen.

Blutkörperchen, die auch reichlich in den Alveolarwandungen stecken. An einzelnen Stellen ist eine solche Überschwemmung des Alveolargewebes mit Leukozyten vorhanden, daß die Lungenstruktur nicht mehr deutlich erkennbar ist. Im vereiterten Läppchen c ist bei stärkerer Vergrößerung gar keine Lungenstruktur mehr erkenntlich; das von Eiterzellen aufs dichteste infiltrierte Gewebe zeigt Zerfall der Kerne (Nekrose) und völlige Auflösung (Einschmelzung). In dem an die beiden Läppchen b u. c angrenzenden Lungengewebe sind die Kapillaren stark gefüllt und enthalten reichlich Leukozyten; diese erfüllen auch zum Teil die interalveolären Septen und einzelne Alveolen.

Das Bindegewebe, sowohl das interlobuläre wie das pleurale, zeigt bei starker Vergrößerung Schwellung der Fibroplastenkerne, Auflockerung der fibrillären

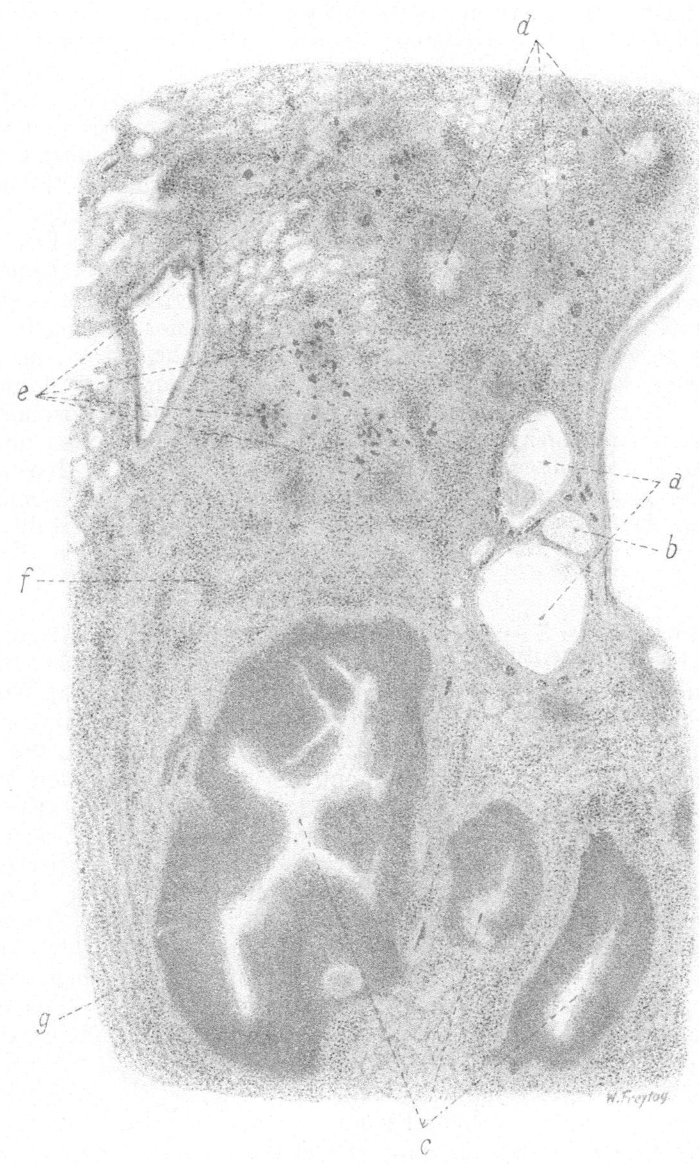

Fig. 57. Schluckpneumonie (bronchogene Lungenabszesse).
Vergr. 25fach. (Hämatoxylin-Eosin.)
a Kleine, erweiterte Bronchien mit katarrhalisch-eitrigem Inhalt. b Bronchial-knorpel. c Große, eitrige Schmelzungsherde. d Kleinere Abszesse. e Bakterien-haufen im Bereich kleinster Eiterherde. f Pneumonisch infiltriertes Lungen-parenchym. g Komprimiertes, entzündlich infiltriertes Alveolargewebe in der Umgebung der großen Abszesse.

Struktur (durch seröses Exsudat: entzündliches Ödem!), stellenweise fibri-nöses Exsudat in den Gewebsspalten, reichliche Durchsetzung mit leuko- und lymphozytären Wanderzellen.

Um auch noch ein Beispiel von bronchogen entstandenen Lungenabszessen zu bringen, ist in Fig. 57 ein mikroskopisches Übersichtsbild von einem Falle von sog. Schluckpneumonie gegeben. Man sieht auf der Abbildung ein paar kleine, stark erweiterte Bronchien (a) mit katarrhalisch-eitrigem Inhalt. Eine Reihe von größeren, eitrigen Schmelzungsherden (c) ist in das Lungengewebe eingelagert. Sie sind zentral zerfallen; peripher findet sich eine so dichte Eiterzelleninfiltration des Lungengewebes, daß nichts mehr von der Lungenstruktur zu erkennen ist. Kleine Abszesse (d) sind an vielen Stellen in das Lungengewebe eingelagert. Sie zeigen ein ähnliches Bild wie die größeren. Da, wo die eitrig entzündlichen Herde sich im Entstehungsstadium befinden, sieht man weniger scharf abgegrenzte, zellige Infiltrate, im Bereich derer aber massenhaft tief dunkel gefärbte, kleine Flecke sichtbar sind, welche sich bei starker Vergrößerung als dichte Bakterienanhäufungen herausstellen (e). Das alveoläre Lungenparenchym zwischen den Abszessen ist überall entzündlich infiltriert (f). In der nächsten Umgebung der großen Abszesse ist das Lungenparenchym zusammengepreßt, die Alveolen sind hier eng, stellenweise spaltförmig (g). Bei stärkerer Vergrößerung kann man im Bereich der kleineren Abszesse manchmal deren Zusammenhang mit kleinsten Bronchien nachweisen, deren Epithel abgestoßen und deren Wand und Umgebung von Eiterzellen infiltriert ist. Die Alveolarräume zwischen den großen und kleinen Abszessen sind wechselnd mit Lympho- und Leukozyten, Alveolarepithelien, Fibrin, roten Blutkörperchen erfüllt.

δ) Pleuritis fibrinosa.

Entzündungen der Pleura (seröse, fibrinöse, serofibrinöse, eitrige, hämorrhagische) kommen entweder durch hämatogene (metastatische) Infektion und Intoxikation (z. B. bei Gelenkrheumatismus, Endokarditis), ferner auf autotoxischer Basis (z. B. bei Urämie) zustande, oder es sind fortgeleitete Entzündungen. Am häufigsten sind es Lungenerkrankungen, die auf die Pleura übergreifen, vor allem pneumonische Prozesse. Bei den vulgären Pneumonien beteiligt sich die Pleura häufig mit einer einfach fibrinösen Exsudatbildung (sog. Pleuritis sicca). Die normaliter glatte, feuchtglänzende, pleurale Oberfläche rötet sich infolge entzündlicher Hyperämie und verliert ihren spiegelnden Glanz mehr und mehr in dem Maße, als sich auf ihr ein eiweißreiches, aus den entzündeten Gefäßen stammendes, gerinnendes Exsudat ablagert. Bei fortgesetzter solcher fibrinöser Exsudation kann die pleurale Fläche ein rauhes, feinkörniges, ja zottiges Aussehen gewinnen. Das sog. pleuritische Reiben rührt von diesen fibrinösen Auflagerungen her, die als zähklebrige Beläge der pleuralen Flächen bei der Atmung gegeneinander verschoben werden. In den frischeren Stadien der Pleuritis fibrinosa kann man das Exsudat, wenn es einigermaßen reichlich ist, als eine zusammenhängende, zähe, gelbliche Pseudomembran von der Pleura abziehen. Bei längerer Dauer der Entzündung spielen sich organisatorische Vorgänge ab, d. h. es dringen junge Gefäße und neugebildete Bindegewebszellen von der Pleura her in das fibrinöse Exsudat ein und lösen es auf. So wird dieses allmählich von jungem Bindegewebe ersetzt. Diese organisatorischen oder besser substituierenden Vorgänge führen schließlich zu bindegewebigen Verdickungen und Schwielen oder zu Verwachsungen (Synechien) der Pleurablätter, wie sie als Überreste abgelaufener pleuritischer Prozesse so häufig gefunden werden. Verkalkung solcher sog. „Pleuraschwarten" kann sich anschließen.

Unser Präparat (Fig. 58) zeigt eine frische fibrinöse Pleuritis bei Weigerts Fibrinfärbung. Auf der Oberfläche der Lunge findet sich das fibrinöse Exsudat (a), das bei schwacher Vergrößerung als breite, blaugefärbte Schicht der Pleura pulmonalis aufliegt und gegen die letztere mit scharfer Grenze sich abhebt. Bei stärkerer Vergrößerung stellt sich das Exsudat in Form von blaugefärbten, feinen und gröberen Fasern dar, die sich vielfach überkreuzen, so daß im ganzen ein netzartiges Bild zustande kommt. In den kleinen und größeren Maschen dieses Netzes müssen wir uns eiweißreiche Flüssigkeit enthalten denken; ferner finden wir hier Wanderzellen, vor allem polymorphkernige Leukozyten, vor. Unterhalb des fibrinösen Exsudates liegt das pleurale Bindegewebe (b). Das Epithel der pleuralen Ober-

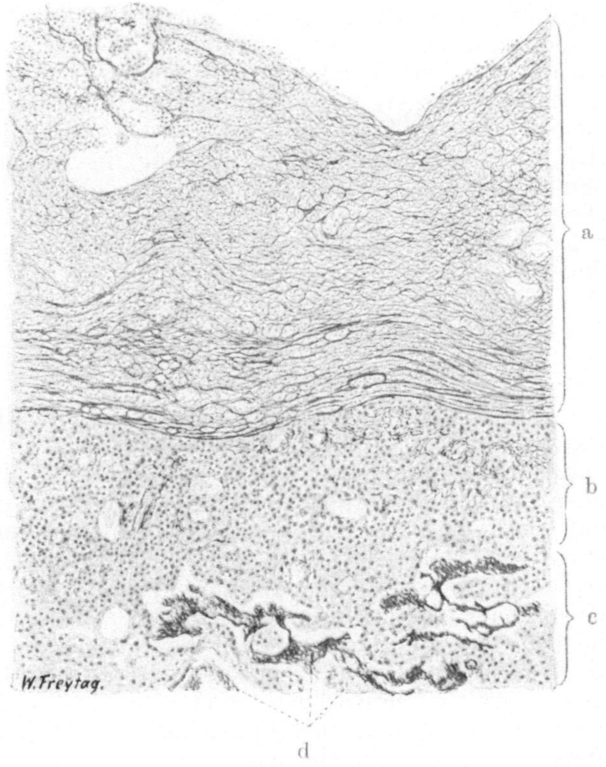

Fig. 58. Pleuritis fibrinosa. Vergr. 70 fach. (Weigerts Fibrinfärbung — Karmin.) a Exsudat auf der Pleura pulmonalis, aus Fibrin (blaue Fasern) und Leukozyten (rote Kerne) bestehend. b Das Gewebe der Pleura pulmonalis mit weiten Gefäßen, infiltrierenden Leukozyten, feinfaserigen Fibrinausscheidungen. c Lungengewebe, kollabiert. d Fibrinöses Exsudat in spaltförmigen Lufträumen der Lunge.

fläche ist entweder garnicht mehr nachweisbar, oder man findet dicht unterhalb der untersten Fibrinfaserlage Reste des Epithels als große, dem pleuralen Bindegewebe locker aufsitzende oder bereits abgelöste, oft stark geschwollene, protoplasmareiche Zellen. Die Blutgefäße der Pleura sind erweitert, das pleurale Bindegewebe von Leukozyten durchsetzt. Die Fibrinfärbung zeigt auch innerhalb des pleuralen Bindegewebes blaugefärbte, feinfädige Massen, die in den Saftspalten und Lymphgefäßen der Pleura liegen; auch in manchen Blutgefäßen sieht man fibrinöse Gerinnungen (postmortale Fibrinabscheidung!).

Neben der fibrinösen Exsudation auf die Pleuraoberfläche sammelt sich häufig auch ein seröses Exsudat in der Pleurahöhle an (Pleuritis serofibrinosa). Bei reichlicherer Bildung solcher Exsudate kommt es zu Rückwirkungen auf das Lungengewebe. Wo sich das Exsudat ansammelt, wird die kapilläre Adhäsion der Pleura an der inneren Brustwand aufgehoben. Die Lunge ist hier nicht mehr den Zugwirkungen des Thorax ausgesetzt und folgt ihrem eigenen elastischen Zuge: sie retrahiert sich. Ist der von dem Exsudat auf die Lunge ausgeübte Druck nicht größer als der intrabronchiale Druck, dann kommt es nur zu einem Kollaps der Lunge. Ist der Exsudatdruck größer als der Druck innerhalb der Lunge, dann wird das Lungengewebe durch das Exsudat komprimiert. Das alveoläre Parenchym ist bei Kollaps und bei Kompression ungenügend oder gar nicht entfaltet, die Alveolen sind eng, spaltförmig oder es legen sich die Alveolenwandungen aufeinander. Dieser Zustand der Atelektase, welcher sich makroskopisch durch eine schlaffe, luftarme oder luftleere Beschaffenheit der betreffenden Lungenteile zu erkennen gibt, ist an unserem mikroskopischen Präparat in einer subpleural gelegenen Zone des Lungengewebes deutlich zu erkennen (c). Hier sind die alveolären Räume eng, spaltförmig. In diesen spaltförmigen Lufträumen findet sich ebenfalls ein fibrinöses Exsudat (d). So gibt unser mikroskopisches Bild nicht nur von der Art der entzündlichen Ausschwitzung an die Lungenoberfläche eine gute Vorstellung, sondern es führt uns auch die Rückwirkung des Exsudates auf die subpleural gelegenen Lungenteile vor Augen.

5. Spezifische Entzündungen.

α) Kongenitale Lues der |Lunge.

Unter den bei angeborener Lues vorkommenden anatomischen Veränderungen der Organe (Pemphigus, Osteochondritis luetica, Hepatitis, Nephritis, Pancreatitis interstitialis, Gummenbildungen usw.) spielen die in der Lunge nachzuweisenden Prozesse eine bedeutsame Rolle. Abgesehen von Gummenbildungen kommen in der Lunge diffuse entzündliche Prozesse vor, bei welchen entweder die interstitiellen Neubildungen überwiegen oder seröszellige Exsudationen in die Alveolarräume in den Vordergrund treten. Häufig ist eine Mischung dieser beiden histologischen Prozesse. Bei der interstitiellen Form sieht man auf Durchschnitten die Lunge von grauweißlichen Strängen und Streifen durchzogen, die nichts anderes sind, als das stärker entwickelte peribronchiale, perivaskuläre und interlobuläre Bindegewebe. Demgemäß ziehen diese Streifen einerseits radiär vom Hilus zur pleuralen Peripherie der Lunge, andererseits bilden sie in ihren feineren Verzweigungen ein Netzwerk, welches die Läppcheneinteilung der Lunge stärker hervortreten läßt. Bei der exsudativen Form ist die Lunge infiltriert, luftarm oder luftleer und auf Durchschnitten von grauweißlichem Aussehen (Pneumonia alba). Unser Präparat (Fig. 59) zeigt interstitielle und exsudative Prozesse gemischt. Mikroskopisch fällt bei schwacher Vergrößerung die Vermehrung des gesamten Lungenbindegewebes auf. Nicht nur die gröberen Septen, in denen die größeren Gefäße und Bronchien eingelagert sind, erscheinen stärker, breiter als normal, sondern es ist auch das feinere Lungengerüst mächtiger entwickelt; insbesondere erscheinen auch die interalveolären Septen verdickt, plump, und es sind infolge dieser abnormen interstitiellen Massenentfaltung die Alveolarräume selbst (b) eingeengt, klein, spaltförmig und oft schwer auffindbar. Das vermehrte Bindegewebe ist überall zellreich (kleine, kurze, spindelige Fibroplasten in den interalveolären Septen, größere, längere Spindelzellen im eigentlichen Interstitium) und von Wanderzellen (Lymphozyten) durchsetzt. Die groben Septen zeigen oft auch eine Auflockerung ihres Faserbestandes infolge wässeriger Anschoppung (ödematöses Bindegewebe). In den engen Alveolen und Alveolargängen findet man lose zusammenliegende Zellen, teils vom Charakter der Lympho- und Leukozyten, teils größere Elemente, mit reichlicherem, feinvakuolärem Protoplasma und hellerem, rundlichem Kern; sie sind von verschiedenartiger Gestalt und als abgestoßene, verfettete Alveolarepithelien anzusehen (b_1). Bei der geschilderten Veränderung der Alveolarwände ist eine Ernährungsstörung und Abstoßung der diese Wände bedeckenden Zellen von vornherein zu erwarten. Außer Zellen findet sich in den Alveolen eine feinkörnige Masse; es ist eiweißreiche Flüssigkeit und fettiger Detritus — inveteriertes Ödem. An vielen Stellen ist die Ausbildung von Alveolarräumen innerhalb des stark wuchernden Interstitiums so gering, daß man keinen

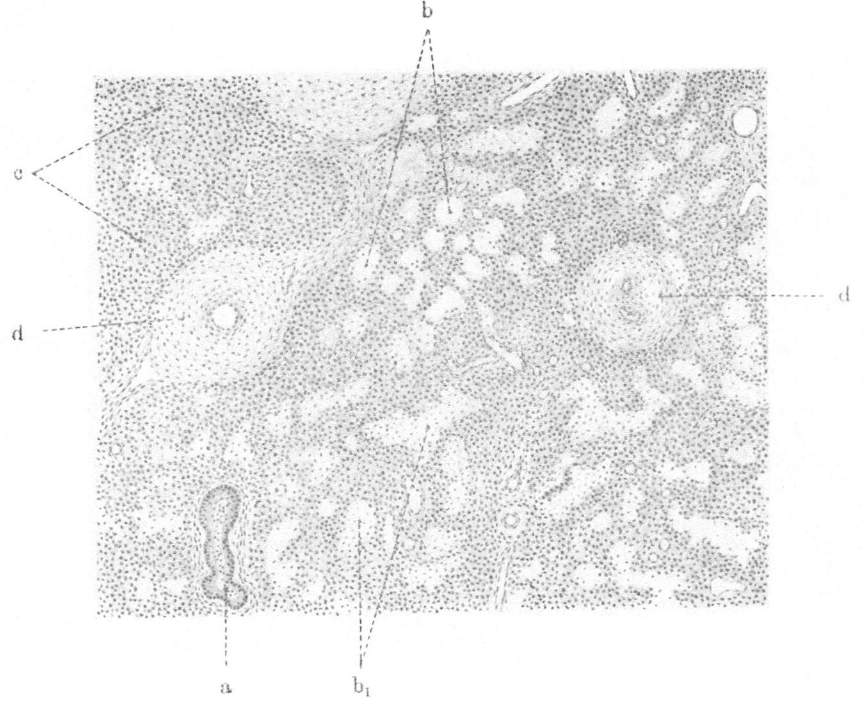

Fig. 59. **Angeborene Syphilis der Lunge** (sog. Pneumonia alba). Vergr. 70 fach. (Hämatoxylin.)
a Kleiner Bronchus mit katarrhalisch - eitrigem Inhalt. b Enge Alveolen. b_1 Desquamierte Alveolarepithelien (und Leukozyten) in den Alveolarräumen. c Reichlich gewuchertes interstitielles Gewebe, völliges Zurücktreten der Alveolenentwicklung. d Verdickte Blutgefäße mit enger Lichtung und stark vermehrter Adventitia.

Zweifel haben kann, daß hier die Lungenentwicklung infolge der luetischen Entzündung des Bindegewebes zurück- oder überhaupt ausgeblieben ist (c). Diese Annahme einer **Bildungshemmung** wird gestützt durch den Befund von feinen verzweigten Kanälen im wuchernden Bindegewebe, die nicht mit plattem respiratorischem Epithel, sondern mit kubischem Epithel ausgekleidet sind (st. Vergr.). An solchen Stellen erinnert die Lunge an einen Entwicklungszustand, der etwa dem 6. Fetalmonat entspricht, wo von den Endigungen der primären Bronchialröhren aus noch wenig tubuläre Aussprossungen und alveoläre Aussackungen entstanden sind.

Von sonstigen pathologischen Veränderungen in unserem Präparat sind die oft sehr bedeutenden **Gefäßverdickungen** (d) bemerkenswert; sie

gehen hauptsächlich auf Kosten der Adventitia, die durchweg stärker entwickelt ist; doch werden auch (kompensatorische?) Intimaverdickungen mit
Einengung des Lumens gefunden; auch diese peri- und „endarteriitischen"
Prozesse gehören dem Formenkreis der Lues an. Endlich sei auf katarrhalische Erscheinungen in den Bronchien (a) hingewiesen (Abstoßungen
des Zylinderepithels, Leukozyten, verfettete Zellen, Schleim in den größeren
Bronchien).

Ein zweites Bild (Fig. 60) von einer syphilitischen Neugeborenenlunge
stammt von einer vorwiegend katarrhalisch exsudativen Form der Erkrankung.
Das interstitielle Moment tritt hier mehr zurück. Bei starker Vergrößerung sind

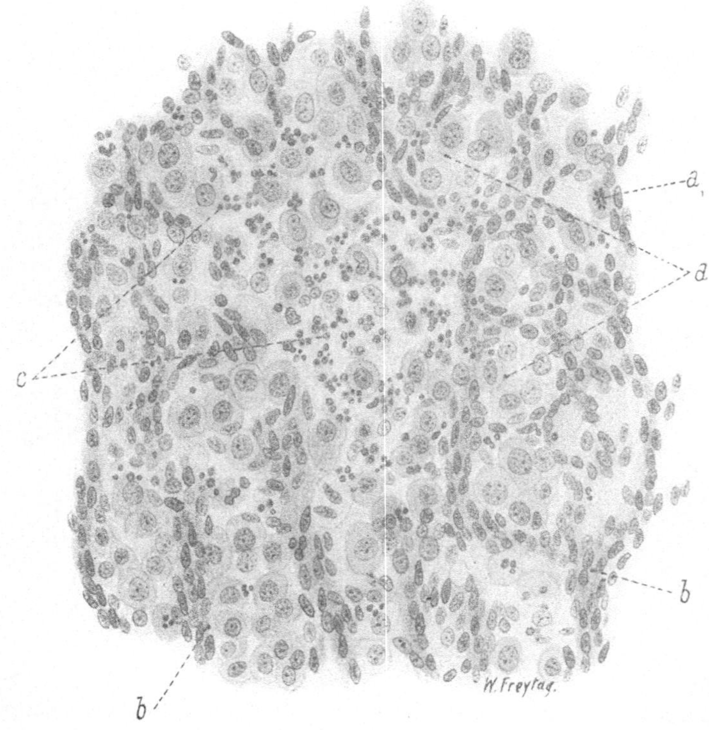

Fig. 60. Pneumonia alba syphilitica. Vergr. 400fach. (Hämatoxylin-Eosin.)
a Große Alveolarepithelien an der Wandung und innerhalb der Alveolen. a_1 Mitose
in einer Alveolarepithelzelle. b Verdickte, zellreiche Alveolarwandungen und
interalveoläre Septen. c Multinukleäre Leukozyten im Lumen der Alveolen.

hier die zellig gefüllten, alveolären Räume zu beachten. Es sind hauptsächlich
Zellen von epithelialem Charakter, welche die Alveolen ausfüllen: protoplasmareiche, rundliche und polygonale Elemente (a), mit hellem, vielfach
feinvakuolärem Protoplasma und mit bläschenförmigen, rundlichen Kernen.
Das sind alles Alveolarepithelien. Sie sitzen teils der Wand der Alveolen auf,
teils füllen sie das Lumen der Alveolen aus. Daß es sich hier um Proliferation
dieser Epithelien handelt, geht auch aus dem Befund von Mitosen (a_1) hervor.
Bei geeigneter Färbung würde in den großen Alveolarepithelien Lipoidverfettung nachweisbar sein. Außerdem finden sich in den Alveolarräumen polymorphkernige und multinukleäre Leukozyten, deren Kerne vielfach in Zerfall
begriffen sind (c). Die Wandungen und Septen des alveolären Gewebes (b)

sind verdickt und auffallend reich an länglichen Kernen; das sind Kerne des vermehrten Bindegewebes und der Kapillarwände. Untersucht man in einem solchen Fall die Bronchien, so wird man sie allenthalben mit abgestoßenen Epithelien und Leukozyten erfüllt finden (katarrhalisch-eitrige Bronchitis); dem katarrhalischen Bronchialinhalt sind auch die oben erwähnten, großen (verfetteten) Alveolarepithelien beigemischt.

Die eben geschilderten Bilder von kongenitaler Lues der Lunge geben Veranlassung, einige Worte über den Begriff der spezifischen Entzündung überhaupt anzufügen. Wir müssen hier zwischen ätiologischer und histologischer Spezifität unterscheiden. In ätiologischer Hinsicht sind krankhafte Prozesse bzw. Krankheiten, wie Syphilis, Tuberkulose, Aktinomykose, Rotz, Lepra, Rhinosklerom, spezifisch und einheitlich, weil jede dieser Erkrankungen durch einen besonderen, wohl charakterisierten Erreger ausgezeichnet ist. In histologischer Hinsicht dagegen besteht keine Einheitlichkeit, weil der gleiche Erreger teils spezifische, teils unspezifische gewebliche Veränderungen hervorrufen kann. Um bei dem eben behandelten Beispiel der kongenitalen Lungenlues zu bleiben, so kann die Spirochaeta pallida einmal durchaus spezifische histologische Veränderungen in Form von Gummenbildungen erzeugen, d. h. von Granulomen, die durch ihre gewebliche Zusammensetzung sich von Granulomen anderer Art wohl unterscheiden lassen (s. sp.). Ein anderes Mal ruft die Spirochaeta pallida bindegewebliche Neubildungen oder exsudative Prozesse hervor, die an sich histologisch nichts Spezifisches an sich tragen. So ist es z. B. bei den Fällen von kongenitaler Lungenlues, die wir oben abgebildet haben. Hier könnte höchstens die Art der Ausbreitung der Bindegewebswucherung und ihre Kombination mit Gefäßwandprozessen für einigermaßen charakteristisch gelten; aber die Teilprozesse (Proliferation, Exsudation) an sich könnten mit der gleichen histologischen Physiognomie auch bei andersartiger Ätiologie auftreten. Sogleich wird bei Besprechung der Lungentuberkulose auseinander zu setzen sein, daß der Tuberkelbazillus einmal histologisch unspezifische Granulationen und Exsudationen hervorruft, ein anderes Mal histologisch spezifische Produkte, die Tuberkel, erzeugt. Endlich sei bemerkt, daß auch der Ausgang eines an sich unspezifischen histologischen Prozesses diesem das Merkmal der Spezifität aufprägen kann; so können z. B. bei der Tuberkulose unspezifische Granulationen und Exsudationen durch den Ausgang in Verkäsung eine gewisse Spezifität erlangen. Der Grund für die verschiedenartige histologische Wirksamkeit des gleichen Erregers liegt teils in der Natur des Virus begründet, teils in der Natur des vom Virus angegriffenen Körpers. Wechselnder Virulenzgrad des Erregers und wechselnde Reaktionsweise des Körpers machen es uns verständlich, daß bei einheitlicher Ätiologie die geweblichen Prozesse so verschiedenartig sein können.

β) Tuberkulose der Lunge.

Das vielgestaltige anatomische Bild, das die tuberkulöse Lunge in den einzelnen Fällen darbietet, läßt sich histologisch auf einfache Grundformen zurückführen. Berücksichtigt man lediglich die durch das spezifische Virus, den Tuberkelbazillus und dessen Toxine, hervorgerufenen Veränderungen in der Lunge, so lassen sich zwei Kategorien von Prozessen unterscheiden. Einmal produktive, durch die Bildung spezifischen Granulationsgewebes (des sog. Epitheloidgewebes) charakterisierte Vorgänge, und dann exsudative Prozesse, die sich vorwiegend als pneumonische Infiltrationen darstellen und durch ihr besonderes Schicksal Spezifität gewinnen. Zu diesen spezifischen histologischen Grundprozessen gesellen sich sehr

häufig unspezifische Vorgänge der verschiedensten Art, die teils durch
den Tuberkelbazillus, teils durch Misch- und Sekundärinfektionen hervorgerufen werden. Ferner ist zu bedenken, daß die histologischen Grundmotive
in den einzelnen Fällen auf die mannigfaltigste Weise kompliziert werden
durch das nach In- und Extensität sehr wechselnde Auftreten von Nekrose
(Verkäsung) und von Zerfallsvorgängen (Kavernenbildung) einerseits, von
Heilungsprozessen andererseits.

Eine Einteilung, welcher allerdings kein einheitliches Klassifikations-
prinzip zugrunde liegt, welche aber die wichtigsten anatomischen Formen
umfaßt, kann in folgender Übersicht gegeben werden:

1. Miliare Formen (Miliartuberkulose).
   a) Exsudativ: (sog. pneumonische Tuberkel, d. h. miliare Pneu-
      monien).
   b) Produktiv: echte Tuberkel (Epitheloidtuberkel) mit Sitz in oder
      an den Blutgefäßen, Lymphgefäßen, Bronchien, im Zwischen-
      gewebe (interstitiell), in den Septen und Wandungen des re-
      spirierenden Parenchyms, sekundär auch intraalveolär.

2. Pneumonische Formen.
   Rein exsudativ.
   a) Spezifische tuberkulöse Pneumonie = käsige Pneumonie,
      miliar (s. o.), azinös, lobulär, konfluierend, lobär, Broncho-
      pneumonie. Azinös-nodöse pneumonische Herde.
   b) Nicht spezifische Pneumonien bei Tuberkulose = katarrha-
      lische Pneumonie (Desquamativpneumonie), gelatinöse Pneu-
      monie (inveteriertes Ödem); fibrinöse Pneumonien usw.

3. Kanalikuläre Formen (Röhrentuberkulose).
   a) Exsudativ | Bronchitis und Bronchiolitis tuberculosa
                  (caseosa), Endo- und Peribronchitis, in der
                  Regel verbunden mit herdförmiger, azinöser
                  oder peribronchialer Pneumonie (s. o.).
   b) Produktiv | Bronchialtuberkulose für die proliferative
                  Form. Azinös-nodöse, exsudative und pro-
                  liferative Herde.

4. Kavernöse Formen (aus 2 und 3 hervorgehend). Phthisis.
   a) Exsudativ ——→ Kavernen durch Zerfall käsiger Pneumonie
                     (pneumoniogene Kavernen).
   b) Produktiv ——→ Kavernen durch Zerfall tuberkulöser (käsiger)
                     Bronchien (bronchogene Kavernen).

5. Zirrhotische Formen (Kombination mit Heilungsprozessen).
   a) Aus exsudativer Tuberkulose: Organisation, fibröse Induration
      und Abkapselung pneumonischer Infiltrate. Fibröse Ausheilung
      exsudativ bronchitischer Prozesse.
   b) Aus produktiver Tuberkulose: fibröse Umwandlung und
      fibröse Abkapselung von Tuberkeln und diffusen Epitheloid-
      gewebswucherungen. Fibröse Ausheilung der Bronchialtuber-
      kulose. Fibröse Lymphangitis tuberculosa usw.

Mischformen (seitliche Klammer, Punkte 3–5)

Das Vorwiegen bald der exsudativen, bald der produktiven Komponente
gibt den einzelnen Fällen von Lungentuberkulose ein besonderes Gepräge.
Die rapid verlaufenden Fälle sind mehr durch käsige Entzündungen und
ausgedehnten Zerfall ausgezeichnet, die langsamer verlaufenden zeigen
häufig gemischten Charakter; bei sehr chronischen Fällen überwiegen die
Produktionen und Heilungsvorgänge. Dieser Wechsel des anatomischen

Bildes hängt gewiß zum Teil mit der verschiedenen Art und Massenhaftigkeit der Infektion bzw. mit der verschiedenen Virulenz der Erreger zusammen; zum anderen Teil ist er aber der Ausdruck von Allergien des befallenen Organismus (Anaphylaxie, Immunität — K. E. Ranke).

Die spezifischen produktiven Vorgänge[1] treten als umschriebene, knötchenförmige oder mehr diffuse (peribronchiale, perivaskuläre, interstitielle) Wucherungen eines großzelligen Granulationsgewebes von eigen-

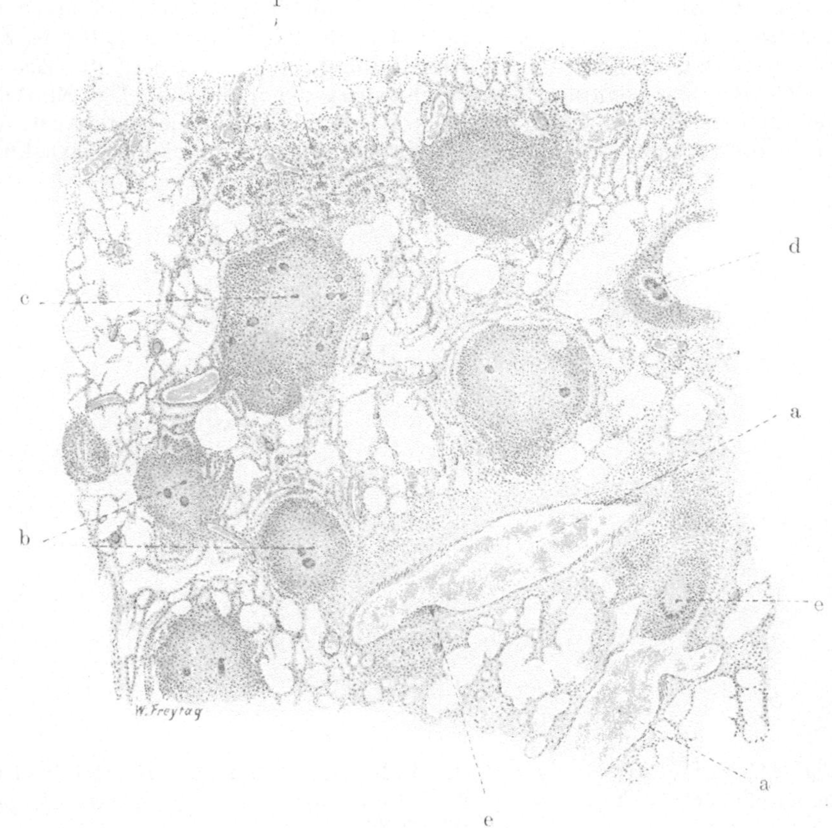

Fig. 61. Akute disseminierte Miliartuberkulose der Lungen.
Vergr. 25fach. (Hämatoxylin.)
a Größere Blutgefäße. b Tuberkel mit exsudaterfüllten Alveolen in der Umgebung. c Tuberkel mit zentraler Verkäsung. d Tuberkel in der Wand von kleinen Bronchien. e Tuberkel in der Intima von Blutgefäßen. f Zellige Exsudation in einzelnen Alveolengruppen.

artiger zellulärer Zusammensetzung hervor. Am reinsten sehen wir diese Granulationen bei jener akuten hämatogenen Form der Lungentuberkulose, die als akute disseminierte Miliartuberkulose bezeichnet wird. Hierbei ist die Lunge in ihrer ganzen Ausdehnung von hirsekorngroßen (miliaren) oder kleineren (submiliaren) Knötchen (Tuberkeln) durchsetzt. Die frisch entstandenen Knötchen sind grau, durchsichtig und springen als feinste Körnchen deutlich über die Schnittfläche der entzündlich hyperämischen, stark

---

[1] Der Tuberkelbazillus kann auch unspezifische Wucherungen hervorrufen (Bildung gewöhnlichen Granulationsgewebes mit oder ohne Verkäsung).

geröteten und durchfeuchteten Lunge hervor. Ältere Knötchen sind etwas
größer und mehr grauweißlich oder gelblichweiß, letzteres besonders dann,
wenn sie bereits stärker nekrotisch (verkäst) sind. Die mikroskopische Untersuchung (Fig. 61) zeigt bei schwacher Vergrößerung die Einlagerung von
kleinen, rundlichen, zelligen Herdchen (b) in das Lungengewebe. Dieses
ist hyperämisch, seine Lufträume sind vielfach stärker ausgedehnt; da und
dort findet sich als Zeichen entzündlicher Reizung eine zellige Exsudation
in einzelne Alveolengruppen (f). Die rundlichen Herdchen sind die Durchschnitte der (im allgemeinen kugeligen) Knötchen. Diese sind nicht alle
durchweg zellig, sondern viele zeigen nur in der Peripherie gefärbte Zellkerne, während im Zentrum die Kernfärbung fehlt (c); das ist das Zeichen
der Nekrose, der zentralen sog. Verkäsung der Tuberkel. Die Knötchen
liegen in der Regel zunächst interstitiell, d. h. im Lungengerüst, von
dem sie ihren Ausgang nehmen. So findet man sie peribronchial, perivaskulär,

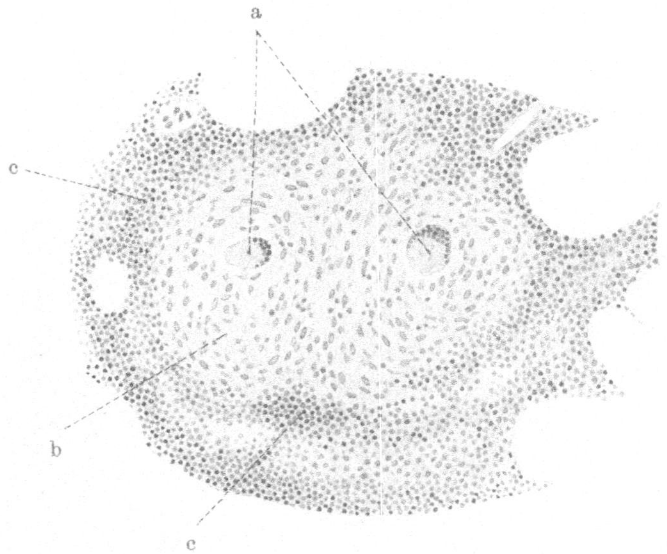

Fig. 62. Frischer, zelliger Tuberkel. Vergr. 130fach. (Hämatoxylin.)
a Riesenzellen von Langhans' Typus. b Epitheloidzellen. c Peripherer Lymphozytenwall.

interlobulär, interazinös, zwischen den Alveolargängen und Infundibeln entwickelt. Auch intraalveoläre Tuberkel gibt es: sie entstehen durch Einwachsen des Granulationsgewebes in die Alveolarlichtungen. Eine Beteiligung
von Alveolarepithelien an der Tuberkelbildung ist zweifelhaft. Nicht selten
liegen die Tuberkel in der Wand von Bronchien und Gefäßen, ja sie
ragen gelegentlich auch in das Lumen dieser Gebilde hinein, wenn sie sich als
Schleimhaut- oder Intimatuberkel entwickelt haben (d, e). Gerade die
enge Beziehung zu kleinen Lungengefäßen ist oft sehr bemerkenswert. Viele
der Knötchen sind nicht rein interstitielle Bildungen, sondern sie greifen auf
das alveoläre Parenchym über und zeigen dementsprechend an ihrer Peripherie eine Gruppe exsudaterfüllter Alveolen (b); man sagt in solchen Fällen:
„der Tuberkel wächst durch pneumonische Apposition" oder spricht von
„perifokaler Pneumonie". Hier haben wir bereits die Verbindung produktiver mit exsudativen Vorgängen: Granulationen, die in dem feineren
Gerüst eines Azinus oder Lobulus entstehen, müssen ja notwendigerweise

sehr frühzeitig die angrenzenden alveolären Räume in Mitleidenschaft ziehen. So gesellt sich zu der Wucherung im Interstitium die entzündliche Exsudation in die Lichtungen der Alveolen. Es gibt akuteste Formen von Miliartuberkulose, bei welchen das exsudative Moment so vorherrschend ist, daß man von pneumonischen Tuberkeln — im Gegensatz zu den interstitiellen (produktiven) Tuberkeln — spricht.

Die Vermischung produktiver und exsudativer Vorgänge, die selbst bei der am meisten charakteristischen Formbildung der tuberkulösen Lunge — dem Tuberkel — hervortritt, läßt sich bei der Untersuchung der feineren Struktur dieser spezifischen Bildungen noch weiter verfolgen. Die jungen Tuberkel sind durchweg zellig, die älteren zeigen zentrale Nekrose und einen peripheren, zelligen Hof. Betrachten wir einen der jungen Tuberkel mit starker Vergrößerung (Fig. 62), so erkennen wir die Zusammensetzung aus Zellen (b), deren Leiber in ihren Konturen oft nicht deutlich zu erkennen sind, während die Kerne als relativ große, rundliche, ovale, längliche, zart granulierte, „bläschenförmige" Gebilde deutlich hervortreten. Das sind die Kerne der sog. epitheloiden, d. h. epithelähnlichen Elemente, die nichts anders sind als junge, unreife, gewucherte Bindegewebszellen. Manche dieser Zellen haben zwei oder mehr Kerne, und hier und da findet man ganz große, vielkernige Zellen von besonderer Eigenart, die sog. Langhansschen Tuberkelriesenzellen (a). Es sind große, vielgestaltige, protoplasmatische Körper mit randständig gelagerten Kernen; zwanzig und mehr, ja bis zu hundert Kernen in einer Zelle kommen vor. Durch die Anordnung der Kerne an der Peripherie des Zellprotoplasmas kommt ein halbkreis- oder fast ringförmiges Kernbild zustande, das überaus charakteristisch ist. Natürlich tritt diese Anordnung nur dann klar hervor, wenn die Riesenzelle mitten durchschnitten ist; bei tangentialen Schnitten sieht man ungeordnete Kernhaufen, umgeben von einem schmalen Protoplasmasaum. Diese Langhansschen Riesenzellen entstehen entweder durch fortgesetzte Kernteilung bei ausbleibender Protoplasmateilung (Plasmodien) oder durch Verschmelzung vieler Zellen zu einer einzigen großen Zelle (Synzytien). Sie sind, wie die epitheloiden Zellen, nichts anderes als pathologische Formen gewucherter Bindegewebszellen. Die Riesenzellen sind nicht absolut pathognomonisch für die Tuberkulose, insoferne als sie in gleicher Form auch bei anderen, z. B. gummösen Prozessen, vorkommen. Jedoch spricht der reichliche Befund typischer Langhansscher Riesenzellen in einem großzelligen Granulationsgewebe sehr für einen tuberkulösen Prozeß. Epitheloidzellen und Riesenzellen stellen das spezifische Granulationsgewebe dar, aus dem sich der Tuberkel zusammensetzt.

Gehen wir an die Peripherie des epitheloiden Gewebes, so treffen wir hier auf Zellen, unter die epitheloiden Elemente gemischt oder als förmlicher Wall diese letzteren gegen die Umgebung hin abgrenzend, auf Zellen, deren Leib kaum sichtbar, deren Kerne aber tief gefärbt, also chromatinreich, klein und rundlich sind (c). Das ist der periphere Lymphozytenwall der Tuberkel. Es sind zugewanderte, durch chemotaktische Reize angelockte Lymphozyten, also auch eine Art entzündlichen Exsudates, rings um das kleine, knötchenförmige Granulom. Die Herkunft dieser Lymphozyten — ob aus dem Bindegewebe, aus den Lymphgefäßen, den Blutgefäßen aus- und zugewandert? — ist strittig. Suchen wir nach Gefäßen im vollentwickelten Tuberkel, so werden wir jedesmal zur Feststellung ihres völligen Fehlens gelangen. Der Tuberkel ist gefäßlos (vgl. Fig. 63). Die Gefäßwände der betreffenden Gegend sind mit in die epitheloide Wucherung aufgegangen. Welchen Anteil diese Gefäßlosigkeit an der zentralen Nekrose des Tuberkels hat, dürfte schwer abzuschätzen sein.

Wir sind geneigt, hier ebensosehr an Toxinwirkung als an Ischämie zu denken.

Mit dieser Schilderung haben wir die wichtigsten histologischen Befunde an frischen Miliartuberkeln erschöpft. Untersuchen wir ältere, zentral nekrotische Tuberkel mit starker Vergrößerung (Fig. 63), so vermissen wir

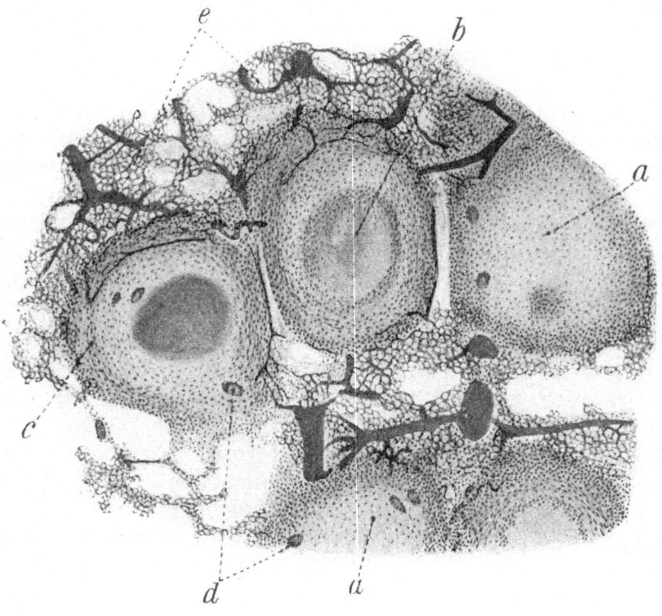

Fig. 63. Käsig-fibröser Tuberkel. Vergr. 40fach. (Karmin, blaue Gefäß-injektion.)
a Tuberkel mit beginnender, zentraler Verkäsung. b Käsige Zentralzone. c Periphere, fibröse Zone von Tuberkeln. d Riesenzellen. e Lufthaltiges, alveoläres Parenchym.

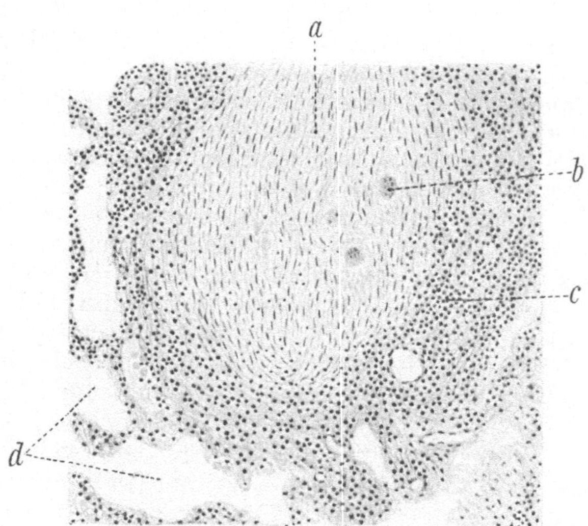

Fig. 64. Fibrös umgewandelter Tuberkel. Vergr. 100fach. (Karmin.)
a Zellig-fibröses Knötchen (= fibrös umgewandeltes Epitheloidgewebe). b Riesen-zellen, schlecht färbbar, im Untergang begriffen. c Lymphozytäre Randzone. d Angrenzendes, alveoläres Parenchym.

in der nekrotischen Zone jedwede Struktur: wir finden eine homogene oder auch mehr schollige oder körnige, kernlose Masse, in welcher gelegentlich auch stärker lichtbrechende, streifige oder netzartige Bildungen sichtbar sind. Letztere sind Fibrin, also eine exsudative Beimengung; erstere stellen die geronnenen Eiweißmassen der abgestorbenen Zellen dar (Koagulationsnekrose). Um die käsige Zentralzone findet sich ein mehr oder weniger breiter Saum des epitheloidzelligen Gewebes mit Riesenzellen. An zentral verkästen Tuberkeln kann man häufig eine eigenartige Gruppierung der Epitheloidzellen an der Grenze der nekrotischen Zone sehen. Hier findet sich oft eine radiäre Stellung der Zellkerne; die Radien sind gegen den Mittelpunkt der Nekrosezone gerichtet — sog. Arnoldsche Wirbelstellung der Kerne. Man kann dieses Bild für den Ausdruck eines organisatorischen Vorganges halten, wenigstens des Versuches einer Organisation: die Epitheloidzellen (und Wanderzellen) dringen in die nekrotische Zone ein, ähnlich wie junges Bindegewebe in einen Infarkt. Über fibrös umgewandelte und fibrös abgekapselte Tuberkel s. S. 104 (Fig. 63 u. 64).

Das Gegenstück zu jenen, der Hauptsache nach produktiven Vorgängen, die sich in der Bildung von epitheloiden Granulationen zu erkennen geben, sind jene mehr oder weniger rein exsudativen Prozesse, deren spezifischer Charakter sich durch das gleiche Schicksal, das auch die epitheloiden Bildungen zu erreichen pflegt, — durch die käsige Nekrose — zu erkennen gibt. Das sind die käsigen Pneumonien.

Zwar gibt es bei der Lungentuberkulose auch Pneumonien, die nicht zur Verkäsung neigen, obwohl kein Zweifel sein kann, daß auch diese Formen durch die alleinige Wirkung von Tuberkelbazillen bzw. Tuberkulotoxinen hervorgerufen werden können. Aber diese nicht verkäsenden Lungenentzündungen haben histologisch nichts Spezifisches an sich. Es kommen ähnliche Entzündungen auch bei anderen chronischen Lungenerkrankungen, besonders auch bei der Lues, vor. Es handelt sich bei ihnen um torpide Pneumonien von langsamem Verlauf, mit geringer Neigung zur Resorption, um chronische Entzündungen katarrhalischer Art (Desquamativpneumonien), bei welchen sich in den Alveolen ein Exsudat anhäuft, das größtenteils aus eiweißreichem Serum, Lymphozyten und abgestoßenen Alveolarepithelien besteht, dem aber auch Fibrin in wechselnder Menge beigemischt sein kann. Die reichlich vorhandenen großen, pathologisch veränderten, gequollenen und abgerundeten Alveolarepithelien (und Lymphozyten) zeigen oft ausgedehnte Lipoidverfettung. Makroskopisch sind die pneumonischen Herde dieser Art von grau durchscheinendem Aussehen (gelatinöse Pneumonie, inveteriertes Ödem — v. Rindfleisch) und obendrein infolge der Alveolarverfettung gelblich gefleckt. So häufig man in chronisch tuberkulösen Lungen diese torpiden katarrhalischen Pneumonien trifft, so ermangeln sie doch histologisch, wie gesagt, der spezifischen Merkmale.

Manchmal finden sich bei diesen tuberkulösen sog. Desquamativpneumonien auffallend viel große (epitheloide), auch mehrkernige Zellen, sogar vereinzelte Riesenzellen von Langhans' Typus. In solchen Fällen kann man schon von einer histologischen Spezifität sprechen, aber zugleich die Frage aufwerfen, ob ein solches Bild noch als rein exsudative Form der Tuberkulose aufgefaßt werden darf. Ausdrücklich bemerkt sei, daß in solchen Fällen eigentliche Tuberkelbildung fehlt, daß es sich nur um pneumonische Erfüllung der Alveolen handelt. Die großen Zellen dürften wohl als Abkömmlinge der Alveolarwand (Epithelien) angesehen werden. Ihr massenhaftes Auftreten und ihre pathologische Umgestaltung zu Riesenzellen läßt aber auf eine nicht unwesentliche produktive Komponente bei diesen Pneumonien schließen.

Die käsige Pneumonie kann als herdförmige (peribronchiale, azinöse, lobuläre), sowie als diffuse, lobäre Entzündung der Lunge auftreten. Makroskopisch stellen diese Entzündungen feste Infiltrationen des Lungengewebes von graugelber bis gelblichweißer Farbe dar. Die Pleura ist über den Infiltraten in der Regel ebenfalls entzündet und mit fibrinösem Exsudat bedeckt. Mikroskopisch findet man meist eine fibrinöse Form der Pneumonie: in den alveolären Räumen ist fibrinöses Exsudat neben Lymphozyten, Leukozyten und Alveolarepithelien vorhanden; die quantitative Beteiligung dieser einzelnen Komponenten kann wechseln. Ist die Verkäsung voll ausgebildet, dann zeigt der ganze pneumonische Bezirk mangelhafte oder ganz fehlende Kernfärbung; das Exsudat in den Alveolen, die Alveolarwandungen und -septen mit ihren Gefäßen, bei den lobären Formen auch das gröbere bindegewebige Interstitium, die größeren Gefäße und Bronchien sind allesamt der Nekrose verfallen. In den Gefäßen findet man Thromben, in den Bronchien käsigen Inhalt. Fig. 65 zeigt eine herdförmige käsige Bronchopneumonie als Übersichtsbild. Hier ist die Beziehung der Pneumonie zu den Bronchioli respiratorii bzw. zu den Azini eines Läppchens deutlich (endobronchiale Ausbreitung des Prozesses von den Bronchioli auf das

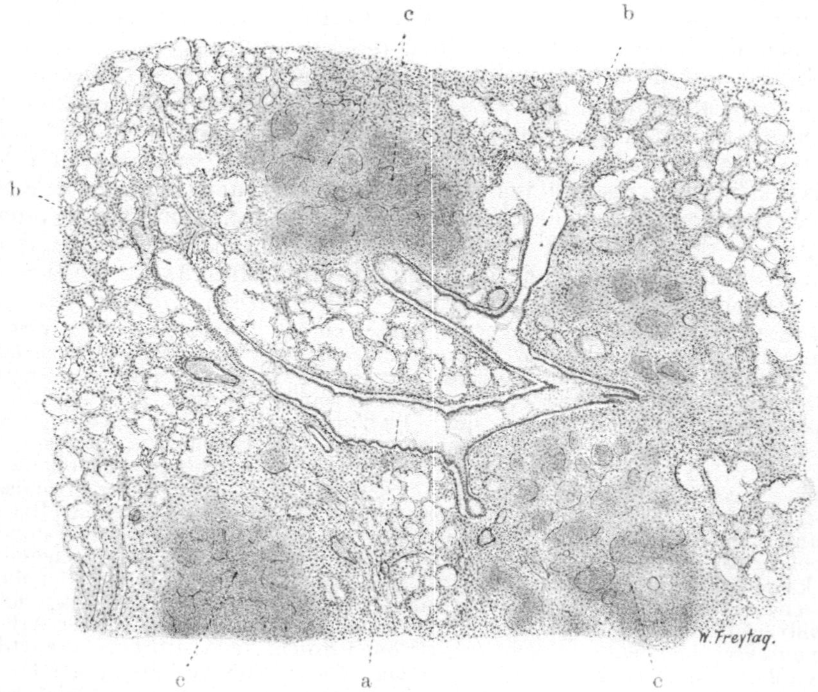

Fig. 65. Herdförmige (azinöse) käsige Pneumonie. Vergr. 25fach.
(Weigerts Elastinfärbung — Karmin.)
a Endbronchus mit seinen Aufzweigungen. b Übergänge in respiratorische Bronchien bzw. Alveolargänge. c Azinöse Herde käsiger Pneumonie mit Resten des elastischen Alveolargerüstes.

alveoläre Parenchym bzw. umgekehrt!). Ein Endbronchus (a) mit seinen Aufzweigungen und Übergängen in respiratorische Bronchiolen bzw. Alveolargänge (b) ist zu sehen. Käsig-nekrotische Herde (c) sitzen den letzten Bronchialverzweigungen an. Sie stellen sich dar als Gruppen pneumonisch erfüllter Alveolen. Stellenweise ist das elastische Alveolargerüst noch zu erkennen. Die pneumonischen Herde sind der Nekrose verfallen; sie zeigen mangelhafte oder fehlende Kerntinktion. Bei starker Vergrößerung sieht man hier feinkörnigen Chromatinschutt (Karyorrhexis). Diffuse Färbungen der Nekrosen mit Karmin sind das Zeichen der Auflösung und Diffusion des Chromatins (Karyolyse, Chromatolyse). Alle diese Befunde zeigen die Nekrose an. Man vergleiche mit diesem Bild einer herdförmigen exsudativen Tuberkulose die Fig. 70. Sie zeigt einen Parallelfall von herdförmiger prod u k t i v e r Tuberkulose, die sich ebenfalls im Anschluß an die letzten Bronchialverzweigungen entwickelt hat.

Die Fig. 66 zeigt einen diffus verkästen, pneumonischen Bezirk, ebenfalls bei Karmin-Elastinfärbung nach W e i g e r t. Da die elastischen Fasern bei der käsigen Nekrose des Lungengewebes sich länger erhalten, zeigen sie uns die Stellen der untergegangenen Alveolarwände, bindegewebigen Septen, Bronchien, Gefäße an. Die Lungengewebsstruktur ist nur sehr undeutlich und unvollkommen erhalten (e); an manchen Stellen ist sie völlig unkenntlich (f). In den Gefäßen (a) findet man Thromben, in den Bronchiolen (b)

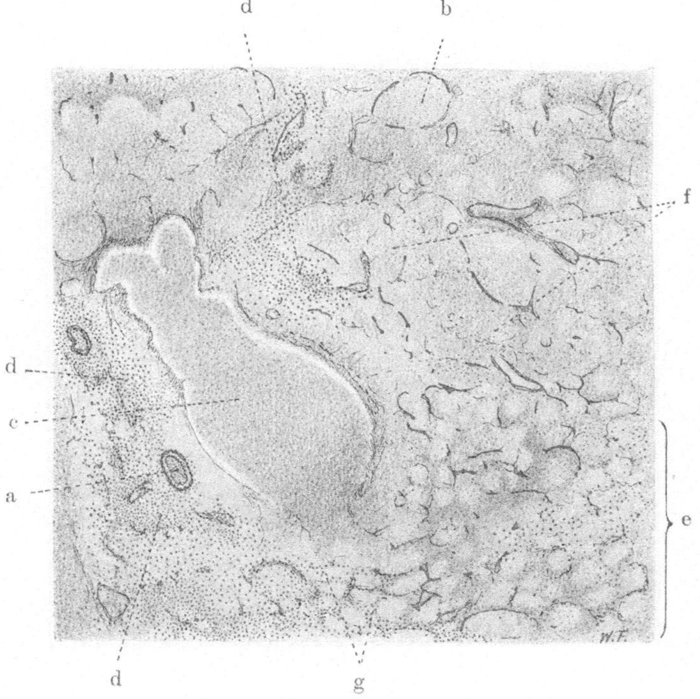

Fig. 66. K ä s i g e P n e u m o n i e (mit käsiger Bronchiolitis). Vergr. 22fach.
(W e i g e r t s Elastinfärbung — Karmin.)
a Kleine Lungenarterie mit thrombotischer Masse als Inhalt. b Kleiner Bronchus mit käsigem Inhalt. c Größerer, nekrotischer Bronchus, von käsigen Massen erfüllt. d Entzündliche Zellinfiltrate in der Umgebung des Bronchus, Übergreifen der Entzündung auf das angrenzende, alveoläre Parenchym. An diesen Stellen gute Kernfärbung! e Käsig-pneumonischer Bezirk mit noch relativ deutlicher Alveolarstruktur. f Käsig-pneumonischer Bezirk: Alveolarstruktur nur mehr an den Resten der elastischen Fasern erkennbar. g Zellige Infiltration der Alveolarwandungen.

käsig-nekrotische Inhaltsmassen. Ein größerer Bronchus (c) ist mit einem käsigen Pfropf völlig ausgefüllt. Die alveolären Räume sind mit ungefärbten oder nur Kernreste enthaltenden Exsudatmassen erfüllt. Bei stärkerer Vergrößerung lassen sich scholligkörnige Massen und glänzende, faserige Substanzen in den Alveolen feststellen: erstere sind nekrotische, zerfallene, geronnene Zellkörper, letztere interzellulär abgelagertes, geronnenes (fibrinöses) Exsudat. Das Gerüst bzw. Interstitium, die Wandungen der Bronchien und Gefäße zeigen ebenfalls nur schlecht gefärbte oder geschrumpfte Kerne, oder es finden sich durch Karyorrhexis entstandene Chromatinbröckel;

vielfach ist überhaupt nichts mehr von Kernsubstanz zu sehen. Die zelligen und faserigen Anteile des Lungengerüstes sind also ebenfalls der Koagulationsnekrose verfallen.

In Fig. 67 u. 68 haben wir Detailbilder zur käsigen Pneumonie. Fig. 67 zeigt einen Endbronchus (a) mit Übergang in Bronchiolus respiratorius und Alveolargang bzw. alveoläres Parenchym. Die Lumina dieser Teile sind mit käsigen Massen erfüllt; das Übergreifen der käsigen Entzündung auf das alveoläre Gewebe (käsige Pneumonie) ist deutlich. Weitere kleinere, käsig-pneumonische (azinöse) Herde finden sich (d). Das umgebende Lungengewebe zeigt das Bild einer diffusen katarrhalischen Pneumonie. Die Alveolen

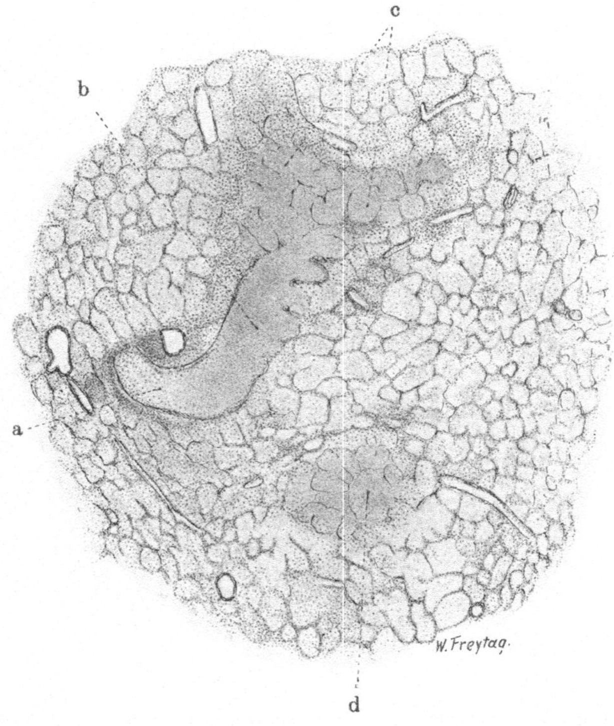

Fig. 67. Herdförmige (azinöse) käsige Pneumonie mit käsiger Bronchiolitis. Vergr. 20fach. (Weigerts Elastinfärbung — Karmin.)
a Endbronchus mit Übergang in Bronchiolus respiratorius und Alveolargang. b Käsiger Inhalt. c Käsige (azinöse) Pneumonie. Alveolen mit käsigem Inhalt. d Kleiner, käsig-pneumonischer Herd. Das übrige Lungenparenchym im Zustand katarrhalischer Pneumonie.

sind hier vorwiegend mit Lymphozyten und Alveolarepithelien erfüllt. In Fig. 68 ist ausgedehnte käsige Bronchopneumonie und käsige Bronchitis zu sehen (Elastinfärbung!). Die kleinen Bronchien (a). deren Wandungen durch die Reste elastischer Fasern deutlich sind, sieht man mit käsigen Massen erfüllt. Das ihnen zugehörige alveoläre Lungenparenchym ist ebenfalls nekrotisch, seine alveoläre Struktur nur an den Elastinresten zu erkennen (b). Zwischen den käsigen Herden findet sich noch erhaltenes, wenig entfaltetes (atelektatisches) Lungenparenchym (c).

Die letzten Bilder mit der ausgesprochenen Beteiligung der kleinen Bronchien an dem tuberkulösen Prozeß führen uns zur Besprechung einer sehr häufigen Form der Lungentuberkulose, welche besonders in den tertiären Stadien- dieser Krankheit das Bild beherrscht, jedoch auch in den Sekundärstadien gelegentlich sehr ausgebildet sein kann. Wir finden hierbei sowohl exsudative wie produktive Prozesse, nicht selten in mannigfaltigster Weise gemischt, in besonderer räumlicher Beziehung zu den kleineren Bronchien. Es ist dies die kanalikuläre Form, die Tuberkulose der Bronchialröhren (sog. Röhrentuberkulose), die sog. Peri- und Endobronchitis tuberculosa bzw. caseosa. Es handelt sich bei dieser Röhrentuberkulose 1. um die Entwicklung von Epitheloidgewebe (in Knötchenform oder diffus) in der Wand und Umgebung der kleineren und kleinsten Bronchien, sowie auch im feineren Zwischengewebe der Azini und Lobuli. Diese produktive Form wird von Orth als Bronchialtuberkulose sensu strictiori bezeichnet.

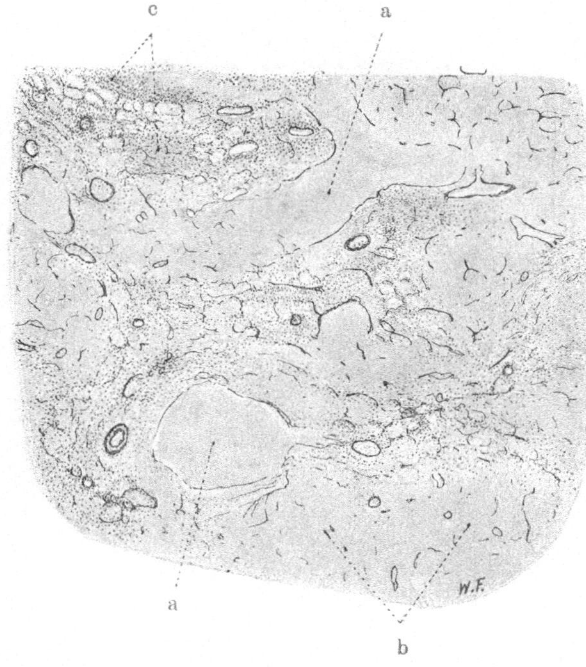

Fig. 68. Käsige Pneumonie mit käsiger Bronchiolitis. Vergr. 15 fach.
(Weigerts Elastinfärbung — Karmin.)
a Kleine, nekrotische Bronchien mit käsigem Inhalt. b Käsig-pneumonischer Herd mit Resten elastischer Fasern des Gerüstes und der Gefäßwände. c Atelektatisches, entzündlich verändertes Lungengewebe mit noch guter Kernfärbung.

Die Bronchien erkranken dabei von innen oder von außen her (endo- bzw. peribronchiale Ausbreitung). Schließlich ist immer die ganze Wand und Umgebung ergriffen. Das Endergebnis dieser Vorgänge ist sehr häufig die Verkäsung, so daß wir dann von käsiger Bronchialtuberkulose zu sprechen haben. Ist die Ausbreitung vorwiegend peribronchial, so sind die Bronchiolen manchmal von förmlichen Scheiden epitheloiden Gewebes umgeben. In manchen solchen Fällen scheinen die peribronchialen Lymphgefäße den Weg der Ausbreitung der tuberkulösen Wucherungen zu bezeichnen (lymphangitische Form, s. Fig. 69). Bei endobronchialer Ausbreitung sind die Herdbildungen exquisit azinös, indem die epitheloiden Wucherungen von den Bronchioli respiratorii auf die Septen der zugehörigen Alveolargänge und Infundibula übergreifen. Das epitheloide Gewebe entwickelt sich hierbei nicht nur im Bereich des bindegewebigen Septensystems, sondern auch in die Lumina der Bronchiolen und Alveolen hinein. Pneumonische Erfüllung der Alveolen kombiniert sich damit. Diese Vorgänge führen zur Bildung der sog. azinös-nodösen Herde Nicols; sie entsprechen Gruppen erkrankter Azini nebst zugehörigen Bronchiolen und lassen demgemäß schon bei Betrachtung mit dem unbewaffneten Auge eine eigenartige Gruppierung und zierliche Verzweigung der erkrankten Teile erkennen. Charakteristisch ist immer, daß als Zentren der Herdbildungen die kleinen Bronchien nach-gewiesen werden können. Ihre verdickten, eventuell verkästen Wandungen und ihre (teils engen, teils durch Zerfall von innen her bereits erweiterten)

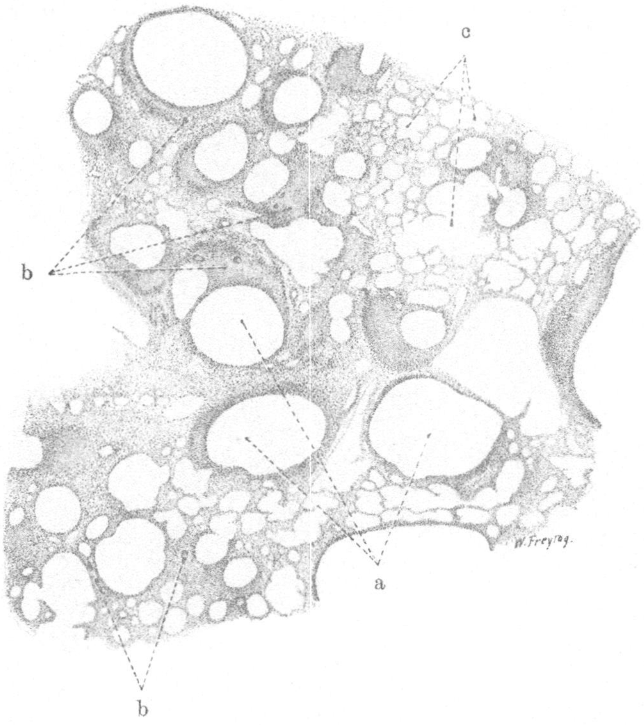

Fig. 69. Bronchialtuberkulose (produktive und vorwiegend peribronchial ausgebreitete, lymphangitische Form). Vergr. 10fach. (Hämatoxylin.) a Stark erweiterte Bronchioli. b Epitheloidgewebe mit Riesenzellen in der Wand und Umgebung dieser Bronchiolen. c Lufthaltiges, stark geblähtes, alveoläres Parenchym.

Lumina sind auf den Lungendurchschnitten mit bloßem Auge deutlich zu sehen.

Das Bild der Röhrentuberkulose kann 2. auch in einer mehr exsudativen Form zur Entwicklung kommen. Diese exsudative Form wird von Orth als Bronchitis tuberculosa sensu strictiori bezeichnet. Es treten die epi-theloiden Produktionen manchmal sehr zurück oder fehlen ganz, und käsige Entzündungen beherrschen das Bild. Die entzündlichen Vor-gänge in der Wand und Umgebung der kleinen Bronchien sind gerade in diesen Fällen mit ausgedehnteren pneumonischen Erfüllungen der Alveolen verbunden. Auch hier sind häufig die Azini gruppenweise erkrankt und es entstehen azinös-nodöse Herde von exsudativem Charakter. Makroskopisch sieht man gelbweißliche Ringe und verästelte Figuren mit engen oder weiten Lichtungen: es sind die Quer- und Längsschnitte durch die kleinen käsigen Bronchien. Um sie herum liegen, beerenförmig gruppiert, gelbweißliche Infiltrate des Lungengewebes: die azinösen käsigen Pneumonien. Diese Formen lassen sich mikroskopisch am besten mit Hilfe der Weigertschen Elastinfärbung auflösen. Unsere Präparate, Figg. 65, 66, 67, 68, zeigen pneumonische Verdichtungen des Lungengewebes, die in großer Ausdehnung der Kernfärbung ermangeln, also nekrotisch sind. Die Elastinfärbung hebt in diesen käsigen Verdichtungsherden zentrisch oder exzentrisch gelegene elastische Ringe oder Halbringe hervor: das sind die elastischen

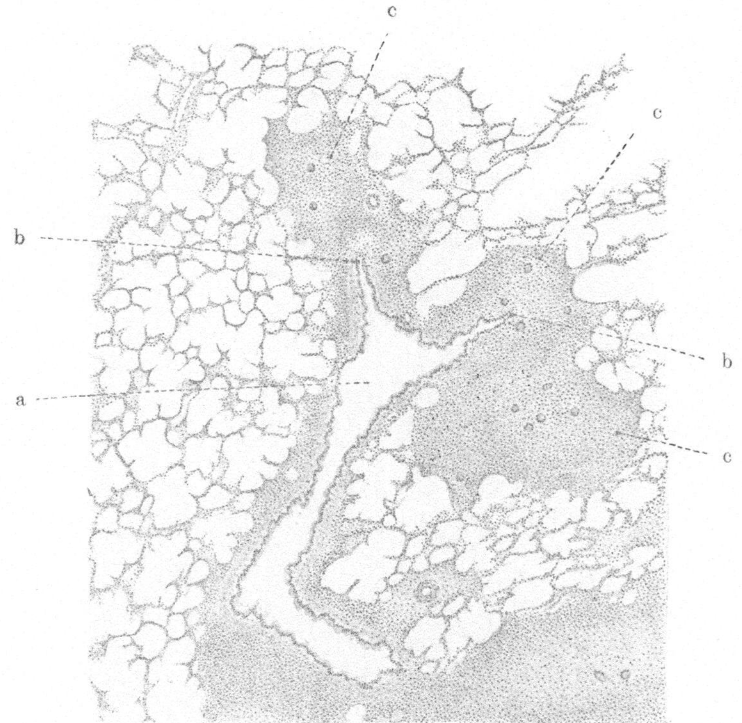

Fig. 70. Bronchialtuberkulose (produktive Form). Azinöse Herde. Vergr. 20fach. (Hämatoxylin.)
a Kleiner Bronchus, in 2 azinöse Bronchiolen sich teilend; Wand und Umgebung dieses Bronchus entzündlich verändert, auch mit epitheloiden Zellwucherungen; bei b Übergang dieser letzteren in das respirierende Parenchym. c Epitheloidgewebe mit Riesenzellen im Bereich des Verzweigungsgebietes der azinösen Bronchiolen.

Fasern der verkästen Bronchiolen, deren Lumina mit ungefärbten (käsigen) Inhaltsmassen ausgefüllt sind. Rings um diese käsigen Bronchiolen sind die alveolären Räume, deren nekrotisches Gerüst, ebenfalls nur durch schwarzblau gefärbte elastische Fasern gekennzeichnet ist, mit nekrotischem Exsudat ausgefüllt. An der Peripherie dieser käsig pneumonischen Bezirke tritt die Kernfärbung wieder deutlich hervor, und hier sieht man schon bei schwacher Vergrößerung wieder deutlich das Lungengerüst und die Exsudatpfröpfe in den alveolären Lufträumen (Fig. 66, e). Sucht man längsgetroffene, kleine Bronchien auf, so kann man hier und da den Übergang relativ gesunder Abschnitte des bronchialen Systems in käsige Bezirke sehen. Man wird

dann feststellen, daß dies in der Regel an den Stellen stattfindet, an welchen
der Endbronchus sich in die Bronchioli respiratorii verzweigt (Fig. 65, 67).
Bei starker Vergrößerung lassen sich im Bereich der käsig pneumonischen
Partien die Befunde erheben, wie sie früher beschrieben wurden. Wo die
käsige Bronchopneumonie peripher in noch nicht verkästes Gewebe übergeht,
findet man in den Alveolen Lymphozyten, Alveolarepithelien, Fibrin in
wechselndem quantitativem Verhältnis vor. Zellige Verdickung der Alveolar-

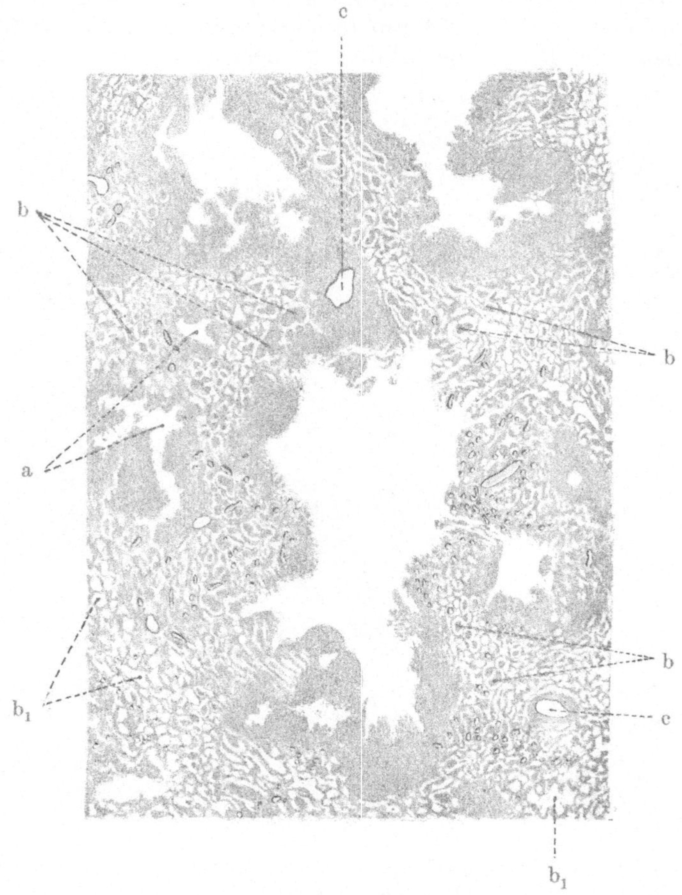

Fig. 71. Phthisis pulmonum tuberculosa (Kavernenbildung aus käsiger
Bronchitis). Vergr. 8fach. (Hämatoxylin.)
a Frisch entstandene Cavernulae, aus käsig zerfallenen, kleinen Bronchien entstanden. b Verkäsende Pneumonie in der Umgebung der Cavernulae. b₁ Lufthaltiges, alveoläres Parenchym. c Blutgefäße.

wandungen und -septen zeigt hier die Beteiligung auch der Interstitien an
der Entzündung an.

Bisher besprachen wir als Ausgang des tuberkulösen Prozesses jene Form
der Gerinnungsnekrose, die wir Verkäsung nennen. Der koagulierten
Nekrose folgt häufig fermentativer Abbau und Verflüssigung der käsigen
Massen, die Kolliquationsnekrose. So entstehen die tuberkulösen Einschmelzungen, die tuberkulösen sog. Lungengeschwüre und Kavernen.
Sie bilden sich durch Erweichung und Zerfall käsiger Bronchien (bronchogene Kavernen) und käsig-pneumonischer Infiltrationen (pneumonio-

gene Kavernen).. In einem Übersichtsbild (Fig. 71) zeigen wir die Entstehung solcher Cavernulae (a) aus käsiger Endo-Peribronchitis. Die abgebildeten Lungengeschwüre zeigen allein schon durch ihre verzweigte Gestalt die Beziehung zu den Bronchien an. Es sind die verschiedensten Entwicklungsstadien zu sehen. Ein von innen her erweichender und zerfallender käsiger Bronchus bildet überall das Zentrum der Herde und ist umgeben von käsig hepatisiertem Lungengewebe (b). Bei weiterem Fortschreiten des Zerfalls greift dieser auch auf die käsig hepatisierte Umgebung über: die Kaverne vergrößert sich. Zwischen den Cavernulae liegt da und dort noch erhaltenes lufthaltiges Lungengewebe (b^1).

Fig. 72. **Phthisis pulmonum tuberculosa (Kavernenwand).** Vergr. 40fach. Färbung nach Ziehl (Methylenblau-Karbolfuchsin.)
a Innerste zerfallene Zone der Kavernenwand mit ungeheuren (rot gefärbten) Bazillenmassen. b Käsige Zone in beginnender Erweichung (käsige Pneumonie). c Atelektatisches Lungengewebe mit spaltförmigen, engen Alveolarräumen. d Käsigpneumonische Herde.

Ein weiteres mikroskopisches Bild der Wand einer größeren Kaverne soll eine Vorstellung vermitteln nicht nur von den einzelnen Schichten dieser käsigen Schmelzungsherde, sondern vor allem von der Massenhaftigkeit der Bazillen, die sich in den käsigen Zerfallsmassen an der Innenwand der tuberkulösen Kavernen finden. So erhält man eine Vorstellung von der Gefahr, die der tuberkulöse Mensch, der fortgesetzt diese bazillenhaltigen Zerfallsmassen aushustet, für seine Umgebung darstellt.

Unser Präparat (Fig. 72) stellt eine frisch entstandene, noch nirgends abgekapselte, in tuberkulös verändertes Lungengewebe eingelagerte Kaverne dar (Färbung mit Karbolfuchsin und Methylenblau nach der Methode von Ziehl). Die Gewebe sind blau, die säurebeständigen Bazillen rot gefärbt.

Schon bei schwacher Vergrößerung sieht man in der innersten Zone (a) der Kavernenwandung, da wo sich bröcklig zerfallenes, kern- und gefäßloses, nekrotisches Material befindet, rotgefärbte Flecken, welche ungeheuere Bazillenmassen darstellen. Verfolgen wir bei starker Vergrößerung (Fig. 73) diese Stellen genauer, so sehen wir kleine rote Stäbchen, oft leicht gekrümmt, teils einzeln liegend, teils in unentwirrbaren Massen zusammengehäuft. Diese Bazillen liegen, wie gesagt, in den erweichenden Zerfallsmassen, welche die Innenwand der Kaverne bedecken. Geht man weiter nach außen, so trifft man auf eine weitere, breite, käsige Zone (Fig. 72, b), deren Zusammenhang noch einigermaßen gewahrt ist. Diese Schicht geht über in eine Zone, in welcher wieder Kernfärbung auftritt. Hier findet sich ein von engen Spalten durchsetztes Gewebe (Fig. 72, c): es ist in Atelektase befindliches Lungengewebe; die engen Spalten sind die zusammengefallenen Alveolarräume. In das atelektatische Lungengewebe sind käsig-pneumonische Herde (d) eingelagert.

Die Heilungsvorgänge bei der Lungentuberkulose sind sehr mannigfaltig. Es kommen in erster Linie bindegewebige Vernarbungen in Betracht, die sich 1. in der Form fibröser Umwandlung des epitheloiden Gewebes und 2. in der Form der fibrösen Abkapselung nekrotischer Massen abspielen. Das epitheloide Gewebe ist — insolange und insoweit es nicht von käsiger Nekrose befallen wurde — einer bindegewebigen Umwandlung fähig. Es stellt ja nichts anderes als junges Bindegewebe (Granulationsgewebe) dar, das unter dem Einfluß der Tuberkulotoxine krankhafte Formen angenommen hat und dessen Ausreifung eben durch diese Gifte hintangehalten wurde. Hat sich die Wirksamkeit der Gifte erschöpft, bzw. sind sie durch die lebendige Reaktion des Körpers zellulär oder humoral unwirksam gemacht worden, dann steht der Ausreifung des epitheloiden Granulationsgewebes zu fibrösem Gewebe nichts mehr im Wege. Die Riesenzellen scheinen hierbei keine weitere Fortentwicklung zu erfahren; man sieht wenigstens an ihnen häufig regressive Erscheinungen.

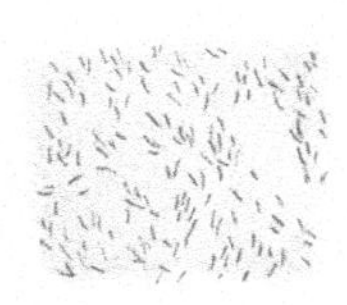

Fig. 73. Tuberkelbazillen aus einer Kavernenwand. Vergr. 500fach. (Färbung nach Ziehl.)

So können sich fibröse Tuberkel (Fig. 64), fibröse Verdickungen des Interstitiums, fibröse Umwandlungen der Bronchien und Gefäße entwickeln. Manche Tuberkulosen verlaufen von vornherein in dieser mehr fibrösen Form. Die zweite Art der Ausheilung spielt sich gegenüber dem definitiv verloren gegangenen, also nekrotischen, verkästen Lungengewebe ab. Dieses ist selbst keiner Lebensäußerung mehr fähig und wird wie körperfremdes Material eingekapselt. Durch Bindegewebsneubildung rings um die verkästen Herde entstehen fibröse Züge, die den nekrotischen Herd allseitig umschließen und ihn so von der gesunden Umgebung abtrennen. Verkalkung der käsigen Massen geht damit häufig Hand in Hand. Beide Vorgänge, bindegewebige Umwandlung und bindegewebige Einkapselung, sind oft innig miteinander verknüpft: kann ja doch auch das nicht verkäste spezifische Epitheloidgewebe nach fibröser Umwandlung sich selbst an der fibrösen Einkapselung beteiligen (fibrös-käsige Tuberkel, Fig. 63). Wie die käsigen Herde, so werden auch die aus ihnen entstandenen Zerfallshöhlen, die Kavernen, bei der Heilung fibrös abgekapselt, während sie sich von innen her reinigen, d. h. nach Abstoßung alles Nekrotischen an ihrer Innenwand gesundes Granulationsgewebe bilden, das seinerseits wieder in fibröses Gewebe übergeht. Schließlich kann sogar eine Epithelisierung der Kaverneninnenfläche erfolgen. Oder die heilende Kaverne schrumpft und ihre Wandungen verwachsen miteinander. Bei den Aus-

heilungen der Tuberkulose spielen ferner Resorptionen eine große Rolle,
Resorptionen (und Expektorationen) der erweichten käsigen Zerfallsmassen
sowohl, wie der einfach pneumonischen (nicht verkästen) Infiltrate. Falls
die Resorption solcher Pneumonien unvollkommen bleibt, können sich bindegewebige Organisationen der Exsudatmassen in gleicher Weise entwickeln,
wie bei jeder Pneumonie. Nimmt man alles zusammen, so bekommt man
eine Vorstellung von der Mannigfaltigkeit der anatomischen Bilder bei ausheilender Lungentuberkulose, Bilder, die durch die Schrumpfung der
sich fibrös, narbig umwandelnden Teile noch weiter kompliziert werden

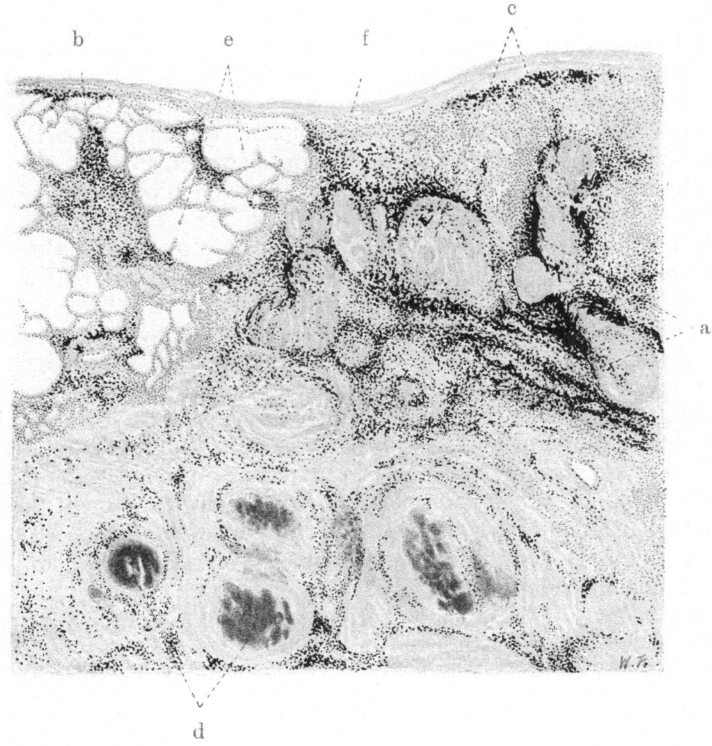

Fig. 74. Vernarbende (zirrhotische) Lungentuberkulose (tuberkulöse
Lungenspitzeninduration). Vergr. 20fach. (Hämatoxylin-Eosin.)
a Massiges, durch Kohle schwarz gefärbtes Bindegewebe mit reichlicher lymphozytärer Infiltration. b Fortsetzung der Induration auf die Umgebung. c Kernlose, hyaline Knoten, in die Narbe eingeschlossen. d Verkalkte derartige Herde,
von konzentrischen Ringen hyalin entarteten Bindegewebes umgeben. e Em-
physematöses Lungenparenchym in der Umgebung der Narbe. f Pleura pulmonalis.

(tuberkulöse Lungenzirrhose). Besonders häufig sehen wir derartige
mehr oder weniger vollständige Ausheilung der Tuberkulose im Bereich der
Lungenspitzen, wo sie uns als sog. schiefrige Induration begegnet.
Harte, durch Kohlenstaub schiefriggrau oder -schwarz gefärbte, oft recht
umfängliche Schwielen schließen hier Reste käsiger oder kreidiger (verkalkter) Massen ein.

Unser Präparat (Fig. 74) stammt von einem solchen Fall. Wir sehen
bei schwacher Vergrößerung ein massiges, schwärzlich gefärbtes Bindegewebe (a). Es ist die in der Narbe liegen gebliebene, infolge mangelhafter
Lymphbewegung nicht genügend fortgeschaffte und infolge der Schrumpfung

des vernarbenden Gewebes auf einen kleineren Raum zusammengerückte (inhalierte) Kohle, welche diese intensive Schwarzfärbung bedingt. In diese anthrakotische Narbe sind da und dort kernlose, nekrotische Bezirke eingelagert (c), um welche herum hyalines Bindegewebe in konzentrischen Lagen angeordnet ist. Vielfach nehmen diese Bezirke eine diffuse, mehr oder weniger starke Hämatoxylinfärbung an — ein Zeichen von Kalkablagerung (d). Diese nekrotischen und teilweise verkalkten Bezirke sind Reste von Verkäsungen, die in die Narbe eingesargt und völlig abgekapselt sind. Sonst findet man in der Narbe noch Gefäße und Bronchien vor, die vielfach in ihren Wandungen stark verdickt und in ihrem Lumen eingeengt sind. Auch völlig obliterierte Gefäße und Bronchien kommen vor; sie stellen auf Quer- und Längsschnitten getroffene, solide bindegewebige Stränge dar [1]. Die Narbe geht an ihrer Peripherie (b) allmählich in das lufthaltige Lungengewebe der Umgebung über. Dieses befindet sich im Zustande des (vikariierenden) Emphysems: die Lufträume sind abnorm weit (e), und Bilder von Konfluenz benachbarter Lufträume treten in ebensolcher Form auf, wie wir es früher beim chronischen substantiellen Lungenemphysem beschrieben haben. Diese lokale Emphysembildung ist in der Umgebung von tuberkulösen Spitzennarben ein regelmäßiger Befund: ein auch makroskopisch nachweisbares, blasiges, regionäres Emphysem überlagert oft die Narben und macht sie so dem klinischen Nachweis unter Umständen schwer zugänglich.

Bei starker Vergrößerung finden wir in der Narbe streifiges Bindegewebe, in welches die Kohle (frei, oder in rundlichen, länglichen, spindeligen Zellen) eingelagert ist. Um die käsigen Herde ist dies Bindegewebe, wie gesagt, konzentrisch angeordnet, wobei die inneren Lagen oft deutliche hyaline Entartung der kernarmen oder kernlosen Faserzüge zeigen, während weiter nach außen Fibroplastenkerne und feinstreifiges Bindegewebe auftreten. Epitheloides Gewebe findet sich bei völliger Ausheilung nicht mehr vor. In das narbige Bindegewebe sind oft reichlich Lymphozytenhaufen (a), ja gelegentlich richtige Lymphknötchen neuer Bildung eingelagert — ein Zeichen von chronischen Reizzuständen in der Narbe.

In die Randteile der Spitzennarbe sieht man häufig Reste des respirierenden Parenchyms eingeschlossen: rundliche und spaltförmige helle Räume, leer oder mit allerhand Inhalt (Zellen, hyalinen Eiweißmassen, geschichteten hyalinen Körperchen, sog. Corpora amylacea) erfüllt. Bemerkenswert ist eine Umwandlung des Epithels dieser in die Narbe eingeschlossenen Reste des alveolären Parenchyms. Man findet hier statt des platten „respiratorischen" Epithels ein kubisches Epithel wie in der fötalen Lunge — formale Akkommodation des Epithels nach Ausschaltung dieser restierenden Lufträume von der Atemfunktion!

IV. Organe der Verdauung.

A. Leber.

a) Normal-histologische Vorbemerkungen.

Die Leber ist die größte Drüse des Körpers und das wichtigste Stoffwechselorgan desselben. Sie hat eine äußere und eine innere Sekretion. Sie teilt sich mit der Milz in die Verarbeitung des Blutfarbstoffes und bereitet die Galle, sie speichert

---

[1] Der große Blutgefäßreichtum jüngerer tuberkulöser Narben ist bemerkenswert. Hier finden sich auch auffallend weite Gefäße. Diese Vaskularisation ausheilender tuberkulöser Lungenherde geschieht — nach Bildung pleuraler Verwachsungen — zum großen Teil von der Pleura parietalis her: heilsame Wirkung der pleuralen Adhäsionen durch Ruhigstellung und Besserung der Ernährungsverhältnisse des erkrankten Lungenbezirkes!

Kohlenhydrate (in Form von Glykogen) und Fette, sie ist am Stickstoffhaushalt wesentlich beteiligt (Harnsäure-, Harnstoffbildung), sie entgiftet wahrscheinlich aus dem Darm kommende Stoffe; ihre Sternzellen (s. u.) sind ein wichtiger Teil des retikulo-endothelialen (phagozytären) Systems des Körpers. Mikroskopisch ist die Leber nach dem Prinzip der zusammengesetzten tubulösen Drüsen gebaut. Durch sekundäre Zellverschiebungen wird diese zusammengesetzte tubulöse Drüse zu dem Typus der Labyrinthdrüse (Braus) umgebaut. Die sezernierenden Drüsenzellen, die Leberzellen, sind in einer von gewöhnlichen tubulösen Drüsen abweichenden Art, in Form eines Netzes angeordnet (Netzdrüse-Schaffer), und die Lichtungen zwischen den Drüsenzellen sind so fein, daß sie bei gewöhnlicher Präparation gar nicht hervortreten, so daß die Drüsenzellenkomplexe als solide Stränge (sog. Leberzellenbalken) und nicht als Schläuche erscheinen. Bei der Betrachtung der Leberstruktur gehen wir am besten von jener anatomischen Einheit aus, die wir Leberläppchen (Lobulus) nennen. Auf einem Durchschnitt durch die Leber sind diese Leberläppchen schon mit bloßem Auge zu erkennen: die Schnittfläche weist eine den Läppchen entsprechende feine Felderung auf, welche Leberzeichnung genannt wird. Die Leberläppchen sind Tönnchen von wechselnder Form und verschiedenem Verhältnis der Höhe zur Breite; wir unterscheiden an ihnen Kanten-, sowie Seiten- und Grundflächen. Man unterscheidet Einzelläppchen und zusammengesetzte Läppchen. In der Achse der Läppchen läuft je eine kleine Vene, die sog. Zentralvene. Die Zentralvenen stellen die Anfänge der venösen Abflußgefäße der Leber, der Lebervenen, dar. Die Einzelläppchen sitzen einer kleinen Vene auf (Vena sublobularis), in welche sich die Venulae centrales entleeren. Die zusammengesetzten Läppchen sind um eine axial gelegene Sammelvene gelagert, in welche ihre Zentralvenen einmünden. Auf Querschnitten durch die Leberläppchen sieht man den kleinen rundlichen Querschnitt der Zentralvene inmitten der Läppchen als den Sammelpunkt eines radiär gegliederten Netzes blutgefüllter Kapillarröhren (venöses Wundernetz — weil zwischen zwei Venen gelegen — genannt). Diese „Kapillaren" bestehen aus einem Synzytium mit eingestreuten Kernen. In Goldpräparaten erscheinen diese Kerne von sternförmig ausstrahlendem Protoplasma umgeben (Kupffers Sternzellen). Das Netz der eben erwähnten intralobulären Blutkapillaren teilt sich mit einem zweiten Netz in den Raum eines Leberläppchens: es ist das netzartige Fachwerk der sog. Leberbalken. Diese letzteren sind von wechselnder Form (gedehnte Schläuche, Zellenplatten — Braus); sie sind scheinbar solide (s. oben), ebenfalls radiär um die Zentralvene angeordnete Stränge von Leberzellen, die den Blutkapillaren dicht angelagert sind. Feinste Spalten zwischen Leberbalken und Blutkapillaren werden teils als Kunstprodukt, teils als perikapilläre Lymphräume gedeutet. Das Sekret der Leberzellen wird in allerfeinste Lichtungen abgesondert, die nur durch besondere Methoden (Silberimprägnation) darstellbar sind. Diese Lichtungen sind die intralobulären Gallenkanälchen (sog. Gallenkapillaren). Auch sie sind netzförmig angeordnet. Dieses dritte Netz im Leberläppchen stellt ein System feinster, wandungsloser Spalten zwischen den Leberzellen dar. Die Leberzellen selbst sind würfelförmige, mit reichlichem, körnigem Protoplasma versehene Zellen, die einen oder mehrere, große, bläschenförmige, runde Kerne besitzen. Das Protoplasma enthält außer Plastosomen (Mitochondria) Eiweißkörnchen, Fett, Glykogen, Pigment. Vorwiegend auf den Flächen dieser Zellen laufen die Gallenkapillaren, an den Kanten die Blutkapillaren. Die Gallenkapillaren endigen blind zwischen den einzelnen Leberzellen (zwischenzellige Sekretkanälchen). Fortsetzungen der Gallenkanälchen in das Protoplasma der Leberzellen hinein („binnenzellige Sekretkanälchen") sind beschrieben worden. Sie treten besonders bei Gallenstauungen hervor und sind wohl weder postmortale, noch vorübergehende funktionelle Bildungen, sondern normale, präformierte, dauernde Einrichtungen der Leberzellen.

An der Peripherie der Läppchen ist faseriges Bindegewebe ausgebreitet, welches die einzelnen Läppchen voneinander, wenn auch nur unvollkommen, trennt. An den Stellen fehlender Trennung gehen also die Leberbalkennetze benachbarter Läppchen ineinander über, so daß man von der ganzen Leber die Vorstellung eines netzförmigen, schwammigen Aufbaues gewinnt. Das die Läppchen unvollkommen trennende Bindegewebe heißt interlobuläres Bindegewebe. Innerhalb der Leberläppchen ist faserige Substanz nur in Form feinster, die Blutkapillaren umspinnender sog. Gitterfasern vorhanden. Das interlobuläre Bindegewebe ist die letzte Ausbreitung eines vom Leberhilus her in die Leber einstrahlenden ansehnlichen Gerüstes, welches die Lebergefäße führt und als Capsula Glissonii bekannt ist. An der Leberoberfläche steht dieses Gerüst mit der Leberkapsel, der fibro-elastischen, mit flachem Serosaepithel bekleideten Organhülle, in Zusammenhang.

In dem Glissonschen Bindegewebe verläuft zunächst die Pfortader: daher auch die Bezeichnung periportales Bindegewebe. Die Pfortader, das funktionelle Gefäß der Leber, bringt das Blut der äußeren Pfortaderwurzeln (Darm-, Magen-, Milz-, Pankreasvenen) in die Leber hinein. Innerhalb der Leber teilt sich die Pfortader in immer feinere Äste, die schließlich als interlobuläre Pfortaderzweige ihr Blut in das Netz der intralobulären Kapillaren ergießen. Die Vena centralis sammelt, wie schon erwähnt, dieses Blut, führt es in die an der Basis der Läppchen verlaufenden Venae sublobulares und Sammelvenen, von wo aus es in die kleinen und größeren Lebervenenäste und schließlich durch mehrere Stammvenen in die Vena cava inferior fließt. Während die Lebervenen immer allein innerhalb des Bindegewebsgerüstes der Leber verlaufen, ist die Pfortader überall von anderen Gefäßen begleitet, nämlich von der Leberarterie und den Gallengängen. Das ist wichtig zu wissen, um gewisse pathologische Prozesse in der Leber (Eiterungen, Thrombosen) richtig lokalisieren zu können. Die Leberarterie, das ernährende Gefäß der Leber, tritt am Hilus des Organs mit der Pfortader in die Leber ein, verzweigt sich im Leberstützgerüst und löst sich ebenfalls in kleine interlobuläre Zweige auf. Kleinste Leberarterienäste durchqueren (von wenig Bindegewebe begleitet) auch die Leberläppchen (Arteriae translobulares), um die Wand der Zentralvenen zu erreichen und zu ernähren. Ein großer Teil der Leberarterienäste geht in Kapillaren über; diese ernähren das interlobuläre Bindegewebe und die Wandungen der Blutgefäße und Gallengänge. Die Kapillaren sammeln sich zu kleinen Venen, welche in interlobuläre Pfortaderäste einmünden. Ein Teil der kleinsten Leberarterienästchen soll jedoch direkt, ohne in Venen überzugehen, in das intralobuläre venöse Wundernetz einmünden. So fließt also auch das Leberarterienblut schließlich in die Kapillarbahn der Leberläppchen ein, und wir haben bei zwei zuführenden Gefäßen (Pfortader und Leberarterie) ein gemeinsames abführendes Gefäß (die Lebervene). Man kann alle Verbindungen der Leberarterie mit dem venösen Wundernetz der Läppchen, seien sie venös oder arteriell, als innere Pfortaderwurzeln bezeichnen. Wie erwähnt, ist die Pfortader nicht nur von der Leberarterie, sondern auch von den Gallengängen begleitet. Die interlobulären Gallengänge sind nicht, wie die intralobulären Gallenkapillaren, wandungslose Spalten, sondern es sind mit kubischem bis zylindrischem Epithel ausgekleidete Röhren (mit Membrana propria bzw. Faserhaut), die das aus den Gallenkapillaren zuströmende Sekret an der Peripherie der Läppchen aufnehmen. Sie beginnen manchmal schon innerhalb der Läppchen in deren äußerster Peripherie. Die kleinen interlobulären Gallengänge zeigen untereinander netzartige Verbindungen. Je näher dem Hilus, desto größer werden die Lumina dieser Sammelröhren und desto ansehnlicher wird ihre eigene bindegewebig-elastische Wand. Schließlich erreichen sie das ansehnliche Kaliber der Ducti hepatici, die ihren Inhalt in den großen gemeinsamen Gallengang, den Ductus choledochus, ergießen. Diese großen Gallengänge besitzen auch Schleimdrüsen in ihrer Wand. Die Lymphgefäße und auch die Nerven der Leber laufen innerhalb des Bindegewebsgerüstes bzw. an der Oberfläche (in der Kapsel) des Organs. Über die Existenz intralobulärer Lymphgefäße bestehen noch Meinungsverschiedenheiten (s. oben). Ganglienzellen finden sich in geringer Menge im Verlauf der Lebernerven.

b) Pathologische Histologie.

1. Atrophien.

Braune Atrophie.

Die Atrophien der Leber stellen teils einfache, teils degenerative Formen des Parenchymschwundes dar. Bei ersteren erfolgt der Schwund in chronischer Weise, bei letzteren manchmal sehr akut. Als Beispiel für eine akute degenerative Atrophie, wie sie bei schweren Infektionen und Intoxikationen auftritt, sei die sog. akute gelbe Leberatrophie angeführt (s. sp.). Chronische Atrophien kommen durch Druck (Schnürleber), ferner bei Zirkulationsstörungen (Stauung) zustande (zyanotische, rote Atrophie). In anderen Fällen ist die chronische Atrophie der Leber Teilglied allgemeiner Atrophie und der Ausdruck allgemeiner Ernährungsstörung. Hierher gehören die sog. Abnützungsatrophien (senile Atrophie, marantische und kachektische Atrophie). Der chronische Schwund des Leberparenchmys erfolgt regelmäßig unter dem Bild der Pigmentatrophie. In den Leberzellen tritt ein Farbstoff auf, der mit dem bei der braunen Atrophie des Herzmuskels beschriebenen identisch ist (Lipofuszin). Wir untersuchen einen solchen Fall von Pigmentatrophie bei Krebskachexie.

Makroskopisch erscheint die Leber in diesen Fällen mehr oder weniger stark verkleinert und braun (bis tief kastanienbraun) gefärbt. Die Ränder der verkleinerten Leber sind dünn. Auf Durchschnitten ist die Läppchenzeichnung deutlich, die Läppchen sind klein, in der Mitte oft tiefbraun, peripher mehr graubraun.

Ein frisches Abstrichpräparat (in NaCl-Lösung, Fig. 75) zeigt uns in den verkleinerten Leberzellen ein feinkörniges, goldgelbes Pigment innerhalb des Protoplasmas angehäuft. Bei sehr reichlicher Pigmentansammlung ist der Kern verdeckt. Ein Dauerpräparat (Fig. 76, Hämatoxylin-Eosin) läßt die Braunfärbung der Leberbalken in der Umgebung der Zentralvene (a) schon bei schwacher Vergrößerung erkennen; dabei fällt die Schmalheit der (atrophischen) Leberbalken (c) auf. Bei starker Vergrößerung erscheinen die Leberzellen gegen die Norm stark verkleinert; auch die Kerne sind

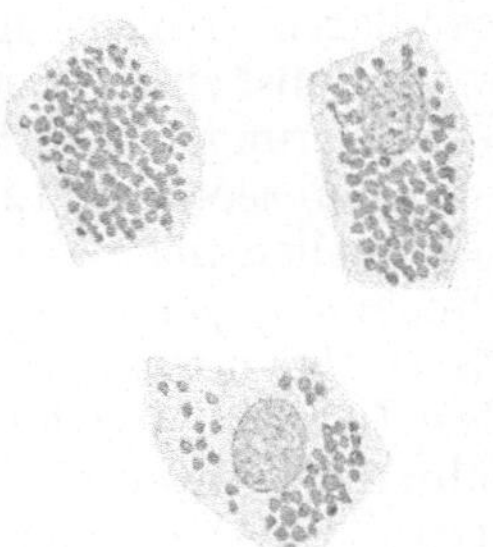

Fig. 75. Braune Atrophie der Leber. Vergr. 500fach. (Frisches Abstrichpräparat in NaCl-Lösung.) Im Protoplasma der Leberzellen findet sich ein feinkörnig-scholliges, gelbliches Pigment (Lipofuszin).

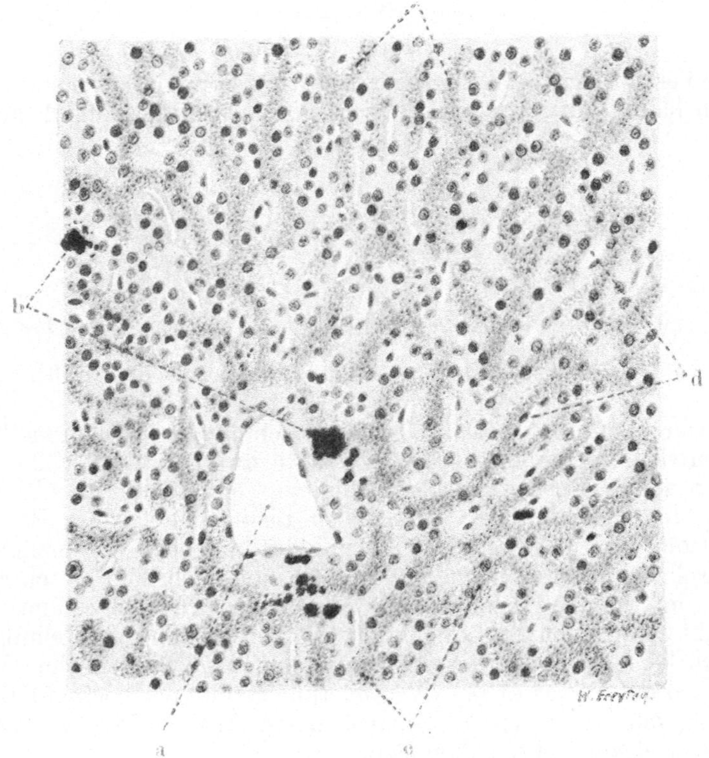

Fig. 76. Braune Atrophie der Leber. Vergr. 250 : 1. (Hämatoxylin-Eosin.) a Venula centralis. b Grobscholliges Pigment (Hämosiderin). c Schmale Leberzellbalken, die Leberzellen mit feinkörnigem, braunem Pigment (Lipofuszin) erfüllt. d Blutkapillaren des Leberläppchens.

kleiner, zeigen auch gelegentlich rückläufige Veränderungen, wie Verklumpungen des Chromatins (Pyknose). Im Protoplasma der atrophischen Leberzellen findet sich das gelbbraune Pigment in feinkörniger Form. Die Leberkapillaren erscheinen im Verhältnis zu den schmalen Leberbalken relativ
weit. Sonst sind bei einfacher brauner Atrophie keine weiteren pathologischen
Veränderungen sichtbar.

In unserem Präparat findet sich jedoch neben dem Pigment in den
Leberzellen noch ein dunkelbrauner, grobkörniger Farbstoff (b), der in der
Umgebung der (erweiterten) Zentralvene (a) und in den Sternzellen liegt.
Es ist Hämosiderin, also ein hämatogenes Pigment. Verständlich ist
das Zusammentreffen der beiden Pigmente daraus, daß die zur Kachexie
führende, chronische Intoxikation außer den Parenchymen auch das Blut
schädigt. Der toxische Untergang reichlicher roter Blutkörperchen führt
zur Ablagerung der Schlacken in Form von Hämosiderin in den verschiedensten Organen. Geschieht dies in sehr ausgedehnter Weise (z. B. bei
Leberzirrhose und sog. Bronzediabetes), so nehmen die Organe (Leber,
Pankreas, Milz, Lymphknoten, Knochenmark, Niere, Haut) eine rostbraune
Färbung an (sog. allgemeine Hämochromatose). Bei diesen Ablagerungen (Speicherungen) des Hämosiderins spielen die Retikuloendothelien
eine große Rolle. Dementsprechend sind in der Leber besonders die Kupfferschen Zellen beteiligt.

2. Regressive Gewebsmetamorphosen (Stoffwechselstörungen, sog. Entartungen).

α) Trübe Schwellung.

Diese Veränderung der Leber, die wir bei akuten Infektionen und Intoxikationen so häufig auftreten sehen, zeigt sich uns makroskopisch auf einem

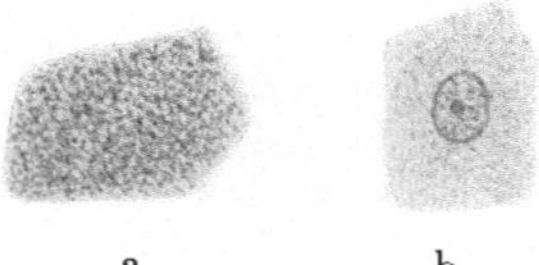

a   b

Fig. 77. Trübe Schwellung der Leber. Vergr. 500fach. (Frisches Abstrichpräparat in NaCl-Lösung).
a Leberzelle in trüber Schwellung. b Normale Leberzelle.

frischen Durchschnitt durch das Organ als schmutzig rötlichgraue Trübung
der Schnittfläche, verbunden mit Undeutlichwerden oder völligem Verschwinden der sog. Leberläppchenzeichnung. Die Trübung beruht auf Veränderung der Reflexion des auffallenden Lichtes infolge der Parenchymdegeneration; die undeutliche Abgrenzung der Läppchen voneinander hängt
mit Schwellungen der Läppchen zusammen, die nach dem Durchschneiden
das zarte interlobuläre Bindegewebe überlagern. Die Schwellung braucht
indes nicht immer deutlich zu sein; trübe Lebern ohne Schwellung zeigen
dann auch keine so undeutliche Zeichnung auf der Schnittfläche. Vor Verwechslungen mit kadaverösen Veränderungen muß man sich hüten. Trübe
Schwellung sollte man nur an Organen diagnostizieren, die sehr frühzeitig
nach dem Tod zur Sektion kommen.

Wir untersuchen die trübe Schwellung der Leber an einem frischen
Abstrich der Schnittfläche (Fig. 77). Das abgestrichene Material schwemmen
wir in sog. physiologischer Kochsalzlösung auf. Bei starker Vergrößerung
sehen wir inmitten von Blutkörperchen und körnigem Detritus die großen

polygonalen Leberzellen, in deren Protoplasma kleine rundliche Körnchen (Eiweiß in Tröpfchenform) angehäuft sind, so daß der Zelleib im durchfallenden Licht eine dunkle Schattierung erhält. Der Kern kann erhalten sein; jedoch ist er infolge Überlagerung durch die im Protoplasma angehäuften Körnchen oft nicht sichtbar. Im Protoplasma finden sich oft auch andere Körner (Fett, Pigment). Setzen wir dem Präparat 2%ige Essigsäure zu, so verschwinden die Eiweißkörnchen. Etwa vorhandene Fetttröpfchen sowie Pigmentkörner bleiben dabei bestehen. Die Kerne der Leberzellen treten, soweit sie erhalten sind, nach Essigsäurezusatz besonders deutlich hervor. Zum Vergleich mit einer Leberzelle bei trüber Schwellung ist in der Abbildung auch eine normale Leberzelle gezeichnet. Auch sie hat

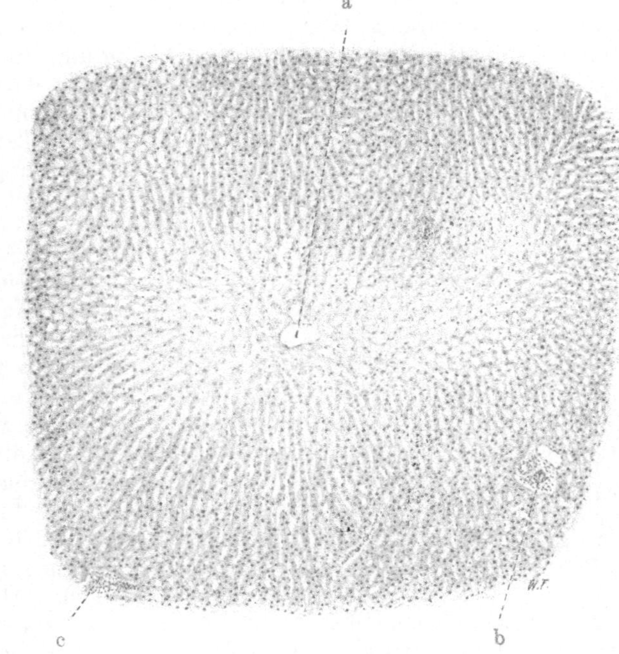

Fig. 78. **Akute toxische Parenchymdegeneration der Leber.**
Vergr. 50fach. (Hämatoxylin.)
a Zentralvene, in deren Umgebung schlechte Kernfärbung und Lösung des zelligen Zusammenhangs der Leberbalken deutlich ist. b Interlobuläres Bindegewebe mit Pfortaderast, Leberarterie und Gallengang. c Tangentialschnitt durch interlobuläres Bindegewebe.

ein körniges Protoplasma. Aber die Körner sind feiner und nicht so zahlreich wie bei trüber Schwellung.

Ein Dauerpräparat (Fig. 78 u. 79) zeigt die Rückwirkung einer schweren Infektion auf das Leberparenchym. Bei schwacher Vergrößerung (Fig. 77). erkennt man an der mangelhaften bzw. völlig fehlenden Kernfärbung der Leberzellen die Stellen der toxischen Schädigung (Nekrose). Es sind die zentral gelegenen Zonen der Leberläppchen. Man darf die Vorstellung haben, daß hier, in der Umgebung der Zentralvene (a), durch Zirkulationsverlangsamung eine länger dauernde und deshalb intensivere toxische Einwirkung möglich ist. Außer der Schädigung der Kerne ist schon bei der schwachen Vergrößerung die Alteration des Protoplasmas der Leberzellen daran zu erkennen, daß die Leberzellen eine Lockerung des gegenseitigen

Zusammenhanges innerhalb der Leberbalken (sog. Dissoziation) zeigen. Bei starker Vergrößerung (Fig. 79) tritt das alles deutlicher hervor. Man beachte die stellenweise nur noch ganz matte Färbung der Kerne bis zu völligem Schwund derselben (Karyolyse), ferner Pyknose und Schrumpfung der Kerne, endlich die Lösung der Zellverbände und den körnig-scholligen Zerfall des Protoplasmas (b).

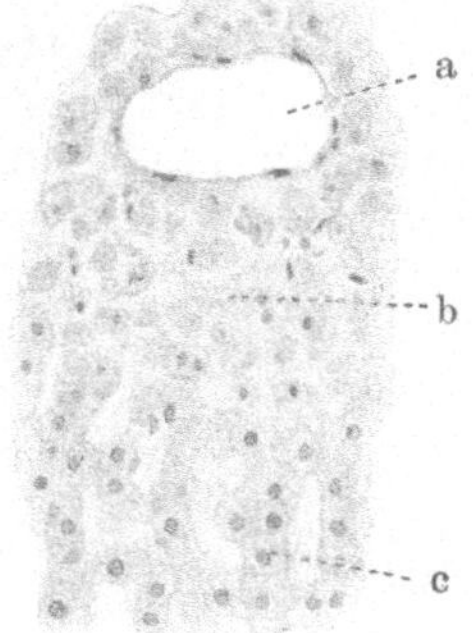

Fig. 79. Akute toxische Parenchymdegeneration der Leber. Vergr. 130fach. (Hämatoxylin.) a Zentralvene (erweitert). b In Zerfall begriffene Leberzellen, mit pyknotischen oder gar nicht mehr färbbaren Kernen. Die Zellen sind aus ihrem gegenseitigen Verband innerhalb der Leberbalken gelöst. c Leberzellen in regulärem Verband und mit gut färbbaren Kernen.

β) Fettleber.

Die einfache, nicht degenerative, pathologische Fettbildung in der Leber ist ein überaus häufiges Vorkommnis. Ein gewisser Fettgehalt der Leberzellen ist physiologisch. In gewissen Phasen der Verdauung sind die Leberzellen stärker fetthaltig. Pathologisch gesteigerte Fettbildung findet sich in allen Fällen von Verzögerung der Oxydationen (Fettleber der Herzkranken, Fettleber der Phthisiker). Übermäßige Nahrungszufuhr, Alkoholismus führen ebenfalls zu abnormen Fettansammlungen in der Leber. Hier liegen Mästungszustände der Leberzellen vor; das Fett wird nicht rasch genug verbrannt und häuft sich in den Leberzellen an. Beim Alkoholismus kommt auch noch eine toxische (funktionelle) Schädigung der Leberzellen in Betracht. Makroskopisch zeigt sich die Fettablagerung durch gelbliche Färbung der betreffenden Leberteile an. In weniger hochgradigen Fällen sind es die peripheren (portalen) Zonen der Leberläppchen — ein Hinweis darauf, daß das Fett den Leberzellen durch die Pfortader zugeführt wird. Bei stärkster Fettablagerung ist die Leber beträchtlich vergrößert, von teigiger Konsistenz und auf Durchschnitten gleichmäßig gelbweiß gefärbt. Die Läppchenzeichnung ist in solchen Fällen weniger deutlich, weil die vergrößerten, fettinfiltrierten Läppchen nach dem Durchschneiden vorquellen und das Zwischengewebe förmlich überlagern. Das durchschneidende Messer beschlägt sich mit einer Fettschicht, die Leber schwimmt eventuell im Wasser.

Mikroskopisch studieren wir die Fettleber am Gefrierschnitt eines in Formol fixierten und mit Hämatoxylin und Sudan III gefärbten Präparates. Bei solcher Behandlung treten die fettinfiltrierten Teile schon bei schwacher Vergrößerung durch die rotgelbe Färbung deutlich hervor. In unserem Falle handelt es sich um die hochgradige Fettleber eines Biertrinkers (Fig. 80). Die Läppchen sind hier in ihrer Totalität fettinfiltriert. Die Läppchengliederung ist schwer festzustellen: die Zentralvenen treten nicht deutlich hervor; die normale radiäre, balkenartige Anordnung des Lebergewebes wird vermißt. Bei stärkerer Vergrößerung sieht man rotgelbe Tröpfchen in den Leberzellen und kann an vielen Übergangsbildern verfolgen, daß die kleineren Tröpfchen zu immer größeren Tropfen zusammenfließen, bis schließlich ein einziger großer Fetttropfen die Leberzelle erfüllt. Dann erscheinen die Leberzellen völlig abgerundet, kugelförmig. Die Kerne der Leberzellen, die bei geringeren Graden der Fetteinlagerung ins Protoplasma noch unverändert nachweisbar sind, erscheinen bei vorgeschrittener Fettbildung zur Seite gerückt und völlig abgeplattet; das Protoplasma ist in dünnster Schichte über den Fetttropfen ausgespannt (Fig. 81). Bei stärkster Verfettung ist es schwer, zwischen den vergrößerten, fetterfüllten Leberzellen die Lichtungen der Leberkapillaren zu sehen. Zweifellos sind die Kapillaren stark verengt infolge der Raumbeanspruchung seitens der ver-

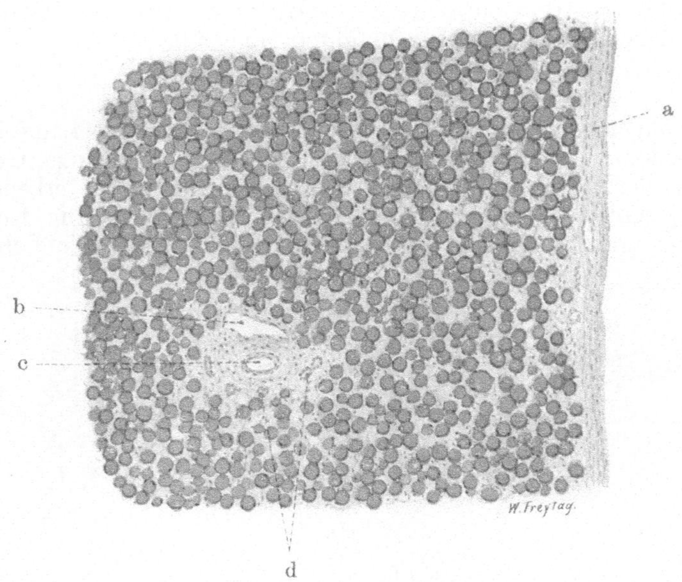

Fig. 80. Fettleber. Vergr. 80fach. (Hämatoxylin-Sudanfärbung.)
a Kapsel der Leber. b Interlobulärer Pfortaderast. c Leberarterie. d Gallengänge.
Das Leberparenchym diffus fettig infiltriert (Fetttropfen gelbrot gefärbt).

größerten Leberzellen; ist doch auch die hochgradige Fettleber schon makroskopisch blaß, blutarm.

Ein lehrreiches Gegenstück zu solchen Präparaten mit Fettfärbung bilden Schnitte von Fettlebern, aus welchen das Fett (durch Alkoholbehandlung) extrahiert ist. Das Lebergewebe erscheint in solchen Präparaten porös, siebartig durchbrochen (vgl. Fig. 90). Bei stärkerer Vergrößerung sieht

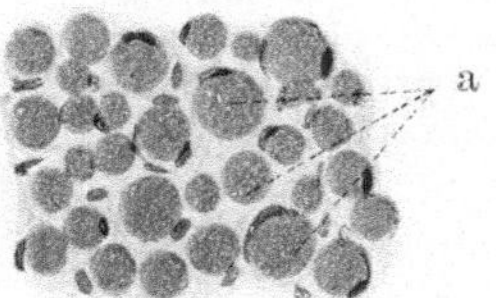

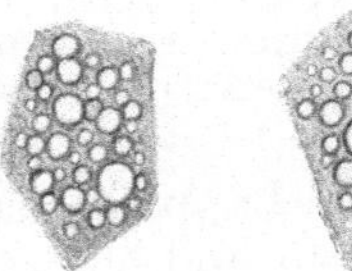

Fig. 81. Fettleber. Vergr. 200fach.
(Hämatoxylin-Sudanfärbung.)
a In jeder Leberzelle findet sich ein
großer, rundlicher (gelbrot gefärbter)
Fetttropfen. Die Leberzellenkerne
liegen an der Peripherie der Fetttropfen. Zwischen den Leberzellen
finden sich Kerne, welche der Kapillarwand angehören.

Fig. 82. Degenerative Verfettung der Leber. Vergr. 500fach.
(Frisches Abstrichpräparat in NaCl-
Lösung.)
Das Protoplasma der Leberzellen ist
von kleinen Fetttröpfchen durchsetzt. Die Kerne der Leberzellen
sind nicht sichtbar.

man statt solider Leberzellen rundliche, leere Vakuolen, an deren Peripherie Reste des Protoplasmas und der plattgedrückte Kern der Leberzellen sichtbar sind (Siegelringform der Leberzellen). Die Vakuolen sind Fettvakuolen; das Fett ist durch Alkohol extrahiert. Die Blutkapillaren zwischen den blasigen Leberzellen sind schwer nachweisbar; die Kapillaren sehr eng, die Kapillarwand an den schmalen Endothelkernen erkennbar.

Ein frisches Abstrichpräparat von einer degenerativen Verfettung der Leber soll die kleintropfige Fettablagerung, sowie den Kernuntergang in solchen Fällen vor Augen führen (Fig. 82).

γ) Amyloidleber.

Bei der allgemeinen Amyloidose ist nebst der Milz (s. S. 44) die Leber in hervorragendem Maße an der Erkrankung beteiligt. Geringe Grade der Amyloidose der Leber sind makroskopisch nicht leicht zu erkennen. In weiter vorgeschrittenen Fällen ist die Leber vergrößert. Die Konsistenz ist vermehrt und teigig. Auf der Schnittfläche erscheint die Leber blaß,

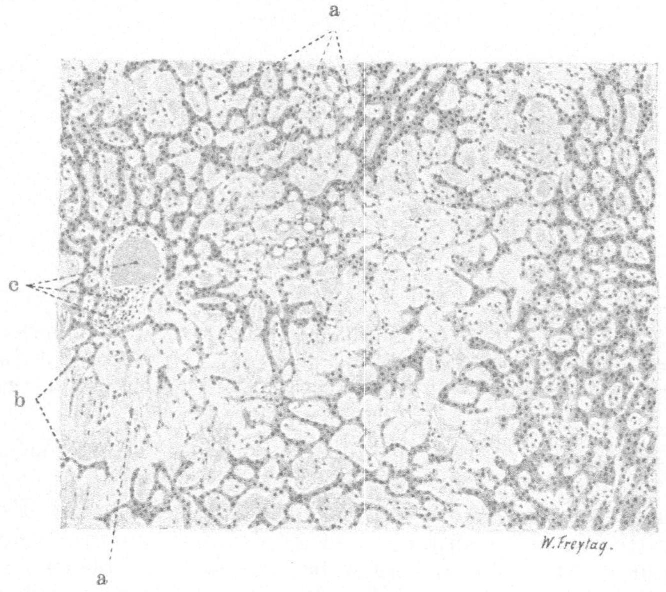

Fig. 83. Amyloidleber. Vergr. 80fach. (Hämatoxylin.)
a Amyloide Ablagerungen. b Leberbalken, durch die Amyloidmassen auseinander gedrängt, komprimiert, atrophisch und im Schwund begriffen. c Pfortader, Leberarterie und Gallengang in interlobulärem Bindegwebe.

blutarm, die Läppchenzeichnung ist undeutlich, die Farbe ist fleckig, schmutzig grau und blaßgelb; die grauen Stellen sind eigenartig glasig und entsprechen den amyloiden Ablagerungen; die gelben Stellen sind verfettete Parenchymteile. Je ausgebreiteter die Amyloidose ist, desto mehr nimmt die ganze Leber eine glasige, speckige Beschaffenheit an (Speckleber, Wachsleber). Dünne Scheiben sind transparent. Auf Jodzusatz zu einer solchen frisch abgeschnittenen Scheibe färbt sich alles Amyloid dunkelbraun.

Bei Hämatoxylin-Färbung eines in gewöhnlicher Weise hergestellten Dauerpräparates (Fig. 83) läßt sich die amyloide Ablagerung leicht erkennen. Alles Amyloid (a) erscheint als homogene, strukturlose Masse. Bei schwacher Vergrößerung erscheinen die Läppchen ganz oder teilweise von dieser Masse durchsetzt. Die Leberzellbalken (b) sind durch sie auseinandergedrängt und in sie eingeschlossen. Man erkennt die infolge von Druckwirkung und Ernährungsstörung (s. unten) stark verschmälerten (atrophischen) Leberbalken an ihrer blaßvioletten Färbung und ihrem da und dort noch erkennbaren, netzartigen Zusammenhang. Wo viel Amyloid abgelagert ist, ist dieser netzartige Zusammenhang aufgehoben, und man sieht nur da und dort noch Reste schmaler Balken oder einzelne Leberzellen in die Amyloidmasse eingeschlossen. Das Bild wechselt also sehr nach dem mehr oder weniger vorgeschrittenen Stadium der Erkrankung. Von Läppchen mit geringer (beginnender) Amyloidinfiltration bis zu total amyloid verödeten Läppchen gibt es alle Übergänge. Wie das Amyloid zu den intralobulären Blutkapillaren liegt, kann man mit der starken Vergrößerung feststellen. Die Kapillaren sind in den stark amyloid infiltrierten Läppchenpartien äußerst verengt, vielfach erscheinen sie als engste helle Lücken und Spalten, in welchen man atrophische und zerfallene Kerne als Reste der Kapillarwand („Endothelien") bzw. des Kapillarinhalts (Leukozyten) nachweisen kann. Rote Blutkörperchen fehlen oft ganz (Verödung der Kapillarbahn). Die amyloiden Massen finden sich nun überall rings um diese Lücken und Spalten, zwischen diesen und den Leberbalken, so daß die peri-

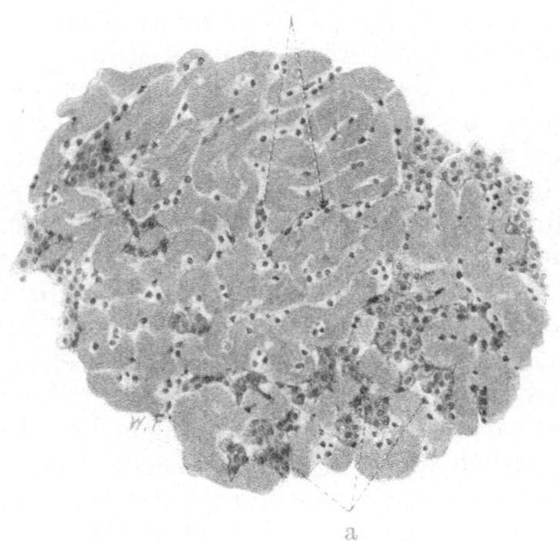

Fig. 84. Amyloidleber. Vergr. 150fach. (Methylviolett.)
a Lebergewebe, in Resten zwischen den (rot gefärbten) amyloiden Massen.

kapilläre Ablagerung des Amyloids klar erweisbar ist. Durch diese Ablagerung werden einerseits die Kapillaren zusammengedrückt, andererseits die Leberbalken komprimiert. Die Leberbalken zeigen bei starker Vergrößerung starke Verschmälerung, die Leberzellen Zerfall der Kerne, ferner Pigmentkörnchen (Lipofuszin) im spärlichen Protoplasma; oft liegen nur noch vereinzelte kernlose Protoplasmaschollen in den am stärksten entarteten Partien. Die weniger stark erkrankten Läppchen zeigen besser erhaltene Leberbalken bzw. Leberzellen. Letztere zeigen gelegentlich ein stark vakuoläres Protoplasma (Verfettung). Am Interstitium der Leber kann man bei sehr schwerer Amyloidose ebenfalls homogene Einlagerungen im Bindegewebe und in den Gefäßwandungen feststellen.

Besonders instruktiv ist ein mit Methylviolett gefärbter (und in Lävulose) eingebetteter Schnitt (Fig. 84). Hier erscheint bei schwacher Vergrößerung alles Amyloid rot gefärbt, das übrige Gewebe blau. Die Ablagerung des Amyloids zwischen Kapillarwand und Leberzellen tritt bei starker Vergrößerung an diesem Präparat sehr deutlich hervor. Quergeschnittene Kapillaren lassen förmliche Ringe rotgefärbten Amyloids um ihre engen Lumina erkennen. Im interlobulären Bindegewebe sieht man ebenfalls gelegentlich rot gefärbte, homogene Einlagerungen in der Wandung von Blutgefäßen; an quergeschnittenen Gefäßen erscheinen diese Einlagerungen als amyloide Halb- und Ganzringbildungen. Am Leberparenchym (a) lassen sich die gleichen Bilder der Atrophie und des Schwundes feststellen, wie sie vorhin geschildert wurden.

δ) Sog. akute gelbe Leberatrophie.

Als Beispiel eines rapiden, höchstwahrscheinlich toxisch bedingten Zerfalles des Leberparenchyms diene ein Fall von sog. akuter gelber Leberatrophie. Diese Krankheit, deren Zunahme in unserer Zeit auffällt, kann unter den Erscheinungen eines Icterus gravis, unter Konvulsionen und mit Koma und Bewußtlosigkeit rasch zum Exitus führen. Neben derartigen ganz akuten Fällen gibt es solche mit subakutem, subchronischem und chronischem Verlauf. Ausheilungen mit Hinterlassung eines zirrhotischen Narbenzustandes (Aszites!) und mit kompensatorischer, knotiger Hypertrophie des übriggebliebenen Lebergewebes sind möglich. Verfettungen in Herzfleisch, Niere, Körpermuskulatur, Magendrüsen, Nekrosen in Niere, wachsartige Muskeldegeneration, Blutungen, Blutveränderungen, Milztumor usw. begleiten den Leberprozeß. Der Zerfall des Lebergewebes bei der akuten gelben Leberatrophie, und ebenso die möglichen Ausgänge dieser Krankheit, erinnern an die Zerstörungen der Leber, wie sie bei Vergiftungen mit Phosphor, mit Chloroform, mit dem Knollenblätterschwamm, mit gewissen Stoffen der Munitionsfabrikation (nitrierte Toluole) zustande kommen. Auf gewisse Unterschiede in der Art des Leberzerfalls bei diesen verschiedenen Vergiftungen hat Herxheimer hingewiesen. Für die akute gelbe Leberatrophie kommen wahrscheinlich enterogene, durch die Pfortader eingebrachte Toxine in Betracht. Dafür würde auch das vorwiegende Befallensein des linken Leberlappens im Sinne gesonderter Strombahnen der Pfortader in der Leber sprechen. Eine bakterielle Ätiologie der akuten gelben Leberatrophie kommt ernstlich nicht in Frage. Voraufgehende Infektionskrankheiten können die Bedeutung von vorbereitenden Schädigungen haben. Syphilis II und Salvarsan sind als ätiologisch wichtig angeschuldigt worden; nach Herxheimer kommen diese Noxen aber vielleicht mehr als disponierende oder mitwirkende Faktoren, nicht als eigentlich ätiologische in Betracht. Auf dispositionelle Momente legt man überhaupt großen Wert (Schwangerschaft, Puerperium, jüngere Leute, Potatoren, vorhergegangene Lebererkrankungen [Ikterus]). Die Annahme, daß eine primäre Cholangie oder Cholangitis zugrunde liegt (Umber), wird von Herxheimer abgelehnt. Die Bedeutung des äußeren Pankreassekretes für das Zustandekommen der akuten gelben Leberatrophie (Trypsin als Aktivator der Leberfermente) ist noch ganz und gar strittig (vgl. Pankreasveränderungen bei akuter gelber Leberatrophie).

Der Name akute gelbe Leberatrophie stimmt nicht recht. Denn einmal gibt es akute und chronische Formen; dann ist die Atrophie, also der Schwund der Leber, nicht von vornherein da, sondern kurze Perioden der Schwellung des Organs gehen voraus; und endlich ist die gelbe Farbe durchaus nicht so vorherrschend, wie etwa bei der Phosphorleber, bei welcher Verfettungen eine viel größere Rolle spielen als bei der sog. akuten gelben Leberatrophie. Bei dieser letzteren tritt zwar zuerst auch (infolge von Verfettung und Gallenstauung) eine gelbliche Farbe hervor; bald aber sind die Stellen des nekrotischen Parenchymzerfalles durch Gefäßerweiterung rot gefärbt (rote Atrophie), während das verschont gebliebene und später kompensatorisch hypertrophierende Lebergewebe (an der Leiche gelbgrün, im Leben blaurot gefärbte) Inseln und Knoten bildet. Die Ausheilungen gehen unter starker schrumpfender Bindegewebsneubildung einher, so daß schließlich eine höckerig geschrumpfte, von graurotem Narbengewebe durchzogene Leber resultiert, welche die erwähnten hypertrophischen Inseln einschließt.

Mikroskopisch beginnt der Prozeß mit Kernveränderungen und nekrotischem Zerfall des Protoplasmas (fermentative Autolyse!) der Leberzellen zumeist in den zentralen Zonen der Leberläppchen und dehnt sich mehr oder weniger über die ganzen Azini aus. Bilder degenerativer Verfettung stehen nicht im Vordergrund, werden aber auch durchaus nicht vermißt. Die Blutkapillaren (Sternzellen) erhalten sich großenteils und zeigen nach Zerfall der Leberzellen starke Erweiterung. Sehr bald beginnen die Erscheinungen des Abbaues und der Wegräumung der untergegangenen Leberzellen unter starker Beteiligung von Wanderzellen (meist Leukozyten, weniger Lymphozyten). Während der Prozeß also zunächst rein degenerativ verläuft, kombiniert er sich in diesen späteren Stadien mit entzündlichen Erscheinungen. Die Ausheilung setzt mit Quellung und Vermehrung der Gitterfasern, unter Neubildung von Kapillaren und jungem kollagenem Bindegewebe ein: so vernarben die Zerfallszonen. Im periportalen, interazinösen Bindegewebe machen sich ebenfalls Neubildungserscheinungen geltend: unter lymphozytärer Infiltration vermehrt sich das Bindegewebe. Von größtem Interesse sind die regeneratorischen und kompensatorisch hypertrophischen Prozesse an Gallengängen und Lebergewebe. Die interazinösen kleinen Gallengänge sprossen aus, bilden neue Tubuli. Aber das Gros jener feinen, verzweigten, soliden Epithelstränge und lumenführenden Tubuli, welche in den ausheilenden Fällen das neugebildete Bindegewebe durchsetzen, geht nach Herxheimers Untersuchungen nicht aus Gallengängen hervor, sondern aus restierenden Leberzellen. Man kann Beziehungen dieser sog. Pseudotubuli zu Resten isolierter Leberzellenstränge feststellen; vor allem aber lassen sich in diesen Pseudotubuli mit der Eppingerschen Methode axial gelegene Gallenkapillaren nachweisen. Diese also vorwiegend vom Lebergewebe ausgehenden, regenerativen Prozesse im engeren Sinne, sind als Ansätze, als Versuche einer Wiederherstellung zu betrachten; die begleitende, ungeordnete, narbenbildende Bindegewebswucherung läßt diese Regenerationen nicht zu vollwertigem Lebergewebe ausreifen. Solch letzteres wird unter dem Bilde der kompensatorischen Hypertrophie von Inseln erhalten gebliebenen Lebergewebes geliefert. Hier, wo die normalen Gewebsstrukturen nicht zerstört wurden, vergrößern sich die einzelnen Leberzellen, vermehren sich auch, wodurch die Leberbalken plumper, breiter, stärker gewunden werden. Die hierdurch bewirkte Massenzunahme der Leberparenchymsubstanz, die selbstverständlich unter entsprechender Mitwirkung des Kapillarsystems vor sich geht, führt zu exzentrisch gerichtetem Wachstumsdruck, der das angrenzende Bindegewebe verdrängt und unter dessen Gegenwirkungen das neugebildete Lebergewebe in die Knoten- und Kugelform zwingt. So wird schließlich das Bild der Leberzirrhose mit knotiger Hypertrophie erreicht. Die kompensatorisch hypertrophischen Inseln zeigen nicht nur oft stärkere infiltrative Verfettung, sondern auch Gallenstauung (Gallenzylinder in den Gallenkapillaren). Nicht selten erreicht bei fortwirkender Noxe auch diese hypertrophischen Inseln wieder der nekrotische Zerfall.

Unser erstes Präparat zeigt den nahezu völligen Zerfall der Leberläppchen in dem akuten Stadium. Bei schwacher Vergrößerung stellen wir höchstgradigen Untergang des Leberparenchyms fest. Die Läppchen zeigen keine Balkenstruktur mehr; nur einzeln liegende Reste von Leberzellen finden sich. Die Glissonia ist kleinzellig infiltriert; die Zellinfiltrate greifen auf die angrenzenden zerfallenen Leberläppchen über. Bei stärkerer Vergrößerung ist

die Fig. 85 gezeichnet. Sie zeigt das Segment eines akut zerfallenen Leberläppchens von der Venula centralis (a) bis zur Peripherie des Läppchens.
Von der typischen Läppchenstruktur, von regulären Leberzellverbänden ist
nichts mehr zu erkennen. Reste untergegangener Leberzellen sind als kernlose, vakuolisierte (verfettete) Schollen und als atrophische, gelbliches

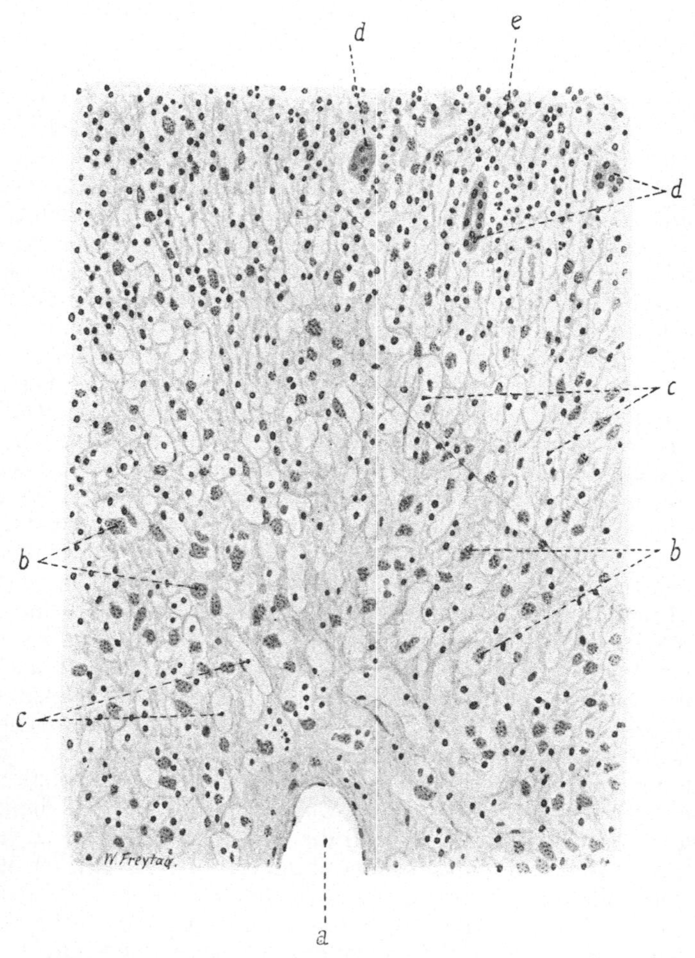

Fig. 85. Sogenannte akute gelbe Leberatrophie.
(Nach einem Präparat von Herrn Dr. Fahrig.) Akutes Stadium. Vergr. 200fach.
(Hämatoxylinfärbung, schwarz gedruckt.)
a Venula centralis. b Atrophische, galliges Pigment enthaltende Leberzellen.
c Blutkapillaren. d Erhaltene Reste von Leberzellen an der Peripherie eines
Azinus. e Anhäufung lymphozytärer und leukozytärer Zellen an der Peripherie
eines Läppchens.

(galliges) Pigment enthaltende Trümmer zerstreut im Leberläppchen zu
sehen (b). Die intralobulären Blutkapillaren (c) sind weit, man sieht keine
roten Blutkörperchen in ihnen, manche erscheinen wie leer, manche enthalten
einige weiße (lymphoide) Blutkörperchen; nur stellenweise ist an der Wand
der Blutkapillaren ein Endothelkern noch nachweisbar (Verödung der
Kapillarbahn!). Das ganze Leberläppchen ist diffus von leuko- und (vorwiegend) lymphozytären Wanderzellen durchsetzt, welche sich besonders

reichlich an der Peripherie des Läppchens angehäuft haben (e). Im interlobulären Bindegewebe findet sich eine besonders reichliche Infiltration mit vorwiegend lymphoiden Zellen. Erhaltene Reste von Leberzellen sind nur in der äußersten Peripherie des Läppchens nachweisbar (d). Das sind die Reste, von denen aus in den länger dauernden Fällen die Regenerationen („Pseudotubuli") sich entwickeln.

Das zweite Präparat (Fig. 86) entspricht dem Ausgang der akuten gelben Leberatrophie in Verödung und Schrumpfung (Zirrhose) bzw. in knotige Hypertrophie. Unser Übersichtsbild zeigt ein mächtig entwickeltes Binde-

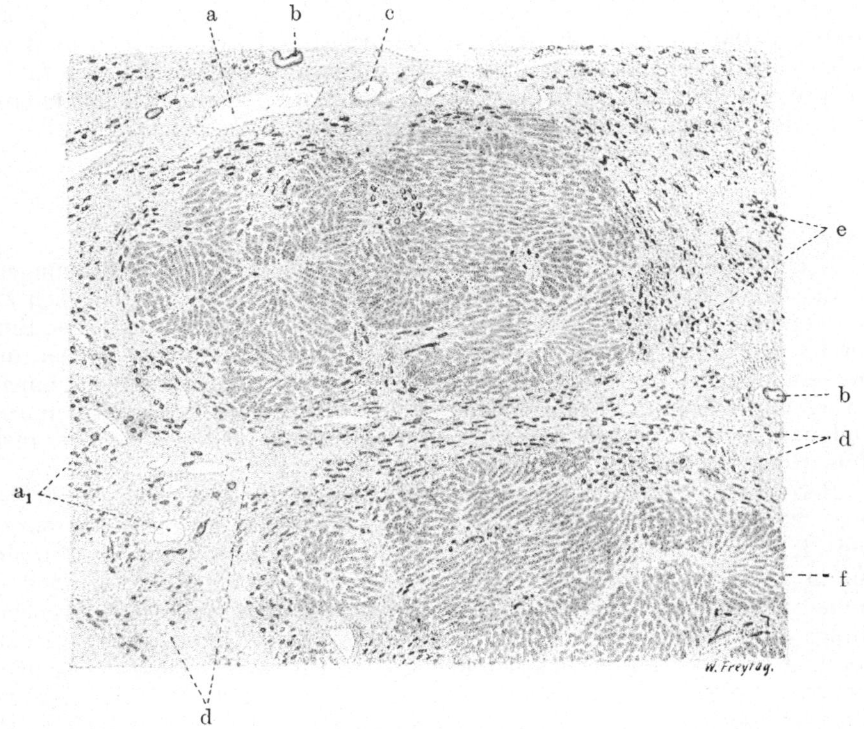

Fig. 86. Sogenannte gelbe Leberatrophie. (Stadium der Ausheilung mit Zirrhose und knotiger Hyperplasie.) Vergr. 15 : 1. (Hämatoxylin-Eosin.) a Pfortaderäste. a₁ Neugebildete Pfortadergefäße in vermehrtem Bindegewebe. b Gallengänge. c Leberarterienast (erweitert). d Vermehrtes Bindegewebe mit kleinzelligen Infiltraten. e Sogenannte Gallengangswucherungen („Pseudotubuli"). f Übriggebliebenes, hypertrophisches Leberparenchym.

gewebe (d), welches die Stelle untergegangenen Lebergewebes einnimmt und Inseln übriggebliebenen Leberparenchyms (f) einschließt. Diese Lebergewebsreste zeigen im allgemeinen rundliche Konturen (Durchschnitte durch kugelige Knoten). Das vermehrte Bindegewebe ist von lymphozytären Infiltraten durchsetzt und enthält zahlreiche, weite, zum Teil neugebildete Blutgefäße [Äste der Pfortader (a und a₁)]. Die Leberarterien erscheinen ebenfalls vermehrt und sind teilweise auffallend weit (c). Außerdem finden sich in diesem Bindegewebe neben den präexistierenden Gallengängen (b) zahllose, schmale, vielfach auch verzweigte, scheinbar solide Epithelstränge (e); das Epithel ist bei starker Vergrößerung leberzellenartig oder mehr indifferent. Es sind regeneratorische, von übriggebliebenen Leberzellen ausgegangene

Neubildungen (sog. Pseudotubuli). Auch kleine neugebildete Kanäle vom
Charakter interlobulärer Gallengänge finden sich in dem zirrhotischen Bindegewebe zerstreut; sie zeigen bei starker Vergrößerung ein feines Lumen und
gallengangartiges Epithel. Nicht selten findet sich (starke Vergrößerung!) in
diesen neugebildeten epithelialen Gängen ein gelbgrün gefärbter Inhalt (gallige
„Thromben"). Bei der starken Vergrößerung erkennt man auch, daß das
vermehrte Glissonsche Bindegewebe noch untergegangene Leberzellen,
einzeln und in Gruppen liegend, einschließt; es sind kernlose, ikterisch gefärbte Schollen. Das restierende Lebergewebe befindet sich im Zustand
der Hypertrophie. Bei stärkerer Vergrößerung erweisen sich die Leberbalken
als verbreitert, die Leberzellen als vergrößert. Die typische radiäre Anordnung der Balken, die Gliederung in Läppchen mit Zentralvenen fehlt zumeist. Die Leberzellen enthalten häufig galliges Pigment, welches zum Teil
auch in den Sternzellen gefunden wird. Die intralobulären Gallenkapillaren
sind mit galligen Thromben erfüllt (Zeichen der Gallenstauung!).

3. Zirkulationsstörungen.

Stauungsleber.

Bei Stauungen, die vom Herzen her entstehen (kardiale Stauungen),
ist die Leber stets in vorwiegendem Maße beteiligt. Das versteht sich aus
der herznahen Lage der Leber von selbst. Jede Behinderung des Blut-
abflusses aus dem rechten Vorhof ins rechte Herz und in die Lungen muß
auf dem kurzen Wege (Vena cava inferior — Lebervenen) in die Leber hinein-
wirken und hier in der Form von Stauungsblutfülle zum Ausdruck kommen.
Andauernde und immer wiederkehrende Stauungszustände können nicht
ohne Rückwirkung aufs Lebergewebe bleiben.

Betrachten wir eine Leber bei chronischer Stauung — eine Herzfehler-
leber etwa — mit bloßem Auge, so bietet sich uns ein eigenartig buntes
und oft recht verwickeltes Bild. Mäßige Grade von Stauung machen sich
nur in den zentralen Teilen der Leberläppchen geltend; diese sind dann
dunkelrot, während die peripheren, nicht gestauten Teile der Läppchen
infolge von Fettinfiltration häufig gelblich gefärbt erscheinen. Bei stärkerer
Stauung wird die Läppchenzeichnung undeutlich, weil die Stauungsgebiete
benachbarter Läppchen ineinander fließen. Man hat dann Mühe, Zentral-
venengebiete und Pfortaderverzweigungen richtig auseinander zu halten. Die
Leber zeigt auf dem Durchschnitt dunkelrote, braunrote, gelbe Farben in
wechselvollem Nebeneinander (sog. Muskatnußleber, Herbstlaubleber).
Dieses Bild wird noch komplizierter, wenn die chronische Stauung einerseits
zu ausgesprochener Atrophie der Leberläppchen, andererseits zu kompensatorischen Ersatzwucherungen des Lebergewebes und zu bindegewebiger Hyperplasie geführt hat. Die atrophischen Stauungsgebiete
erscheinen auf dem Durchschnitt als leicht eingesunkene, dunkelrote und
braunrote Bezirke; die weniger gestauten Leberteile treten infolge von
kompensatorischer Hypertrophie und Fettinfiltration als mehr oder weniger
umfangreiche, vielgestaltige, manchmal förmlich geschwulstartige, gelbliche Inseln über die Schnittfläche hervor, und zeigen schon für das unbe-
waffnete Auge einen vom normalen Lebergewebe abweichenden Bau (Fehlen
von Zentralvenen, mangelhafte Läppchengliederung: Umbau des Lebergewebes). Die Bindegewebsvermehrung, welche alle chronisch gestauten
Organe auszeichnet, macht sich in der Leber durch Verhärtung des Organs
(rote, zyanotische Induration), durch stärkeres Hervortreten der in
ihrer Wandung und Umgebung verdickten, stark erweiterten Lebervenen,
durch Verstärkung auch des periportalen Gerüstes geltend. Während frisch

gestaute Lebern vergrößert und von prallelastischer Konsistenz sind, tritt in den chronischen, vorgeschrittenen Stadien eine Verkleinerung (Stauungs- atrophie, rote Atrophie) und derbe Verhärtung neben unregelmäßiger Schrumpfung an der Oberfläche hervor (indurierte Stauungsleber, Stauungszirrhose).

Mikroskopisch kann man den Zustand der Stauung am besten an In- jektionspräparaten studieren. Die Fig. 87 zeigt die Zentralvene und die angrenzenden Blutkapillaren eines Leberläppchens mit blauer Leimmasse ausgefüllt. Die Zentralvene (a) zeigt ein weites Lumen, besonders aber sind die umgebenden Kapillaren stark und unregelmäßig erweitert. Die peripheren Teile des Läppchens zeigen viel geringere Erweiterung der Kapil- laren. Zwischen den erweiterten zentralen Kapillaren sind die schmalen

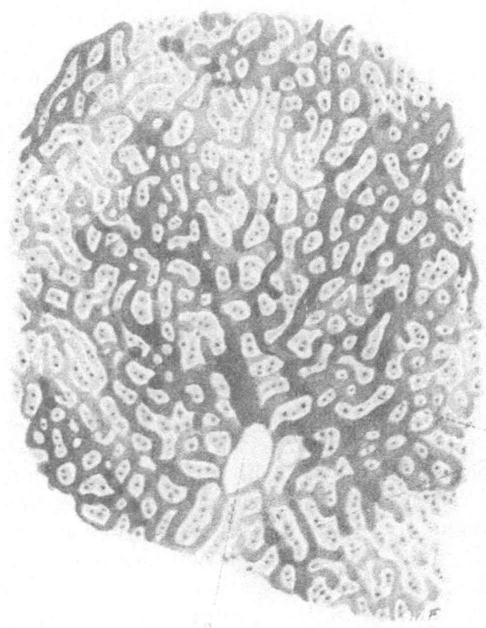

Fig. 87. Stauungsleber. Vergr. 100fach. Karmin, blaue Gefäßinjektion.
a Erweiterte Zentralvene. b Atrophische Leberbalken zwischen den erweiterten,
zentralen Kapillaren des Leberläppchens.

Leberbalken (b) zu sehen. Entsprechend dieser (durch Druck und durch Ernährungsstörung bedingten) Atrophie des Leberparenchyms findet sich in den Leberzellen auch das früher beschriebene, gelbbräunliche Pigment (Lipofuszin) vor. Wo die Stauung fehlt (Peripherie der Lobuli), sind die Leberzellen normal oder auch übernormal groß; sie zeigen ein mehr oder weniger vakuoläres Protoplasma (Fettvakuolen). Häufig sieht man in chronischen Stauungslebern Stellen, an welchen das Lebergewebe mit auf- fallend breiten, plumpen Balken und sehr großen Leberzellen ausgestattet ist; das sind kompensatorisch hypertrophische Bezirke: ein Teil des Leber- gewebes atrophiert durch Stauung, der Rest hypertrophiert (s. oben). Das faserige Stützgerüst der Leber ist in den chronischen Stauungslebern ver- mehrt, vor allem in der Umgebung der erweiterten Lebervenen; auch die Wandungen der Zentralvenen sind oft verdickt. Auch das periportale Bindegewebe beteiligt sich bisweilen an der Hyperplasie. Entzündliche

Erscheinungen, Zellinfiltrate fehlen in dem vermehrten Bindegewebe reiner Stauungslebern völlig; die Bindegewebshyperplasie ist mechanisch bedingt (verstärkter Seitendruck der gestauten Gefäße!).

4. Entzündungen.

Leberzirrhose.

Zirrhose nennt man in einer über die eigentliche Bedeutung des Wortes ($\varkappa\iota\varrho\varrho\acute{o}\varsigma$ = gelb) weit hinausgehenden Anwendung Vorgänge in den verschiedensten Organen, die unter Bindegewebswucherung und Vernarbung zu Schrumpfungen führen. So spricht man von Lungen-, von Pankreas-, von Nierenzirrhose.

Der pathologische Prozeß, der sich bei der sog. Leberzirrhose abspielt, wurde lange Zeit als das typische Beispiel einer chronischen, interstitiellen Entzündung aufgefaßt. Durch pathologische Reize sollte das Lebergerüst in Wucherung geraten, und diese primär entzündliche, bindegewebige Neubildung sollte sekundär auf das Lebergewebe übergreifen und es zerstören, bzw. durch Druck und Ernährungsstörung zum Schwund bringen. Gegenwärtig herrscht hingegen die Auffassung, daß Gifte, die vielleicht aus dem Magendarmkanal stammen (sog. enterogene Toxine), mit der Pfortader in die Leber gelangen und hier primär einen chronischen, toxischen Parenchymzerfall hervorrufen. Die Bindegewebswucherung tritt sekundär hinzu und hat nach dieser Auffassung mehr den Charakter eines Ausheilungsvorganges: nach der Resorption des toxisch zerfallenen Lebergewebes setzt sich Bindegewebe an dessen Stelle in Form eines Flick- oder Narbengewebes. So bestechend diese Auffassung ist, so bedarf sie aber doch des modifizierenden Hinweises, daß der entzündliche Charakter der Bindegewebswucherung unbestreitbar ist. Man muß sich vorstellen, daß entweder die fraglichen Toxine selbst, oder wenigstens die Zerfallsprodukte der Leberzellen irritativ auf das Bindegewebe wirken, so daß die auf den Parenchymzerfall folgende Bindegewebsneubildung unter ausgesprochen entzündlichen Erscheinungen, vor allem unter starken (lymphozytären) Zellinfiltrationen, verläuft, wobei sie nach In- und Extensität über das Ziel der einfachen Defektfüllung hinausschießt. So darf also die Leberzirrhose immerhin als ein Fall von sog. chronischer Entzündung gelten, wenn auch in der Pathogenese des Prozesses die primäre Bedeutung der Bindegewebswucherung nicht anerkannt zu werden braucht.

Anatomisch und klinisch werden zwei Formen der Leberzirrhose unterschieden. Das grob anatomische Bild der atrophischen Leberzirrhose (Laënnecsche Zirrhose) zeigt uns in einem ausgesprochenen Falle eine verkleinerte, sehr harte, runzelig geschrumpfte Leber, an deren Oberfläche kleinere und größere, buckelig vorspringende Höcker oder Granula (Granularatrophie) hervortreten. Diese Granula sind häufig gelb gefärbt (durch starke Fettinfiltration oder infolge von Ikterus). Dieses nebensächliche und rein äußerliche Merkmal hat der ganzen Krankheit den Namen gegeben. Auf einem Durchschnitt erscheint als Grundlage der Verhärtung des Organs eine massige Entfaltung des Gerüstes, das in Form grauweißer Züge und in netzartiger Anordnung die Leber allenthalben durchsetzt. Zwischen diesen Bindegewebsmassen, durch deren Schrumpfung die vielen narbigen Einziehungen an der Leberoberfläche entstanden sind, ist das restierende Lebergewebe in Form verschieden großer „Inseln" eingeschlossen. Diese Inseln entsprechen durchaus nicht anatomischen Einheiten, etwa einzelnen Leberläppchen oder Gruppen von solchen, sondern es sind ganz beliebige Portionen des Lebergewebes durch das unregelmäßig und unsystematisch vermehrte Bindegewebe voneinander abgetrennt und umschlossen. An diesen Parenchyminseln kann man schon mit bloßem Auge einen ähnlichen pathologischen Umbau feststellen, wie er vorhin von der Stauungsleber geschildert wurde. Auch hier handelt es sich um kompensatorische Hypertrophie des von dem Prozesse des toxischen Schwundes und der bindegewebigen Substitution verschont gebliebenen Lebergewebsrestes. Auch hier kann diese funktionelle Hypertrophie Formen annehmen, die geschwulstartiges Aussehen bieten; ja Übergang in echte Geschwulstbildung (in Adenom und Krebs) kommt vor. Wie schon gesagt, heben sich diese Parenchyminseln als graugelbliche Bezirke von den grauweißen Bindegewebsmassen ab; sie zeigen im allgemeinen an der Oberfläche und auf dem Durchschnitt rundliche Konturen, sind also kugelige oder walzenförmige Körper, die in das verzweigte Netz der Bindegewebsstränge eingeschlossen und durch diese (freilich nur unvollkommen) voneinander getrennt sind.

Da sich das Bindegewebe bei der atrophischen Zirrhose vorwiegend im Anschluß an die Pfortaderverzweigungen entwickelt, wird begreiflich, daß es bei seiner Schrumpfung die Pfortaderäste in der Leber einengen muß. Die Folge ist dauernde Stauungshyperämie in den äußeren Pfortaderwurzeln und Ausbildung jener Kollateralen mit dem großen Körpervenensystem, die wir vor allem am unteren Ösophagus (Varizen!), am Plexus haemorrhoidalis (Hämorrhoiden!) und durch Vermittlung des Restkanals der Umbilikalvene und der paraumbilikalen Venen in der Nabelgegend (Caput medusae!) hervortreten sehen. Die Stauung führt zur Transsudation in die Bauchhöhle: Aszites zeichnet vor allem diese atrophische Form der Leberzirrhose aus.

Die zweite (seltenere) Form ist die (Hanotsche) hypertrophische Zirrhose. Hier ist zunächst keine Verkleinerung, sondern im Gegenteil eine progrediente Vergrößerung der Leber festzustellen. Auch zeigt die vergrößerte und harte Leber lange Zeit keine oder nur sehr geringe Neigung zur Schrumpfung, so daß die Oberfläche glatt bleibt. Auf dem Durchschnitt tritt ebenfalls zunächst ein glattes, ungefeldertes Aussehen hervor; die Leberzeichnung erscheint verwischt; die Farbe ist graurötlich. Allmählich tritt jedoch auch bei dieser Form die Schrumpfung ein. Der Prozeß ist im Wesen der gleiche wie bei der Laënnecschen Zirrhose; nur geht die Bindegewebswucherung in viel größerer Ausdehnung auch innerhalb der Läppchen vor sich, und das neugebildete Bindegewebe bleibt viel längere Zeit in weicherem Zustand ohne narbige Schrumpfung.

Die stark ausgesprochene intralobuläre Entwicklung des Bindegewebes macht uns den Ikterus als charakteristisches Symptom der Hanotschen Form verständlich durch die Tatsache der massenhaften Unterbrechung der Gallenkapillarbahn und der damit geschaffenen Behinderung des Gallenabflusses. Es kommt hinzu, daß bei dieser Form die toxische Schädigung der Leberzellen viel ausgesprochener ist, als bei der atrophischen Zirrhose. Diese stärkere Giftwirkung wird auch das Blut mehr alterieren und wird zu einem stärkeren Erythrozytenzerfall führen; der vermehrte Hämoglobinabbau ist ebenfalls geeignet, den Ikterus bei der hypertrophischen Leberzirrhose verständlich zu machen.

Bei einer eigenartigen Form von hypertrophischer Zirrhose ist der Blutzerfall so stark, daß es zu massenhafter Ablagerung von Hämosiderin nicht nur in der Leber, sondern in den verschiedensten Organen (sogar Braunfärbung der Haut!) kommt (sog. Pigmentzirrhose). In diesen Fällen ist die Leberzirrhose mit indurativen Veränderungen des Pankreas kombiniert (sog. Bronzediabetes). Andere Formen der Leberzirrhose: die biliäre Zirrhose, die Stauungszirrhose (s. S. 121), die Zirrhose bei Tuberkulose und bei syphilitischer Infektion, bei Malaria (Cirrhose paludienne) sollen nur der Vollständigkeit halber erwähnt werden.

Der die Leberzirrhose regelmäßig begleitende Milztumor ist ebensosehr durch die Pfortaderblutstauung als durch chronisch entzündliche (toxische) Reizung bedingt. Er steht bei jener, ätiologisch und pathogenetisch nicht einheitlichen Krankheit, die Morbus Banti genannt wird, sehr im Vordergrund. Milztumor und Anämie, später kompliziert durch Leberzirrhose mit Aszites, stellen den klassischen Symptomenkomplex des Morbus Banti dar.

Unser mikroskopisches Präparat (Fig. 88) betrifft eine hypertrophische Zirrhose, welche sich allerdings bereits im Stadium der Schrumpfung befand. Bei van Giesonfärbung treten die leuchtend rot gefärbten Bindegewebsmassen (a) in breiten und schmäleren, netzartig untereinander verbundenen Zügen schon bei schwächster Vergrößerung deutlich hervor. In diesen Bindegewebsmassen sieht man reichliche (zum großen Teil neugebildete) Gallengänge (c). Die gelblichbräunlich gefärbten, rundlichen Lebergewebsinseln sind von den Bindegewebsmassen kapselartig umhüllt. Herdförmig

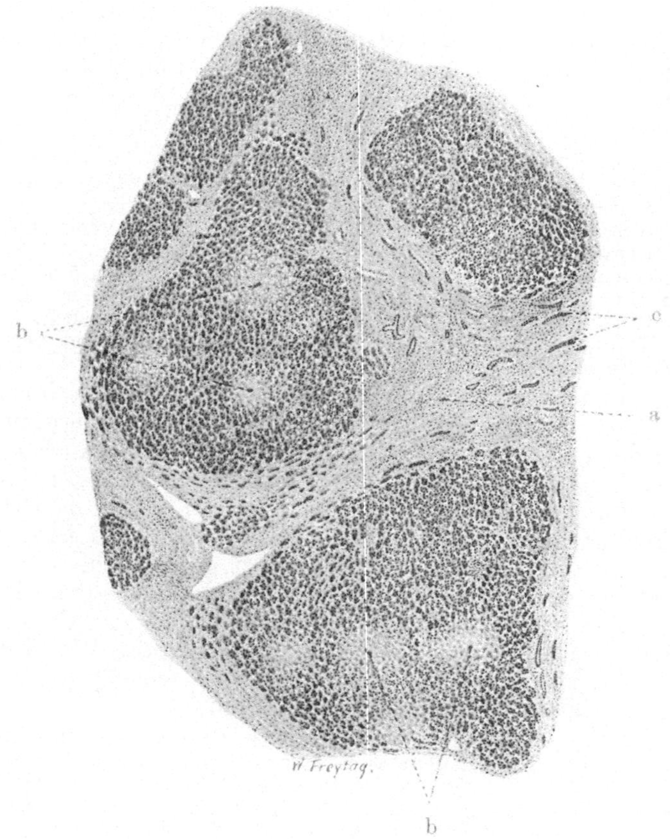

Fig. 88. Hypertrophische Leberzirrhose (atrophisches Stadium). Vergr. 25fach. (van Giesons Färbung.)
a Vermehrtes Bindegewebe. b Nekrosen im Bereich der Inseln erhaltenen Leberparenchyms. c Neugebildete Gallengänge innerhalb des vermehrten Leberbindegewebes.

auftretende mangelhafte oder fehlende Kernfärbung in diesen Lebergewebsinseln (toxischer Parenchymzerfall!) tritt schon bei schwacher Vergrößerung deutlich hervor (b). Vei stärkerer Vergrößerung unseres Präparates zeigt das neugebildete Bindegewebe überall den faserigen Charakter; sein Reichtum an spindeligen (Fibroplasten-) Kernen wechselt an den einzelnen Stellen ebenso, wie die Durchsetzung mit kleinen rundlichen Lymphozytenkernen. Wir dürfen diese Lymphozyteninfiltrate, die stellenweise sehr stark ausgebildet sind, im Sinne eines entzündlichen Reizzustandes auffassen. Der Gefäßreichtum des Bindegewebes ist stellenweise sehr bedeutend. Die

Gefäße (Endothelröhren) sind durchweg weit. Zweifellos liegt hier neben dem stärkeren Hervortreten präexistenter Gefäße (durch die Erweiterung) eine aus der schweren Zirkulationsbehinderung in der zirrhotischen Leber verständliche kollaterale Gefäßneubildung (von der Leberarterie her — v. Rindfleisch) vor.

Neben den reichlichen Gefäßen sieht man im Bindegewebe, wie schon gesagt, massenhaft Gallengänge; auch hier neben präexistenten viele neugebildete. Letztere erscheinen bei starker Vergrößerung auf Quer- und Längsschnitten als schmale solide Zellstränge oder als enge Röhren mit flachem oder niedrig kubischem Epithel. Die reichliche Gallengangs- neubildung kann als Regenerationsversuch nach embryonalem Vorbild auf- gefaßt werden. Es bleibt beim Versuch. Denn man kann zwar manchmal an den peripheren Enden der Gallengangssprossen leberzellenartige Knospen

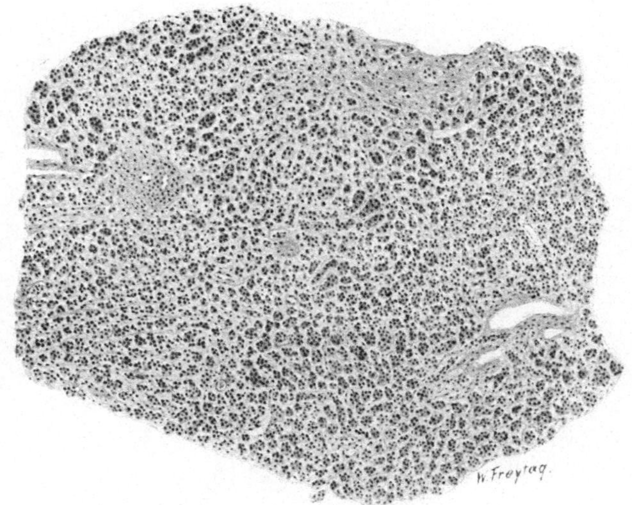

Fig. 89. Hypertrophische Leberzirrhose. Vergr. 60fach. (van Giesons Färbung.)
Diffuse Bindegewebsvermehrung innerhalb der Leberläppchen mit kollagener Umwandlung des intralobulären Gitterfasergerüstes. Desorganisation der normalen Läppchenstruktur.

sehen, jedoch kommt es auf diesem Wege nicht zum regulären Aufbau neuen Lebergewebes, weil die Bindegewebswucherung diese Regenerations- versuche stört und überholt. Mit den jungen soliden Gallengangssprossen dürfen nicht verwechselt werden ähnlich aussehende Überreste von Leber- balken, die in dem neugebildeten Bindegewebe eingeschlossen sind und die selbst wieder der Ausgang regenerativer Neubildungen werden können. Hierüber Ausführlicheres s. S. 119.

Die zwischen den Bindegewebsmassen eingeschlossenen Leberparenchym- inseln zeigen an den Stellen mangelnder Kernfärbung allerlei rückläufige Veränderungen. Auflösung der chromatischen Substanz der Kerne, Kern- zerfall, Verfettung (Fettvakuolen) und schollig-körnigen Zerfall des Proto- plasmas. Dies ist der Ausdruck der toxischen Schädigung der Leberzellen (Nekrobiose und Nekrose). Außer diesen rückläufigen Erscheinungen sieht man aber an anderen Stellen progressive Veränderungen des Leber- gewebes in Form von Leberinseln, deren Balken stark vergrößerte, zum Teil mehrkernige Leberzellen mit vergrößerten Kernen aufweisen, ferner

breite Balken mit kleinen, aber an Zahl vermehrten Leberzellen. Vielfach
finden sich auch derartig hypertrophische bzw. hyperplastische Bezirke, in
denen durch exzentrische Lage der Zentralvenen oder zentrische Lage von
Pfortaderästchen, stellenweise durch ganz ungeordnete trabekuläre Struktur,
Mangel jeglicher radiärer Gliederung, völliges Fehlen von typischen Zentralvenen usw. der Umbau des hypertrophischen Lebergewebes klar wird.
Diese sog. kompensatorische Hypertrophie bzw. Hyperplasie des
eigentlichen Lebergewebes ist von den vorhin erwähnten Regenerationsvor-
gängen, die sich von den Gallengängen her abspielen, prinzipiell zu trennen,

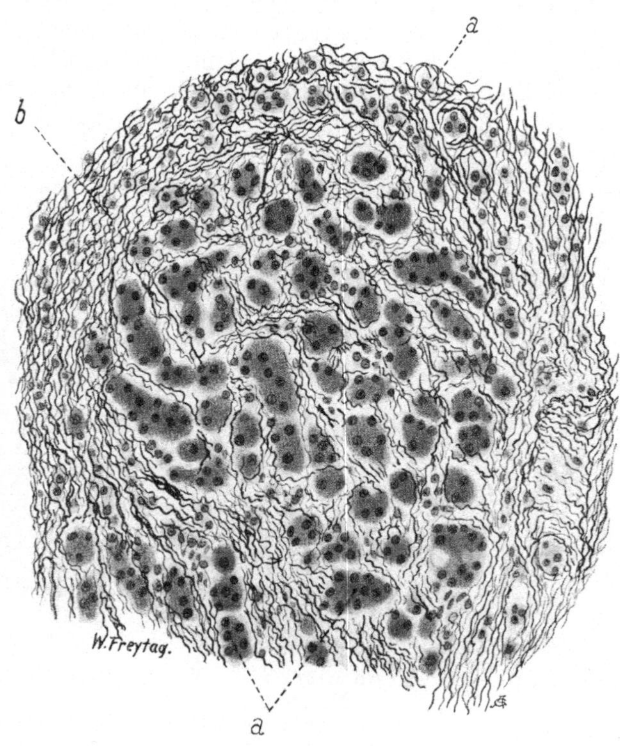

Fig. 89a.   Hypertrophische Leberzirrhose.   Vergr. 180fach.
(Fibrillenfärbung nach Bielschowsky.)
a Leberzellen.   b Fibrillen des neugebildeteten Bindegewebes.

wenn auch beide Vorgänge in letzter Linie auf den Wiederersatz des toxisch
verloren gegangenen Lebergewebes hinauslaufen.

Von einem anderen Fall von hypertrophischer Leberzirrhose stammt
das Präparat Fig. 89. Bei stärkerer Vergrößerung verfolgen wir hier die
Ausbreitung des Bindegewebes innerhalb der Lebergewebsinseln. Überall
sieht man im Anschluß an die Leberkapillaren rot gefärbte (kollagene) Faserzüge zwischen den Leberbalken, ja zwischen den einzelnen Leberzellen. Durch
die ausgedehnte intraazinöse Bindegewebsvermehrung ist die allgemeine
Struktur des Leberparenchyms verloren gegangen. Man sieht keine
typischen Leberbalken und nichts von der radiären Gliederung normaler
Leberläppchen. Die Leberzellen haben zum Teil unternormale Größe, sind
aber an Zahl vermehrt, d. h. es setzen mehr Zellen als normal einen Zell-
strang zusammen (numerische Hyperplasie), zum Teil sind die Leberzellen
übernormal groß (Hypertrophie). Vielfach enthalten sie Fettvakuolen. In

den erweiterten Gallenkapillaren sieht man grünlich gefärbten Inhalt (Gallenthromben). Dies ist der histologische Ausdruck der Gallenstauung, wohl
auch der physikalisch-chemischen Veränderung der Galle (Ikterus bei
Leberzirrhose!).

Die starke Vermehrung des Bindegewebes, der präkollagenen Fasern
(Gitterfasern) und der Umwandlung derselben in kollagene Fasern kann
besonders eindrucksvoll an einem Präparat nach Bielschowsky (Versilberung der Fibrillen) studiert werden (Fig. 89a). In einem solchen Präparat sieht man die Leberbalken, ja die einzelnen Leberzellen von massenhaften (schwarz gefärbten) Fasern umsponnen. Einzelne Lymphozyten
durchsetzen das neugebildete fibrilläre Gewebe.

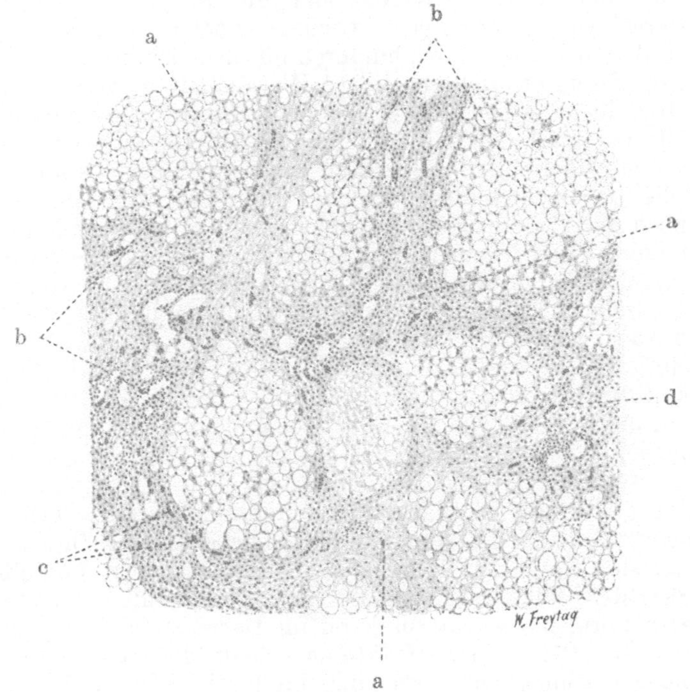

Fig. 90. Atrophische Leberzirrhose und Fettleber. Vergr. 70fach.
(Hämatoxylin.)

a Vermehrtes Bindegewebe. b Restierende Leberparenchyminseln mit starker
Fettinfiltration der Leberzellen. c Neugebildete Gallengänge innerhalb der Bindegewebsmassen. d Nekrosen des Leberparenchyms.

Ein weiteres Präparat (Fig. 90) zeigt die (häufige) Kombination der
Leberzirrhose mit hochgradiger Fettablagerung. Es handelt sich hier um
eine atrophische Leberzirrhose bei einem Säufer (Hämatoxylin-Färbung).
Wiederum erscheint bei schwacher Vergrößerung das Netz breiter Binde-
gewebsbalken (a), welches die restierenden Leberinseln (c) einschließt.
Reichliche Gallengänge (b) und massenhaft erweiterte Gefäße treten in diesem
Bindegewebe hervor; ebenso sind die entzündlichen, zum Teil diffusen,
zum Teil herdförmigen Zellinfiltrationen (Lymphozyten!) deutlich. Die
Lebergewebsinseln (c) zeigen das Bild der Fettleber (s. früher). Große,
runde Fettvakuolen geben dem Lebergewebe ein blasiges, siebförmig durch-
brochenes Aussehen. Auch hier finden sich stellenweise wieder toxische
Nekrosen (d) des Leberparenchyms (mangelnde Kernfärbung!).

5. Leber bei Ikterus.

Die Pathogenese des Ikterus (der Gelbsucht) ist ein umstrittenes Kapitel der Pathologie. Es fehlen vor allem gesicherte Grundlagen zur Physiologie des intermediären Hämoglobinstoffwechsels. Wir haben bereits der Zusammenarbeit der Milz und der Leber beim Abbau der verbrauchten roten Blutkörperchen bzw. des Hämoglobins derselben gedacht (s. S. 42). Es besteht Grund zu der Annahme, daß die verbrauchten Erythrozyten in der Milz von deren Retikuloendothelien „angedaut" werden und daß dann die Leber die weitere Verarbeitung des Blutfarbstoffs besorgt. Sie bereitet aus dem Blutfarbstoff den Gallenfarbstoff. Nicht genügend geklärt ist, ob dies die Leberzellen besorgen oder die Kupfferschen Sternzellen. Von letzteren wurden protoplasmatische Fortsätze beschrieben, die durch die perikapillären Lymphräume hindurch mit den Leberzellen in Verbindung stehen. Auf diesem protoplasmatischen Wege könnten die Sternzellen Stoffe an die Leberzellen abgeben. Sicher ist, daß die Sternzellen bei pathologischem Blutzerfall sich stark an der Speicherung des Bluteisens (Hämosiderins) beteiligen. Ob sie als die Produzenten des Gallenfarbstoffs anzusehen sind, ob also die Leberzellen dieses Produkt von den Sternzellen empfangen, ist eine noch ungelöste Frage. Morphologische und insbesondere experimentelle Untersuchungen scheinen einer solchen Auffassung das Wort zu reden. Unter normalen Verhältnissen sieht man allerdings keine Gallenfarbstoffe in den Sternzellen. Die anderen Bestandteile der Galle (Cholesterin, Gallensäuren) werden wohl sicher von den Leberzellen geliefert. Begreiflicherweise beeinflußt die geschilderte Auffassung sehr wesentlich die Vorstellungen über das Zustandekommen der Gelbsucht. Bei dieser tritt der Gallenfarbstoff in die Lymphe und ins Blut über und wird im Harn nachgewiesen (Bilirubinurie). Daneben lassen sich bei den meisten Formen von Ikterus auch Cholesterin und die Gallensäuren im Blut nachweisen. Beim sog. dissoziierten Ikterus ist Bilirubinämie und Bilirubinurie vorhanden, aber die Vermehrung des Cholesterins und der Gallensäuren im Blut kann fehlen. Der Gehalt des Kotes an Galle ist bei jenem Ikterus, der infolge eines Verschlusses der Gallenwege entsteht (s. u.), vermindert oder aufgehoben. Bei anderen Formen von Ikterus kann im Darm mehr oder weniger Galle enthalten sein. Bei schwerem Ikterus erfolgt der Tod unter dem Bild der Autointoxikation (Säurevergiftung) im Koma. Durch Ablagerung von Gallenfarbstoff in den Geweben nehmen die Organe eine blaß- bis sattgelbliche, manchmal gelb- bis dunkelolivgrüne Farbe an. Der Gallenfarbstoff durchtränkt die Gewebe diffus oder er erscheint körnig, vor allem an die Zellgranula gebunden (s. S. 176); beim sog. Kernikterus der Neugeborenen kommen in gewissen Kerngebieten des Zentralnervensystems auch kristallinische Ablagerungen des Gallenfarbstoffs vor. Die „ikterische" Färbung ist besonders deutlich an Haut, Skleren, Gefäßintima, serösen Häuten, Hirn- und Rückenmarkshäuten, Synovialmembranen, am Bindegewebe überhaupt, an Nieren und Leber (s. S. 175).

Die Leber steht als Bereiterin der Galle im Vordergrund des Interesses bei der Frage nach der Pathogenese der Gelbsucht. Verhältnismäßig einfach liegen die Verhältnisse beim sog. mechanischen oder Stauungsikterus (Retentionsikterus). Bei Behinderung des Gallenabflusses aus den großen Gallenwegen (Duodenalkatarrh mit Schwellung der Papilla Vateri [sog. katarrhalischer Ikterus]!, Verstopfung der Gallenwege durch Steine!, Karzinom der Gallenwege!) staut sich die Galle zurück bis in die Gallenkapillaren; die zwischen- und binnenzelligen Gallensekretkanälchen erweitern sich und sind strotzend mit Galle gefüllt. Wie nun die Galle in die Lymphe (perikapilläre Lymphräume) bzw. ins Blut übertritt, ist nicht genauer bekannt. Blutkapillaren und Gallenkapillaren sind ja im Leberläppchen räumlich überall getrennt. Auch hier könnte man an die erwähnten protoplasmatischen Verbindungen zwischen Leber- und Sternzellen denken. Jedenfalls muß man sich vorstellen, daß die äußere Sekretion der Leber in solchen Fällen von Gallenstauung zur inneren Sekretion umgekehrt wird. Wenn die Kupffer-Zellen den Gallenfarbstoff bereiten, könnte man sich vorstellen, daß sie bei Gallenstauung in der Leber den Farbstoff nicht mehr an die Leberzellen, sondern ans Blut abgeben. Doch stehen einer solchen Auffassung manche Bedenken gegenüber. Die Sternzellen sind beim Stauungsikterus vergrößert und mit Gallenfarbstoff beladen. Gelegentlich sind Zerreißungen der Gallenkapillaren mit Einbruch ihres Inhalts in die perikapillären Lymphräume gesehen worden. Ob solche Befunde zur Erklärung des Ikterus genügen, erscheint fraglich.

In anderen Fällen kommt es zu Ikterus, ohne daß die großen Gallenwege verlegt sind. Das ist z. B. bei toxischen und infektiösen Schädigungen der Fall (toxischer, infektiöser Ikterus). Hier kann man an eine toxische Alteration sowohl der Leberzellen (hepatischer Ikterus) als der Kupffer-Zellen denken. Minkowskis Ikterus durch Parapedese (Paracholie) nimmt eine fehlerhafte Sekretionsrichtung der geschädigten Leberzellen an. Toxisch-infektiöse Einflüsse schädigen aber auch das Blut, insbesondere die roten Blutkörperchen. Die Vorstellung, daß bei starkem Blutzerfall (Hämolyse usw.) mehr Material für die Gallenfarbstoffbereitung anfällt, hat zu der Aufstellung des polycholischen (pleiochromischen) Ikterus geführt (hämolytischer Ikterus). Es würde in solchen Fällen eine abnorm farbstoffreiche, sehr visköse Galle geliefert, deren Fortbewegung in den Gallenwegen Schwierigkeiten macht, so daß es zu Retentionen kommt. Man findet ja in allen Fällen von schwererem Ikterus in den kleinen Gallenwegen (Gallenkapillaren) sog. Gallenthromben — ein Zeichen dafür, daß die Galle physikalisch-chemisch Veränderungen erlitten hat. Toxisch-infektiöse Einflüsse könnten auch in diesem Sinne wirksam sein. Auch beim einfachen Stauungsikterus gibt es Gallenthromben. Die Rolle der Kupffer-Zellen beim toxisch-infektiösen Ikterus und beim Ikterus im Gefolge starken Blutzerfalls ist noch unaufgeklärt. Sind sie wirklich die Produzenten des Gallenfarbstoffes, dann gäbe es einen Ikterus, an dem die Leberzellen unbeteiligt wären: sog. anhepatischer Ikterus. Früher wurde ein sog. hämatogener Ikterus unterschieden; auch heute ist die Frage, ob nicht auch durch Abbau des Hämoglobins im Blute direkt (also ohne Mitwirkung von Kupffer- und Leberzellen) Gallenfarbstoff entstehen kann, noch nicht endgültig entschieden.

Der Icterus neonatorum ist wahrscheinlich auf Blutzerfall zurückzuführen, der sich in den ersten Lebenstagen beim Einsetzen der Atmung abspielt. Manche denken an Resorption von Gallenfarbstoff aus dem Darm. Der kongenitale und familiäre Ikterus ist wohl auch ein hämolytischer (Konstitutionsanomalie im Sinne einer Störung im hepatolienalen System: sog. retikuloendothelialer Ikterus).

Die Leber ist bei schwerem Ikterus gelb bis grün gefärbt, geschwollen, trüb auf der Schnittfläche, mit schlechter Läppchenzeichnung. Nicht selten lassen sich kleinste Nekroseherde an einer fahlgrauen Fleckung auf der Schnittfläche erkennen. Beim Stauungsikterus sind die Gallengänge erweitert und mit eingedickter Galle erfüllt. Ist eine Infektion der Gallenwege mit im Spiel, dann können sie einen schmierigen, eitrigen Inhalt haben (Cholangitis); durch eitrige Schmelzung entstehen verzweigte Gallengangsabszesse, die auf das Lebergewebe übergreifen und zu sekundärer eitriger

Thrombose der Pfortaderäste führen können. Bei den toxischen und hämolytischen Formen fehlen diese Erscheinungen der Cholangitis.

Mikroskopisch sind die Befunde bei den verschiedenen Formen von Ikterus nicht gleich. Besonders beim Stauungsikterus fällt die Erweiterung und starke Füllung aller Gallenwege auf. Insbesondere sind die Gallenkapillaren erweitert und varikös aufgetrieben. Während man sie an gewöhnlich hergestellten, normalen Leberpräparaten gar nicht

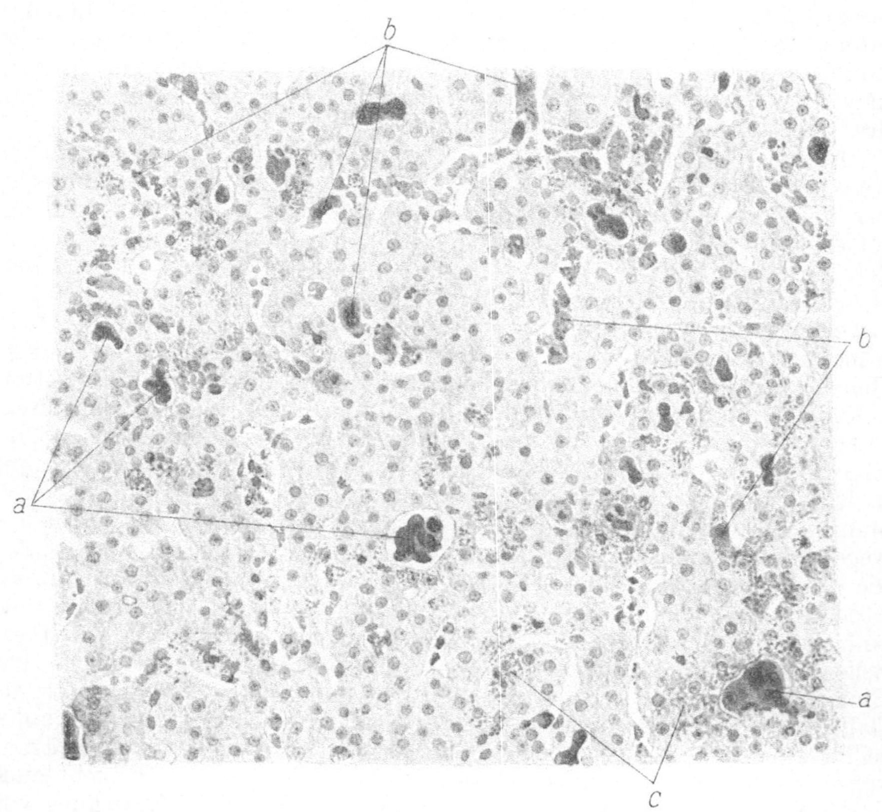

Fig. 91. **Leber bei Ikterus (Stauungsikterus).** (Nach einem Präparat aus dem Leipziger pathologischen Institut.) Vergr. 20fach. (Hämatoxylin.) a Erweiterte Gallenkapillaren, mit galligen Thromben gefüllt. b Blutkapillaren mit vergrößerten und vermehrten, z. T. abgestoßenen Sternzellen. Diese durch Gallenfarbstoff gelbgrünlich gefärbt. c Leberzellen mit feinkörnigem, ikterischen Pigment.

sieht, erscheint beim Stauungsikterus das ganze Netz der Gallenkapillaren sehr deutlich, wie injiziert. Eine gelb- bis dunkelgrünliche, homogene Masse füllt sie aus (sog. gallige Thromben, Gallenzylinder). Zerreißungen der Gallenkapillaren (s. o. S. 129) sind gelegentlich nachweisbar. Auch beim septischen (toxischen Ikterus) wird die Erweiterung der Gallenkapillaren und ihre Erfüllung mit galligen Zylindern gefunden. Bis in die Leberzellen hinein kann man sie verfolgen; daher trifft man auch in diesen letzteren gallige Farbstoffe (diffus und körnig) an. Die Sternzellen sind (besonders beim Stauungsikterus) vergrößert und mit körnigscholligem Gallenfarbstoff erfüllt, oft auch diffus gallig gefärbt. Beim pleiochromischen Ikterus finden sich diese Bilder an den Sternzellen nicht. Die schwere Schädigung der Leberzellen zeigt sich in Schwellungen derselben, schlechter Kernfärbbarkeit, scholligem Zerfall; die nekrotischen Leberzellen sind oft stark gallig imbibiert. Nekrosen treten auch in größerem Umfang auf; ganze Leberläppchen können davon befallen sein. Begleitet eine Cholangitis den Prozeß, so finden wir selbstverständlich im mikroskopischen Bild die Erscheinungen einer katarrhalischen, eitrigen oder abszedierenden Entzündung im Bereich der Gallengänge. Diese sind mit abgestoßenen Epithelien, mit Schleim und Eiterzellen erfüllt; ihre Wand und Umgebung ist der Sitz mehr oder weniger ausgedehnter Eiterzelleninfiltration.

Bei unserem Falle (Fig. 91) handelte es sich um einen hochgradigen, allgemeinen Ikterus. Die Ursache war eine mechanische Behinderung des Gallenabflusses durch Karzinom der Gallenwege und der Leber. Die Leber selbst war hochgradig ikterisch. Bei schwacher Vergrößerung sieht man bereits die reichliche Anhäufung von grünlichen Massen (Gallenfarbstoff) innerhalb der Leberläppchen, besonders im Bereich der Zentralvenen und in der Nachbarschaft der Sammelvenen. Bei stärkerer Vergrößerung finden sich gelblich und grünlich gefärbte, zylindrische Ausfüllungen der erweiterten intralobulären Gallenkapillaren (a). Galliges Pigment findet sich auch in den Leberzellen (c) und Sternzellen (b). Die Ausfüllungen der Gallenkapillaren erweisen sich als homogene und schollige Massen. In den Sternzellen findet sich ein feinkörniges, gelbliches Pigment; stellenweise aber auch grünliche, homogene Schollen und zylindrische Gebilde, manchmal im Zusammenhang mit den Zylindern in den Gallenkapillaren. Die Blutkapillaren zeigen stellenweise reichliche Zellen als Inhalt. Es sind 1. geschwollene, oft vakuoläre, stark vermehrte und gallig pigmentierte Sternzellen, von welchen sich auch einige abgelöst haben und als rundliche Elemente mit rundlichen und eingekerbten, bläschenförmigen, chromatinarmen Kernen im Lumen der Blutkapillaren liegen. 2. Leukozyten; diese finden sich besonders da, wo die Leberzellen schwerer geschädigt sind. Die Leberzellen enthalten vielfach ebenfalls ein feinkörniges, gelbes Pigment; ihr Protoplasma ist zum Teil stark vakuolär (Verfettung!), ihre Kerne sind vielfach geschwunden. Neben den Stellen mit schwergeschädigten Leberzellen trifft man (im Bereich geringer oder fehlender Gallenstauung) auch auf völlig intakte Leberzellen bzw. Leberläppchen.

6. Spezifische Entzündungen.

a) Miliartuberkulose der Leber.

Die Tuberkulose der Leber ist fast immer sekundär. Sie findet sich in miliarer Form als Teilerscheinung einer allgemeinen Miliartuberkulose, oder auch bei lokalisierter Organtuberkulose, z. B. bei Lungen- oder Darmtuberkulose. Weniger häufig ist die Entwicklung größerer, käsiger Knoten (Konglomerattuberkel). Eine besondere Form ist die an die Gallengänge sich anschließende Tuberkulose und Verkäsung (sog. Röhrentuberkulose). Kombinationen, besonders der subakuten Miliartuberkulose mit Gallengangstuberkulose kommen vor. Letztere kann als Ausscheidungstuberkulose aufgefaßt werden. Der Prozeß an den Gallengängen würde in diesem Fall von innen nach außen fortschreiten. Umgekehrt können die Gallengänge von außen her durch Übergreifen des Prozesses aus der Umgebung erkranken. Auf- und absteigende Propagation der Tuberkulose in den Gallengängen ist möglich.

Wir wollen einen solchen Fall von subakuter, miliarer Aussaat, kombiniert mit Gallengangstuberkulose, untersuchen. Das grobanatomische Bild zeigt uns hierbei die Leber durchsetzt von grauen und weißlichgelblichen Knötchen, die besonders unter der Kapsel deutlich sichtbar sind, jedoch auch auf Durchschnitten bei genauerem Zusehen (Lupe!) zwischen und in den Läppchen gefunden werden können. Nicht immer sind sie leicht zu sehen. Daneben sieht man größere käsige Herde von wechselnder Gestalt, die nicht selten eine ockergelbliche bis gelbgrünliche Farbe zeigen und gelegentlich auch eine kleine, mit galligen Massen gefüllte Zerfallshöhle

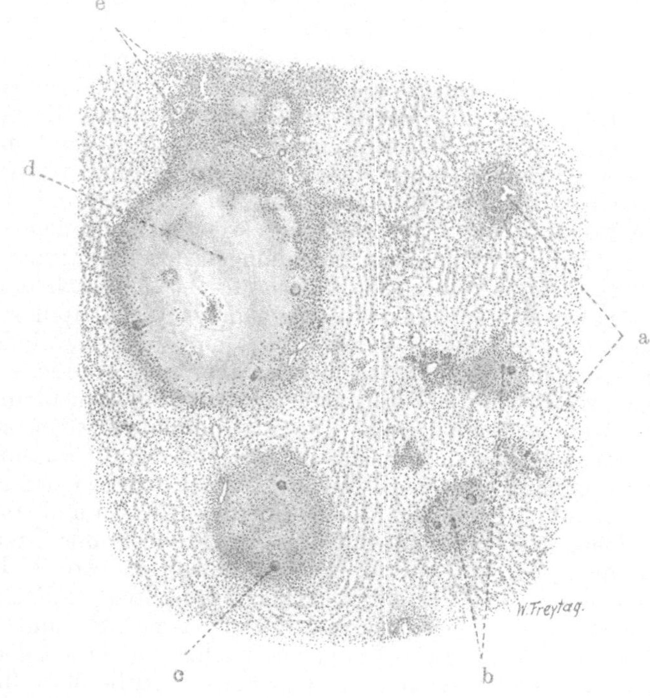

Fig. 92. Miliartuberkulose der Leber. Vergr. 25 fach. (Hämatoxylin.)
a Durchschnitte durch interlobuläre Bindegewebssepten. b Tuberkel. c Riesenzellen in Tuberkeln. d Größerer, käsiger Knoten im Bereich des periportalen Bindegewebes = Gallengangstuberkulose. Der Hohlraum inmitten der käsigen Masse entspricht der Lichtung eines verkästen Gallengangs. e Querschnitte durch kleine, interlobuläre Gallengänge.

(Kavernula) erkennen lassen. Dies sind die Durchschnitte durch die verkästen Gallengänge.

Mikroskopisch (Fig. 92) treten die miliaren Knötchen bei schwacher Vergrößerung als rundlich begrenzte Einlagerungen (b) in das Lebergewebe hervor. Ihr Sitz ist häufig das interlobuläre bzw. periportale Bindegewebe, und man sieht die Tuberkel gelegentlich in enger Nachbarschaft der Pfortaderäste und Gallengänge. Andere Knötchen liegen innerhalb der Lobuli. Viele der Tuberkel zeigen in der Mitte mangelhafte oder fehlende Kernfärbung (zentrale Verkäsung); die ganz frischen Tuberkel sind rein zellig und zeigen nichts von Nekrose. Bei starker Vergrößerung treffen wir auf die schon bei der Miliartuberkulose der Lungen geschilderten Bilder. Legen wir einen verkästen Tuberkel zugrunde, und gehen wir von der zentralen, kernlosen, körnig-scholligen, strukturlosen Zone nach der Peripherie vor, so läßt sich rings um die nekrotische Masse eine mehr oder weniger breite Zone Epitheloidgewebes mit Riesenzellen (c) [1] nachweisen; je weiter nach außen, desto reichlicher mischen sich kleine, runde, dunkelgefärbte Lymphozytenkerne bei. Dieser periphere Lymphozytenwall stellt den Übergang in das angrenzende gesunde Gewebe dar. Liegen die Knötchen innerhalb der Leberläppchen, so wird man seitens der Leberzellen keine Beteiligung an der Lieferung des Epitheloidgewebes feststellen können. Wohl sieht man im Bereich der jungen Tuberkel gelegentlich Vergrößerung der Kerne, auch Anschwellungen des Protoplasmas der Leberzellen; aber das sind nur vorübergehende Reizzustände. Denn reichlich kann man — auch an den vergrößerten Kernen — rückläufige Erscheinungen (Pyknose, Karyorrhexis, Hyperchromatose) feststellen, ferner auch Pigmentierung, Verfettung, Atrophie oder schollingen Zerfall des Protoplasmas der Leberzellen nachweisen. Die Leberzellen gehen also im Bereich der Tuberkelbildung zugrunde.

In unserem Präparat sieht man auch größere käsige Herde (d): sie zeigen mitten in der käsigen Partie ein oder mehrere Lumina, welche den Lichtungen untergegangener Gallengänge (bzw. Gefäße) entsprechen. Die Lumina enthalten oft zelliges Zerfallsmaterial. Hier sind also umfangreichere Partien des periportalen Bindegewebes der käsigen Nekrose anheimgefallen. Derartige Bilder findet man besonders bei Ausbreitung der Tuberkulose im Bereich der Gallengänge (Gallengangstuberkulose). Wand und Umgebung der Gallengänge werden allmählich in die tuberkulöse Neubildung und Verkäsung einbezogen. Die starke, zellige Infiltration in der Umgebung dieser Herde zeigt das Fortschreiten des entzündlichen Prozesses im Interstitium und dessen Übergreifen auf das benachbarte Lebergewebe an.

b) Leberlues.

Die Syphilis lokalisiert sich überaus häufig in der Leber. Bei der kongenitalen Lues findet man am häufigsten das Bild einer sog. chronischen interstitiellen Entzündung, d. h. es treten diffuse Wucherungen des inter- und intralobulären Stützgerüstes auf, die unter entzündlichen Erscheinungen (serös-zelliger Exsudation) verlaufen; das Leberparenchym geht dabei zugrunde. Die Leber ist vergrößert, derb; die Läppchenzeichnung ist verschwunden; die Farbe grau- bis dunkelrot, oft auch mit fleckigen, graugelblichen und bräunlichen Farbtönen, so daß die glasige Schnittfläche ein marmoriertes Aussehen (sog. Feuersteinleber) gewinnt. Mit dieser Hepatitis interstitialis ist häufig die Bildung miliarer, an Exsudatzellen (Leukozyten, Lymphozyten) reicher Granulomherde verbunden, die der Nekrose anheimfallen [miliare Gummata [2]]. Manchmal bestehen diese miliaren Herde gar nicht aus einem Granulationsgewebe, sondern aus Leukozyten und körnigen Zerfallsmassen, so daß sie wie kleine Abszesse aussehen; sie enthalten reichlich Spirochäten. Größere, knotige Gummen kommen in den Lebern syphilitischer Neugeborenen seltener vor, manchmal kombiniert mit einer vom Hilus der Leber einstrahlenden, den groben Verzweigungen des periportalen Bindegewebes folgenden, schwieligen Bindegewebswucherung einfacher oder gummöser Art. Es ist wahrscheinlich, daß manche grobhöckerigen Zirrhosen des späteren Alters Ausheilungsstadien der kongenitalen Leberlues sind. Viel häufiger als in der kongenital syphilitischen Leber

---

[1] Der Anfänger verwechselt die Tuberkelriesenzellen mit ihrem peripheren Kernkranz nicht selten mit den Querschnitten kleiner Gallengänge (Fig. 92, e).

[2] Nicht mit kleinen lymphatischen und myeloischen Blutbildungsherden zu verwechseln, die bei syphilitischen Neugeborenen reichlicher vorkommen können als in normalen Lebern Neugeborener.

finden sich die größeren gummösen Knoten in der Leber bei Syphilis der
Erwachsenen.

Unser Präparat soll einen solchen Fall vor Augen führen. Bei dieser
Form entstehen spezifische Granulationsgeschwülste von oft sehr beträcht-
lichem Umfang. Es sind im allgemeinen rundliche (kugelige) Gebilde; durch
Konglomeration können auch vielgestaltige Knoten entstehen. Frische
Gummata bestehen aus einem gefäßreichen Granulationsgewebe. Dieses
ist sehr zellreich; die Zellen sind relativ klein, protoplasmaarm. Es sind

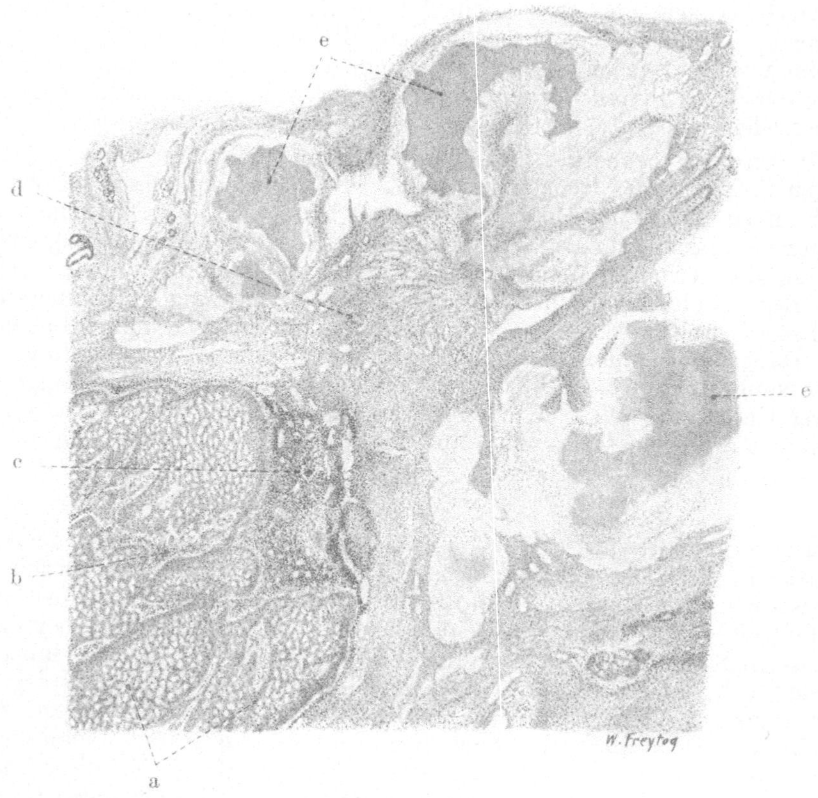

Fig. 93. Alte Gummata der Leber. Vergr. 10fach. (Hämatoxylin.)
a Leberparenchym. b Vermehrtes und zellig infiltriertes, interstitielles Bindegewebe der Leber. c Stark vermehrtes und dicht lymphozytär infiltriertes, gefäßreiches Bindegewebe an der Grenze zwischen dem Lebergewebe und der großen
syphilitischen Narbe. d Gefäßreiches Narbengewebe. e Käsige Zentralzonen von
fibrös und hyalin umgewandelten Gummiknoten.

rundliche, kurzspindelige, fibroplastische Elemente; daneben finden sich
auch Riesenzellen. Rundzellen von Lymphozytencharakter sind sehr reichlich beigemischt. Dieses kleinzellige Granulationsgewebe verfällt zentral
der (käsigen) Nekrose, während es sich peripher zu narbigem Fasergewebe
ausdifferenziert. Ältere Gummen zeigen stets diese oft sehr ausgedehnte,
periphere schwielige Umwandlung. Der zentrale käsige Kern kann erweichen
(Höhlenbildung); die Ähnlichkeit der Gummen mit Tuberkulomen ist groß.

Differentialdiagnostisch ist für die Betrachtung mit bloßem Auge wichtig die
geringere Neigung zu Einschmelzung und die größere Tendenz zu narbiger Metamorphose bei den Gummen. Mikroskopisch ist der Befund von größeren, proto-

plasmatischen (epitheloiden) Zellen, sowie die Anwesenheit von zahlreichen, typischen Riesenzellen für den Tuberkel charakteristisch. Das Gumma besteht aus einem mehr kleinzelligen Gewebe (kleine Fibroplasten, viel Lymphozyten und Plasmazellen). Die Gefäßlosigkeit des Epitheloidtuberkels im Gegensatz zur guten Vaskularisation des frischen syphilitischen Granuloms hilft weiter vorwärts in der schwierigen Differentialdiagnose, die oft erst durch den Nachweis der verschiedenen Erreger bzw. durch das Tierexperiment sichergestellt werden kann. Da sich Tuberkulose und Lues nicht selten in einem Organ kombinieren, erwachsen für die histologische Analyse gelegentlich die größten Schwierigkeiten.

Die Lebergummen lokalisieren sich mit Vorliebe nahe der Oberfläche der Leber, besonders in der Umgebung der Aufhängebänder und am Hilus. Graurötliche bis grauweißliche Knoten werden hier gefunden; sie zeigen, wenn sie älter sind, eine eigenartige, landkartenmäßig begrenzte, zentrale Verkäsung. Diese Knoten mit den käsigen, gelbgefärbten Zentren sind fest, gummiartig, elastisch. Durch Narbenbildung in der Umgebung und durch Schrumpfung der Knoten selbst entstehen tiefe Einziehungen der Leberoberfläche an den erkrankten Stellen. Die Leber kann dadurch stark deformiert werden (pathologische Lappung, syphilitische Lappenleber). Die oft bis zur völligen Umgestaltung oder besser Mißgestaltung der Leber gehende Veränderung wird noch dadurch kompliziert, daß die erhalten gebliebenen Teile der Leber kompensatorisch hypertrophieren und sich als kugelige Knollen zwischen den tiefen Narbeneinziehungen hervorheben. Neben dieser lokalisierten Gummenbildung — mit ihr kombiniert, oder auch für sich allein — ruft die Syphilis in der Leber der Erwachsenen auch eine gewöhnliche, histologisch unspezifische Hepatitis interstitialis hervor, die sich ganz vorwiegend im Bereich des periportalen (interlobulären) Interstitiums entwickelt und zu Wucherungen und narbiger Umwandlung dieses Bindegewebes führt. So entsteht ein der Leberzirrhose (s. diese) ähnliches Bild (syphilitische Zirrhose). Unser Bild (Fig. 93) zeigt bei ganz schwacher Vergrößerung eine Übersicht über eine gummöse Narbe der Leber. Man sieht große, zentral nekrotische, peripher fibröse Herde (e). In der Umgebung dieser Gummen ist eine mächtige Vermehrung des Bindegewebes (d) deutlich. Dieses Bindegewebe greift narbenartig in das angrenzende Lebergewebe ein. Bei stärkerer Vergrößerung fehlt innerhalb der nekrotischen Zonen jegliche Struktur. Die Peripherie der Gummen zeigt ein faseriges, kernarmes Bindegewebe, das vielfach hyalin entartet ist. Das Bindegewebe in der Umgebung der Gummen ist zell- und gefäßreich und von lymphozytären Zellen (Kernen) infiltriert. Stärkere lymphozytäre Infiltrationen finden sich an der Grenze gegen das Lebergewebe (c). Das angrenzende Lebergewebe (a) zeigt bei starker Vergrößerung vielfach vergrößerte (hypertrophische) Leberzellen mit großen Kernen. Auch hier ist das interlobuläre Stützgerüst vermehrt und lymphozytär infiltriert (b).

7. Hyperplasien.

Leber bei Leukämie.

Bei den Erkrankungen des Blutes bzw. der blutbildenden Organe ist die Leber häufig mitbeteiligt. Nicht nur im Sinne einer Störung des Stoffwechsels und der Ernährung, die aus der Veränderung der Blutbeschaffenheit verständlich ist und sich hauptsächlich in regressiven Metamorphosen der Leberzellen (Verfettungen) zu erkennen gibt, sondern im Sinne einer mehr direkten, unmittelbaren Anteilnahme an dem krankhaften Gesamtprozeß.

Besonders bei Leukämie sehen wir die Leber fast regelmäßig in charakteristischer Weise verändert. Bei den Leukämien (s. S. 31) handelt es sich um pathologische Reizzustände jener Gewebe, die mit der Bildung der weißen Blutkörperchen betraut sind. Der wirksame Reiz oder die zugrundeliegende Schädlichkeit sind nicht bekannt. Sei es, daß die Bildungsstätten der weißen Blutkörperchen direkt zu gesteigerter (gelegentlich auch atypischer) funktioneller Tätigkeit angeregt werden, sei es erst auf dem Umweg über starken Leukozytenverbrauch oder -untergang — in jedem Falle kommt es zu einer gewaltigen Vermehrung der lymphozytären oder myeloischen Zellen im strömenden Blute. Die Grundlage dieser Vermehrung sind enorme Wucherungen (und damit Volumzunahmen) in den Lymphknoten, in der Milz, im lymphatischen Gewebe der Schleimhäute, im Knochenmark. Erstere Organe sind ja die regulären Produzenten der lymphatischen Blutzellreihe (Lymphoplasten, Lymphozyten, Plasmazellen), letzteres der myeloischen

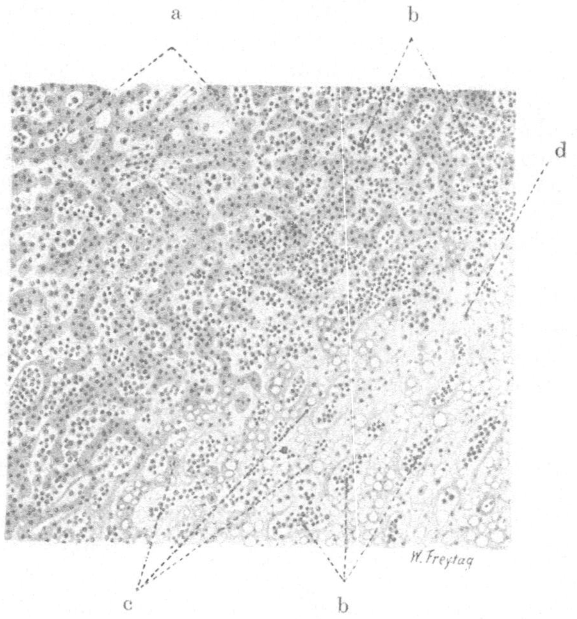

Fig. 94. Leber bei myeloischer Leukämie. Vergr. 80 fach. (Hämatoxylin.) a Leberzellbalken an der Peripherie eines Läppchens. b Weite intraazinöse Kapillaren, von myeloischen Zellen erfüllt. c Leberzellbalken im Zentrum des Läppchens, in fettiger Degeneration. d Nekrotische, in Auflösung begriffene Leberbalken.

Zellen (der Erythroplasten, Erythrozyten, Myeloplasten, Myelozyten und polymorphkernigen Leukozyten, sowie der Megakaryozyten). Außer dieser Beteiligung der postfetalen Blutbildungsstätten sehen wir aber bei Leukämien auch Organe an der Blutzellbildung beteiligt, die diese Fähigkeit sonst nur im fetalen Leben bewähren. Vor allem in der Leber treten mächtige Zellwucherungen auf, die nicht aufzufassen sind als „Kolonisationen" von Blutkörperchen, die, anderswo gebildet, mit dem Blute nach der Leber gelangen, sich hier festsetzen und vermehren, sondern die als autochthone, ortsangehörige Neubildungen gelten müssen. Diese Neubildungen gehen aus von besonderen Blutgefäßwandzellen, in denen sich die fetale Potenz der Blutzellbildung erhalten hat. So schwillt die Leber bei der Leukämie oft mächtig an. Entweder ist außer der Schwellung mit bloßem Auge nichts weiteres zu sehen, oder man kann auf Durchschnitten feine, weiße Streifchen und Fleckchen ins Lebergewebe eingelagert sehen, welche die

Stellen der Blutzellenneubildung bezeichnen. In manchen Fällen entwickeln sich die Wucherungen bis zu kleinen und größeren, sogar geschwulstartigen Knoten. Ähnliches kommt in den Nieren, den Lungen und in anderen Organen bei der Leukämie vor.

Mikroskopisch wechselt der Befund in der leukämischen Leber in bezug auf die Lokalisation der Wucherungen und in bezug auf die Art der auftretenden Zellen, je nachdem eine lymphatische oder myeloische Form der Leukämie vorliegt. Während im ersteren Fall ganz vorwiegend das interlobuläre (periportale) Septensystem der Sitz lymphoider Zellwucherungen ist, tritt im zweiten Fall eine starke intralobuläre Neubildung myeloischer Zellen hervor. Ganz durchgreifend ist dieser Unterschied jedoch nicht. Es können sich auch bei myeloischer Leukämie stärkere Infiltrationen des Zwischengewebes finden. Unsere Präparate führen diese beiden Formen vor.

In dem Falle der myeloischen Leukämie (Fig. 94) (schw. Vergr.) sehen wir die charakteristischen Veränderungen vor allem innerhalb der Läppchen ausgebildet. Die Kapillarräume (b) sind außerordentlich weit und erfüllt mit Zellen, deren Natur wir erst bei stärkerer Vergrößerung genauer feststellen können (Fig. 95). Wir finden dann, daß in den intralobulären Kapillaren neben roten Blutkörperchen massenhaft weiße Blutzellen (a), die teils den kleinen polymorphen Kern der gewöhnlichen (neutrophilen) Blutleukozyten haben, teils einen größeren rundlichen oder leicht eingeschnürten, zart granulierten Kern besitzen (mononukleäre Zellen vom Charakter der Myelozyten bzw. Myeloplasten). Daneben sehen wir auch Zellen mit polymorphen oder einfachen, rundlichen Kernen, deren Protoplasma eosingefärbte Körnchen enthält (eosinophile Leukound Myelozyten). Gelegentlich treffen wir auf sehr große Zellen mit auffallend großen, plumpgelappten, dunkelgefärbten Kernen, Zellen, die als Knochenmarkriesenzellen (sog. Megakaryozyten) anzusprechen sind. Kleine, rundliche, tief dunkelgefärbte Kerne sind ebenfalls, wenn auch sehr in der Minderzahl, vorhanden: es sind die gewöhnlichen Lymphozyten des Blutes. Kernhaltige rote Blutkörperchen (Erythroplasten) finden sich besonders bei den als Leukanämie bezeichneten Formen. So sehen wir also in den Blutkapillaren der Leber hauptsächlich myeloische Elemente, Zellen also, wie sie im postfetalen Leben nur das Knochenmark hervorbringt. Im Falle der myeloischen Leukämie sind es vielleicht die Kapillarendothelien (Sternzellen), welche die myeloischen Zellen liefern. Jedoch ist diese Genese schwer sicher zu stellen; man kann Anschwellungen und Vermehrung der Sternzellen in diesem Sinne deuten. Da vereinzelte Bindegewebszellen im Gitterfasergerüst der Leberläppchen vorkommen, ist es wahrscheinlicher, daß diese Zellen die Matrix für die myeloischen Elemente bilden. Die gleichen myeloischen Zellen finden wir auch im periportalen Bindegewebe, zwischen die Zellen und Fasern dieses Gewebes mehr oder weniger reichlich infiltriert vor. Von sonstigen Veränderungen ist noch die schwere Schädigung der Leberzellen zu studieren. Besonders in der Mitte der Leberläppchen sieht

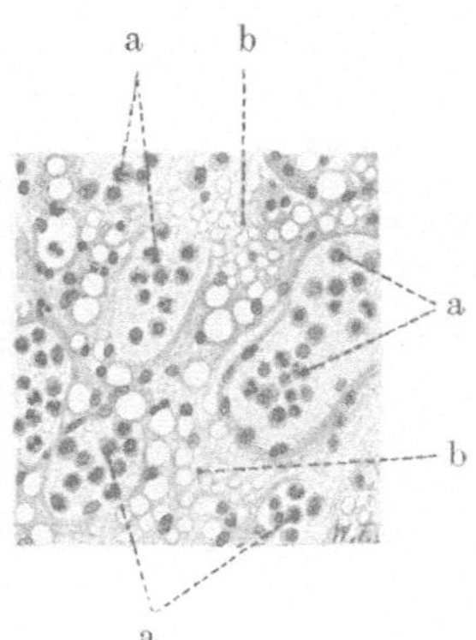

Fig. 95. Leber bei myeloischer Leukämie. Vergr. 200fach. (Hämatoxylin.)
a Myeloische Zellen in den erweiterten intraazinösen Leberkapillaren. b Leberbalken, durch die Kapillarerweiterung auseinandergedrängt, komprimiert, in die Länge gezogen. Fettvakuolen in den Leberzellen.

man die Leberbalken (Fig. 94, c und d, Fig. 95, b) durch die stark erweiterten Blutkapillaren auseinandergedrängt, zusammengepreßt und in die Länge gezogen. Zu dieser mechanischen Schädigung (durch Druck) gesellen sich Störungen des Stoffwechsels und der Ernährung (als Folge der Veränderung des Blutes). Die Leberzellen erscheinen im Protoplasma vakuolisiert (kleine und größere Fettvakuolen. Stellenweise (besonders ganz zentral) ist ein völliger fettiger Zerfall der Leberzellen unter Atrophie, Pyknose und Schwund der Kerne (Fig. 94, d) zu konstatieren (degenerative Verfettung). Hier finden sich auch Hämorrhagien. Zugrunde gegangene Leberzellen sieht man in den weiten Blutkapillaren den myeloischen Zellen beigemischt.

Ein zweites Präparat von lymphatischer Leukämie zeigt ein anderes Bild (Fig. 96). Hier tritt schon bei ganz schwacher Vergrößerung die enorme

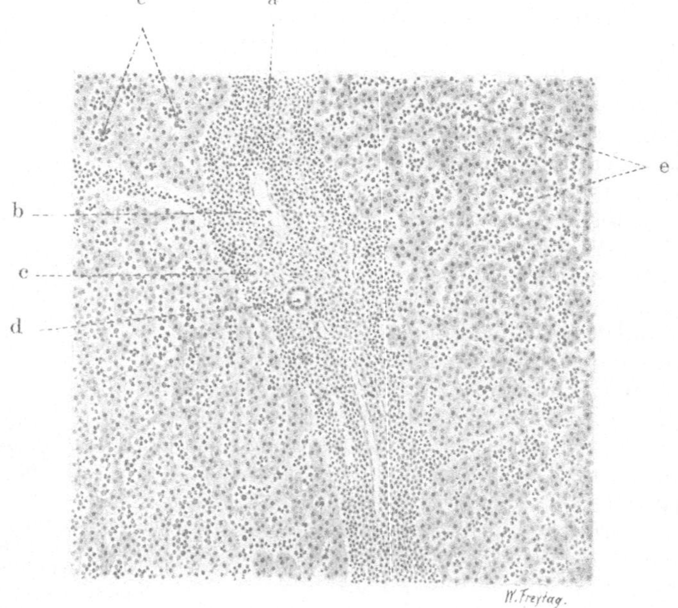

Fig. 96. Leber bei lymphatischer Leukämie. Vergr. 80fach. (Hämatoxylin.)
a Lymphoide Infiltration der periportalen Bindegewebssepten. b Pfortaderast.
c Leberarterienast. d Interlobulärer Gallengang. e Lymphozyten innerhalb der
intraazinösen Blutkapillären.

Zellinfiltration der periportalen Bindegewebssepten (a) hervor, welche dadurch stark verbreitert erscheinen. Diese interlobulären Zellenansammlungen bestehen durchweg aus einer Zellart: wir finden lauter kleine, rundliche, stark tingierte (chromatinreiche) Kerne, wie sie die Blutlymphozyten besitzen. Die Herkunft dieser Zellen ist wohl zum Teil aus einer Wucherung des normalerweise im Leberinterstitium (individuell wechselnd) vorkommenden, lymphatischen Gewebes — sog. mikroskopische Lymphknötchen — abzuleiten. Zum anderen Teil dürften indifferente Mesenchymzellen, welche die Gefäße des Interstitiums begleiten, als die Produzenten dieser Lymphozytenmassen gelten. Auch intralobulär, in den Blutkapillaren (e) des Leberparenchyms, sieht man gegen die Norm vermehrte Zellen. Auch dies sind vorwiegend Lymphozyten. Dieser Befund entspricht dem leukämischen Zustand des Blutes (s. S. 32). Die Leberzellen selbst sind viel weniger geschädigt als im Falle der myeloischen Leukämie.

B. Pankreas.

a) Normal-histologische Vorbemerkungen.

Das Pankreas liefert ein äußeres, in den Darm abfließendes Sekret, welches Eiweiß-, Fett- und Kohlehydrate spaltende Fermente bzw. Profermente enthält und ein inneres, direkt in die Blutbahn (oder erst in die Lymphe?) übertretendes Sekret, welches ein echtes Hormon ist und vor allem dem Zuckerstoffwechsel dient (s. S. 141). Das eigentliche Drüsengewebe besteht aus alveolären (nach anderen Autoren tubulären) Endstücken; sie sind mit serösen, kegelförmigen Drüsenzellen ausgekleidet. Diese Zellen zeigen an der dem Lumen zugewendeten Seite eine (eosinophile) Körnelung ihres Protoplasmas („Zymogenkörnelung") und werden als Lieferanten des äußeren Pankreassekretes angesehen. Die Zellen haben runde Kerne und sitzen einer Membrana propria auf; Korbzellen, wie in den Speicheldrüsen, liegen zwischen den Drüsenzellen und der Membrana propria. Zwischenzellige Sekretkanälchen sind vorhanden. Die Drüsenalveolen (auch Endbeeren, Azini genannt) sitzen verzweigten Tubulis an, in welche sie ihr Sekret ergießen; diese Tubuli heißen Schaltstücke und sind mit helleren, kubischen und zum Teil stark abgeflachten Zellen ausgekleidet; ihr Lumen ist sehr eng. Die sog. zentroazinären Zellen sind Zellen der Schaltstücke; diese Zellen liegen nur scheinbar im Lumen der Endstücke (zentroazinär); die Bilder erklären sich durch das enge Ringsangeschmiegtsein der End- an die Schaltstücke (nach Braus). Die Schaltstücke gehen über in Ausführungsgänge, welche von einschichtigem Zylinderepithel ausgekleidet sind; in den größeren Ausführungsgängen (Ductus Wirsungianus und Santorini) ist es zweischichtig; in den größten finden sich auch Schleimdrüschen und glatte Muskulatur in der Wand. Ein Läppchen (Lobulus) ist eine Einheit, bestehend aus einem kleinsten (intralobulär) gelegenen Ausführungsgang mit zugehörigen Schaltstücken und Endbeeren. Gefäßführendes Bindegewebe umhüllt den Lobulus; auch innerhalb des Läppchens sind die drüsigen Gebilde, einschließlich der Alveolen, von zartem Bindegewebe umhüllt. Kapillaren umspinnen die Drüsen. Die größeren Ausführungsgänge laufen interlobulär. Mehrere Läppchen sind durch reichlicheres Bindegewebe abgegrenzt. In den gröberen Bindegewebssepten finden sich größere Ausführungsgänge und die größeren Blutgefäße (Äste der Arteria und Vena pancreatica), Lymphgefäße und Nerven. Fettgewebe findet sich im Bereiche dieser Septen in wechselnder Reichlichkeit. Neben dem eigentlichen Drüsengewebe finden sich im Pankreasparenchym noch die sog. Langerhansschen Zellinseln. Das sind umschriebene, rundliche Anhäufungen von helleren Epithelzellen; diese Epithelzellen sind zu netzartig verbundenen, soliden Balken angeordnet; zwischen den Epithelbalken finden sich Blutkapillaren. Diese Inseln liegen zwischen den Drüsen; sie sind nicht immer deutlich durch etwas Fasergewebe gegen die Umgebung abgegrenzt, sondern hängen auch mit dem Drüsenparenchym inniger zusammen. Sie werden mit der inneren Sekretion des Pankreas in Zusammenhang gebracht; bei Unterbindung des Hauptausführungsganges des Pankreas gehen die Drüsen zugrunde, die Inseln erhalten sich. Ihre Beziehungen zu dem eigentlichen Drüsenparenchym sind noch nicht genügend aufgeklärt. Daher ist auch die Frage nach der Selbständigkeit bzw. Umwandlungsfähigkeit der Inseln, speziell bei pathologischen Prozessen, noch offen. Nach den Untersuchungen von C. Seyfarth sind die Inseln (fetal und postfetal) von den Pankreasgängen abzuleiten, und es ist ihre Fortbildung zu Drüsengewebe anzunehmen. Eine Rückbildung der Drüsen zu Inseln wird von Seyfarth ebenfalls angenommen. Die innere und die äußere Sekretion des Pankreas würde nach dieser Ansicht nicht so streng zwischen Drüsen und Inseln geteilt sein.

b) Pathologische Histologie.

1. Atrophien.

Pankreasatrophie bei Diabetes mellitus.

Die innersekretorische Funktion des Pankreas scheint, wie oben erwähnt, an die Langerhansschen Zellinseln gebunden zu sein. Von dem gegenwärtig in der Behandlung des Diabetes mellitus eine große Rolle spielenden Insulin nimmt man an, daß es einen Extrakt dieser Zellinseln darstelle. Auf die zur Zeit noch nicht genügend aufgeklärte Wirkungsweise des Insulins ist hier nicht der Ort einzugehen; es sei lediglich festgestellt, daß das Pankreas mit seinem inneren Sekret den Zuckerstoffwechsel beeinflußt (s. a. u.). Bei jener eigenartigen Stoffwechselkrankheit, welche wir den Diabetes mellitus nennen, zeigt sich die Störung des Kohlehydratstoffwechsels im Auftreten von Zucker im Blut und Harn (Glykämie, Glykosurie), in starker Eiweißzersetzung und Azidosis des Blutes (Azeton, Azetessigsäure, β-Oxybuttersäure), welche zu Entkräftung und Erschöpfungszuständen, Tod an

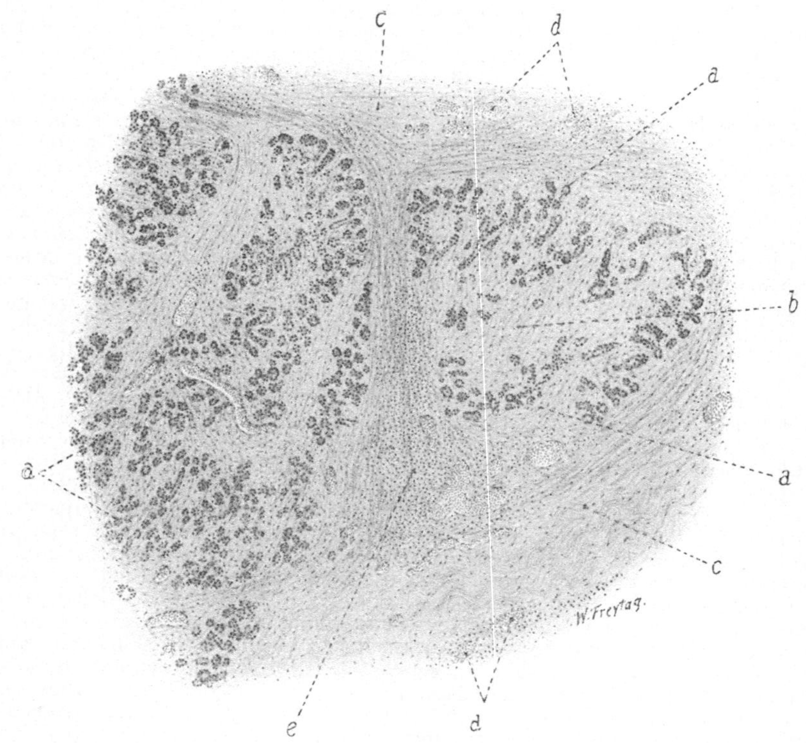

Fig. 97. **Pankreasatrophie bei Diabetes.** (Nach einem Präparat aus dem Leipziger pathologischen Institut.) Vergr. 60fach. (Hämatoxylin-Eosin.)
a Pankreasdrüsengewebe (atrophisch). b Reichliches interstitielles Bindegewebe an Stelle zugrunde gegangenen Drüsengewebes. c Gröberes septales Bindegewebe des Pankreas, stark verbreitert. d Blutgefäße. e Entzündliche (lymphozytäre) Zellinfiltrate im interlobulären Bindegewebe.

Säureintoxikation im Koma führt. Gleichzeitige Störungen des Fettstoffwechsels können sich bis zu lipämischen Zuständen steigern. Leichte und schwere Fälle sind zu unterscheiden.

Nicht jede Glykämie oder Glykosurie ist auf Störung des Pankreashormons zu beziehen. Es gibt renal, hepatal, suprarenal, nervös bedingte (Zuckerstich!) Glykosurien. Sie beruhen auf mangelhafter Dichtigkeit des Nierenfilters, auf mangelhafter Glykogenspeicherungsfähigkeit der Leberzellen, auf ungehörig starker Mobilisation gespeicherten Zuckers durch das Nebennierensekret usw. Auch andere innersekretorische Drüsen (Schilddrüse, Hypophyse) haben Beziehung zum Zuckerstoffwechsel. Bei der auf der Pankreasinsuffizienz beruhenden Zuckerkrankheit ist diese Drüse in verschiedener Weise anatomisch verändert. Entweder liegt einfache Atrophie (Verkleinerung des Organs) oder maskierte (lipomatöse) Atrophie (Ersatz geschwundener Drüsensubstanz durch Fettgewebe) vor. In anderen Fällen besteht zirrhotische Atrophie, d. h. ein Schwund des Drüsengewebes in Verbindung mit entzündlicher Bindegewebsvermehrung, so daß das Organ klein, hart, narbig-runzelig geschrumpft erscheint. Mikroskopisch interessieren beim Pankreasdiabetes vor allem die Inseln, welche an Zahl vermindert, verkleinert, bindegewebig entartet, hyalin verödet gefunden wurden. So lassen sich für die sog. Inseltheorie des Diabetes gewisse anatomische, wenn auch nicht immer ganz befriedigende Unterlagen gewinnen. Wie aber das Pankreashormon in den Zuckerstoffwechsel eingreift, ob sein Fehlen dem Körper die Fähigkeit nimmt, das Zuckermolekül (besonders die Dextrose) überhaupt aufzuspalten, oder den Zucker als Glykogen in den Depots (Leber, Muskeln) genügend festzuhalten, ist eine strittige Frage. Hier, wo wir es mit histologischen Dingen zu tun haben, sei nur festgestellt, daß der Gehalt der Leberzellen an Glykogen beim Diabetes wechselnd ist, daß er meist vermindert gefunden wird und daß pathologische Infiltrationen der Leberzellkerne mit Glykogen beschrieben wurden. In der Niere findet eine Rückresorption des Harnzuckers mit Resynthese in Glykogen in den Übergangsstücken und Schleifen (s. S. 189) statt.

Unser Präparat (Fig. 97) stammt von einem Fall von zirrhotischer Atrophie des Pankreas bei Diabetes mellitus. Bei schwacher Vergrößerung erscheinen die Gruppen der Drüsenläppchen auffallend klein; die Läppchen sind arm an Drüsen (a); die einzelnen Drüsen sind klein; sie liegen nicht dicht beisammen, sondern sind durch reichlich Bindegewebe (b) voneinander getrennt. Inseln sind nur wenige zu sehen. Auch zwischen den Läppchen ist das Bindegewebe vermehrt (c). Es weist zahlreiche weite Blutgefäße (d) auf und ist diffus und herdförmig von lymphozytären Zellen infiltriert (e). Die Infiltrate sind nicht selten deutlich perivaskulär angeordnet; oft aber auch ganz diffus ausgebreitet. Hämosiderinschollen finden sich im Bindegewebe. Wir haben ein histologisches Bild, ähnlich wie bei der Zirrhose der Leber. Hier wie dort ist — auch bei der Annahme eines primären toxischen Untergangs des Pankreasparenchyms — die entzündliche Natur der sekundären Bindegewebswucherungen nicht abzustreiten; sie wird durch die ausgedehnten lymphozytären Infiltrate des Bindegewebes vor Augen geführt.

2. Regressive Gewebsmetamorphosen.

Pankreas- und Fettgewebsnekrose.

Hier handelt es sich um eine sehr eigenartige, pathogenetisch noch nicht genügend aufgeklärte Erkrankung, welche von der Pankreasgegend ihren Ausgang nimmt und von hier aus eine ungeheuere Ausdehnung im retroperitonealen Gewebe gewinnen kann. Makroskopisch fallen zunächst am meisten gelbweißliche, opake Herdchen auf, die (im und am Pankreas gelegen) nekrotischem Fettgewebe entsprechen. Durch Aufnahme von Kalksalzen können diese Herde schneeweiß erscheinen. Solche Fettgewebsnekrosen in geringer Ausdehnung trifft man nicht selten als Gelegenheitsbefund; sie können sicher auch postmortal als fermentative Zersetzungen des pankreatischen Fettes durch das austretende (diffundierende) Pankreassekret entstehen. In manchen Fällen tritt solche Fettnekrose schon intravital in größtem Umfang auf. Nicht nur im und am Pankreas, auch in dessen Umgebung, im Netz, im Mesenterium, im retroperitonealen Fettgewebe, selten sogar im Fettgewebe der Bauchdecken oder gar der Brusthöhle (Mediastinum) bilden sich kleinere und größere gelbweißliche Nekroseherde aus. Im Bereich

des Pankreas kommt es zur Erweichung und Verflüssigung des Gewebes
und eine große Höhle entsteht mit einem meist blutigen, trüben, schmutzig
braunroten Inhalt. Das Pankreas liegt wie ein Sequester, zu Brocken und
Fetzen zerfallen, in dieser Höhle. Oft ist es dabei hämorrhagisch infarziert,
schwarzrot. Die Höhle kann sich im retroperitonealen Gewebe gewaltig
vergrößern und bis ins Becken hinunterreichen. Infektion vom Darm her
kann erfolgen. Einbrüche in den Peritonealraum, sogar in den Darm kommen
vor. Eitrige diffuse Peritonitis kann sich hinzugesellen.

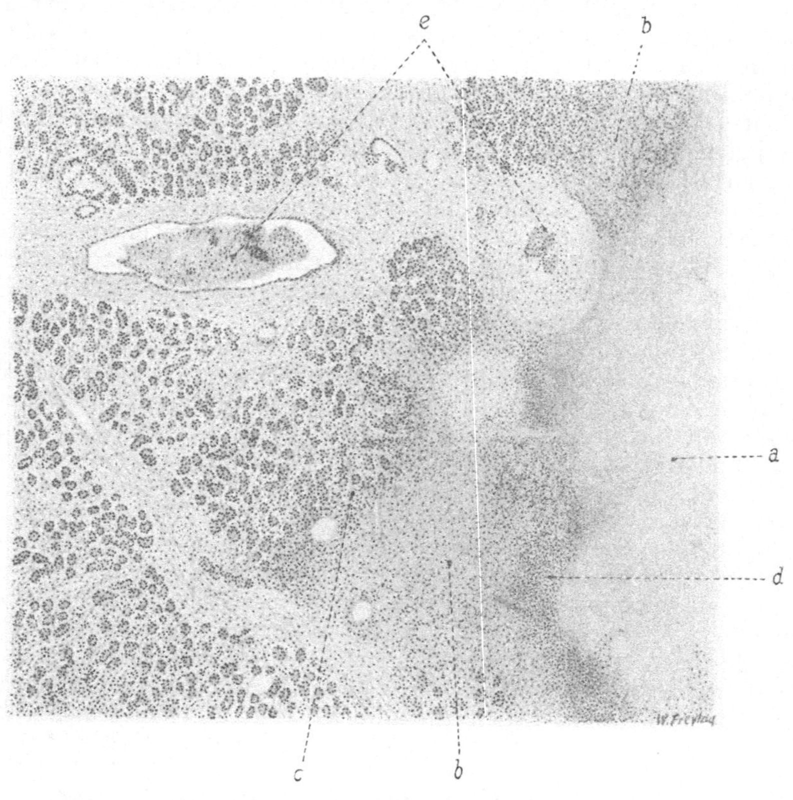

Fig. 98. Pankreas-Fettgewebsnekrose. Vergr. 40fach.
(Färbung: Hämatoxylin.)
a Völlig nekrotisches Fettgewebe. b Nekrotisches Pankreasgewebe. c Pankreasgewebe von Leukozyten durchsetzt. d Leukozytenanhäufung an der Grenze
zwischen Fettgewebs- und Pankreasnekrose. e Ausführungsgänge mit katarrhalischem Inhalt, der eine zum Teil in die Nekrose einbezogen.

Mikroskopisch stellen sich die weißlichen Herde als Nekrosen des
Fettgewebes dar: Kernverlust des Gewebes, Untergang der Gefäße, Zerfall
der Fettzellen zu körnigen und scholligen, sowie kristallinischen Massen
(Fettsäurenadeln); starke Hämatoxylinfärbung der Zerfallsherde zeigt die
Verkalkung an (Bildung fettsauren Kalks). Untersucht man das Pankreasdrüsengewebe, so findet man auch hier Nekrosen, oft so, daß die Drüsen-
nekrose kontinuierlich mit den Fettgewebsnekrosen zusammenhängt. Entzündliche Prozesse im Pankreas (Katarrhe der Ausführungsgänge, lympho-
leukozytäre Infiltration des Interstitiums, Hämorrhagien (Pankreatitis
haemorrhagica) werden nicht selten gefunden. Um die Fettnekrosen bilden
sich leukozytäre Ansammlungen; sie dürften bei räumlicher Begrenzung
um die Nekrosen eine nur sekundäre Bedeutung haben.

Unser erstes Bild (Fig. 98) zeigt die vom nekrotischen Fettgewebe (a) auf das Pankreas selbst übergreifende Nekrose (b). Drüsengewebe und Interstitium sind hier untergegangen, die Blutgefäße sind verödet. Reste von Kernen des untergegangenen Gewebes finden sich. Außerdem ist das nekrotische Gewebe von Leukozyten durchsetzt. Starke leukozytäre Infiltration (d) findet sich an der Grenze der Fettgewebs- und der Pankreasnekrose. Soweit das Pankreasdrüsengewebe erhalten ist, erscheint es ebenfalls von Wanderzellen (vorwiegend Lymphozyten) durchsetzt (c). Die interlobulären und größeren Ausführungsgänge des Pankreas (e) sind zum Teil in die Nekrose

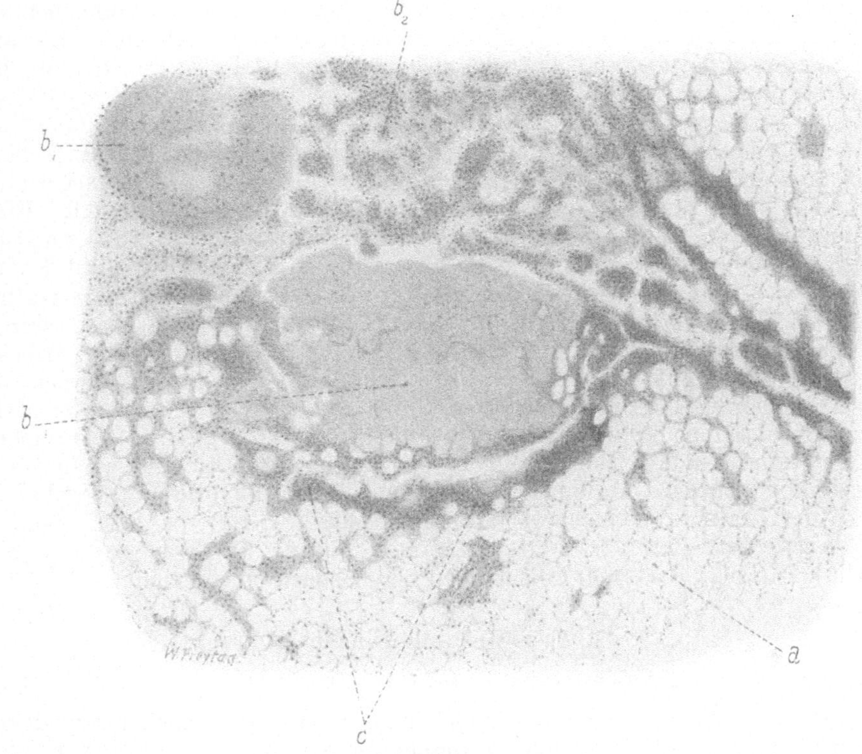

Fig. 99. Pankreas-Fettgewebsnekrose. Vergr. 40fach.
(Färbung: Hämatoxylin-Eosin.)
a Fettgewebe. b Nekrotisches Fettgewebe. b₁ und b₂ Nekrotisches Fettgewebe in Zerfall und von Leukozyten durchsetzt. c Leukozytenwall um ein in Sequestrierung befindliches, nekrotisches Fettläppchen.

einbezogen, zum Teil erweitert und mit katarrhalischem Inhalt ausgefüllt (Schleim, Leukozyten, abgestoßene Epithelien). Das interlobuläre und gröbere septale Bindegewebe der noch erhaltenen Pankreasteile zeigt ebenfalls entzündliche (leuko-lymphozytäre) Zellinfiltration.

Das zweite Bild (Fig. 99) zeigt die Nekrose im Fettgewebe (b, b₁, b₂). Die nekrotischen Fettläppchen zeigen trotz fehlender Kernfärbung zum Teil noch eine Andeutung der wabigen Struktur des Fettgewebes. Das zersetzte Fett stellt sich als eine kernlose, strukturlose Masse dar (b). Manche der nekrotischen Fettläppchen sind von Leukozyten durchsetzt und in Auflösung begriffen (b₁, b₂). An anderen Stellen findet sich an der Grenze der Fettgewebsnekrosen, gegen das noch erhaltene Fettgewebe hin, ein Wall dichtgedrängter Leukozyten (c), im Bereich dessen die Sequestration der

nekrotischen Läppchen im Gange ist. Bei stärkerer Vergrößerung zeigt
sich völliger Kernuntergang innerhalb des nekrotischen Fettgewebes. Die
Fettzellen, die Blutgefäße und das interstitielle Bindegewebe sind ohne
Kernfärbung. Die Gefäße sind mit aufgelöstem Blut und Gerinnseln (Fibrin)
erfüllt. Das Interstitium ist durch diffundiertes, aufgelöstes und zersetztes
Hämoglobin diffus gelblich gefärbt; gelbe Schollen und Körner zersetzten
Blutfarbstoffes finden sich. Die Räume für die Fettzellen sind mit scholligen,
homogenen oder körnigen Massen erfüllt; Fettsäurekristalle können hier
nachgewiesen werden. Manchmal sind die nekrotischen, zersetzten Fettmassen mit Hämatoxylin bläulich gefärbt (Kalkablagerung! Bildung von
Kalkseifen!). Die das nekrotische Fett durchsetzenden oder es umgebenden
Leukozyten zeigen häufig Zerfallserscheinungen (Karyorrhexis). Im angrenzenden erhaltenen Fettgewebe sieht man ebenfalls Zellinfiltration des
Interstitiums; es sind hier vorwiegend einkernige (lymphoide) Zellen. Ferner
ist eine geringe Vermehrung der fibroplastischen Zellen zu sehen, zum Teil
mit Neubildung größerer, rundlicher, vakuolisierter (fetthaltiger!) Zellen.
Das sind Ansätze zur Regeneration von Fettzellen aus dem Bindegewebe.

Über die Ursache der Erkrankung sind die Meinungen geteilt. Eine
primäre bakterielle Infektion wird von den meisten abgelehnt. Sekundäre
Bakterieninvasion (vor allem vom Darm aus) — sog. infizierte Fettnekrose — kommt nicht selten vor (s. o.). Übereinstimmung herrscht,
daß die Nekrosen und Erweichungen durch das Pankreassekret (durch
Trypsin- und Steapsinwirkung) zustande kommen, daß also eine intravitale Autodigestion vorliegt. Die fernliegenden Nekrosen können als
(evtl. retrograde) Fermentmetastasen angesehen werden. Unklar ist, wie
es zu der pathologischen Diffusion des Pankreassekrets kommt. Traumen,
Sekretstauungen bei Steinbildungen, Entzündungen des Pankreas sind angeschuldigt worden. Zirkulationsstörungen können zu primären Pankreas-
nekrosen führen. Wahrscheinlich müssen die ins Gewebe ausfließenden
Pankreasprofermente erst aktiviert werden (durch Bakterien?, durch die
Galle?). (Häufigkeit der Fettnekrose bei Gallensteinleidenden.)

3. Spezifische Entzündungen.
Pankreatitis interstitialis luetica.

Bei syphilitischen Früchten findet man häufig die Bauchspeicheldrüse
vergrößert, von auffallend derber Beschaffenheit und von graurotem, fast
glasigem Aussehen. Während spezifische Gummositäten seltener sind, zeigt
sich in den gewöhnlichen Fällen (Fig. 100) eine schwere, diffuse Erkrankung
des Organs, deren Grundlage eine starke Wucherung und Vermehrung des
Interstitiums ist. Bei schwacher Vergrößerung (Färbung nach v. Gieson)
sieht man in den Drüsenläppchen ein diffus entwickeltes, relativ zell- und
gefäßreiches Fasergewebe (e), in welches die Pankreasdrüsen und die zugehörigen kleinen Ausführungsgänge (c) eingelagert sind. Die Drüsen sind
durch dieses zellreiche Grundgewebe auseinander gedrängt und liegen als
Komplexe von verschiedener Größe in letzterem zerstreut. Je nach der in
den einzelnen Läppchen wechselnden Intensität und Extensität des interstitiellen Prozesses sieht man noch reichlich solche Reste des Pankreasparenchyms, oder es wird das Feld fast ganz von dem zellreichen Grundgewebe beherrscht. Richten wir unser Augenmerk auf die Langerhansschen Inseln, so bemerken wir solche in relativ großer Menge, selbst an Stellen,
an welchen von Drüsen wenig zu sehen ist. Die Inseln (d) heben sich als
kleine, rundlich begrenzte, zellige, solide Komplexe deutlich hervor. Die
gröberen Bindegewebssepten zwischen den Pankreasläppchen sind verbreitert

und ebenfalls abnorm kernreich. Die hier verlaufenden größeren Ausführungsgänge und Gefäße zeigen vielfach eine verdickte adventitielle Schicht. Ebenso
vermehrt ist auch das Bindegewebe der Kapsel und der Umgebung des
Pankreas (a). Bei starker Vergrößerung erweist sich das mehrfach erwähnte
Grundgewebe in den Läppchen als eine zellig-faserige Substanz: die Zellen
(es sind junge Bindegewebszellen) zeigen längliche, spindelige Kerne; dazwischen sieht man feine Fäserchen (Bindegewebsfibrillen). Viele kleine,
dunkle, runde Kerne sind eingelagert; es sind lymphozytäre Wander- oder
Infiltratzellen. Die gröberen Septen zwischen den Läppchen zeigen die
gleichen Zellformen, aber gröber entwickelte fibrilläre Substanz. Die größeren
Ausführungsgänge zeigen vielfach Abstoßung des zylindrischen Deckepithels

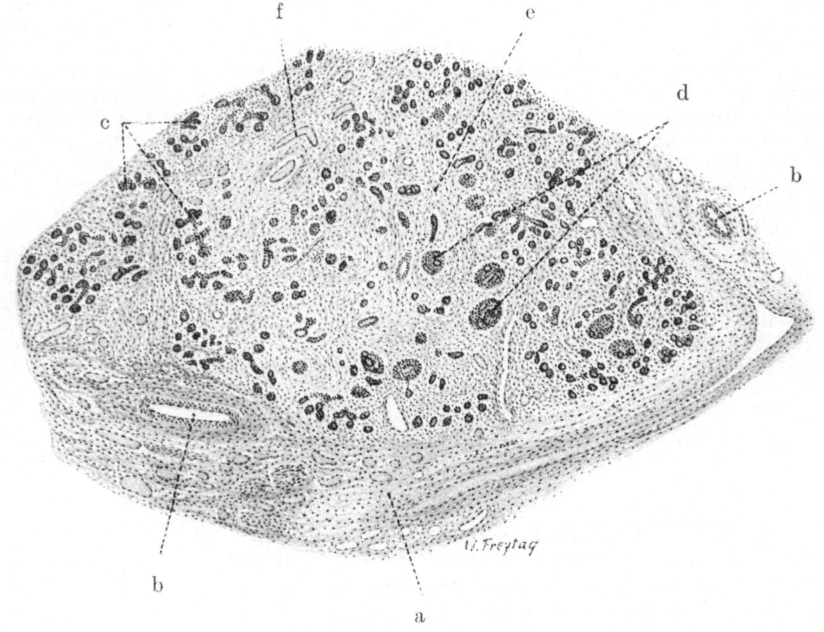

Fig. 100. Pankreatitis luetica. Vergr. 30fach. (van Gieson.)
a Vermehrtes Bindegewebe der Kapsel und der Umgebung des Pankreas. b Größere
Blutgefäße mit verdickter Adventitia. c Tubulo-alveoläre Drüsen. d Langer-
hanssche Inseln (Tubulusdurchschnitte innerhalb derselben). e Gewuchertes, zellreiches Interstitium. f Weite Blutgefäße des wuchernden Interstitiums.

und krümeligen Inhalt (Schleim, zerfallene Zellen), ein Befund, der im
Sinne eines „Katarrhs" der Ausführungsgänge zu deuten ist.

An den Drüsenresten und den Inseln kann man bei starker Vergrößerung
atrophische Zustände feststellen. Auffallend sind engere Beziehungen
zwischen Tubulis und Inseln: reichliche gegenseitige Zusammenhänge, auch
so, daß mitten oder exzentrisch in einer Insel Tubulusdurchschnitte gefunden
werden (d). Das erinnert an Bilder bei der Entwicklung und Regeneration des
Pankreas. Es gehen ja wahrscheinlich die Inseln aus Gängen und die Drüsen
aus den Inseln hervor. So gewinnt man den Eindruck, daß der luetische
Prozeß auch hier (wie in der syphilitischen Lunge oder Niere des Neugeborenen) in die Entwicklung des Pankreas durch die übermäßige Entfaltung des Zwischengewebes hemmend eingegriffen hat. Und wenn vorhin von „Resten" des Drüsengewebes die Rede war, so soll dies so verstanden
werden, daß durch das pathologisch entwickelte interstitielle Gewebe nicht

nur schon gebildetes Drüsenparenchym sekundär zum Schwunde gebracht wird, sondern vor allem auch die primäre Entwicklung des Parenchyms behindert wird. Daher auch das Überwiegen der Inseln und die mangelhafte Bildung eigentlichen Drüsengewebes an vielen Stellen.

C. Speiseröhre.

a) Normal-histologische Vorbemerkungen.

Die Wand der Speiseröhre setzt sich zusammen aus der Mukosa, der Submukosa, der Muskelschicht und der peripheren adventitiellen Faserschicht. Das Oberflächenepithel ist geschichtetes Plattenepithel. Es sitzt einer papillär gegliederten Tunica propria auf; diese besteht aus lockerem Bindegewebe mit feinen elastischen Fäserchen und enthält die feineren Blut- und Lymphgefäße. Epithel und Tunica propria stellen zusammen die Schleimhautschichte der Speiseröhre dar. Sie wird nach der Submukosa hin durch eine longitudinal orientierte Muscularis mucosae abgeschlossen. Die Submukosa besteht aus locker gebautem, elastische Fasern führendem Bindegewebe; sie führt die größeren Blutgefäße und reichlich Lymphgefäße. Die Muskulatur besteht im obersten Teil der Speiseröhre aus quergestreiften, sonst aus glatten Muskelfasern. Sie ist in eine innere Ring- und äußere Längsschicht geschieden. Die locker gebaute äußere Faserschicht ist aus Bindegewebe mit reichlichen elastischen Fasern zusammengesetzt. An einigen Stellen der Speiseröhre findet sich ein seröser Überzug (Pleura bzw. Peritoneum). Individuell wechselnd ist der Gehalt der Tunica propria an Lymphknötchen und der Submukosa an Schleimdrüsen. Im oberen und besonders im untersten Teil der Speiseröhre findet man häufig sog. Kardiadrüsen (s. S. 147), die in der Tunica propria liegen. Gelegentlich finden sich auch richtige Magensaftdrüsen (mit Belegzellen). Größere Bezirke von völlig magenschleimhautartigem Charakter können an solchen Stellen das reguläre Bild der Ösophagusmukosa unterbrechen (sog. Schaffersche Inseln).

b) Pathologische Histologie.

Soor des Ösophagus.

Der Soorpilz (Mycoderma albicans) siedelt sich auf der Schleimhaut der Mundhöhle und der Speiseröhre, besonders bei Säuglingen, ferner bei Kindern und Erwachsenen an, wenn sie durch Krankheit, verbunden mit schlechter Pflege, heruntergekommen sind. Es bilden sich weißgraue, schmierige, relativ leicht abwischbare Beläge, die eine ansehnliche Dicke (besonders im Ösophagus) erreichen können und dann förmliche Pseudomembranen bilden, die mehr oder weniger in toto ablösbar sind oder spontan abgestoßen werden. Ein frisches mikroskopisches Präparat des Soorbelages (in NaCl-Lösung) zeigt die gegliederten Fäden (Myzelien) und rundlich-ovalen Sporen des Pilzes, vermischt mit abgestoßenen Plattenepithelien der Ösophagusoberfläche. Ein Schnitt durch die soorbelegte Ösophaguswand (Fig. 101) ist besonders instruktiv, wenn (nach Vorfärbung mit Karmin) eine Blaufärbung der Pilzvegetationen durch Anilinviolett (nach Gram) vorgenommen worden ist. Man sieht bei schwacher Vergrößerung die ganze Plattenepithelschichte (a) eingenommen von einem Gewirr feiner, blauer Fäden. Die Plattenepithelien zeigen schlechte oder fehlende Kernfärbung und sind an den meisten Stellen überhaupt nicht mehr nachweisbar, zerfallen und ersetzt durch die Pilzrasen. An den interpapillären Epitheleinsenkungen kann man da und dort noch Reste des Epithels erhalten sehen (b). Die Pilzfäden sind an einzelnen Stellen über die Grenze der Oberflächenepithelschichte hinaus in die Tiefe (Tunica propria) vorgedrungen. Man kann gelegentlich ihr Einwachsen in die Lumina der Blutgefäße der Schleimhaut nachweisen (c). Dieses Bild erklärt uns das Vorkommen von Soormetastasen (embolische Verschleppung des Pilzes in die verschiedensten Organe mit Bildung von

Soorabszessen, z. B. in Niere, Gehirn). In der Tunica propria konstatiert·
man entzündliche Zustände (Hyperämie, leuko- und lymphozytäre Wanderzellen).

Der Soorpilz neigt sehr zur Ausbreitung in continuo, und es sind Fälle bekannt,
in welchen die Oberfläche des gesamten Magendarmkanals, ferner Nase, inneres

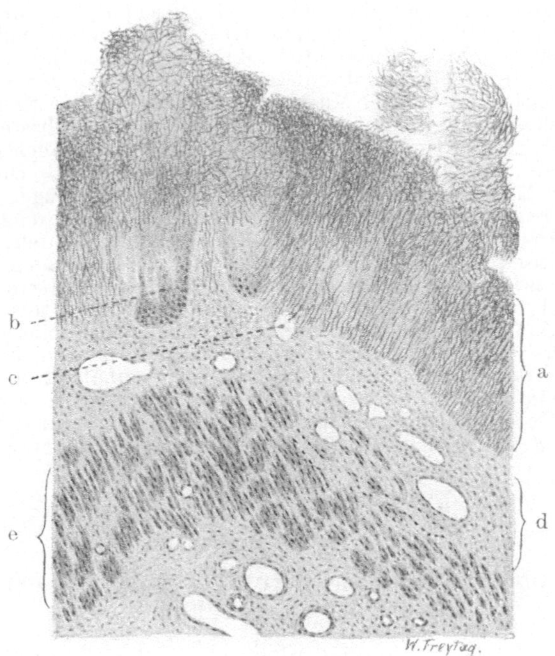

Fig. 101. Soor des Ösophagus. Vergr. 50fach. (Karmin — Gramsche Färbung.)
a Oberflächenepithel des Ösophagus, von (blau gefärbten) Pilzfäden durchwuchert
und zerstört. b Reste des geschichteten Plattenepithels. c Blutgefäß der Schleimhaut, in welches einige Pilzfäden eingewachsen sind. d Tunica propria mucosae.
e Muscularis mucosae.

Ohr, oberer Respirationstraktus von Soorbelägen eingenommen waren. In der
Lunge entstehen durch Aspiration des Soorpilzes Pneumonien (Soorpneumonie).

D. Magen.

a) Normal-histologische Vorbemerkungen.

Am Magen unterscheiden wir, wie am ganzen Darmtraktus, Schleimhaut,
Submukosa, Muskularis und Serosa. Die Schleimhaut ist aufgebaut aus lockerem,
zartem Bindegewebe, das von Lymphozyten und anderen Wanderzellen durchsetzt ist. Dieses Bindegewebe führt die feineren Blutgefäße und bildet das Stützgerüst für die Magendrüsen. Die Oberfläche der Schleimhaut ist von einschichtigem,
einer besonderen Art von Schleim bildendem Zylinderepithel bekleidet; sie bildet
feinste Einsenkungen (Magengrübchen, Magenrinnen), in welche die Magendrüsen münden. Die Magendrüsen stehen am Kardia- und Pylorusabschnitt
weniger dicht, im Korpus- oder Fundusteil in engster paralleler Stellung. Die
Kardiadrüsen sind gewundene und verzweigte Drüsen mit einem hellen zylindrischen
Epithel, welches zwischenzellige Sekretkapillaren erkennen läßt. Die sog. Fundusdrüsen sind über Fundus (Fornix) und Korpus des Magens verbreitet; sie sind
weniger gewunden und verzweigt und zeigen den höchst charakteristischen Wechsel
zwischen niedrigzylindrischen Hauptzellen und eckigen Belegzellen. Diese
Elemente sind wahrscheinlich die Lieferanten von Pepsin bzw. Salzsäure. Beide

10*

Zellarten haben ein feinkörniges Protoplasma; die Belegzellen färben sich im Gegensatz zu den Hauptzellen mit Karmin und sauren Farbstoffen deutlich; sie zeigen intrazelluläre Sekretkapillaren („Korbkapillaren"). Die Drüsen der Regio pylorica sind wieder stärker verzweigt; sie führen zylindrische Zellen, ähnlich den Hauptzellen der Fundusdrüsen. Belegzellen fehlen den Pylorusdrüsen fast ganz. Am Pylorus selbst treten nicht selten Brunnersche Drüsen (wie im Duodenum) auf. Im Oberflächenepithel finden sich am Pylorus hier und da bereits Darmepithelien (Grenzgebiet!). In den tiefen Schichten der Magenschleimhaut liegen (individuell wechselnd) Lymphknötchen. Die Schleimhaut ist gegen die Submukosa durch eine schmale Schicht glatter Muskulatur (Muscularis mucosae) abgegrenzt; diese wird von den in die Schleimhaut aufsteigenden und von ihr zurückführenden Gefäßen durchbohrt. Züge glatter Muskelfasern treten von der Muscularis mucosae von Stelle zu Stelle in die Schleimhaut ein. Die Submukosa besteht aus lockerem Bindegewebe und führt die größeren Gefäße; hier finden sich auch größere Nervenstämmchen, sowie Ganglienzellen (Meißnerscher Plexus). Die Muskularis des Magens zeigt längs-, rings- und schrägverlaufende Faserzüge. In der Muskelschicht liegt der Auerbachsche Nervenplexus. Die gefäßreiche Serosa bzw. Subserosa entspricht in ihrem Bau den übrigen serösen Häuten; sie enthält ein reichliches nervöses Flechtwerk. Die Lymphgefäße des Magens entspringen in der Schleimhaut zwischen den Drüsen; sie treten am Boden derselben als deutliches Netz hervor und bilden in der Submukosa und Subserosa ausgedehnte Netze, zwischen denen die Lymphgefäße der Muskularis reichliche Verbindungen herstellen. Die Blutgefäße (Arterien und Venen) bilden in allen Schichten der Magenwand, besonders deutlich in der Submukosa, flächenhaft ausgebreitete Netze. Die in die Schleimhaut aufsteigenden kleinen Arterien lösen sich in Kapillaren auf, welche die Drüsen umspinnen; die Venen der Schleimhaut gehen am Grunde der Drüsen in ein Flächennetz über. Über die Areae gastricae s. unten.

b) Pathologische Histologie.

1. Entzündungen.

Gastritis hypertrophicans chronica (sog. hypertrophischer Magenkatarrh).

Im Verlauf chronischer, immer wiederkehrender Reizungen bzw. Schädigungen der Magenschleimhaut bildet sich an ihr jener Zustand heraus, der mit dem Aussehen des Brustwarzenhofes verglichen worden ist (état mamméllonné). Die Magenschleimhaut ist nicht glatt, sondern feiner oder gröber granuliert, höckerig, warzig (Catarrhus verrucosus). Übergänge der Warzen zu förmlich polypösen Bildungen kommen vor (Gastritis polyposa). Schon normaliter ist die Schleimhaut des Magens nicht ganz glatt, sondern (besonders deutlich in der Regio pylorica) eigenartig polygonal gefeldert, höckerig (sog. Areae gastricae). Diese durch feine Furchenbildung bedingte normale Felderung erinnert jedenfalls sehr an den état mamméllonné, und man könnte daran denken, daß letzterer nur die pathologische Weiterführung eines normalen Zustandes sei. Die normale Felderung scheint dadurch bedingt zu sein, daß von Stelle zu Stelle reichlicheres Bindegewebe und glatte Muskelfasern als eine Art von „interlobulären" Septensystems in die Schleimhaut einstrahlen. Die höckerartig vorspringenden Areae sind drüsenreich, die Furchen zwischen ihnen drüsenarm und bindegewebsreich. Beim état mamméllonné wird durch die mikroskopische Untersuchung ebenfalls bestätigt, daß die Furchen atrophischen, drüsenarmen, die Warzen oder Höcker hypertrophischen, drüsenreichen Teilen der Magenschleimhaut entsprechen. Bezüglich der Pathogenese des sog. Catarrhus verrucosus ventriculi dürfen wir auf analoge Prozesse verweisen, wie sie sich z. B. bei der Leberzirrhose oder der granulierten Schrumpfniere abspielen: Untergang spezifischen Gewebes (toxischer Gewebszerfall) im Verlauf chronischer Entzündung einerseits und kompensatorische Massenzunahme des Parenchymrestes andererseits. Daß die entzündlichen Prozesse sich in den normalerweise drüsenärmeren, dafür aber bindegewebsreicheren Teilen besonders intensiv abspielen werden, ist von vornherein verständlich. Vielleicht spielen hierbei auch noch die Gefäßanordnungen eine Rolle.

Unser Präparat (Fig. 102) soll das Gesagte verdeutlichen. Es soll zugleich als typisches Beispiel einer hypertrophierenden, chronischen Schleimhautentzündung überhaupt gelten. Der senkrechte Durchschnitt durch den Magen (Färbung nach van Gieson) läßt die einzelnen Magenschichten, besonders die tiefrot gefärbte Submukosa (b) und die gelblich tingierte Muskularis (c) deutlich hervortreten. An der Schleimhaut fällt bei sehr schwacher Vergrößerung (Lupe!) deren unregelmäßige wellige Oberfläche auf. Auf den ersten Blick sieht man, daß diese bedingt ist durch eine sehr verschiedene Höhe (Dicke) der Schleimhaut an den verschiedenen Stellen. Die dicken, vorgewölbten Teile der Schleimhaut sind reich an Drüsen; sie entsprechen den makroskopisch hervortretenden, warzigen Erhebungen. Die dünnen, eingesunkenen Teile sind drüsenärmer; sie entsprechen den makroskopischen Furchen zwischen den Höckern. Auffallend ist, daß sich an einigen Stellen die Schleimhaut polypös erhebt (d_1) und daß hier die Submukosa einen

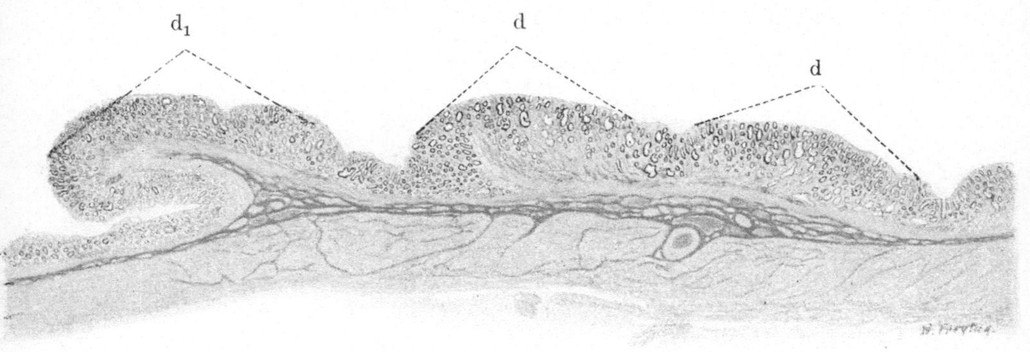

Fig. 102. Sog. Catarrhus verrucosus ventriculi. Vergr. 6fach. (van Gieson.)
a Mukosa (atrophische Stellen). b Submukosa. c Muskularis. d Hypertrophische Stellen der Mukosa. d₁ Polypöse Hypertrophie der Mukosa.

stielartigen Fortsatz in den Schleimhautpolypen hinein entsendet. Das sind Anfangsstadien der Gastritis polyposa. Bei starker Vergrößerung fallen in den hypertrophischen Teilen die dicht gedrängten, oft auch erweiterten und verzweigten, vielfach mit Schleim erfüllten Drüsen auf. Durch die ungeordnete Drüsenwucherung ist ein struktureller Umbau der Schleimhaut zustande gekommen. Die gewucherten Drüsen haben den Charakter der Pylorusdrüsen, zeigen aber doch mancherlei Abweichungen vom Typus. Das Epithel ist hochzylindrisch, sehr dicht gestellt, die stark gefärbten Kerne liegen in verschiedenen Höhen; Mitosen sind zahlreich in den Epithelien zu sehen. Diese hyperplastische Drüsenneubildung geht offensichtlich von der Stelle der Drüsenhälse (nicht der Drüsenfundi) aus. Neben den hyperplastischen Drüsen sieht man da und dort normale Pylorusdrüsen in der Tiefe der Schleimhaut. Diese zeigen oft auch regressive Veränderungen (Abstoßung des Epithels). An den atrophischen Stellen der Schleimhaut ist die Drüsenwucherung gering oder fehlt ganz; hier sieht man normale oder rückläufig veränderte Pylorusdrüsen. Das Interstitium der Schleimhaut ist überall, besonders aber im Bereich der atrophischen Stellen stärker als normal entwickelt. Lymphozyten und Plasmazelleninfiltrate finden sich in der Schleimhaut als Zeichen der entzündlichen Reizung. Massenhaft sind im

Bindegewebe Russellsche Hyalinkörperchen zu sehen (s. S. 340). Lymphozytäre Infiltrate finden sich auch in der Submukosa. Besondere, als Anpassungserscheinungen gedeutete Befunde bei chronischer Gastritis sind Inseln von Darmepithelien und Darmdrüsen in der Magenschleimhaut (saumtragende Zellen, echte Becherzellen, Panethsche Zellen).

2. Geschwürsbildung.

Ulcus pepticum ventriculi.

In der Pathologie des Magens spielen das Ulcus pepticum und das Karzinom die Hauptrolle. Das Ulcus pepticum entsteht durch intravitale

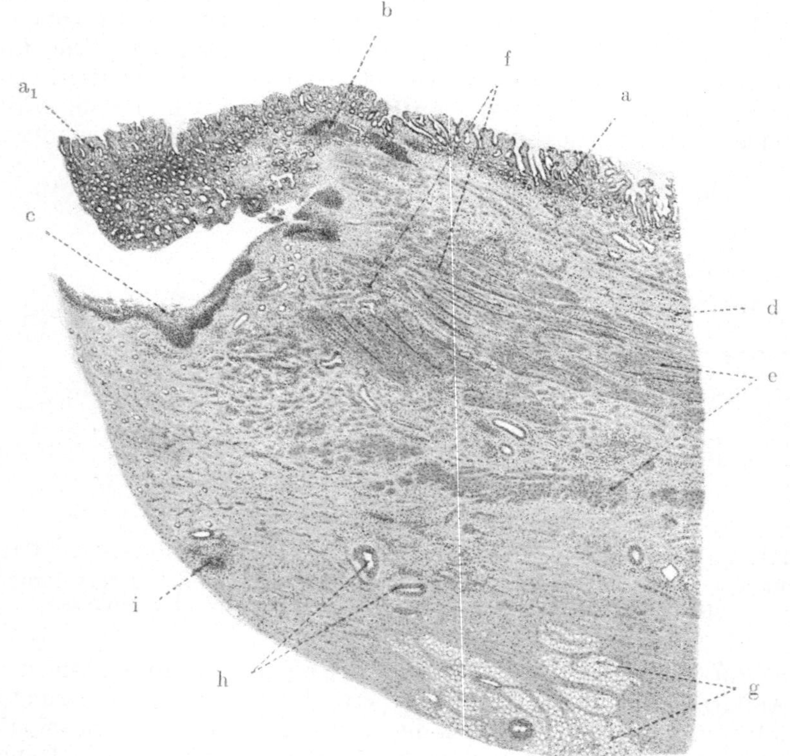

Fig. 103. Ulcus pepticum ventriculi. Vergr. 8fach. (Färbung nach van Gieson.)
a Schleimhaut. a₁ Hypertrophische Schleimhaut, am Geschwürswinkel überhängend. b Lymphknötchen. c Peptischer Zerfall des Gewebes am Geschwürsgrund. d Verdickte, zellig infiltrierte Submukosa. e Muskularis. f Intermuskuläres Bindegewebe, entzündlich-zellig infiltriert. g Fettläppchen des retroserösen Gewebes (Omentum minus). h Gefäße (kleine Arterien) der verdickten Serosa. i Entzündliche Zellinfiltrate in der verdickten Serosa.

Selbstverdauung. Kausale und formale Pathogenese dieser eigenartigen Erkrankung sind noch nicht völlig aufgeklärt. Alles weist auf Zirkulationsstörungen hin, sei es, daß Embolie, Thrombose oder arteriosklerotische Veränderungen von Magenarterien zugrunde liegen, sei es, daß vasomotorische Störungen (Vasospasmen, Vasoparalysen) zu umschriebenen Nekrosen bzw. Infarkten und Blutungen der Schleimhaut führen, die dann der Selbstverdauung unterliegen. Neben lokalen Bedingungen sind sicher auch noch solche allgemeiner Natur (Blutveränderungen, Sekretionsanomalien, Motilitätsstörungen) maßgebend, besonders auch für die mangelnde Heilungstendenz der Geschwüre, die nach ihrer mehr oder weniger akuten Entstehung häufig in eine chronische, nach Fläche und Tiefe langsam fortschreitende Ulzeration übergehen und dabei zu Perforationen des Magens (Peritonitis) bzw. zu Gefäßarrosionen (Blutungen) Veranlassung geben. Das akute Ulkus entwickelt sich aus umfangreicheren, hämorrhagischen Schleimhautnekrosen. Heilt der durch Wegdauung solcher Stellen rasch entstandene Defekt nicht aus, so entsteht ein chronisches Geschwür von sehr charakteristischem Aussehen. Es bildet sich ein scharf begrenzter, rundlicher Defekt, der (trichterförmig und schräg gerichtet) die Magenwand mehr oder weniger tief durchsetzt. Ältere Ulzera zeigen derbe, kallöse Ränder und ebensolchen Grund, auf welchem häufig höckerige Erhabenheiten (Stümpfe arrodierter, obliterierter Gefäße) zu sehen sind. Durchschnitte lassen häufig an der kardialen Seite des Geschwürs eine Bucht mit überhängender Schleimhaut, an der pyloralen Seite einen abflachenden Verlauf des Geschwürsbodens feststellen. Der Sitz der Geschwüre ist vorwiegend die kleine Kurvatur; doch können sie gelegentlich überall im Magen entstehen. Klinisch sind die Ulzera durch Schmerz und Blutungen ausgezeichnet; Hyperazidität des Magensaftes begleitet die Geschwürsbildung.

Bei schwacher Vergrößerung zeigt unser Bild (Fig. 103) den kardialwärts gelegenen Teil eines solchen chronischen Ulcus ventriculi (van Gieson-färbung). Der Geschwürsgrund und Geschwürswinkel sind durch eine schmale zellreiche Zone ausgezeichnet (c). Hier findet sich (bei starker Vergrößerung) schlechte Kernfärbung bzw. Kernzerfall (Nekrose), ein Zeichen der in die Tiefe fortschreitenden peptischen Auflösung des Gewebes. Unterhalb dieser Schicht ist Granulationsgewebe bzw. gefäßreiches junges faseriges Bindegewebe entwickelt. Die Schleimhaut hängt am Geschwürswinkel pilzförmig über den Grund des Ulkus hinüber (a_1); sie ist hier verdickt, sehr drüsenreich (hypertrophisch). Die Muskularis (e) ist im Bereich der Geschwürsbildung durch Narbengewebe unterbrochen. Submukosa (d) und intermuskuläres Bindegewebe (f) sind in der Umgebung des Geschwürs gewuchert und von reichlichen, zelligen Infiltrationsherden (Lymphozyten, Leukozyten) durchsetzt. Besonders stark vermehrt, verdickt, reich an Gefäßen und Zellinfiltraten ist das seröse bzw. retroseröse Gewebe (g, h, i). Die entzündliche Bindegewebswucherung in der Umgebung des Ulkus greift hier auch auf das retroseröse Fettgewebe (g) über. Diese starke und ausgebreitete entzündliche Neubildung findet sich bei den chronischen Ulzera. Bei den frischen (akuten) Geschwüren stehen entzündliche Erscheinungen ganz im Hintergrund; sie haben in keinem Fall eine primäre Bedeutung.

E. Darm.

a) Normal-histologische Vorbemerkungen.

Am ganzen Darmschlauch können wir vier Schichten unterscheiden: Schleimhaut, Submukosa, Muskularis und Serosa. Die Schleimhaut und die Muskularis zeigen in den verschiedenen Darmabschnitten ein besonderes Verhalten. Während im ganzen Dünndarm die Einteilung der Muskelschicht in eine innere Ringmuskel- und eine äußere Längsmuskellage durchgeführt ist, hat der Dickdarm jene besondere Zusammenfassung der Längsmuskeln auf drei Züge, die als Tänien bekannt sind. Die übrige Längsmuskellage des Dickdarms ist stark verdünnt. Die Schleimhaut zeigt entsprechend ihrer verschiedenartigen Funktion bemerkenswerte Unterschiede in den einzelnen Darmabschnitten. Ohne hierauf allzu ausführlich einzugehen, sei nur daran erinnert, daß das Duodenum durch einen besonders reichlich entwickelten, vorwiegend submukös gelegenen Drüsenapparat ausgezeichnet ist (Brunnersche Drüsen, die den Kardia- bzw. Pylorusdrüsen [s. d.] ähneln). Daß ferner der obere Darmabschnitt (Dünndarm) eine ausgedehnte Faltung der Schleimhautoberfläche aufweist. Diese tritt nicht nur in Gestalt der Kerkringschen groben Querfalten hervor, welche sich im proximalen Teil des Dünndarms finden, sondern vor allem in jener feinzottigen Struktur, welche die gesamte Dünndarmschleimhaut auszeichnet. Zwischen den Zotten sind kryptenartige Vertiefungen der Schleimhaut (Lieberkühnsche Drüsen bzw. Krypten) vorhanden. Der Dickdarm hat keine Zotten, aber tiefere Krypten. Die reichlichen lymphadenoiden Einlagerungen (Lymphknötchen) an der Grenze von Schleimhaut und Submukosa liegen teils oberhalb, teils unterhalb der Muscularis mucosae. Diese Noduli lymphatici treten im Dünndarm in gehäufter Menge als sog. Peyersche Plaques auf.

Betrachten wir nach dieser kurzen allgemeinen Übersicht die Wand des Dünndarms auf einem senkrechten Durchschnitt etwas genauer, so sehen wir, daß sich zwischen je zwei benachbarten Zotten eine Tiefeneinsenkung der Schleimhautoberfläche (Drüse, Krypte) befindet. Das belegende (einreihige) Epithel ist dementsprechend in Oberflächen- (Zotten-) Epithel und Drüsen- (Krypten-) Epithel zu trennen. Das Oberflächen- und Kryptenepithel sitzt einer Membrana propria auf und ist ein charakteristisches, saumtragendes Zylinderepithel („resorbierendes" Epithel). Daneben finden sich schleimbereitende Becherzellen. In den Krypten trifft man auf spezifische Drüsenzellen (Panethsche Zellen). Die Panethschen Zellen sind durch (vital färbbare) Sekretgranula ausgezeichnet; es sind also sezernierende echte Drüsenzellen; diese Zellen fehlen im Dickdarm, in welchem die Becherzellen (neben saumtragenden Zellen) besonders entwickelt sind. Zwischen den Krypten und in der Achse der Zotten breitet sich das Schleimhautbindegewebe aus. Es ist zart, zwischen den Krypten spärlich entwickelt und von retikulärem Charakter; es ist von lymphozytären und anderen Wanderzellen durchsetzt. Die Lymphozyten durchwandern auch reichlich das Oberflächenepithel der Schleimhaut. Am Boden der Schleimhaut tritt das Bindegewebe deutlicher hervor und ist gegen die Submukosa durch eine Muskelzellenschicht (Muscularis mucosae) abgesetzt; letztere entsendet feine Fortsätze in die Zottenachsen. Die Submukosa zeigt in reichlicher Entwicklung lockeres, faseriges, elastisches Bindegewebe mit größeren Gefäßen. Die Muskularis läßt eine deutliche Scheidung in eine innere (Ring-) und äußere (Längs-) Lage erkennen. Zwischen beiden Lagen ist etwas reichlicher Bindegewebe mit elastischen Fasern vorhanden. Die Serosa schließt als gefäßreiche fibroelastische Schicht den Darm nach außen ab; auf ihr liegen die platten serösen Deckzellen. Die Blut- und Lymphgefäße des Darmes bilden in allen Schichten Netze, die besonders in Submukosa und am Boden der Schleimhaut flächenhaft entwickelt sind. Vom Boden der Schleimhaut steigen die Blutgefäße in die Zotten auf und verlaufen ebenso zurück. Auch Nervengeflechte und Lymphgefäße finden sich in den Zotten. Das axial verlaufende Lymphgefäß der Zotten ist von Blutkapillaren umsponnen. Die wegführenden Lymphgefäße ziehen zirkulär in der Serosa zum Mesenterialansatz hin. Zwischen Ring- und Längsmuskelschicht liegen die dem Sympathikus zugehörigen Ganglienzellengruppen des Auerbachschen Plexus, in der Submukosa diejenigen des Meißnerschen Plexus.

Die Schleimhaut des Wurmfortsatzes entspricht in ihrem Bau der Dickdarmschleimhaut (s. oben). Hervorzuheben ist der besondere Reichtum an Lymphknötchen; die Lymphknötchen zeigen Keimzentren. Über den Lymphknötchen fehlen die Krypten; hier ist das Oberflächenepithel abgeflacht. Das Kryptenepithel zeigt viele Becherzellen.

b) Pathologische Histologie.

1. Entzündungen.

α) Enteritis catarrhalis acuta.

Die akute Enteritis ist in anatomischer Hinsicht ein schwieriges Kapitel. Sowohl makroskopisch, wie im histologischen Bilde entspricht der Befund oft gar nicht den klinischen Erscheinungen. Die pathologisch-histologische Aufklärung hat einerseits mit den am Darm besonders frühzeitig auftretenden postmortalen Veränderungen zu kämpfen, andererseits ist die Beurteilung entzündlicher Prozesse erschwert durch den normalen Gehalt der Schleimhaut an leuko- und lymphozytären Zellen. Hyperämie, sonst ein Anhaltspunkt für die Diagnose Entzündung, ist nicht immer nachweisbar; ja manchmal liegt eher Anämie vor, so daß man an vasospastische Zustände denken möchte. In solchen und anderen Fällen ist es überhaupt fraglich, ob im engeren Sinne entzündliche Prozesse den klinischen Erscheinungen zugrunde liegen. Wenn also immer schlechtweg von Enteritis gesprochen wird, so ist das durchaus konventionell. Bei den akuten Darmkatarrhen der Säuglinge fehlen sichere pathologische Veränderungen oft ganz. Gerade hier wird an nervöse (motorische, vasomotorische, sekretorische) Störungen

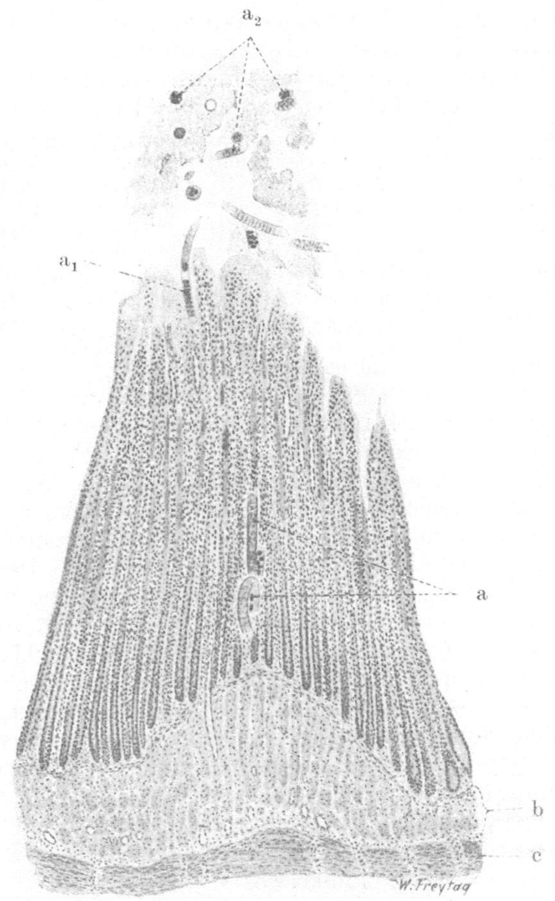

Fig. 104. Akute Enteritis catarrhalis bei experimenteller Trichinelleninfektion (Katze). Vergr. 45fach. (Hämatoxylin.)
a Trichinellen in der Schleimhaut. a₁ Trichinelle, zwischen zwei Zotten in die Schleimhaut eindringend. a₂ Trichinellendurchschnitte in der Darmlichtung. b Submukosa. c Innere Muskelschicht.

gedacht, deren eigentliche Grundlage freilich oft unerkannt bleibt (Nähr-schäden!). In anderen Fällen ist neben deutlicher Hyperämie und Trans-sudation eine großartige Epithelabschilferung zweifellos, so bei der Cholera asiatica und nostras und bei gewissen infektiösen Sommerkatarrhen. In wieder anderen Fällen ist die Hyperämie enorm und zur Hämorrhagie gesteigert (hämorrhagische Darmkatarrhe); wässerige Transsudation und Epithelabstoßungen kombinieren sich damit, so z. B. bei Nahrungsmittel-vergiftungen (toxische Formen). Eine besondere Stellung nehmen die eitrigen Darmkatarrhe ein. Hierbei kann es sowohl zur Vereiterung der Lympknötchen, sowie zu herdförmigen eitrigen Infiltraten in der Schleimhaut kommen; kleine, flache Geschwürchen zeigen die Stellen der eitrigen Infiltration bzw. des eitrigen Zerfalls an. Das sind natürlich echt entzündliche (infektiöse) Formen. Diffuse, eitrige (phlegmonöse) Prozesse gehören nicht mehr in den Formenkreis der sog. Darmkatarrhe. Wir werden ihnen später begegnen (s. unter Appendizitis). Ebenso den pseudomembranös-nekrotisierenden Formen der Enteritis.

Im folgenden soll als Beispiel einer akuten katarrhalischen Reizung des Darmes eine rezente Trichinelleninfektion gewählt werden. Sie wurde experimentell bei der Katze hervorgerufen. Postmortale Veränderungen sind bei dem lebensfrisch konservierten Material ausgeschlossen.

Die Trichinella spiralis (den Nematoden zugehörig) kommt durch den Genuß trichinösen Schweinefleisches in den Magendarmkanal des Menschen. Die im Muskelfleisch eingekapselten Parasiten (s. S. 275) werden nach Auflösung der Kapseln im Magen und Dünndarm frei und wachsen rasch zu geschlechtsreifen Individuen heran. Es erfolgt dann die Begattung. Während die Männchen bald absterben, werden die Weibchen trächtig; sie dringen in die Darmschleimhaut zwischen den Zotten, in die Krypten und in die Zotten selbst ein und legen ihre Embryonen in die zentralen Chylusgefäße der Zotten oder in tiefere Lymphgefäße der Schleimhaut ab. Die Begattung erfolgt schon am 2. Tag, das Eindringen der Weibchen in die Darmwand am 4. Tag nach der Infektion. Nach der Abgabe der Embryonen in die Darmlymphgefäße erfolgt die später (s. S. 275) zu schildernde Verschleppung der Embryonen in die Körpermuskulatur.

Unser Präparat (Fig. 104) führt das Eindringen der trächtigen Trichinenweibchen in die Darmschleimhaut vor Augen. Wir unterscheiden bei schwacher Vergrößerung an einem Querschnitt durch den Darm leicht die einzelnen Darmwandschichten. Die Darmzotten erscheinen geschwollen, an ihren Enden kolbig verdickt; die Gefäße der Zotten sind erweitert und strotzend mit Blut gefüllt (entzündliche Hyperämie). Das Zottenepithel fehlt; es ist abgestoßen (Desquamativkatarrh). Wo es noch vorhanden ist, erweist es sich als nekrotisch (Toxinwirkung!). In der Darmlichtung findet sich Blut und Schleim, vermischt mit eigenartigen, quer- und längsgetroffenen, rundlichen und länglichen Körpern. Letztere sind Durchschnitte durch die Trichinellen (a_2). Das Kryptenepithel ist stellenweise nekrotisch; in der Tiefe der Krypten ist es überall erhalten. Nun gilt es, zunächst bei schwacher Vergrößerung, die in die Schleimhaut eingedrungenen Trichinellen zu finden. Wir sehen da und dort, parallel den Krypten und häufig just in der engen Lichtung derselben, längliche, walzenförmige Körper, die nicht selten an einer Stelle wurmartig umgebogen erscheinen (a u. a_1). Das sind die Parasiten. Bei stärkerer Vergrößerung finden wir — als Zeichen der entzündlichen Reizung — den Gehalt der Schleimhaut an (vorwiegend lymphozytären) Wanderzellen vermehrt. Dies ist besonders in den Kuppen der geschwollenen Zotten deutlich. In der Submukosa kann man entlang der Lymphgefäße Wanderzellenansammlungen finden.

β) Choleradarm.

In großartigster Ausdehnung treten katarrhalische, sero-desquamative Prozesse am Darm bei der Cholera auf. Die Cholera asiatica, jene durch den Vibrio-Koch erzeugte, schwere enterogene Infektion des Darms, bietet in ihrem Stadium algidum ein sehr charakteristisches anatomisches Bild, das allerdings nicht absolut spezifisch ist, sondern ganz ähnlich auch in Fällen von sog. Cholera nostras ausgebildet sein kann.

Nach kurzem Inkubations- bzw. Prodromalstadium tritt der sog. Choleraanfall auf: profuse, wässerig-schleimige (reiswasserartige) Entleerungen sind begleitet von einer Reihe schwerer Allgemeinsymptome (Ohnmacht, Delirien, Kreislaufschwäche, Abnahme der Temperatur, Versiegen der Harnflut, Vox cholerica, Muskelkrämpfe (Waden!) usw.). In diesem Stadium (algidum) erfolgt meistens der Exitus. Spätere Stadien können sowohl klinisch wie anatomisch wechselnde Bilder zeigen: im Darm können pseudomembranöse, nekrotisierende, ulzeröse Prozesse sich ausbilden, oder die schwere Schädigung der Nieren führt zur Urämie usw.

Die Sektion eines im akuten Anfall Verstorbenen zeigt uns schon äußerlich einen livid rot verfärbten Dünndarm. Die Darmwand fühlt sich geschwollen (ödematös) an. Die Schleimhaut ist diffus gerötet, zeigt auch eventuell kleinste Blutungen; sie ist mit kleienartigem, feinem, grauweißem Belag versehen: dem abgestoßenen Darmepithel. Als Inhalt des Darmes findet sich eine weißlich getrübte, mit kleinen Schleimflocken reichlich untermischte, wässerige Masse (Reiswasserstühle): es ist ein seröses Transsudat, aus den Schleim-

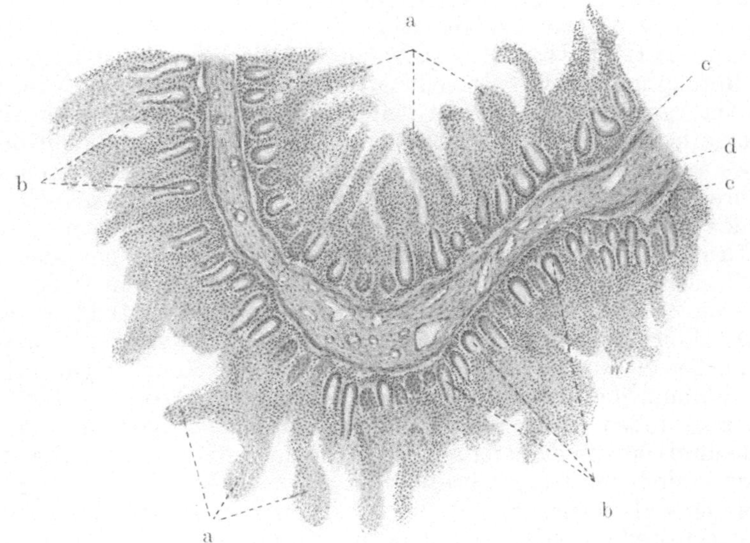

Fig. 105. **Enteritis catarrhalis acutissima** (bei **Cholera asiatica**).
Vergr. 45fach. (Hämatoxylin-Eosin.)
a Geschwollene, zellig infiltrierte, epithellose Zotten. b Erhaltenes Epithel in den Fundi der Krypten. c Muscularis mucosae. d Submukosa.

hautgefäßen stammend, vermischt mit dem reichlichen Sekret der Schleimzellen. Mikroskopisch ist an unserem Präparat (Fig. 105, Dünndarm) bei schwacher Vergrößerung die Epithellosigkeit der Zotten (a) am meisten in die Augen springend. Aber auch die Krypten sind bis auf ihre Fundi epithellos (b). Im Lumen des Darms, zwischen den Zotten, liegt überall das abgestoßene Epithel. Bei starker Vergrößerung läßt sich der Mangel des Zylinderepithels am größten Teil der Schleimhautoberfläche und dessen Lockerung im Verband an den noch epithelbekleideten Stellen feststellen. Das Zottenbindegewebe ist dicht infiltriert von lymphozytären Rundzellen, die auch zahlreich auf der Durchwanderung durch die noch erhaltenen Kryptenepithelsäume angetroffen werden. Die übrige Darmwand bietet nichts Bemerkenswertes; insbesondere sind Erscheinungen einer ausgesprochenen entzündlichen (zelligen) Exsudation in der Submukosa nicht festzustellen; nur in der Umgebung der Lymphknötchen ist eine gegen die Norm verstärkte Lymphozytendurchsetzung des submukösen Bindegewebes vorhanden.

γ) Typhus abdominalis.

Bei dieser durch den Eberth-Gaffkyschen Bazillus hervorgerufenen Infektionskrankheit finden wir den Darm (vor allem Ileum und Kolon) in charakteristischer Weise erkrankt.

Die Darmveränderungen stehen im ganzen Krankheitsbild so sehr im Vordergrund, daß schon allein daraus auf den Magendarmkanal als Eingangspforte des Giftes (Trinkwasser, Nahrungmittel!) geschlossen werden darf. Durch schwere Allgemeininfektion infolge metastatischer Erkrankung verschiedener Organe (Lunge, Meningen, Niere usw.), wobei der Typhusbazillus allein oder Misch- bzw. Sekundärinfektionen mitspielen, kann das klinische Bild des Typhus einer Septikämie ähnlich werden; der Eindruck einer kryptogenetischen Sepsis kann noch erhöht werden, wenn die Darmerscheinungen nicht so stark hervortreten. Das sind aber Ausnahmen.

Im anatomischen Ablauf der typhösen Darmveränderungen hat man seit langem mehrere Stadien unterschieden, die bis zu einem gewissen Grade erlauben, die Zeitdauer der Infektion zu bestimmen: 1. das Stadium der markigen Infiltration (1. bis Anfang 2. Woche). Es ist ausgezeichnet durch Rötung und weiche Schwellung (beetartiges Hervortreten) der lymphadenoiden Apparate des Darmes (Solitärknötchen und Peyerschen Haufen). Im wesentlichen liegen entzündliche Wucherungen des lymphadenoiden Gewebes vor, die allerdings die normalen Grenzen dieses Gewebes stark überschreiten können, so daß es also zu zelligen Neubildungen auch außerhalb der Lymphknötchen kommen kann; 2. das Stadium der Verschorfung (2. bis Anfang 3. Woche). Es bildet sich eine mehr oder weniger in die Tiefe greifende Nekrose der entzündlich infiltrierten Teile aus; die geschwollenen Knötchen und Plaques sind mit (gallig verfärbten) Schorfen bedeckt. Fibrinöse Ausschwitzungen an die Oberfläche der Schleimhaut können neben diesen Nekrosen vorhanden sein oder sich mit ihnen verbinden; 3. das Stadium der Geschwürsbildung (3. bis 4. Woche). Die Schorfe werden abgestoßen. Danach sind mehr oder weniger tiefgreifende, oft bis auf die Muskularis oder noch tiefer reichende Geschwüre vorhanden. Die größeren Geschwüre sind der Längsachse des Darmes parallel geordnet, weil sie ja nichts anderes als verschwärte Peyersche Haufen darstellen. Dieses Stadium der Schorfabstoßung gibt besonders zu Blutungen und Perforationen des Darmes Veranlassung; 4. das Stadium der Heilung. Die Geschwüre „reinigen sich", bedecken sich mit gesundem Granulationsgewebe und heilen mit glatten, zarten, bindegewebigen, später nicht leicht auffindbaren Narben (ohne Stenosen) aus.

Ähnliche markige Schwellungen wie an den Darmlymphknötchen spielen sich in den Mesenterialdrüsen ab. Diese sind vergrößert, weich, dunkelrot; auch hier kann es zu Nekrosen kommen. Desgleichen ist die Milz mit einer gewaltigen entzündlichen Hyperplasie beteiligt; sie ist mächtig geschwollen, die Pulpa dunkelrot, weich. Nekrosen und nekrotische Infarkte kommen auch hier vor. Sie beruhen in der Regel nicht auf Embolie, sondern stehen in Zusammenhang mit spezifisch typhösen, subendothelialen Wucherungen in der Wand der Milzvenen (Pulpavenen, trabekuläre Venen). Diese typhöse „Endophlebitis" kann zu Venenverschlüssen führen (Franz Oppenheim).

Unsere mikroskopischen Präparate führen uns den Darmtyphus im Stadium der Verschorfung (Fig. 106) und im Stadium der Lösung der Schorfe (Fig. 107) vor.

Bei ganz schwacher Vergrößerung des Präparates, nach welchem die Fig. 106 gezeichnet ist, gehen wir von den am wenigsten veränderten Stellen aus, um zunächst die einzelnen Schichten der Darmwand (a, b, c, d) zu differenzieren. Je mehr wir gegen das entzündete Gebiet hin untersuchen, desto dichter und ausgedehnter wird die zellige Infiltration der Darmwand, besonders der Submukosa (bei e). Die Schleimhaut ist durch das submuköse entzündliche Infiltrat steil emporgehoben, das ganze Entzündungsgebiet (markige Infiltration!) beetartig vorgewölbt. In der Submukosa sind die Gefäße allesamt stark erweitert. Entzündliche Zellinfiltrationen geringeren Grades finden sich auch in der Muskularis und Serosa. Über dem Infiltrat der Submukosa fehlt eine Strecke weit die Schleimhaut. An ihrer Stelle sieht man hier eine strukturlose Masse ohne Kernfärbung: das ist der nekrotische Schorf (f). Die Verschorfung reicht auch in die oberen Lagen der Submukosa hinein. Mit Hämatoxylin verwaschen blau gefärbte Flecke in diesem Schorf sind Bakterienhaufen. Auch tiefer im ganzen Bereich des submukösen Infiltrates erkennt man kernarme (nekrotische) Stellen. Fast überall ist der Schorf mit seiner Umgebung in völlig kontinuierlichem Zusammenhang; nur an einigen Stellen, besonders an seinen Randteilen (g), ist er durch einen Spalt von der Nachbarschaft getrennt (beginnende Lösung des Schorfes). Bei starker Vergrößerung erweist sich das Infiltrat haupt-

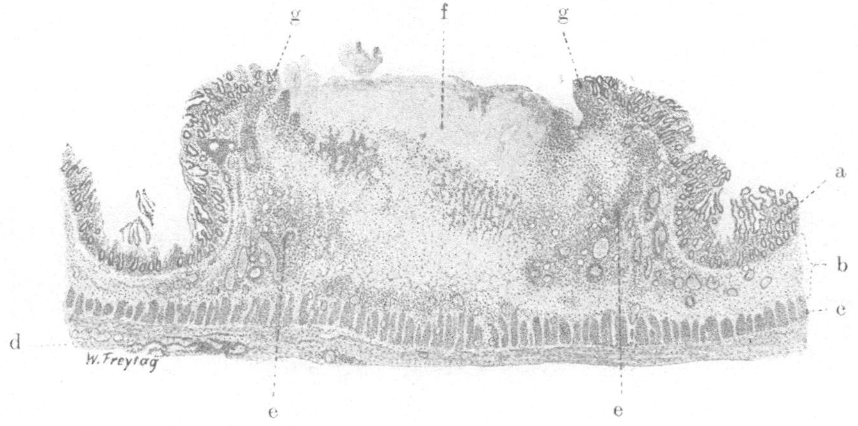

Fig. 106. Typhus abdominalis (Stadium der Verschorfung). Vergr. 12fach. (Hämatoxylin.)
a Mukosa. b Submukosa. c Muskularis. d Serosa. e Starke Zellinfiltration und Zellwucherung in der Submukosa, deren Gefäße stark erweitert sind. f Verschorfung (Nekrose) der Schleimhaut und Submukosa. g Grenze des Schorfes gegen die Umgebung.

sächlich zusammengesetzt aus einkernigen, rundlichen Zellen, teils mit kleinen, runden, stark gefärbten, teils mit größeren, bläschenförmigen, heller gefärbten, rundlichen, eingekerbten oder vielgestaltigen Kernen, die von reichlicherem Protoplasma umgeben sind. Erstere sind Zellen der lymphatischen Reihe, letztere sog. Makrophagen, Abkömmlinge der Retikuloendothelien (Histiozyten Aschoffs). Die großzelligen Wucherungen gelten als spezifisch für die typhöse Infektion; sie treten auch gelegentlich in umschriebener Weise als sog. „Typhusknötchen" (Gräff) auf. Ähnliche Wucherungen finden sich in Lymphdrüsen, Milz und anderen Organen bei Typhus abdominalis. Leukozyten sind besonders reichlich an der Grenze der Nekrosen angehäuft (demarkierende Reaktion!). Zerfallserscheinungen an allen diesen Zellen sind häufig zu sehen; die Zerfallsprodukte werden von den Makrophagen aufgenommen, die dann oft stark vergrößert sind. Neben den zelligen Massen findet man im Bereich des submukösen Infiltrates auch viel fibrinöses Exsudat: rosa gefärbte, feine Fibrinmassen und -netze zwischen den Zellen und im Gewebe. Auch auf der Serosa ist da und dort faseriges Fibrin abgelagert, zusammen mit Exsudatzellen (lokale Peritonitis fibrinosa!). Der Schorf selbst gibt bei starker Vergrößerung das Bild einer scholligen Masse, in welcher nur Kerntrümmer (Karyorrhexis!) nachweisbar sind. Die nekrotischen Gefäße im Schorf haben eine homogene, kernlose Wand; sie enthalten keine roten Blutkörperchen mehr, gelegentlich aber Fibrinnetze (Gerinnung!).

Das zweite Präparat (Fig. 107) stellt einen Typhusdarm im Stadium der Schorflösung und beginnenden Geschwürsbildung bei sehr schwacher Vergrößerung dar. Das Geschwür reicht bis in die tiefsten Schichten der Submukosa. Soweit von dieser noch Reste erhalten sind (d), zeigen sich

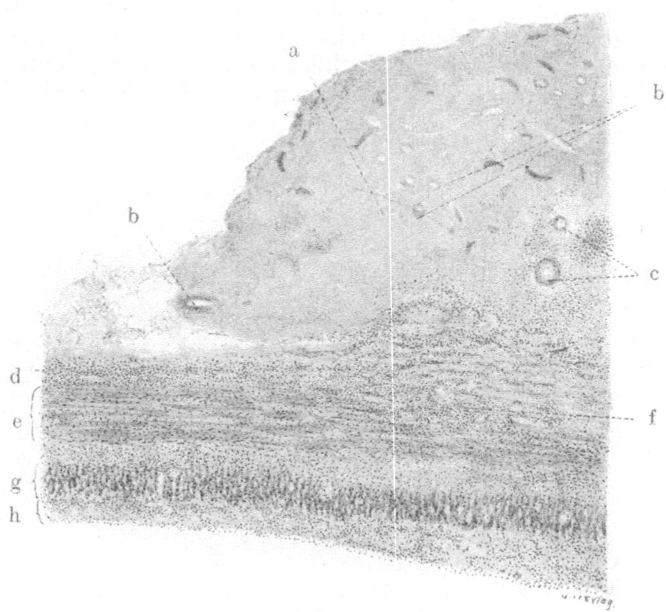

Fig. 107. **Typhus abdominalis (Stadium der beginnenden Geschwürs-bildung). Vergr. 20fach. (Hämatoxylin-Eosin.)**
a Schorf, in Ablösung von dem Rest der Submukosa begriffen. b Nekrotische Gefäße im Schorf. c Gefäße in beginnender Nekrose; ringsum starke Zellinfiltration. d Submukosarest. e Innere Muskelschicht. f Ausgedehnte Zellinfiltration der Ringmuskelschicht. g Äußere Muskelschicht. h Serosa, entzündlich verdickt und zellig infiltriert.

bei starker Vergrößerung die gleichen Erscheinungen der Hyperämie, der fibrinösen Exsudation und zelligen Infiltration, wie sie soeben beschrieben wurden. Ebenso sind die übrigen Schichten der Darmwand (e, g, h) auf das dichteste zellig infiltriert. Wir finden hier überall Lymphozyten, Leukozyten und Histiozyten; ausgedehnteste Karyorrhexis ist an den Infiltratzellen festzustellen. Zu einem Teil ist der mächtige Schorf (a) noch nicht abgestoßen; seine Ablösung von dem Submukosarest ist im Gange. Die mikroskopische Untersuchung des Schorfes zeigt das typische Bild der Koagulationsnekrose: das nekrotische Gewebe ist zum Teil noch in seiner Struktur erhalten; so sind z. B. die Gefäße (b) fast durchweg noch als solche zu erkennen, nur völlig kernlos. Sie enthalten kein Blut mehr, sondern nur Gerinnsel (Thrombose).

δ) Dysenterie.

Unter starken Tenesmen erfolgende, oft wiederholte Entleerungen geringer Mengen blutig-schleimiger (rote Ruhr) oder schleimig-eitriger Stühle (weiße Ruhr) sind die charakteristischen Symptome jener fieberhaften, mit unter Umständen schweren Allgemeinerscheinungen einhergehenden Darmerkrankung, die wir Dysenterie oder Ruhr nennen. Man unterscheidet akute, subakute und chronische Fälle, sowie leichte (atoxische) und schwere (toxische) Formen der Ruhr. Die akuten toxischen Formen führen oft rasch zum Tode; chronische Formen können sich unter narbigen, stenosierenden Ausheilungsprozessen jahrelang hinziehen. Rezidive sind häufig. Ätiologisch kommen für die mehr sporadisch auftretenden Formen die Kruseschen Pseudoruhrbazillen in Betracht; bei der epidemischen Ruhr sind die Shiga-Kruse-, die Flexnerschen und die sog. Y-Ruhrbazillen die Erreger. Auch andere Erreger, z. B. der Koli-Typhusgruppe zugehörige, sollen dysenterieartigen Erkrankungen zugrunde liegen können. Von diesen bazillär bedingten Ruhrformen ist ätiologisch (und anatomisch) zu trennen die endemische, tropische Ruhr, welche durch Amöben hervorgerufen wird (Entamoeba dysenterica, tetragena, histolytica).

Die bazilläre Ruhr ist anatomisch durch lokale Darmprozesse ausgezeichnet, welche sich bei den leichteren Formen als katarrhalisch-eitrige (manchmal ausgesprochen hämorrhagische) Entzündungen darstellen, bei den schwereren Formen aber den Charakter pseudomembranös-nekrotisierender Entzündungsprozesse annehmen. Eine strenge Trennung dieser beiden Formen ist nicht möglich. Bevorzugt ist der untere Dünndarm und vor allem der Dickdarm in einer analwärts zunehmenden Intensität und Ausbreitung des Prozesses. Die pseudomembranös-nekrotisierenden Prozesse werden auch als „Darmdiphtherie" bezeichnet, und es ist bemerkenswert, daß derartige Entzündungen des Dickdarms auch bei Urämie, Sublimatvergiftung, Koprostase, ferner auch bei ernsteren Zirkulationsstörungen (Stase, Thrombose, Embolie) der Darmwand, z. B. bei Einklemmungen, Invaginationen, Achsendrehungen, beobachtet werden. In allen diesen besonderen Fällen von „Darmdiphtherie" spielen neben chemischen Noxen auch bakterielle eine Rolle, nicht aber Ruhrbazillen.

Die katarrhalisch-eitrigen Formen der Ruhr zeigen grobanatomisch neben starker Schwellung und tiefer Rötung der Schleimhaut fleckige Blutungen, gelegentlich auch größere blutige Infiltrationen derselben; durch oberflächlichen Zerfall kann es zu Geschwürsbildungen kommen. Bei den pseudomembranös-nekrotisierenden Formen bilden sich neben fleckigen Blutungen, die nicht selten sehr ausgedehnt sind und auch die tieferen Darmwandschichten einnehmen, kleienartige und flockige Beläge der Schleimhaut, sowie oberflächliche und tiefgreifende Verschorfungen von grauweißlicher oder (durch gallige oder blutige Imbibition) gelblichgrünlicher bzw. schwarzrötlicher Farbe. Diese Verschorfungen können sehr tief gehen (bis an die Muskularis oder Serosa); sie folgen mit Vorliebe den Tänien und Querfalten des Darmes, woraus sich die manchmal sehr deutliche strickleiterartige Gestaltung der Geschwüre versteht, die nach einfachem oder jauchigem Zerfall und nach Abstoßung der Schorfe zurückbleiben. Durch Vergrößerung der Geschwüre nach der Breite und Tiefe und durch Konfluenz derselben können ausgedehnteste landkartenartig oder sonstwie begrenzte Verschwärungen resultieren. Die Geschwüre sind (durch rascheres Fortschreiten des Prozesses in der Submukosa) sinuös, an den Rändern oft weithin unterminiert. Reste der Schleimhaut erheben sich als vielgestaltige Inseln über die Geschwürsflächen. Die chronischen Fälle sind durch (stenosierende, mit Verdickung und Verhärtung der Darmwand und muskulärer Hypertrophie derselben einhergehende) Vernarbungen der Geschwüre und durch kompensatorische (manchmal polypöse) Hypertrophie der restierenden Schleimhautinseln ausgezeichnet. Zystenbildung aus verschlossenen, schleimerfüllten Epithelkrypten der Mukosa (s. u.) kompliziert gelegentlich dieses Bild (Colitis cystica).

Die Tropenruhr, die hier nur beiläufig erwähnt werden soll, kann in ihren vorgeschrittenen, chronischen Fällen der chronischen Bazillenruhr anatomisch sehr weitgehend gleichen. Zu Beginn jedoch ist sie sehr wohl von letzterer zu unterscheiden, indem sie durch submuköse Entzündungs- und Nekroseherde (den Ansiedlungsstätten der Amöben entsprechend) ausgezeichnet ist; diese submukösen Herde treiben die Mukosa beulenartig vor und brechen dann durch letztere durch, so daß sehr charakteristische sinuöse Ulzera entstehen. Bei der Amöbenruhr klingt der Prozeß im Dickdarm analwärts ab, im Gegensatz zur Bazillenruhr. Die Amöben findet man außer in der Darmwand in den mesenterialen Lymphknoten und in (metastatischen) Abszessen der Leber.

Die Ruhrbazillen schicken ihre Toxine in den Körper. Die Bazillen dringen in der Regel nicht über die veränderten Darmwandabschnitte hinaus in den Körper vor; sehr selten werden sie im Blut gefunden. Die mesenterialen Lymphknoten und die Milz sind bei der Dysenterie nicht stärker beteiligt. Erkrankungen anderer Organe fehlen meist. Pneumonien als finale Erscheinung sind häufig.

Mikroskopisch ist die katarrhalisch-eitrige Ruhr durch Hyperämie und serös-hämorrhagische Durchtränkung der Schleimhaut, sowie durch zellige (leukozytäre) Infiltration derselben ausgezeichnet. In der Submukosa sind diese entzündlichen Vorgänge (serös-zellige Exsudation) wesentlich geringer entwickelt. Zerfall der zellig infiltrierten Schleimhautpartien kann folgen. Die Noduli lymphatici sind selten stärker beteiligt (s. u.). Gelegentlich können sie vereitern. Die „diphtheroiden" Formen zeigen fibrinöse Ausschwitzungen auf der Schleimhaut und Nekrose (Koagulation) der letzteren. Leukozytäre Prozesse fehlen auch hier nicht. Submukosa und tiefere Wandschichten sind bei den nekrotisierenden Formen stärker beteiligt (serös-leukozytäre Exsudation, Blutungen). Durch Erweiterung und auch drüsenartige Sprossenbildung von seiten einzelner Schleimhautkrypten, sowie durch Ansammlung schleimigen Sekrets in diesen Gebilden kann es zu dem Bilde der Colitis cystica (s. o.) kommen. Der Inhalt dieser Zysten findet sich in Gestalt von „Sagokörnern" im Stuhl. Diese Zysten bilden sich sowohl im Bereiche der Noduli lymphatici als auch an anderen Stellen. Ob primäre Vereiterungen der Noduli lymphatici zu diesen Zysten führen oder umgekehrt die Zysten sekundär vereitern, ist eine Streitfrage. Die Ausheilung der Ruhrgeschwüre erfolgt unter entzündlicher Bindegewebsneubildung (leuko- und lymphozytenreiches Granulationsgewebe), Vernarbung und Epithelisierung der Narben, wobei niemals wieder der typische Bau der zugrunde gegangenen Schleimhaut erreicht wird. Die kompensatorisch-hyperplastischen Prozesse an den verschont gebliebenen Schleimhautresten spielen sich unter Verlängerung, Schlängelung, Sprossenbildung der epithelialen Krypten der Schleimhaut ab; dabei findet ein entsprechender Umbau des zugehörigen Blutgefäß-Stützapparates statt; die drüsige Hyperplasie kann sehr bedeutend sein und zu einer polypösen Umgestaltung der Schleimhaut führen.

Zwei Bilder sollen den dysenterischen Prozeß in verschiedenen Stadien vor Augen führen.

Das erste Präparat von Dysenterie (Fig. 108) stellt einen frischen Fall dar. Die Dickdarmschleimhaut befindet sich hier im Zustand der verschorfenden Entzündung. Nur Reste der Schleimhaut, und zwar deren tiefere Teile (Fundi der Krypten), sind noch erhalten (a). Die oberen Teile der Schleimhaut sind nekrotisch (d), die Nekrosen von zerfallenen Kernen durchsetzt. Vielfach sind die nekrotischen Partien in Zerfall, Ablösung und Abstoßung begriffen (e). Nach Abstoßung der Nekrosen sind Geschwüre mit fetzigem Grund und Rand entstanden (f). Die Submukosa (b) erscheint verbreitert; sie ist durch seröse Exsudation aufgelockert und von zelligen, entzündlichen Infiltraten diffus und herdförmig durchsetzt. Ihre Blutgefäße sind stark erweitert (entzündliche Hyperämie!). Auch im Interstitium der Muskularis (c) und in der Serosa ist die entzündliche Zellinfiltration zu verfolgen.

Bei stärkerer Vergrößerung findet man die Mukosa, soweit sie noch erhalten ist, hyperämisch und von kleinen Blutungen durchsetzt. Sie ist sehr reich an Wanderzellen (vorwiegend Lymphozyten und Plasmazellen). Leukozyten finden sich besonders dicht angehäuft in den oberen, nekrotischen Schichten der Schleimhaut. Hier ist auch ausgedehnter Kernzerfall (Karyorrhexis) nachweisbar. Die Nekrose der Schleimhaut betrifft alle deren

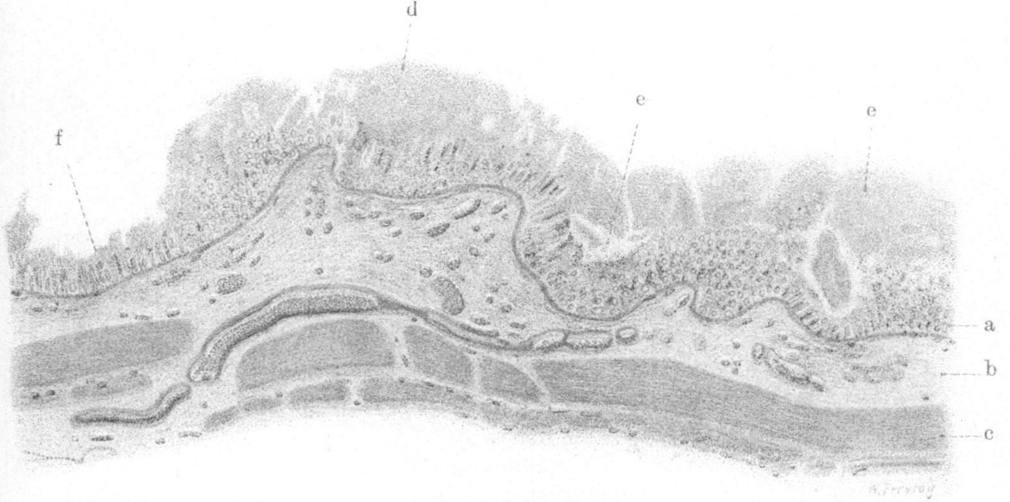

Fig. 108. Dysenterie (Dickdarm). (Nach einem Präparat von Herrn Dr. Fahrig.)
Vergr. 12 : 1. (Hämatoxylin-Eosin.)
a Schleimhaut, von welcher nur die tieferen Teile erhalten sind. b Submukosa mit entzündlichen Zellinfiltraten und erweiterten Gefäßen. c Muskelschicht. d Verschorfung der oberen Schleimhautschichten. e) Zerfall und Ablösung der Schorfe. f Geschwürsbildung nach Ablösung der Schorfe.

Bestandteile (Bindegewebe, Gefäße, Drüsen). Von den Drüsen (Krypten) sind nur die Fundi der Krypten erhalten; aber auch hier findet man häufig Epithelabstoßung und Leukozyteneinwanderung in die Lumina. Die Zellinfiltrate der Submukosa sind teils diffus, teils herd- und streifenförmig, den Lymphgefäßen folgend, angeordnet. Lymphozyten, Plasmazellen, Leukozyten finden sich. Das Bindegewebe ist (durch entzündliches Ödem) aufgelockert; die Fibroplasten sind geschwollen und vermehrt; viel histiogene Wanderzellen sind nachweisbar. Fibrin ist nur wenig in den Gewebsspalten vorhanden. Die Noduli lymphatici sind nicht nennenswert verändert; aber an ihrer Stelle sieht man hier und dort eine ganz beschränkte Drüsenneubildung, die von den Fundis der Krypten ausgeht. Die geschilderten entzündlichen Erscheinungen sind in viel geringerer Intensität auch in den übrigen Darmwandschichten festzustellen.

Das zweite Bild (Fig. 109) stammt von einer Dysenterie mit längerer Dauer. Hier sind bereits große Geschwürsflächen (e) entstanden, welche tief in die Submukosa hineinreichen. Reste der entzündlich infiltrierten Submukosa sind am Grunde der Geschwüre zu sehen (e). Da und dort sieht man noch nekrotische Teile der Schleimhaut und Submukosa den Geschwüren aufgelagert (f). Die Geschwüre zeigen einen sinuösen Charakter. Die Reste der noch erhaltenen Schleimhaut (g, h) hängen pilzhutartig über die angrenzenden Geschwürsflächen hinüber. In allen Darmwandschichten (b, c, d) ist starke Gefäßerweiterung, Wucherung und entzündliche Zellinfiltration des Bindegewebes festzustellen; besonders stark ist die Serosa bzw. Subserosa entzündlich verdickt.

Bei stärkerer Vergrößerung zeigt sich die erhaltene Schleimhaut sehr reich von Lymphozyten und Plasmazellen durchsetzt. Die Fibroplastenkerne des Interstitiums sind vergrößert und ein wenig vermehrt; die

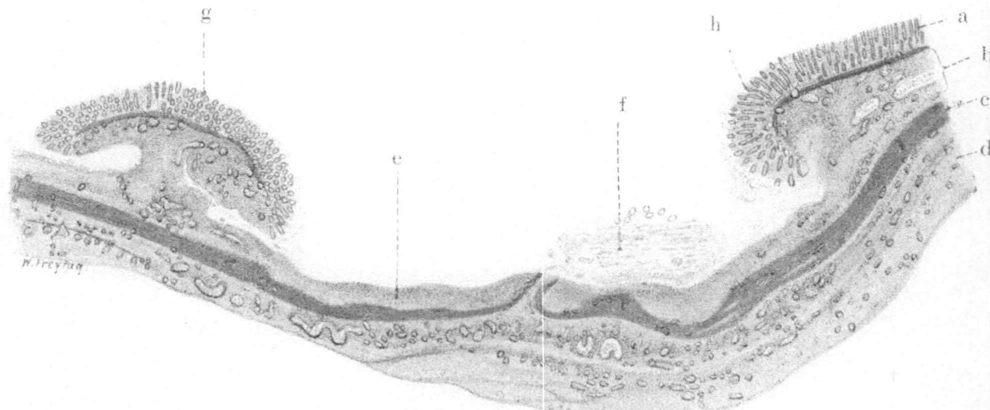

Fig. 109. Dysenterie(Dickdarm). (Nach einem Präparat von Herrn Dr. Fahrig.) Vergr. 8 : 1. (Hämatoxylin-Eosin.)

a Erhaltene Schleimhaut. b Submukosa mit weiten Gefäßen, entzündlich infiltriert. c Muskularis. d Serosa bzw. Subserosa stark verdickt, mit vielen weiten Gefäßen, entzündlich infiltriert. e Geschwür, Rest der Submukosa am Grund des Geschwürs. f In Abstoßung begriffene nekrotische Teile der Schleimhaut und Submukosa. g Inselartiger Rest erhaltener Schleimhaut. h Überhängende Schleimhaut am Rand eines Geschwürs.

Krypten von ganz normalem Aussehen. Die geschwürigen Flächen sind mit einem zell- und gefäßreichen, neugebildeten Gewebe (Granulationsgewebe) bedeckt. Fibrin findet sich hier ebenfalls. Dies neugebildete Gewebe befindet sich vielfach in Zerfall (Karyorrhexis, Nekrose) und Abstoßung. Die Zellinfiltrate in allen Darmwandschichten bestehen vorwiegend aus lymphozytären Elementen bzw. Plasmazellen. In der Submukosa sind die Zellinfiltrationen am ausgedehntesten; hier finden sich auch viel histiogene Wanderzellen. Das submuköse Bindegewebe ist (durch Ödem) aufgelockert; die Fibroplastenkerne sind vergrößert und vermehrt.

ε) Appendicitis acuta.

Die Häufigkeit der akuten Erkrankungen des Wurmfortsatzes ist verständlich aus den anatomischen Besonderheiten dieses rudimentären Darmanhanges, dessen Form und Länge, Lage und Fixation großen individuellen Schwankungen unterworfen ist. Seine häufige Mitbeteiligung bei Störungen im Zökum, seien es auch nur Kotstauungen oder leichte Katarrhe, sind weiter mit in Rechnung zu ziehen. Die Bedeutung von Fremdkörpern für die Entstehung der Appendizitis ist gering und wird vielfach überschätzt. Auf die Beziehungen der Appendizitis zu Parasiten (Oxyuren) wird neuerdings hingewiesen. Bakterielle Infektionen spielen aber wohl die Hauptrolle; eine Spezifität des Erregers ist nicht sichergestellt, auch nicht wahrscheinlich. Vieles deutet auf einen enterogenen Ursprung der Appendizitis hin. Es läßt sich histologisch zeigen, daß der Prozeß von der Schleimhautoberfläche her beginnt und in die tiefer gelegenen Darmschichten fortschreitet. Eine hämatogene Appendizitis gibt es zwar auch; aber für die gewöhnlichen Fälle kommt diese Entstehungsweise nicht in Betracht.

In den ersten Stunden des „appendizitischen Anfalles" (Leibschmerz, Druckschmerz, Erbrechen, Fieber) bemerkt man außer einer gewissen Injektion der Serosagefäße äußerlich gar nichts am Wurmfortsatz. Schneidet man ihn auf, so ist eine leichte Rötung und Schwellung der Schleimhaut und trüber, schleimiger Inhalt zu sehen. Bald ändert sich das Bild; die Appendix schwillt an, die Wand erscheint infiltriert, verdickt. Die Schleimhaut ist von kleinen, noch oberflächlichen Geschwüren eingenommen; manchmal zeigen sich da und dort fahlgrau gefärbte, oberflächliche Nekrosen oder Beläge der Mukosa. Die Serosa ist stark gerötet und mit fibrinösem Exsudat belegt. In schwereren Fällen bilden sich in der Wand der Appendix eitrige Einschmelzungen (Wandabszesse) aus, die nach außen oder innen durchbrechen können. Das Lumen ist mit Eiter erfüllt. Daneben bilden sich tiefgreifende Geschwüre aus, die bis in die Serosa reichen können. Schmutzig grauweißliche Verfärbungen der Serosa zeigen die Nekrose und drohende Perforation dieser Schicht an. Durch die Infektion der Umgebung kommt es zur periappendizitischen Exsudatbildung oder gar zur allgemeinen Peritonitis. In manchen Fällen kann es zu besonders schweren Zirkulationsstörungen (Stauung, Stase und Infarktbildung) kommen; die infarktartigen Nekrosen wandeln sich in schmutzig graubraun gefärbte Gangränherde um. Besonders ausgedehnt wird diese Gangrän, wenn der Entzündungsprozeß auf das Mesenteriolum übergegriffen und zur Thrombose der hier verlaufenden, größeren Gefäße (Venen) geführt hat. Heilt die Appendizitis aus, so kommt es durch Narbenbildung und Verwachsungen zu Stenosen und Knickungen des Wurmfortsatzes. Dadurch werden neue Dispositionen zur Wiedererkrankung geschaffen. Auch völlige Verödungen mit Umbildung der Appendix zu einem soliden Strang können das Resultat der Ausheilung sein.

Betrachten wir einen Durchschnitt durch eine akut entzündete Appendix (Fig. 110). Bei schwacher Vergrößerung fällt schon die starke Zellinfiltration der ganzen Darmwand, besonders aber der Submukosa (a), auf. Die Lymphknötchen treten deutlich hervor (b); ihre Keimzentren sind zum Teil sehr groß (b_1). Die Schleimhaut ist nicht überall völlig erhalten; an manchen Stellen fehlt nicht nur das Oberflächen- und Kryptenepithel, sondern es sind Defekte der Schleimhaut selbst, kleine Geschwüre, vorhanden (g). An Stelle der Schleimhaut findet sich hier eine zellreiche Masse, die oft wie ein Pfropf im Bereich des Defektes hervorragt (Exsudatpfropf); an der Stelle eines solchen Schleimhautdefektes trifft man gelegentlich auf Lymphknötchen, welche zum Teil in die Verschwärung einbezogen sind. In der stark zellig infiltrierten Submukosa (a) sind die Blutgefäße stark erweitert. Man sieht auch weite Lymphgefäße, erfüllt mit kleinen Zellen (s. u.). Die Muskularis (c) zeigt sich besonders im Bereich des Zwischenmuskelbindegewebes streifig von Zellen infiltriert. Die Serosa ist stark verbreitert, ödematös, zellig infiltriert, die Infiltrate oft deutlich perivaskulär (d). Starke Erweiterung der Blutgefäße (e) der Serosa. Auf der Serosa sieht man Auflagerungen (f). Bei starker Vergrößerung stellen wir zunächst fest, daß die die ganze Darmwand diffus infiltrierenden Zellen polymorphe Kerne haben und vielfach ein Protoplasma mit eosingefärbten Körnern aufweisen: es sind also polymorphkernige, zum Teil eosinophile Leukozyten. Dieses leukozytäre Exsudat durchsetzt die sämtlichen Gewebe der Darmwand in der Art, wie wir es bei phlegmonöser Entzündung der Haut und Schleimhäute zu sehen gewohnt sind. Wir dürfen in unserem Falle also von einer **Appendicitis phlegmonosa** sprechen. Auch die erweiterten Blutgefäße, die in der Submukosa und Serosa besonders deutlich hervortreten, enthalten reichlich Leukozyten. In den erweiterten Lymphgefäßen trifft man sie ebenfalls neben rundkernigen Lymphozyten an. Vielfach läßt sich eine herdförmig intensivere Zellinfiltration rings um Blut- oder Lymphgefäße nachweisen: ein Zeichen der auf dem Lymphweg fortschreitenden Entzündung. Die Lymphfollikel

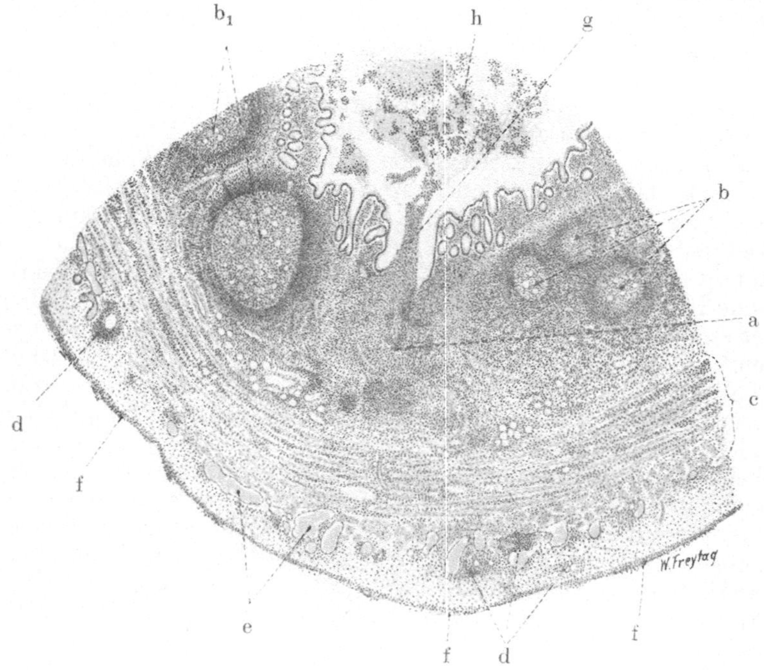

Fig. 110. **Appendicitis acuta phlegmonosa.** Vergr. 15fach. (Hämatoxylin.) a Eiterzelleninfiltration in der Submukosa. b Lymphknötchen mit Keimzentren. b₁ Vergrößerte Lymphknötchen. c Muskularis, zellig infiltriert. d Perivaskuläre Zellinfiltrate in der Serosa. e Erweiterte Blutgefäße in der Serosa. f Exsudat (fibrinös-zellig) auf der Serosa. g Schleimhautdefekt (Geschwür), bis in die Submukosa reichend. h Inhalt der Appendix (Blut, Schleim, Leukozyten usw.).

erweisen sich bei starker Vergrößerung zum Teil ebenfalls von Leukozyten umgeben und durchsetzt, zum Teil sind sie mehr oder weniger ausgedehnt vereitert. Es kommt an den Lymphknötchen auch einfache (toxische?) Nekrose ohne vorhergegangene leukozytäre Infiltration vor. Derartige Zerfallserscheinungen zeigen sich durch mangelhafte Kernfärbung und evtl. ausgedehnte Karyorrhexis an. Die vorher erwähnten Schleimhautdefekte gehen mehr oder weniger tief in die Submukosa hinein; ihr Grund ist mit zerfallenem Gewebe, Leukozyten, faserigem Exsudat (Fibrin) belegt. In der Lichtung des Darmes (h) finden sich massenhaft Leukozyten, rote Blutkörperchen und körnig-fädige Massen von Schleim. Auf der Serosa liegt ein feinfaseriges Exsudat (Fibrin) in mehreren parallel aufgeschichteten Streifen; dazwischen Leukozyten. Hier haben wir also das Zeichen der peritonealen Reizung bzw. das Übergreifen der Entzündung auf die Oberfläche der Appendix vor uns.

2. Spezifische Entzündungen.

[Darmtuberkulose.

Der Darm ist relativ selten die primäre Eingangspforte für den Tuberkelbazillus. Viel häufiger ist die sekundäre Darmtuberkulose. Sie kann
bei bestehender Tuberkulose anderer Organe durch Verschleppung der
Bazillen auf dem Blutweg zustande kommen. Besonders häufig ist Darmtuberkulose im Gefolge der Lungentuberkulose. Hier ist an eine Infektion
durch die verschluckten Sputa zu denken. Die Darmtuberkel entwickeln
sich in der Schleimhaut (subepithelial) und mit Vorliebe auch in den Lymphknötchen. Man sieht bei beginnender Darmtuberkulose grauweißliche und
gelbweiße (käsige) Knötchen an Stelle der Solitärfollikel bzw. im Bereich der
Peyerschen Haufen oder auch sonst in der Schleimhaut. Durch Zerfall und
Aufbruch der Knötchen entstehen kleine linsenförmige Geschwürchen, sog.
Lentikulärgeschwüre. Durch Konfluenz benachbarter solcher Geschwürchen, besonders im Bereich der Peyerschen Haufen, kommt es dann später
zur Bildung größerer, unregelmäßig begrenzter Geschwüre, die bereits alle
Charakteristika der tuberkulösen Ulzerationen zeigen: zackige, wie vielfach
ausgenagte, unterminierte Ränder und Knötchenbildung im Grund und
Rand der Geschwüre. Allmählich kann ein ganzer Peyerscher Haufen
in eine einzige Geschwürsfläche umgewandelt werden. Dann haben wir (der
Form der Peyerschen Haufen entsprechende) Längsgeschwüre, d. h.
Ulzera, welche, genau wie Typhusgeschwüre, der Längsachse des Darmes
parallel gestellt sind. Erst in sehr vorgeschrittenen Stadien der Tuberkulose
bildet sich das Ringgeschwür aus, indem die Tuberkelbildung und damit
auch der ulzeröse Zerfall von den Peyerschen Platten aus, die gegenüber
dem Mesenterium liegen, entsprechend dem Verlauf der Lymphgefäße,
gegen den Mesenterialansatz hin zirkulär fortschreiten. Schließlich sind
mehr oder weniger breite („gürtelförmige‟), quer zur Längsachse des Darmes
gestellte Ulzera vorhanden. Die Verschwärung geht unter Umständen
tief in die Darmwand hinein (eventuell Perforationen!). Man sieht dann
auch die Serosa miterkrankt. Eine dunkel livide Rötung der Serosa kenn-
zeichnet den Ort solcher Darmgeschwüre schon von außen. Bei genauerem
Zusehen sieht man hier grauweiße und graugelbe Knötchen in der Serosa in
langen, oft auch verzweigten Reihen perlschnurartig angeordnet. Diese
Knötchenreihen setzen sich da und dort auch auf das Mesenterium fort:
es sind die Darmlymphgefäße, in deren Verlauf die Tuberkelbildung fortgeschritten ist. Das geschilderte Bild betrifft in erster Linie die tuberkulösen
Dünndarmgeschwüre. Auch im Dickdarm entstehen erst Lentikulärgeschwüre durch käsigen Zerfall von Tuberkeln. Durch Konfluenz dieser
Geschwüre bilden sich im Dickdarm, dem ja die Peyerschen Plaques fehlen,
unregelmäßig gestaltete, größere Geschwüre aus, zwischen denen vielgestaltige
Schleimhautreste bestehen bleiben. In manchen Fällen ist diese konfluierende
Verschwärung sehr ausgedehnt, so daß das Bild an ein Landkartenrelief
erinnert und dem bei der Dysenterie ähnlich wird. Bei der Heilung tuber-
kulöser Darmgeschwüre spielt starke Bindegewebswucherung und schwielige
Narbenbildung (im Gegensatz zum Typhus) eine große Rolle, so daß häufig
Stenosen der Darmlichtung entstehen.

Ein mikroskopischer Durchschnitt durch ein tuberkulöses Dickdarm-
geschwür (Fig. 111) zeigt bei Betrachtung mit der Lupe den Defekt der Darmwand, dessen Rand sinuös unterminiert, von überhängenden, erhalten
gebliebenen Schleimhautteilen (b) überlagert ist. Im Grund und Rand, ferner
auch in der weiteren Umgebung des Defektes erkennt man in allen Schichten
der Darmwand überall die rundlichen Durchschnitte durch die Tuberkel als

fremdartige Einlagerungen (i, k, l). Bei schwacher Vergrößerung stellen wir
fest, daß das Geschwür tief in die Submukosa, fast bis auf die innere Muskelschicht reicht. Auf dem Geschwürsgrund und im stark einspringenden
Geschwürswinkel sind freie oder noch teilweise haftende, fetzig-bröckelige
Massen zu sehen: nekrotisches, in Abstoßung begriffenes Epitheloidgewebe
und Exsudat. Der den Geschwürswinkel überlagernde Abschnitt der Darmwand besteht aus Schleimhaut mit einem Teil der Submukosa. Die an das
Geschwür angrenzenden Teile der Submukosa (besonders am Geschwürswinkel) sind der Hauptsitz der entzündlichen Veränderungen. Hier ist die
Submukosa verbreitert, zellig infiltriert, von hyperämischen Gefäßen durchzogen. Spezifische Produkte finden sich in Gestalt von rundlichen Einlagerungen (i) mit zentraler Nekrose (Tuberkel). Am Geschwürsgrund ist

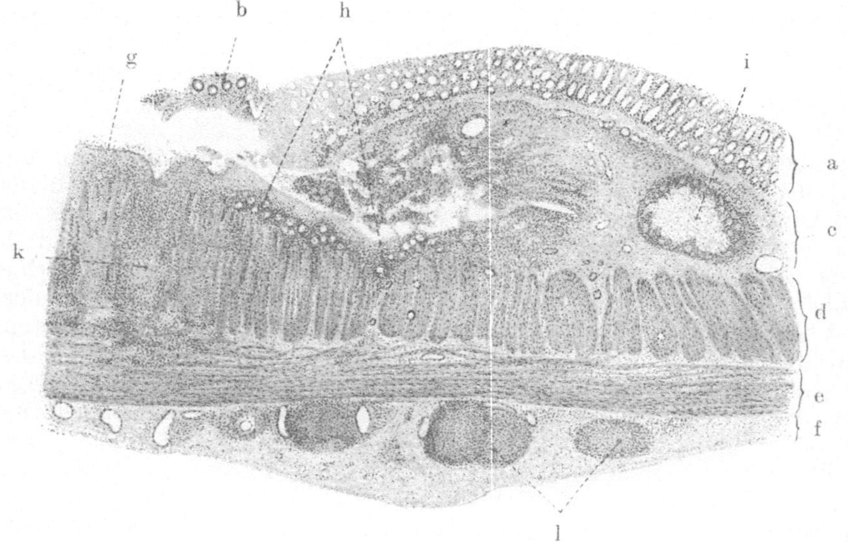

Fig. 111. **Tuberkulöses Geschwür des Dickdarms.** Vergr. 15fach.
(Hämatoxylin-Eosin.)
a Schleimhaut. b Über den Geschwürsgrund überhängende Schleimhautteile.
c Submukosa. d Innere Muskelschicht. e Äußere Muskelschicht. f Serosa.
g Geschwürsgrund, mit Fibrin belegt. h Gefäßreiches Granulationsgewebe am
Geschwürsgrund. i Tuberkel in der Submukosa. k Tuberkel in der Muskularis.
l Tuberkel in der stark verdickten Serosa.

die Submukosa in eine zellreiche Granulationsschicht (h) verwandelt. In
der Muskularis und Serosa finden sich Tuberkel (k, l). Die Serosa ist stark
verdickt, zell- und gefäßreich. Bei starker Vergrößerung interessiert uns
vor allem die Zusammensetzung der Tuberkel. Wir finden wiederum
epitheloide Zellen und Riesenzellen, sowie periphere Lymphozytenansamm-
lungen. In allen Stadien der Bildung und des Zerfalls (Verkäsung) treffen
wir diese Knötchen an. Dann analysieren wir das entzündliche (zellige)
Infiltrat, das vor allem in der Submukosa und Serosa stark entwickelt
ist. Wir stellen fest, daß es ganz vorwiegend Lymphozyten und Plasmazellen sind, die das Infiltrat zusammensetzen, während polymorphkernige
Zellen zurücktreten. Daneben ist auch eine Vermehrung der Bindegewebszellen (Fibroplasten) und -fasern, sowie Gefäßneubildung (zarte Gefäße mit
protoplasmareichen Endothelien) zu sehen: entzündliche Wucherung des
Gefäßbindegewebsapparates. Die faserigen Bestandteile des Bindegewebes

sind (durch seröses Exsudat) auseinandergedrängt (entzündliches Ödem!). Diese nicht spezifischen, entzündlichen Vorgänge sind von den spezifischen Neubildungen, den Epitheloidtuberkeln, mit denen sie in engen räumlichen Beziehungen stehen, streng zu unterschieden.

F. Peritoneum.
a) Normal-histologische Vorbemerkungen (siehe S. 152).
b) Pathologische Histologie.
Entzündung.

Peritonitis acuta fibrinosa (ex perforatione).

Akute, umschriebene und diffuse Entzündungen des Peritoneums entstehen teils durch direkten Import der Erreger von außen (z. B. bei

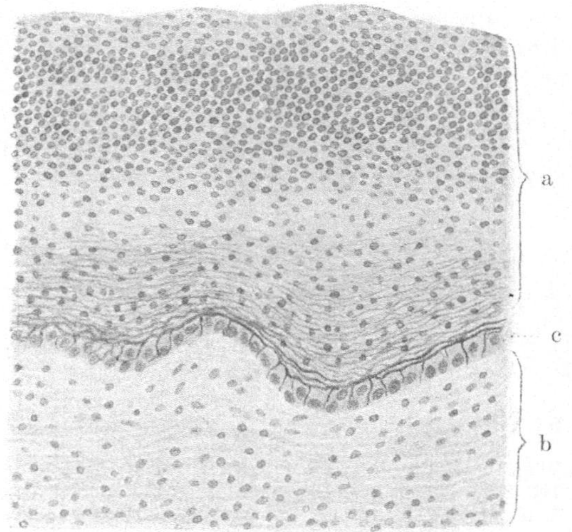

Fig. 112. Peritonitis acuta fibrinosa purulenta (ex perforatione). Vergr. 200fach. (Karmin — Weigerts Fibrinfärbung.)
a Exsudat auf der serösen Oberfläche. Das Exsudat besteht aus Fibrin und Leuko. zyten. b Bindegewebe der Serosa, von Leukozyten durchsetzt. c Seröse Deckzellen.

Verwundungen, Operationen), teils durch Übergreifen von Entzündungsprozessen aus der Nachbarschaft des Bauchfells (vor allem bei Erkrankungen von Organen der Bauch- oder Brusthöhle), teils auf metastatischem Wege. Infektiöse Schädlichkeiten spielen die erste Rolle; rein toxische Formen kommen vor. Sehr häufig handelt es sich bei den aus der Nachbarschaft fortgeleiteten Peritonitiden um Perforationen des Magens oder Darmes (Peritonitis ex perforatione).

Einen frischen Fall von einer derartigen Peritonitis wollen wir untersuchen. Es sind häufig diffuse, fibrinös-eitrige Formen. Makroskopisch ist das gesamte Peritoneum fleckig und streifig gerötet; es hat seinen spiegelnden Glanz verloren. Exsudat läßt sich von der peritonealen Fläche mit dem Messer abstreifen; es besteht (frisch mikroskopisch untersucht) vorwiegend aus Leukozyten; ferner finden sich abgestoßene peritoneale Deckzellen und Bakterien. Fester haften auf der Serosa zarte

Schleier oder dickere, gelbweißliche, zähe Auflagerungen (Fibrin); man kann dieses Fibrin manchmal in Fetzen abziehen. Die geblähten (gelähmten) Darmschlingen sind durch das zähe Exsudat untereinander verklebt. Frei in der Bauchhöhle findet sich trübes, seröses oder eitriges, mit Fibrinflocken vermischtes Exsudat. Bei Perforationsperitonitis ist manchmal auch Gas in der Bauchhöhle vorhanden, ferner Darminhalt; dementsprechend ist das Exsudat übelriechend, von jauchiger Beschaffenheit.

Ein Durchschnitt durch die Darmwand (mit Karmin und Weigerts Fibrinfärbung behandelt (Fig. 112) zeigt das der Serosa aufgelagerte, reichliche Exsudat (a). Es besteht aus blaugefärbten fädigen Fibrinmassen, zwischen welchen überall massenhaft Zellen (Eiterkörperchen) eingelagert sind. Besonders reichlich haben sich diese in den oberflächlichen Exsudatschichten angehäuft (Zuwandern nach der Oberfläche!). In der Serosa (b) ist diffuse zellige Infiltration (Leukozyten) zu sehen. Besonders interessiert die Grenze der Serosa gegen das Exsudat. Hier sehen wir große, protoplasmareiche, kubische Zellen mit großen, bläschenförmigen Kernen in einer Reihe angeordnet. Es sind die geschwollenen Deckzellen (c) der Serosa, die in diesem frischen Stadium der Peritonitis noch erhalten sind. Man kann feststellen, daß das fibrinöse Exsudat nicht nur auf, sondern auch zwischen diesen Zellen liegt, so, daß je ein feiner (blaugefärbter) Fibrinfaden die Interzellulärspalten ausfüllt. Dieses Bild ist so zu deuten, daß der aus der Serosa sich an die Oberfläche ergießende Exsudatstrom bereits im Bereich der Deckzellenschicht zu fester Abscheidung kommt.

V. Harnorgane.

Niere.

a) Normal-histologische Vorbemerkungen.

Die Niere hat die Gestalt einer Bohne. An ihrer medialen Seite zeigt sie eine tiefe Einziehung, den sog. Sinus renalis, welcher die Pforte für die ein- und austretenden Gefäße und Nerven bildet (Hilus renalis). Hier liegt auch das Sammelbecken für den Harn (Pelvis renalis). Wir unterscheiden an der Niere eine periphere Zone, die Rinde, von der mehr zentral, gegen den Hilus hin, gelegenen Marksubstanz. Diese letztere bildet pyramidenförmige Kegel, die Markpyramiden, deren Spitzen, die Markpapillen, in die Kelche des Nierenbeckens portioartig hineinragen. Nach der Rinde hin setzt sich die Marksubstanz in radienartig verlaufenden Streifen fort: sog. Markstrahlen (Ferreinsche Pyramiden). Andererseits entsendet die Rinde zwischen die Markpyramiden breite Septen, welche Columnae Bertini heißen und bis zum Sinus renalis reichen. Jeder Markkegel samt zugehörigem Rindenabschnitt wird Renkulus (Nierenkeil, Nierenfaszikel, Lobus) genannt. Die Grenzen der Lappen sind die Bertinischen Septen. Unter Nierenläppchen (Lobulus) versteht man den Teil der Nierenrinde, welcher einem Markstrahl nebst umgebendem Rindengewebe entspricht; die Arteriae interlobulares (s. später) begrenzen die Lobuli.

Mikroskopisch betrachtet, stellt sich die Niere als eine zusammengesetzte tubulöse Drüse dar. Das Parenchym der Niere sind die Systeme der Harnkanälchen. Jedes dieser Systeme, Nephron genannt, beginnt mit der sog. Bowmanschen Kapsel, einer ursprünglich kugeligen Epithelblase, die durch die Einstülpung eines Gefäßwunderknäuels (Glomerulus) zu einem mondsichelartigen Spaltraum umgewandelt ist, an dem man ein inneres (viszerales), dem Gefäßknäuel aufliegendes und ein äußeres (parietales) Blatt unterscheidet. Die Bowmansche Kapsel samt dem Gefäßknäuel wird Nierenkörperchen oder Malpighisches Körperchen genannt. Die mondsichelartige Bowmansche Kapsel geht über in einen gewundenen Kanälchenabschnitt, Hauptstück des Kanälchensystems genannt. Dieses Hauptstück setzt sich fort in einen gerade gestreckten Kanälchenabschnitt. Dieser bildet eine verschieden lange Schleife, an welcher man einen absteigenden und einen aufsteigenden Schenkel unterscheidet. Der ganze Abschnitt heißt die Henlesche Schleife. Der aufsteigende Schleifenteil geht wieder in ein gewundenes Kanälchen über: das sog. Schaltstück. Die Schaltstücke münden mit kurzen, leicht gewundenen Verbindungsstücken (auch Sammelröhrchen genannt) in die gerade verlaufenden Sammelröhren und diese wieder in die größeren Sammelröhren der Markpapillen, die sog. Ductus papillares. Diese komplizierten Systeme der Harnkanälchen sind nun in der Weise räumlich angeordnet, daß alle Nierenkörperchen und alle gewundenen Kanälchen (Labyrinthe, Konvolute) in der Nierenrinde (einschließlich der Columnae Bertini) zusammengehäuft sind: Pars convoluta, während die Schleifen und Sammelröhren, also alle geraden Kanälchen, dem Nierenmark bzw. den Markstrahlen angehören (Pars radiata). Die großen Sammelröhren münden an den Markpapillen ins Nierenbecken.

Der feinere Bau der Nieren zeigt besonders im Bereich der Nierenkörperchen sehr verwickelte Verhältnisse. Der Glomerulus besteht aus einem Knäuel kleinster Gefäßchen (arterielle Kapillaren). Es sind synzytiale Endothelröhren. Diesen Kapillarknäuel speist eine kleine zuführende Arterie, das sog. Vas afferens des Glomerulus. Das aus dem Knäuel wegführende Gefäß — Vas efferens — ist wieder eine kleine Arterie. Zu- und abführendes Gefäß liegen in der Regel dicht beisammen und bilden den sog. „Stiel" des Glomerulus. Das Vas afferens teilt sich in mehrere, stark gewundene Schlingen, welche untereinander anastomosieren (arterielles Wundernetz). Die Glomeruli sind überzogen von dem viszeralen Blatt der Bowmanschen Kapsel; dieses besteht aus einem Synzytium platter Epithelien, welches dem endothelialen Synzytium der Knäuelgefäße aufliegt. Am Stiel des Glomerulus schlägt sich das viszerale Blatt der Bowmanschen Kapsel in das parietale Blatt um. Auch letzteres besteht aus plattem Epithel, welches einer glashellen Membran aufsitzt. Gegenüber dem Glomerulusstiel geht die Bowmansche Kapsel in das gewundene Hauptstück mit einem halsartigen Ansatz über. Die Hauptstücke haben ein großes, würfelförmiges Epithel, dessen körniges, trübes Protoplasma durch besondere Strukturen ausgezeichnet ist. Körnchenreihen, die wie radiär gestellte Stäbchen aussehen und besonders in den basalen Zellabschnitten deutlich hervortreten (basale Stäbchenstruktur), und lumenwärts gerichteter Bürstenbesatz charakterisieren dieses Epithel. Der Bürstenbesatz ist da und dort durch haubenförmige Vorsprünge des Protoplasmas der Epithelzellen ersetzt (Zellhauben — Braus). Der mehr gestreckte Übergang (Pars recta) des Hauptstücks in die Henlesche Schleife ist leicht spiralig gewunden (Spiralröhrchen); er hat das gleiche Epithel wie das Hauptstück[1]). An der Henleschen Schleife wird ein absteigender, heller und dünner und ein aufsteigender, trüber und dicker Teil unterschieden. Die Umschlagstelle der Schleifen findet bald höher, bald tiefer in der Marksubstanz bzw. den Markstrahlen und durchaus nicht immer an der Grenze zwischen hellem und trübem Teil statt. Der helle Teil hat ein plattes Epithel mit durchsichtigem Protoplasma, der trübe Teil ein höheres kubisches Epithel mit körnigem Protoplasma, ähnlich dem Epithel der Hauptstücke (aber ohne Bürstenbesatz). Am Übergang der Pars ascendens der Henleschen Schleife in das Schaltstück findet sich wieder ein helleres Epithel (sog. Zwischenstück); dann folgt das gewundene, mit trübem Epithel (ohne Basalsaum) versehene Schaltstück, welches schließlich am Übergang in das initiale Sammelröhrchen einen kurzen dünneren Abschnitt bildet. Hier endigt das Nephron (Braus). Die initialen Sammelröhrchen (auch Verbindungsstücke genannt) haben helle kubische Epithelien; sie münden in kleine, gerade Sammelröhren, welche in den Markstrahlen abwärts verlaufen und sich erst tiefer im Mark (in dessen Innenzone) spitzwinklig zu größeren Sammelröhren vereinigen. Die Sammelröhren und Ductus papillares haben kubisches bis zylindrisches Epithel mit sehr deutlichen Zellgrenzen. Die Epithelien aller Harnkanälchen sitzen einer Membrana propria auf. Das Nierenbecken ist mit geschichtetem sog. Übergangsepithel ausgekleidet; dieses Epithel ruht auf einer bindegewebigen Tunica propria; darunter liegt eine Schicht glatter Muskelzellen. Das Nierenbeckenepithel setzt sich mit einer einfachen Schicht kubischer Epithelzellen auf die Oberfläche der Markpapillen fort.

Das Stützgewebe der Niere umhüllt das Organ zunächst als Kapsel. Man unterscheidet eine äußere Schicht dieser Kapsel, welche aus kollagenem Bindegewebe mit wenig elastischen Fasern besteht und eine innere Schicht mit glatten Muskelfasern. Bindegewebe zieht ferner mit den Nierengefäßen vom Hilus aus

---

[1]) Aschoff unterscheidet am Hauptstück (bei Vitalfärbung) vier Unterabteilungen. Besonders wichtig ist nach ihm der Übergangsabschnitt in die Henlesche Schleife, dessen Epithelien sehr empfindlich gegen Schädigungen sind.

radiär in das Organ hinein. Beide Ausbreitungen stehen untereinander in septen-artigem Zusammenhang. In der Nierenrinde ist das Stützgerüst sehr spärlich zwischen den Harnkanälchen ausgebreitet (Gitterfasern!) und umhüllt die Malpighischen Körperchen. Etwas reichlicher findet sich Bindegewebe zwischen den geraden Kanälchen der Marksubstanz, besonders zwischen den größeren Sammelröhren. Reichlicheres Bindegewebe findet sich zwischen Mark und Rinde in der Umgebung der hier verlaufenden größeren Gefäße (s. unten). Die Gefäße der Niere treten am Hilus ein. Hier teilt sich die Arteria renalis in mehrere Äste, die zwischen den Renkulis, in den Septa Bertini, als gerade Äste, sog. Arteriae interlobares, verlaufen und radiär gegen die Peripherie des Organes ziehen. Es sind Endarterien, d. h. ihre Äste stehen mit anderen Ästen von Interlobararterien nicht in Verbindung. Geringe Anastomosenbildung gibt es zwischen kleinen Rinden- und Kapselarterien. An der Rindenmarkgrenze teilen sich manche dieser Äste dichotomisch, während die meisten bogenförmig umbiegen: sog. Arteriae arcuatae. Diese Bögen sind keine Anastomosen zwischen benachbarten Arteriae interlobares. Von den Bögen ziehen wieder gerade, sich dichotomisch teilende Ästchen senkrecht gegen die Rinde hin als Arteriae interlobulares; andererseits zweigen kleine Arterien (Arteriolae rectae verae) markwärts ab. Auch aus Ästchen der Arteriae interlobulares und der Vasa efferentia der Glomeruli erhält die Marksubstanz Blut (Arteriolae rectae spuriae). Die Arteriae interlobulares geben die Vasa afferentia zu den Glomerulis ab. Aus den Vasa efferentia wird ein Kapillargeflecht, das die Harnkanälchen umspinnt; in dieses Kapillargeflecht lösen sich auch andere kleinste Arterien der Rinde auf, die keine Glomeruli speisen; auch von den Vasa afferentia der Glomeruli gehen kleine Arterienästchen ab, die sich in Kapillaren auflösen. So können die Glomeruli umgangen werden („Nebenschließungen"). Die Marksubstanz enthält ebenfalls ein Kapillargeflecht, das mit dem der Rinde zusammenhängt. Alle Nierenkapillaren gehen in Venen über, welche, mit den Arterien zusammen verlaufend, als Venae interlobulares, Venae arcuatae (diese wirklich anastomosierend), Venae interlobares unterschieden werden. Die Kapillaren der Kapsel bzw. äußersten Rinde sammeln ihr Blut in sternartig auf der Nierenoberfläche ausgebreiteten, kleinen Venen (Stellulae Verheynii); diese münden in die Venae interlobulares. Die Markvenen münden in die Venae arcuatae. Am Nierenhilus tritt als Sammelgefäß die Nierenvene aus. Zu bemerken ist, daß eine kollaterale Blutzufuhr zur Niere von den selbständigen Kapsel- und Nierenbeckenarterien (Arteria ureterica!) möglich ist. Die Kapselarterien ernähren auch den äußersten Rindenbezirk, den sog. Cortex corticis. Die Lymphgefäße der Niere beginnen im Interstitium, folgen den Blutgefäßen und sammeln sich zu größeren Stämmchen an der Rindenmarkgrenze, wo auch mikroskopisch kleine Anhäufungen lymphadenoider Substanz (Noduli lymphatici) in den Verlauf der Lymphgefäße eingeschaltet sind. Ein mehr selbständiges (oberflächliches) Lymphgefäßnetz hat die Nierenkapsel. Über die Nerven der Niere siehe die Lehrbücher.

Die Trennung zwischen Parenchym und Stützgerüst (Blutgefäßbindegewebsapparat) ist in der Niere dadurch besonders erschwert, weil in den Malpighischen Körperchen eine so innige morphologische und funktionelle Gemeinschaft zwischen diesen beiden Geweben besteht, wie in sonst keinem Organ des Körpers. Strenggenommen gehört der Gefäßknäuel des Malpighischen Körperchens dem Interstitium, die Bowmansche Kapsel hingegen dem Parenchym an. Für die Auffassung der Nierenentzündungen ist dieses Verhältnis der geweblichen Komponenten besonders wichtig (s. später).

Die physiologische Funktion der einzelnen Teile der Niere ist noch sehr umstritten. Es wird vielfach angenommen, daß der sog. provisorische Harn von den Malpighischen Körperchen geliefert wird, daß also hier die wichtigsten Ausscheidungen (durch Transsudation? Sekretion?) erfolgen. In den Kanälchen mit trübem Epithel sollten nach dieser Ansicht vor allem Rückresorptionen stattfinden, die zu einer Korrektur des provisorischen Harns führen würden. Die Kanälchen mit hellem Epithel würden als „Stauwerke" zwischengeschaltet sein und sonst keine besonderen Aufgaben haben (nach Braus). Nach einer anderen Ansicht wird im Bereich der Glomeruli vor allem Wasser, Kochsalz, Harnstoff ausgeschieden (Filterabschnitt), während in den Hauptstücken und trüben Schleifenschenkeln harnbildende Substanzen in kolloidaler Form (Harnsäure, Phosphorsäure usw.) die Blutbahn verlassen (Sekretionsabschnitt). In den dünnen Schleifenschenkeln und Sammelröhren findet Rückresorption, vor allem von Wasser, aber auch anderer gelöster Stoffe statt (Resorptionsabschnitt). Die großen Sammelröhren (Ausführungskanäle) werden auch als Exkretionsabschnitt bezeichnet. Unter pathologischen Bedingungen können die einzelnen Abschnitte wahrscheinlich funktionell für einander teilweise eintreten.

b) Pathologische Histologie.

1. Ablagerungen.

In der Niere werden nicht nur physiologische Stoffwechselprodukte ausgeschieden, sondern auch krankhafte Stoffe aus dem Blute durch Transsudation und Sekretion eliminiert. In manchen Fällen gelingt es auch, diese Stoffe in den Epithelien bzw. im Lumen der Kanälchen histologisch nachzuweisen. Finden wir die Stoffe sehr reichlich im Protoplasma der Epithelien angehäuft, wobei in der Regel ein Gebundensein an Granula festzustellen ist, dann liegt es nahe, an Speicherung der Stoffe zu denken. Sekretion und Speicherung können auch an verschiedenen Stellen eines Kanälchensystems erfolgen: die Stoffe können in proximalen Abschnitten des Systems (Malpighischen Körperchen, Hauptstücken) durch Sekretion in den Harn eliminiert und in distalen Abschnitten (Schleifen, Sammelröhren) rückresorbiert und gespeichert werden. Ablagerungen von Stoffen durch Sekretion und Speicherung in der Niere werden wohl auch „Infarkte" genannt, und man spricht von Silberinfarkt, Hämoglobininfarkt usw. Beispiele für derartige Ablagerungen geben die folgenden Präparate. Hierbei wird sich zeigen, daß nicht nur das epitheliale Parenchym, sondern auch der Blutgefäßbindegewebsapparat gelegentlich der Sitz der Ablagerung sein kann.

α) Harnsäureinfarkt.

Ablagerungen von Harnsäure und harnsauren Salzen (harnsaurem Natron, harnsaurem Ammoniak) finden wir in der Niere Neugeborener und gichtischer Erwachsener.

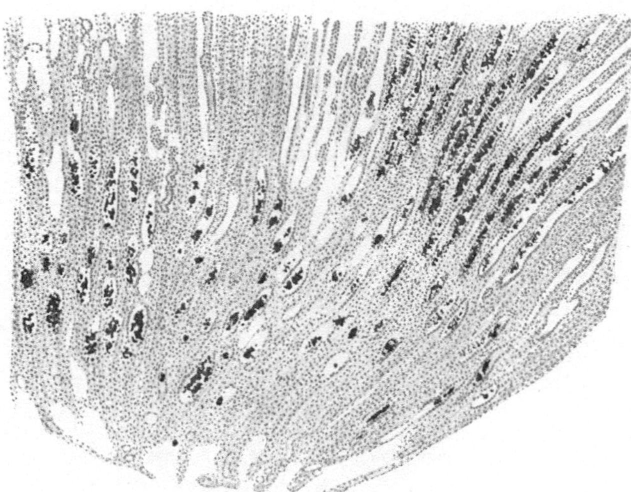

Fig. 113. Harnsäureinfarkt der Neugeborenenniere. Vergr. 25fach. (Hämatoxylin.)
Längsschnitt durch eine Markpapille. Die Sammelröhren sind mit Sphärokristallen harnsauren Ammoniaks erfüllt.

Die Gichtniere soll nicht der Gegenstand unserer Betrachtung sein. Hier verbinden sich mit den kristallinischen, urischen Ablagerungen (harnsaures Natron!), die zunächst innerhalb der Harnkanälchen der Marksubstanz, dann aber auch in dem Zwischengewebe stattfinden und mit Nekrosen des Nierengewebes verbunden sind, Prozesse, welche zunächst als örtliche

Reaktionen des Bindegewebes (mit Fremdkörperriesenzellen wie in gichtischen Tophis!) in der Umgebung der urischen Depots und Nekrosen auftreten. Nicht selten aber bietet die Gichtniere das Bild einer echt entzündlichen Schrumpfniere dar, in welcher auch ausgesprochene Gefäßsklerosen hervortreten. Die gichtischen Ablagerungen sind schon makroskopisch als weiße Fleckchen und Streifen der Marksubstanz zu sehen.

Bei dem sog. Harnsäureinfarkt der Neugeborenen handelt es sich um den Ausdruck einer (physiologischen) in der Regel rasch vorübergehenden Umwälzung des Stoffwechsels, die mit der einsetzenden Lungenatmung auftritt. Eine vermehrte Ausscheidung von Harnsäure findet hierbei statt. Sie tritt morphologisch besonders im Bereich der Sammelröhren und vor allem der Ductus papillares hervor. Hier kann sie schon mit bloßem Auge an einer rötlichgelblichen Streifung der Markpapillen erkannt werden. Mikroskopisch (Fig. 113) findet man in den genannten Kanälchenabschnitten eine Anhäufung von Sphärokristallen, von der Art, wie sie als Ausfällungen aus kolloidalen Lösungen vorkommen. Die genannten Harnkanälchen sind mit oft massenhaften, radiär gestreiften, doppeltbrechenden (Polarisationsmikroskop!), kugeligen Körperchen, die auch zu förmlichen Zylindern zusammensintern können, erfüllt. Es handelt sich um kristallinische Formen des harnsauren Ammoniaks. Die Körperchen besitzen ein Eiweißgerüst, das durch Formolbehandlung (wobei sich die Salze auflösen) deutlich wird. Weitere Veränderungen im Nierengewebe fehlen gewöhnlich. Gelegentlich kann man auch körnige Ablagerungen der Harnsäure in den Epithelien der Hauptstücke sehen, wobei auch völlige Nekrosen dieser Epithelien beobachtet worden sind.

Vielleicht können die Ausscheidungen der Harnsäure in der Neugeborenenniere gelegentlich zu Steinbildungen im Nierenbecken Veranlassung geben, wie man sie in seltenen Fällen bei Kindern findet.

β) Hämochromatose der Niere (Hämosiderininfarkt).

Bei reichlichem Zerfall roter Blutkörperchen auf toxischer (exo- oder endotoxischer Grundlage z. B. bei Alkoholismus, perniziöser Anämie usw.)

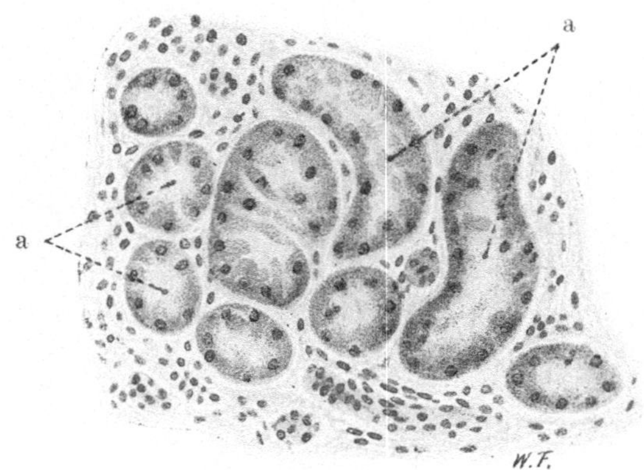

Fig. 114. Hämochromatose der Niere. Vergr. 200fach. (Hämatoxylin.)
a Hauptstücke, quer und schräg getroffen. Das Protoplasma der Epithelien enthält Hämosiderin in granulärer Form.

wird der Blutfarbstoff zu körnigem Hämosiderin verarbeitet und in den verschiedensten Organen des Körpers abgelagert (allgemeine Hämochromatose bzw. -siderose). Die Organe nehmen eine rostbraune Farbe an.

In hervorragendem Maße ist bei solchen Hämosiderinablagerungen die Niere beteiligt. Sie kann dabei bis tiefkastanienbraun gefärbt sein. Schon bei schwacher Vergrößerung sieht man die Epithelsäume der Hauptstücke und Schleifen, weniger der Sammelröhren, bräunlich pigmentiert. Bei starker Vergrößerung zeigt sich (Fig. 114), daß der Blutfarbstoff in Form von kleinen, gelbbräunlichen Körnern im Protoplasma der Epithelien abgelagert ist (Bindung an die Zellgranula!). Die Kerne der Epithelien sind wohl erhalten. Durch Ferrozyankali und Salzsäure würden wir an allen diesen gelbbräunlichen Farbstoffmassen die Berlinerblaureaktion erzielen und sie dadurch als eisenhaltig erweisen können. Anderweitige krankhafte Veränderungen finden sich in der Niere dabei gewöhnlich nicht. Das Bild spricht durchaus für systematische Ausscheidung des Blutfarbstoffes durch die Niere und Ablagerung (Speicherung) daselbst, wobei eine Umwandlung in Hämosiderin unter Bindung an die Zellgranula stattfindet.

Bei Blutungen in der Niere kommen ebenfalls — dann natürlich mehr lokalisierte — Hämosiderinablagerungen in Epithelien und im Zwischengewebe vor (resorptive Verarbeitung des Blutfarbstoffes!).

γ) **Methämoglobininfarkt** (bei Kalichloricumvergiftung.)

Viele der sog. Blutgifte wirken blutfarbstoffauflösend, hämolytisch (Hämoglobinämie). Der gelöste Blutfarbstoff wird in der Niere ausgeschieden (Hämoglobinurie). Bei der Kalichloricumvergiftung bildet sich Methämo-

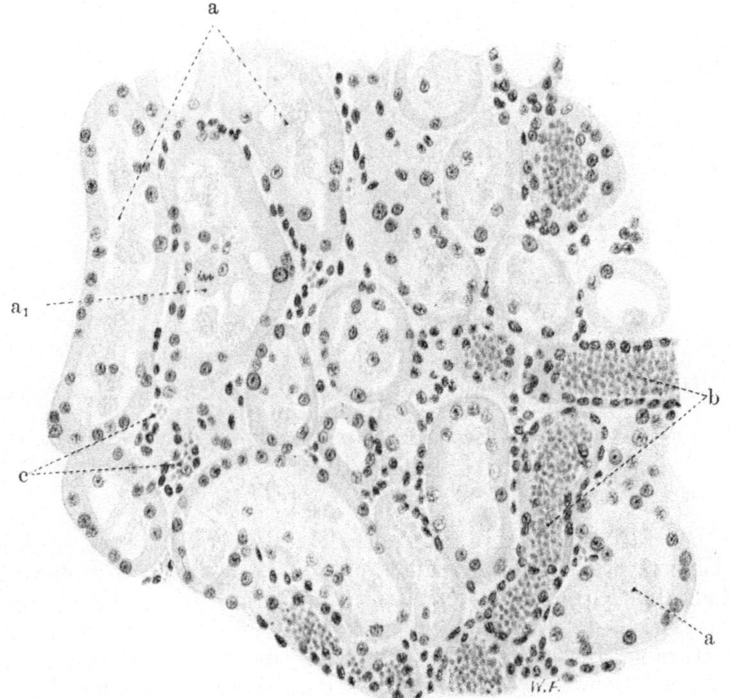

Fig. 115. Niere, Kalichloricumvergiftung (Rindengegend). Vergr. 200:1. (Hämatoxylin-Eosin.)
a Hauptstücke mit geschwollenen, zum Teil kernlosen, zum Teil abgelösten Epithelien. Feinstkörnige Massen (Methämoglobin) in abgelösten und zerfallenen Epithelien. a₁ Mitose in einem Epithelium eines Hauptstücks. b Schaltstücke mit körnigen Methämoglobinmassen erfüllt. c Mit Blut erfüllte Kapillaren.

globin. Das Blut ist von braunroter bis schokoladebrauner Färbung.
Bei der spektroskopischen Untersuchung des Blutes findet man einen
Absorptionsstreifen im Rot. Die Niere nimmt bei der Ausscheidung des
Methämoglobins eine braunrote bis tiefbraune Färbung an; besonders tief-
braun sind die Markkegel gefärbt; jedoch nimmt auch die Rinde an der Fär-
bung teil. Eine geringe Schwellung der Niere ist dabei vorhanden.

Mikroskopisch (Fig. 115 u. 116) fällt bei schwacher Vergrößerung in
erster Linie die Ausfüllung der Sammelröhren mit gelbrötlichen Inhaltsmassen auf (Fig. 116, b). Die gelbrötlichen Massen sind Methämoglobin.

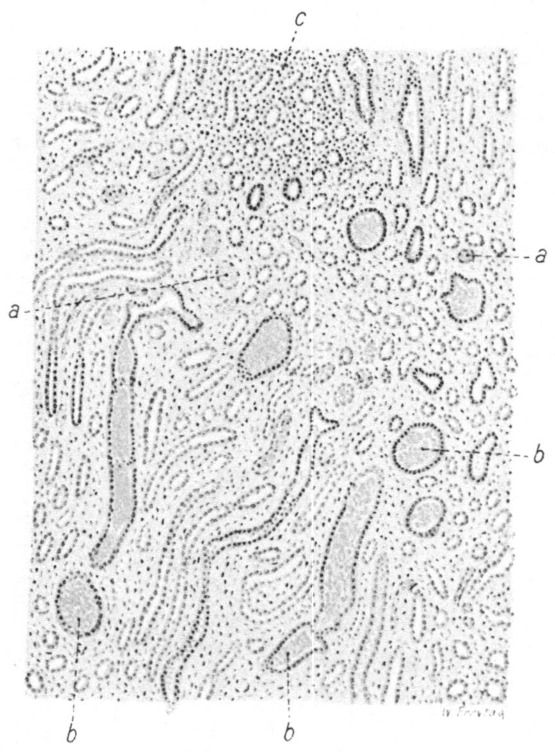

Fig. 116. Niere, Kalichloricumvergiftung (Marksubstanz). Vergr. 80:1.
(Hämatoxylin-Eosin.)
a Schleifen mit Methämoglobin erfüllt. b Sammelröhren mit scholligen Methämoglobinmassen. c Lymphozytäre Infiltrate des Zwischengewebes in der Schleifengegend.

Ähnliche Massen finden sich auch in Schleifen und Schaltstücken (Fig. 115, b).
An den Hauptstücken sieht man schon bei schwacher Vergrößerung vielfach undeutliche Kernfärbung der Epithelien; die Lumina der Hauptstücke
sind etwas erweitert und mit einem körnig-scholligen Inhalt erfüllt, der
erst bei starker Vergrößerung näher analysiert werden kann. In der
Schleifengegend sieht man zellige Infiltrate im Zwischengewebe (Fig. 116, c).
Bei starker Vergrößerung erscheinen die Glomeruli unverändert. Die
Epithelien der Hauptstücke (Fig. 115, a) sind z. T. gut erhalten, z. T.
geschwollen, der Epithelverband ist vielfach gelockert. Die geschädigten
Epithelien zeigen Verlust der feineren Protoplasmastrukturen; Kern und
Protoplasma sind geschwollen; das Protoplasma vieler Epithelien erscheint
feinwabig, vakuolisiert; im Protoplasma eingelagert finden sich gelbröt-

liche bis bräunliche Körner (Methämoglobin in Bindung an Granula!). Die
Kerne der geschädigten Epithelien sind mangelhaft oder gar nicht gefärbt
(Karyolyse). Im Lumen der Hauptstücke trifft man auf körnigen und
fädigen Inhalt (Eiweiß), daneben aber auch auf gelbrötliche bis bräunlich
gefärbte Körner von Methämoglobin, ferner auch auf rundliche, kernlose
Zellen (abgelöste Epithelien), die ein vakuolisiertes Protoplasma mit eingelagerten Methämoglobinkörnern zeigen. Die Ausscheidung dieses Stoffes
findet also offenbar im Bereich der Hauptstücke statt, deren Epithelien
durch Giftwirkung deutlich geschädigt sind. In den Schleifen, Schaltstücken und Sammelröhren (Fig. 115, b, 116, a u. b) ist die Epithel-
schädigung viel geringer. Hier hat sich aber das ausgeschiedene Methämoglobin verdichtet und zu größeren Massen angesammelt. Man sieht neben
kernlosen Zelleichen (abgelösten Epithelien) gröbere Schollen von gelb- bis
braunrötlicher Farbe, die vielfach zu zylindrischen Gebilden zusammengesintert sind (Methämoglobinzylinder). Dabei sind die betreffenden
Kanälchen zum Teil stark erweitert. Mit ihrem Inhalt sehen sie blut-
gefüllten Gefäßen ähnlich. Die Epithelien der trüben Schleifen zeigen
stellenweise auch feine Methämoglobinkörnelung des Protoplasmas. Hier
kann es sich sowohl um Sekretion als um Rückresorption des Methämoglobins durch die Schleifenepithelien handeln. Die Zellinfiltrate an der
Rindenmarkgrenze erweisen sich bei starker Vergrößerung als herdförmige
Ansammlungen von vorwiegend lymphozytären Elementen im Interstitium. Leukozyten finden sich relativ wenig. Stellenweise sind diese
Zellen in die mit Methämoglobin verstopften Schleifen und Sammelröhren
eingewandert (reaktive Abbauvorgänge!).

In Fällen von längerer Dauer sieht man auch die Bilder der Regeneration. In den Sammelröhren erscheinen dann die Hämoglobin-
zylinder vielfach umhüllt von epithelialen Zellen (abgestoßenen Epithelien),
die sich auf Querschnitten durch die Kanälchen wie ein Kranz um die
Methämoglobinmassen herumlegen. Daneben sieht man noch einen zweiten
(regenerierten) Epithelsaum an der Wand dieser Kanälchen. Ausgedehnte
Epithelregenerationen an den Hauptstücken sieht man bei älteren Kali-
chloricumvergiftungen. In unserem Falle einer akuten Kalichloricumvergiftung fanden sich nur ganz vereinzelte Mitosen in Epithelien der Hauptstücke (Fig. 115, a$_1$).

δ) Niere bei Ikterus (Bilirubininfarkt).

Tritt aus irgendwelchen Gründen Gallenfarbstoff ins Blut über (s. S. 128),
so kommt es teils zu einer diffusen Imbibition der Körpergewebe mit Bilirubin, teils zu körnigen und kristallinischen Ablagerungen. Die Gewebe
nehmen dabei eine gelbliche bis grünliche Farbe an (Gelbsucht, Ikterus).
Die Niere ist beim Ikterus häufig miterkrankt. Beim Bilirubininfarkt der
Neugeborenen (oft verbunden mit Harnsäureinfarkt) sind die Farbstoff-
ablagerungen in der Marksubstanz (Papille) vorwiegend kristallinischer
Natur und finden sich in den Kanälchen und im Zwischengewebe. Die Niere
zeigt eine rötlichgelbe Streifung der Markkegel. Beim Icterus gravis der
Erwachsenen finden wir die Niere trüb geschwollen und hochgradig gelb
bis grünlich verfärbt. Die Schwellung und Trübung ist auf die toxische
Wirkung der Gallensäuren zurückzuführen, die beim Icterus gravis neben
dem Gallenfarbstoff reichlich im Blute vorhanden sind (Cholämie). Bei
schwacher Vergrößerung erkennt man die Bilirubinablagerungen an blaß-
gelblichen bis gelblichgrünen Färbungen. Sie sind bei dieser Vergrößerung
besonders deutlich in der Marksubstanz zu sehen, wo manche Sammelröhren

mit grünlichen Inhaltsmassen (ikterische Eiweißzylinder) gefüllt erscheinen. Auch die Epithelbesätze der Sammelröhren können eine gelbgrünliche Farbe zeigen. Bei starker Vergrößerung sieht man zunächst in

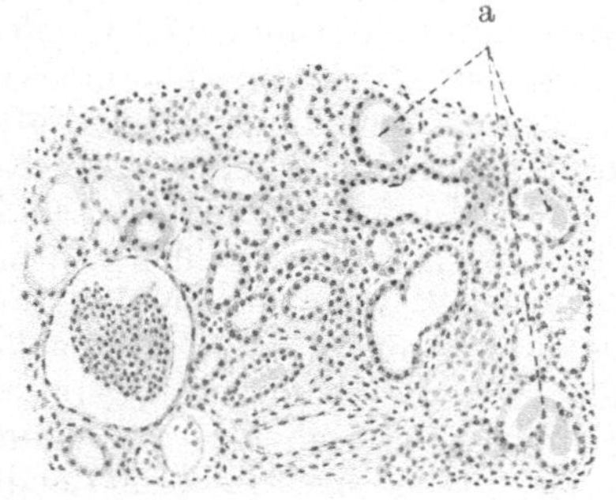

Fig. 117. Niere bei Icterus gravis.
Vergr. 80fach. (Hämatoxylin.)
a Rindenkanälchen, erweitert, ikterisch
gefärbte Eiweißzylinder enthaltend. Die
Epithelien dieser Kanälchen enthalten
z. T. Bilirubin in granulärer Form.

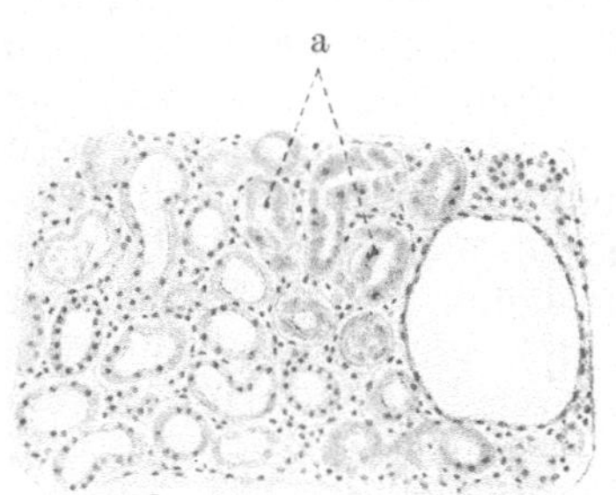

Fig. 118. Niere bei Icterus gravis.
Vergr. 80fach. (Hämatoxylin.)
a Hauptstücke mit ikterisch gefärbten, z. T. nekrotischen, in Ablösung
begriffenen Epithelien.

der Rinde an den Hauptstücken die Bilder der trüben Schwellung, ja stellenweise sogar der Nekrose (Fig. 118). Die Epithelien dieser Teile zeigen zum
Teil nur sehr blasse Kernfärbung, zum Teil fehlt die Kernfärbung völlig.

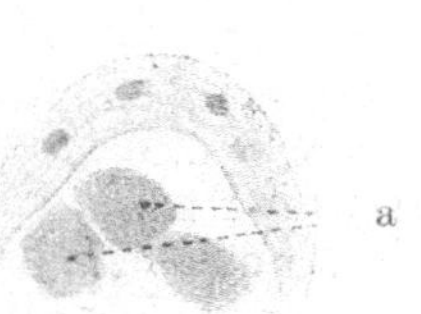

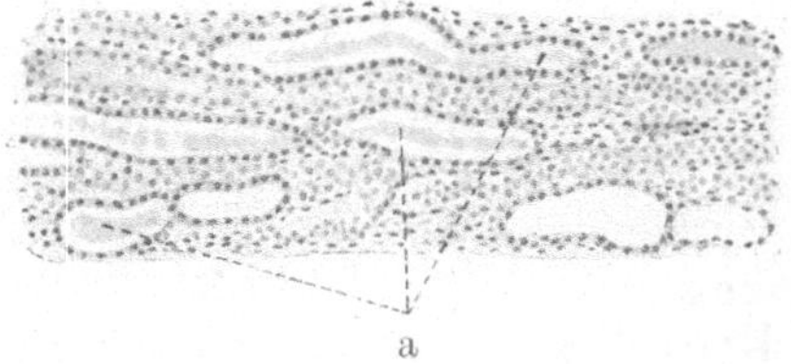

Fig. 119. Niere bei Icterus gravis.
Vergr. 400fach. (Hämatoxylin.)
a Abgelöste, nekrotische Epithelien
eines Hauptstückes mit Bilirubin-
granulis im Protoplasma.

Fig. 120. Niere bei Icterus gravis.
Vergr. 80fach. (Hämatoxylin.)
a Schleifen mit ikterischen Eiweiß-
zylindern.

Dabei sind die Epithelzellen geschwollen, vielfach in ihrem Verband gelockert
oder auch wohl ganz von der Unterlage abgelöst (Fig. 119). Die feineren

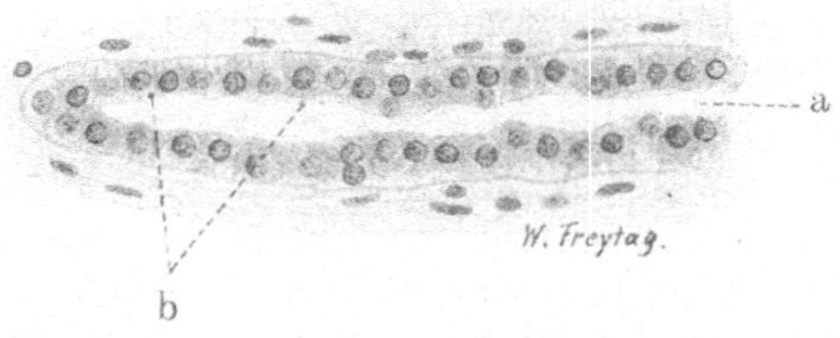

Fig. 121. Niere bei Icterus gravis. Vergr. 350fach. (Hämatoxylin.)
a Sammelröhre. b Epithelien derselben mit körnigem Bilirubin im Protoplasma.

Protoplasmastrukturen sind verschwunden. Im Protoplasma mancher Epithelien (Fig. 117, 118, 119) sieht man reichlich äußerst feine, gelblichgrün-
lich gefärbte Körner (Speicherung des Farbstoffs durch die Zellgranula!);

andere (vor allem die nekrotischen) Epithelien zeigen eine diffuse, grünliche Färbung (Imbibition mit diffundierendem Gallenfarbstoff). Im Lumen der Hauptstücke sind körnig-fädige Gerinnsel (Eiweiß) vorhanden. Schleifen, Schaltstücke, Sammelröhren, deren Epithelien besser erhalten sind als die der Hauptstücke, zeigen hin und wieder homogene Inhalte (Fig. 120), welche grünlich gefärbt erscheinen: es sind hyaline Eiweißzylinder, die durch Gallenfarbstoff diffus gefärbt erscheinen. In den Epithelien der Sammelröhren (Fig. 121) sieht man stellenweise gröbere, gelbgrüne Körner (Rückresorption!). So zeigt uns das Präparat also einerseits die toxische Schädigung des Nierenparenchyms (durch die Gallensäuren), andererseits die Ausscheidung und Ablagerung des Gallenfarbstoffes im Bereiche der Harnkanälchen.

ε) Argyrosis der Niere (Silberinfarkt).

Bei reichlicher Zufuhr von Silbersalzen (Argentum nitricum z. B.) kreist das einverleibte Silber im Blut als Silberalbuminat und wird als metallisches Silber in Form feinster Körnchen in den Geweben des Körpers abgelagert.

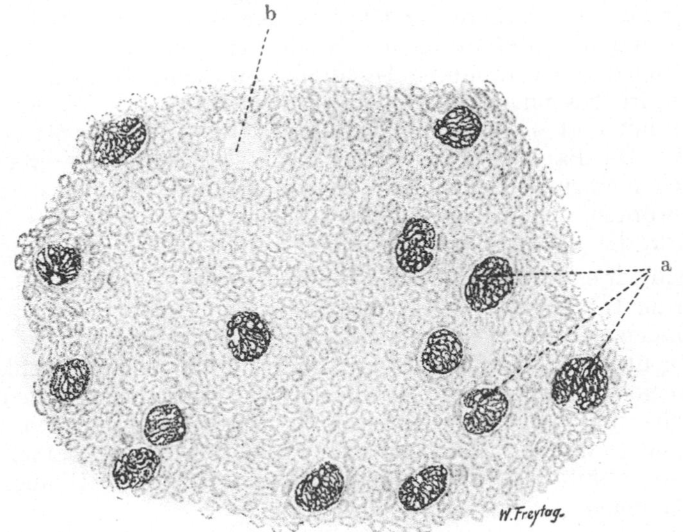

Fig. 122. Argyrosis der Niere. Vergr. 60 fach. (Ungefärbtes Präparat.)
a Silberimprägnierte Glomeruli. b Bei der Präparation ausgefallener Glomerulus.

So in der Haut, wo wir es in den Wandungen der Blutgefäße, in den Eigenmembranen der Hautdrüsen usw. vorfinden, so in den Innenhäuten der großen Blutgefäße (Aorta z. B.), so in der Niere und an anderen Stellen. Bei der Ablagerung des Silbers im Körper findet eine Elektion insofern statt, als alle epithelialen Teile frei bleiben; auch im Hirngewebe findet keine Ablagerung statt. Die von der Ablagerung befallenen Gewebe sehen rauchgrau gefärbt aus.

In der Niere kommt das Silber in den Wandungen der Nierenkapillaren, besonders der Glomeruli, ferner in den Membranis propriis der Harnkanälchen zur Ablagerung. Die Glomeruli sehen schon bei makroskopischer Betrachtung dunkelgrau bis schwärzlich aus; in schweren Fällen kann die ganze Niere eine schmutzig grauschwärzliche Farbe zeigen.

Mikroskopisch (Fig. 122) untersucht man am besten am ungefärbten Schnitt. Bei durchfallendem Licht und schwacher Vergrößerung erscheinen

alle Glomeruli schwärzlich; blendet man völlig ab, indem man die Hand
zwischen Lichtquelle und Spiegel des Mikroskops stellt, dann leuchten
die Glomeruli silberglänzend auf. Bei starker Vergrößerung erkennt man,
daß die Konturen der Schlingen der Glomeruli durch eine Imprägnation
der Gefäßwand mit feinsten schwärzlichen Körnchen sehr deutlich dargestellt
sind. Auch sonst kann man im Bereich des Interstitiums (Gefäße, Membranae propriae) die feinkörnigen Ablagerungen finden. Frei ist das epitheliale Parenchym; die Ausscheidung ist also auf den Gefäßbindegewebsapparat beschränkt.

ζ) Kalkinfarkt (Sublimatniere).

Kalkablagerungen in der Niere können in den Epithelien und im Inter-
stitium bzw. in den Gefäßwandungen stattfinden. Bei der sog. Kalkmeta-
stase wird Kalk im Bereich des Skeletts (durch zerstörende Geschwülste,
Säureintoxikation usw.) zur Lösung gebracht und mit dem Blut in andere
Organe transportiert. Bei solchem Kalktransport wird der Kalk in der
Lunge, in den Nieren und in anderen Organen ausgeschieden und abgelagert.
Man findet ihn in der Niere vor allem in der Wand der Gefäße (auch der
Glomeruli) und im Interstitium der Rinde vor; auch Kalkzylinderbildung
in den Kanälchen der Rinde ist beschrieben worden. Beim Kalkinfarkt
sensu strictiori (besonders bei alten Leuten auftretend) findet sich der Kalk
(zusammen mit Fett [1]): fettsaurer Kalk!) im Interstitium der Marksubstanz
abgelagert. Die Papillen zeigen schon makroskopisch eine weißliche Streifung. Auch hier sind Kalkzylinder in den geraden Kanälchen (Schleifen)
gefunden worden. Ähnliches kommt bei jenen Störungen des Kalkstoff-
wechsels vor, die als Kalkgicht bezeichnet worden sind (M. B. Schmidt).

Während wir es bei den bisher genannten Vorgängen mit allgemeineren
Störungen zu tun haben, die im histologischen Bild der Niere zum Ausdruck kommen, gibt es auch Kalkablagerungen in der Niere, die eine mehr
lokale Bedeutung besitzen. So sieht man z. B. im Bereich der Harnkanälchen
Kalk abgelagert, wenn einzelne Kanälchen (z. B. durch entzündliche Bindegewebswucherung) vom System abgeschnürt worden sind und sich zu kleinen
Zysten erweitert haben. In diesen Zysten bildet sich ein kolloidaler Inhalt,
der Kalksalze aufnimmt. Auch verödete (hyalin entartete) Glomeruli sollen
verkalken können.

In großartiger Weise findet eine Kalkablagerung in den Harnkanälchenepithelien bei der Sublimatvergiftung statt. Die Sublimatniere bietet
uns ein typisches Beispiel für eine schwere toxische Nephrose, d. h. für ein
rein degeneratives, nicht entzündliches Nierenleiden (siehe S. 181). Die
Niere sieht bei frischer Sublimatvergiftung zuerst hyperämisch, alsbald
aber trüb, grauweiß und geschwollen aus (Stadium der Nekrose). In den
späteren Stadien der Verkalkung und Regeneration sieht die Niere wieder
blutreicher aus; die Verkalkungen können sich hierbei, wenn sie sehr ausgedehnt sind, durch eine feine, weißliche Fleckung der Rinde kenntlich machen.
Mikroskopisch (Fig. 123) treten bei schwacher Vergrößerung vor allem die
Verkalkungen (d) hervor. Man sieht allenthalben in der Rinde mit Hämatoxylin dunkelblauviolett gefärbte, schollige Massen, welche die Harnkanälchen (Hauptstücke und Schleifen) ausfüllen. Diese Schollen sind die
degenerierten und verkalkten Epithelien; ihre tief dunkelblaue Färbung
verdanken sie der großen Affinität des Kalkes zum Hämatoxylin. In den

---

[1] **Aschoff** beschreibt als eine der Atherosklerose der Gefäße analoge Ab-
nützungserscheinung den Fettinfarkt der Nierenpapillen: Ablagerung von
(z. T. doppeltbrechenden) Fetttröpfchen im Interstitium der Nierenpapillen.

Schleifen und Sammelröhren findet man auch unverkalkte Eiweißmassen (hyaline Zylinder, körnige und schollige Zerfallsprodukte). Bei starker Vergrößerung findet man besonders im Bereich der Hauptstücke Schwellung der Epithelien, Homogenisierung ihres Protoplasmas, mangelhafte oder fehlende Kernfärbung (Nekrose). Die Epithelien erscheinen vielfach in kernlose Schollen verwandelt, die sich von der Kanälchenwand abgelöst haben und frei im Lumen liegen. Diese homogenen, kernlosen Schollen sind vielfach mehr oder weniger tief dunkelblauviolett gefärbt. Manchmal sieht man die degenerierten Epithelien noch an der Kanälchenwand haften und bereits mehr oder weniger dunkelblau gefärbt. Hier ist also die Verkalkung

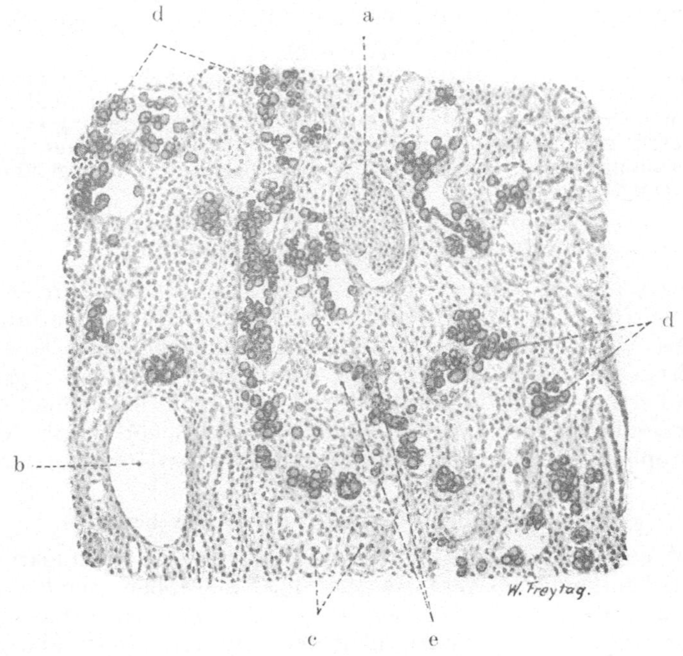

Fig. 123. Kalkinfarkt der Niere (bei Sublimatvergiftung). Vergr. 80fach. (Hämatoxylin.)

a Glomerulus. b Leerer Kapselraum, Glomerulus bei der Präparation ausgefallen. c Harnkanälchen mit regeneriertem Epithel. d Kalkschollen in Harnkanälchen (= verkalkte Epithelien der Hauptstücke). e Harnkanälchen mit Verkalkung von Epithelien in situ.

in situ erfolgt (e). Gerade dann erkennt man bisweilen, daß die beginnende Verkalkung in Ablagerung von dunkelblau gefärbten Körnchen (Granula!) besteht; diese fließen allmählich zu größeren Schollen zusammen. Vielfach sind die abgestoßenen und verkalkten Epithelien zu größeren Konglomeraten zusammengesintert und bilden gelegentlich zylindrische Ausgüsse der Harnkanälchen (Kalkzylinder). In unserem Präparat sind neben diesen rückläufigen Prozessen auch bereits die Vorgänge der Regeneration am Kanälchenepithel zu verfolgen (c). Es handelt sich um jene Regeneration in der Niere, die als intrakanalikulärer Zellersatz bezeichnet wird. Man sieht fast überall neben den kernlosen, abgestoßenen und verkalkten Epithelien prächtig erhaltene Epithelzellen mit tadellos gefärbten Kernen. Sie haben ein dichtes, durch Eosin stark färbbares Protoplasma. Die Kerne sind chromatinreich. Die Form der Zellen und ihrer Kerne ist sehr wechselnd;

platte, polygonale, kubische Zellformen kommen vor. Diese Zellen sind neugebildete Epithelien; wir finden sie teils auf den abgestoßenen, verkalkten Zellschollen aufgelagert, teils frei im Lumen der Kanälchen liegend, teils an der Wand als mehr oder weniger zusammenhängenden Epithelbelag angeordnet (regenerativer Ersatz für die zugrunde gegangenen Epithelien!). Interessant ist, daß die regenerierten Epithelien zum Teil selbst wieder der Nekrose und Verkalkung anheimfallen. So ist das Präparat wegen des Nebeneinander von Degeneration und Regeneration besonders eindrucksvoll.

Die Verstopfung zahlreicher Kanälchen mit verkalkten und unverkalkten Zerfallsprodukten hat auch zu einer zellulären Reaktion des Interstitiums geführt. Man sieht da und dort, besonders stark aber in der Schleifengegend, Ansammlungen von leuko- und lymphozytären Wanderzellen, die teilweise auch in die Kanälchen vorgedrungen sind.

Bemerkt sei, daß die Verkalkung abgestoßener Epithelien nicht etwa für die Sublimatniere ausschließlich charakteristisch ist. Sie kann in allen Fällen erfolgen, wenn neben Nekrosen der Epithelien reichlich Kalk zur Verfügung steht; bei der Sublimatvergiftung kann die Erhöhung des Blutkalkspiegels auf mangelhafte Kalkausscheidung durch den miterkrankten Dickdarm zurückgeführt werden (M. B. Schmidt).

2. Stoffwechselstörungen (sog. Entartungen).

Im Gegensatz zu den entzündlichen Nierenleiden, für welche die Bezeichnung Nephritis gilt, werden die nichtentzündlichen Nierenprozesse als Nephrosen (F. v. Müller) zusammengefaßt. Jores spricht von Nephresen. Von manchen wird der Begriff Nephrose enger gefaßt; und es werden die degenerativen Nierenleiden damit bezeichnet. Aschoff schlägt für Nephrose den Namen Nephrodystrophie vor. Zu den Nephrosen oder Dystrophien gehören die folgenden krankhaften Prozesse.

α) Trübe Schwellung (parenchymatöse Degeneration).

Dies ist eine sehr häufige Veränderung der Niere bei infektiösen und toxischen Schädigungen. Die Niere erscheint geschwollen. Sie löst sich sehr leicht aus ihrer Kapsel und zeigt auf der Schnittfläche ein trübes Aussehen, derart, daß sich Rinde und Mark nicht deutlich voneinander abheben. Die Rinde kann eine geringe Verbreiterung aufweisen; häufig quillt sie auch ein wenig über die Schnittfläche vor. Ihre Farbe ist ein schmutziges Graurot, und es fehlt der normale durchsichtige Glanz der Schnittfläche. Ein stärkerer Saftreichtum der veränderten Niere kann auch fehlen; dann ist mehr Trübung als Schwellung vorhanden. Eine stärkere kongestive Blutfüllung der Niere ist bei der trüben Schwellung durchaus nicht regelmäßig vorhanden, im Gegenteil läßt sich manchmal ein Zustand relativer Anämie feststellen. Nicht selten ist es, daß eine Stauungshyperämie das Bild der trüben Schwellung kompliziert und verwischt. Klinisch ist die trübe Schwellung durch Albuminurie ausgezeichnet. Das mikroskopische Verhalten der trüb geschwollenen Niere wird am besten an frischen Abstrichpräparaten untersucht (NaCl-Lösung): die Nierenepithelien, speziell die der Hauptstücke, erscheinen leicht vergrößert und zeigen im durchfallenden Licht eine dunkle Trübung ihres Protoplasmas, welche bedingt ist durch die Einlagerung zahlreicher kleinster Körnchen oder Tröpfchen, die auf Zusatz verdünnter Essigsäure verschwinden, also Eiweißtröpfchen darstellen. Die feineren Protoplasmastrukturen sind nicht mehr nachweisbar. Entweder sind sie durch die Eiweißtröpfchen überlagert oder wirklich verschwunden. Letzteres würde auf engere Beziehungen der Eiweißkörnchen zu den körnigen Protoplasmastrukturen hinweisen. Es handelt sich also um einen zunächst im Protoplasma sich abspielenden Prozeß, bei welchem Eiweiß in Tropfenform abgelagert wird (s. a. früher S. 6). Die Kerne der Epithelien, die bei Essigsäurezusatz besonders deutlich hervortreten, können erhalten sein. In schweren Fällen sieht man jedoch regressive Erscheinungen an den Kernen oder ihr völliges Zugrundegehen.

Mit der Auffassung der trüben Schwellung als eines regressiven Vorgangs ist die Stellung derselben zur Nierenentzündung entschieden. Diese Frage ist von größter Bedeutung für die Anerkennung oder Ablehnung einer sog. parenchymatösen Nephritis. Ist die trübe Schwellung kein regressiver Prozeß, sondern muß sie mit Virchow als ein irritativer, mit verstärkter Vitalität einhergehender Vorgang (Anhäufung von Eiweiß infolge „nutritiver Reizung") aufgefaßt werden, dann steht sie der Entzündung nahe, die uns ja als eine gesteigerte

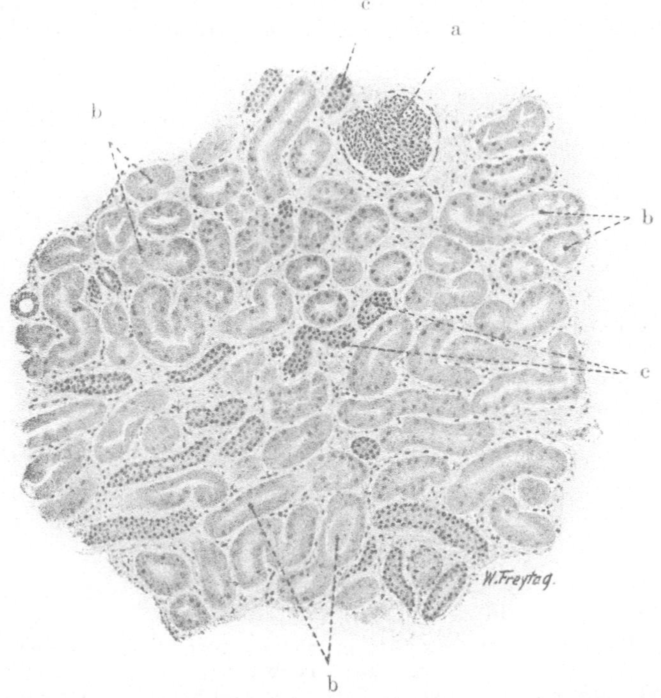

Fig. 124. Parenchymatöse Degeneration der Niere. Vergr. 80fach.
(Hämatoxylin.)
a Glomerulus. b Hauptstücke mit schlechter Kernfärbung der Epithelien.
c Schaltstücke (gut gefärbt).

vitale Reaktion auf gewisse Reize oder Schädigungen erscheint. Wir halten demgegenüber an der Auffassung der trüben Schwellung als einer (allerdings reversiblen) Schädigung der Zelle rückläufiger Art fest. Dafür sprechen die Beziehungen der trüben Schwellung zu anderweitigen Störungen (zur Verfettung z. B.) und ihre gelegentliche Verbindung mit regressiven Kernveränderungen. Aber selbst wenn ihr ein irritativer und reaktiver Charakter zukäme, wäre es dennoch verfehlt, dies eine Entzündung des Nierenepithels nennen zu wollen. Denn der Entzündungsbegriff kann unmöglich so weit gefaßt werden, daß man alle gesteigerten vitalen Reaktionen auf pathologische Reize oder Schädigungen darunter subsumiert, sondern es kann nur die Reaktion am Gefäßapparat (Hyperämie und Exsudation) als im eigentlichen Sinne entzündlich gelten. Wir erkennen also nur interstitielle Entzündungen, keine parenchymatösen an und werden dementsprechend die trübe Schwellung in keinem Fall als entzündliches Nierenleiden, als Nephritis bezeichnen, sondern sie den nicht entzündlichen Nierenleiden, den sog. Nephrosen, zurechnen. Das hindert nicht zuzugeben, daß die trübe Schwellung sehr häufig bei echt entzündlichen Nierenleiden als Begleiterscheinung auftritt.

Aschoff trennt eine eigenartige Form der Eiweißtröpfchenbildung im Protoplasma, nämlich die sog. hyalin-tropfige Entartung (s. diese S. 188), als trübe Schwellung sensu strictiori von anderen Fällen von albuminöser Trübung oder körniger Degeneration ab. Bei dieser Form scheint eine engere Beziehung der Tröpfchen zu den Zellgranula zu bestehen; durch Vergrößerung der Granula entstehen wahrscheinlich die Tröpfchen. Deshalb wird der Vorgang im Sinne einer Hypersekretion gedeutet und als irritativ bzw. entzündlich aufgefaßt. Aber auch die hyalin-tropfige Veränderung des Zellprotoplasmas kann zum Untergang der Zelle führen und zeigt dadurch ihren regressiven Charakter an. Und selbst wenn sich die Auffassung eines irritativen Prozesses (Hypersekretion) halten ließe, müßten die oben gemachten Einwände gegen die Annahme einer parenchymatösen Entzündung aufrecht erhalten werden.

Wir werden von der trüben Schwellung ein Dauerpräparat untersuchen, das uns zwar nicht die albuminösen Trübungen des Zellprotoplasmas vor-

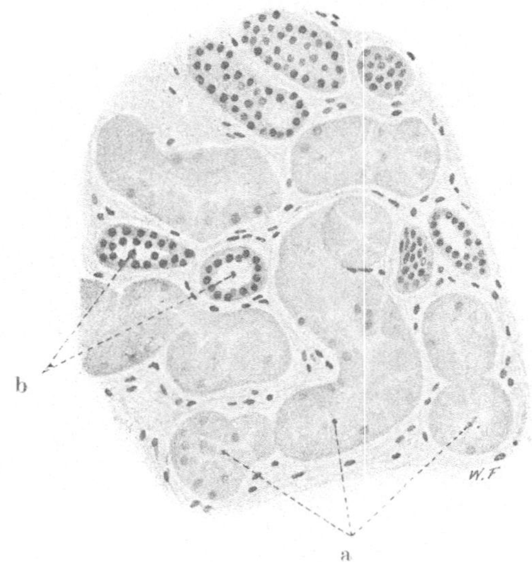

Fig. 125. Parenchymatöse Degeneration der Niere. Vergr. 200fach. (Hämatoxylin.)
a Hauptstücke mit geschwollenen, z. T. im Verband gelockerten Epithelien, deren Kerne schwach oder gar nicht gefärbt sind. b Schaltstücke mit tadelloser Kernfärbung.

führen kann, wohl aber die Schwellungen der Epithelien und die vorhin erwähnte Verbindung mit tiefergreifenden Kernschädigungen, so daß im ganzen ein eindrucksvolles Bild einer toxischen, parenchymatösen Degeneration der Niere vorliegt. Bei der schwachen Vergrößerung (Fig. 124) ist auf den ersten Blick wenig zu sehen. Bei genauerer Betrachtung fällt jedoch die wenig intensive Kernfärbung an den Hauptstücken (b) auf, während die Schaltstücke (c) ausgezeichnet gefärbt sind. Bei starker Vergrößerung (Fig. 125) sehen wir an den Epithelien der Hauptstücke (a) wichtige Formveränderungen; die Zellen erscheinen vergrößert, ihre feineren Protoplasmastrukturen lassen sich nicht mehr nachweisen. Vielfach sind sie im Verband gelockert und bilden nach dem Lumen der Kanälchen hin keinen kontinuierlichen Saum, sondern ragen unregelmäßig ins Lumen vor. Die Kerne der Epithelien der Hauptstücke sind vielfach nur schwach mit Hämatoxylin gefärbt; da und dort fehlt die Kernfärbung ganz. Im Lumen der

Hauptstücke finden sich feinkörnige und fädige Massen (Eiweiß). In auffallendem Kontrast zu den Hauptstücken stehen die tadellos gefärbten, unveränderten Schaltstücke und übrigen Kanälchenabschnitte. Es handelt sich also um eine elektive Schädigung des sog. sekretorischen Abschnitts der Niere im Bereich der Hauptstücke.

β) Nierenverfettung.

Physiologisch findet sich Fett in sehr geringer Menge in den Epithelien der Schleifen und Schaltstücke. Pathologische Fettablagerungen in den Nierenepithelien sind das Zeichen einer Stoffwechselstörung, deren Grade allerdings sehr wechselnd sein können. Einfache Verfettungen zeigen uns eine Vermehrung des Fettes in sonst unveränderten Epithelien — also eine Art Speicherung des Fettes in den Zellen. Das kann in ganz systematischer Weise erfolgen, so daß z. B. nur bestimmte Teile der Harnkanälchensysteme von der Verfettung befallen sind, wie z. B. die Hauptstücke beim Diabetes und bei Basedowscher Krankheit, die erhaltenen, hypertrophischen Nierenreste in Schrumpfnieren usw. Ausgedehntere Verfettungen dieser

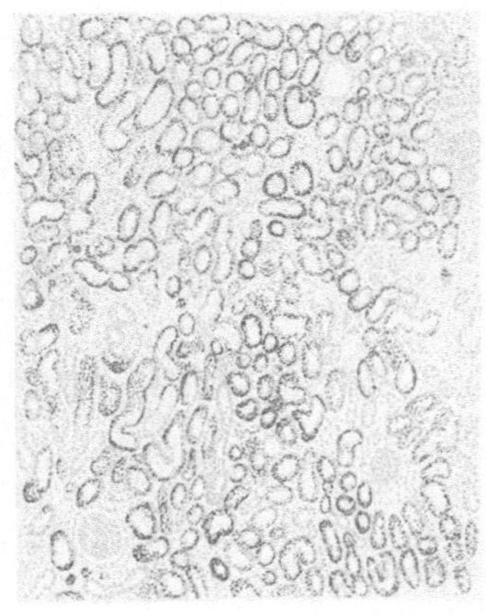

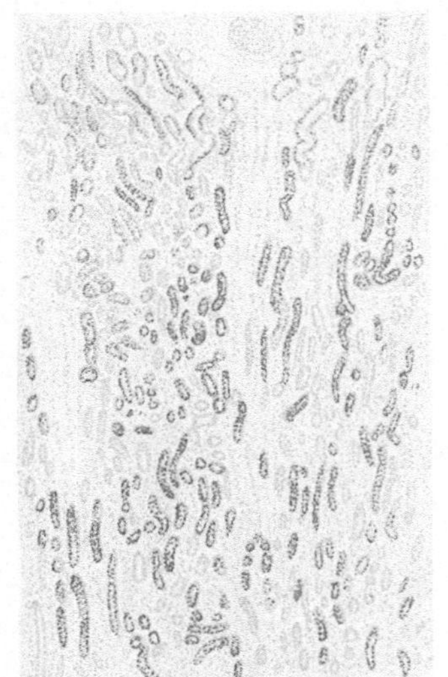

Fig. 126. Einfache Verfettung der Niere. Vergr. 25fach. (Sudan-Hämatoxylin.) a Rinde: hier vorzugsweise Verfettung der Hauptstücke. b Schleifengegend: hier vorzugsweise Verfettung der trüben Schleifenschenkel.

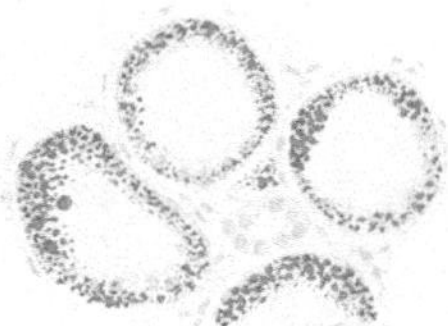

Fig. 127. Einfache Verfettung der Niere. Vergr. 150fach. (Sudan-Hämatoxylin.) Hauptstücke mit verfetteten, sonst aber tadellos erhaltenen Epithelien. In der Mitte ein nicht verfettetes Schaltstück.

Art treten in der Niere z. B. bei Schwangerschaft auf (fälschlich Schwangerschaftsnephritis genannt). Höhere Grade von Stoffwechselstörung liegen dann vor, wenn die Fettablagerung mit ausgesprochenen, degenerativen Erscheinungen an den Zellen (Kernschwund, Zellzerfall) einhergeht. Solche degenerative Verfettungen, die oft auch mit Fettablagerungen im Interstitium verbunden sind, sehen wir vor allem bei entzündlichen Nierenleiden. Jedoch treten sie gelegentlich in großer Ausdehnung auch ohne Kombination mit Nephritis bei den sog. genuinen lipoiden

Nephrosen [1]) auf. Die bei degenerativer Verfettung auftretenden Fette sind von sehr verschiedenartiger Zusammensetzung (Neutralfette, doppeltbrechende Fette, Seifen usw.).

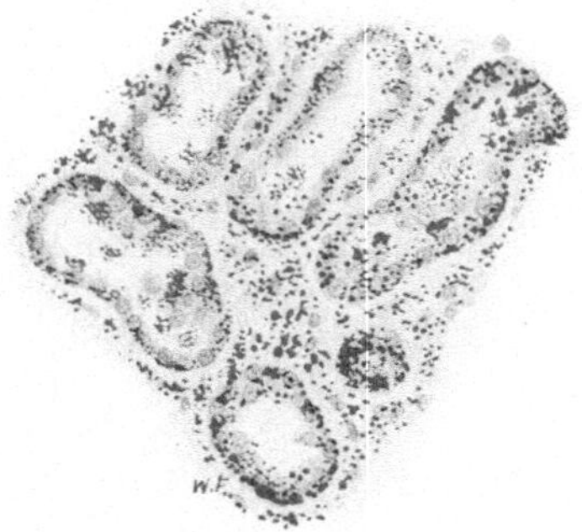

Fig. 128. Degenerative Verfettung der Niere (bei chronischer Nephritis). Vergr. 200fach. (Hämatoxylin-Sudanfärbung.)
Zahllose Fetttröpfchen in den Epithelien der Hauptstücke; die Kerne der verfetteten Epithelien teilweise schlecht färbbar. Starke Verfettung im Interstitium.

Ätiologisch kommen für die Nierenverfettungen infektiöse und toxische Schädigungen, ferner allgemeine und lokale Ernährungsstörungen (allgemeine Anämie, Blutveränderungen, lokale Ischämie usw.) in Betracht.

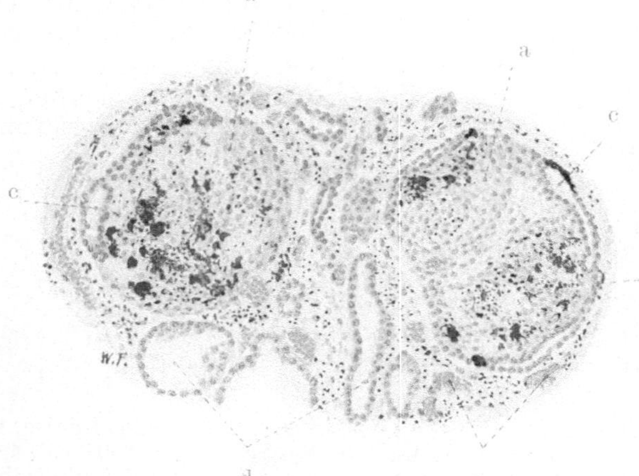

Fig. 129. Degenerative Verfettung der Niere (bei chronischer Nephritis). Vergr. 100fach. (Hämatoxylin-Sudan.)
a Glomeruli mit Fetttröpfchen in den Endothelien der Kapillarschlingen, sowie in den Kapsel- und Schlingenepithelien. b Adhäsionen der Glomeruli am parietalen Blatt der Bowmanschen Kapsel. c Teile des Kapselraums, mit kubisch umgestaltetem Kapsel- und Schlingenepithel ausgekleidet. d Erweiterte Harnkanälchen. e Weite Kapillaren. Das interstitielle Gewebe, in welchem sie verlaufen, von Fetttröpfchen durchsetzt.

------

[1]) Diese lipoiden Nephrosen sind durch reichlichen Eiweißgehalt des Harnes, Fetttröpfchen im Sediment desselben, Neigung zu Ödemen, Fehlen der Hypertonie und der Herzhypertrophie ausgezeichnet. Die selbständige Stellung dieser lipoiden Nephrosen und deren Beziehungen zur Nephritis sind noch nicht genügend aufgeklärt.

Bei frischer Untersuchung (NaCl-Lösung) einer verfetteten Niere sieht man feine, glänzende Tröpfchen im Zellprotoplasma der Epithelien, die durch Essigsäure nicht zur Auflösung gebracht werden können.

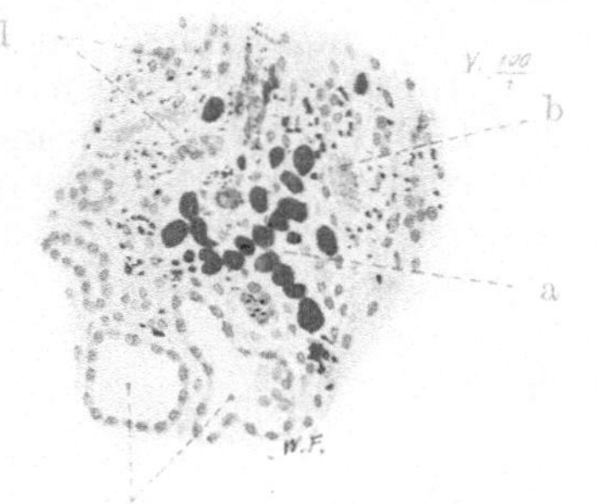

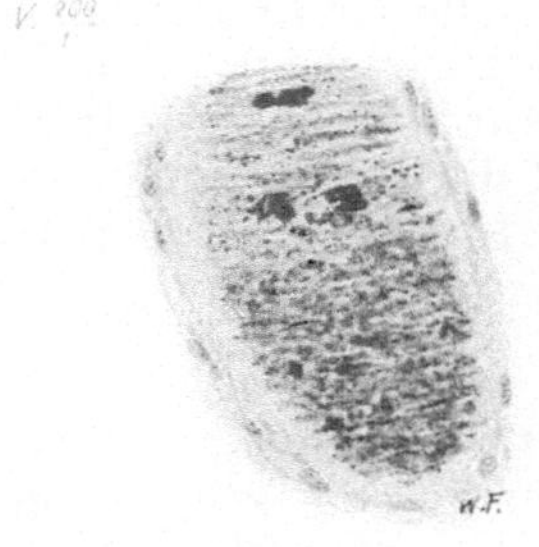

Fig. 130. Degenerative Verfettung der Niere (bei chronischer Nephritis). Vergr. 100 fach. (Hämatoxylin-Sudan.) a Große, fetthaltige Zellen im vermehrten Interstitium der Niere; daselbst auch feintropfige Verfettung. b Blutgefäße. c Erweiterte Harnkanälchen mit indifferentem Epithel. d Atrophische Reste von Harnkanälchen.

Fig. 131. Degenerative Verfettung der Niere (bei chronischer Nephritis). Vergr. 200 fach. (Hämatoxylin-Sudan.) Starke Verfettung der Muskularis einer (tangential geschnittenen) Arterie.

Fig. 126 und 127 zeigen das mikroskopische Bild einer einfachen pathologischen Verfettung an einem Gefrierschnitt (Färbung mit Hämatoxylin und Sudan). Die Verfettung betrifft in sehr systematischer Weise vor allem die Epithelien der Hauptstücke und der trüben Schleifenschenkel, wie sich schon bei schwacher Vergrößerung (Fig. 126, a u. b) feststellen läßt. Diese Epithelien zeigen alle die rote Sudanfärbung. Sehr gering ist die Fettablagerung in den Schaltstücken und den hellen Schleifenschenkeln. Frei von Fett sind die Epithelien der Nierenkörperchen. Bei starker Vergrößerung (Fig. 127) sieht man das Fett in Form feiner Tröpfchen im Zellprotoplasma der Epithelien, deren Kerne tadellos gefärbt sind. Bemerkenswert ist bei beginnender Verfettung die basale Lage der Fetttröpfchen; das Fett liegt also in denjenigen Abschnitten der Epithelien, die den Blutkapillaren zugekehrt sind. Das kann im Sinne einer Zufuhr der fettigen Substanz bzw. ihrer Vorstufen mit dem Blut gedeutet werden.

Von einem Fall von degenerativer Verfettung (bei chronisch entzündlichem Nierenleiden) stammen die folgenden Bilder. Sie zeigen bei stärkerer Vergrößerung den fettigen Zerfall der Harnkanälchenepithelien, deren Protoplasma von kleineren und größeren Fetttröpfchen erfüllt und deren Kern vielfach nicht mehr färbbar ist (Fig. 128); die Zellen sind da und dort zu einem

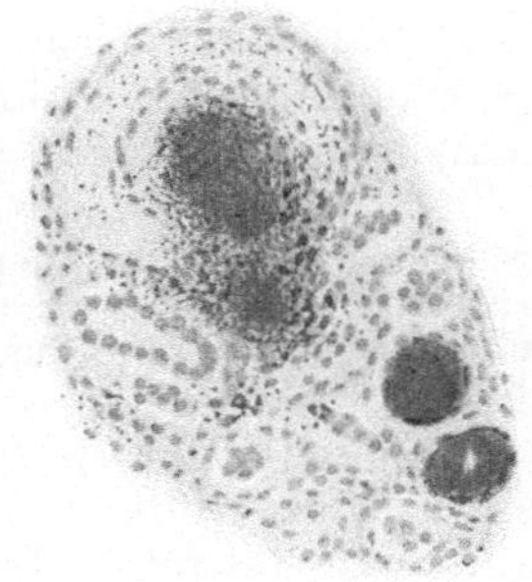

Fig. 132. Degenerative Verfettung der Niere (bei chronischer Nephritis). Vergr. 100 fach. (Hämatoxylin-Sudan.) Oben: quergeschnittenes Blutgefäß mit Verfettung der Wand und verfettetem, thrombotischem Inhalt; hyalin entartete Media. Unten: zwei Harnkanälchen mit Fettzylindern erfüllt. Feinkörnige Verfettung im Interstitium.

fettigen Detritus zerfallen. Fig. 129 zeigt die Verfettungen im Bereich des Kapillarendothels, des Schlingen- und Kapselepithels der Glomeruli. In den Fig. 128, 129, 130 und 132 sieht man Fetteinlagerungen im Interstitium zwischen den Harnkanälchen; die Bindegewebszellen können hierbei durch Fettaufnahme zu großen sog. pseudoxanthomatösen Elementen werden. Ausgedehnte Verfettung der Gefäßwände ist in Fig. 131 und 132 dargestellt: das Fett liegt hierbei sowohl in der Intima als in der Media. Das Lumen der Gefäße ist gelegentlich ebenfalls mit rot gefärbten Massen (Fettbildung in Thromben?) ausgefüllt (Fig. 132). Die Fettablagerungen im Interstitium sind zum Teil doppeltbrechend. Sie werden im Sinne einer Resorption des Fettes (aus den verfetteten Kanälchen) aufgefaßt; zum Teil dürfte aber auch eine Entstehung in loco infolge Ernährungsstörungen des Interstitiums und der Gefäßwände anzunehmen sein.

γ) **Amyloidniere.**

Bei allgemeiner Amyloidose (s. S. 44) ist regelmäßig auch die Niere beteiligt. Sie zeigt in unkomplizierten Fällen das Bild einer Nephrose. Mit den amyloiden Ablagerungen verbinden sich in der Regel Verfettungen. Entzündliche Prozesse pfropfen sich nicht selten auf, oder umgekehrt, eine Nephritis führt bei chronischem Verlauf schließlich zur Amyloidentartung. Die Amyloidniere erscheint vergrößert, blaß (anämisch), die Rinde ist gelblich verfärbt und zeigt daneben graue, transparente, wie glasige Stellen. Oft springen die Nierenkörperchen als glasige Pünktchen deutlich über die Schnittfläche vor. Die gelblichen Farbtöne sind auf die Verfettung, die glasigen Stellen auf die Amyloidosis zu beziehen. In späteren Stadien kann die Niere schrumpfen (Amyloidschrumpfniere). Für solche sekundäre Schrumpfungen dürften ausgedehntere amyloide Entartungen der Gefäße von bestimmendem Einfluß sein. Bei starker Amyloidentartung arterieller Gefäße mit Verödung derselben können sogar infarktartige Nekrosen (anämische Infarkte) entstehen, die später ebenfalls in Schrumpfungsherde übergehen. Andererseits sind die Schrumpfungen in Amyloidnieren auf begleitende entzündliche Prozesse zu beziehen.

Klinisch findet sich bei reiner Amyloidniere ein heller, reichlicher, sehr eiweißreicher Harn; im Sediment verfettete Epithelien, hyaline und wachsartige Zylinder. Interessant ist, daß es trotz ausgedehnter amyloider Glomeruluserkrankung und chronischem Verlauf des Leidens nicht zur Hypertonie und linksseitigen Herzhypertrophie kommt.

Das mikroskopische Bild der Amyloidniere wird am schönsten durch einen Gefrierschnitt bei Methylviolettfärbung vorgeführt (Fig. 133). Alle amyloid entarteten Teile erscheinen rubinrot gefärbt, das übrige Gewebe blau. Wir sehen bei schwacher Vergrößerung vor allem die Schlingen der Glomeruli (a), vielfach auch die zugehörigen Vasa afferentia (b) rot gefärbt; oft ist nicht der ganze Gefäßknäuel amyloid entartet, sondern nur einzelne Schlingen desselben. Auch die Bowmansche Kapsel beteiligt sich an der Amyloidentartung. Ferner sehen wir die kleinen Arterien der Rinde (c) und des Markes in ihrer Wand diffus oder fleckig rubinrot gefärbt. Auch in den großen Gefäßen der Rindenmarkgrenze sieht man rotgefärbte Einlagerungen (auch in der Muskularis). Ferner erscheint das feinere Interstitium der Rinde (d) und des Marks da und dort mehr oder weniger intensiv rot (subendotheliale Ablagerung um die Kapillaren!). Die Harnkanälchen, besonders die geraden in der Marksubstanz (Sammelröhren), haben häufig rote Säume (amyloide Infiltration der Membranae propriae). An den Epithelien der Kanälchen, speziell der Rinde (Hauptstücke), sieht man schon bei schwacher Vergrößerung Schwellungen, Ablösungen von der Unterlage; ferner stecken in den geraden Kanälchen (Schleifen und Sammelröhren) hyaline Inhaltsmassen (Eiweißzylinder). Bei starker Vergrößerung erscheinen alle amyloid entarteten (rot gefärbten) Partien homogenisiert. Die amyloiden

Schlingen der Glomeruli sind von homogenem Aussehen, die Lumina der Schlingen verengt oder ganz verödet, ganze Glomeruli in homogene Körper verwandelt, in welchen noch vereinzelte Kernreste sichtbar sind. In gleicher Weise erscheinen die Gefäßwände, das interstitielle Bindegewebe, die Membranae propriae der Harnkanälchen überall homogenisiert, wo immer sie die rote statt der blauen Farbe zeigen. Höchst mannigfaltig sind die histologischen Details an dem Kanälchengewebe. Vielfach sind die Epithelien der Hauptstücke mächtig geschwollen, ihr Protoplasma vakuolär (Fettvakuolen! Wasservakuolen!). Verfettungen können sich auch im Interstitium finden, besonders bei entzündlichen Amyloidnieren. Mangelhafte Kernfärbung ist an den degenerierten Epithelien da und dort festzu-

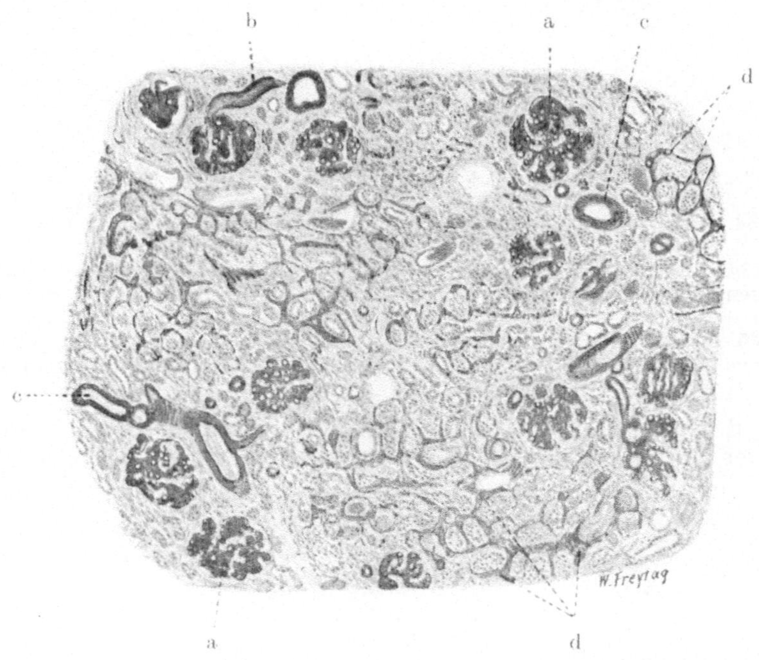

Fig. 133. Amyloidniere. Vergr. 35fach. (Methylviolett.)
a Amyloid entartete Gefäßknäuel. b Vasa afferentia der Glomeruli in amyloider Entartung. c Amyloide kleine Rindenarterien. d Amyloide Infiltration des feineren Interstitiums (perikapilläre Amyloidablagerungen).

stellen; häufig sind die degenerierten Epithelien auch in ihrem Verband gelockert oder ganz von der Wand abgelöst. In schweren Fällen findet sich ein großartiger, epithelialer Abstoßungsprozeß. Es liegt nahe, den Untergang der Epithelien mit den amyloiden Glomerulusverödungen in Zusammenhang zu bringen. Andererseits müssen wir die schweren Ernährungsstörungen berücksichtigen, die sich aus den amyloiden Ablagerungen im Interstitium und im Bereich der Gefäße ergeben. An anderen Stellen sieht man in den sehr stark vergrößerten Epithelien der Hauptstücke und trüben Schleifen hyaline Granula in verschiedenen Größen. Das Protoplasma erscheint stellenweise zum Bersten voll mit diesen glänzenden Körnern, die wohl nichts anderes als die pathologisch umgewandelten Zellgranula sind. Stellenweise sieht man die hyalinen Granula ins Kanälchenlumen ausgeschieden; hier sintern die hyalinen Tropfen zusammen und

bilden hyaline Zylinder (besonders schön bei Weigerts Fibrinfärbung zu
verfolgen!). Mit diesen Bildern haben wir die sog. hyalin-tropfige Entartung vor uns (Fig. 136), die zu völligem Zerfall der Zellen führen kann

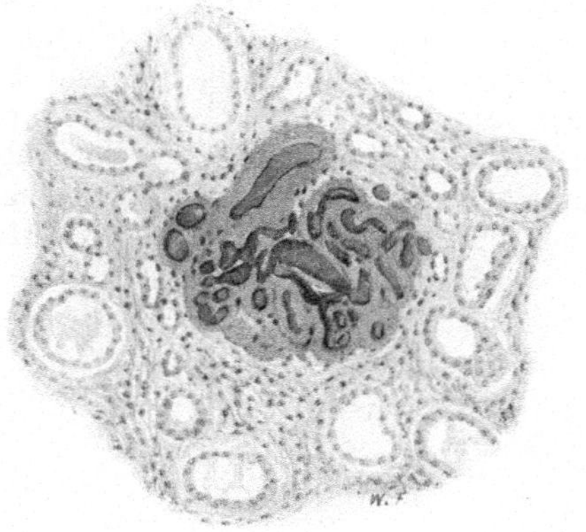
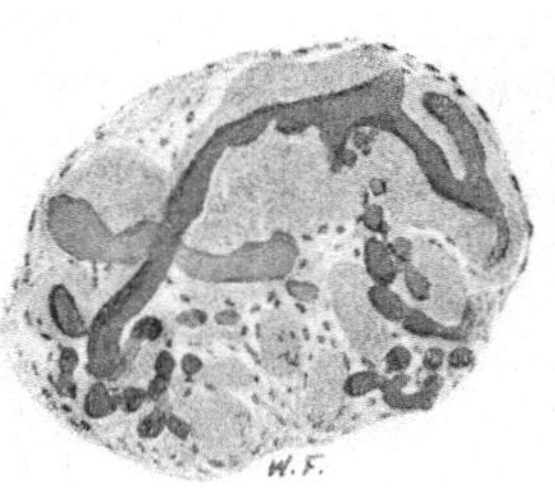

Fig. 134.   Fig. 135.
Fig. 134 u. 135. Amyloidniere. Vergr. 150fach. (Färbung nach van Gieson;
blaue Gefäßinjektion.)
Fig. 134. Partiell injizierbarer Glomerulus mit amyloid entarteten Kapillar-
schlingen. Vermehrung des Interstitiums. Weite Harnkanälchen, z. T. mit hyalinen
Zylindern als Inhalt.
Fig. 135. Ein amyloider Glomerulus mit stark gequollenen Kapillarschlingen, die
aber noch teilweise injizierbar sind. Amyloide Substanz überall gelb gefärbt.

(s. a. S. 182). Das sind alles Zeichen toxischer Schädigung einerseits,
schwerer Ernährungsstörung infolge des Gefäßamyloids andererseits.

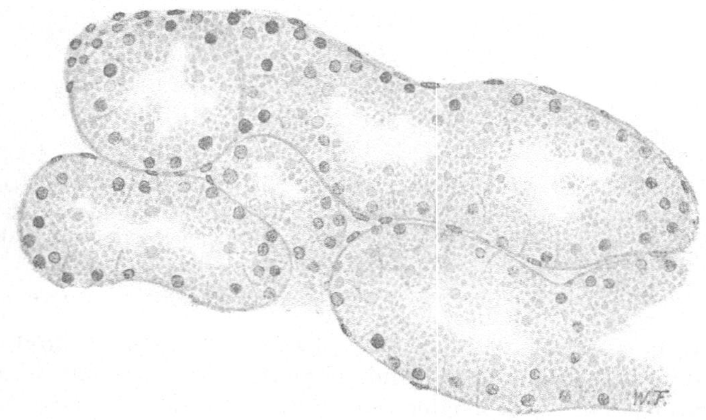

Fig. 136. Hyalin-tropfige Entartung der Nierenepithelien (bei
Amyloidniere). Vergr. 250fach. (Hämatoxylin-Eosin.)
Beträchtliche Schwellung der Epithelien der Hauptstücke infolge Einlagerung
massenhafter, kleiner und größerer, hyaliner Tropfen in das Protoplasma. Teilweise
Zerfall der Zellen, deren Granula in das Lumen der Kanälchen ausgestoßen werden.

Die reichliche Eiweißausscheidung in der Amyloidniere kommt in den
histologischen Präparaten durch die Anwesenheit zahlreicher hyaliner
Massen in den Harnkanälchen sinnfällig zum Ausdruck. Diese hyalinen
Inhaltsmassen lassen sich am besten an längsgeschnittenen Schleifen und

Sammelröhren studieren; hier sieht man sie als oft langgestreckte, homogene, zum Teil sehr dichte, zylindrische Ausgüsse der Kanälchen (hyaline Zylinder, Wachszylinder).

Sehr instruktiv sind Injektionspräparate (mit blauer Leimmasse). Sie zeigen, daß die amyloiden Schlingen der Glomeruli nur noch teilweise für die Injektionsmasse durchgängig sind. An einem solchen Injektionspräparat, das nach van Gieson gefärbt ist, erscheinen die homogenen Amyloidmassen gelb gefärbt (Fig. 134 und 135).

In älteren Amyloidnieren tritt die Verödung des Nierengewebes in den Vordergrund. Man sieht Verdichtungsherde mit relativ vermehrtem Interstitium und eingelagerten Resten atrophischer Harnkanälchen. Das Interstitium ist lymphozytär infiltriert. Reaktive Abbauvorgänge sieht man an Stellen, an welchen alte, eingedickte Eiweißzylinder (Wachszylinder) in den Kanälchen liegen. Hier zeigt das Interstitium Ansammlungen von Lympho- und Leukozyten, die auch in die Kanälchen selbst vorgedrungen sind.

δ) Glykogeninfiltration (Niere bei Diabetes).

Beim Diabetes mellitus fehlt dem Organismus das Vermögen, das Zuckermolekül (Dextrose) aufzuspalten und als Glykogen (und Fett) aufzuspeichern bzw. den Zucker genügend zurückzuhalten. Es tritt Zucker im Blut und Harn auf (Glykämie, Glykosurie). Die schwere Stoffwechselstörung zeigt sich

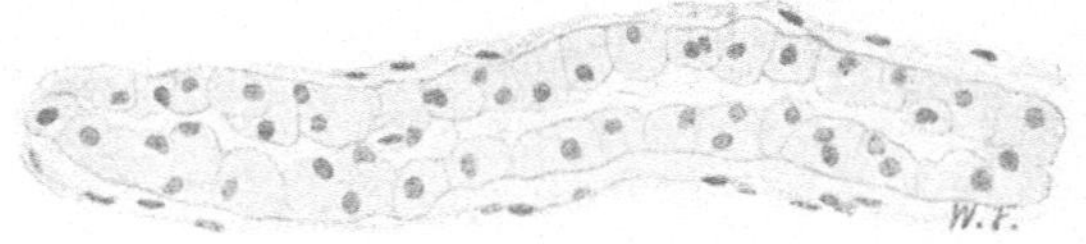

Fig. 137. Glykogenablagerung in der Niere (bei Diabetes). Vergr. 250fach. (Hämatoxylin.)
Ein Harnkanälchen (Übergangsstück) mit eigenartig hellen, blasig umgewandelten Epithelien (Glykogeninfiltration des Protoplasmas).

auch in einer Säurevergiftung des Körpers (Azeton, Azetessigsäure, β-Oxybuttersäure), die zum Koma führt (s. S. 140). Histologisch interessieren bei dieser Erkrankung vor allem das Pankreas (s. S. 139), die Leber (s. S. 106), die Nieren. Die Niere ist beim Diabetes vergrößert, die Schnittfläche graurot; Rinde und Mark sind nicht so deutlich voneinander abgegrenzt wie normal.

Mikroskopisch finden sich pathologische Fettablagerungen in den Epithelien der Hauptstücke; ferner hierselbst Ablagerungen von Glykogen. Besonders stark im terminalen Abschnitt der Hauptstücke, am Übergang in die Schleifen, findet eine Aufspeicherung des Glykogens statt. Es handelt sich vielleicht um Resorption des Zuckers aus dem Harn in die betreffenden Epithelien und um Resynthese zu Glykogen in diesen Zellen. Jedoch kann man auch an Ausscheidung des Stoffes durch die betreffenden Epithelien denken. Diese Glykogenablagerungen finden wir bei geeigneter Vorbehandlung und Färbung (mit Karmin nach Best) als kleinere und größere Tropfen (Granula!) im Protoplasma der Epithelien. In einem gewöhnlichen Hämatoxylin-Eosin-Präparat (Fig. 137) erscheinen die mit Glykogen erfüllten Zellen eigenartig hell und scharf konturiert. Die Zellen sind blasig vergrößert, das Protoplasma ist völlig durchsichtig, wasserhell, die Zellmembran tritt überaus scharf hervor.

3. Zirkulationsstörungen.

a) Embolischer, blander Niereninfarkt.

Wenn ein blander Pfropf in den Stamm der Nierenarterie fährt und sie akut
völlig verstopft, so kann die Niere nur von den Kapselarterien und der Ureterika
her Blut enthalten. Diese Kollateralen genügen nicht zum Flottwerden einer neuen
Zirkulation. Es gibt wohl Blutüberfüllungen, aber mangels genügender vis a tergo
kommt es zu Stasis, und die hyperämische und durchblutete Niere stirbt ab.
Dekapsuliert man die Niere und unterbindet den Ureter, so erfolgt das Absterben
ohne vorhergehende Hyperämie. Wird ein Ast der Nierenarterie durch einen
blanden Embolus verstopft, so entstehen die sog. anämischen Infarkte. Es
sind umschriebene Nekrosen, deren Umfang und Gestalt dem Verbreitungsgebiet
der verstopften Gefäße entspricht. Sind die Vasa arcuata verstopft, so gibt es
unregelmäßig gestaltete, größere Infarkte, die auch die Marksubstanz mit ein-
beziehen. Werden die Vasa interlobularia verlegt, dann entstehen keilförmige In-
farzierungen der Rinde. Die Basis des Keils liegt gegen die Nierenperipherie hin;
die Spitze des Keils ist gegen das verstopfte Gefäß gerichtet. Man bezeichnet

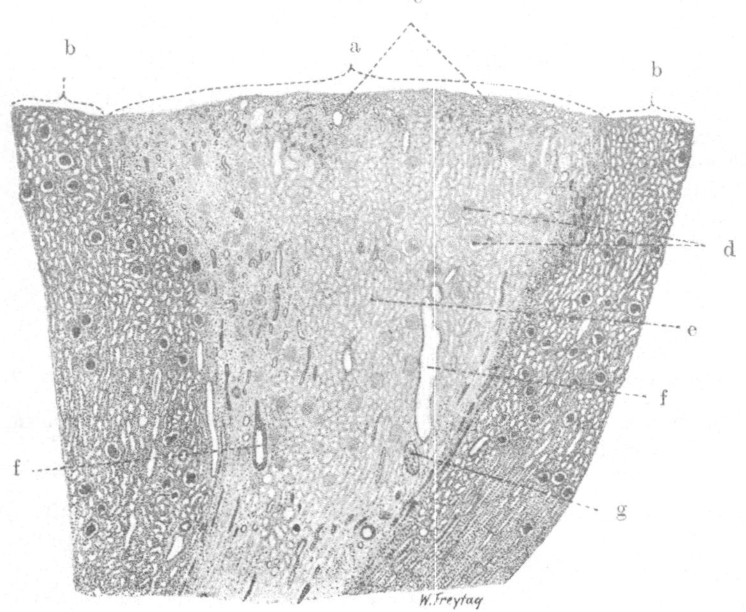

Fig. 138. Embolischer, blander Infarkt der Niere. Vergr. 12fach.
(Hämatoxylin.)
a Keilförmig gestaltete, anämische Nekrose des Nierengewebes (Infarkt). Randteile des Infarktes durchblutet. b Angrenzendes, gesundes Nierengewebe. c Erhaltene Kernfärbung in der äußersten Rinde. d Nekrotische Nierenkörperchen.
e Nekrotische Harnkanälchen. f Gefäße im nekrotischen Bezirk. g Thrombosiertes
Gefäß.

diese Nekrosen auch als weiße Infarkte, weil sie häufig völlig anämisch, weißlich
gefärbt erscheinen. Das ist aber bei ganz frischen embolischen Infarkten durchaus
nicht der Fall; diese sind vielmehr rötlich gefärbt, was darauf hindeutet, daß nach
der Gefäßsperre der Versuch einer kollateralen Blutzufuhr gemacht wird, wenn
er auch nicht zu dem Ziele der Wiederherstellung der Zirkulation führt. Das
kollateral gefüllte Gebiet wird erst später allmählich blaß und gelbweiß, wenn
sich nämlich das darin befindliche Blut aufgelöst hat. Am Rand solcher sich
entfärbender Infarkte sieht man immer noch eine dunkelrote (hyperämisch-hämorrhagische) Zone, die auch dann noch bestehen bleibt, wenn der eigentliche Infarktherd schon ganz entfärbt ist. Hier an der Grenze zwischen abgestorbenem
und noch lebendem Gewebe sind die Gefäße besonders stark angeschoppt, weil
das kollateral zufließende Blut infolge des völligen Stillstandes der Zirkulation

im eigentlichen Infarktgebiet Hindernisse für den Abfluß findet. So sehen also ganz frische Infarkte rötlich aus, etwas ältere sind zentral weiß und haben einen peripheren roten Saum. Bei noch älteren Infarkten machen sich schon die Vorgänge der Resorption und Organisation der nekrotischen Masse geltend. Solche alte Infarkte erweisen sich als mehr oder weniger geschrumpft und von Narbengewebe umschlossen bzw. ganz oder teilweise von solchem Gewebe ersetzt (Infarktschrumpfniere). Man nennt die Infarkte auch Fibrinkeile, weil es sich bei dieser Art von Absterben des Nierengewebes um die sog. Koagulationsnekrose handelt, bei welcher neben Gerinnungen in den Zellkörpern auch extrazelluläre Gerinnungen (Fibrinabscheidungen) stattfinden, insoweit die absterbenden Gewebe von gerinnungsfähiger Flüssigkeit durchströmt waren.

Das mikroskopische Bild eines frischeren blanden Niereninfarktes soll zuerst mit ganz schwacher Vergrößerung studiert werden (Fig. 138). Dann wird man die keilförmige Gestalt des Infarktes (a) deutlich wahrnehmen und einen guten Überblick über die allgemeinen Verhältnisse des infarzierten Gebietes und seiner Umgebung gewinnen. Zunächst läßt sich feststellen, daß der größte Teil des Keiles der Kernfärbung entbehrt. Dabei ist aber die allgemeine Struktur des Nierengewebes deutlich erhalten: man sieht die Harnkanälchen (e) und Nierenkörperchen (d), sowie die Gefäße (f) der Niere in typischer Gestalt und Anordnung. In einigen Gefäßen (g) sieht man Thromben. Überall fehlen die Kerne, sowohl im Epithel, als im Gefäßbindegewebsapparat. Dies ist das typische histologische Bild der Gerinnungsnekrose. Das betreffende Gewebe ist in seinen Formen wie erstarrt; die fehlende Kernfärbung zeigt den völligen Gewebstod an. An der Peripherie des Infarktes tritt die Kernfärbung in allmählichem Übergang zum Gesunden (b) wieder hervor. Die nächste Umgebung des Infarktes zeigt starke Füllung der Blutgefäße und auch fleckweise Durchblutung des Nierengewebes (Zeichen der kollateralen Fluxion!). Wo der nekrotische Herd nahe an die Nierenkapsel herantritt, also an der Basis des Keils, ist eine schmale Zone wohlgefärbten Nierengewebes (c) zwischen Kapsel und Nekrose erhalten: es ist der sog. Cortex corticis, der häufig von den Kapselarterien her genügend ernährt wird und so von Nekrose freibleibt. Bei stärkerer Vergrößerung (Fig. 139) betrachten wir zuerst die zentralen Teile des Infarktes: hier sehen wir das kernlose Nierengewebe mit seinen erstarrten Epithelsäumen der Tubuli (c), seinen blutleeren Kapillaren, seinen nekrotischen Nierenkörperchen (d). Die Kerne erscheinen stellenweise wie ausgelaugt (Chromatolyse) oder ganz aufgelöst (Karyolyse). Da und dort sind noch färbbare Kerntrümmer zu sehen (Karyorrhexis). Die Lichtungen der Kanälchen sind mit geronnenem Eiweiß erfüllt. In den peripheren Zonen des Infarktes treten im Zwischengewebe zwischen den kernlosen Kanälchen massenhaft kleine, polymorphe Kerne und Zerfallsprodukte solcher auf (b): es ist die Zone der vom Gesunden her erfolgten Zuwanderung polymorphkerniger Leukozyten. Sie findet sich auch bei durchaus blanden, nicht infizierten Infarkten. Bei den septischen, infizierten Infarkten ist diese Zone viel breiter, die Zellzuwanderung viel intensiver. Die leukozytäre Randzone der blanden Infarkte stellt eine Phase in dem Prozeß der Resorption des Infarktes dar. Viele der Leukozyten sind, wie gesagt, bei diesem Vordringen in das Gebiet der Nekrose zerfallen. Geeignete Färbungen (mit Sudan III, Karminfärbung nach Best) lassen unter Umständen beträchtlichen Fett- und Glykogengehalt dieser Leukozyten feststellen.

Untersuchen wir den Infarktherd an der Grenze gegen das Gesunde, so wird die Kernfärbung des Nierengewebes allmählich immer deutlicher und allgemeiner. In dieser Zone findet man bei Fettfärbung noch Zeichen starker Ernährungsstörung der Epithelien (Verfettung) — Zone der Nekrobiose. Hier sehen wir auch die vorerwähnte starke Gefäßfüllung und die Blutaustritte in das Zwischengewebe und in die Kanälchen hinein (hyper-

ämisch-hämorrhagische Randzone). Erst in weiterer Umgebung des Infarktes
treten wieder völlig normale Verhältnisse am Nierengewebe hervor.

Infarkte in Organisation zeigen Bindegewebswucherung in der Umgebung
und im Bereich des Infarktes selbst. Schließlich entsteht eine Narbe, die
zentral oft noch nekrotisches Gewebe einschließt. Das narbige Bindegewebe
enthält massenhaft hyalin entartete Glomeruli und Reste atrophischer
Kanälchen; nicht selten finden sich in den Randteilen der Narben auch unvollkommene Kanälchenregenerate. Die Infarktnarben sind stets mehr oder
weniger pigmentiert (hämoglobinogenes Pigment! Hämatoidinnadeln im

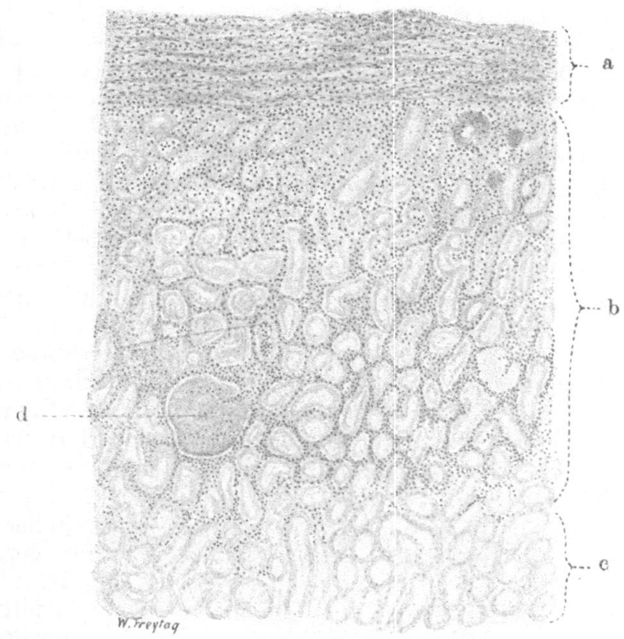

Fig. 139. Embolischer, blander Infarkt der Niere. Vergr. 60fach.
(Hämatoxylin.)
a Nierenkapsel: von Leukozyten durchsetzt; Fibroplasten gewuchert. b Leukozytäre Randzone des Infarkts: massenhaft in den Infarktherd eingewanderte Leukozyten zwischen den nekrotischen Harnkanälchen; die Kerne der Leukozyten
vielfach in Zerfall. c Nekrotische Epithelsäume der Hauptstücke. d Nekrotische
Nierenkörperchen.

nekrotischen Zentrum, körniges Hämosiderin in den Zellen der organisierten
Randteile!). Ausgedehnte oder totale Rindeninfarkte (z. B. bei Eklampsie)
sind mit verbreiteter Thrombenbildung verbunden.

β) Arteriolosklerotische Schrumpfniere.

Hier haben wir es mit einem Nierenleiden zu tun, das früher als der
Typus einer chronischen Entzündung galt und als Nephritis chronica interstitialis bezeichnet wurde. Es ist jenes Nierenleiden, das auch unter dem
Namen der primären oder genuinen Schrumpfniere oder der Granularatrophie bekannt ist.

Die Krankheit beginnt klinisch mit einem Stadium der Hypertonie (Blutdruckerhöhung); später entwickelt sich mehr und mehr das Bild eines chronischen
Nierenleidens (Albuminurie, Zylinder im Harn, Polyurie, Retinitis albuminurica,
dauernde Blutdruckerhöhung, Herzhypertrophie usw.).

Anatomisch entspricht dem ersten (präzirrhotischen) Stadium eine relativ große, derbe, rote, an der Oberfläche noch glatte Niere. Allmählich stellt sich Schrumpfung ein (zirrhotisches Stadium). Die Kapsel der Niere ist nur mit Substanzverlust abziehbar. Die Oberfläche des oft stark verkleinerten Organs hat ihre Glätte verloren; sie ist infolge vieler, kleiner, narbiger Einziehungen, zwischen denen die Reste der Nierenrinde als kleine, körnige Protuberanzen stehen bleiben, feinhöckerig, granuliert. Die Niere behält dabei die rote Farbe und derbe Konsistenz (kleine, rote, gekörnte Niere). Kleine Zystchen sind gelegentlich vorhanden (Retentionszysten). Die körnigen Hervorragungen zwischen den narbigen Einziehungen der Nierenoberfläche sind häufig infolge von Verfettung mehr oder weniger graugelblich gefärbt. Auf dem Durchschnitt tritt die Verschmälerung der Rinde deutlich hervor; auch hier ist der Wechsel zwischen roten Streifen (Schrumpfungsgebieten) und graugelblichen Flecken (Fettablagerung in erhaltenen Teilen) festzustellen. Charakteristisch sind ferner vor allem die verdickten und deshalb stärker hervortretenden kleinen Nierengefäße. Langsam fortschreitende (sog. benigne) Formen dieses Nierenleidens (Nephrocirrhosis arteriolosclerotica lenta) werden von rasch fortschreitenden (sog. malignen) Formen (Nephrocirrhosis arteriolosclerotica progressiva) unterschieden. Übergänge zwischen beiden Formen gibt es. Komplikationen mit echt entzündlichen Prozessen (Glomerulonephritis) kommen vor. Stärkere degenerative Verfettungen in besonderen Fällen werden von den Klinikern als „nephrotischer Einschlag" bei genuiner Schrumpfniere bezeichnet. Der Tod beim arteriolosklerotischen Nierenleiden erfolgt entweder an Urämie („renale Insuffizienz") oder an Versagen des Herzmuskels bzw. an Apoplexie infolge Erkrankung der Hirngefäße („kardiovaskuläre Insuffizienz").

Nach gegenwärtig weit verbreiteter Meinung liegt der genuinen Schrumpfniere eine primäre Sklerose der Arteriolen zugrunde (arteriolosklerotische Schrumpfniere). Wir kennen eine Form von Schrumpfniere, die bei Sklerose der groben Nierenarterienäste sich entwickelt. Sie ist durch grobnarbige Beschaffenheit der Oberfläche (grubige, herdförmige Atrophie) ausgezeichnet. Herzhypertrophie und schwerere Störungen der Nierenfunktion fehlen in reinen Fällen dieser Art. Diese arteriosklerotische (senile) Schrumpfniere ist nicht selten mit Arteriolosklerose verbunden. Bei der arteriolosklerotischen sind die kleinen Arterien der Rinde, die Vasa interlobularia und vor allem die Vasa afferentia der Glomeruli im Sinne der Sklerose und Atheromatose verändert. Der Prozeß beginnt, wie es scheint, an der Übergangsstelle der Vasa afferentia in die Glomeruli mit subendothelialer Ablagerung von Hyalin. Später werden die Vasa afferentia selbst und die übrigen kleinen Nierenarterien im Sinne der Atherosklerose ergriffen (Verdickung der Wandung durch Vermehrung des Bindegewebes und der elastischen Fasern, hyaline Entartung, Verfettung der Intima). Die Gefäßlumina werden dadurch stark verengt oder ganz verschlossen. Die Folge dieser Gefäßentartung ist die herdförmige Atrophie der betroffenen Glomeruli mit ihren zugehörigen Kanälchensystemen. In den rasch fortschreitenden Fällen (maligne Sklerose nach Fahr-Volhard) sind die Gefäßprozesse ausgesprochener, zum Teil von arteriitischem und nekrotisierendem Charakter, interstitielle Zellinfiltrate und glomeruläre Prozesse (Schlingennekrosen, Epithelwucherungen, Kapselverdickungen) gesellen sich hinzu. Die entzündliche Natur dieser Störungen wird teils abgelehnt, teils lebhaft befürwortet. Jedenfalls ist die Abgrenzung dieser „malignen Sklerosen" von den sog. Mischformen, bei welchen sich die Arteriolosklerose mit echter Nephritis (interstitialis, glomerularis) kombiniert, sehr schwierig.

Bemerkenswert ist, daß in reinen Fällen von arteriolosklerotischer Schrumpfniere die großen Körpergefäße, insbesondere die Aorta, frei von Sklerose sind —
ein Gegensatz zur vulgären (senilen) arteriosklerotischen Schrumpfniere, bei welcher
gerade die größeren Körpergefäße miterkrankt sind. Wodurch die Sklerose der
Arteriolen bedingt ist, ist nicht genügend erkannt. Sie ist nicht nur in der Niere
zu finden, sondern auch in anderen Organen. Beginnt sie primär in der Niere?
Oder gleichzeitig auch in anderen Organen? Ist es ein primäres Gefäßleiden?
Und stellt es die Ursache der Blutdrucksteigerung dar? Wodurch ist es bedingt?
Toxisch? Was für Gifte? Oder handelt es sich um ein sekundäres Gefäßleiden?
Eine Folge der Überanstrengung der Gefäße wegen der dauernden Blutdruckerhöhung? Wodurch ist aber dann diese letztere bedingt? Auch durch toxische
Stoffe? Welche Gifte bzw. Reizstoffe? Endo- oder exogener Provenienz? Und
wie wirken diese hypothetischen Stoffe? Wirken sie auf die Gefäße oder das Herz
direkt? Oder auf das vasomotorische Zentrum? Lauter unbeantwortete Fragen
bei diesem eigenartigen Nierenleiden! Viel für sich hat die Annahme einer primären,
vielleicht unter konstitutionellen Einflüssen stehenden, nervösen (vasomotorischen)
Allgemeinstörung von unbekannter Ätiologie; diese würde durch vasomotorische
Erregung zur Blutdrucksteigerung und durch deren dauernden Bestand zu frühzeitigen Gefäßabnützungen (hyalinen Sklerosen) führen. Die im Körper weitverbreiteten vaskulären Veränderungen würden bei dem eigenartigen Bau der
Niere einen besonderen Ausdruck finden in schweren Zirkulations- und Ernährungsstörungen vor allem im Bereich der Glomeruli (arteriolosklerotische Atrophie). Bei
der Annahme einer primären Erkrankung der kleinsten Nierengefäße wird die
Blutdrucksteigerung und die Herzhypertrophie im Sinne eines kompensatorischen
Vorganges gedeutet (Erhöhung der Blutstromgeschwindigkeit in der erkrankten
Niere).

Untersucht man eine arteriolosklerotische Schrumpfniere mikroskopisch, so geschieht dies zunächst am besten an einem senkrechten
Durchschnitt durch Rinde und Mark der Niere und bei schwacher Vergrößerung. Durch Elastinfärbung hebt man zweckmäßig die Gefäßwände
deutlich hervor. Die Nierenoberfläche ist nicht glatt, sondern verläuft
wellig. Die Wellentäler entsprechen den Schrumpfungs- oder Verödungsbezirken (Narben), die Wellenberge (die Höcker der granulierten Niere) erweisen sich als vorspringende Inseln mehr oder weniger erhaltenen Nierenparenchyms. Zu den verödeten Bezirken, die mit den wohlerhaltenen Inseln
in beinahe regelmäßiger Weise alternieren und die sich streifenförmig durch
die Rinde bis in die Marksubstanz hinein verfolgen lassen, gehören verdickte und verengte, durch die Elastinfärbung schwarzblau tingierte Gefäße.
Wir sehen diese Gefäßsklerosen zunächst an den größeren Gefäßen, welche
eine diffus oder beetartig verdickte Intima zeigen, in welcher neben
Bindegewebe auch reichlich elastische Fasern und Lamellen zu sehen sind;
häufig sind mehrere elastische Grenzlamellen übereinander gelagert. Auch
die kleineren Nierengefäße, die Vasa interlobularia und deren feinste
Verzweigungen sind im Sinne der Sklerose verändert. Dabei sieht man
ein und dasselbe Gefäßchen im Schnitt mehrfach getroffen, was auf stark
geschlängelten Verlauf hinweist. In den Verödungsbezirken sieht man helle
rundliche Scheiben dicht beieinander liegend. Es sind die verödeten Nierenkörperchen. Wegen sekundärer Atrophie und Schwund der zugehörigen
Harnkanälchen sind die Nierenkörperchen auf einen kleineren Raum zusammengerückt, und es erscheinen deshalb viel mehr Nierenkörperchen
in einem Gesichtsfeld als unter normalen Verhältnissen. Von Harnkanälchen sieht man in den Verödungsbezirken nur noch Reste. Das Interstitium erscheint hier vermehrt. Es liegt aber nur eine relative Vermehrung vor, d. h. das Interstitium ist nach Schwund vieler Kanälchen
auf einen kleineren Raum zusammengerückt und erscheint deshalb massiger.
In den Inseln erhaltenen Nierengewebes fallen schon bei schwacher Vergrößerung die großen, weiten Harnkanälchen auf (s. unten).

Mit stärkerer Vergrößerung (Fig. 140 u. 141) untersuchen wir zuerst
die Schrumpfungsherde. Hier ist das Bild beherrscht von den ver-

ödeten Nierenkörperchen und den schwer veränderten Gefäßen. Die verödeten Nierenkörperchen (Fig. 140, c) sind scharf begrenzt. Die Glomeruli
sind in hyaline Körper verwandelt, in welchen gelegentlich noch Kernreste zu sehen sind. Die Kapillarknäuel sind also verödet. Die Kapselräume sind obliteriert. Die bindegewebige Umhüllung der Bowmanschen
Kapseln ist verdickt. Sie zeigt — ebenso, wie das relativ vermehrte Interstitium — stärkere Elastinimprägnation. Die elastischen Fasern sind vielfach
verklumpt, wie zusammengesintert: ein Zeichen des Zusammenrückens des

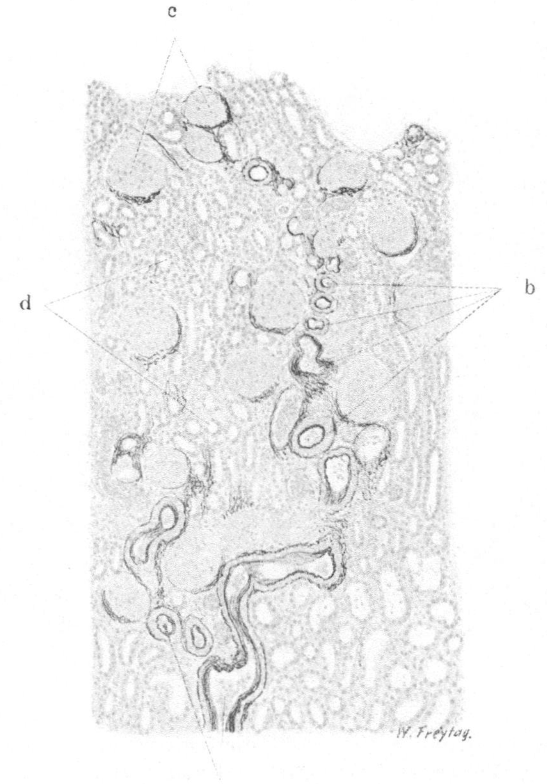

Fig. 140. Arteriolosklerotische Schrumpfniere. Vergr. 50fach.
(Karmin — Weigerts Elastinfärbung.)
a Verdickte Vasa interlobularia. b Kleine sklerotische Rindenarteriolen. c Hyalin
entartete Glomeruli mit verdickter, starke Elastinimprägnation zeigender Kapsel.
d Harnkanälchen mit indifferentem Epithel innerhalb eines Schrumpfungsbezirkes.

Interstitiums auf einen kleineren Raum (Schrumpfung). Zwischen den
verödeten Malpighischen Körperchen sieht man Harnkanälchen (Fig. 140, d).
Es sind Schaltstücke und Schleifen, ferner Reste von Hauptstücken, die
infolge von Funktionsmangel ein mehr indifferentes Epithel tragen. Hyaline
Zylinder stecken häufig in diesen übrig gebliebenen Kanälchen.
Die kleinen Arterien (Fig. 140, a u. b) zeigen eine bindegewebig verdickte,
von elastischen (schwarzblau gefärbten) Fasern reichlich durchsetzte Intima;
die Lumina sind verengt, die kleinen Gefäße vielfach ganz verschlossen. Die
Media ist ebenfalls verdickt und häufig hyalin entartet. Auch die Adventitia
ist stellenweise stärker als normal und zeigt stärkere elastische Imprägnation.

Auch hier sieht man Verklumpungen der elastischen Fasern. Verfolgt man
solche Gefäße in den Schrumpfungsherd hinein, so sieht man da und dort
ein kleines, hyalin entartetes, verengtes oder verschlossenes Ästchen zu
einem verödeten Glomerulus hinziehen; es ist das sklerotische Vas afferens.
Man hat beim Studium der Gefäße im ganzen den Eindruck, daß ursprünglich eine elastische und muskulöse Anpassungshypertrophie vorgelegen hat,
die nun in Sklerose übergegangen ist. Die Kapillargefäße in den Schrumpfungsherden sind stellenweise auffallend weit; das bedingt auch die rote
Farbe der Verödungsbezirke. Diese Kapillarektasie darf als Entlastungs-

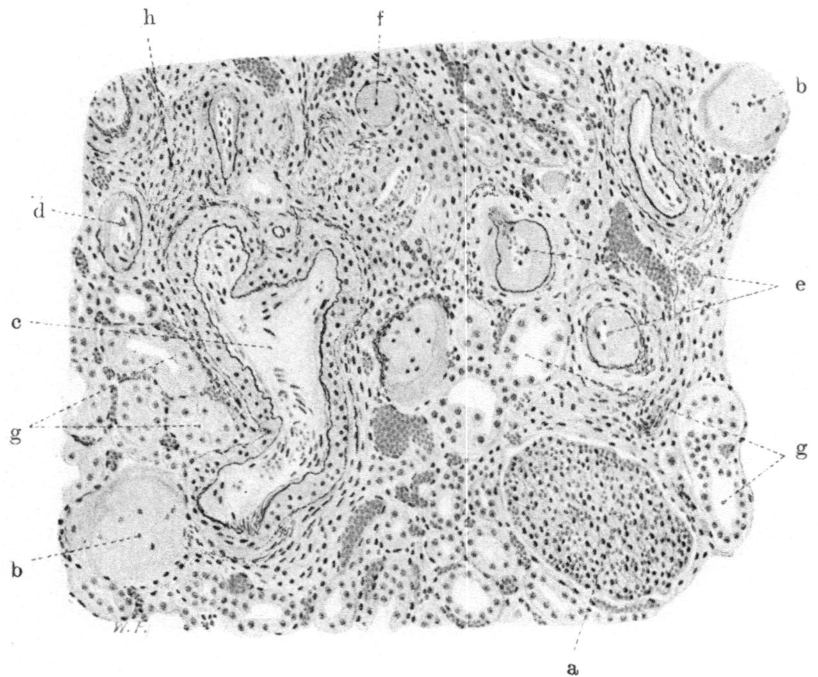

Fig. 141. Arteriolosklerotische Schrumpfniere. Vergr. 140 : 1.
(Weigerts Elastinfärbung-van Gieson.)

a Erhaltener Glomerulus, auffallend groß. b Verödete, hyalin entartete Glomeruli.
c Interlobuläre Arterie mit dicker Muskularis. d Arteriole mit beginnender subendothelialer Hyalinablagerung. e Kleine, hochgradig hyalin entartete Arteriolen
mit engem Lumen. f Total hyalinisierte Arteriole ohne Lumen. g Im Schrumpfungsherd übrig gebliebene Harnkanälchen. h Vermehrtes zellreiches Zwischengewebe.

ektasie aufgefaßt werden, d. h. als eine Folge des Schwundes der Harnkanälchen.

In dem relativ vermehrten Interstitium der Schrumpfungsherde sieht man
häufig rundzellige (lymphozytäre) Infiltrationen. Über die Bedeutung dieser
Lymphozytenherde sind die Meinungen geteilt: der Streit geht vor allem um
die Frage der entzündlichen Natur dieser Zellinfiltrate. Durch den Parenchymzerfall in den Schrumpfungsherden werden wohl Stoffe entstehen, die irritierend
auf den Gefäßbindegewebsapparat einwirken. Der Ausdruck dieser chronischen
Reizung sind die zelligen Infiltrate. Bei dieser Auffassung kommt ihnen eine
sekundäre Bedeutung zu, und man darf sie nicht als Beweis dafür ansehen, daß
bei unserem Nierenleiden entzündliche Prozesse im Interstitium im Sinne einer
sog. Nephritis interstitialis chronica von vornherein im Spiele sind. Immerhin
kann diese sekundäre Irritation im Zwischengewebe als entzündliche bezeichnet
werden.

Wenden wir uns den erhaltenen Parenchyminseln mit der starken Vergrößerung zu, so treffen wir da auf prächtig erhaltenes Nierengewebe. Die hier vorhandenen Hauptstücke liegen eng aneinander; ihr Lumen ist auffallend weit, die ganzen Durchschnitte durch die Kanälchen sind größer als normal. Das Epithel ist groß, tadellos erhalten, mit großen Kernen. Man erkennt oft deutlich den Bürstenbesatz der Epithelien. Fast regelmäßig enthalten die Epithelien Fett (Speicherung des Fettes bei wohlerhaltenen Zellen). Die Nierenkörperchen in diesen Gebieten zeigen auffallend große Kapillarknäuel. Die Vergrößerung sowohl der sezernierenden (Kanälchen), wie der filtrierenden Oberfläche (Glomerulusschlingen) tritt also deutlich im mikroskopischen Bild hervor. Wir sehen darin eine kompensatorische Einrichtung: der Nierenrest vergrößert seine Oberfläche und wird dadurch leistungsfähiger. Die Gefäße dieser hypertrophischen Inseln lassen nichts von der schweren Gefäßsklerose der Narbenherde erkennen, wenn auch Anfänge der gleichen Gefäßveränderung da und dort festzustellen sind.

In der Fig. 141 ist ein Schrumpfungsherd der Nierenrinde bei mäßiger Vergrößerung gezeichnet. Um die Hyalinisierungen der Gefäße deutlich hervorzuheben, ist die van Giesonsche Färbung angewandt; außerdem wurde zugleich das Elastin (nach Weigert) dargestellt. Man sieht eine interlobuläre Arterie (c) mit hypertrophischer Muskularis und verdickter, teils bindegewebiger Intima. Die kleineren Äste dieser Arterie zeigen unter dem Endothel, zwischen ihm und der elastischen inneren Grenzschicht eine hyaline, homogene Einlagerung (d). An anderen Arteriolen ist der Prozeß der Hyalinisierung weiter vorgeschritten; diese Gefäße haben ein verengtes Lumen, in dessen Umgebung man noch die Endothelkerne sieht; darunter liegt eine breite hyaline Schicht nach innen von der Elastika; durch die Hyalinisierung sind diese Gefäße hochgradig verdickt (e). Manche kleinste Gefäße sind völlig obliteriert und hyalinisiert (f). Im Schrumpfungsherd sind mehrere total verödete, hyalin entartete Glomeruli (b) zu sehen, deren Schlingen- und Kapselanteil trotz der vollständigen Hyalinisierung noch durch die verschiedene Färbung zu unterscheiden ist. Ein noch erhaltener Glomerulus (a) fällt durch seine bedeutende Größe auf. Vereinzelte, noch erhaltene Harnkanälchen (g), teils Hauptstücke, teils Schaltstücke, sind in den Schrumpfungsherd eingeschlossen. Das Interstitium (h) des Schrumpfungsbezirkes ist vermehrt, kernreich und mit reichlichen, weiten Blutgefäßen versehen; einzelne lymphoide Wanderzellen durchsetzen das interstitielle Gewebe.

4. Entzündungen (Nephritis).

Wenn wir die Entzündung definieren als eine eigenartige Reaktion des Blutgefäßapparats auf Reize bzw. Schädigungen, und wenn wir somit Hyperämie und Exsudation als die wesentlichen und eigentlichen entzündlichen Vorgänge ansehen, dann wird das vielumstrittene Gebiet der Nephritis leicht zu umgrenzen sein. Dann werden wir aber auch von einer parenchymatösen (tubulären) Nephritis absehen können und zugeben müssen, daß jede Entzündung interstitiell ist, weil sie sich ja an den Gefäßen abspielt, die dem Zwischengewebe angehören[1]). Nun liegt die Sache bei der Niere

---

[1]) Was als akute und chronische tubuläre Nephritis beschrieben wird, sind größtenteils toxische Nierenschädigungen, bei welchen Vakuolisierungen, hyalintropfige Entartungen, Verfettungen, Nekrosen der Epithelien, eventuell neben Abstoßung derselben das Bild beherrschen. Die akuten Formen dieser toxischen Parenchymentartung sind makroskopisch oft schwer zu erkennen: leichte Rindentrübungen mit oder ohne Schwellung der Rinde. Chronische Formen, die durch ausgedehntere Verfettung und stärkere Desquamation der Epithelien ausgezeichnet sind, zeigen bei deutlicherer Schwellung der Niere gelbweißliche Farbtöne in der

insofern noch besonders schwierig, weil in diesem Organ eine höchst eigenartige Beziehung des Gefäßapparates zu dem Parenchym besteht, nämlich im Bereich der Nierenkörperchen. Hier sind kapilläre Gefäßknäuel in die Anfänge der Harnkanälchensysteme eingestülpt, und es sind auf diese Weise Gefäße und Parenchym in die engste räumliche und funktionelle Beziehung gebracht. Es versteht sich daraus leicht, daß bei entzündlicher Alteration der Glomerulusgefäße das Parenchym — in diesem Fall zunächst der Bowmansche Kapselraum — sofort in Mitleidenschaft gezogen wird. Das entzündliche Exsudat vor allem wird sich in diesen Räumen anhäufen, und so wird das Epithel der Bowmanschen Kapsel frühzeitig mit in die entzündliche Reaktion der Glomerulusgefäße verstrickt. Aber man muß doch auseinanderhalten, daß die Veränderungen, die sich dann an diesem Epithel abspielen, nicht das eigentlich Entzündliche sind, sondern daß dies Begleiterscheinungen degenerativer (oder regenerativer) Art sind, die der eigentlich entzündlichen vaskulären Reaktion bei- oder nachgeordnet sind.

a) Nicht eitrige Nephritiden.

Im folgenden wird von den nicht eitrigen Nierenentzündungen die Rede sein. Ätiologisch kommen für sie bakterielle und toxische Schädlichkeiten in Betracht. Es sind zu allermeist hämatogene Entzündungen. Von vornherein wird einleuchten, daß diese Noxen besonders häufig die Glomeruli affizieren werden. Nicht nur die physiologische Funktion dieser „Nierenfilter" macht die spezielle Lokalisation der entzündungserregenden Stoffe verständlich, sondern auch der anatomische Bau ihrer Gefäßknäuel. Die Alteration der Glomerulusgefäße wird aber nicht nur auf die zunächst gelegenen Parenchymteile (Bowmansche Kapseln) störend einwirken, sondern es ist klar, daß eine strukturelle und damit auch funktionelle Schädigung der Glomeruli nicht selten für das ganze zugehörige Kanälchensystem (Nephron) von nachteiligen Folgen sein wird. Hört die Funktion der Glomeruli (nach deren Verödung) auf, dann wird das zugehörige Harnkanälchen in seiner ganzen Länge der funktionellen Atrophie verfallen müssen. So werden sich an primäre Glomerulusveränderungen allerlei sekundäre Kanälchenveränderungen anschließen. Bedenkt man, daß die Kanälchenepithelien häufig auch primär durch die zugrunde liegenden Noxen erkranken, und daß die Kanälchenerkrankung sekundär auf die Glomeruli zurückwirken kann, indem z. B. primäre Verödungen der Kanälchen zum sekundären Untergang der Glomeruli führen können, so erhellt, wie schwierig die histologische Analyse entzündlicher Nierenleiden sein kann. Es kommt hinzu, daß die fraglichen Noxen nicht nur auf Glomeruli und Kanälchen, sondern auch auf Gefäße und Interstitium der Niere einwirken können. Auch hier müssen die primären vaskulären und interstitiellen Prozesse von den verschiedenartigen sekundären Veränderungen an diesen Teilen getrennt werden. Insbesondere bei den chronischen, zu Schrumpfung führenden Nierenleiden bilden sich regelmäßig sekundäre Gefäßveränderungen aus. Sie treten uns vor allem als Verdickungen der Wandungen entgegen: einerseits sind es hypertrophische Vorgänge an Muskulatur und elastischem Gerüst der Gefäße infolge erhöhter Arbeitsleistung (Erhöhung des allgemeinen Blutdruckes, Erschwerung der lokalen Zirkulation in Schrumpfnieren), andererseits sind es Verengerungen und Obliterationen der Gefäße infolge mangelhafter funktioneller Inanspruchnahme innerhalb

---

Rinde. Ätiologisch sind diese „lipoiden Nephrosen" der Kliniker (viel Eiweiß, lipoide Substanzen im Harn, Ödeme, keine Herzhypertrophie, keine Hypertonie!) vielfach ganz dunkel. Über den Ausgang dieser tubulären Nephrosen in Schrumpfung (sog. tubuläre Schrumpfniere) ist wenig Sicheres bekannt (s. a. S. 184 u. 186).

schrumpfender Nierengebiete (Rückbildungen). Sekundäre Veränderungen des Interstitiums entstehen durch Resorption von Stoffen aus den zerfallenen Epithelien bzw. aus den Harnkanälchen. Ferner bedingt der Untergang zahlreicher Glomeruli und Kanälchen nicht nur ein Zusammenrücken des Bindegewebes auf einen kleineren Raum (relative Vermehrung des Interstitiums), sondern auch eine Änderung der Vaskularisation und einen strukturellen Umbau des Interstitiums. Endlich ist zu berücksichtigen, daß sich in den Heilungs- und Vernarbungsstadien organisatorische, regenerative und kompensatorisch-hypertrophische Prozesse am Interstitium und am Parenchym abspielen, die von den Vorgängen des eigentlich entzündlichen Stadiums nicht immer leicht zu trennen sind. Um so schwieriger, als ja viele Nierenleiden sich chronisch, schleichend fortentwickeln, bzw. eine fortgesetzte Unterbrechung der Ausheilung durch akute Nachschübe zeigen. Aus dem Gesagten geht hervor, wie schwierig die richtige Auflösung der histologischen Bilder bei der Nephritis, besonders bei den chronischen Formen, sein kann.

Es versteht sich von vornherein, daß die klinischen Erscheinungen der Nierenentzündung sehr wechselnde sein werden. Die Erkrankung der Niere hat bald mehr **diffusen** Charakter, bald ist sie ausgesprochen **herdförmig.** Bald ist dieser, bald jener Teil des Nierengewebes (Glomeruli, Interstitium, Epithelien) besonders erkrankt. Leider gelingt es aber bis heute nicht, bestimmte klinische Symptome immer auf bestimmte histologische Läsionen zurückzuführen. Von vielen wird angenommen, daß die Störung in der Ausscheidung der Chloride und des Wassers vorwiegend auf der Erkrankung der Glomeruli, die mangelhafte Ausscheidung wichtiger stickstoffhaltiger Stoffwechselprodukte in erster Linie auf der Kanälchenerkrankung beruht. Eiweiß kann von allen Teilen des Systems geliefert werden (s. a. S. 170). Die Entstehung der nephritischen Ödeme, der Blutdruckerhöhung (Hypertonie) und linksseitigen Herzhypertrophie bei Nierenleiden kann hier nicht Gegenstand der Erörterung sein, um so weniger, als die pathologische Histologie bisher wenig zur Lösung dieser schwierigen Fragen hat beitragen können. Andererseits ist ein großer Wechsel der klinischen Erscheinungen bei einem und demselben Nierenleiden festzustellen, je nach dem **Stadium,** in welchem der Kranke zur Untersuchung kommt. Diese Stadien werden als das der akuten Entzündung, der Reparation, der Vernarbung mit Kompensation und endlich der Dekompensation unterschieden (**Aschoff**). Dieses Schema wird freilich selten rein zur Durchführung kommen. Denn einmal gibt es Nierenentzündungen, die ohne akuten Einsatz von vornherein schleichend verlaufen, und andererseits werden die Reparationsstadien akuter Entzündungen häufig von neuen akuten Schüben überholt. So müssen wir also neben akuten Entzündungen und deren Folgezuständen auch echte chronische Entzündungen anerkennen, die durch fortdauernde oder immer wiederkehrende Reizungen bzw. Schädigungen mäßigen Grades entstehen.

Die physiologische und anatomische „Disposition" der Glomeruli macht es verständlich, daß fast alle echten Nierenentzündungen **Glomerulonephritiden** sind. Es kommen zwar Fälle vor, in welchen das entzündliche (seröse oder zellige) Exsudat sich vorwiegend im eigentlichen **Zwischengewebe** anhäuft, ohne daß die Glomeruli besonders auffallend mitbeteiligt zu sein brauchen, aber diese **Nephritis interstitialis** im engeren Sinne (s. S. 205) tritt an Häufigkeit sehr zurück gegenüber der Glomerulonephritis. Die Glomerulonephritis tritt in **akuten** und **chronischen** Formen auf. Ferner kennen wir **herdförmige** und **diffuse** Glomerulonephritiden.

Die akute Glomerulonephritis zeigt uns eine mehr oder weniger geschwollene und durchfeuchtete Niere. Die Rinde erscheint oft trüb, graurot. Häufig finden sich multiple kleinste Blutungen, durch welche die Oberfläche fein rot punktiert erscheint (**hämorrhagische Glomerulonephritis**). Bei subakuten Formen zeigt die Rinde eine graugelbliche Fleckung (wegen der vorhandenen Verfettungen). Die chronischen Formen sind durch stärkere Vergrößerung der Niere, Verbreiterung der Rinde und weißgelbliche Verfärbung derselben ausgezeichnet (breite, weiße Niere). Blutungen und

hyperämische Entzündungsherde geben auch hier durch rote Fleckung ein
buntes Bild (große, bunte Niere). Nicht selten sieht man bei den Glomerulonephritiden auf der Schnittfläche die Nierenkörperchen als feinste, rote
oder graue, glasige Körnchen über die Schnittfläche hervorragen. Wenn
die Glomerulonephritis in Schrumpfung (sog. sekundäre Schrumpfniere)
übergeht, dann wird das grobanatomische Bild verschieden sein, je nachdem
es sich um eine herdförmige oder diffuse Form handelte. Im ersteren Fall
wird die Schrumpfung unregelmäßig sein, und es entstehen höckerige Nieren,
die oft auch noch die erwähnte bunte Fleckung zeigen. Die geschrumpften,
eingesunkenen Teile sehen infolge Gefäßreichtums rötlich aus; die noch erhaltenen, in der Regel mehr oder weniger verfetteten Nierenreste treten als

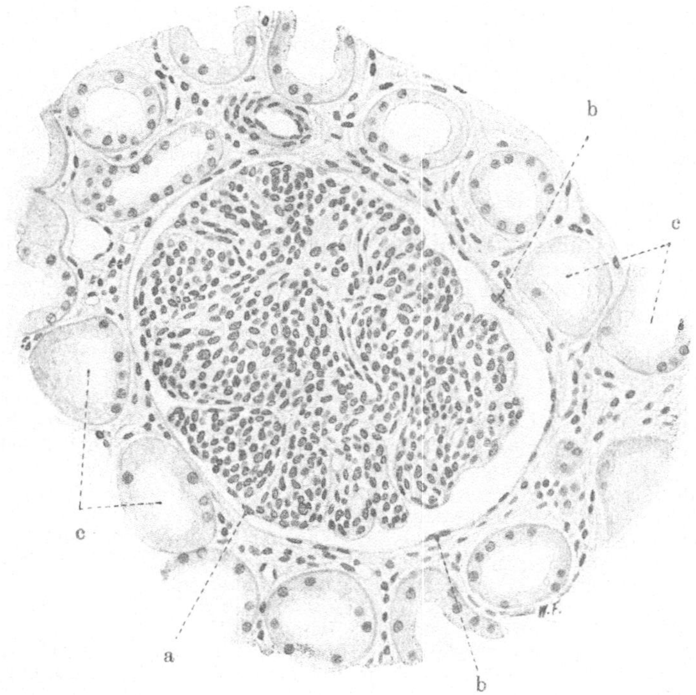

Fig. 142. Akute Glomerulitis. Vergr. 200fach. (Hämatoxylin.) Äußerst zellreicher Glomerulus.
a Schwellung des Schlingenepithels. b Schwellung und Vermehrung des Kapselepithels. c Hauptstücke mit zum Teil kernlosem Epithel.

gelbliche kleine Höcker (Granula) oder gröbere Protuberanzen an der Nierenoberfläche hervor (granulierte glomeruläre Schrumpfniere). Die diffusen
Formen schrumpfen mehr gleichmäßig, und es entstehen so äußerlich relativ
glatte oder nur wenig granulierte, gelbweiße oder buntgefleckte Nieren
(glatte, glomeruläre Schrumpfniere).

Das mikroskopische Bild der akuten Glomerulonephritis zeigt uns in
manchen Fällen nur sog. kernreiche Glomeruli: sog. akute Glomerulitis
(Fig. 142). Es ist nicht leicht, den Kernreichtum eines Glomerulus richtig
abzuschätzen; man hat versucht, durch Kernzählungen hier Einblick zu
gewinnen. Die vermehrten Kerne bei akuter Glomerulitis sind auch ihrer
Natur nach nicht leicht zu beurteilen. Größtenteils handelt es sich um
Leukozyten (Oxydasereaktion!), die in den Kapillarschlingen der Gefäß-

knäuel und in den benachbarten Rindenkapillaren stecken. Man hat hierbei in wenig empfehlenswerter Weise von einer intrakapillären Entzündung gesprochen. Dann kommen aber auch Schwellungen des Protoplasmas und der Kerne des synzytialen Kapillar- und Schlingenepithels (a), sowie auch Wucherungen dieser Synzytien in Betracht. Besonders das Kapillarepithel wird protoplasmareich und vermehrt sich, so daß die Lichtungen des Wundernetzes verlegt werden. Auch werden Schwellungen und granuläre Trübungen des Kapselepithels (b) beobachtet. Verfettungen der Kapillarschlingen sind gelegentlich nachweisbar. Manchmal findet man thrombotische Zustände (feinkörnige Massen oder Fibrin) in den Kapillar-

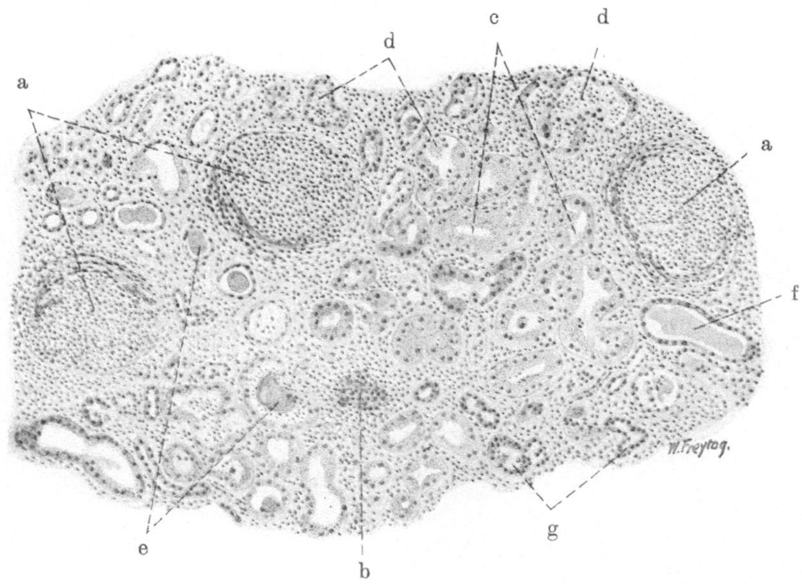

Fig. 143. Subakute hämorrhagische Glomerulonephritis. Vergr. 100fach.
(Hämatoxylin-Eosin.)
a Unscharf begrenzte, entzündete Nierenkörperchen. Kernreiche Gefäßknäuel; Fibrin, Blut, Epithelien, Leukozyten in den Kapselräumen; perikapsuläre, entzündliche Zellinfiltration durch Leuko- und Lymphozyten. b Tangential getroffenes Nierenkörperchen. c Harnkanälchen (Hauptstücke) mit hyalin-tropfiger Entartung der Epithelien. d Blut und Leukozyten in Hauptstücken. e Eiweißzylinder in einem Hauptstück (unten) bzw. Schaltstück (oben). f Hyaliner Eiweißzylinder in erweitertem Schaltstück. g Schaltstücke.

schlingen. Im Kapselraum findet sich in den Fällen von akuter Glomerulitis oft wenig von Exsudat, wie Eiweiß, einzelne rote Blutkörperchen und Leukozyten. Die Hauptstücke zeigen das Bild der trüben Schwellung, oftmals mit schlechter oder gar fehlender Kernfärbung (c). Diese rückläufigen Vorgänge an den Tubulis begleiten also die eigentlich entzündlichen Prozesse, die ganz vorwiegend auf die Glomeruli konzentriert sind. Die Beteiligung der Tubuli ist in den einzelnen Fällen nach In- und Extensität verschieden.

In subakuten Fällen (Fig. 143) von Glomerulonephritis sehen wir an den entzündeten Nierenkörperchen viel mehr in die Augen fallende Veränderungen. Schon bei schwacher Vergrößerung erscheinen die Corpuscula Malpighi (a) wenig scharf begrenzt, ihre Konturen sind undeutlich, verwaschen. In den Bowmanschen Kapseln und in Harnkanälchen sieht man allerlei Exsudat. Die Tubuli (c) zeigen geschwollene Epithelien. Bei starker

Vergrößerung trifft man in den Kapselräumen der Nierenkörperchen rote
Blutkörperchen, weiße Blutkörperchen (polymorphkernige Leukozyten,
Lymphozyten), fädiges Fibrin, körnig-schollig-fädige Eiweißmassen an.
Außerdem aber finden sich in den Kapselräumen größere, epithelartige Zellen,
die, vielfach auch aufeinander geschichtet, den Glomerulus halbmondförmig
umgeben (sog. „Halbmonde"). Das sind abgelöste und in den Kapselraum
abgestoßene Epithelien des parietalen und viszeralen Blattes der Bowmanschen Kapsel. Die Kapselräume sind durch das abgelagerte Exsudat
erweitert. In den Kapillarschlingen der Glomeruli stecken viel Leukozyten; auch „hyaline" Thromben können gefunden werden. Die nächste

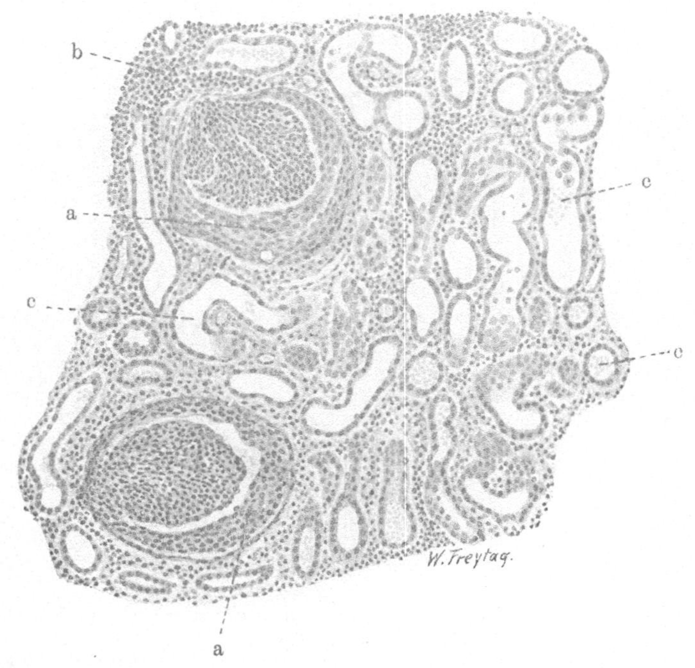

Fig. 144. Chronische Glomerulonephritis („Halbmonde"). Vergr. 110fach.
(Hämatoxylin.)
a Erweiterte Kapselräume der Nierenkörperchen, erfüllt mit aufeinander geschichteten Epithelien („Halbmonde"). b Lympho-leukozytäre Zellansammlungen
im Interstitium. c Erweiterte Harnkanälchen mit Blut und abgestoßenen Epithelien als Inhalt.

Umgebung der Nierenkörperchen zeigt mehr oder weniger starke Infiltration
mit Wanderzellen (Leukozyten, Lymphozyten). Diese entzündlichen Zellansammlungen lassen sich fast überall auch zwischen die Harnkanälchen
verfolgen. In den Kanälchen (Hauptstücken) sind ebenfalls Leukozyten
und Erythrozyten, sowie Eiweißzylinder nachzuweisen (d, e, f). Bei stärkerer
Miterkrankung der Tubuli sind die Epithelien derselben, besonders der
Hauptstücke, geschwollen, ihre Kerne vielfach schlecht färbbar, das Protoplasma vakuolär (Hydropsie, Verfettung der Zellen) oder mit glänzenden
Granulis erfüllt (hyalin-tropfige Entartung). Da und dort ist auch Ablösung
der Epithelien von der Unterlage zu sehen.
     Bei chronischer Glomerulonephritis (Fig. 144, 145, 146, 147) sind die
Halbmondbildungen noch deutlicher entwickelt (Fig. 144, a). Es gesellen sich
organisatorische Prozesse hinzu (Reparationsstadium!), insoferne, als

das verschiedenartige (fibrinös-zellige) Exsudat in den Kapselräumen durch Wucherungen des Kapselbindegewebes substituiert wird. An Stelle der Halbmonde sieht man in diesen Reparationsstadien vielfach ,feinstreifiges Bindegewebe, das durch die van Giesonfärbung gut zur Darstellung gebracht wird (Fig.145, c und d). Dabei erfährt die fibröse Kapsel der Nierenkörperchen eine bindegewebige Verdickung. An den Glomerulis sieht man einerseits atrophische Zustände (Fig. 145, d), andererseits tritt eine hyaline Entartung der Schlingen auf, die untereinander verbacken, so daß schließlich der ganze Knäuel in eine hyaline, Kernreste einschließende Masse verwandelt

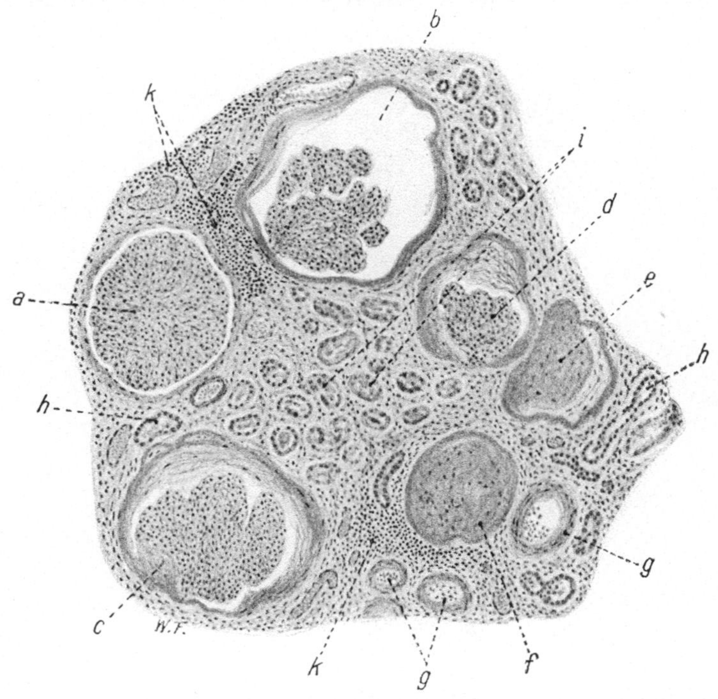

Fig. 145. Chronische Glomerulonephritis (glomeruläre Schrumpfniere). Vergr. 80fach. (van Gieson.)

a Großer, kernreicher Glomerulus. b Nierenkörperchen mit stark erweitertem Kapselraum und verdickter Kapsel. c Nierenkörperchen mit stark verdickter Kapsel und feinstreifigem Bindegewebe an der Innenwand der Kapsel. d Wie bei c; zugleich Atrophie des Glomerulus. e Hyalin entarteter, geschrumpfter Glomerulus mit Kapselverdickungen. f Total hyalin entarteter Glomerulus, mit der verdickten Kapsel verschmolzen. g Rindenarteriolen. h Atrophische Schaltstücke. i Hauptstücke mit Epitheldegeneration (Verfettung, Nekrose, Abstoßung). k Zellige (lymphozytäre) Infiltrate im Interstitium.

wird (Fig. 145, e). Im Verlauf dieser Vorgänge kommt es auch zu bindegewebigen Verwachsungen der hyalinisierten Glomeruli mit der verdickten Bowmanschen Kapsel (Fig. 145, f). Schließlich ist nach vollständiger Obliteration des Kapselraumes aus den Malpighischen Körperchen eine auf den Durchschnitten hyaline Scheibe geworden, an der man bei van Giesonfärbung an der verschiedenen Farbtönung noch die Anteile der Kapseln und der Knäuel differenzieren kann; die hyalinen Knäuel färben sich mehr gelblichrot, die hyalinen Kapseln dunkelrot (Fig. 146). Neben diesen hyalinen „Ruinen" sieht man da und dort noch erhaltene, gelegentlich sehr große (hypertrophische) Glomeruli, die oft in stark erweiterten Kapseln

liegen (Fig. 145, a, 146, b). Aber auch an diesen noch erhaltenen Malpighischen
Organen werden Kapselverdickungen, Organisationen, eventuell auch frischere
entzündliche Vorgänge, Blutungen usw. festgestellt. Ein Zeichen dafür,
daß der nephritische Prozeß weitergeht und auch die bis dahin noch gesunden
Nierenkörperchen ergreift. Haben wir es bereits mit einer ausgesprochenen
glomerulären Schrumpfniere (Fig. 146) zu tun, dann sehen wir als
sinnfälligen Ausdruck der Schrumpfung die verödeten Nierenkörperchen
(Fig. 146, a) dicht beisammenliegen. Zwischen ihnen liegen atrophische
Harnkanälchen von indifferentem Aussehen: funktionslose Reste des tubulären
Parenchyms (Fig. 146, c). Das Bindegewebe erscheint (durch die Schrumpfung)

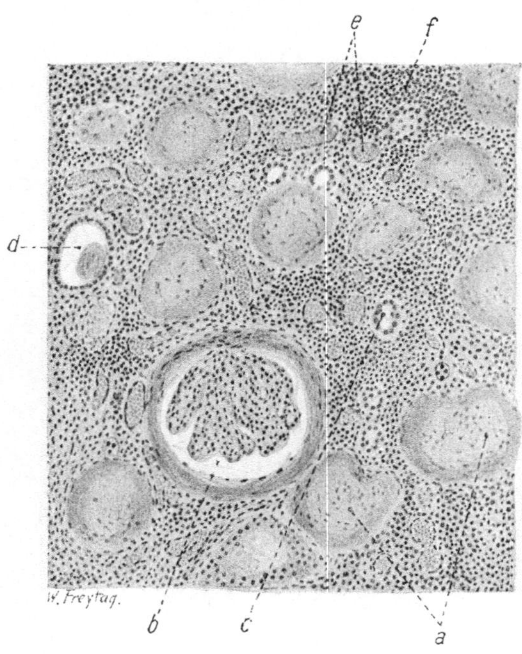

Fig. 146. Chronische Glomerulonephritis (glomeruläre Schrumpfniere). Vergr. 110fach. (van Gieson.)
a Hyalin entartete Nierenkörperchen; Glomerulus und Kapsel durch die differente
Färbung gut unterscheidbar. b Großer, erhaltener Glomerulus in erweitertem
Kapselraum; Bowmansche Kapsel verdickt. c Restierende Harnkanälchen
(Schaltstücke). d Erweitertes Harnkanälchen (Schaltstück) mit hyalinem Zylinder
als Inhalt. e Weite Blutkapillaren. f Vermehrtes Interstitium mit starker lymphozytärer Zellinfiltration.

relativ vermehrt. Es ist ausgesprochen lymphozytär infiltriert (Fig. 145, k,
146, f), seine Kapillaren oft auffallend weit (Fig. 146, e). An den kleineren
und größeren arteriellen Gefäßen solcher Schrumpfnieren können sich ausgesprochen atherosklerotische Prozesse entwickeln.

Bei der chronischen Glomerulonephritis ist auch die Affektion der Tubuli
in der Regel eine schwere und ausgedehnte (Fig. 145 und 147). Neben hyalin-
tropfiger Entartung treten vor allem Verfettungen an den Epithelien des
sezernierenden Abschnittes in größerem Umfange hervor. Solche Verfettungen, Zeichen der schweren Ernährungsstörung und der toxischen
Schädigung, finden sich auch an den Glomerulusschlingen und den Epithelien der Bowmanschen Kapsel, ferner auch an den Arteriolen (atheromatöse Zustände) und im Zwischengewebe. Doppeltbrechende Fette treten

hier auf (vgl. Fig. 128—132). Die Epithelien der Tubuli können in manchen Fällen auch ausgedehnte Nekrosen (Kernverlust!) aufweisen (Fig. 147). Vielfach sind die degenerierten Tubulusepithelien abgestoßen, liegen als verfettete oder kernlose Gebilde im Lumen, das sie verstopfen (Fig. 145, i und 147, b). Wurden sie weggespült durch den Harn, dann sieht man „nackte", epithellose Kanälchen. Vielfach sieht man (im Stadium der Reparation) neben abgestoßenen, im Lumen liegenden Zellen bereits wieder regenerierte Elemente an der Wand der Kanälchen; auch diese verfetten und lösen sich ab. Man erhält durch Vergleich vieler Stellen des Präparats den Eindruck eines chronischen Desquamativkatarrhs der Harnkanälchen. Viele Harnkanälchen (besonders Schleifen und Sammelröhren) enthalten hyaline Massen (Zylinder). Auch dadurch kommen Verstopfungen der Kanälchen zustande. Erweiterte Harnkanälchen, die man häufig sieht, zeigen uns die Behinderung des Harnabflusses durch derartige Verstopfungen an.

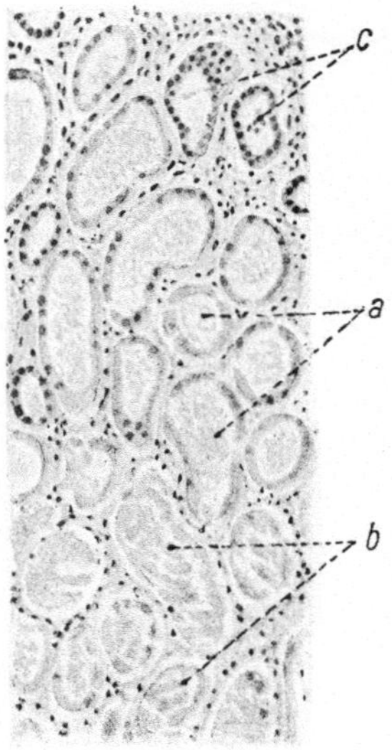

Die Schilderungen beziehen sich auf die diffuse Glomerulonephritis. Die herdförmige Glomerulonephritis (embolische Herdnephritis Löhleins), in der Regel verbunden mit ulzeröser Endokarditis (Streptococcus viridans!), zeigt auf Grund embolischer (thrombotischer) Verstopfung von Kapillarschlingen einzelner Glomeruli herdförmig lokalisierte, glomeruläre Entzündungsherde mit Nekrose und hyaliner Entartung einzelner Schlingen bzw. ganzer Glomeruli, mit starken, perikapsulären, leukozytären Zellansammlungen. Die Folgen sind partielle oder totale Synechien der Glomeruli mit den Kapseln. Bei den partiellen Kapselverwachsungen bleiben Teile des Bowmanschen Kapselraumes offen; das Kapsel- und Schlingenepithel, welches diese Teilräume auskleidet, nimmt kubische Form an; dadurch gewinnen diese Teilräume ein an Drüsendurchschnitte erinnerndes Aussehen (s. a. Fig. 129). Die Glomerulusveränderungen und Kapselverwachsungen führen schließlich zu völliger Verödung der Nierenkörperchen mit Bildung eigenartig unscharf begrenzter, hyalinisierter Vernarbungen derselben. Übergang der embolischen Herdnephritis in Schrumpfniere ist möglich.

Die sog. Kriegsnephritis ist ebenfalls eine (oft in Heilung übergehende) Glomerulonephritis.

Manche Nephritiden lassen keinen so ausgesprochen glomerulären Typus erkennen. Es gibt akute Nephritiden, bei welchen sich, wie schon erwähnt, das (seröse oder mehr zellige) Exsudat vorwiegend im Zwischengewebe ablagert: Nephritis acuta interstitialis. Unser Präparat (Fig. 148) zeigt diese Art bei der Scharlachinfektion. Es handelt sich um stark geschwollene, durchfeuchtete Nieren, mit verwaschener Zeichnung auf der Schnittfläche. Die verbreiterte, graurote Rinde zeigt (schon mit bloßem Auge sichtbare) dunkelrote Streifen und Flecken.

Mikroskopisch fällt bei schwacher Vergrößerung in erster Linie neben der Hyperämie der Gefäße (b) ein zelliges Infiltrat im Zwischengewebe der Rinde auf. Dunkelblau gefärbte Zellmassen (a) durchsetzen streifenförmig das Rindenparenchym. Manchmal sind diese Stellen nicht nur zellig, sondern auch hämorrhagisch infiltriert. Bei geeigneter Färbung (nach Gram) lassen sich in den Infiltraten Streptokokken nachweisen.

Fig. 147. Chronische Glomerulonephritis (tubuläre Degeneration dabei). Vergr. 110fach. (van Gieson.) a Hauptstücke mit schlecht färbbarem Epithel und fädigkörnigen Eiweißmassen als Inhalt. b Hauptstücke, mit abgestoßenen, kernlosen Epithelien ausgefüllt. c Schaltstücke.

Bei starker Vergrößerung zeigen die Infiltratzellen lymphozytären Charakter: vorwiegend einkernige Rundzellen vom Aussehen der Lymphozyten (Plasmazellen) erfüllen die Zwischenräume zwischen den auseinandergedrängten Rindenkanälchen. Leukozyten sind nur wenige zu sehen. Vielfach trifft man diese Zellen auch im Lumen der Tubuli an. An den Tubulusepithelien lassen sich allerlei degenerative Veränderungen, eventuell auch Ablösungen der Epithelien von der Wand der Kanälchen feststellen. Die Glomeruli (c) sind wenig oder gar nicht beteiligt; eventuell findet sich

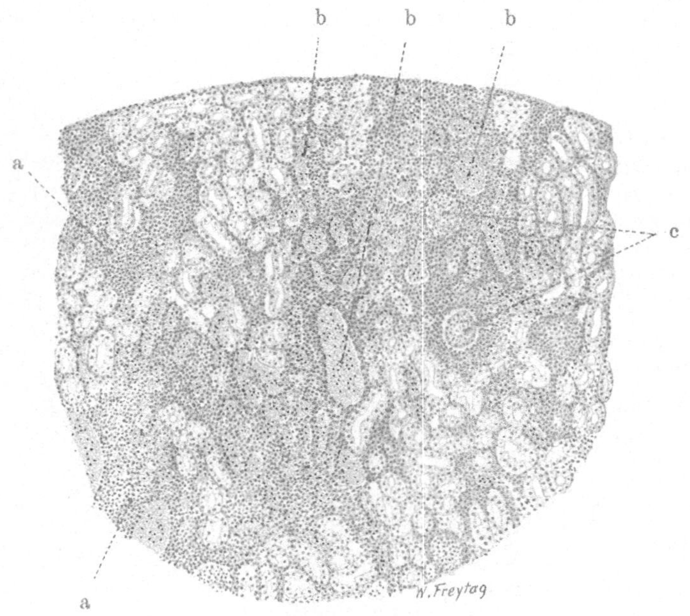

Fig. 148. Sog. Nephritis interstitialis acuta (bei Scharlach).
Vergr. 50fach. (Hämatoxylin.)
a Zellige Infiltrate (lymphoide Zellen) im Interstitium. b Stark erweiterte Blutgefäße. c Nierenkörperchen mit perikapsulären Zellinfiltraten.

Hyperämie der Schlingen, geringes Exsudat (Eiweiß) in den Kapselräumen. Ausgang dieser Nephritis acuta interstitialis in granuläre Schrumpfung ist möglich.

Anhang: Harnzylinder.

Der Harnbefund bei den vorstehend geschilderten entzündlichen Nierenleiden ist naturgemäß sehr verschiedenartig. Uns soll hier hauptsächlich das Sediment des Harnes beschäftigen. Bei der akuten Glomerulonephritis ist die Harnmenge vermindert, manchmal bis zur Anurie. Die Ursachen des Versiegens der Harnflut sind sehr mannigfaltige. Vor allem sind die Veränderungen der Nierenkörperchen verantwortlich zu machen (Schwellungen mit Verengerung der Schlingen, Anhäufung von Exsudat im Kapselraum usw.); ferner ist an Verengerungen und Verstopfungen der Kanälchen durch Schwellung und Abstoßung des Epithels, durch pathologischen Inhalt derselben (Blut, Eiweiß, Zylinder) zu denken. Endlich kommen Zirkulationsstörungen lokaler und allgemeiner Natur in Betracht. Der verminderte Harn ist eiweißreich; er hat vermehrtes spezifisches Gewicht. Die Ausscheidung der anorganischen Salze und der N-haltigen Stoffwechselprodukte

ist gestört (Retention dieser Stoffe im Blut!). Im Sediment finden wir rote
Blutkörperchen, Leukozyten, Epithelien. Zylindrische Gebilde aus Erythrozyten, hyalinen Eiweißmassen, Epithelien finden sich. Bei der chronischen
Glomerulonephritis ist in den jüngeren Stadien die Harnmenge noch
herabgesetzt (Retention der Stoffwechselprodukte, Ödeme, Urämie!); der
Harn enthält reichlich Eiweiß und reichlich Sediment. Dieses enthält sehr
verschiedenartige Formen von sog. Harnzylindern. Vor allem finden sich
lipoide Beimengungen: verfettete Epithelien, verfettete Zylinder (s. später).
In den späteren, narbigen Schrumpfungsstadien ist die Harnmenge vermehrt,
die Ausscheidung der Stoffe kann (absolut) annähernd normal werden.
Der Blutdruck ist dauernd erhöht, Arbeitshypertrophie der Gefäße und

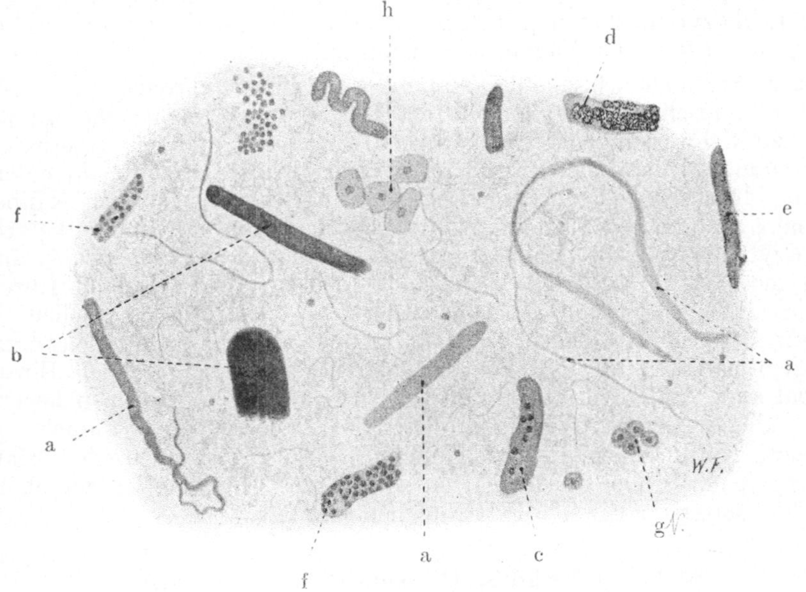

Fig. 149. Harnsediment (Zylinder) bei chronischer Glomerulonephritis.
Vergr. 100fach. (Sediment, osmiert.)
a Hyaline Zylinder. b Wachszylinder. c Hyaliner Zylinder mit vereinzelten auf-
gelagerten Epithelien. d Verfettete Epithelialzylinder (Fetttröpfchen in den Epithelien geschwärzt). e Fettkörnchenzylinder. f Epithelialzylinder. g Epithelien
der ableitenden Harnwege. h Plattenepithelzellen (der Vagina).

des Herzens bilden sich aus. Eiweiß findet sich wenig im Harn. Im Sediment
vorwiegend hyaline Zylinder. Das Nierenleiden ist durch Anpassung an die
neuen Verhältnisse kompensiert. Gefahr der Dekompensation besteht weiter.
Bei der Nephritis interstitialis acuta ist der Harnbefund oft auffallend
gering. Verminderung der Harnmenge (durch Druck des interstitiellen,
serös-zelligen Exsudats auf die Kanälchen, durch eventuell vorhandene
Glomerulusveränderungen, durch die entzündlichen Kreislaufstörungen).
Eiweiß im Harn. Vereinzelte Exsudatzellen, eventuell auch vereinzelte
rote Blutkörperchen im Sediment.

Die mehrfach erwähnten sog. Zylinder, die sich im Sediment des Harns
bei den verschiedensten Nierenerkrankungen finden, sind zylindrische Ausgüsse der Harnkanälchen. Solche Ausgüsse finden sich in allen möglichen
Abschnitten des Harnkanälchensystems vor, besonders aber in Schleifen,
Schaltstücken und Sammelröhren. Das Material, aus welchem die Zylinder

bestehen, ist sehr verschiedenartig. Es gibt **zellige** und **amorphe** Zylinder. Die ersteren bestehen aus **Epithelzellen** (Epithelialzylinder), **roten Blutkörperchen** (Blutzylinder), **weißen Blutkörperchen** (Leukozytenzylinder). Die Zellen liegen eiweißartigem Material auf oder werden durch Eiweißsubstanz zusammengehalten. Die amorphen Zylinder bestehen aus homogenen **Eiweißmassen** (hyaline Zylinder), aus **Fettkörnchen** (Fettkörnchenzylinder, granulierte Zylinder), aus **Fibrin** (Fibrinzylinder), **Amyloid** (Amyloidzylinder). Verfettete Epithelialzylinder werden auch **metamorphosierte** Zylinder genannt. Eiweißzylinder aus besonders dichtem, offenbar wasserarmen, spröden Material werden als **wachsartige** Zylinder bezeichnet. Es sind alte, eingedickte Eiweißzylinder. Außer den Zylindern findet man im Harnsediment Nierenkranker noch allerlei Zellen, wie Erythrozyten, Leukozyten, Nierenepithelien, Epithelzellen des Nierenbeckens, des Ureters, der Blase, der Vagina oder Urethra.

Unser Sediment (Fig. 149) stammt von einem chronischen Morbus Brighti (chronische Glomerulonephritis). Das Sediment ist mit Überosmiumsäure (zur Schwärzung der Fettkörnchen) behandelt und in Glyzerin aufgeschwemmt. Bei starker Vergrößerung sehen wir alle Arten von Zylindern: 1. zarte, durchsichtige, homogene oder leicht gestreifte, in allen Kalibern [hyaline Zylinder (a)]; 2. dichte, steife, scharf konturierte, dunkel gefärbte [Wachszylinder (b)]; 3. Zylinder aus Epithelzellen der Tubuli, wobei diese Zellen mosaikartig aneinander und nicht selten einem hyalinen Eiweißmaterial aufliegen (c und f); 4. Zylinder aus verfetteten Epithelien (die Fettkörnchen schwarz gefärbt (d)]; 5. Zylinder, die ganz aus geschwärzten Körnchen bestehen (e); die Fettkörnchen liegen einem hyalinen Eiweißmaterial auf. Außerdem trifft man auf einzelne und in Gruppen liegende Zellen: kleine Nierenepithelien, größere platte, polygonale, rundliche, geschwänzte Epithelzellen des geschichteten Epithels der ableitenden Harnwege (g); ganz große Epithelplatten der Vagina (h). Außerdem allerlei amorphes Material: Eiweiß, Fetttröpfchen usw.

b) Eitrige Nephritis. (Embolische Nierenabszesse.)

Wenn man von den aus der Umgebung übergreifenden (lymphogenen) und den durch direkte traumatische Infektion entstehenden Niereneiterungen absieht, kommen eitrige Entzündungen in der Niere entweder auf dem **Blutweg** oder auf **dem Wege des Harnes** zustande. Der **hämatogenen** eitrigen Nephritis, wie wir sie als Teilerscheinung septikopyämischer Allgemeininfektion so häufig sehen, liegen embolische Vorgänge zugrunde. Entweder werden gröbere Thromben mit eitererregenden Bakterien (meist Strepto- und Staphylokokken) in die Äste der Nierenarterien hineingeschleudert, so daß dann zunächst richtige anämisch-hämorrhagische Infarkte (s. S. 190) entstehen, die sekundär entweder total vereitern, oder durch Eiterung in der Peripherie förmlich sequestriert werden (gröbere Form der septischen Embolie). Oder die mit dem Blut zugeführten Kokken bleiben in kleinsten Arterien oder erst im Kapillargebiet der Niere, besonders in den Schlingen der Glomeruli, haften und erregen von hier aus eine eitrige Entzündung des Nierengewebes, die zur Bildung kleiner eitriger Schmelzungsherde führt. Diese sind in der Niere als sog. „miliare", gelbliche, punkt- und streifenförmige, oft bereits erweichte Herdchen in großer Anzahl nachzuweisen. Die gelblichen Herde zeigen einen roten, hämorrhagischen Saum, der besonders an der Oberfläche der Niere, wo die Abszeßchen ein wenig vorragen, deutlich zu sehen ist. Häufig liegen viele Abszeßchen beisammen und konfluieren mit ihren roten Säumen zu größeren Herdbildungen. Diese feinere Form der embolischen (metastatischen) Niereneiterungen spielt sich hauptsächlich, wenn auch nicht ausschließlich, in der Rinde ab. Dadurch aber, daß die Eiterkokken im Bereich der Glomeruli ausgeschieden werden oder von den schon gebildeten Rindenabszessen aus in die gewundenen Harnkanälchen gelangen, werden sie mit dem Harnstrom weiter abwärts verschleppt und in den Schleifen- und Sammelröhren zurückgehalten. Dann entstehen von diesen geraden Kanälchen aus eitrige Entzündungen

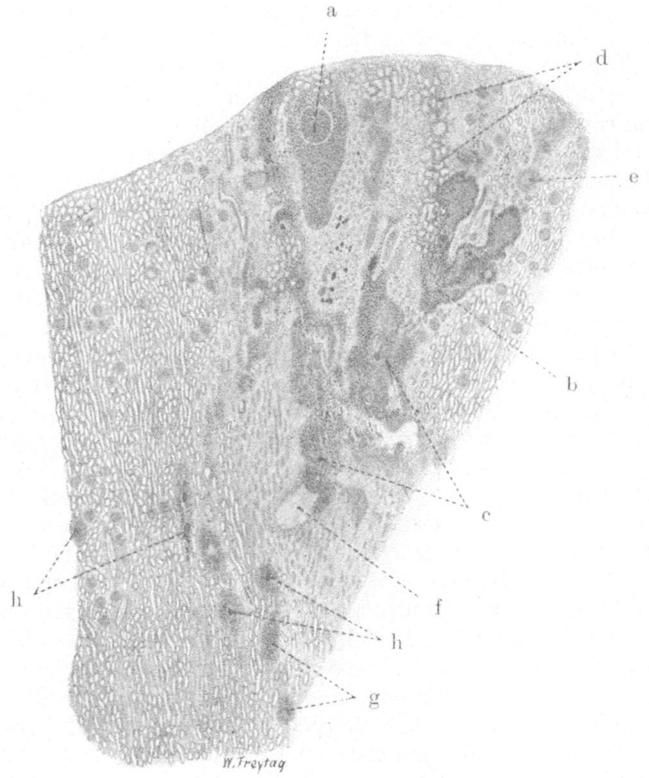

Fig. 150. Embolische Nierenabszesse. Vergr. 8fach. (Hämatoxylin.) a Nierenkörperchen als Zentrum einer Abszeßbildung. b Verzweigter Abszeß, dem Gefäßverlauf folgend. c Konfluierende Abszesse mit Einschmelzung des Gewebes. d Eiterung zwischen den Rindenkanälchen. e Beginnende, periglomeruläre Eiterung. f Thrombosierte Vene. g Kleinste Abszesse in der Marksubstanz. h Kokkenhaufen inmitten von kleinen Abszessen der Rinde und des Markes. Zwei Linien, die von f durch a bzw. e zur Nierenkapsel gezogen werden, umgrenzen ein dreieckiges (keilförmiges) Feld nekrotischen Nierengewebes = anämischer (septischer) Infarkt in Vereiterung.

und längsgestellte ("streifige") Abszesse im Mark, die auch als Ausscheidungsabszesse bezeichnet werden. Die Nierenpapillen können dabei von Abszessen dicht durchsetzt sein, ausgedehnt vereitern oder nekrotisieren (Nephritis papillaris mycotica-Orth). Die eitrige Ausscheidungsnephritis kann auch mehr selbständig auftreten (hämatogene, metastatische Nephritis im engeren Sinne). Dann finden sich keine ausgesprochenen Embolien; die mit dem Blut in die Niere importierten Eitererreger verlassen die Blutbahn, ohne im Bereich derselben nennenswerte Veränderungen hervorzurufen, werden in das Kanälchensystem ausgeschieden und erzeugen erst von den geraden Kanälchen der Marksubstanz aus Abszesse. Diese im Kanälchensystem deszendierende Entzündung kann dann weiter zur Erkrankung des Nierenbeckens, des Ureters und der Blase usw. führen.

Im Gegensatz zu diesen deszendierenden Niereneiterungen stehen die urinogenen (porogenen), aszendierenden Eiterungen. Hier gelangen die Bakterien (häufig auch Bact. coli) von der Blase bzw. dem Nierenbecken (bei Störungen des Harnabflusses) aufsteigend in die Markkanälchen, und es entstehen so erst längliche, dem Verlauf der geraden Kanälchen entsprechende Markabszesse, später bei weiterer Verbreitung nach oben (mehr rundliche) Rindenherde. Bei diesen urinogenen Niereneiterungen (sog. eitrige Pyelonephritis) kann es zu sehr umfangreichen Einschmelzungen der Niere durch Konfluenz benachbarter Abszesse kommen; ganze Renkuli können vereitern. Hämatogene und urinogene, deszendierende und aszendierende Abszeßbildungen sind häufig in einer und derselben Niere nebeneinander vorhanden. Die Unterscheidung ist oft schwierig. Alle Niereneiterungen, die hämatogenen und die urinogenen, können auch auf das Nierenkapselgewebe und das Nierenbett übergreifen und zu peri- und pararenalen (retroperitonealen) Eiterungen führen. Ausheilungen unter Narbenbildung sind möglich.

Mikroskopisch werden wir nach dem Gesagten bei der embolischen eitrigen Nephritis den Ausgang der Abszesse von den Blutgefäßen her nachweisen können, während bei der Ausscheidungsnephritis und den porogenen Niereneiterungen als Zentrum der Abszesse sich Harnkanälchen finden. Unser Präparat (Fig. 150) zeigt bei ganz schwacher Vergrößerung die Entwicklung multipler, miliarer, embolischer Rinden- und Markabszesse in einem Falle von Pyämie. Das Nierengewebe ist in Rinde und Mark von dunkelblau gefärbten, umschriebenen, größeren und kleineren Zellherden durchsetzt. Diese rundlichen, länglich ovalen, gelegentlich auch verzweigten (Gefäßverlauf!) und durch Konfluenz vielgestaltigen Herde sind die Abszesse (b, c, g). Innerhalb dieser Herde sieht man noch besondere, tiefblau gefärbte Flecken: es sind Quer- oder Längsschnitte durch Gefäße bzw. Kanälchen der Niere, die mit Kokkenmassen (Kokkenzylindern) völlig ausgefüllt sind (h). Manche der größeren Eiterherde zeigen kernlose, nekrotische Partien. Es finden sich auch umfangreichere, manchmal keilförmige Nekrosen des Nierengewebes. Das sind anämische Infarkte, die auf Grund von embolischer Gefäßverstopfung entstanden sind (s. unten). Vielfach erscheint das Gewebe im Bereich der Eiterherde und Nekrosen aufgelockert, zerfallen (Einschmelzung! Verflüssigungsnekrose! (c)]. Sucht man nicht die ganz großen Abszesse, sondern die kleineren auf, so kann man häufig feststellen, daß ein Nierenkörperchen das Zentrum der Eiterung darstellt (a, e). Man sieht auch oft die Zellinfiltration rings um das Nierenkörperchen besonders dicht ausgebildet (Periglomerulitis), und es ist die Differenzierung zwischen Glomerulus, Kapselraum und Kapsel wegen großen Zellreichtums aller dieser Teile schwierig, ja stellenweise unmöglich. Oft auch ist der Glomerulus selbst von Eiterung frei, aber kernlos, nekrotisch, und erst in der Umgebung des Malpighischen Körperchens tritt die eitrige Infiltration des Gewebes hervor (s. unten!). Alle Abszesse zeigen in ihrer Umgebung starke Füllung der Blutgefäße, häufig auch Blutungen. Die kleineren und größeren Nierengefäße, Arterien und Venen, enthalten da und dort Thromben (f), in welchen wieder dunkelblaue, unregelmäßige Flecken auf Kokkenmassen hinweisen. Die Kokkennatur aller dieser Flecken würde sich bei entsprechender Bakterienfärbung (z. B. nach Gram) leicht erweisen lassen.

Die Untersuchung der Abszesse bei starker Vergrößerung (Fig. 151) geschieht am besten an den kleineren Herden. Hier kann zunächst festgestellt werden, daß die infiltrierenden Zellen alle dem Typ der polymorphkernigen Leukozyten, also der sog. Eiterkörperchen, entsprechen. Leicht gelingt es, eine embolische Abszedierung im Anfangsstadium zu finden. Man sieht auf Quer- oder Längsschnitten verstopfte Gefäßchen (a). Rings um dasselbe die leukozytäre Infiltration des Interstitiums (e) und — wenn der Prozeß weiter fortgeschritten — auch die intrakanalikuläre Ansammlung der Kokken (b) und der Eiterzellen (f). Bemerkenswert ist bei diesen beginnenden Abszessen, daß in nächster Nähe des verstopften Gefäßes

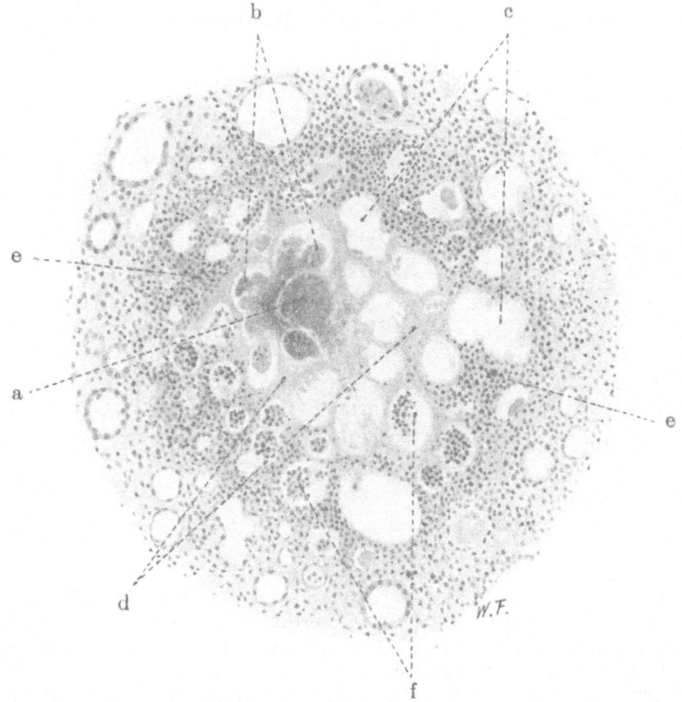

Fig. 151. Embolischer Nierenabszeß. Vergr. 130fach. (Hämatoxylin.) a Durch kokkenhaltigen Thrombus verstopftes Gefäß. b Kokkenmassen im Lumen nekrotischer Harnkanälchen. c Weite Harnkanälchen ohne Epithel. d Nekrotisches Interstitium. e Leukozytäre Infiltration des Interstitiums in der Umgebung der embolischen Nekrose. f Eiterzellen im Lumen von Harnkanälchen.

das Nierengewebe nekrotisch ist. Erst in weiterer Umgebung tritt die leukozytäre Reaktion auf. Dieses Bild illustriert eindrucksvoll die von den Kokken ausgehende, lokale Giftwirkung, welche im Zentrum der Herde so intensiv ist, daß das Gewebe abgetötet wird; erst weiter peripher sind die diffundierenden Toxine soweit verdünnt, daß eine vitale Reaktion des Gewebes möglich ist.

Inmitten der ausgebildeten Abszesse ist auch bei starker Vergrößerung keine Nierengewebsstruktur mehr zu erkennen: die Harnkanälchenepithelien sind verschwunden, Interstitium und die Kanälchenräume sind aufs dichteste von den Eiterzellen ausgefüllt. Erst wenn man die Peripherie solcher Abszesse untersucht, tritt die Nierenstruktur wieder besser hervor. Eine Differenzierung des Interstitiums und der Kanälchen ist hier wieder möglich: die Kanälchen enthalten Eiterkörperchen, ihr Epithel ist zugrunde gegangen oder geschwollen, zum Teil kernlos, in Ablösung begriffen (s. Fig. 151 u. 152). Im Zwischengewebe liegen dicht gedrängt die Leukozyten. Je weiter man in die Peripherie der Abszesse vordringt, desto mehr verliert sich die Eiteransammlung im Zwischengewebe, desto deutlicher treten auch die stark gefüllten Gefäße hervor. Rote Blutkörperchen finden sich im Zwischengewebe und in den Kanälchen (hyperämisch-hämorrhagische Rand-zone der Abszesse als Audsruck der Zirkulationsstörung und der Giftwirkung auf die Gefäße!).

Am Nierengewebe außerhalb des Bereiches der Abszesse können sehr mannigfaltige Veränderungen festgestellt werden: Schwellung des Proto-plasmas, hyalin-tropfige Entartung, mangelhafte oder fehlende Kernfärbung,

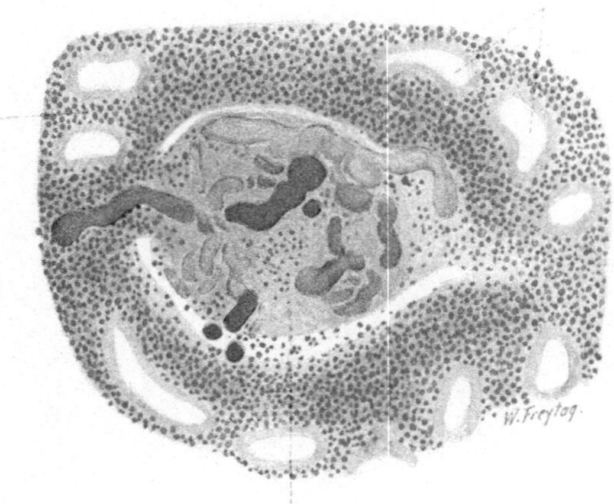

Fig. 152. Embolischer Abszeß der Niere (Glomerulusnekrose und peri-kapsuläre Eiterung. Vergr. 180 fach. (Karmin — Grams Bakterienfärbung.)
a Nekrotischer Glomerulus, dessen Vas afferens und Gefäßschlingen mit (blau-gefärbten) Kokkenmassen ausgefüllt sind. b Hauptstücke mit nekrotischem, kernlosen Epithel. c Eiterzelleninfiltration im Interstitium.

Ablösung der Epithelien; Eiweißmassen, Zylinder, Eiterzellen, rote Blut-körperchen im Lumen der Kanälchen usw.

Im Sediment erscheinen, diesen Veränderungen entsprechend: Leukozyten, rote Blutkörperchen, Epithelien, oft auch in Form zylindrischer Gebilde, wobei aus Epithelien und Leukozyten gemischt zusammengesetzte Zylinder besonders charakteristisch sind.

Betrachtet man die vorhin erwähnten, kleinen, glomerulären Eiterungen bei starker Vergrößerung, so erscheinen hier die Glomeruli, wie schon erwähnt, zum Teil äußerst kernreich (Leukozyten in und zwischen den Schlingen!), zum Teil auch ganz oder teilweise kernlos, nekrotisch (Fig. 152). Diese Glomerulusnekrosen stehen im Zusammenhang mit embolischen Ver-stopfungen der Schlingen oder der Vasa afferentia. Der Nachweis dieser Verstopfungen ist leicht. Man erkennt sie bei nach Gram gefärbten Prä-paraten an tief dunkelblau gefärbten Schlingendurchschnitten. Meistens ist nur eine oder die andere, manchmal aber sind die meisten Schlingen mit dem dunkelblau gefärbten Kokkenmaterial ausgefüllt. Die mit Kokken erfüllten Glomerulusschlingen sehen wie mit blauer Masse injiziert aus. Ähnliches

läßt sich gelegentlich auch an den Vasa afferentia feststellen. Neben diesen
Veränderungen an den Knäueln sieht man manchmal Exsudatbildung
(Eiterzellen, Fibrin) in den Kapselräumen der Nierenkörperchen und eine
dichte Eiterzelleninfiltration des perikapsulären Gewebes.

5. Störungen des Harnabflusses.

Hydronephrose.

Eine besondere Form von Schrumpfniere entsteht bei dauernder Behinderung des Harnabflusses aus dem Nierenbecken bzw. Ureter. Die Störung

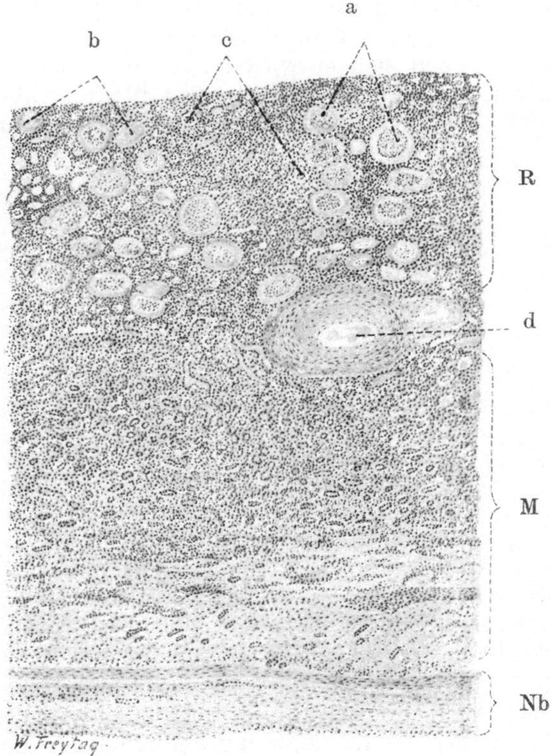

Fig. 153. Hydronephrotische Schrumpfniere. Vergr. 30 fach. (van Gieson.)
R Rinde (geschrumpft, Interstitium vermehrt und zellig infiltriert). M Mark (Atrophie der Sammelröhren, stärkeres Hervortreten des Interstitiums). Nb Wand des
Nierenbeckens (verdickt, epithellos). a Nierenkörperchen mit verdickten Kapseln
und relativ gut erhaltenen Glomerulis. b Total hyalin entartete Nierenkörperchen.
c Reste atrophischer Harnkanälchen. d Blutgefäße der Rinden-Markgrenze (Media-
hypertrophie, Intimaverdickung).

dieses Abflusses führt zu starken Ansammlungen des Harnes im Nierenbecken. Es kommt unter steigender Druckerhöhung zur allmählichen Dehnung der Nierenbeckenwand, zur Erweiterung sowohl des großen Sammel-
reservoirs, wie der einzelnen Kelche. Die in die Kelche vorspringenden
konischen Zapfen der Markpyramiden werden abgeflacht, nivelliert, ja
schließlich sogar konkav ausgebuchtet. Der exzentrisch wirkende Druck
schädigt auch das Nierengewebe, das einer langsamen Atrophie verfällt
(hydronephrotische Schrumpfung). Die Atrophien sind nicht selten sehr

unregelmäßig ausgebildet und wechseln auch gelegentlich mit kompensatorisch-hypertrophischen Partien ab. Bei dauernder hochgradiger Behinderung des Harnabflusses wird schließlich eine nur wenige Millimeter dünne Schicht verödeten Nierengewebes gefunden, die wie eine ausgewalzte Platte in der Wand eines großen Sackes liegt (hydronephrotische Sackniere). Dieser Sack ist das mächtig erweiterte Becken mit den ebenfalls stark erweiterten Kalizes. Als Inhalt des hydronephrotischen Sackes, dessen Wand oft schwielig verdickt erscheint, findet sich nach völliger Verödung der Niere kein Harn mehr, sondern eine wässerige Flüssigkeit, die im wesentlichen ein Transsudat aus den Gefäßen der Sackwand darstellt. Gesellen sich zu den Folgen einfacher Harnstauung entzündliche Prozesse (durch sekundäre Infektion) hinzu, so nimmt an diesen nicht nur das Nierenbecken, sondern auch die Niere teil. Diese Entzündungen können hämatogen und deszendierend, oder urinogen und aszendierend sich entwickeln. In der Niere stellen sie sich manchmal als glomeruläre Nephritiden, viel häufiger aber als eitrige Entzündungen dar, die zu Abszeßbildungen und (bei sehr chronischem

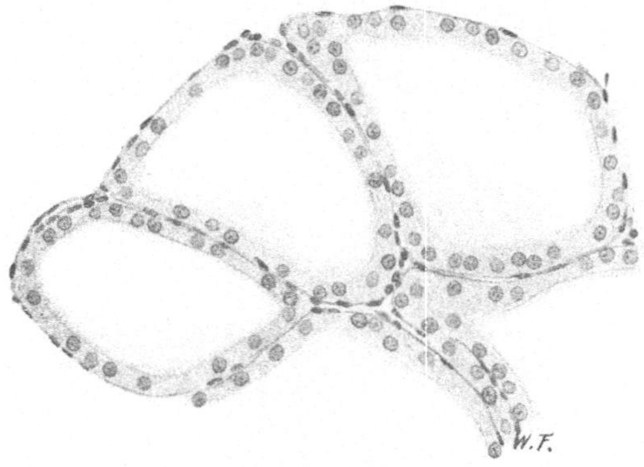

Fig. 154. Hypertrophische Harnkanälchen bei hydronephrotischer Nierenschrumpfung. Vergr. 200fach. (Hämatoxylin.)
Weite Harnkanälchen (Hauptstücke mit tadellos erhaltenen großen Epithelzellen), an denen auch der Bürstenbesatz deutlich ist.

Verlauf) zu narbigen Ausheilungen führen. Im Nierenbecken entwickeln sich bei diesen Kombinationen mit Entzündung katarrhalische und eitrige Prozesse (Pyonephrose).

Die Fig. 153 (van Giesonfärbung) zeigt den Durchschnitt durch Rinde, Mark und Nierenbeckenwand einer hydronephrotischen Schrumpfniere. Bei schwacher Vergrößerung studieren wir zuerst die Wand des Nierenbeckens (Nb). Wir vermissen das Oberflächenepithel; es ist zugrunde gegangen, katarrhalisch desquamiert. Die Tunica propria der Beckenschleimhaut ist verdickt, derb-fibrös, von zelliger Infiltration durchsetzt. An der atrophischen Niere können wir noch sehr wohl Rinden- und Marksubstanz unterscheiden (R und M). Die Marksubstanz zeigt bei relativer Vermehrung des Interstitiums und reichlichen, erweiterten Gefäßen nur noch wenige erhaltene Kanälchen. Die Sammelröhren zeigen zum Teil keinen senkrecht auf das Nierenbecken gerichteten, sondern einen dazu parallelen Verlauf (ein Effekt des vom Nierenbecken her exzentrisch wirkenden Druckes). Die Rinden-Markgrenze ist durch größere Gefäßdurchschnitte (d) markiert (Vasa arcuata) deren verdickte Wandungen auffallen. Die verödete Rindenpartie ist an den hyalin entarteten, verödeten Nierenkörperchen kenntlich (a und b).

Diese liegen dicht beisammen; die Rindenkanälchen, die früher zwischen ihnen lagen, sind größtenteils verschwunden (Atrophie). Nur Reste sind erhalten (c). Zu bemerken ist, daß bei hydronephrotischer Atrophie zuerst die Kanälchen atrophieren, während sich die Glomeruli länger erhalten. Schließlich gehen auch sie unter hyaliner Umwandlung zugrunde [1]). Auch

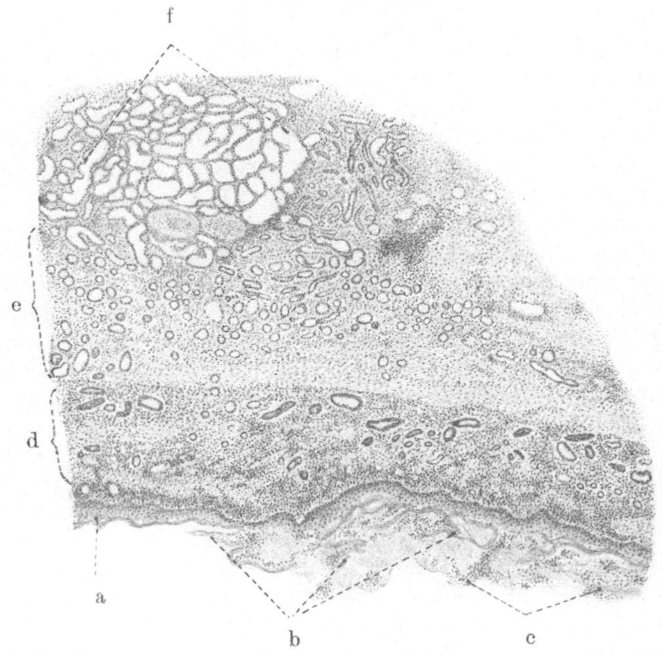

Fig. 155. Metaplasie des Nierenbeckenepithels bei hydronephrotischer Schrumpfung. Vergr. 25fach. (Hämatoxylin.)
a Nierenbeckenepithel in geschichtetes Pflasterepithel verwandelt. b Hornepithel in Abstoßung, vermischt mit Exsudatzellen. c Exsudatzellen (Eiterkörperchen). d und e Marksubstanz; bei d Ductus papillares, bei e kleinere Sammelröhren und Schleifen; Interstitium der ganzen Marksubstanz zellig infiltriert. f Erhaltenes Rindenparenchym mit auffallend weiten Hauptstücken und großen Nierenkörperchen.

an unserem Präparat bemerkt man zahlreiche Nierenkörperchen, deren Gefäßknäuel noch relativ gut erhalten ist, während die Kapsel bereits hyaline

---

[1]) Wir haben diese hyaline Umwandlung der Glomeruli bzw. Bowmanschen Kapseln als Endergebnis sehr verschiedenartiger Nierenprozesse mehrfach kennen gelernt. Eine in diagnostischer Hinsicht bedeutungsvolle Frage ist, ob diese „Ruinen" der Malpighischen Körperchen nicht doch gewisse histologische Besonderheiten zeigen, je nach dem vorliegenden Grundprozeß. Hierzu ist zu sagen, daß die verödeten Corpuscula Malpighi bei der Infarktschrumpfniere scharfe Grenzen haben und (mit Ausnahme der peripheren Teile der Infarkte) keine ausgesprochenen Kapselverdickungen zeigen. Bei der arterio- und arteriolosklerotischen Schrumpfniere sind die „Ruinen" scharf begrenzt, weisen aber neben den hyalinisierten Glomeruli deutliche Verdickungen und Hyalinisierungen der Kapseln auf. Bei den glomerulären Schrumpfnieren sind die Kapselverdickungen oft besonders stark entwickelt; die verödeten Nierenkörperchen sind unscharf begrenzt, wenn der Entzündungsprozeß sich auch perikapsulär ausgebreitet hatte. Bei der hydronephrotischen Nierenschrumpfung ist, wie bereits erwähnt, die lange Persistenz der Glomeruli bemerkenswert; die Kapselverdickungen gehen der hyalinen Entartung der Glomeruli voraus; schließlich entstehen scharf begrenzte „Ruinen", die denen bei Arteriosklerose ganz ähnlich sind.

Verdickungen zeigt. Das relativ vermehrte Interstitium zwischen den verödeten Nierenkörperchen ist lymphoidzellig infiltriert. In noch erhaltenen Kanälchen (Schleifen, Schaltstücken, indifferent gewordenen Resten der Hauptstücke) stecken hyaline Zylinder. Die Arterien der Rinde sind verdickt und verengt.

Das genauere Studium der Nierengefäße ergibt eine unter Umständen sehr beträchtliche Wandverdickung, die zum Teil die Media, zum anderen Teil aber die Intima betrifft, die polsterartig verdickt erscheint und das Lumen einengt (Intimasklerose). Diese Gefäßveränderungen sind sekundär; sie können vom Gesichtspunkt der funktionellen Anpassung der Gefäße an die veränderten Widerstände in der geschrumpften, hydronephrotischen Niere verstanden werden. Völlig verödete, verschlossene Gefäße sind funktionslos gewordene Bahnen in den Schrumpfungsbezirken.

Einen anderen Fall von hydronephrotischer Schrumpfniere zeigt die Fig. 155. Hier war im Laufe der chronischen, katarrhalisch-eitrigen Entzündung des Nierenbeckens eine Metaplasie des Beckenepithels in verhornendes Plattenepithel eingetreten (a und b). Solche Metaplasien entstehen durch Wucherung indifferenter Zellen der Keimschicht mit Umdifferenzierung in der Richtung des Faserepithels. Die Tunica propria des Beckens ist von lymphozytären Zellinfiltraten durchsetzt. In der Marksubstanz (d und e) sieht man teils wohl erhaltene, epithelbekleidete Sammelröhren und Schleifen, teils atrophische, schmale und enge, mit niedrigem, flachem Epithel belegte oder gar epithellose Kanälchen. Das Markbindegewebe zeigt überall, besonders an der Rinden-Markgrenze, lymphozytäre Infiltrationen. Diese sind auch in den verödeten Rindenpartien zu finden. Zwischen den verödeten Malpighischen Körperchen sind entweder keine Kanälchen oder nur atrophische Reste von solchen mit indifferentem Epithel nachzuweisen (funktionslose, in Schwund begriffene Kanälchen). In den noch erhaltenen Nierenpartien (f) sind die Glomeruli bzw. Nierenkörperchen zum Teil auffallend groß, die gewundenen Kanälchen (Hauptstücke) sehr weit, mit sehr großen, aber tadellos erhaltenen Epithelien besetzt — kompensatorische Hypertrophie. Fig. 154 zeigt einige derartige Kanälchen bei starker Vergrößerung.

6. Spezifische Entzündungen.

Nierentuberkulose.

Für die Pathogenese der Nierentuberkulose gelten die gleichen Erwägungen, wie sie früher für die Niereneiterungen angestellt wurden. So können wir, hier wie dort, eine hämatogene und eine urinogene Form, ferner deszendierende und aszendierende Propagationen des tuberkulösen Prozesses in der Niere unterscheiden. Die hämatogene Nierentuberkulose bietet sich uns besonders häufig unter dem Bild der Miliartuberkulose dar. Entweder findet man an Oberfläche und Durchschnitten nur vereinzelte, graue und gelblichweiße Herdchen in Rinde und Mark (z. B. bei chronischer Lungentuberkulose), oder die Niere ist von den Tuberkeln über und über durchsetzt (bei allgemeiner disseminierter Miliartuberkulose). Im Mark treten die Herde besonders dann reichlich auf, wenn durch Übertritt der Tuberkelbazillen in die Kanälchen eine „Ausscheidungstuberkulose" sich hinzugesellt hat (s. S. 209). Seltener finden sich größere Knoten durch Konglomeration der Tuberkel. Selten ist auch die von Orth beschriebene infarktartige Form der Nierentuberkulose (bei tuberkulöser und käsiger Thromboarteriitis größerer Nierenarterienäste). Bei Ausheilung der herdförmigen Nierentuberkulose entstehen schrumpfende Narben (tuberkulöse Schrumpfniere).

Die urinogene (aszendierende) Form entsteht entweder im Anschluß an Genitaltuberkulose (s. sp.) oder häufiger im Anschluß an deszendierende Ausscheidungstuberkulose der Niere. Sie ist in der Regel mit tuberkulös-käsiger Nierenbeckenentzündung (Nephropyelitis tuberculosa bzw. caseosa) verbunden. Die tubulogenen Marktuberkel fließen in solchen Fällen häufig zu größeren käsigen Herden zusammen, und es können ganze Markkegel verkäsen. Die entsprechenden Rindenabschnitte werden allmählich ebenfalls ergriffen, und so kommt es zu käsigen Nekrosen ganzer Renkuli. Die Käsemassen können eindicken, glaserkittartig werden, und es kann die Niere, von der oft wenig mehr als die Kapsel und die groben Septen erhalten bleiben, allmählich schrumpfen (besondere Form der tuberkulösen Schrumpfniere). Oder die Käsemassen erweichen und werden ausgestoßen. Dann bleiben an Stelle der ehemaligen Renkuli Kavernen übrig, die mit dem erweiterten, tuberkulös-käsigen Nierenbecken zusammen einen mächtigen, gekammerten Sack darstellen (tuberkulöse Sackniere). Die Nephropyelitis tuberculosa ist oft nur ein Teilglied einer weit verbreiteten Tuberkulose des Urogenitalsystems (Ureter-, Blasen-, Prostata-, Samenblasen-, Hoden- bzw. Uterus- und Tubentuberkulose). In diesem ganzen System kann die Ausbreitung des tuberkulösen Prozesses sowohl ab- wie aufsteigend erfolgen. In letzter Linie liegt immer eine hämatogene Infektion vor, die durch Ausscheidung oder Einbruch der Bazillen in die Harn- oder Geschlechtswege zur fortschreitenden Tuberkulose dieser Kanäle führt (Röhrentuberkulose, intrakanalikuläre Ausbreitung).

Die hämatogene Miliartuberkulose (mit Ausscheidungstuberkulose), die wir zu untersuchen haben, läßt die Tuberkelbildung schon bei Lupenvergrößerung erkennen (Fig. 156). Wir sehen in der Rinde mehr rundliche (a), im Mark mehr längliche oder größere, unregelmäßig gestaltete (b) Einlagerungen ins Nierengewebe, die den Tuberkeln entsprechen. Bei schwacher Vergrößerung erscheinen diese Herde teils rein zellig, teils sind sie mit mehr oder weniger ausgedehnten, zentralen Nekrosen versehen (b). Größere Knoten entstehen durch Konglomeration benachbarter Tuberkel [Konglomerattuberkel (c)]. Im Bereich der Tuberkel ist die Nierengewebsstruktur unkenntlich. Enge räumliche Beziehungen der Tuberkel zu Nierenkörperchen sind gelegentlich festzustellen (Bazillenembolie in die Glomerulusschlingen!).

Bei starker Vergrößerung eines verkästen Rindentuberkels sieht man im Bereich der käsigen Nekrose eine körnig-schollige, kernlose Masse, in welcher wohl auch gelegentlich Fibrinfasern zu erkennen sind. Peripher von der Nekrose erscheinen die vielgestaltigen, blassen Kerne des epitheloidzelligen Granulationsgewebes; am Rand der Nekrose finden sich da und dort Riesenzellen (bei c). Je weiter wir gegen das angrenzende Nierengewebe hin untersuchen, desto mehr mischen sich die kleinen, dunkel gefärbten, rundlichen Kerne von Lymphozyten dem tuberkulösen Granulationsgewebe bei. Der Übergang ins gesunde Nierengewebe erfolgt ganz allmählich. Man sieht hier wieder Nierenkörperchen und Kanälchen, zwischen welchen das Interstitium durch epitheloidzellige Wucherung und lymphozytäre Zellinfiltration verbreitert erscheint. An den Nierenkörperchen, die in den Bereich der tuberkulösen Entzündung einbezogen sind, wird starker Kernreichtum der Glomeruli, Zellansammlung im Kapselraum, starke perikapsuläre Zellwucherung festgestellt. Stellenweise ist die Differenzierung der einzelnen Komponenten des Malpighischen Körperchens wegen des großen Zellreichtums nicht mehr möglich. Die Tubusepithelien zeigen Protoplasmaschwellung, Kernauflösung, Kernzerfall, Abstoßung der Epithelien ins Lumen. Eine Beteiligung der Epithelien am Aufbau der Tuberkel läßt sich nicht feststellen; sie gehen zugrunde, wenn auch vorübergehende

progressive Erscheinungen in Form von Kernvergrößerungen, Gestaltsveränderungen der Kerne, geringer Zellvermehrung (durch Teilung) gelegentlich
gefunden werden können. Außerhalb der Tuberkelbildung ist das Nierengewebe relativ wenig verändert. Hyperämie, trübe Schwellung der Epithelien, Eiweiß und Zylinder in den Kanälchen sind die Zeichen einer leichten
Reizung bzw. Schädigung des gesamten Parenchyms.

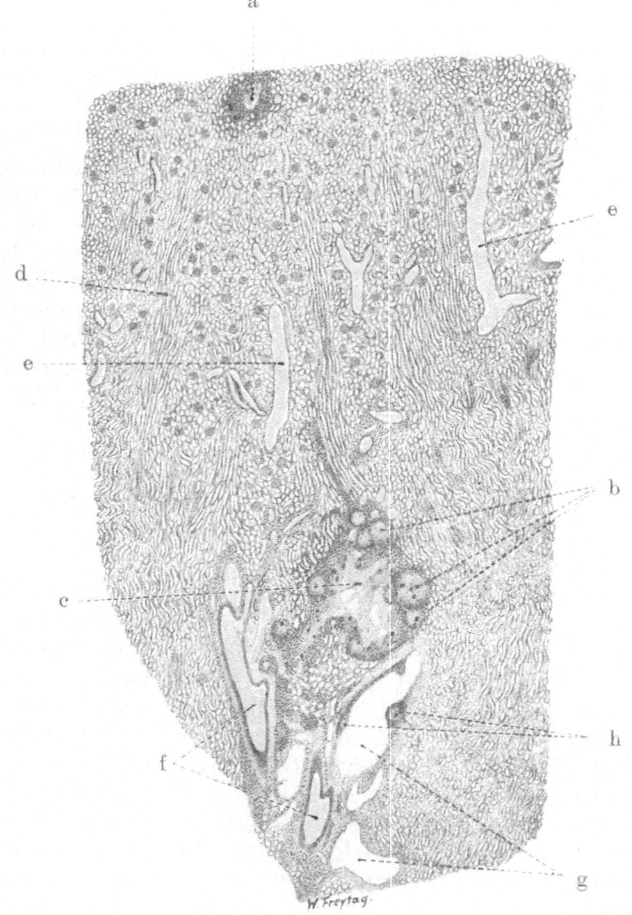

Fig. 156. Miliartuberkulose der Niere (mit Ausscheidungstuberkulose).
Vergr. 6fach. (Hämatoxylin.)
a Tuberkel in der Rinde. b Tuberkel in der Marksubstanz. c Käsige Zentral-
zone eines Konglomerattuberkels. Viel Riesenzellen in der Umgebung der käsigen
Zone. d Markstrahlen. e Vasa interlobularia. f und g Größere Arterien bzw.
Venen der Rinden-Markgrenze. h Intimatuberkel in einer solchen Vene.

Unser Präparat zeigt auch Marktuberkel (b). Wenn — wie in Fig. 156
— Mark- und Rindentuberkel in systematisch zusammengehörigen Abschnitten der Niere liegen, gewinnt man ohne weiteres den Eindruck, daß
hier die Bazillen durch den Harnstrom oder durch die Lymphgefäße aus
der Rinde in das Mark zugeschwemmt worden sind. Diese Marktuberkel
sitzen häufig an der Rinden-Markgrenze oder tiefer in den Markpapillen.
Größere tuberkulöse Herde finden sich häufig an den Astwinkeln der Mark-

gefäße [Übergang der Vasa interlobaria in die Vasa arcuata, dichotomische Teilungsstellen der Vasa interlobaria (f, g)]. Das deutet auf eine Ausbreitung des Prozesses durch die Lymphgefäße hin. Die Tuberkel liegen hier dementsprechend vielfach in der Adventitia der Markgefäße. Unser Bild zeigt auch die Entwicklung von Intimatuberkeln (h) in größeren Markgefäßen. In unserem Präparat handelt es sich um Venen. Entwickelt sich die Intimatuberkulose in Arterien der Niere, so ist die Möglichkeit einer embolischen Verschleppung der Bazillen in die Niere hinein gegeben.

VI. Geschlechtsorgane.

A. Männliche Geschlechtsorgane.

1. Prostata.

a) Normalhistologische Vorbemerkungen.

Die Prostata wird von der Harnröhre und von den beiden Ducti ejaculatorii durchbohrt; in sie eingelagert ist auch der sog. Utriculus masculinus, ein blind endigendes Derivat des Müllerschen Ganges. Als Organ ist die Prostata eine Einheit, als Drüse ist sie ein Konvolut (Braus). Denn sie besteht aus sehr vielen Einzeldrüsen, welche die Harnröhre rings umgeben und mit zahlreichen, selbständigen Ausführungsgängen an den verschiedensten Stellen der Harnröhrenzirkumferenz in die Lichtung der Urethra einmünden. Man könnte auch von einem prostatischen Apparat sprechen und mit dieser Bezeichnung die Summe aller hierhergehörigen Drüsen umfassen. Wenn man vom rechten und linken Lappen, sowie einem Mittellappen der Prostata spricht, so ist dies nicht im Sinne getrennter Abteilungen der Prostata zu verstehen. Die Prostata ist von einer derbfibrösen Kapsel umgeben. Die Drüsen des prostatischen Apparates sind verästelte tubuloalveoläre Gänge, welche mit zylindrischem (ein- bis zweireihigem) Epithel ausgekleidet sind. Die Lumina der Drüsen sind weit und zeigen faltenartige Erhebungen des Epithels, welches einer dünnen Basalmembran aufsitzt. Im Protoplasma der Epithelien finden sich feinste lipoide Körnchen. Das Sekret im Lumen der Drüsen erscheint in histologischen Präparaten als körnig-schollige Masse, zum Teil auch in Form geschichteter Körper (s. unten). Die Drüsenkörper münden, wie gesagt, mit mehreren Ausführungsgängen in die Harnröhre. Die größeren Ausführungsgänge haben geschichtetes Epithel (sog. Übergangsepithel). Zwischen den Drüsen ist das gefäßführende Interstitium, das reichlich elastische Fasern und sehr viel glatte Muskulatur enthält.

b) Pathologische Histologie.

Hyperplasien.

Sog. Prostatahypertrophie.

Dieses, bei alten Männern so häufige Leiden besteht in einer geschwulstartigen Vergrößerung der Prostatagegend. Die frühere Einteilung in fibröse, myomatöse und adenomatöse Hypertrophie läßt sich nicht aufrecht erhalten; denn es zeigt sich, daß das Wesentliche und Primäre doch stets die Hypertrophie des drüsigen Apparates ist. Man hat früher auch von Hypertrophie des rechten oder linken oder gar des mittleren Lappens der Prostata gesprochen, je nachdem die Vergrößerung auf einer Seite oder am hinteren Umfang der Prostata besonders ausgeprägt war. Es zeigt sich aber, daß die Hypertrophie gar nicht von dem gesamten prostatischen Apparat, sondern von einzelnen periurethralen Drüsengruppen ausgeht. Makroskopisch erscheint an Stelle der Prostata ein mehr oder weniger großer, geschwulstartiger Körper von ziemlich fester Konsistenz, weißlicher Farbe und von einer bald mehr glatten, bald mehr knolligen Oberfläche. Am Durchschnitt sieht man charakteristische, knotige Einlagerungen. Manchmal sind diese von feinen Porositäten oder kleinen Zystchen (erweiterte Drüsenkomplexe!) durchsetzt. Den eigenartigen Inhalt dieser Hohlräume — in einem trüben Sekret suspendierte, braun oder schwärzlich gefärbte, zum Teil verkalkte Körnchen (sog. Prostatakonkretionen) — kann man von der Schnittfläche nicht selten reichlich ausdrücken. Bald ist die Vergrößerung des prostatischen Apparates mehr gleichmäßig, bald mehr rechts- oder linksseitig ausgesprochen, wodurch dann die Lichtung der Harnröhre eingeengt bzw. winkelig abgeknickt wird. In anderen Fällen wölbt sich an der

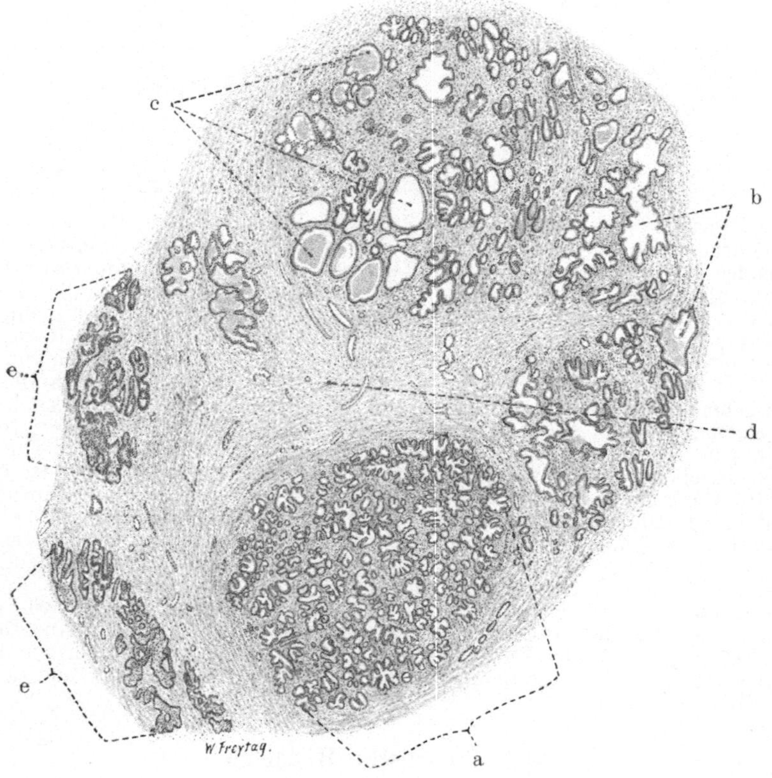

Fig. 157. Sog. Prostatahypertrophie. Vergr. 12fach. (van Gieson.) a, b und c Gewucherte Drüsen in allen Stadien der Erweiterung. d Interstitium mit glatter Muskulatur. e Atrophische Prostatadrüsen.

Hinterfläche in dem Feld zwischen Anfang der Harnröhre und Einmündungsstelle der Ducti ejaculatorii (sog. Lobus medius) ein bürzelartiger Vorsprung in die Harnblasenlichtung vor, der bei der Aktion des Detrusor vesicae auf die Harnröhrenmündung aufgepreßt wird und deren Lichtung mehr oder weniger vollkommen verschließt (Symptom der Ischuria paradoxa!). Die Folgen der Prostatahypertrophie sind Erschwerung des Harnabflusses, muskuläre Hypertrophie der Harnblase und häufig auch aufsteigende Infektionen im harnleitenden Apparat (Pyelonephritis).

Ätiologisch ist das Leiden noch nicht aufgeklärt. Vorausgegangene gonorrhoische Infektion scheint keine besondere Rolle zu spielen. An Störungen der inneren Sekretion hat man wegen des relativ günstigen Erfolges der Kastration bei Prostatikern gedacht. Da durch neuere Untersuchungen nachgewiesen ist, daß sich nicht der ganze prostatische Apparat an der Vergrößerung beteiligt, sondern nur gewisse Abschnitte desselben, während die übrigen im Gegenteil in Atrophie geraten, kann man an eine kompensatorische Natur der Wucherungen denken (Simmonds). Die hypertrophische Prostata hat auch eine „Kapsel". Diese ist aber nicht identisch mit der normalen Kapsel der Prostata, sondern sie enthält auch die atrophischen Teile des prostatischen Apparates, welche von den hypertrophischen zur Seite gedrängt worden sind.

Mikroskopisch (Fig. 157) sehen wir bei schwacher Vergrößerung an einem nach van Gieson gefärbten Präparat die einzelnen geweblichen Komponenten der „hypertrophischen Prostata" deutlich voneinander unterschieden. Der bindegewebige Anteil ist leuchtend rot, die glatte Muskulatur gelblich gefärbt (d). Die Drüsen erscheinen als vielgestaltige, epithelbekleidete Schläuche in allen Stadien der Erweiterung bis zu kleinen Zysten (a, b, c). Gegenüber der mehr organisierten Gliederung der normalen Prostata läßt sich eine gewisse Regellosigkeit in der Anordnung der drüsigen Teile feststellen. An bestimmten Stellen herrschen die Drüsen quantitativ vor; sie liegen relativ eng beisammen und sind mehr oder weniger stark erweitert, konfluieren auch wohl nach Schwund der dünnen, trennenden Scheidewände zu größeren Räumen (Zysten). An anderen Stellen sieht man wenig Drüsen, es fehlt die Erweiterung, ja diese Drüsen sehen eher atrophisch aus. Gerade an den letzteren Stellen ist oft die Entwicklung von Bindegewebe und glatter Muskulatur besonders stark, so daß man auf die Vermutung hingedrängt wird, daß man es hier mit älteren Partien zu tun hat, in denen die Drüsen im Schwund, die Bindesubstanzen in sekundärer Vermehrung begriffen sind. An der Peripherie der ganzen Neubildung findet man die nicht an der Hypertrophie beteiligten Abschnitte des prostatischen Drüsenkonvoluts zu einer Art Kapsel zusammengedrängt; hier liegen in reichlichem Bindegewebe atrophische Reste der Prostatadrüsen. Schon bei schwacher Vergrößerung sieht man als Inhalt der Drüsen nicht nur locker liegende Zellen, sondern schollige, kolloide Massen (c), ferner rundlichovale Körper, die infolge ihrer verschiedenen Dichte bei van Gieson-Färbung eine ganz verschiedene Färbung (von blassem Gelb bis zum dunklen Braun) zeigen (Fig. 158, 1—4). Einzelne dieser Körper lassen vielfach eine prachtvolle, konzentrische Streifung erkennen, wohl als Ausdruck der sukzessiven Aufschichtung neuer Massen auf einen primären Kern. Freilich können solche Strukturen in kolloidalen Lösungen (Gallerten) auch durch sekundäre Ausfällungen entstehen (sog. Liesegangsche Ringe). Diese Körper sind die sog. Prostatakonkretionen, auch Corpora amylacea prostatae genannt. Es sind kolloide Eiweißmassen, die lange liegen, durch Wasserverlust eindicken und schließlich verkalken. Je dunkler sie sich färben, desto älter und desto reichlicher verkalkt sind sie.

Bei starker Vergrößerung zeigen sich die Drüsen des hypertrophischen prostatischen Apparates mit einem kubischen bis niedrig zylindrischen Epithel ausgekleidet, das gelegentlich Mehrzeiligkeit aufweist und an vielen Stellen in Lockerung und Abstoßung begriffen ist. Im Lumen der Drüsen liegen abgestoßene Epithelzellen, die zum Teil nicht mehr zylindrisch, sondern (durch Quellung) abgerundet sind (Fig. 158, 1). Sie liegen mit scholligen, homogenen Eiweißmassen zusammen. Das Studium dieser kolloiden Massen zeigt ihre allmähliche Fortbildung zu den konzentrisch gestreiften, eigentlichen Prostatakonkretionen an vielen Übergangsbildern. Dabei spielen auch Quellungen und Aufschichtungen abgestoßener Epithelien eine Rolle. Die atrophischen Drüsen zeigen ein kleineres, protoplasmaärmeres, nicht so helles Epithel wie die hypertrophischen. Das Stützgerüst ist ein fibrilläres Bindegewebe mit reichlichen Gefäßen. In ihm verlaufen auch Ausführungsgänge. Zellige (lymphozytäre) Infiltrate sind manchmal

zu sehen. Ihre Ausdehnung ist aber gewöhnlich nur gering. Der Prozeß
erscheint nach dem geschilderten Bilde als eine einfache Hyperplasie, die
wohl als eine funktionell bedingte anzusehen ist, wenn wir auch über die
Ursache dieser lokalen Funktionssteigerung noch nichts Sicheres wissen.
Ebensowenig wie im engeren Sinne mit Entzündung hat die Erkrankung
mit einer echten Geschwulstbildung etwas zu tun, so sehr die Hyperplasie

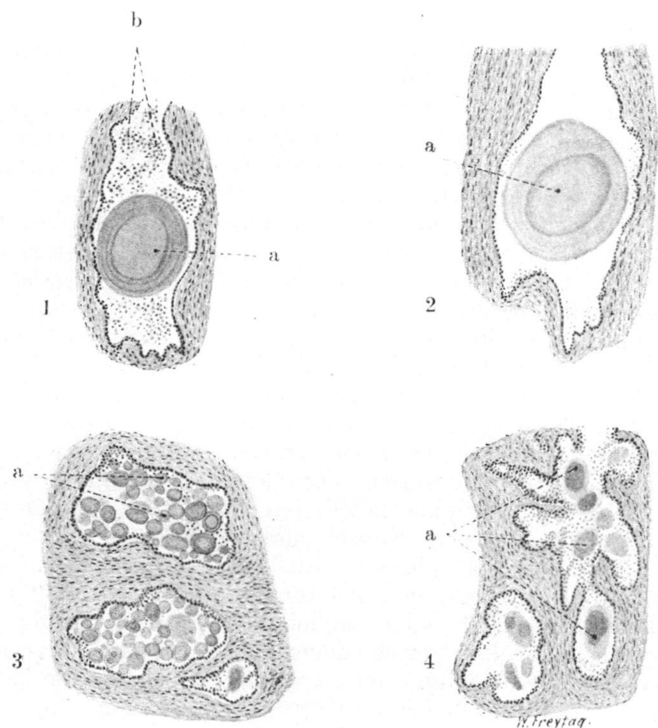

Fig. 158. (1—4). Sog. Prostatakonkretionen (bei Prostatahypertrophie).
Vergr. 50fach. (van Gieson.)
a Kleinere und größere, zum Teil deutlich konzentrisch geschichtete, kolloide Körper
(„Corpora amylacea“) in den Drüsenräumen, in welchen daneben auch noch desquamierte Epithelzellen (b) angehäuft sind.

äußerlich bedeutende, geschwulstartige Formen annehmen kann. Beziehungen
(„Übergänge“) der Prostatahypertrophie zu echter Geschwulstbildung, zu
Adenom und Krebs der Prostata, sind gelegentlich beobachtet worden.

2. Hoden.

a) Normal-histologische Vorbemerkungen.

Der Hoden ist eine zusammengesetzte tubulöse „Drüse“. Er ist außen vom
Bauchfell (Serosaepithel) überzogen (Tunica vaginalis propria); darunter folgt
eine derbe, bindegewebige (kollagen-elastische) Kapsel, die Tunica albuginea.
Von dieser Kapsel aus durchsetzen bindegewebige Septula radienartig das Hodengewebe, welches dadurch in keilförmige Läppchen (Lobuli testis) zerlegt wird.
Diese Septen stehen mit einem größeren, bindegewebigen Keil in Zusammenhang,
der an der Hinterfläche des Hodens, an der Grenze gegen den Nebenhodenkopf,
liegt und Mediastinum testis (Corpus Highmori) genannt wird. Ein spärliches, lockeres, interstitielles Bindegewebe findet sich zwischen den Hodenkanälchen.
Im gesamten Hodenbindegewebe sind elastische Fasern vorhanden. Die Hoden-

kanälchen (Tubuli seminiferi contorti) sind stark gewundene, mit relativ weitem Lumen versehene Kanälchen; sie sind innerhalb der Lobuli durch Anastomosen untereinander verbunden und sie entsenden auch (durch die Septula hindurch) Anastomosen zu den Kanälchen benachbarter Läppchen. Durch Zusammenfluß an Zahl abnehmend, strecken sich· die gewundenen Kanälchen gegen das Mediastinum testis hin mehr gerade (Tubuli recti) und gehen im Bereich des Mediastinums in das sog. Rete testis (s. später) über. Aus jedem Lobulus geht ein Tubulus rectus hervor. Die gewundenen Hodenkanälchen zeigen eine bindegewebige, elastinreiche Wand, welcher (auf einer Glashaut) ein sehr kompliziert gebautes Epithel aufsitzt, das einen wechselnden Anblick gewährt, je nachdem es sich in lebhafter Funktion (Spermatogenese) oder in Ruhe befindet. Es soll hier nur vom geschlechtsreifen Hoden die Rede sein. Das Epithel ist vielschichtig. In der tiefsten Lage desselben finden wir die sog. Spermatogonien: kleine, rundliche, mit rundlich-ovalem Kern versehene Zellen, die in einfacher Schicht dem Bindegewebe der Kanälchenwand aufliegen. Sie enthalten Kristalle (Lubarsch). Aus ihnen gehen durch Teilung die Samenmutterzellen (Spermatozyten) hervor, welche die nächsten Zellschichten bilden. Dies sind größere, rundlich-polygonale Zellen mit großen, runden, ein deutliches Chromatinnetz zeigenden Kernen. Hier finden sich auch häufig Mitosen. Die nächsten Zellagen in der Richtung gegen das Lumen der Samenkanälchen sind die Präspermatiden und Spermatiden, kleine, rundliche Zellen mit kleinen, rundlichen, stark färbbaren Kernen. Aus ihnen werden die fertigen Produkte, die Spermatozoen (Spermatosomen, Spermien). Bisher blieben noch unerwähnt die Sertolischen Zellen, die als „Stützzellen" der Samenepithelien gelten, jedenfalls aber von den eigentlichen samenbildenden Zellen zu trennen sind. Sie stellen schmale, längliche Zellen dar, mit hellen, ovalen oder birnförmigen, chromatinarmen (blaßgefärbten) Kernen, die unregelmäßig verteilt in ·den tieferen Zonen des Epithelbelages der Kanälchen liegen. Ihr· Protoplasma enthält Kristalle und andere (lipoide und sonstige) körnige Einschlüsse. Diese Sertolischen Zellen haben gegen das Lumen der Kanälchen hin gerichtete, protoplasmatische Fortsätze, mit welchen umgebildete Spermatiden in Verbindung treten (Spermatodesmen, Samenständer). Die aus den Spermatiden gebildeten Spermatozoen gelangen frei in das Lumen der Kanälchen. Das Zwischengewebe des Hodens führt reichlich Blut- und Lymphgefäße, sowie Nerven. Es enthält auch noch besondere Zellen, die sog. Zwischenzellen (Leydig), Gruppen protoplasmareicher (epithelialer?), rundlicher und polyedrischer, intravitalfärbbarer Elemente, die lipoide Körnchen, ferner lipoide, doppeltbrechende (Reinkesche) Kristalle und Pigment enthalten.

Die Tubuli recti und die Kanälchen des Rete testis sind eng und weisen ein kubisches bzw. plattes, einfaches Epithel auf. Das Rete testis stellt, wie der Name sagt, ein Netzwerk von Kanälchen (ohne eigene Wand) dar, aus welchem in wechselnder Anzahl die Kanälchen des Nebenhodens entspringen. Diese durchsetzen zunächst als gerade gestreckte Kanälchen die Tunica albuginea und knäueln sich dann auf, indem jeder Kanälchenknäuel einen Lobulus bildet. Sie heißen Ductuli efferentes testis. Die Lobuli epididymidis sind durch Bindegewebe getrennt und gemeinsam umhüllt; sie bilden zusammen den Kopf des Nebenhodens. Die Ductuli efferentes sind stark gewundene Kanälchen, welche ein weites Lumen und eine bindegewebige Wand haben. Dieser sitzt ein Epithel auf, in welchem kubische (nicht. flimmernde) und zylindrische (flimmernde) Zellen abwechseln, so daß eine eigenartig gefaltete Oberfläche entsteht. Die Stellen mit kubischen Zellen sind als „intraepitheliale Drüsenbildungen" aufzufassen. Der Nebenhodenkörper und -schwanz besteht hauptsächlich aus dem stark gewundenen Ductus epididymidis, in welchen alle Kanälchen des Kopfteiles noch im Bereich dieses Teiles einmünden. Die Wand des Ductus epididymidis ist reich an Bindegewebe und besitzt eine glatte Ringmuskulatur. Sein Epithel ist ein zweireihiges Epithel mit zylindrischen, lange Wimpern tragenden Zellen. Er geht am Ende des Schwanzteiles des Nebenhodens in das Vas deferens über.

Was die innersekretorische (chemisch-hormonale) Funktion des Hodens anlangt, so ist noch nicht sichergestellt, welche Elemente hierfür in Betracht kommen. Die Zwischenzellen, deren Gesamtheit man früher als „Pubertätsdrüse" bezeichnet hat, scheinen nach neueren Untersuchungen nicht innersekretorisch tätig zu sein, sondern als trophische Hilfsorgane der Samenzellen zu fungieren (Speicherung von Cholesterinestern, Beziehungen hierbei zur Nebenniere in der Pubertätszeit!). Die hormonalen Wirkungen des Hodens zeigen sich in bezug auf Wachstum, Körperproportion, Entwicklung der sog. sekundären Geschlechtsmerkmale. Chemische Korrelationen des Hodens bestehen zu Nebenniere, Thymus, Hypophyse.

b) Pathologische Histologie.

1. Atrophien.

Hodenatrophie mit Zwischenzellenvermehrung.

Die samenbildenden Zellen des Hodens sind sehr empfindliche Elemente. Bei Störung der Ernährung, bei Einwirkung von Giften hört die samenbildende Tätigkeit auf, bzw. gehen die samenbildenden Zellen zugrunde. So bei Inanition und Kachexie, bei den sog. Avitaminosen, bei chronischen Infektionskrankheiten, bei chronischem Alkoholismus, Arteriosklerose. Röntgenstrahlen (und Samenstrangunterbindung) vernichten die Samenzellen, während die Zwischenzellen erhalten bleiben oder sich sogar vermehren. Wirken die Schädlichkeiten frühzeitig ein, so bleibt die Entwicklung des Hodenparenchyms zurück (s. unten). Von diesen durch Ernährungsstörung und durch Gifte bewirkten Atrophien ist der Untergang spezifischen Hodengewebes im Verlaufe von lokalen, entzündlichen Erkrankungen des Hodens zu unterscheiden. In allen Fällen resultiert schließlich ein narbiger Zustand, der als Fibrosis testis bezeichnet wird. In der Genesis der Fibrosis testis spielt die Syphilis eine große Rolle. Sieht man von der grobnarbigen Ausheilung von Gummen ab (s. später), so gibt es einen feinnarbigen Zustand des Hodens, der als Ausgang einer interstitiellen Entzündung luetischen Ursprungs aufgefaßt wird. Feine weiße Streifen und auch breitere Züge eines weißlichen Bindegewebes durchsetzen das (in der Regel blaßbräunlich gefärbte) Hodengewebe. Der Hoden ist verkleinert. Die Hodenkanälchen lassen sich von der Schnittfläche mit der Pinzette nicht mehr so leicht ausziehen wie am normalen Hoden. Mikroskopisch findet sich eine Verbreiterung des Interstitiums; lymphozytäre Infiltrate sind im Bereich desselben nachweisbar. Die Samenkanälchen zeigen verdickte Wandungen mit hyaliner Entartung; ihre elastischen Fasern erhalten sich lange. Das Epithel der Kanälchen zerfällt, die Kanälchen atrophieren, obliterieren und veröden völlig. In anderen Fällen von besonders feinnarbiger Fibrosis findet man keine Zeichen der Entzündung im Interstitium bei atrophischen und verödeten Samenkanälchen; hier liegt es nahe, an toxisch bedingten Untergang der Samenkanälchen mit nur relativer Verdichtung des Interstitiums zu denken; die Zwischenzellen sind (vielleicht auch nur relativ) vermehrt. Die Fibrosis testis darf nicht als unbedingt charakteristisch für luetische Infektion angesehen werden. Es ist daran zu erinnern, daß auch bei eitrigen Prozessen (Hodengonorrhöe), Tuberkulose, Parotitis epidemica Ausheilungen vorkommen, die mit einem Narbenzustand endigen. Allerdings sind in solchen Fällen meist gröbere und unregelmäßigere Narbenbildungen vorhanden. Wichtig ist es auch, in solchen Fällen auf den Nebenhoden zu achten; ist bei grobnarbiger Fibrose der Nebenhoden intakt, so spricht das für Lues. Ist feinnarbige Fibrose vorhanden und mikroskopisch eine entzündlich produktive interstitielle Orchitis nachweisbar, so ist ebenfalls Lues anzunehmen, wenn der Nebenhoden frei ist. Die ganz zartnarbige Fibrose hingegen kann durch Lues bedingt sein; jedoch können wohl auch toxisch-degenerative Prozesse anderer Ätiologie (s. oben) ein ähnliches Bild hervorrufen, z. B. Ernährungsstörungen, sekundäre Atrophien im Anschluß an gonorrhoische Epididymitis usw. (Simmonds).

Bei Unterentwicklung des Hodens (Hypoplasie) kann es sich um kongenitale oder um erworbene Zustände handeln. Erstere sind mit Eunuchoidismus verbunden, letztere finden sich bei Störungen im Bereich der Hypophyse (Dystrophia adiposogenitalis), des Thymus (Status thymolymphaticus), der Schilddrüse (Kretinismus); ferner bei Retentio testis. In den hypoplastischen Hoden fehlt die Samenbildung, die Hodenkanälchen sind eng, haben ein indifferentes Epithel, oder sie sind epithellos, obliteriert, verödet. Sie sind an Zahl beträchtlich vermindert, durch reichliches Interstitium voneinander getrennt; die Zwischenzellen sind häufig stärker gewuchert.

In atrophischen und senilen Hoden sind oft auch die Pigmente vermehrt (lipoide Pigmente der Zwischenzellen, Hämosiderin).

Zwei Abbildungen von Hodenatrophie und Fibrosis testis sollen den Prozeß der Verödung der Hodenkanälchen und der Wucherung der Zwischenzellen in verschiedenen Stadien festhalten. Ätiologisch war in diesem Falle Lues anzunehmen. In dem ersten Präparat (Fig. 159) ist der Untergang der Hodenkanälchen (a) erst im Beginn. Die Wand der Kanälchen erscheint bei stärkerer Vergrößerung fibrös verdickt. Das mehrschichtige Epithel, welches die Wand der Kanälchen überkleidet, zeigt nicht die gehörige Schichtenfolge der Zellen. Bei genauerer Betrachtung findet sich

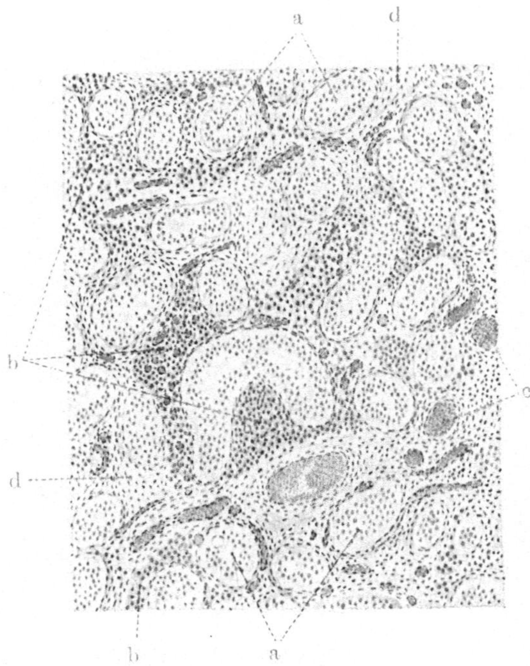

Fig. 159. Hodenatrophie (Fibrosis testis). (Nach einem Präparat aus dem Pathologischen Institut Leipzig.) Vergr. 60 : 1. (Hämatoxylin-Eosin.) a Hodenkanälchen mit verdickter Wand und unregelmäßigem Epithel; keine Spermienbildung. b Starke Wucherung der Zwischenzellen. c Weite Blutgefäße. d Vermehrtes Interstitium.

ein Epithel mit rundlich-ovalen, chromatinarmen, bläschenförmigen Kernen, welche ein deutliches Kernkörperchen besitzen. Diese Kerne gleichen am meisten noch den Kernen der Sertolischen Zellen. Spermatogonien, Spermatozyten, Spermatiden und Spermien sind nicht zu sehen. Häufig findet man pyknotische Kerne in den Epithelien und vakuoläre Entartung des Protoplasmas derselben. Die Wand der Kanälchen ist feinfibrillär, mit eingelagerten spindligen Fibroplastenkernen. Das Zwischengewebe (d) ist verbreitert, feinfibrillär, mit spindligen Fibroplastenkernen; wenig lymphozytäre Wanderzellen finden sich. Hier und da findet man mit feinkörnigem, gelbem Pigment beladene Zellen im Zwischengewebe. Die Blutgefäße des Interstitiums (c) sind vielfach erweitert und zeigen eine geringe Vermehrung der adventitiellen Zellen. Besonders auffallend ist die starke

Vermehrung der Leydigschen Zwischenzellen (b). Es sind polyedrische Elemente, welche in Strängen und Haufen angeordnet sind.

Im zweiten Präparat (Fig. 160) sind die Hodenkanälchen (a) zu schattenhaften, hyalinisierten Gebilden verödet; nur noch Reste von Kernen des Kanälchenepithels sind in die hyalinen Massen eingeschlossen. Bei stärkerer Vergrößerung erscheinen die hyalinen Massen homogen oder feinstreifig. Das Hyalin scheint aus einer Quellung des Epithels und der Glashaut der Kanälchen hervorgegangen zu sein. Man sieht wenigstens an den verödeten Kanälchen noch eine verdickte, bindegewebige Wand mit eingelagerten spindligen Kernen. Das Zwischengewebe (d), welches wiederum durch stark

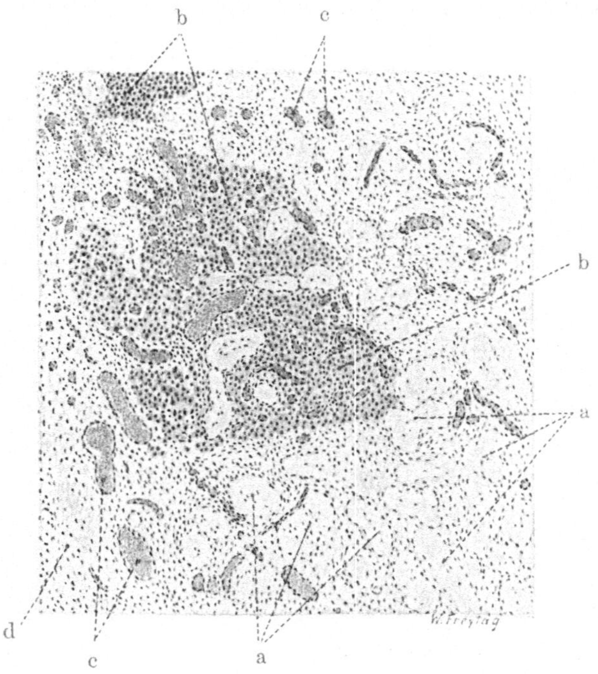

Fig. 160. Hodenatrophie (Fibrosis testis). Vergr. 60 : 1. (Hämatoxylin-Eosin.)
a Verödete, hyalin entartete Hodenkanälchen. b Herdförmige Wucherung der Zwischenzellen. c Blutgefäße, zum Teil stark erweitert. d Vermehrtes Interstitium.

erweiterte Blutgefäße ausgezeichnet ist, ist vermehrt, besonders an solchen Stellen, an welchen die Hodenkanälchen ganz geschwunden sind. Das vermehrte Interstitium ist feinfibrillär und enthält mäßig viel lymphoide Wanderzellen. Die kleinen Arterien zeigen verdickte Adventitia mit lymphozytären Infiltraten derselben. An vielen Stellen finden sich im vermehrten Zwischengewebe sehr starke Wucherungen der Zwischenzellen (b).

2. Spezifische Entzündungen.

a) Hodentuberkulose.

Hoden- und Nebenhodentuberkulose sind sehr selten die einzige Manifestation der Tuberkulose im Körper (primäre „kryptogenetische" Form). Meist ist Tuberkulose anderer Organe vorhanden. Der Hoden kann hämatogen (metastatisch) für sich allein erkranken. Meist wird er vom Nebenhoden aus ergriffen, und die Hodentuberkulose ist eine Teilerscheinung einer mehr

oder weniger ausgebreiteten Tuberkulose des genitalen Röhrensystems. Diese
genitale Röhrentuberkulose kombiniert sich nicht selten mit einer Tuberkulose des harnleitenden und harnbereitenden Apparates (Urogenitaltuber-
kulose). In den gewöhnlichen (vom Nebenhoden fortgeleiteten) Fällen von
Hodentuberkulose ist der Nebenhoden teilweise oder in ganzer Ausdehnung
vergrößert, derb und erweist sich auf dem Durchschnitt von festen, trockenen
oder weichen Käsemassen durchsetzt. Die gelblichweißliche Verkäsung
greift im Bereich des Corpus Highmori auf den Hoden über. Die mehr
zusammenhängenden Verkäsungen im Nebenhoden und im Rete testis
setzen sich gegen den Hoden zu in Gruppen und Reihen von Knötchen fort,

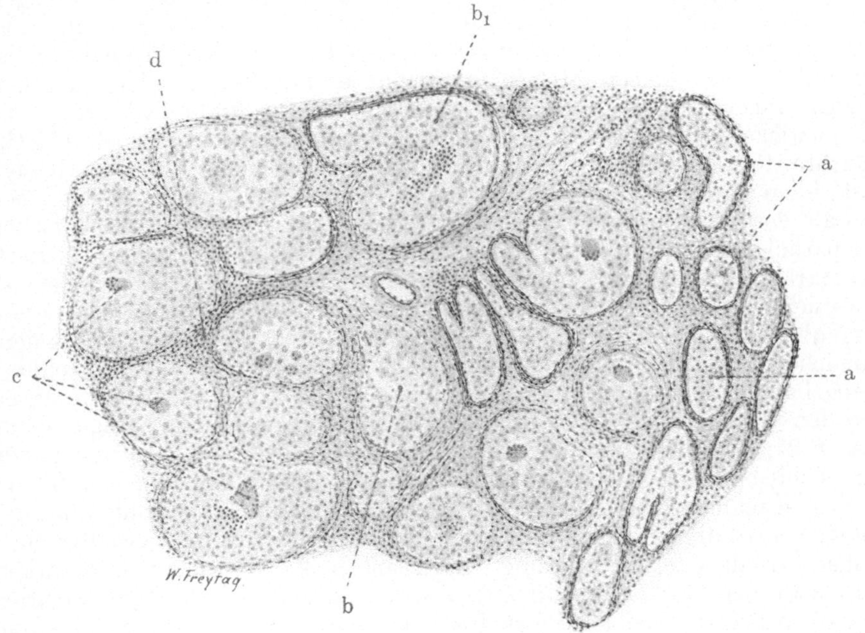

Fig. 161. Hodentuberkulose (intrakanalikuläre Form). Vergr. 60fach.
(Weigerts Elastinfärbung — Karmin.)
a Hodenkanälchen mit unregelmäßig gewuchertem und desquamiertem Epithel.
Elastische Wand dieser Kanälchen gut erhalten. b und b₁ Tuberkelbildung (Epitheloidzellen) innerhalb gewundener Hodenkanälchen. Elastische Wand aufgesplittert und im Untergang begriffen. Bei b₁ viel Lymphozyten neben Epitheloidzellen. c Riesenzellen in intrakanalikulären Epitheloidtuberkeln. d Lymphozyteninfiltration im Zwischengewebe.

die in das Hodengewebe eingelagert sind, wobei manchmal eine radiäre
Anordnung der Knötchenreihen (entsprechend der Anordnung der Lobuli
testis) zu erkennen ist. Vorgeschrittene Fälle zeigen schließlich auch den
Hoden von mehr oder weniger ausgedehnten Käseherden durchsetzt. Tuber-
kulös-käsige und eitrige Entzündungen des Scheidenhautsackes, Verdickungen,
Verwachsungen und Verödung desselben, Erweichung der Käsemassen mit
Durchbruch und Fistelbildung nach außen (z. B. am Skrotum) vervoll-
ständigen das Bild der progredienten Nebenhoden- und Hodentuberkulose.
Bei chronischen, zur Ausheilung neigenden Fällen entwickeln sich schwielige
Bindegewebsmassen, die zur Schrumpfung führen. Die Differentialdiagnose
gegen Lues kann in solchen Fällen (sowohl makroskopisch wie mikroskopisch)
schwierig sein (s. S. 228).

Mikroskopische Präparate werden am besten mit Karmin und Weigert-scher Elastinfärbung behandelt (Fig. 161). Es erlaubt uns diese Färbung, schon bei schwacher Vergrößerung das noch erhaltene Hodengewebe an den schwarzblau tingierten, elastischen Ringen der durchschnittenen Samenkanälchen leicht zu erkennen. Alle Kerne sind rot gefärbt; ihr Protoplasma zart rosa. In einem Teil unseres Präparats sind die Konturen der Hodenkanälchen durch die dunkelblaue Elastintinktion scharf gezeichnet (a). In einem anderen Teil des Präparats erscheinen die blauen Elastinkonturen mangelhaft ausgebildet. Die elastische Wand der Kanälchen erscheint wie aufgesplittert, die elastischen Fasern sind an Zahl verringert oder stellenweise ganz zugrunde gegangen (b). Solche Samenkanälchen mit mangelhafter Elastintinktion haben keine regelrechten Epithelsäume mehr. Die Lumina sind mit Zellmassen ausgefüllt; das Kaliber dieser Kanälchen ist vergrößert. An solchen Stellen haben wir es mit beginnender Tuberkelbildung innerhalb der Kanälchen zu tun, und wir finden Übergänge zu vollentwickelten Tuberkeln, die da und dort an ihrer Peripherie noch schlecht gefärbte Reste der elastischen Wand eines Kanälchens erkennen lassen, und deren intrakanalikuläre Lage auch an der stellenweise gewundenen Gestalt der Tuberkelherde erkenntlich ist (b$_1$). Das Stützgewebe zwischen den pathologisch veränderten Samenkanälchen ist verbreitert, zellig infiltriert. Bei starker Vergrößerung können die geschilderten Verhältnisse eingehender analysiert werden. Je mehr wir uns von dem gesunden Gewebe her den von der Tuberkulose ergriffenen Teilen nähern, desto mehr treffen wir auf Samenkanälchen, deren Epithelsäume unregelmäßig sind; wir finden Schwellung, unregelmäßige Wucherung und Abstoßung der Epithelien; das Lumen ist von den abgestoßenen und verfetteten Epithelien mehr oder weniger solide ausgefüllt; Lymphozyten und Leukozyten sind beigemischt (a). Hier haben wir es mit einem sog. Desquamativkatarrh der Tubuli contorti zu tun. An solchen Kanälchen kann die elastische Wand mit ihren ringförmig angeordneten, feinen, dunkelblau gefärbten, welligen Fasern noch gut erhalten sein. Höhere Grade der Veränderung zeigen uns neben schlechter Färbbarkeit der elastischen Wand das Auftreten von reichlichen, vielgestaltigen „epitheloiden" Zellen (b) und typischen Langhans-Riesenzellen (c) an der Wand bzw. in der Lichtung der Kanälchen. Es sind dies die wuchernden Zellen der bindegewebigen Kanälchenwand, durch welche einerseits die elastischen Fasern zerstört, andererseits das Lumen erfüllt und ausgedehnt wird. Das Epithel wird durch diese Zellwucherung abgehoben; es scheint zugrunde zu gehen und sich nicht am Aufbau der Tuberkel zu beteiligen. Die voll ausgebildeten Tuberkel zeigen die gewöhnliche Zusammensetzung aus Epitheloidzellen und typischen Riesenzellen. Zum Teil sind sie zentral nekrotisch (verkäst). Das Zwischengewebe zwischen den Tuberkeln weist Infiltration mit kleinen runden Kernen (Lymphozyten) auf (d). Tuberkelbildung im Zwischengewebe ist nicht zu beobachten.

Der hier beschriebenen intrakanalikulären Form der Hodentuberkulose ist eine interkanalikuläre entgegenzusetzen, bei welcher die Knötchen ganz vorwiegend interstitiell sitzen; es ist die eigentliche hämatogene Miliartuberkulose des Hodens, während die intrakanalikuläre Ausbreitung mehr der fortgeleiteten Röhrentuberkulose (s. oben) entspricht.

β) Gumma des Hodens.

Die luetische Infektion wird nicht immer von entzündlichen Reaktionen beantwortet, die das Zeichen histologischer Spezifität an sich tragen. Das gilt für alle drei Stadien der Lues, insbesondere aber auch für jene ausgesprochen produktiven Entzündungen, denen wir bei der tertiären Syphilis in den verschiedensten Organen des Körpers begegnen (s. a. S. 89). So gibt es auch im Hoden bei tertiärer Lues sog. interstitielle Entzündungen, die mit Neubildung von Bindegewebe und Gefäßen, sowie unter starker Rundzelleninfiltration einhergehen, aber mikroskopisch nichts Charakteristisches an sich haben. Es sind unspezifische entzündliche Bindegewebswucherungen von meist diffuser, seltener herdförmiger Ausbreitung, unspezifische „Granulationen", wie wir sie ja auch von der tuberkulösen Infektion her kennen. Wir können das Verständnis für solche unspezifische Neubildungen ebensogut aus der Annahme einer besonderen Modifikation des Virus, als einer besonderen Reaktionsweise des infizierten Körpers gewinnen. Im Gegensatz zu solchen histologisch unspezifischen Produktionen des Stützgerüstes der Organe stehen jene Granulome bei tertiärer Lues, die wir Gummen nennen. Diese Gummositäten bieten histologisch so viel Charakteristisches dar, daß zum mindesten von einer relativen Spezifität gesprochen werden kann. Die gummösen Neubildungen treten — ähnlich wie die Epitheloidzellwucherungen bei der Tuberkulose — teils diffus, teils in Form umschriebener Herde in den Organen auf. In letzterem Fall entstehen Knötchen (auch miliare) und Knoten eines eigenartig zusammengesetzten Granulationsgewebes. Die Größe solcher gummöser Knoten kann sehr beträchtlich sein und den Umfang großer sog. Konglomerattuberkel übertreffen. Durch Konglomeration solcher luetischer Gummen können tumorhafte, an echte Geschwulstbildungen erinnernde Neubildungen entstehen. Wie das tuberkulöse Granulom, so kann auch das Gumma verkäsen, einschmelzen, vernarben. Manche Unterschiede gegenüber der Tuberkulose sind beim Gumma schon makroskopisch festzustellen. Das frische Gumma präsentiert sich als ein Knoten, dessen graurötliche Farbe auf einen beträchtlichen Gefäßreichtum hinweist. Verkäst ein solcher Knoten, so tut er dies in einer meist recht charakteristischen Weise: die zentral im Knoten ausgebildete Verkäsung schafft ein gelbweißliches, trockenes Material, welches sich gegen die unverkäste Peripherie des Knotens in eigenartig landkartenähnlich begrenzten Linien absetzt. Kommt es überhaupt zu Einschmelzungsvorgängen an der Käsemasse, so sind diese niemals so ausgedehnt wie beim Tuberkulom; die entstehenden Einschmelzungshöhlen sind meist scharf begrenzt und mit einer zähschleimigen Masse gefüllt. Im Gegensatz zu dieser geringen Neigung zur Schmelzung steht die stark vorwiegende Tendenz des Gummas zu narbiger Umbildung. Peripherie der Knoten und deren Umgebung gehen in umfangreiche, schrumpfende Narben über, welche dann häufig die zackig begrenzten, trockenen Käseherde einschließen. Großartige Deformitäten der Organe können unter dem Einfluß derartiger Narbenbildungen zustande kommen, z. B. in Lunge und Leber (s. d.). Bei gummöser Syphilis des Hodens kann das ganze Organ samt seinen Hüllen in einen unförmigen Narbenknoten übergehen.

Mikroskopisch ist das frische Gumma durch ein — im Gegensatz zum Tuberkel — gefäßreiches Granulationsgewebe, im Bereich dessen die Hodenkanälchen zugrunde gehen, ausgezeichnet. Die elastischen Fasern der Kanälchen sollen sich im Bereich der syphilitischen Granulationen länger erhalten als bei tuberkulösen Wucherungen. Das frische gummöse Granulationsgewebe ist äußerst zellreich. Protoplasmareiche, epitheloide Zellen herrschen nicht so vor wie beim Tuberkel. Das Granulationsgewebe ist vielmehr kleinzelliger Natur. Es finden sich kleine, spindelige und verzweigte (fibroplastische) Zellen und massenhaft kleine Rundzellen vom Typus der Lymphozyten und Plasmazellen. Frühzeitig bilden sich Fasern im Gegensatz zum Tuberkel. Riesenzellen werden ebenfalls gefunden, aber sie pflegen nicht so regelmäßig und so reichhaltig wie in Tuberkeln aufzutreten. Diese Riesenzellen können den Langhansschen Typus zeigen, bilden jedoch auch andere Formen. Im ganzen ist auf die Riesenzellen differentialdiagnostisch kein sicherer Verlaß; denn alte Tuberkel können wenig oder gar keine Riesenzellen zeigen, und es gibt manchmal Gummen mit reichlichen Riesenzellen. Großer Wert ist auf vaskuläre Prozesse zu legen, die zwar auch in der Umgebung verkäster tuberkulöser Granulome vorkommen, aber bei den Gummen doch fast immer und in sehr deutlicher Ausbildung, vor allem auch innerhalb der gummösen Bildungen, nachweisbar sind. Es sind dies zellige Infiltrationen der äußeren Gefäßwand mit (sekundären) Intimaverdickungen, welche zu Verengerung und Obliteration der Gefäße führen (Peri-, Endophlebitis, -arteriitis). Die Verkäsung der Gummen, welche vielleicht ebenso auf Giftwirkung wie auf die schweren Gefäßveränderungen (-obliterationen) bezogen werden darf, zeigt das Bild der Koagulationsnekrose; bei frischer Verkäsung findet sich ausgedehnte Karyorrhexis und Chromatolyse. Lubarsch weist darauf hin, daß die Verkäsung bei den Gummen im Stadium der fibrösen Umwandlung, also später als bei den Tuberkeln einsetzt, daher man in den verkästen Bezirken beim Gumma Faserzüge und obliterierte Gefäße (Elastinfärbung!) nachweisen kann. Die Vernarbungen geschehen unter oft mächtiger Bindegewebsneubildung, welche mit reichlichen lymphozytären Infiltrationen einhergeht; das kollagene, faserige Narbengewebe verfällt schließlich weitgehend der hyalinen Entartung. Verkalkungen (der in die Narbe eingeschlossenen Käsemassen) sind viel seltener als bei der ausheilenden Tuberkulose. Die Spirochaeta pallida ist in den Gummen bei Lues acquisata — im Gegensatz zur Lues congenita — nur sehr selten nachzuweisen.

Die erworbene Lues des Hodens tritt entweder als diffuse interstitielle Orchitis (s. S. 224) auf. Eine andere Manifestation der erworbenen Lues sind die Gummen, die solitär oder multipel auftreten und ebenfalls unter besonders starker Schwielenbildung und narbiger Schrumpfung ausheilen. Der Nebenhoden ist (im Gegensatz zur Tuberkulose) von der Lues selten befallen. Die Lues congenita des Hodens ist selten und tritt in der Regel unter dem Bild der Orchitis interstitialis auf.

In unserer Figur 162 ist ein Teil eines großen, frischen, verkästen Gummas mit angrenzendem Hodengewebe bei ganz schwacher Vergrößerung gezeichnet. Der gummöse Knoten zeigt ein käsiges Zentrum (a); die diffuse Färbung mit Hämatoxylin rührt von dem ausgedehnten Zerfall und der Auflösung des Kernchromatins her. Besonders bemerkenswert ist, daß in dieser käsigen Zone eine Menge verödeter Blutgefäße noch sichtbar sind. Auf das käsige Zentrum folgt nach außen eine heller gefärbte Zone (b) der beginnenden Nekrose (siehe unten). Weiter nach außen findet sich eine sehr zellreiche Zone (c) mit gutgefärbten Kernen; diese Zone setzt sich zwischen die Hodenkanälchen fort, drängt die Kanälchen auseinander und bringt sie zum Schwund: es ist die Zone des gummösen Granulationsgewebes (siehe unten). Das an das Gumma angrenzende Hodengewebe zeigt zahlreiche Zellinfiltrate, welche perivaskulär und im Zwischengewebe zwischen den Hodenkanälchen gelegen sind (d). Solche Zellinfiltrate sind auch in der Tunica albuginea des Hodens reichlich zu sehen (e).

Bei der stärkeren Vergrößerung erweist sich das käsige Zentrum als eine streifige, schollige Masse, welche von feinsten Chromatinkörnchen durchsetzt ist. Sie enthält zahlreiche verödete Gefäße mit koaguliertem Inhalt. Viele elastische Fasern haben sich in der käsigen Zone als Reste des untergegangenen Hodengewebes erhalten. In der anschließenden hellen Zone der beginnenden Nekrose ist reichlich Schrumpfung und Zerbröckelung der

Kerne des Bindegewebes, der Gefäßwände und der infiltrierenden Wanderzellen zu sehen; ferner Koagulation in Form von körnigen, scholligen und streifigen Massen. Die Zone des gummösen Granulationsgewebes zeigt ein sehr zellreiches, hauptsächlich aus kleinen und größeren lymphoiden Elementen bestehendes Gewebe. Dieses Gewebe ist auch reich an jungen Gefäßen und gewucherten Fibroplasten. Das Granulationsgewebe schließt

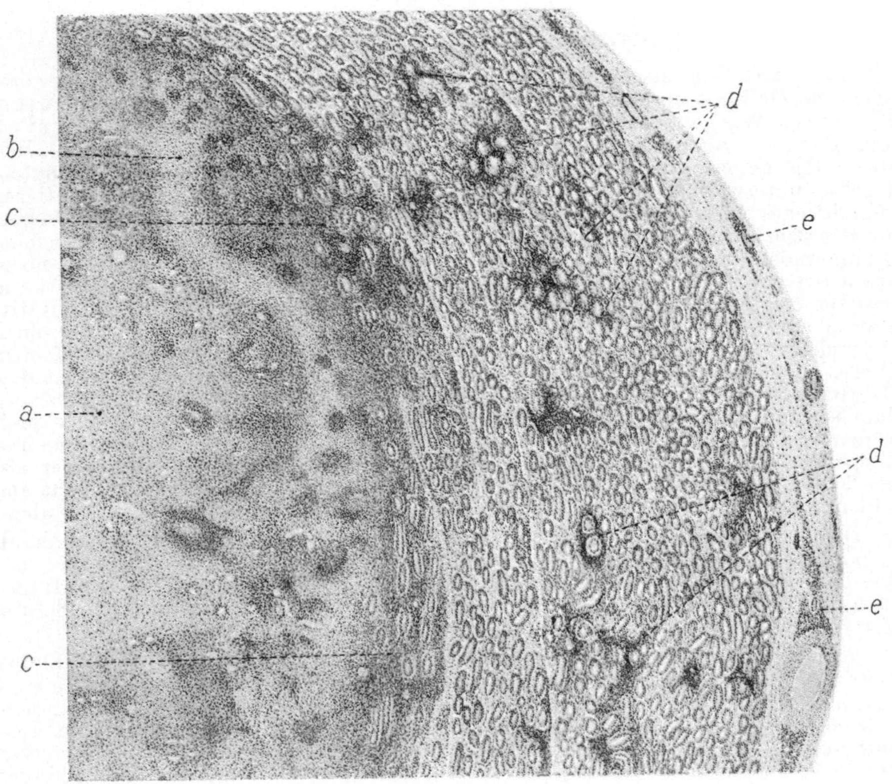

Fig. 162. Gumma des Hodens. Vergr. 14 : 1. (Van Gieson-Färbung.)
a Total verkäste Zone, in welcher zahlreiche verödete Gefäße noch erkennbar sind.
b Zone der beginnenden Nekrose. c Gummöses Granulationsgewebe mit eingeschlossenen, untergehenden Hodenkanälchen. d Interstitielle Zellinfiltrate im Hodengewebe. e Tunica albuginea mit perivaskulären Zellinfiltrationen.

die Hodenkanälchen ein, deren Epithel in Ablösung begriffen ist, in deren Lumen Leukozyten eingewandert sind und deren Wand vielfach bindegewebig verdickt erscheint. Völlig verödete Kanälchen sind eingeschlossen. Die noch erhaltenen Hodenkanälchen in der Umgebung des Gummas zeigen keine typische Schichtenfolge des Epithels. Wo noch einzelne Spermatogonien zu sehen sind, erscheinen ihre Kerne verklumpt. Das mehrschichtige Epithel der Kanälchen besteht hauptsächlich aus Zellen mit chromatinarmen, bläschenförmigen Kernen mit sehr deutlichen Kernkörperchen. Von Spermiogenese findet sich nirgends eine Spur. Die Wand dieser Hodenkanälchen ist häufig bindegewebig verdickt. Die Zwischenzellen erscheinen da und dort vermehrt. Vor allem aber finden sich sehr reichlich herdförmige Zellinfiltrate im Zwischengewebe des Hodens; sie bestehen aus lymphoiden

Zellen, sind besonders um die Gefäße angeordnet und infiltrieren die Adventitia kleinerer Arterien. Ähnliche lymphoide Zellinfiltrate finden sich auch in der Tunica albuginea.

B. Weibliche Geschlechtsorgane.

1. Uterus.

a) Normal-histologische Vorbemerkungen.

Am Uterus unterscheiden wir die Schleimhaut (Endometrium), das mächtige Geflecht der glatten Muskulatur (Myometrium) und den serösen Überzug. Wir unterscheiden Korpus (mit dem Fundus), Isthmus, Zervix und Portio vaginalis uteri. Die Schleimhaut verdient eine besondere Besprechung, um so mehr, als sie einem ständigen, durch die Menstruation bedingten Wechsel unterworfen ist. Die Schleimhaut des Corpus uteri hat ein einschichtiges, zylindrisches Oberflächenepithel (Flimmerepithel). In der Tunica propria liegen die Uterusdrüsen. Sie sind einfache, leicht gewundene Schläuche mit zylindrischem (flimmernden) Epithel, deren Fundi bis an die Muskularis, teilweise sogar noch etwas tiefer reichen. Gabelige Teilungen der Drüsenfundi kommen vor. Die Drüsen besitzen eine feine Membrana propria. Zwischen ihnen breitet sich das quantitativ stärker entwickelte, interstitielle Gewebe aus. Es ist ein von wenig Wanderzellen (Lymphozyten, Plasmazellen) durchsetztes, gefäßführendes Gewebe mit sehr feinen Fasern und reichlichen, kleinen Bindegewebszellen. In der Cervix uteri ist das Oberflächenepithel der Schleimhaut ein hohes, schleimbildendes Zylinderepithel; daneben finden sich auch hier Flimmerepithelien. Die Drüsen der Zervix sind kürzer, weiter, mehr verzweigt als im Korpus, und haben ebenfalls ein schleimbildendes Zylinderepithel. Die Tunica propria ist zellärmer und faserreicher als die Tunica propria des Corpus uteri. Das Oberflächenepithel der Zervix geht am äußeren Muttermund (Portio vaginalis uteri) in geschichtetes Pflasterepithel über.

Die geflechtartig aufgebaute Uterusmuskulatur steht mit der Schleimhaut in innigem Zusammenhang. Die Grenze ist im Korpus scharf, in der Zervix undeutlich. Im Myometrium verlaufen zahlreiche größere Blutgefäße. Im Interstitium der Muskulatur finden sich kollagene und elastische Fasern. Die Serosa sitzt der Muskulatur des Corpus uteri direkt auf.

Wichtig ist es, die zyklischen Veränderungen zu kennen, welche das Endometrium zwischen zwei Menstruationen durchmacht. Diese Veränderungen hängen mit der Reifung eines Eifollikels und dem Austritt eines Eies aus diesem zusammen und sind als Prozesse aufzufassen, welche die Einnistung eines befruchteten Eies vorbereiten. Kommt es nicht zur Befruchtung des Eies, dann werden die Prozesse durch die menstruelle Blutung jäh unterbrochen, und es folgt ihre Rückbildung. Bei erfolgter Befruchtung und Einnistung des Eies gehen sie (bei ausbleibender Menstruation) weiter und steigern sich zu den schwangerschaftmäßigen Veränderungen (Bildung der Placenta materna) s. S. 236. In der prämenstruellen Phase (8 Tage vor der Menstruation) nimmt das Interstitium an Masse zu, seine Zellen werden größer, protoplasmareicher (deziduazellenähnlich). Die Drüsen vergrößern ihre Oberfläche durch stärkere Faltungen; ihre Lumina werden weiter; ihr Epithel wird vollsaftiger, das Protoplasma der Epithelzellen reichlicher, heller. Stärkere Schleimsekretion ist nachweisbar. Bindegewebszellen und Epithelien enthalten reichlich Glykogen. Diese Umbildungen erreichen besonders in einer mittleren Schicht der Schleimhaut hohe Grade, so daß hier die Drüsenkörper enger beisammenliegen und die Schleimhaut ein spongiöses Gefüge erhält (Substantia spongiosa). Die basale Schicht der Schleimhaut enthält die Fundi der Drüsen. Die unter dem Oberflächenepithel gelegene Schicht führt die unverändert bleibenden Drüsenmündungen und zeigt durch die reichliche Entfaltung des zelligen Interstitiums zwischen den Drüsenhälsen ein mehr gleichmäßig dichtes Aussehen (Substantia compacta). Durch die menstruelle Blutung werden diese progressiven Erscheinungen unterbrochen. Nach Resorption des bei der Periode in die Schleimhaut ergossenen Blutes und nach Regeneration der während dieser Zeit abgestoßenen oberflächlichen Schleimhautteile beginnt in der sog. postmenstruellen Phase alsbald wieder von neuem die vorbereitende Proliferation und Sekretion, welche dann in dem Prämenstruum (s. o.) eine weitere Steigerung erfährt.

b) Pathologische Histologie.

α) Hyperplastische Prozesse.

Glanduläre Hyperplasie des Endometriums.

Den geschilderten zyklischen Wechsel in der Morphologie der Uterusschleimhaut muß man kennen, um physiologische Zustände nicht mit pathologischen zu verwechseln. Das ist besonders wichtig für die Frage der sog. „Endometritis" hyperplastica. Hier ist zu entscheiden, ob im gegebenen Falle eine pathologische Vergrößerung oder gar Vermehrung der Drüsen (sog. Endometritis glandularis) oder des Interstitiums (sog. Endometritis interstitialis) vorliegt. Zweifellos ist das Gebiet der sog. Endometritis hyperplastica seit der genaueren Kenntnis der menstruellen Vorgänge in der Uterusschleimhaut wesentlich eingeschränkt worden. Dennoch ist an dem Vorkommen einer krankhaften Hyperplasie des Endometriums nicht zu zweifeln. Nur ist, für viele Fälle wenigstens, die Bezeichnung „Endometritis" nicht zutreffend, weil Erscheinungen der Entzündung (Exsudatbildung, Wanderzelleninfiltrate) fehlen. Daß chronische, echte Entzündungen des Endometriums verschiedenster Ätiologie auch mit hyperplastischen Prozessen an Drüsen und Interstitium einhergehen können, ist gewiß. Aber es gibt auch Fälle von einfacher Hyperplasie ohne Entzündung. Bei diesen ist auch das Myometrium häufig an der Hyperplasie mitbeteiligt.

. Die Ursache solcher Hyperplasien ist freilich dunkel. Man denkt an Störungen der inneren Sekretion, vor allem an Funktionsstörungen des Ovariums. Sonst sind insbesondere Zirkulationsstörungen (Stauungen bei Lageveränderungen, bei Myomen, habituelle Kongestionen) angeschuldigt worden; ferner Gefäßveränderungen der Schleimhaut. Das Leiden ist klinisch durch Blutungen (Meno-, Metrorhagien) und durch Neigung zu Sterilität ausgezeichnet.

Die hyperplastische Uterusschleimhaut erscheint schon makroskopisch verdickt, weich, gefäßreich, bei starker Entwicklung der Drüsen manchmal fast schwammig. Übergänge zu polypöser Hypertrophie kommen vor.

Die Fig. 163 zeigt das histologische Bild eines Falles von typischer, einfacher (nicht entzündlicher) glandulärer Hyperplasie der Uterusschleimhaut an einem senkrechten Durchschnitt durch die Mukosa und die angrenzende Muskulatur. Die Mukosa (S) ist stark verbreitert. Das Oberflächenepithel (a) ist tadellos erhalten, unverändert. Schon bei schwacher Vergrößerung fällt die starke Entwicklung des Drüsenapparates auf; die Drüsen überwiegen in ihrer Gesamtheit quantitativ stark über das Interstitium. Ihre Lagerung läßt die an der normalen Schleimhaut festzustellende Ordnung und Regelmäßigkeit vermissen. Die vorhin beschriebene Zonenbildung des menstruellen Zustandes ist nicht nachzuweisen. Die Drüsen (b) sind stärker verzweigt, stellenweise erweitert. Bis in die obersten Schichten der Schleimhaut findet man die verästelten Tubuli. In die Muskularis (M) reichen nur wenige Drüsen hinein. Im ganzen hat man weniger den Eindruck einer starken Vermehrung der Drüsen, als einer bedeutenden Oberflächenvergrößerung derselben durch starke Schlängelung und Erweiterung. Die Blutgefäße der Schleimhaut (kleine Arterien) zeigen schon bei schwacher Vergrößerung eine verdickte Wand. Viele dicht beieinander liegende Durchschnitte solcher Gefäße (c) geben die Vorstellung eines stark gewundenen Verlaufes der kleinen Schleimhautarterien. Vielleicht sind diese Gefäßverdickungen auf chronische, kongestive Hyperämien der Schleimhaut zurückzuführen. Bei starker Vergrößerung stellen wir fest, daß ein einfaches Zylinderepithel die Drüsenräume auskleidet. Das Epithel ist hoch, dicht gestellt, die Kerne der Epithelien basalwärts, aber nicht selten in mehreren Reihen liegend. Mitosen in Epithelien sind da und dort zu sehen. Als Inhalt

der Drüsen findet sich etwas Schleim. Eine gegen die Norm verstärkte
Durchwanderung des Drüsenepithels seitens lymphozytärer Zellen kann nicht
festgestellt werden. Das zellreiche Interstitium bietet ein normales Aussehen.
Zellinfiltrate fehlen. Die erwähnte Verdickung der Gefäßwände betrifft vor
allem die Adventitia, die sehr reich an elastischen Fasern ist.

Wir wollen die glanduläre Hyperplasie des Endometriums auch an
Kürettagen untersuchen, also an kleinen ausgeschabten Stücken der
Uterusschleimhaut. Hierbei sei ein Wort über die sog. Stückchendiagnose
vorausgeschickt. Aus kleinen, oft winzig kleinen Probeexzisionen, aus
zusammenhangslosen Fetzen einer abgekratzten Schleimhaut, aus aus-
gehusteten oder mit Harn und Fäzes abgegangenen Gewebsstücken soll

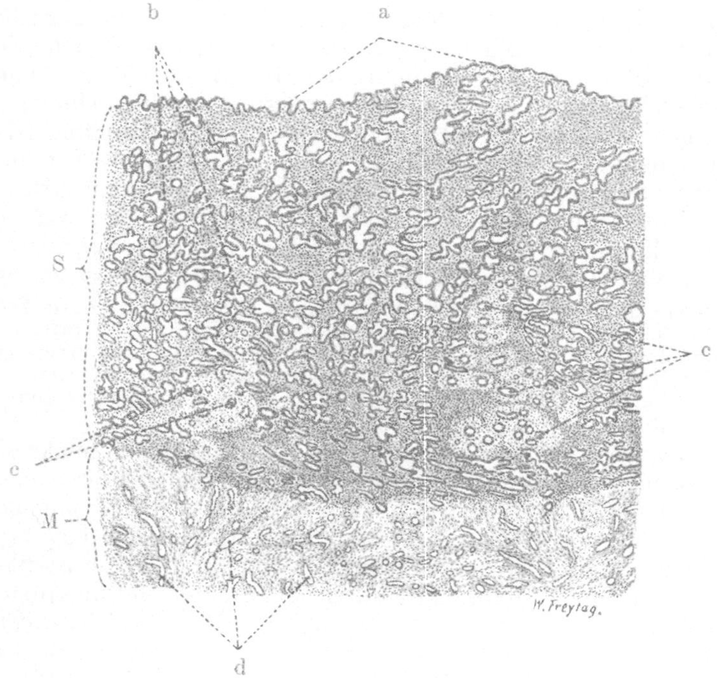

Fig. 163. Glanduläre Hyperplasie des Endometriums. Vergr. 20fach.
(Hämatoxylin.)
S Mukosa. M Muskularis. a Oberflächenepithel des Endometriums. b Drüsen
der Schleimhaut (vermehrt, stärker verzweigt, zum Teil erweitert). c Kleine
Arterien der Schleimhaut (mit Wandverdickung).

eine oft schwerwiegende und das ärztliche Handeln unmittelbar beein-
flussende Entscheidung durch exakte histologische Diagnose gefällt werden.
Man muß sich der großen Schwierigkeit und der bedeutenden Verantwortung eines solchen Beginnens wohl bewußt sein. In manchen Fällen
ist es leicht, die Diagnose zu stellen. In anderen Fällen sind die Schwierigkeiten groß, entweder weil es sich um Erkrankungen handelt, deren histologische Merkmale nicht sehr charakteristisch sind, oder weil das zur Verfügung stehende Material nicht umfangreich genug ist, um den vorliegenden
Prozeß in dem notwendigen geweblichen Zusammenhang studieren zu können.
So stellt uns z. B. die Unterscheidung spezifischer Prozesse von gewöhnlichen chronischen Entzündungen, die Trennung gewisser hyperplastischer
Erkrankungen der blutbildenden Gewebe von bösartigen, sarkomatösen

Wucherungen, die Differenzierung der bei chronischen, ulzerierenden Entzündungen der Haut und Schleimhäute so häufig auftretenden sog. atypischen Epithelwucherungen von beginnenden krebsigen Wucherungen usw. vor schwierige Aufgaben. Nicht selten muß man den Fall unentschieden lassen bzw. sich mit einer Wahrscheinlichkeitsdiagnose begnügen. Unterstützend wirken genaue anamnestische und klinische Angaben über den betreffenden Fall; solche Angaben sind stets einzufordern. Eine wichtige Rolle spielt auch der Erhaltungszustand des Materials; oft scheitert die histologische Diagnose an ungeeigneter Konservierung bzw. an vorgeschrittenen kadaverösen Veränderungen der Stückchen. Zu berücksichtigen sind auch jene geweblichen Veränderungen, welche artefiziell, durch den operativen Eingriff z. B., zustande kommen. Frische Blutungen, allerlei mechanische Schädigungen des Materials, z. B. Quetschungen mit Verlagerungen der Gewebskomponenten usw., kommen hier in Betracht. Zuverlässige Diagnosen wird auch an völlig einwandfreiem Material nur der Erfahrene stellen

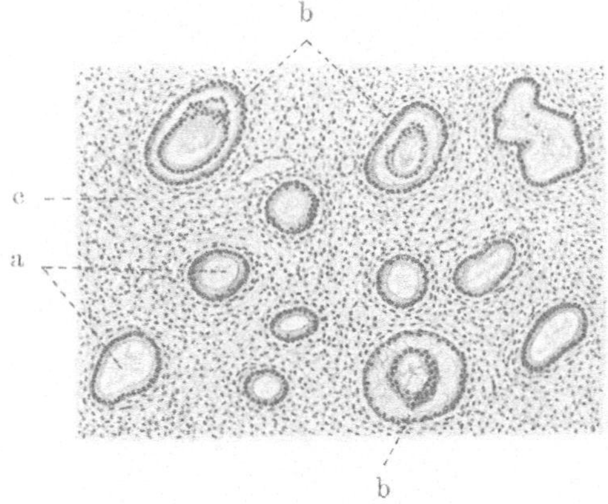

Fig. 164. Glanduläre Hyperplasie des Endometriums (Kürettage).
Vergr. 80fach. (Hämatoxylin.)
a Einfache, schlauchförmige Uterusdrüsen im Querschnitt. Fädiger Schleim als Inhalt. b Epithelkränze inmitten erweiterter, schleimerfüllter Uterusdrüsen = abgelöste und durch Quetschung verlagerte Drüsenepithelsäume. c Interstium.

können. Jede Region des Körpers hat ihre eigene pathologisch-histologische Physiognomie, deren Erkennung nur durch ungezählte Einzelbeobachtungen ermöglicht wird. Deshalb ist die Einsendung der Stückchen an die pathologischen Institute zu fordern. Stümperei kann in diesen Fragen großen Schaden stiften.

Die histologische Diagnose bei Kürettagen der Uterusschleimhaut bereitet manchmal große Schwierigkeiten. Oft soll hier die Frage entschieden werden, ob eine Drüsenwucherung der Uterusschleimhaut nur hyperplastischen Charakter hat, oder ob bereits eine echte, bösartige Drüsenneubildung (malignes Adenom, Carcinoma adenomatosum) vorliegt. Wir werden später einen bösartigen Drüsenkrebs der Uterusschleimhaut untersuchen und das Bild mit dem Befunde vergleichen, den wir bei der einfachen glandulären Hyperplasie erheben.

Von glandulären Hyperplasien stammen die folgenden Kürettagen. Bei schwacher Vergrößerung sehen wir am Hämatoxylinpräparat viele kleine, dunkelblau gefärbte Stückchen der abgeschabten Schleimhaut. Ihnen anhaftend und sie untereinander da und dort verbindend findet sich Blut. Ferner sehen wir streifige Fibringerinnsel. An den Schleimhautstückchen, an welchen man manchmal den unveränderten Oberflächenepithelsaum erkennt, fällt die starke Entwicklung der Drüsen auf; sie sind vielfach geschlängelt, auch stärker als normal verzweigt; ihr Lumen ist oft erweitert und zeigt einen amorphen Inhalt. Da und dort sieht man neben dem regulären Epithelsaum an der Wand der Drüsen verschieden gestaltete Epithelsäume im Lumen der Drüsendurchschnitte. Das sind nicht etwa echte Papillenbildungen oder „invertierende" Drüsenbildungen, sondern solche Bilder entstehen durch besondere Schnittführungen, ferner auch durch artefiziell hervorgerufene Epithelablösungen. Im ersteren Fall handelt es sich um Durchschnitte durch epithelbekleidete Bindegewebssepten (sog. Pseudopapillen), die sich zwischen den Verzweigungen einer Drüse befinden; man findet daher in solchem Fall immer, daß der im Lumen der Drüse liegende Epithelsaum einen bindegewebigen Grundstock besitzt (Fig. 165). Artefizielle Ablösungen von Epithelsäumen, ferner Einquetschungen einer Drüse in eine

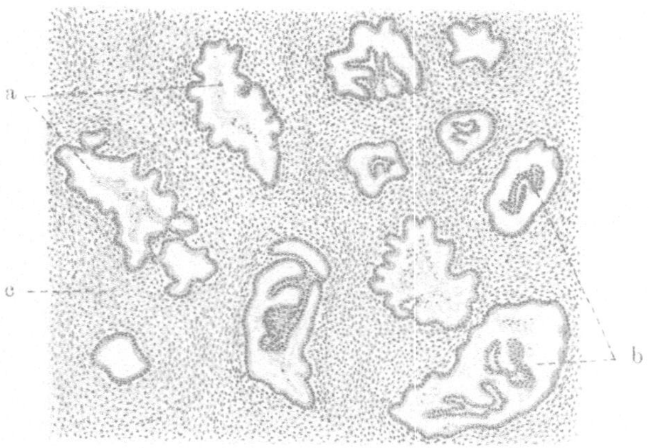

Fig. 165. Glanduläre Hyperplasie des Endometriums (Kürettage).
Vergr. 80fach. (Hämatoxylin.)
a Erweiterte, verzweigte Uterusdrüsen. Schleim und Leukozyten als Inhalt.
b Drüsen, in deren Lumen verzweigte, epithelbekleidete Pseudopapillen liegen.

benachbarte mit allerhand Verschiebungen sind durch das Trauma der Auskratzung leicht möglich und verständlich (Fig. 164). In dem zellreichen Zwischengewebe sieht man da und dort kleine Gefäße. Bei starker Vergrößerung erweisen sich die Drüsen mit einer einfachen Lage dichtgedrängter Zylinderzellen ausgekleidet; in der Lichtung finden sich vereinzelte Wanderzellen, sowie Schleim in körnig-fädiger Form. Pathologische Zellinfiltrate des Zwischengewebes fehlen. Blutige Infiltrationen des Interstitiums rühren von der Ausschabung her und haben keine pathologische Bedeutung.

β) Schwangerschaftsprodukte.

Abortreste.

Die schwangerschaftsmäßigen Veränderungen des Endometriums stellen zunächst weitere Fortbildung der früher geschilderten prämenstruellen Umbildungen dar. Auch bei der Umwandlung der Uterusschleimhaut zur Dezidua können wir die früher erwähnten Schichten der Mucosa menstrualis (Kompakta, Spongiosa und Basalis) wiederfinden. Das Interstitium besteht aus großen, polygonalen, mosaikartig aneinander liegenden Zellen, deren reichliches Protoplasma eigenartig hell, durchsichtig (Glykogengehalt!) und durch eine auffallend scharfe, deutliche Zellmembran ausgezeichnet ist; die Kerne sind groß, rundlich, bläschenförmig, und

liegen inmitten der großen Zellen. Diese hypertrophischen Interstitialzellen werden
Deziduazellen genannt (Fig. 168). Die Drüsen der Schleimhaut sind vergrößert
und erweitert, zeigen vielerlei Ausbuchtungen, zwischen denen pseudopapilläre
Septen bestehen bleiben; das Drüsenepithel ist hoch, das Protoplasma der Epi-
thelien hell, vakuolär, glykogenreich; die Drüsen enthalten reichlich Schleim
(Fig. 166). Diese Umbildung der Drüsen findet vor allem in mittleren Zonen
der Schleimhaut statt (spongiöse Zone), während die deziduale Umwandlung des
Interstitiums vor allem in der oberflächlichen, kompakten Zone zu finden ist.

Da, wo sich das befruchtete Ei in der Schleimhaut einnistet, entsteht ein Spalt
in der Substantia compacta, der sich allmählich erweitert und im Laufe der Entwicklung des Eies von dessen Trophoblast (Chorion) überzogen wird. An der
dem Bauchstiel des Embryos entsprechenden Seite entwickelt sich das Chorion
mächtig und tritt mit dem mütterlichen Deziduagewebe weiterhin in innige und
charakteristische Gemeinschaft. Es entwickeln sich durch fortgesetzte baumartige
Verzweigung seiner Oberfläche die sogenannten
Chorionzotten. Die Membrana chorii, von
welcher die Zotten entspringen, heißt Deck-
platte der Plazenta. Die Chorionzotten sind
zierlich verzweigte, fötale Gefäßbäume, die
von zartem Bindegewebe (Zottenstroma) umgeben sind. Die zuführenden fetalen Arteriolen
lösen sich in Kapillaren auf; diese letzteren
gehen in Venen über. Das Zottenstroma ist
von charakteristischem Epithel bedeckt. Dieses
Epithel der Zotten ist fetales Ektoderm. Es
ist in frühen Stadien der Schwangerschaft
zweizeilig. Die untere, dem Bindegewebe aufliegende Schicht besteht aus kubischen Einzelzellen (sog. Langhanszellen) mit rundlichen,
hellen Kernen; darüber liegt eine zusammenhängende Protoplasmaschicht (Synzytium)
mit eingelagerten dunklen, chromatinreichen,
vielgestaltigen Kernen. Das synzytiale Protoplasma ist vakuolär, enthält Fetttröpfchen
und besitzt einen feinen Wimpersaum. Nur in
den frühen fetalen Stadien sind diese zwei
Epithelschichten auf den Zotten deutlich
unterscheidbar. Die Langhansschen Zellen
treten später mehr und mehr zurück. Diese
Chorionepithelien bilden auf den Zotten umschriebene Wucherungen, die als Zellknoten,
Zellsäulen, Proliferationsinseln bekannt

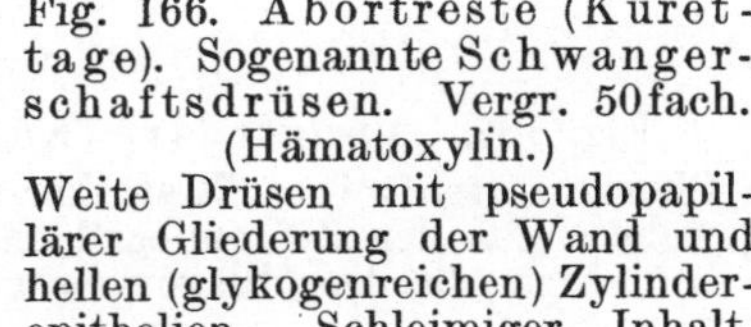

Fig. 166. Abortreste (Kürettage). Sogenannte Schwangerschaftsdrüsen. Vergr. 50fach.
(Hämatoxylin.)

sind. Auf der Decidua basalis bilden sie eine
Zellage, welche die fetale Saugplatte genannt wird. Von hier aus dringen die Chorionepithelien in die Dezidua ein und zerstören
die stark erweiterten mütterlichen Blutgefäße
(Kapillaren), die dann zu den wandungslosen
sog. intervillösen Bluträumen werden.

Weite Drüsen mit pseudopapil-
lärer Gliederung der Wand und
hellen (glykogenreichen) Zylinder-
epithelien. Schleimiger Inhalt.

Auch dringen die Zotten selbst in die
mütterlichen Gefäße vor (bis in die Venenanfänge). Einzelne „choriale Wanderzellen" dringen bis tief in die Muskelschicht des Uterus vor. Die mütterlichen
Gefäße verhalten sich nicht passiv, sondern vermehren sich und dringen selbst in
die fetale Trophoblastschale vor. Zwischen der fetalen Saugplatte und der
mütterlichen Decidua basalis (Basalplatte) bildet sich der sog. Nitabuchsche
Fibrinstreifen aus. Fibrinoide Massen finden sich auch an anderen Stellen
der Grenze zwischen fetalem und mütterlichem Anteil der Plazenta: an der
Grenze der sog. Deziduapfeiler (Grenze der intervillösen Bluträume), ferner auf
und zwischen den Zotten.

Das Vordringen der fetalen Zellen und Zotten in das mütterliche Gewebe
erinnert durchaus an das infiltrative und destruierende Wachstum der bösartigen
Geschwülste. Es führt aber schließlich zum Aufbau eines physiologischen Organs:
der Plazenta. Diese setzt sich also aus maternen und fetalen Bestandteilen
zusammen. Erstere werden durch die dezidual umgewandelte Schleimhaut des
Uterus dargestellt. Die Dezidua besteht aus dem mächtig gewucherten Interstitium und den stark erweiterten, mütterlichen Gefäßen (Kapillaren und Venen);
die Drüsen sind frühzeitig zurückgebildet und stellen fast epithellose Spalten

dar. Die fetalen Teile werden von dem zu mächtigster Entwicklung gelangenden
Zottenapparat (mit intervillösen Bluträumen) und den Wucherungen des chorialen
Epithels gebildet. An das Chorion ist nach der Fruchthöhle hin das Amnion
angelagert.

Bei spontaner. oder künstlicher Unterbrechung der Schwangerschaft
bleiben oft Reste der Plazenta zurück und können Entzündungen des Endometriums hervorrufen (Endometritis post abortum). Ebenso können sich
post partum durch putride Zersetzung von Plazentarresten und durch
septische Infektion der Plazentarstelle (Streptokokken!) schwere pseudomembranöse, eitrige und jauchige Prozesse entwickeln (Endometritis septica
und putrida). Diese Prozesse können auf dem Wege der Blut- und Lymphgefäße in die Wand und Umgebung des Uterus fortschreiten (Metritis, Para-

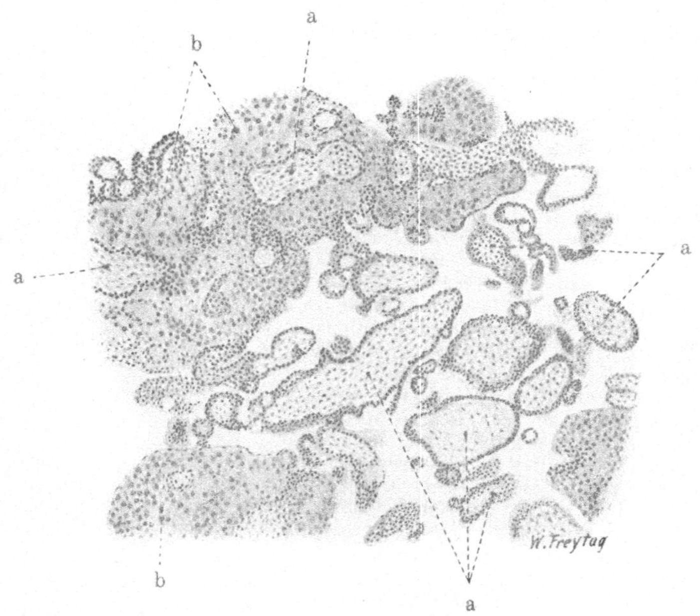

Fig. 167. Abortreste (Kürettage). Vergr. 50 fach. (Hämatoxylin.)
a Chorionzotten mit z. T. stärker gewuchertem Epithel. b Großzelliges Deziduа-
gewebe. Von den Zottenoberflächen sind wuchernde Chorionepithelien reichlich
in das Deziduagewebe gedrungen (= choriale Wanderzellen).

metritis) und oft auch zu septischer Thrombose der Vena uterina, spermatica interna usw. führen (Puerperalinfektion). Die schwersten septischen
Allgemeininfektionen können sich entwickeln.

Häufig wird der pathologische Histologe vor die Frage gestellt, ob spontan
aus dem Uterus ausgestoßene Massen (sog. Blut- oder Fleischmolen) oder
operativ (z. B. durch Kürettage) entfernte Partikel auf stattgehabte
Schwangerschaft schließen lassen. Die Entscheidung dieser Frage ist oft
auch in forensischer Hinsicht von großer Bedeutung. Man wird in den betreffenden Teilen, wenn der Embryo, wie gewöhnlich, zugrunde gegangen oder
bis zur Unkenntlichkeit (durch Blutungen usw.) zerstört ist, vor allem nach
Teilen der mütterlichen und fetalen Plazenta, vor allem nach Deziduazellen und Chorionzotten suchen.

In unserem Falle einer Endometritis simplex post abortum wurde die
Uterusschleimhaut abgekratzt, und wir haben die Durchschnitte durch
kleinste Fetzen derselben vor uns.

Bei schwacher Vergrößerung sehen wir (neben viel Blut und Blutgerinnseln) Gewebsstückchen von verschiedenartiger histologischer Zusammensetzung. Einmal sind es Teile der Uterusschleimhaut, welche Drüsen enthalten. Letztere stammen zum Teil von der spongiösen Schicht der Schleimhaut des Corpus uteri und zeigen dann die charakteristische Beschaffenheit der Schwangerschaftsdrüsen (Fig. 166). Zum anderen Teil sind es mehr oder weniger unveränderte Korpusdrüsen. Oder es handelt sich um Teile der Zervikalschleimhaut mit charakteristischen Zervikaldrüsen. Dann aber sieht man, meist in Gruppen zusammenliegend, Quer-, Schräg- und Längsschnitte durch Chorionzotten, die als rundliche, längliche, verzweigte Körper erscheinen und einen dunkel tingierten, schmalen, peripheren Epithelsaum aufweisen (Fig. 167, a). Betrachten wir diese Körper bei starker Vergröße-

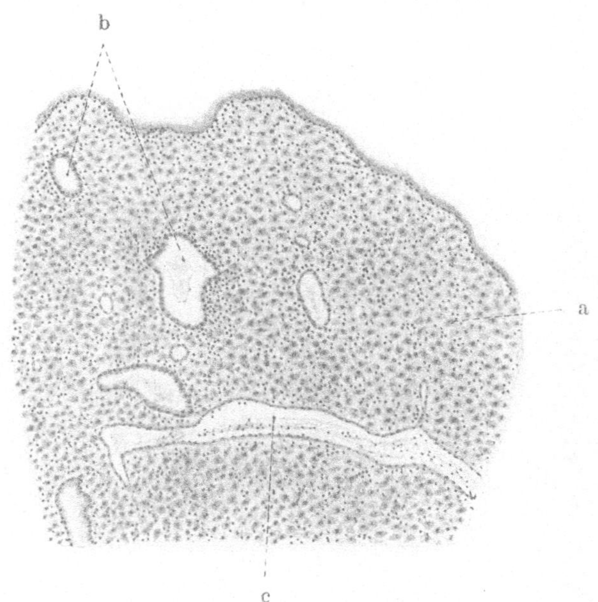

Fig. 168. Abortreste (Kürettage). Vergr. 50fach. (Hämatoxylin.)
a Dezidua mit großen Zellen (von kleinen Kernen [Leukozyten] durchsetzt).
b Drüsen des Endometriums (aus der Substantia compacta). c Erweiterte kleine
Vene.

rung! Sie bestehen aus einem zarten, maschigen Bindegewebe, dem verästelte Zellen zugehören (Schleimgewebe); sie enthalten Blutgefäße. An ihrer Oberfläche liegt eine schmale Protoplasmaschicht mit eingelagerten dunkelgefärbten Kernen (Synzytium). Da und dort sieht man knospenartige Wucherungen dieses Zottenepithels (Proliferationsinseln). Viele Zotten sind sekundär degeneriert: ihr Bindegewebe ist in eine homogene, hyaline Substanz umgewandelt; die Gefäße sind dann ebenfalls hyalin und leer. Solche Zotten haben vielfach keinen Epithelbelag mehr. An den kleinen Fetzen der Uterusschleimhautteile läßt sich bei starker Vergrößerung die deziduale Umwandlung des Interstitiums aus dem Vorhandensein der dicht gedrängten, großen, polygonalen, hellen Deziduazellen erkennen (Fig. 168, a). Zwischen ihnen sieht man überall reichlich kleine, polymorphe Kerne von Leukozyten (Zeichen der Entzündung = Endometritis post abortum).

γ) **Spezifische Entzündungen.**

Uterustuberkulose.

Selten ist der weibliche Genitalschlauch die primäre Eingangspforte
für das tuberkulöse Virus. Meist handelt es sich um sekundäre Erkrankung
bei Tuberkulose anderer Organe, um hämatogene Tuberkulose, die entweder in miliarer Form bei allgemeiner Miliartuberkulose, oder als metastatische Röhrentuberkulose auftritt, wobei die Tube in der Regel
zuerst erkrankt und die Infektion der Uterusschleimhaut nachfolgt. Für
die Tubentuberkulose kommt auch noch die Infektion vom Peritoneum her
in Betracht. Die Tuberkulose des Endometriums erkennen wir an entzünd-

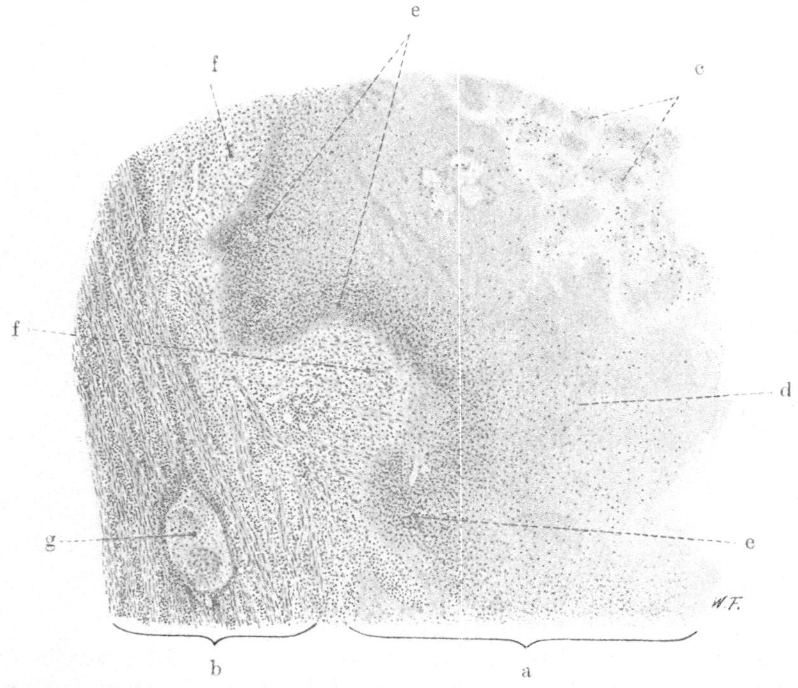

Fig. 169. **Diffuse käsige Tuberkulose des Endometriums.** Vergr. 30fach.
(Hämatoxylin.)
a Endometrium. b Myometrium. c und d Käsige Zerfallsmasse an der inneren
Uterusoberfläche. e Nekrosezone mit ausgedehnter Karyorrhexis. f Epitheloidgewebe. g Tuberkel im Myometrium.

licher Rötung und Schwellung und aus dem Vorhandensein grauer und
gelbweißlicher (verkäster) Knötchen in der Schleimhaut. Durch Zerfall
dieser Schleimhauttuberkel entstehen kleine Geschwüre, die sich allmählich
vergrößern und konfluieren. So kann es schließlich zu ausgedehnter Verschwärung kommen. In manchen Fällen überwiegt die diffuse Umwandlung des Endometriums in ein graurotes, schwammiges Granulationsgewebe
(fungöse Form) über die distinkte Knötchenbildung. Es folgt dann diffuse
Verkäsung der Schleimhaut. Die käsige Fläche erweicht oberflächlich und
stößt sich in Bröckeln und Fetzen ab. Die gelbweißlich verfärbte Uterus-
innenfläche erhält dadurch ein zottiges, schaffellartiges Aussehen (Endometritis caseosa). Bei etwaiger Behinderung des Abflusses der Zerfallsmassen
bildet sich die tuberkulöse Pyometra aus. Bei den diffusen Formen sind

die begleitenden entzündlichen Erscheinungen (Hyperämie, Wanderzellen, Fibrinexsudation) sehr bedeutend; man kann daher diese Formen der exsudativen Tuberkulose zurechnen. Das Übergreifen der Schleimhauttuberkulose auf das Myometrium erfolgt teils direkt, teils auf dem Wege der Lymphgefäße.

Wenn wir eine diffuse Form der Uterustuberkulose an einem mikroskopischen Durchschnitt durch die Uteruswand bei schwacher Vergrößerung (Fig. 169) studieren, so sehen wir an Stelle des Endometriums (a) eine nach der Uterushöhle hin unregelmäßig begrenzte, schollig-bröckelige, kernlose Zerfallsmasse (c u. d): das ist die verkäste und erweichte innere Oberfläche des Uterus. Sie geht nach der Tiefe zu in eine nekrotische Zone mit ausgedehntem Kernzerfall über (e). Dann folgt eine zellreiche Gewebsmasse, in welcher man etwa da und dort das Rudiment einer Drüse findet. Wir haben hier Reste der Schleimhaut vor uns. Schon bei schwacher Vergrößerung kann man erkennen, daß an der Grenze der Nekrose größere und heller gefärbte Kerne vorhanden sind als in den übrigen kernreichen Schleimhautpartien. Diese, oft nur schmale, hellkernige Zone (f) entspricht der spezifischen Komponente der Entzündung, nämlich dem epitheloidzelligen Granulationsgewebe. Bei starker Vergrößerung bietet die käsige Zerfallszone das gewöhnliche Bild scholliger, geronnener Eiweißmassen. Die Stellen frischerer Nekrose sind durch Massen dicht gelagerter Kerntrümmer (Karyorrhexis) gekennzeichnet (e). Das die Nekrose zunächst umgebende Zellgewebe setzt sich aus größeren, protoplasmareichen, vielgestaltigen Zellen mit hellen, bläschenförmigen Kernen zusammen; typische Riesenzellen werden nicht selten vermißt. Viel Lymphozyten sind beigemischt. Fibrinöses Exsudat ist oft reichlich vorhanden. Die spezielle Entfaltung dieses Gewebes zeigt keine herdartige Gruppierung zu „Knötchen“, sondern es handelt sich um eine mehr zusammenhängende, diffuse Wucherung. Gegen das epitheloidzellige Gewebe kontrastiert — wo sie noch in Resten erhalten ist — die übrige, stark entzündete Schleimhaut: hier herrschen die dunkelgefärbten, kleinen, runden Lymphozytenkerne vor. Die etwa noch nachweisbaren Drüsenreste lassen allerlei Veränderungen am Epithel erkennen, deren wir bei der folgenden Besprechung noch besonders gedenken werden. Distinkte, rundliche Herde vom typischen Bau der Tuberkel (g) finden wir als Ausdruck einer lymphogenen Propagation des Prozesses in der Muskelschicht (b) des Uterus, dessen Interstitium lymphozytäre Infiltrationen zeigt.

Ein zweiter Fall von Uterustuberkulose soll an einem Kurettement untersucht werden. Hier liegt nicht die diffuse käsige Entzündung, sondern eine Endometritis tuberculosa im engeren Sinne vor mit Bildung typischer, umschriebener Tuberkel. Die ausgeschabten Stückchen der Uterusschleimhaut erlauben in unserem Fall die Stellung der Diagnose Tuberkulose schon bei schwacher Vergrößerung (Fig. 170). Wir erkennen die einzelnen Schleimhautfetzen an ihrer dunkelblauen Färbung und an den Drüsen (b) und finden dazwischen Blut und Blutgerinnsel (d), sowie fädige Schleimmassen (e). Da und dort fällt die Einlagerung einer rundlichen, heller gefärbten Zellansammlung in dem Schleimhautgewebe auf (a): das sind die Durchschnitte durch die Tuberkel. Bei starker Vergrößerung erweist sich ihre Zusammensetzung aus Epitheloid- und Riesenzellen. In ihrer Umgebung und auch sonst in der Schleimhaut finden sich massenhaft Infiltratzellen, hauptsächlich von lymphozytärem Charakter (c). Häufig liegen Schleimhautdrüsen (b) im Bereich der Tuberkel. Das ist aus dem Modus der tuberkulösen Infektion des Endometriums leicht verständlich. Die Tuberkelbazillen dringen bei der so häufigen, von der Tube fortgeleiteten Form der

Uterustuberkulose (s. oben) von der Schleimhautoberfläche her ein. Die Tuberkel entwickeln sich daher zunächst subepithelial und im Bereich der Drüsen, brechen auch vielfach sekundär in die Drüsenräume ein. Dabei kann man häufig Wucherungen des Drüsenepithels feststellen. Die zylindrischen Epithelzellen sind vergrößert, protoplasmareicher. Viele haben die zylindrische Gestalt verloren und stellen vielgestaltige, hellkernige, protoplasmareiche -Elemente dar. Da und dort ist es auch zu ungeordneter Vermehrung dieser Epithelien gekommen, und man sieht an solchen Stellen statt der normalen, regelmäßigen, einfachen Epithellage ein mehr oder weniger dickes, mehrschichtiges Epithelpolster (b). Es kommt auch vor, daß die Drüsenlichtung durch die allseitig wuchernden Epithelien verlegt erscheint. Hier haben wir es also mit progressiven Veränderungen des Drüsen-

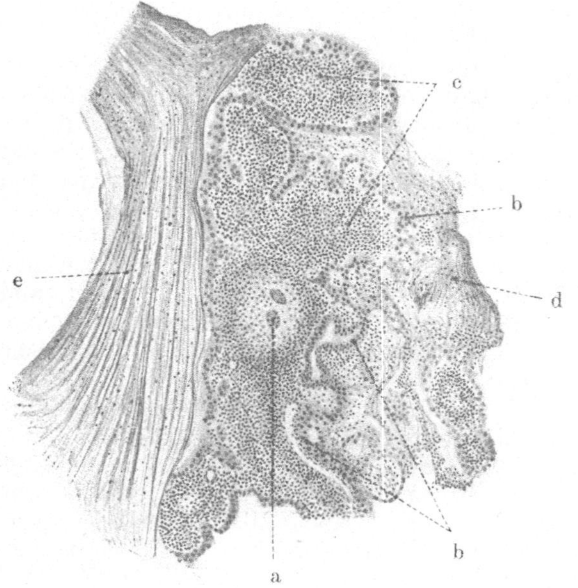

Fig. 170. Tuberkulose des Endometriums (Kürettage). Vergr. 40 fach.
(Hämatoxylin.)
a Tuberkel mit Riesenzellen. b Uterusdrüsen, das Drüsenepithel zum Teil in unregelmäßiger Wucherung. c Lymphozytäre Infiltratzellen im Interstitium. d Blut und Blutgerinnsel (Fibrin). e Schleimmassen.

epithels zu tun, mit Wucherungen von ungeordnetem Charakter, sog. atypischen Epithelwucherungen, wie sie bei chronischen Entzündungen so häufig beobachtet werden. Die wuchernden Epithelien beteiligen sich aber nicht am Aufbau der Tuberkel. Wir haben es mit einer dem Wesen nach regenerativen Epithelwucherung zu tun, die aus der Zerstörung der Schleimhaut und der Drüsen durch die Tuberkulose verständlich ist. Die Regeneration nimmt infolge der fortgesetzten Störung durch die spezifisch tuberkulösen und einfach entzündlichen Prozesse atypische Formen an. Die Regenerate gehen im Laufe dieser Prozesse wieder zugrunde, was man auch durch schlechte Färbbarkeit der Kerne und körnigen Zerfall des Protoplasmas der gewucherten Epithelien gelegentlich feststellen kann. Wohl sehr selten sind diese atypischen Epithelwucherungen der Ausgangspunkt krebsiger Prozesse. Daran kann man denken, wenn einmal eine chronische Uterustuberkulose in Karzinom „übergeht".

2. Tube.

a) Normal-histologische Vorbemerkungen.

An der Tube unterscheiden wir den engen, in der Uteruswand gelegenen Isthmus uterinus, ferner die Ampulle und endlich den Fimbrientrichter
mit dem Ostium abdominale. Die Wand der Tube setzt sich aus Schleimhaut, Muskelschicht und Serosa zusammen. Die Schleimhaut trägt ein einschichtiges
Zylinderepithel (Flimmerepithel mit schleimbildenden Zellen untermischt). Sie
bildet besonders in der Pars ampullaris hohe und stark verzweigte Falten („Papillen"
der Tube). Das feinfaserige Bindegewebe der Schleimhaut (Tunica propria) ist
reich an Zellen. Eine eigentliche Submukosa fehlt. An der Muskularis unterscheiden
wir innere, ringförmig verlaufende und äußere, längs orientierte Lagen, die aber
nicht deutlich voneinander abgesetzt sind. Zwischen den Zügen der glatten Muskulatur ist relativ reichliches Bindegewebe vorhanden. Auf die Muskelschicht
folgt das subseröse Bindegewebe (Tunica adventitia) und das Serosaepithel.

b) Pathologische Histologie.

α) Entzündungen.

Salpingitis gonorrhoica.

Die akuten Entzündungen der Tubenschleimhaut haben meist katarrhalischen oder eitrigen Charakter. Sie entstehen hämatogen (bei Sepsis
z. B.) oder fortgeleitet (von Uterus, Peritoneum, Appendix) und können
sich sowohl deszendierend wie aszendierend ausbreiten. Besonders wichtig
ist die gonorrhoische Entzündung. Die Aszension des Gonokokkus von
der Vagina zum Uterus und in die Tube führt besonders in letzterer zu einer
schweren und in ihren Folgen ernsten Erkrankung. Unter starker entzündlicher Rötung und Schwellung der Schleimhaut sondert diese ein eitriges
Sekret ab, das sich in der Tubenlichtung anhäuft. Durch Übergreifen der
Entzündung auf die übrigen Wandschichten kommt es zu starker Verdickung der ganzen Tube. Die Fortsetzung der Entzündung auf das Peritoneum (durch das Ostium abdominale oder auf dem Lymphweg) führt zu
Peritonitiden. Bleibt die Peritonitis lokal beschränkt (Pelveoperitonitis), und
kommt sie zur Ausheilung, so entstehen Verklebungen und Verwachsungen
der Adnexe mannigfachster Art. Dabei wird häufig das Ostium abdominale
verschlossen; der Eiter sammelt sich in der Tube an, dehnt sie aus und verwandelt sie in einen mehr oder weniger großen und durch die Verwachsungen
oft sehr kompliziert gestalteten Sack (gonorrhoische Eitertube). In
der Tubenschleimhaut selbst führt der eitrige Entzündungsprozeß zu Geschwürsbildungen. Manchmal entstehen auch eitrige Einschmelzungen innerhalb der entzündlich verdickten Tubenwand selbst (intramurale Abszesse).
Bei der Ausheilung kommt es zu partiellen Verwachsungen im Bereich
der Schleimhaut, eventuell zur völligen Verödung der Tubenlichtung, zu
derbschwieliger Umwandlung der ganzen Tubenwand. Manchmal entwickeln
sich atypische drüsige Epithelwucherungen, die an ulzerierten Stellen tief
in die Tubenwand vordringen können (Adenosalpingitis, Salpingitis nodosa
isthmica).

Ein Querschnitt durch eine relativ frisch gonorrhoisch entzündete Tube
übertrifft einen normalen Tubendurchschnitt an Masse ganz bedeutend.
Bei schwacher Vergrößerung (Fig. 171) ist es auf den ersten Blick nicht
so leicht, die einzelnen Teile der Schleimhaut (S) voneinander und von
dem Tubeninhalt zu unterscheiden — so stark ist die Schwellung und
so massig überall die Ansammlung des entzündlichen, zellreichen Exsudats.
Bei genauerem Zusehen sind jedoch die Grenzen der Schleimhautpapillen (a)
an einreihigen Epithelsäumen zu erkennen, die freilich nicht mehr überall

kontinuierlich erhalten sind. Unterhalb dieser Epithelsäume ist überall
das enorm zellig infiltrierte Stützgerüst der Papillen zu erkennen. Die
Schleimhautgefäße sind erweitert und stark mit Blut gefüllt. Die Räume
zwischen den Papillenoberflächen (b) sind vielfach von Zellmassen (c) ausgefüllt: es ist das zellige (eitrige) Exsudat in der Tubenlichtung. Die
Muskularis der Tube (M) sieht man von herdförmigen Zellinfiltraten durchsetzt (e). Auf der Serosa liegt häufig Exsudat. Sehen wir uns mit starker
Vergrößerung zunächst den zelligen Inhalt der Tube an! Es sind lauter
kleine, rundliche Zellen, teils mit polymorphen Kernen — sog. Eiterkörperchen, teils mit einfachen, runden Kernen — Lymphozyten (s. unten).

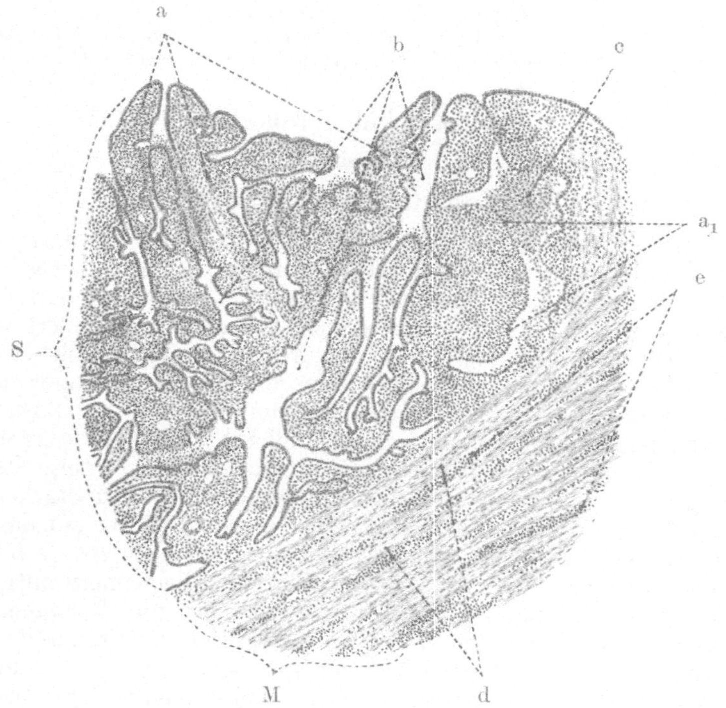

Fig. 171. **Salpingitis gonorrhoica.** Vergr. 40fach. (Hämatoxylin.)
S Schleimhaut. M Muskularis. a Papillen der Schleimhaut, geschwollen, stark
zellig infiltriert. a_1 Papillenoberflächen, deren Epithelsaum zum Teil erhalten
ist, zum Teil fehlt. b Interpapilläre Räume. c Eitriges Exsudat zwischen den
Papillen. d Züge glatter Muskulatur. e Entzündliche Zellinfiltrate (Plasmazellen)
in der Muskularis.

Viele dieser Zellen zeigen schwach gefärbte Kerne, viele sind kernlos; ferner
sind die Bilder der Karyorrhexis zu sehen. Alles dies deutet den Zerfall
der Exsudatzellen an[1]. Gelegentlich findet man auch ausgedehnte **Ver-**
fettungen der Exsudatzellen: in und zwischen den Papillen liegen große,
rundliche, helle, feinvakuoläre Zellen (= Fettkörnchenzellen). Die Schleimhaut (Papillen) ist so dicht von Rundzellen durchsetzt, daß von ihrem fibrillären Bestand fast nichts zu sehen ist. Das Oberflächenepithel ist vielfach
gequollen und in Ablösung begriffen; an vielen Stellen fehlt es ganz (a_1).
Zwischen den Epithelien sieht man reichlich die kleinen Kerne der durch-

---

[1] Durch geeignete Färbung findet man in diesen Exsudatzellen häufig die
Gonokokken. Sie sind am besten an Abstrichpräparaten des Eiters nachzuweisen.

wandernden Leukozyten. Die Muskularis (M) zeigt allenthalben eine Verbreiterung des Zwischenmuskelbindegewebes, dessen Gefäße erweitert, stark blutgefüllt sind und dessen Fasern durch Massen kleiner, rundkerniger Zellen auseinandergedrängt erscheinen. Diese Rundzelleninfiltrate folgen in charakteristischer Weise den Gefäßen (Ausbreitung auf dem perivaskulären Lymphweg!). Eine genauere Betrachtung der Rundzellen in der Schleimhaut und den übrigen Wandschichten läßt hauptsächlich den lymphozytären Typ feststellen. Unter den lymphozytären Elementen befinden sich auch viele Plasmazellen: die Radspeichenstruktur des exzentrisch im Protoplasma liegenden Rundkernes erlaubt diese Diagnose schon bei einfacher Hämatoxylinfärbung. Diese Plasmazelleninfiltration gilt als charakteristisch für das Höhestadium der gonorrhoischen Entzündung der Tube. Es gibt aber auch Fälle, in welchen massenhaft Leukozyten, darunter auch viel eosinophile, vorhanden sind. Auch in unserem Präparat sind neben Lymphozyten und Plasmazellen viele Leukozyten beigemischt. Die Serosa zeigt die gleichen Zellinfiltrate wie die übrigen Wandschichten, neben starker Hyperämie. Ihr aufgelagert ist häufig ein streifiges Material, vermischt mit Leukozyten: es ist ein fibrinös-eitriges Exsudat. Die Untersuchung der Mesosalpinx läßt die Fortsetzung der Entzündung auch auf dieses Gebiet erkennen.

β) Spezifische Entzündungen.

Tubentuberkulose.

Tubentuberkulose entsteht nur in Ausnahmefällen auf Grund einer primären Infektion des Genitalrohres mit aszendierender Ausbreitung der Bazillen zur Tube. In der Regel handelt es sich um hämatogene Tuberkulose, die als metastatische oder Ausscheidungstuberkulose in der Tube beginnt und deszendierend fortschreitet. Grobanatomisch zeigt sich bei Tubentuberkulose neben Rötung und Schwellung der Tubenschleimhaut die Entwicklung distinkter, grau- bis gelbweißlicher Knötchen, oder es findet sich eine diffuse Umwandlung der Schleimhaut in ein schwammiges, graurotes Granulationsgewebe. Durch käsigen Zerfall der Knötchen entstehen Schleimhautgeschwüre. Bei der diffusen Form bilden sich mehr ausgedehnte, zusammenhängende, gelbweißliche Verkäsungen, die ulzerös erweichen. Die käsigen Massen häufen sich im Lumen der Tube an. Die Verkäsung der Wand schreitet von innen nach außen fort. Eine schwielige Umwandlung der äußeren Schichten der Tube begleitet bei chronischem Verlauf den Zerfall von innen her. So werden die Tuben schließlich in verdickte, knollig aufgetriebene, mit Käse erfüllte Stränge verwandelt. Unter Erweichung und Verflüssigung der Käsemassen (bei Verschluß des Ostium abdominale) kann es schließlich zur Ausbildung der tuberkulösen Sacktuben (Pyosalpinx tuberculosa) kommen. Durch Übergreifen der Tuberkulose auf die Umgebung der Tube (Peritonealtuberkulose) resultieren die mannigfachsten peritonealen Verwachsungen.

Unser mikroskopisches Präparat führt uns einen Querschnitt durch eine tuberkulöse Tube vor. Es soll zunächst bei ganz schwacher Vergrößerung die Massenhaftigkeit der Tuberkelentwicklung in der Tubenschleimhaut zeigen (Fig. 172). Diese letztere ist hochgradig verdickt und fast bis zur Unkenntlichkeit verändert. Das Lumen der Tube ist durch die Schwellung der Schleimhaut und durch käsige Inhaltsmassen (a) verlegt. Die Schleimhaut ist überaus zellreich. Ihre papillöse Gliederung ist ganz undeutlich. Da und dort sieht man Epithelsäume (d): das sind die epithelialen Papillenoberflächen. Interpapilläre Spalträume sind nur wenig zu sehen (e). Die Papillen selbst sind durch die zelligen Wucherungen plump verdickt.

Überall sieht man in der Schleimhaut rundliche Herdchen, die sich durch
ihr helleres Aussehen von der Umgebung abheben: es sind die Tuberkel (b).
Sie finden sich in vereinzelten Exemplaren auch in den übrigen Schichten
der Tubenwand. Verkäsung der Tuberkel ist stellenweise nachweisbar. In
den äußeren Schichten der Tubenwand sieht man (entzündliche) Zellinfiltrate,
herdförmig, streifig, den Gefäßen folgend; besonders deutlich heben sie sich

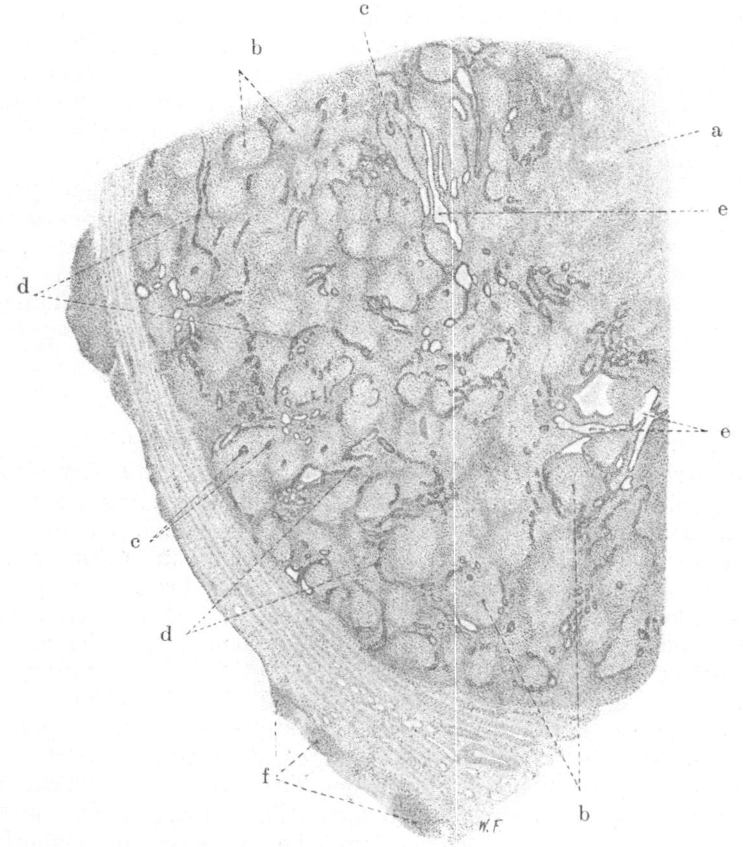

Fig. 172. Salpingitis tuberculosa. Vergr. 12fach. (Hämatoxylin.)
a Käsige Massen als Inhalt der Tube. b Tuberkel in der Schleimhaut. c Riesenzellen in Tuberkeln. d Epithelsäume der Papillenoberflächen. Die Papillen sind
durch die Tuberkelentwicklung so geschwollen, daß die Epithelsäume benachbarter Papillen sich berühren oder auch miteinander verschmelzen. e Drüsenartige
Bildungen = nach partieller Verwachsung der Epithelsäume benachbarter Papillen
noch offen gebliebene, interpapilläre Räume. f Tuberkel in der entzündlich verdickten und zellig infiltrierten Serosa.

in der Muskularis hervor. Die Serosa ist entzündlich verdickt, zellreich;
sie ist mit Exsudat belegt und zeigt ebenfalls Tuberkelentwicklung (f).
   Bei stärkerer Vergrößerung erscheinen die Schleimhautpapillen aufs
dichteste von kleinen, rundkernigen Zellen (Lymphozyten) durchsetzt. In
diesem infiltrierten Schleimhautgewebe liegen die typisch aufgebauten
Tuberkel mit zahlreichen Riesenzellen (c). Leukozyten sind reichlicher nur
da vorhanden, wo stärkerer Zerfall (Verkäsung der Tuberkel) eingetreten
ist. Das Oberflächenepithel der Zotten ist nur zum Teil erhalten; die erhal-

tenen Epithelsäume zeigen ausgedehnte Durchsetzung mit Wanderzellen. Benachbarte Zottenepithelsäume berühren sich vielfach oder sind miteinander verschmolzen. Dabei werden die interpapillären Räume durch Epithelsprossen überbrückt, gewissermaßen in Teillumina zerlegt; daraus entstehen drüsenartige Bilder. Ungeordnete Wucherungen des Epithels werden besonders da beobachtet, wo die Tuberkelbildung an das Oberflächenepithel heranreicht. Vielfach sind benachbarte (epithellose) Zotten miteinander bindegewebig verwachsen. Soweit noch freie Spalträume zwischen den Papillen vorhanden sind, findet man in ihnen abgestoßene Epithelien und Exsudatzellen vor. Quellungsvorgänge und Verfettungen an diesen Zellen führen zur Bildung ähnlicher Elemente, wie man sie bei chronischer katarrhalischer Pneumonie in den Alveolen findet (s. S. 78 und 95).

3. Ovarium.

a) Normal-histologische Vorbemerkungen.

Das reife Ovarium besitzt an seiner Oberfläche (bis zur Stelle des Hilus hin) eine einfache Lage niedrig zylindrischer Zellen (sog. Keimepithel). Unterhalb dieses Epithels liegt eine besonders dichte, bindegewebige Zone, die Tunica albuginea. Am eigentlichen Ovarialgewebe unterscheiden wir Rinde und Mark. Die Rinde ist fester gefügt als die Marksubstanz; sie wird von letzterer am Hilus durchbrochen. In der Rinde, die von der Tunica albuginea nicht scharf abgesetzt ist, liegen innerhalb eines zellreichen feinfaserigen bindegewebigen Stromas die Eifollikel (s. unten). Das Bindegewebe des Markes ist lockerer gebaut und reich an elastischen Fasern, sowie an Blutgefäßen, Lymphgefäßen, Nerven. Diese Gefäße und Nerven treten am Hilus ein und aus. Die Arterien verzweigen sich radiär im Ovarium und umspinnen die Eifollikel mit Kapillaren; die Venen bilden Plexus im Mark und Hilus. Die Lymphgefäße beginnen in der Umgebung der Follikel. Die Nerven verzweigen sich bis an diese letzteren und bis an das Keimepithel. In der Marksubstanz findet man häufig Schläuche und Spalten mit zylindrischem (zum Teil flimmerndem) Epithel (Markschläuche), gelegentlich auch solide, netzartig zusammenhängende Epithelbildungen (Markstränge, Rete ovarii). Im Mesovarium bzw. der Mesosalpinx sind Reste der Urniere nachzuweisen (Epoophoron — Analogon des Nebenhodens). Ein anderer Rest der Urniere ist das Paroophoron (im Ligamentum latum gelegen). Die Urnierenreste im Mesovarium bestehen aus zylinderepithelbekleideten Kanälchen, welche eine Wand aus glatter Muskulatur besitzen und in die Überreste des Gartnerschen Ganges einmünden. Nach einigen Autoren sind Markstränge und Rete ovarii Urnierenteile. Sie hängen aber nicht immer mit dem Epoophoron zusammen und werden vielfach als Reste der primären Keimdrüsenanlage aufgefaßt (Zölomepithel!). Fortsetzungen der Markschläuche in die Rinde sind selten.

Unter den Eifollikeln unterscheidet man Primärfollikel, reifende und reife Follikel. Die Primärfollikel bestehen aus einer großen Eizelle (Urei), welche von abgeplatteten Epithelzellen (Follikelepithel) umhüllt ist. Aus diesen Primärfollikeln reifen (wenn sie sich nicht wieder auflösen) die Graafschen Follikel. Über die einzelnen Stadien der Reifung siehe die Lehrbücher der normalen Histologie. Der reife Graafsche Follikel ist ein kugeliges Bläschen, welches (exzentrisch) das Ei (Ovulum) enthält, eine mit Flüssigkeit (Liquor folliculi) gefüllte Höhle besitzt und durch eine mehrschichtige Lage von Epithelzellen austapeziert ist (Follikelzellen, Granulosazellen, Membrana granulosa). Das Ei liegt in einer besonderen, hügelartigen Verdickung dieser Granulosamembran (Cumulus ovigerus s. oophorus).

Die Eizelle ist die größte Zelle des Körpers; sie besitzt einen großen Kern (Keimbläschen), ein sehr deutliches Kernkörperchen (Keimfleck) und reichliches Protoplasma (Eidotter). In diesem Protoplasma sind Nährstoffe (Eiweiß, Lipoide) in Körnchenform aufgestapelt (Deutoplasma). Das Protoplasma besitzt einen Mitochondrienapparat. Selten sind zwei Kerne in einem Ovulum; selten auch zwei Eier in einem Graafschen Follikel. Umhüllt ist das Ovulum von einer feinen glashellen Membran (Oolemma s. Zona pellucida) und von einer Corona radiata von Follikelzellen. Die äußere bindegewebige Umhüllung des Graafschen Follikels heißt Theca folliculi. Die Granulosazellenschicht setzt sich gegen die

Theka durch eine Glashaut ab; dann folgt die bindegewebige Theka, an welcher eine innere, lockere, gefäßreiche und eine äußere, fester gefügte unterschieden werden (Theca interna und externa). Die Primärfollikel liegen in den peripheren, die Graafschen Follikel in den zentralen Rindenzonen. Wenn die Graafschen Follikel ihre endgültige Größe erreichen und dem Platzen nahe sind, reichen sie wieder in die peripheren Rindenschichten hinein.

Die vor der Reifung untergehenden Follikel wandeln sich in sog. Corpora atretica (s. unten) um. Die Rückbildung der geplatzten, reifen Follikel geht über die sog. gelben Körper (Corpora lutea); wir unterscheiden ein Corpus luteum menstruationis und ein Corpus luteum verum sive gravididatis. Nach seiner Entleerung füllt sich der geplatzte Follikel mit Blut oder seröser Flüssigkeit; die Granulosazellen wuchern und füllen sich mit Lipoiden. Ebenso die kleineren Thekazellen, welche zwischen die Granulosazellen vordringen. So werden alle diese Zellen zu den sog. Luteinzellen (Corpus luteum menstruationis). Aus dieser Granulosa- und Thekazellenwucherung entsteht eine breite, halskrausenartig gefaltete, gelbe Schicht, welche die ehemalige geschrumpfte Follikelhöhle umgibt. In der Mitte dieses gelben Körpers, in welchen es bei der nächsten Menstruation hinein blutet (Corpus haemorrhagicum) — Reste des ergossenen Blutes sind später in Form von Hämosiderin nachweisbar! — tritt organisierendes (von der Theca externa her geliefertes) Bindegewebe auf. Die Luteinschicht und der zentrale Bindegewebskern entarten hyalin und schließlich bleibt ein narbiger, weißer Körper (Corpus albicans) übrig (nach ca. 8 Wochen). Bei eintretender Befruchtung des ausgestoßenen Eies und Schwangerschaft sind die Granulosazellwucherungen besonders massig und werden nicht durch Blutung kompliziert (also auch kein Hämosiderin!); die Lipoidinfiltrationen sind nicht so bedeutend. Der große, gelbe Körper erhält sich während der ganzen Schwangerschaft (Corpus luteum gravidatis). Dann erfolgt aber auch an ihm die Rückbildung zu einem (besonders großen) weißen Körper. Bei der Rückbildung unreifer Follikel (s. oben) ergeben sich verschiedenartige histologische Bilder, je nach dem Reifestadium, in welchem die weitere Entwicklung der Follikel unterbrochen wurde. Von rückgebildeten Primärfollikeln bleibt nach Auflösung des Eies und des Follikelepithels lange Zeit das gequollene Oolemma im Bereich einer unscheinbaren bindegewebigen Narbe übrig. In reifende Follikel wächst bei der Rückbildung Bindegewebe ein. Je mehr sich bei der Rückbildung größerer, reifender Follikel Bindegewebe beteiligt oder (Theka-) Luteinzellenwucherungen hinzutreten (Corpora lutea atretica), je größeren Umfang die hyalinen Quellungen der Glashäute annehmen, desto verschiedenartiger sind die histologischen Bilder. Schließlich kommen auch hier Corpora fibrosa sive candicantia zur Ausbildung. Die Corpora fibrosa sind unscharf abgegrenzt, die Corpora candicantia größer und durch hyaline Bänder schärfer gegen die Umgebung abgesetzt.

Die starken funktionellen Schwankungen des Eierstocks (Menstruation, Follikelsprung, Schwangerschaft) bringen eine wechselnde Inanspruchnahme der Gefäße mit sich. Daher findet man im Eierstock auch sehr charakteristische Rückbildungen der Gefäße (ähnlich wie im Uterus): Umwandlung der kleinen Arterien in hyaline, elastinreiche Stränge, Bildung neuer Gefäße vom alten Endothelrohr aus.

Die innersekretorische Tätigkeit des Ovariums ist noch nicht genügend aufgeklärt. Vor allem wird — außer den Eizellen selbst — von manchen auch den Corpora lutea (Granulosaluteinzellen oder Thekaluteinzellen oder beiden?) eine hormonale Rolle zugebilligt. Ferner wird auch auf sog. Zwischenzellen verwiesen. Dies sind (z. B. bei Nagern) Haufen und Züge von epithelartigen, aber dem Stroma zugehörigen Zellen, welche als Analoga der Leydigschen Zellen des Hodens gelten (s. d.); sie liegen zerstreut zwischen den Follikeln. Beim Menschen sollen solche geschlossene Zellhaufen und -stränge nur vor der Pubertät vorkommen. Ob die um die reifenden und sich rückbildenden Follikel sich bildenden Thekazellwucherungen (s. oben) mit den Zwischenzellen der Nager izu identifizieren sind, ist strittig. Jedenfalls liegt vorläufig kein Grund vor, alle diese Zellen als sog. Pubertätsdrüse zusammenzufassen und dieser die innersekretorische Leistung des Ovariums zuzuschreiben. Die hormonale Rolle des Eierstocks zeigt sich in Einwirkungen auf das Wachstum, besonders des Skeletts (Beckentyp! vgl. auch die Beziehungen des Ovariums zur Osteomalazie!), auf die Entwicklung der sekundären Sexualcharaktere, auf die Eireifung, auf die Einnistung und Ernährung des befruchteten Eies, auf die Uterusschleimhaut, die Menstruation, die Vorbereitung der Milchsekretion. Dies sind aber zum Teil noch recht ungeklärte Fragen.

b) Pathologische Histologie.

Sog. kleinzystische Entartung des Eierstocks.

Unter dem Begriff: kleinzystische Entartung des Eierstocks gehen pathogenetisch sehr verschiedenartige Zustände. Allen diesen Zuständen gemeinsam ist das Auftreten multipler kleiner Zysten. Solche Zysten können zunächst als örtliche Gewebsmißbildungen schon bei der Geburt nachweisbar sein. Ferner können aus den Markschläuchen und dem Rete ovarii abnorme Drüsen- und Zystenbildungen (bis in die Rinde des Ovariums hinein) vorkommen. Die Zysten sind mit einfachem Zylinder- bzw. Flimmerepithel ausgekleidet. Auch bei dieser Form ist eine Beziehung zu Entwicklungsstörungen gegeben. Weiterhin gibt es Zysten, die aus Follikeln hervorgehen. Das können atretische Follikel sein, die pathologischerweise zystisch werden, anstatt sich zu typischen Corpora fibrosa s. candicantia zurückzubilden, oder es sind aus echten Corpora lutea hervorgegangene Zysten oder endlich es handelt sich um reife, nicht zum Platzen gekommene Follikel, welche zystisch entarten. Die aus fehlerhaft rückgebildeten Corpora fibrosa und candicantia hervorgegangenen Zysten zeigen keinen epithelialen Belag, können aber (Theka-) Luteinzellen in ihrer Wand aufweisen. Die echten Corpus-luteum-Zysten zeigen reichliche (Granulosa-) Luteinzellenwucherungen, die besonders an einer Stelle der Wand stark angehäuft sind. Wenn die Luteinzellen untergegangen sind, treten an ihre Stelle fibrös-hyaline Massen. Die echten Follikelzysten sind mit einfachem niedrigzylindrischem Epithel ausgekleidet. Blutungen in alle diese Zysten kommen vor. Störungen der Menstruation sollen mit dieser Follikel- und Corpus-luteum-Zystenbildung zusammenhängen. Bei der kleinzystischen Degeneration des Ovariums im engeren Sinne scheint es sich um eine Konstitutionsschwäche zu handeln, bei welcher es nicht zum Platzen reifer Follikel kommt, welche dann als eilose Zysten bestehen bleiben. Die Zysten sind mit einem einfachen zylindrischen Epithel ausgekleidet. Beziehungen zu Metrorrhagien bestehen. Von Zysten, die aus Urnierenresten hervorgehen (Parovarialzysten usw.) soll hier nicht weiter die Rede sein. Über zystische, echte Geschwülste des Ovariums s. S. 387 und 388.

Unsere Figur 173 gibt bei ganz schwacher Vergrößerung eine Übersicht. Man erkennt die Tunica albuginea und das zellreiche Stroma der Eierstocksrinde. In letzterem sieht man weite Gefäße und ziemlich zahlreiche Primärfollikel (a), ferner die Zysten (b). Sie zeigen bei starker Vergrößerung ein (an verschiedenen Stellen verschieden hohes) Follikelepithel und eine deutliche Theka. Manchmal ist das Follikelepithel sehr schmal, stellenweise auch abgeplattet, hier und da nur durch eine einzige Zellage dargestellt. Auch in Ablösung wird das Epithel angetroffen. An einer Zyste springt die Theka hügelartig vor und täuscht einen Cumulus ovigerus vor. Die Thekaschicht ist an den einzelnen Zysten verschieden breit, stellenweise ist sie verdickt. Die Zysten liegen vorwiegend in der Rinde des Eierstockes. Außer den Zysten zeigt das Bild auch noch Corpora lutea (c) und fibrosa (d). Bei starker Vergrößerung zeigen sich die verschiedenen Corpora lutea verschieden weit zurückgebildet. Ein Corpus luteum zeigt zentral einen Kern aus zartem und weitmaschigem Bindegewebe, welches reichlich weite Gefäße besitzt. Hämosiderin findet sich in diesem Bindegewebe. Um diesen zentralen Kern herum erkennt man eine breite Luteinzellschicht. Ein zweites Corpus luteum von ähnlichem Bau weist eine nur schmale Luteinschicht auf. Ein drittes Corpus luteum erscheint noch weiter zurück-

gebildet. Alle Corpora lutea sind mehr oder weniger reichlich von einkernigen Wanderzellen durchsetzt. Ferner finden sich in dem Präparat eine
Reihe von Corpora fibrosa. Sie sind unscharf abgegrenzt und bestehen

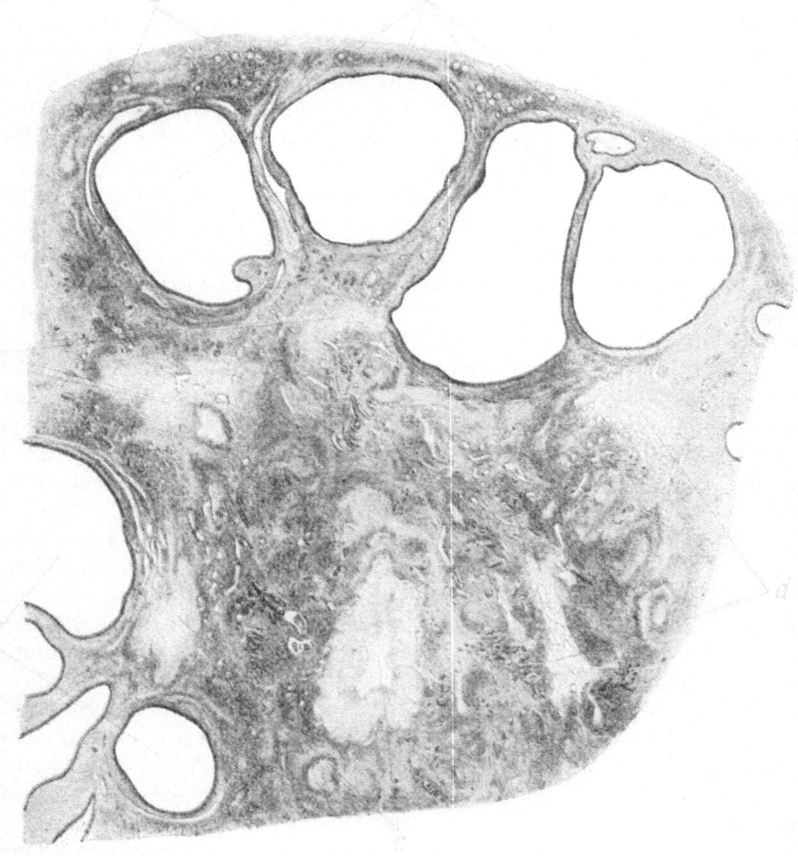

Fig. 173. Sog. kleinzystische Entartung des Eierstocks.
(Nach einem Präparat von Herrn Dr. Brakemann, München.)
Vergrößerung 5fach. (Hämatoxylin-Eosin).
a Primärfollikel in der Eierstocksrinde. b Follikelzysten. c Corpora lutea verschiedenen Alters. d Corpora fibrosa.

aus feinfaserigem, relativ zellreichem Bindegewebe; zum Teil besitzen sie
viele weite, dünnwandige Blutgefäße. Ferner trifft man auf vereinzelte
hyaline, halskrausenartig gewundene Bänder von Corpora atretica.

VII. Nervensystem.

A. Gehirn.

a) Normalhistologische Vorbemerkungen.

Groß- und Kleinhirn sind umhüllt von der Dura mater und den weichen Häuten. Die Dura ist eine aus straffem Bindegewebe und elastischen Fasern aufgebaute derbe Membran; sie führt reichliche Gefäße und Nerven. Die großen venösen Sinus, welche das Hirnblut wegführen, sind in sie eingelagert. Außen hängt die Dura mit den Schädelknochen zusammen, dessen inneres Periost sie bildet; innen ist sie von flachen Deckzellen (Endothel) bekleidet, unter welchen eine elastische Grenzschicht nachweisbar ist. Zwischen ihr und den weichen Häuten befindet sich der subdurale Lymphraum. Die weichen Häute bestehen aus Arachnoidea und Pia; erstere zieht über die Hirnsulzi hinweg, letztere folgt allen Hirnfurchen. Beide Membranen sind aus zartem Bindegewebe aufgebaut, welches reichlich Gefäße führt. Zwischen Arachnoidea und Pia sind überall zarte Bindegwebsbälkchen ausgespannt, die mit Endothel bekleidet sind. Ein Endothelbelag findet sich auch an der dem Subduralraum zugekehrten Oberfläche der Arachnoidea. Der durch die Bälkchen vielfältig abgeteilte Raum zwischen Arachnoidea und Pia ist der subarachnoideale Lymphraum. Die Arachnoidea bildet noch besondere zottige Auswüchse, die aus gefäßreichem Bindegewebe bestehen und mit Endothelzellen (nicht selten in mehrschichtiger Lage) bekleidet sind (Arachnoidealzotten). Es sind wahrscheinlich Ausgleichsorgane für die Lymphzirkulation; sie ragen in die Venensinus der Dura hinein oder dringen im Bereich der sog. Pacchionischen Gruben in den Schädelknochen vor. Die Gefäße der Pia entsenden kleine Ästchen in die Hirnrinde.

Den (nach den einzelnen Regionen) sehr verschiedenen, feineren Aufbau des Gehirnes zu schildern, kann hier nicht die Aufgabe sein. Wir beschränken uns auf eine kurze Übersicht der histologischen Zusammensetzung einer Großhirnwindung. An einem senkrechten Durchschnitt durch einen solchen Gyrus unterscheiden wir (graue) Rinden- und (weiße) Marksubstanz. Letztere ist durch senkrecht bzw. radiär zur Rinde aufsteigende Nervenfaserzüge gekennzeichnet. Die Rinde zeigt eine schmale, zellarme subpiale Schicht, welche aus netzartig angeordnetem Gliagewebe besteht. Darunter folgt eine schmale Zone von markhaltigen Horizontalfasern (s. unten) und weiter eine faserärmere Schicht mit spärlichen Nervenzellen. Diese Schichten zusammen bilden die sog. molekuläre Schicht. Es folgt nach innen die sehr faserarme äußere Körnerschicht. Weiter die zellreiche Schicht der kleinen pyramidenförmigen Nervenzellen; darauf, durch die innere Körnerschicht getrennt, die Schicht der großen Pyramidenzellen; endlich eine breite Zone unregelmäßig gestalteter Ganglienzellen (Schicht der polymorphen Nervenzellen). Die markhaltigen Nervenfasern verlaufen in der Rinde teils radiär, teils bilden sie Züge senkrecht zu den Radien. Erstere sind zentrifugale Fortsätze der Ganglienzellen der Rinde und zentripetale Ausstrahlungen der Markfasern (Markstrahlen). Letztere entstehen aus Fortsätzen (Kollateralen) der Pyramidenzellen und aus der Aufsplitterung der Markfasern in den äußeren Rindenzonen; zu ihnen gehören auch die in der Rindenperipherie verlaufenden sog. Tangentialfasern. Für die nervösen Elemente bildet die Glia ein feinfaseriges Stützgerüst, das sich aus den reich verästelten, kurzen und langen Fortsätzen der Gliazellen (Kurzstrahler der Rinde, Langstrahler der Marksubstanz) zusammensetzt. Die Gliafasern heften sich an die Gefäße (Kapillaren) an. Die Adventitia der Hirngefäße enthält Lymphräume, die mit dem subarachnoidealen Raum kommunizieren. Lymphräume finden sich auch perivaskulär und perizellulär (d. h. in der Umgebung der Nervenzellen). Die arteriellen Gefäße des Gehirns gehen in Rinde und Mark in ein Kapillarnetz über. Die Kapillaren der Rinde münden in Venen, die unterhalb der Rinde im Mark beginnen und von da zur Pia zurückführen. Gegen das die Arterien und Venen begleitende Bindegewebe setzt sich die Glia durch eine eigene Grenzschicht ab.

An einer Windung des Kleinhirns unterscheiden wir ebenfalls Mark und Rinde. Unter der Pia zeigt die Rinde die molekulare Schicht, bestehend aus Glia, Dendriten und Neuriten und kleinen Ganglienzellen. Diese Schicht wird von kleinen, von der Pia herkommenden Gefäßchen radiär durchzogen. Nach innen folgt die Körnerschicht mit diffus und haufenförmig dicht gelagerten, kleinen, protoplasmaarmen Zellen, deren Kerne stark färbbar sind. An

der Grenze zwischen Molekular- und Körnerschicht liegen die großen Purkinje-
schen Ganglienzellen, deren Dendriten in die Molekularschicht, deren Neuriten
in die Markmasse übergehen. Die Grenze der Körnerschicht gegen das Mark ist
ziemlich scharf. Das weiße Mark entsendet in die Windungen senkrecht (radiär)
verlaufende, markhaltige Nervenfasern, welche in die Körnerschicht einstrahlen.

b) Pathologische Histologie.

1. Entzündungen.

α) Pachymeningitis haemorrhagica interna.

Entzündungen der Hirnhäute spielen sich sowohl an der Dura mater
(Pachymeningitis) wie an der Pia (Leptomeningitis) ab. Wir unterscheiden je nach dem Exsudat: seröse, eitrige, hämorrhagische Entzündungen.

Eine häufige, jedoch weder formal- noch kausalgenetisch völlig aufgeklärte Erkrankung der Dura ist die Pachymeningitis haemorrhagica
interna. Hierbei finden wir an der Innenfläche der Dura feine, spinnweben-
artige Auflagerungen, die in frischen Fällen leicht abziehbar sind. Man

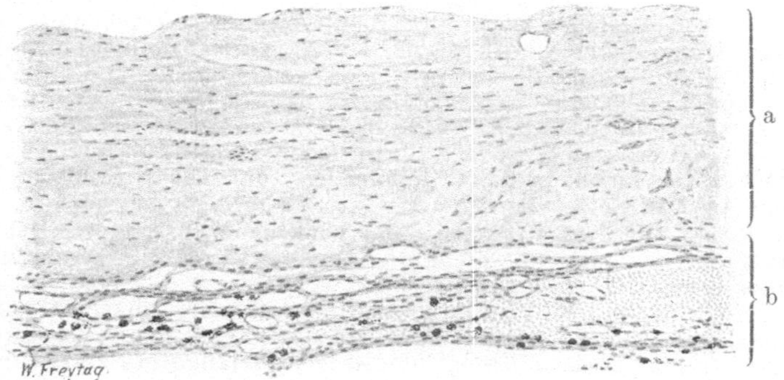

Fig. 174. Pachymeningitis haemorrhagica interna. Vergr. 60fach.
(Karmin.)
a Gewebe der Dura. b Zartfaseriges, gefäßreiches, neugebildetes Bindegewebe
an der Innenfläche der Dura. Viele, Pigment (Hämosiderin) führende Zellen in
diesem jungen Bindegewebe. Rechts ist eine frische Blutung zu sehen.

kann diese Häutchen in NaCl-Lösung ohne weiteres unters Mikroskop legen
und dabei feststellen, daß sie aus zartem, gefäßreichem Bindegewebe bestehen. Rötliche Flecken in diesen Auflagerungen zeigen die den Prozeß
begleitenden Blutungen an. Im weiteren Verlauf kommt es zu mehr oder
weniger beträchtlichen, schichtweisen Verdickungen der Dura durch fortgesetzte, gefäßreiche Bindegewebsneubildungen an der Innenfläche. Immer
wieder treten dabei Blutungen auf. Durch Umwandlungen des Blutfarbstoffes entstehen .aus den älteren Blutungen rostbraune Pigmentflecke.
Größere Blutungen zwischen die neugebildeten Schichten oder in den Subduralraum hinein führen zu dem sog. Hämatoma durae matris, das durch
akute Hirnkompression gefährlich werden kann. Ob in der Pathogenese
der Krankheit primäre Blutungen eine Rolle spielen, die von bindegewebigen
Organisationen der Extravasate gefolgt sind, oder ob der Prozeß im engeren
Sinne als entzündlicher aufgefaßt werden muß und mit fibrinöser Exsudation
einhergeht, die später zu organisatorischen Bindegewebswucherungen führt,
ist eine umstrittene Frage. Die Neigung zu ständigem Fortschreiten der
Erkrankung spricht für das Bestehen entzündlicher Reize. Ätiologisch
kommen die verschiedensten Grundleiden in Betracht.

In unserem Falle handelt es sich (Fig. 174) um ein relativ frisches
Stadium. Man erkennt die derbfaserige, bindegewebige Dura (a) mit ihren
Gefäßen. An ihrer Innenfläche ist zartfaseriges Bindegewebe in mehr-
facher Schicht abgelagert (b). Der Reichtum dieses Gewebes an weiten
Gefäßen ist auffallend. Es sind Gefäße neuer Bildung (meist Kapillaren).
Bei starker Vergrößerung sehen wir zwischen den Endothelröhren der jungen
Gefäße eine feinstreifige Fasersubstanz, der zahlreiche, längliche (spindlige)
Kerne angehören (Fibroplasten). Außerdem sind auch rundliche Kerne von
Wanderzellen (Lymphozyten) zu sehen. Die Gefäße sind strotzend mit
roten Blutkörperchen gefüllt; solche finden sich auch frei ergossen im Binde-
gewebe. Daneben sieht man Zellen, welche bräunliche Körner und Schollen
von Pigment (Hämosiderin) enthalten.

β) Leptomeningitis purulenta.

Die eitrige Hirnhautentzündung kommt teils als primäre, teils als fort-
geleitete, teils als metastatische Infektion vor. Die primäre Infektion kann
durch ein Trauma geschehen. Oder es handelt sich wie bei der epidemischen
Genickstarre (Meningitis cerebrospinalis epidemica) um einen an unbekannter
Stelle eingedrungenen Erreger, der sich nach Verschleppung auf dem Blut-
oder Lymphweg in der weichen Hirnhaut lokalisiert (sog. kryptogenetische
Infektion). Während bei den traumatischen Formen die gewöhnlichen
Eitererreger gefunden werden, trifft man bei der epidemischen Form meist
einen spezifischen Erreger, den Meningococcus intracellularis. Die aus der
Umgebung fortgeleitete, eitrige Meningitis nimmt besonders häufig von einer
eitrigen Otitis media ihren Ausgang. Metastatische Meningitiden treten bei
den verschiedensten Infektionskrankheiten auf.

Das makroskopische Bild der eitrigen Meningitis ist sehr charakteristisch.
Die Pia mater ist anfangs wenig, später stärker getrübt, d. h. weniger durchsichtig, und zeigt eine graugelbliche, schließlich mehr gelbliche Färbung.
Diese Trübung ist bei der eitrigen Meningitis häufig (aber nicht immer)
am stärksten über der Konvexität des Gehirns ausgesprochen. Die Gefäße
der Pia sind stark gefüllt, besonders treten die größeren Venen stark hervor
(Stauung). Deutlich sieht man gerade diese Venen von gelben Eiterstreifen
begleitet. Im Bereich der Hirnfurchen zeigt sich das gelbliche, eitrige
Exsudat besonders reichlich angehäuft, weil hier die subarachnoidealen
Lymphräume viel stärker entwickelt sind als über den Gyri und daher
mehr Platz für Exsudatablagerung bieten. Die Entzündung greift vom
Gehirn häufig auf das Rückenmark über. Fortsetzung der Entzündung durch
die Hirnspalten auf die Tela chorioidea führt zum entzündlichen Hydro-
cephalus internus und zum Empyem der Hirnhöhlen.

Unser Präparat (Fig. 175) zeigt einen senkrechten Durchschnitt durch
zwei benachbarte Hirnwindungen mit dem dazwischen liegenden Sulkus.
Das Exsudat (a) in der Pia mater ist durch die dunkelblaue Hämatoxylinfärbung sofort kenntlich. Ein schmaler Saum zelliger Massen bedeckt die
konvexe Oberfläche der Gyri, und ein breiter Streifen zelligen Exsudates
findet sich an Stelle des Sulkus. Die entzündliche Hyperämie bzw. Stauung
zeigt sich an der starken Erweiterung der Gefäße (b), besonders auch der
größeren Venen. Da und dort sieht man die Zellenanhäufung entlang
kleiner Gefäßchen (c) von der Pia auf die Rindenschicht des Gehirnes in
Form schmaler, streifiger Herde sich fortsetzen (Übergreifen der Entzündung
auf das Gehirn entlang der sog. pialen Gefäßscheiden!). Die starke Vergrößerung gibt uns Aufschluß über die Natur der das gesamte piale Gewebe
infiltrierenden Zellen. Es sind durchweg polymorphkernige Leukozyten

(„Eiterkörperchen"). Die faserigen Bestandteile der Pia mater sind innerhalb des massigen Zellinfiltrates schwer zu erkennen. Da und dort erkennt man schmale, bindegewebige Septen (d) zwischen den Zellmassen: es sind die zarten subarachnoidealen Bälkchen, also die begrenzenden Wände der mit Eiterzellen erfüllten und mehr oder weniger stark ausgedehnten subarachnoidealen Lymphräume. Neben diesen, dem Bindegewebe zugehörigen, faserigen Zügen findet man aber auch Fasern und Netze von fibrinösem Exsudat zwischen den Eiterzellen. Die pialen Gefäße, besonders die Venen, sind in ihren Wandungen ebenfalls von Leukozyten durchsetzt. Im Lumen mancher Venen sieht man Säume von Leukozyten dem Endothel aufgelagert (Randstellung der Leukozyten infolge Stromverlangsamung, Auswanderung der weißen Blutkörperchen!). Ansammlungen von Leukozyten unterhalb

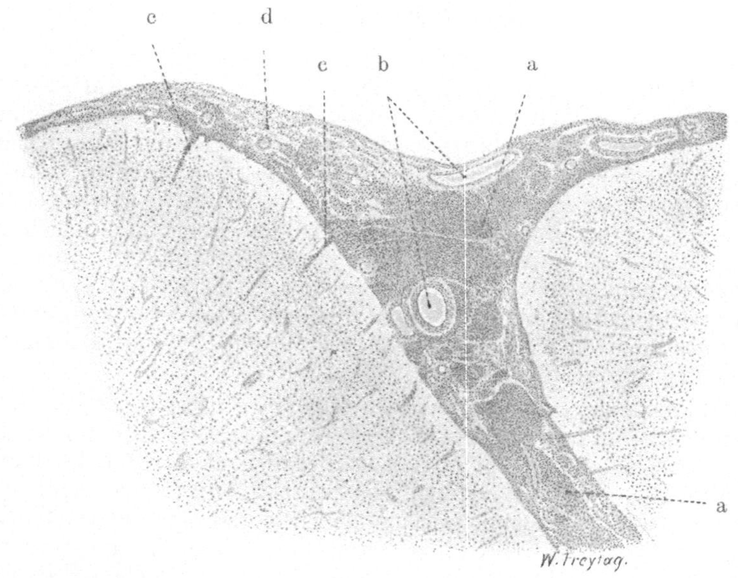

Fig. 175. Leptomeningitis purulenta. Vergr. 10fach. (Hämatoxylin.) a Eitriges Exsudat in der Pia mater. b Erweiterte Gefäße der Pia. c Anhäufung von Exsudatzellen in den Lymphscheiden kleiner Gefäße der Hirnrinde. d Maschiges Bindegewebe des subarachnoidealen Raumes; in den Maschenräumen Exsudatzellen.

des Endothels der Blutgefäße können im Sinne einer Einwanderung von Leukozyten gedeutet werden (s. S. 259). Eigentümliche Sonderungen des Inhaltes größerer Gefäße in eine die roten Blutkörperchen enthaltende Zone und in eine körperchenfreie Schicht, welche netzartige Fibrinfiguren zeigt, müssen als postmortale Gerinnselbildung (Scheidung in Kruor und Speckhautgerinnsel) gedeutet werden. Verfolgen wir die kleinen, in die Hirnrinde einstrahlenden Gefäße, so sehen wir dieselben ebenfalls von Leukozyten begleitet. Diese stecken hier in der adventitiellen Lymphscheide, können aber auch manchmal darüber hinaus in die angrenzende Hirnsubstanz verfolgt werden — Zeichen der beginnenden Hirnentzündung (Enzephalitis).

γ) Großhirnabszeß.

Die eitrige Enzephalitis, die zum Hirnabszeß führt, kann sich im Anschluß an ein Trauma, z. B. eine Schußverletzung, entwickeln, oder sie entsteht fortgeleitet, z. B. von einer eitrigen Otitis media her, oder endlich

sie ist metastatischer Natur. An Stellen von eitriger Enzephalitis ist
das Hirngewebe aufgelockert (ödematös), rosig hyperämisch, oft auch von
kleinen Blutungen durchsetzt. Der vollentwickelte Hirnabszeß bietet sich
als eine mit gelbem oder grünem Eiter gefüllte Höhle dar. Frisch entstandene
Abszesse lassen eine schärfere Abgrenzung gegen die Umgebung vermissen:
letztere ist vielmehr infolge entzündlicher Schwellung und Infiltration leicht
gerötet und erweicht. Mehrere Wochen alte Abszesse setzen sich nach ört-
licher Begrenzung des Entzündungsprozesses und nach Ausbildung einer

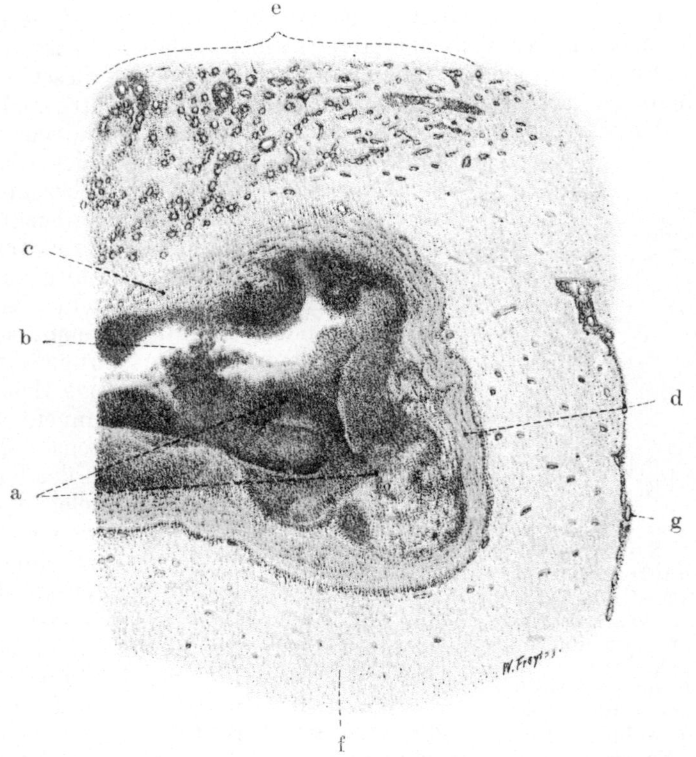

Fig. 176. Abszeß des Großhirnes. Vergr. 10fach. (van Gieson.)
a Abszeß. b Eitrige Einschmelzung des Hirngewebes. c Granulationsgewebe
als Abszeß„membran“. d Parallelstreifiges, abkapselndes Fasergewebe. e Zone
fortschreitender Entzündung im Hirngewebe. Gefäße erweitert, von Zellen dicht
umgeben. Entzündliche Zellinfiltration auch im Hirngewebe zwischen den Gefäßen.
f Wenig verändertes Hirngewebe. g Pia mater.

oft ansehnlichen Schicht von Granulationsgewebe schärfer gegen die Umgebung ab. Man kann in solchen Fällen eine graurote (aus jungem Bindegewebe bestehende), innen mit gelblichem Exsudat belegte Begrenzungs-
membran erkennen (sog. membranisierte Abszesse). Bei heilenden Abszessen
entwickelt sich dieses Granulationsgewebe zu einer faserigen Bindegewebs-
kapsel bzw. zu einer schrumpfenden Narbe. Oft vermag dieser Prozeß der
Membranisierung und Einkapselung das Fortschreiten der eitrigen Entzündung nicht aufzuhalten; es entstehen neue Abszesse und Fisteln, und schließlich kann ein Durchbruch der enzephalitischen Eiterung erfolgen. Ein solcher
Durchbruch geschieht besonders häufig nach den Hirnhöhlen hin (Empyem
der Hirnhöhlen mit folgender eitriger Basilarmeningitis).

Die Figur 176 führt uns einen in Abkapselung begriffenen Abszeß des Großhirnes vor. Bei schwacher Vergrößerung sehen wir in dem nach van Gieson behandelten Schnitt einen größeren, dunkelbraun tingierten Herd (a) in das blaßgelblich gefärbte Hirngewebe (f) eingelagert. Im Bereich dieses Herdes ist jede Hirnstruktur verloren gegangen. Eine ungeheure Masse dichtgedrängter, kleiner Rundzellen hat sich an Stelle des zerstörten Hirngewebes angesammelt. Inmitten dieser Zellmasse zeigt uns eine Lockerung des Zusammenhanges oder gar eine Lückenbildung (b) (Kunstprodukt!) die völlige Auflösung (Verflüssigung) der Hirnsubstanz an (Kolliquationsnekrose). Rings um diesen eitrigen Schmelzungsherd sieht man eine Zone sehr zellreichen Gewebes mit reichlichen, weiten, kleinen Gefäßen: es ist Granulationsgewebe (c). An vielen Stellen kann man im Bereich dieser peripheren Zone auch rot gefärbte Faserzüge sehen, die parallel gerichtet und konzentrisch um den Eiterherd angeordnet sind (d): es sind Bindegewebsfasern (bindegewebige Einkapselung des Abszesses!).

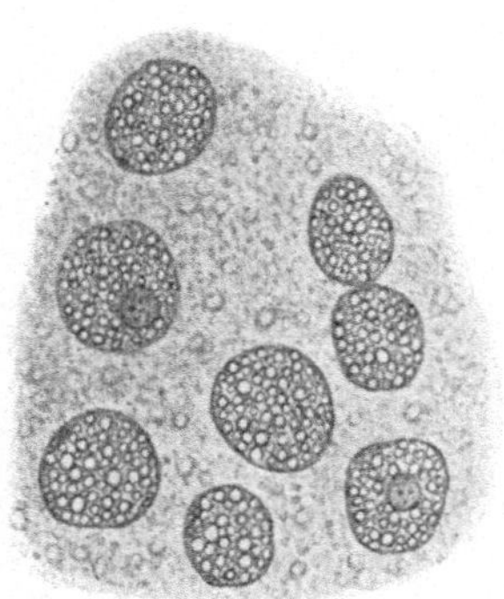

Fig. 177. Sogenannte Körnchenzellen (aus der Umgebung eines Hirnabszsses). Vergr. 500fach. (Frische Untersuchung des Erweichungsbreies.) Große Phagozyten mit zahlreichen Fetttröpfchen im Protoplasma; die wohl erhaltenen Kerne der Zellen zum Teil sichtbar.

Nicht an allen Stellen der Abszeßperipherie ist diese fibröse Abkapselung gleichweit vorgeschritten. Außerhalb der Granulations- bzw. Fasergewebszone sehen wir nirgends völlig normales Hirngewebe: vielmehr finden wir auch hier noch Zellinfiltrationen, und man kann besonders um die Hirngefäße herum herdförmige und streifenförmige Zellansammlungen in die Nachbarschaft hinein verfolgen (Reizungszone). Besonders intensiv sind diese entzündlichen Zellinfiltrationen der Umgebung an denjenigen Stellen, an welchen das einkapselnde Fasergewebe noch weniger deutlich entwickelt ist. Hier (e) hat man ohne weiteres den Eindruck eines Fortschreitens der Entzündung (Encephalitis progrediens). Richten wir die starke Vergrößerung auf die Mitte des Abszesses, so treffen wir hier nur auf dicht liegende, kleine Rundzellen. Von Hirngewebe oder sonstigen Strukturen, Gefäßen usw., ist nichts mehr zu sehen. Die rundlichen Zellen haben polymorphe Kerne: es sind „Eiterkörperchen". Viele der Kerne sind zerfallen, viele schlecht oder gar nicht mehr färbbar: Zerfall, „Nekrose" des Eiters. Je mehr wir die Peripherie der eitrigen Schmelzung untersuchen, desto besser ist die Kernfärbung der Leukozyten. Bald bemerken wir zwischen ihnen auch andere, größere Zellen und stellenweise auch junge Gefäße (weite Kapillaren). Hier sind wir in der innersten Zone des demarkierenden Granulationsgewebes. Die größeren Zellen zwischen den Leukoztyen sind hämatogene und histogene Wanderzellen. Unter ihnen befinden sich auffallend große, runde Zellen mit stark vakuolärem (sehr aufgehelltem) Protoplasma. Die feinen Protoplasmavakuolen sind Fettvakuolen (die Fetttröpfchen durch Alkohol extrahiert!). Diese „Fettkörnchenzellen", welche wir bei Zerfallsprozessen im Zentralnervengewebe immer finden (Fig. 177), sind als Abbau- oder Abräumzellen aufzufassen; sie haben die zerfallene Nervensubstanz aufgenommen und zu Fett verarbeitet. Diese „Phagozyten" sind entweder weiße Blutkörperchen oder jugendliche Bindegewebszellen und Gliazellen. Frisch untersucht (Aufschwemmung der Erweichungsmasse in Kochsalzlösung!) stellen sie sich als verschieden große, rundliche Zellen dar, deren Protoplasma von glänzenden Fetttröptchen aufs dichteste durchsetzt ist; die Kerne dieser Zellen sind wohlerhalten. Untersuchen wir weiter peripherwärts von dieser Körnchenzellenzone, so erscheinen reichlich weite, zarte Gefäße, ferner spindlige und vielgestaltige, protoplasmareiche Zellen mit bläschenförmigen Kernen (Fibroplasten) neben leuko- und lymphozytären Elementen. Hier befinden wir uns mitten in dem abkapselnden Granulationsgewebe. Vielfach sehen wir hier auch (rot gefärbte) Fasern (Bindegewebsfibrillen) und finden Stellen, an welchen bereits reichlicher fibrilläres Bindegewebe mit zugehörigen länglichen Fibroplastenkernen als Kapsel um den Abszeß entwickelt ist. Nach außen von der Abszeßkapsel finden sich lymphozytäre Rundzelleninfiltrationen, die sich allmählich in die normale Hirnsubstanz verlieren. An der vorhin erwähnten Stelle der fortschreitenden Enzephalitis (e) sind die lymphoiden Rundzellenansammlungen im Hirngewebe und im Bereich der Adventitia der Gefäße besonders reichlich; hier ist auch das Hirngewebe aufgelockert (ödematös) und in stärkerem Zerfall begriffen. Gerade beim Studium der Entzündungen des Gehirnes wird klar, daß ein großer Teil der lympho- und leukozytoiden Zellen der Entzündungsgebiete nicht hämatogener Herkunft ist, sondern einer Wucherung adventitieller Zellen seine Entstehung verdankt. Manchmal entstehen durch wuchernde Adentitialzellen förmliche Zellmäntel um die Gefäße herum. Von diesen adventitiellen Wucherungen sind zu unterscheiden einfache Ausfüllungen der adventitiellen Lymphscheiden der Gefäße durch Wanderzellen, die nicht in loco entstanden sind, sondern aus dem Entzündungsgebiet stammen und im Abtransport auf dem Lymphwege begriffen sind. Zu den mobilen Zellen des Entzündungsgebietes stellt auch die Neuroglia ein ansehnliches Kontingent. Die Gliazellen werden protoplasmareich, runden sich ab und lösen sich aus dem Verband; eine starke Vermehrung solcher mobilisierter Gliazellen ist festzustellen. Der Zerfall des Nervengewebes zeigt sich an durch den Befund degenerierter Ganglienzellen und Nervenfasern, sowie zahlreicher Körnchenzellen im Entzündungsgebiet.

2. Spezifische Entzündungen.

Leptomeningitis tuberculosa.

Die tuberkulöse Meningitis ist entweder metastatischen Ursprunges und tritt (besonders in der sekundären Periode der menschlichen Tuberkuloseinfektion) zu einer Tuberkulose anderer Organe (z. B. der Lungen) hinzu, oder sie stellt eine aus der Umgebung (z. B. vom inneren Ohr aus) fortgeleitete Infektion dar. Ihr Lieblingssitz ist die Hirnbasis (Basilarmeningitis). Hier finden wir in typischen Fällen ein sulzig-speckiges (serofibrinöses) Exsudat, welches eine graugelbliche Trübung der Pia mater erzeugt und die Nervenstämme der Basis überlagert. Seltener sind Exsudationen von mehr eitrigem Charakter. Häufig erkennt man mit bloßem Auge außer dem Exsudat auch noch die spezifischen Produkte der Tuberkulose, die grauen und graugelblichen Knötchen, besonders entlang der Gefäße. Verfolgt man die Fossa Sylvii, so kann man Exsudat- und Knötchenbildung gerade hier besonders reichlich entwickelt finden. Zerrt man hier einen Ast der Arteria cerebri media mit der Pinzette aus der Hirnsubstanz heraus, spült ihn in Wasser ab und legt das so gewonnene, zierlich verzweigte Gefäßbäumchen, in Wasser ausgebreitet, auf den Objektträger, so sieht man bei schwacher Vergrößerung da und dort, besonders an den Gabelungen der Gefäße, dunkel erscheinende, umschriebene Verdickungen, die sich bei starker Vergrößerung als zellige

Wucherungen erweisen: es sind die Tuberkel, die in der adventitiellen Schicht der Gefäße entstanden sind.

Bemerkt sei, daß in den einzelnen Fällen von tuberkulöser Meningitis bald das Exsudat, bald die Tuberkel überwiegen. Es gibt Fälle ohne eigentliche Tuberkelbildung; sie geben das Bild der käsigen Entzündungen. In anderen Fällen tritt die entzündlich-exsudative Komponente sehr zurück und die Tuberkel beherrschen den Plan. Selten kommt Konglomerattuberkulose der Meninx pia vor.

Die Fig. 178 stellt einen senkrechten Durchschnitt des Teiles eines Großhirngyrus (b) dar. Bei schwacher Vergrößerung erkennt man die starke Verbreiterung der Pia mater (a); sie ist bedingt durch ausgedehnte und dichte Zellanhäufung. Die Gefäße der Pia (c) sind allesamt beträchtlich

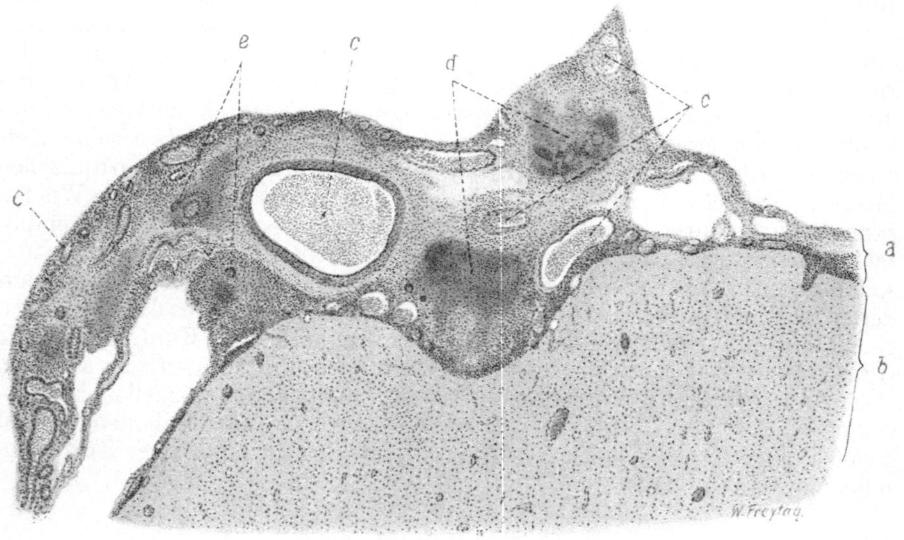

Fig. 178. Leptomeningitis tuberculosa. Vergr. 20 : 1. (Hämatoxylin-Eosin.) a Die entzündlich infiltrierte Pia mater. b Großhirngewebe. c Weite Gefäße (Arterien und Venen der Pia mater). d Nekrotische Herde in der Pia mater (verkäste Tuberkel). e Riesenzellen in den unscharf begrenzten Tuberkeln.

erweitert. Man sieht auch stark erweiterte Lymphräume der Pia mater. Da und dort kann man das Übergreifen der zelligen Infiltration auf die Hirnrinde, entlang der von der Pia her einstrahlenden Gefäße, verfolgen. Die tuberkulöse Natur der Entzündung wird an zahlreichen, unscharf begrenzten, rundlichen Herdchen (d) innerhalb des pialen Infiltrates erkannt. Diese Herdchen sind die Tuberkel. Sie zeigen mehr oder weniger ausgedehnte zentrale Nekrose (Verkäsung). Die starke Vergrößerung zeigt an diesen Herdbildungen den typischen Aufbau der Tuberkel. Die räumliche Beziehung der Tuberkel zur Adventitia pialer Gefäße läßt sich feststellen. Stellenweise ist auch eine mehr diffuse Umwandlung der Adventitia in epitheloidzelliges, an Lymphozyten reiches Gewebe nachzuweisen.

Betrachten wir das zwischen den Tuberkeln überall in der Pia abgelagerte Exsudat, so finden wir im Gegensatz zur eitrigen Meningitis ganz überwiegend lymphozytenartige Rundzellen. Polymorphkernige bzw. polynukleäre Leukozyten fehlen zwar nicht ganz, aber vielfach werden sie vorgetäuscht durch Zerfall (Karyorrhexis) der runden Lymphozytenkerne. Neben den kleinen Lymphozyten findet man auch größere, protoplasmareiche Rundzellen mit helleren Kernen. Sie liegen in den Maschenräumen der Pia. Es mögen zum Teil pathologische Formen von Lymphozyten sein (Orth). Zum anderen Teil sind es aber Abkömmlinge der Endothelien der subarachnoidealen Bälkchen, die zu Wucherung und Abstoßung gelangten. Quellungen dieser lymphoiden und endothelialen Zellen führen zur Bildung großer, rundlicher Zellen mit eigenartig aufgehelltem Protoplasma (s. S. 78, 95, 247). Ein weiteres Charakteristikum des tuberkulösen Exsudats ist die Anwesenheit von Fibrin, das in Form von Fasern und Netzen abgelagert ist. Man findet Stellen, die wenig zelliges Exsudat in der Pia zeigen, dafür aber reichlich feinfaseriges Material, eben Fibrin. Es ist nicht ganz leicht, die bindegewebigen Faserzüge der Pia mater von diesen Fibrinfasermassen zu unterscheiden, um so mehr, als das Fibrin überall zwischen und um die pialen Bindegewebsbälkchen abgelagert ist und die Bindegewebsfasern der Pia dabei oft ebenfalls eine hyaline Quellung erfahren. Am besten wird man die bindegewebigen Teile an den zugehörigen länglichen Fibroplastenkernen erkennen. Auffallend sind Befunde, die man gelegentlich an den Venen der Pia erheben kann. Hier sieht man unter dem Endothel ein ganzes Polster dicht gelagerter Rundzellen, manchmal so massig, daß das Lumen durch das subendotheliale Zellpolster eingeengt ist. Diese Bilder sind wohl am besten im Sinne einer Einwanderung von Zellen in die Venen zu deuten. Die in die Hirnrinde einstrahlenden kleinen Gefäße zeigen eine Erfüllung ihrer Lymphscheiden mit Lymphozyten.

In den Fällen von tuberkulöser Meningitis, die mehr exsudativen Charakter haben (s. oben), sieht man Herdbildungen, welche sich vorwiegend aus Exsudatzellen (Lympho-Leukozyten) und Fibrin zusammensetzen; größere (epitheloide) Zellen treten ganz zurück. Unter ausgedehnter Karyorrhexis gehen die zelligen Exsudatmassen zugrunde; die Herde sind vielfach ganz und gar nekrotisch. Diese Herdbildungen sind in der Regel um nekrotische Gefäßchen gelegen. In der Umgebung solcher Nekrosen sind ebenfalls reichlich Exsudatzellen und nur wenig Epitheloidzellen zu sehen.

B. Rückenmark.

a) Normal-histologische Vorbemerkungen.

Auf einem Querschnitt durch das Rückenmark unterscheiden wir die weiße und die graue Substanz. Erstere umhüllt als Mantel (Markmantel) die Schmetterlingsfigur der grauen Masse. In den einzelnen Höhen des Rückenmarks wechselt das quantitative Verhältnis der beiden Substanzen, sowie auch die spezielle Form der Schmetterlingsfigur. Die Hüllen des Rückenmarks sind Dura und Pia. Die Pia mater bildet zwei Blätter, die deutlicher als am Gehirn voneinander getrennt sind. Das äußere Blatt — Arachnoidea — ist auf einem Rückenmarksquerschnitt als dünne, zarte, bindegewebige Hüllschicht erkennbar, die dem Rückenmarkszylinder nirgends dicht anliegt. Die bindegewebige Hülle des inneren Blattes der Pia schließt sich dagegen überall der Rückenmarksoberfläche eng an. Mit ihr stehen radiär gerichtete, bindegewebige, von Glia (s. unten) begleitete Septen der weißen Substanz in Zusammenhang. Zwischen Arachnoidea und Pia befindet sich der ansehnlich weite, subarachnoideale Lymphraum. Feine Bindegewebsspangen durchsetzen diesen Raum. Die Pia mater enthält reichlich Gefäße, welche mit den erwähnten radiären Septen von der Oberfläche her in den Rückenmarksmantel eindringen. In der Mitte der ventralen Fläche des Rückenmarks dringt ein gröberes, bindegewebiges Septum mit einer Arterie tief in die Markmasse bis nahe an die graue Substanz vor. Dieses Septum füllt einen Spalt (Sulcus anterior) zwischen den beiden Vorderhälften des Rückenmarkzylinders aus; die hier verlaufende Arterie heißt Arteria sulci anterioris — ein Ast der Arteria

spinalis anterior. In der Mitte der dorsalen Fläche des Rückenmarks findet sich
kein Sulkus, wohl aber ein größeres Bindegewebsseptum, welches die Arteria septi
posterioris führt. In der grauen Substanz findet sich zu beiden Seiten des
Zentralkanals (s. sp.) je ein größeres Gefäß mit weiter, adventitieller Lymphscheide: es ist die Arteria centralis, die aus der Arteria sulci anterioris
hervorgeht. Ventral und dorsal am Rückenmarksquerschnitt finden wir die
Durchschnitte durch die vorderen (motorischen) und hinteren (sensiblen) Rückenmarksnerven. An der grauen Substanz unterscheiden wir 1. die ventral
gerichteten Vorderhörner. An ihren lateralen Abschnitten finden sich (im
oberen Brustmark und Halsmark) die Seitenhörner; 2. die dorsal gerichteten,
schmäleren Hinterhörner. An der Basis der Hinterhörner sieht man lateral
die Formatio reticularis (graue Substanz in netzartiger Anordnung), medial
(im Brust- und oberen Lendenmark) eine Anschwellung, die sog. Clarkesche

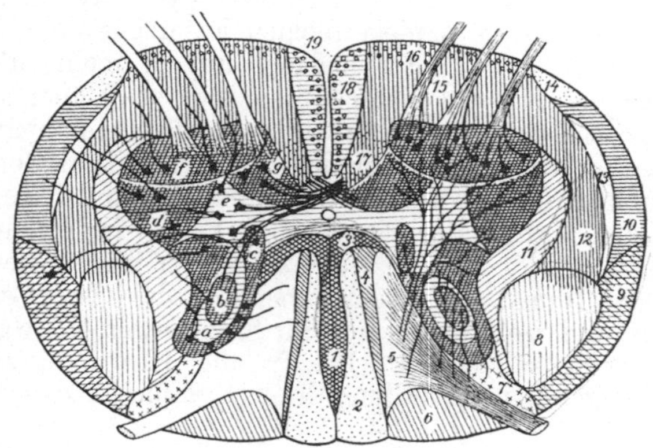

Fig. 179. Schema des Faserverlaufes im Rückenmark.
(Nach Held, s. Ernst in Aschoffs pathol. Anatomie. 5. Aufl. 2. Bd.)
Hinterstrang. 1 Ovales Hinterstrangbündel (mediale Wurzelzone). 2 Zarter
Strang (Fasciculus gracilis Goll). 3 Ventrales Hinterstrangfeld (vordere Wurzel-
zone), 4 kommaförmiges Bündel (Schultze), 5 mittlere Wurzelzone, 6 hintere
mediale Wurzelzone. 3—5 Keilstrang (Fasciculus cuneatus Burdach). 7 Lis-
sauersche Randzone (hintere laterale Wurzelzone).
Seitenstrang. 8 Pyramidenseitenstrangbahn. 9 Kleinhirnseitenstrangbahn.
10 Gowerssches Bündel (Tractus anterolateralis ascendens). 11 Seitliche Grenzschicht. 12 Seitenstrangbündel aus Deitersschem und rotem Kern, 13 Vierhügel-
Thalamusbahn, 14 Helwegsches Bündel (11—14 Seitenstranggrundbündel).
Vorderstrang. 15 Vorderstrangbündel aus der Formatio reticularis, 16 vorderes
Randbündel (aus Dachkern), 17 Kommissurenbündel (15—17 Vorderstranggrund-
bündel). 18 Pyramidenvorderstrangbahn. 19 Fasciculus sulcomarginalis (Vier-
hügel-Vorderstrangbahn).
Graue Substanz: a Substantia gelatinosa Rolandi. b Kern des Hinterhorns.
c Clarkesche Säule (Dorsalkern). d Dorsoventrale, e intermediäre, f ventrale,
g mediale Ganglienzellengruppe des Vorderhorns.

Säule (s. sp.). An den Hinterhörnern selbst unterscheiden wir von vorne nach
hinten folgende Teile: 1. die Substantia gelatinosa Rolandi; weiter dorsal
2. die Substantia spongiosa; und endlich ganz am Rand des Rückenmarks
3. die Zona terminalis (Lissauersche Randzone). Die beiden Flügel der
Schmetterlingsfigur sind durch eine schmale Brücke grauer Substanz miteinander
verbunden; sie heißt graue Kommissur. Inmitten derselben liegt der Zentralkanal (s. sp.), welcher die graue Kommissur in eine ventrale und dorsale teilt.
Vor und hinter der grauen Kommissur findet sich als Verbindungsbrücke die
(ventrale und dorsale) weiße Kommissur.
   Die graue Substanz setzt sich zusammen aus Ganglienzellen, aus einem Gewirr
markloser und markhaltiger Nervenfasern, aus Neuroglia, endlich aus Gefäßen. Die
Ganglienzellen liegen 1. als motorische Nervenzellen, zu besonderen Gruppen
vereinigt, in den Vorder- und Seitenhörnern. Es sind große, multipolare
Ganglienzellen, deren Neuriten sich zu den vorderen, motorischen Nervenwurzeln

sammeln; 2. als kleinere Strangzellen in den Clarkeschen Säulen, in den
Vorder- und Seitenhörnern und sonst überall in der grauen Substanz, besonders
in deren mittleren Zonen, zerstreut. Ihre Neuriten gehen als Stammfasern
in die weiße Substanz über. Manche Strangzellen (sog. Kommissurenzellen)
entsenden ihre Nervenfortsätze durch die graue Kommissur nach der weißen
Substanz der anderen Seite; 3. als Binnenzellen in den Hinterhörnern;
sie verästeln sich nur in der grauen Substanz der gleichen oder der gegenüberliegenden Seite. Das Nervenfasergewirr der grauen Substanz setzt sich
zusammen: a) aus den Fortsätzen (Neuriten und Dendriten) der genannten Ganglienzellen, b) aus Kollateralen von Fasern der weißen Substanz (also von Stammfasern), c) aus den Nervenfasern der (sensiblen) hinteren Wurzeln. Die Eintrittszone der letzteren finden wir in der Randzone, lateral und vor allem medial
an den Hinterhörnern. Die Fasern entstammen den Spinalganglienzellen. Die
sich teilenden Neuriten dieser Ganglienzellen entsenden je einen Ast in das Rückenmark, einen anderen in die Körperperipherie (zu den sensiblen Endorganen). Die
ins Rückenmark eintretenden Fasern ziehen zu den Strangzellen im Hinterhorn und
an anderen Stellen der grauen Substanz, zu den Zellen der Clarkeschen Säulen,
zu den motorischen Zellen der Vorderhörner (Reflexkollateralen), zu Ganglienzellen der grauen Substanz der anderen Seite (durch die hintere graue Kommissur).
Der Zentralkanal ist individuell wechselnd ausgebildet. Nicht selten ist er ver-
doppelt oder auch obliteriert. Er ist von zylindrischen Epithelzellen (Ependym-
zellen) in einfacher Schicht ausgekleidet. Rings um ihn findet sich relativ viel
Glia und Haufen von (gliösen) Zellen, die auch als Ependymzellenhaufen bezeichnet
werden und an Zahl individuell wechselnd entwickelt sind (zentrales Grau,
Substantia gelatinosa centralis). Viel Glia enthält auch die Substantia
Rolandi (neben kleinen Ganglienzellen und feinen Nervenfasern). Die Glia stellt
in der grauen Substanz einen überaus feinen Filz dar, der durch die Fortsätze der
Gliazellen (Astrozyten) gebildet wird.

Die weiße Substanz besteht aus vorwiegend längsverlaufenden, markhaltigen Nervenfasern. Diese zeigen ein sehr verschiedenes Kaliber. Die Fasern der
weißen Substanz entstammen zum Teil den hinteren Wurzeln (Hinterstränge),
zum Teil sind es Fortsätze von Strangzellen der grauen Rückenmarkssubstanz
oder von Zellen des Gehirnes (Vorder- und Seitenstränge). Die Neuroglia bildet
ein Maschenwerk, in dessen Lücken die Nervenfasern stecken, während gewissermaßen in den Knotenpunkten des Retikulums die Kerne der Gliazellen liegen.
An der Oberfläche des Rückenmarks ist eine gliöse Grenzschicht als sog. „Rand-
schleier" entwickelt. Von den pialen bindegewebigen Septen der weißen Substanz
war bereits die Rede; die Glia bildet auch gegen diese Septen eine Grenzschicht.

Die allgemeine nervöse Fasergliederung des Markmantels (Fig. 179) läßt uns
zunächst die ventral gelegene Partie als Vorderstränge, die seitlichen Teile
als Seitenstränge, das Gebiet zwischen den Hinterhörnern als Hinterstränge
unterscheiden. In diesen Strängen laufen lange und kurze, auf- und absteigend
leitende Bahnen. Nur die wichtigsten seien genannt: 1. die (absteigende) Pyramidenbahn, zum zentralen Teil der kortikomuskulären (motorischen) Leitungsbahn gehörig (zentrales motorisches „Neuron"). Ursprung: die motorische
Region des Großhirns; Ende an den motorischen Ganglienzellen des Rückenmarks.
Sie zerfällt in die Pyramidenvorderstrangbahn (ungekreuzte Fasern) zu
beiden Seiten des Sulcus anterior des Rückenmarks, und in die Pyramidenseitenstrangbahn (gekreuzte Fasern) im hinteren Abschnitt der Seitenstränge.
Das periphere motorische Neuron reicht von den motorischen Rückenmarks-
ganglien bis zu den Erfolgsorganen der Peripherie (Muskeln); 2. die (aufsteigende)
Kleinhirnseitenstrangbahn und das Gowerssche Bündel, an der Peripherie
der Seitenstränge gelegen. Ursprung der Kleinhirnbahn: Clarkesche Säulen,
Fortsetzung durch Strickkörper zum oberen Wurm. Auch das Gowerssche Bündel
entspringt in Ganglienzellen der grauen Substanz und endigt im Vermis superior;
3. die sensiblen (aufsteigenden) Bahnen der Hinterstränge: Gollscher
Strang (lange Bahnen), zu beiden Seiten des Septum posterius gelegen, Burdach-
scher Strang (lange und kurze Bahnen), lateral vom Gollschen Strang, zwischen
ihm und den Hinterhörnern. Die sensible Hinterstrangbahn ist ein Teil des peripheren sensiblen „Neurons". Dessen Ursprung sind die sensiblen Endorgane
in der Haut usw.); es führt in seinem weiteren Verlauf zu den Spinalganglien
und von da durch die Wurzeleintrittszonen (s. d.) ins Rückenmark. Hier verfolgen wir es durch die Fasern der Hinterhörner und der Hinterstränge (Goll
und Burdach) zu den Ganglienzellen der grauen Substanz bzw. zu den Nerven-
kernen des Gollschen und Burdachschen Stranges in der Medulla oblongata
(beim Calamus scriptorius). Der zentrale Teil der sensiblen Leitungsbahn geht
von da zur Schleife und zum ventralen Thalamuskern. Der dritte Abschnitt

dieser Bahn von den hier befindlichen Ganglien zu den hinteren Zentralwindungen und zum Parietalhirn. In den Hintersträngen befinden sich auch absteigende Fasern: das Schultzesche Kommafeld (im unteren Hals- und oberen Brustmark), das Hochesche Feld (im mittleren und unteren Brustmark), das Dorsomedianbündel oder mediane Hinterstrangfeld im Lenden- bzw. Sakralmark, welche drei Felder vielleicht Teile einer zusammengehörigen Bahn sind, endlich das ventrale Hinterstrangfeld.

Die Kenntnis der Rückenmarksfaserung ist für die pathologisch-histologische Untersuchung von größter Wichtigkeit. Einmal, weil manche Erkrankungen des Rückenmarks sich durchaus an bestimmte Fasersysteme halten (primäre Systemerkrankungen). Dann aber, weil bei vielen, primär nicht systematisierten Rückenmarksaffektionen sekundär eine Degeneration eintritt, welche den Strangsystemen folgt. Diese sekundären Strangentartungen bilden sich nach Leitungsunterbrechung aus: 1. peripherwärts von der Unterbrechungsstelle, d. h. an den von ihren Ganglienzellen abgetrennten Teilen der Neuriten (Wallersche Entartung); 2. zentralwärts, manchmal bis in die Ganglienzellen selbst hinein (retrograde Entartung). Endlich kommt auch gelegentlich eine Fortsetzung der Degeneration über die Ganglienzelle eines „Neuron“ hinaus nach dem benachbarten „Neuron“ vor (transneurale Entartung). Bei einer Querschnittsunterbrechung des Rückenmarks (durch Trauma z. B.) entarten also nach dem Wallerschen Gesetz vor allem folgende aufsteigende Bahnen: die sensible Hinterstrangbahn, Kleinhirnbahn, Gowerssches Bündel, absteigend die Pyramidenbahn im Vorder- und Seitenstrang, das Schultzesche Kommafeld usw. (s. oben).

b) Pathologische Histologie.

1. Atrophie und Entartung.

α) Diffuse, nicht entzündliche Rückenmarkserweichung.

Als Gegenstück zu dieser akuten, disseminierten, echten Myelitis untersuchen wir noch einen Fall von chronischer, diffuser, nicht entzündlicher Rückenmarkserweichung (Hämatoxylin) (Fig. 180). Hier fehlen Hyperämie, Blutungen, Zellansammlungen völlig. Die pathologische Veränderung ist vor allem in der weißen Substanz der Hinterstränge (f) deutlich. Wir sehen hier die Gliamaschen überall erweitert. Das Gefüge der weißen Substanz erhält dadurch ein feinporöses Aussehen. Dies ist das Bild einer starken serösen Durchtränkung (Ödem) des Rückenmarks. Die weiten Gliamaschen sind zum Teil leer, d. h. die Nervenfasern sind zugrunde gegangen, zum Teil finden sich in ihnen zerfallene Nervenfasern (gequollene Achsenzylinder, körnig-schollige Reste der Markscheiden). Die Gliazellen erscheinen protoplasmareicher und zeigen geschwollene Kerne. Außerdem sind über das ganze Rückenmark zerstreut zahllose, violett gefärbte, rundliche Körperchen, die sich bei starker Vergrößerung als völlig homogen erweisen. Sie liegen in den Gliamaschen, an Stelle untergegangener Nervenfasern, ferner in den Gefäßscheiden (g), hier oft reihenweise angehäuft (Abtransport durch die Lymphe!). Es handelt sich um sog. Corpora amylacea. Das sind eigenartig umgewandelte Zerfallsprodukte der nervösen Substanz, die ihren Namen daher haben, daß sie sich mit Jod und Schwefelsäure blau färben. Sie tingieren sich auch mit Hämatoxylin und Anilinfarben. Sie treten mit zunehmendem Alter immer reichlicher im Zentralnervengewebe auf und finden sich auch bei pathologischen Abbauvorgängen und in gliösen Narben. Ein Detailbild unseres Falles von degenerativer Rückenmarkserweichung (Fig. 181) bei starker Vergrößerung zeigt die Querschnitte durch erhaltene Nervenfasern [Achsenzylinder (d)] der weißen Substanz, die erweiterten leeren Gliamaschen (b), die Corpora amylacea (a) in verschiedenen Größen.

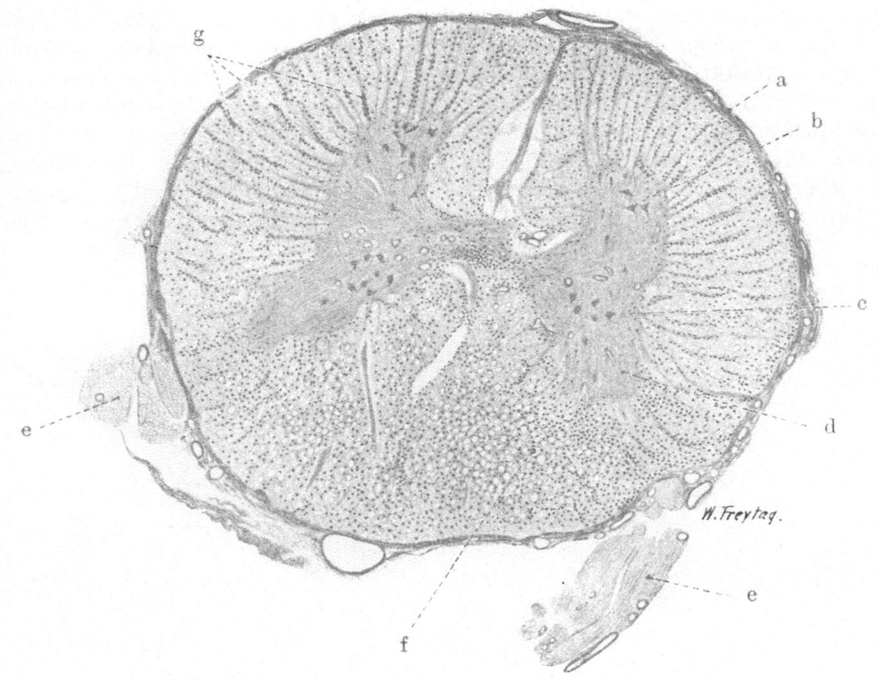

Fig. 180. Nicht entzündliche (toxische) Rückenmarkserweichung. Vergr. 10fach. (Hämatoxylin.)
a Pia mater. b Ganglienzellen der Vorderhörner. c Ganglienzellen der Clarkeschen Säule. d Hinterhörner. e Hintere Nervenwurzeln. f Ödematöse Auflockerung der degenerierten Hinterstränge. g Massenhaft Corpora amylacea in Lymphscheiden der Rückenmarksgefäße.

β) Tabes dorsalis.

Bei dieser Krankheit haben wir eine ausgesprochene Systemerkrankung vor uns. Es erkrankt das sensible System der hinteren Wurzeln bzw. ihrer Fortsetzungen in den Hintersträngen und in der grauen Substanz, d. h. also der intramedulläre Abschnitt des peripheren sensiblen Neurons. Die Krankheit, welche nach weitverbreiteter, wenn auch nicht unwidersprochener Auffassung mit Entzündung primär nichts zu tun hat, sondern einen einfachen (toxischen) Zerfall der Nervensubstanz darstellt, beginnt in der Regel im Lenden- und unteren Brustmark an der Wurzeleintrittszone. Sie kann kontinuierlich nach oben fortschreiten oder auch einzelne Rückenmarkssegmente überspringen. Je nachdem zeigen

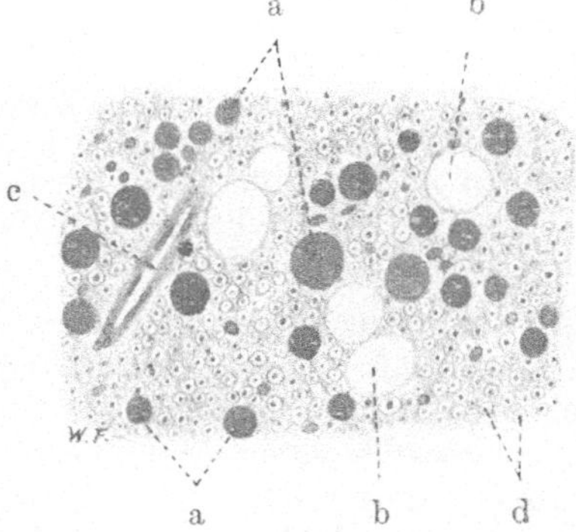

Fig. 181. Sog. Corpora amylacea des Rückenmarks (bei toxischer Rückenmarksdegeneration). Vergr. 200fach. (Hämatoxylin.)
a Corpora amylacea. b Leere, erweiterte Maschenräume der Glia. c Kleine Arterie. d Quergeschnittene Nervenfasern (Achsenzylinder) der weißen Rückenmarkssubstanz.

sich in den Hintersträngen verschiedenartige Bilder der sog. grauen
Degeneration (s. später). In vorgeschrittenen Fällen erkranken auch
die hinteren Wurzeln in ihrem extramedullären Teil, und es finden sich
Degenerationen der Spinalganglienzellen, der peripheren sensiblen Nerven
und der sensiblen Endorgane. Dann ist das ganze periphere sensible
Neuron erkrankt. Gelegentliche Kombination der Hinterstrangdegeneration
mit Entartungen der Vorderhörner, Seitenstränge, Clarkeschen Säulen,
Kleinhirnseitenstrangbahn, kann als transneurales Fortschreiten des Prozesses aufgefaßt werden und bedingt die mannigfaltigsten Variationen
im klinischen Bild. Bei beginnender Tabes findet man die Degeneration, wie gesagt, in der Regel zuerst an der Wurzeleintrittszone. Hier

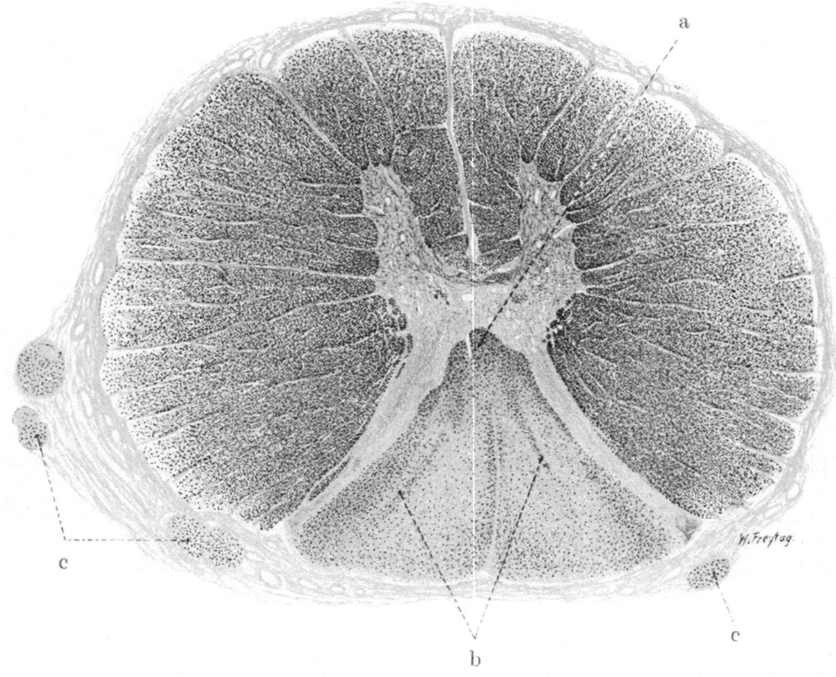

Fig. 182. Tabes dorsalis. Vergr. 15fach. (Weigerts Markscheidenfärbung.)
a Ventrales Hinterstrangfeld. b Schultzesches Kommafeld, beide relativ gut
erhalten innerhalb der weitgehend degenerierten Hinterstränge. c Atrophie und
Markfaserdegeneration in den hinteren (sensiblen) Wurzeln.

tritt eine fleckig-streifige, graue Verfärbung in dem Weiß der Hinterstränge auf. Diese Graufärbung beruht auf dem Zerfall der Markscheiden der Nervenfasern. Überall im Zentralnervengewebe treten bei
länger bestehendem Markzerfall diese grauen Verfärbungen auf. Ist die
Tabes vorgeschritten, so nehmen die grauen Verfärbungen in den Hintersträngen zu. Schließlich kann der ganze dorsale Abschnitt des Rückenmarks
grau gefärbt sein. Das ist unter Umständen schon bei Betrachtung von
der Oberfläche her deutlich, wenn die Pia des Dorsalteils nicht verdickt
ist und das Grau der Hinterstränge durchschimmern läßt. In solchen vorgeschrittenen Fällen ist auch (besonders auf Querschnitten) eine Atrophie
des hinteren Rückenmarkabschnittes festzustellen (sog. Rückenmarkschwind-
sucht). Die grauen Hinterstränge haben dabei eine festere Konsistenz
(Sklerose) und ein glasiges Aussehen; dies beruht auf regeneratorischer Glia-

wucherung (s. später). Die Pia mater ist über dem atrophischen Abschnitt nicht selten etwas verdickt, weißlich getrübt. Dies darf nicht ohne weiteres als der Ausgang entzündlicher meningealer Prozesse, auf welche manche den ganzen tabischen Prozeß zurückführen möchten, angesehen werden, sondern kann auch durch das Zusammenrücken des pialen Gewebes auf einen kleineren Raum zustande kommen.

Der anatomischen Ausbreitung der Erkrankung entsprechend zeigen sich bei der Tabes klinisch: Neuralgien, Koordinationsstörungen (Ataxie), Störung und Aufhebung der Reflexe, der Pupillenreaktion, der Sensibilität, endlich trophische Störungen und Lähmungserscheinungen der Extremitäten. Die Tabes ist eine toxische Spätform der Lues (Spirochaeta pallida im tabischen Rückenmark nachgewiesen!). Angeborene und ererbte Schwächen des sensiblen Systems, frühzeitige Abnutzung, Überanstrengung desselben mögen mitwirken. Eine besondere Vulnerabilität der Hinterstränge gegenüber toxischen Einwirkungen überhaupt ist festgestellt (Degenerationen bei Ergotinvergiftung, bei Pellagra!).

Wir haben in unserem Bilde (Fig. 182) einen Querschnitt durch ein tabisches Brustmarksegment bei Weigertscher Markscheidenfärbung vor uns. Alle gesunden markhaltigen Nervenfasern sind geschwärzt; wo Degenerationen sind, tritt ein hellgelbbräunlicher Ton hervor. Sofort sehen wir bei schwacher Vergrößerung die Hinterstränge von einer ausgedehnten Degeneration eingenommen. Nur wenig geschwärzte Nervenfasern sind hier vorhanden. Solche erhaltene Fasergruppen zeigen uns die absteigenden Bahnen der Hinterstränge an: Schultzesches Kommafeld (b), ventrales Hinterstrangfeld (a). Die Degeneration läßt sich aber auch in die graue Substanz hinein verfolgen. Die Hinterhörner und die Gegend der Clarkeschen Säulen sind arm an geschwärzten Fasern. Der Faserausfall betrifft hier sensible Fasern, die in der Lissauerschen Randzone, in der spongiösen Substanz, in der Substantia Rolandi zu den Ganglienzellen der Clarkeschen Säulen, zu Strangzellen und anderen Ganglienzellen der grauen Substanz auf der gleichen oder der gegenüberliegenden Seite des Rückenmarkes ziehen. Auch der extramedulläre Teil der hinteren Wurzeln zeigt Ausfall von Fasern. Querschnitte durch diese Nervenstränge (c) sind gegenüber der Norm an Umfang beträchtlich verringert (Atrophie); ferner zeigt sich, daß die hinteren Wurzeln schlecht geschwärzt, fleckweise ungefärbt, in blaßgelbbräunlichem Ton erscheinen, also an Nervenfasern verarmt sind. Die Pia mater bietet keine nennenswerte pathologische Veränderung. Gelegentlich zeigt sie entzündliche (lymphoidzellige) Infiltrationen des Bindegewebes und der Gefäßwände.

Nehmen wir die starke Vergrößerung zu Hilfe und betrachten wir zunächst die normalen Teile der weißen Substanz. Hier sehen wir die eng zusammengelagerten, zahllosen, verschiedenkalibrigen Querschnitte durch die Nervenfasern in dem charakteristischen Bilde, das uns die elektive Färbung der Myelinscheiden gibt. Jeder Querschnitt stellt sich dar als ein schwarzblauer Ring (Querschnitt der Markscheide), der einen hellgelblichen Punkt umschließt (Querschnitt des Achsenzylinders). Zwischen den so sich darstellenden Nervenfasern findet sich blaßgelblich gefärbte Glia mit den braun gefärbten, rundlichen Kernen der Gliazellen. Auch Bindegewebe und Gefäße zeigen den gleichen blassen Farbton wie die Glia; die Kerne dieser Gewebe sind braun gefärbt. Nur der Inhalt der Blutgefäße, die roten Blutkörperchen, haben die schwarze Farbe vielfach behalten. Im tabischen Gebiet (Hinterstränge) herrscht quantitativ die Glia vor. Die Nervenfasern sind spärlich eingelagert. Man sieht viele „leere Gliamaschen", d. h. Lücken in der Glia, die keine Nervenfasern enthalten. Andererseits ist an Stellen des Nervenschwundes eine Verdichtung des Gliafilzes vorhanden. Dies kommt nicht nur durch Zusammenrücken der Glia auf einen kleineren Raum zustande, sondern auch durch wirkliche Gliavermehrung im Anschluß an den Nervenfaserzerfall (reparatorische Gliose). Da und dort sieht man noch erhaltene (geschwärzte) Nervenfasern. Sie zeigen aber vielfach kein normales Bild; die Markscheiden scheinen verbreitert, wie gequollen, oder unvollkommen, unregelmäßig oder nur ganz schwach blaßgraublau gefärbt. Solche Degenerationserscheinungen kann man besonders dort gut studieren, wo sich längsgeschnittene Nervenfasern finden, also vor allem in der Wurzel-

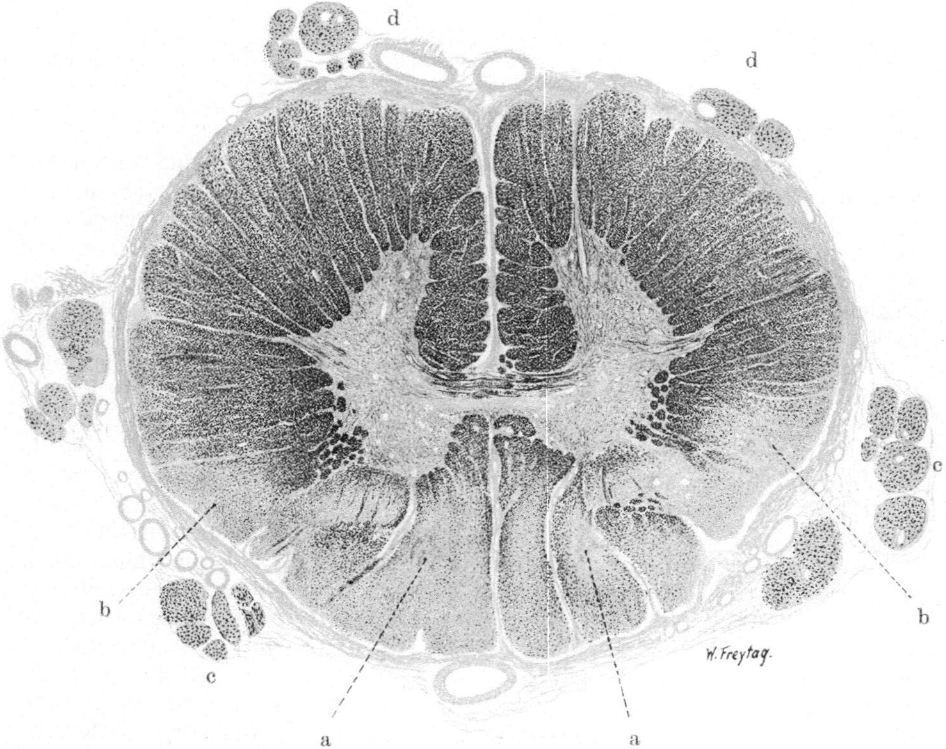

Fig. 183. Kombinierte Strangerkrankung des Rückenmarks.
Vergr. 15fach. (Weigerts Markscheidenfärbung.)
a Markfaserschwund in den Burdachschen Strängen. Auch die Gollschen Stränge zeigen ausgedehnte Degeneration der Nervenfasern. b Symmetrische Degenerationsfelder im hinteren Teil der Seitenstränge (Kleinhirnbahn und angrenzende Pyramidenseitenstrangbahn). c hintere, d vordere Nervenwurzeln, atrophisch, mit Markscheidenausfall.

eintrittszone. Auch in der grauen Substanz, in den Hinterhörnern und anderwärts, sieht man solche mangelhaft färbbare, gequollene, in Degeneration begriffene Fasern. Von Interesse ist es, auch die Blutgefäße des tabischen Gebiets zu beachten. Sie sind durchweg in ihren Wandungen verdickt; ihr Lumen eng, zum Teil kaum sichtbar; die Adventitia vermehrt. Diese Gefäßsklerose darf ebenso wie die Gliavermehrung als sekundär aufgefaßt werden. Die Ganglienzellen der grauen Substanz sind blaßbräunlich gefärbt. Besonders deutlich treten die großen multipolaren Zellen der Clarkeschen Säule hervor. Wesentliche Veränderungen sind hier nicht nachweisbar.

γ) **Kombinierte Strangerkrankung.**

Wir wollen auch noch einen Fall von sog. kombinierter Strang-erkrankung (Fig. 183) untersuchen. Hier sehen wir auf dem ebenfalls mit Weigerts Markscheidenfärbung behandelten Querschnitt durch ein Brustmarksegment einen diffus und fleckig ausgebreiteten Nervenfasern-ausfall im Bereich der ganzen Hinterstränge. Besonders fallen zwei symmetrisch gelagerte Herde völligen Nervenschwundes in den Burdachschen Strängen auf (a). Wiederum können wir das ventrale Hinterstrangfeld gut erhalten nachweisen; weniger deutlich das Kommafeld. In der grauen Substanz ist der Ausfall an markhaltigen Nervenfasern in den beiden Hinterhörnern und in der Gegend der Clarkeschen Säulen, wie im vorigen Fall, schon bei schwacher Vergrößerung deutlich. Vorderstränge und der größte Teil der Seitenstränge sind normal geschwärzt. Im hinteren Teil der Seitenstränge findet sich ganz symmetrisch je ein Degenerationsfeld (b), das die Kleinhirnbahn und die angrenzende Pyramidenseitenstrangbahn betrifft; der Faserausfall ist hier sehr bedeutend. Entzündliche Erscheinungen in Pia und Rückenmark fehlen völlig.

Klinisch zeigen solche Fälle von kombinierter Strangerkrankung neben tabischen Symptomen (Sensibilitätsstörungen, Ataxie) spastische Erscheinungen und schlaffe Lähmungen. Solche kombinierte Strangerkrankungen liegen auch vor bei der Friedreichschen familiären Ataxie und bei der progressiven Paralyse der Irren, bei der ataktischen Paraplegie, bei schweren Anämien und bei gewissen Vergiftungen (Ergotismus, Pellagra). Der einfachen Tabes werden diese Fälle auch als kombinierte Formen der Tabes gegenübergestellt und als familiäre, paralytische, paraplegische und spastische Formen der Tabes unterschieden.

2. Entzündungen.

α) **Akute Myelitis.**

Die Abgrenzung der echten Myelitis, also der eigentlichen Rückenmarksentzündung, ist schwierig. Fälle von einfacher ischämischer oder toxischer Degeneration der nervösen Substanz sind von dem Formenkreis der echten Myelitis ebenso auszuschließen wie die rein traumatischen Erweichungen (z. B. durch Druck). Die Schwierigkeiten der Abgrenzung solcher Prozesse, die gegenüber der Myelitis mit dem Namen Myelomalacia (ischaemica, toxica, traumatica) hervorgehoben werden können, liegt darin, daß sich an den zunächst nicht entzündlichen Gewebszerfall Vorgänge anschließen, die unter entzündlichen Erscheinungen, unter Hyperämie und Wanderzellenbeteiligung, verlaufen. Wenn auch diese Vorgänge mit einem Fortschreiten des myelomalazischen Prozesses nichts zu tun haben, sondern im Gegenteil der Reparation, der Resorption und der Fortschaffung des Zerfallsmaterials und der Ausheilung dienen, so ist doch das Vorhandensein einer gerade durch das Zerfallsmaterial bedingten, entzündlichen Reizung nicht zu verkennen. Man wird also bei der Umgrenzung der echten Myelitis auf den primär entzündlichen Charakter des Prozesses den Nachdruck legen müssen: entzündliche Gefäßalteration, Hyperämie und Exsudatbildung, müssen einem Prozeß von vornherein zukommen, wenn wir ihn als myelitischen bezeichnen sollen. Freilich bekommen wir häufig nicht die akuten Stadien zu sehen. Dann ist die Entscheidung über die primäre Natur des Prozesses schwer. Ist der Prozeß gar ausgeheilt und liegen Narbenzustände vor (Sklerosen), so können diese sowohl bei primär entzündlichen wie bei primär degenerativen Affektionen ganz das gleiche histologische Bild darbieten. Die Stadien der Reparation und Ausheilung werden vielfach als chronische Myelitis bezeichnet. Sie sollten aber nach Möglichkeit von der echten, chronischen Myelitis als einer schleichend fortschreitenden, von vornherein entzündlichen Affektion getrennt werden.

Myelitiden sind ätiologisch vor allem auf Infektionen und Intoxikationen zurückzuführen. Sie können primär (im Anschluß an ein Trauma), fortgeleitet von einem Entzündungsherd der Umgebung (Wirbel, Meningen) oder auf metastatischem Wege entstehen. Sie breiten sich entweder vorwiegend in der weißen (Leukomyelitis) oder in der grauen Substanz (Poliomyelitis) aus. Sie können aszendierend (Landrysche Paralyse) oder deszendierend im Rückenmarkszylinder fortschreiten. Sie sind entweder diffus entwickelt (Querschnittsmyelitis) oder in vielen,

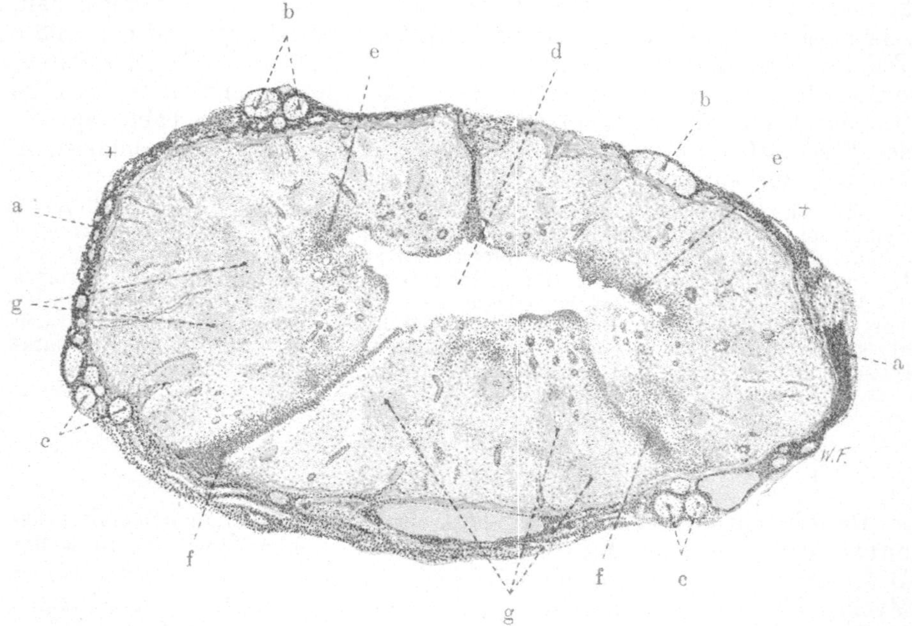

Fig. 184. Myelitis acuta haemorrhagica disseminata. Vergr. 9fach.
(van Gieson.)
a Pia mater, zum Teil stark zellig infiltriert. b Vordere Nervenwurzeln, c hintere
Nervenwurzeln. Entzündliche Zellinfiltration des umhüllenden und interstitiellen
Bindegewebes aller dieser Nerven. d Erweichungshöhle in der grauen Substanz.
e und f Entzündliche Zellinfiltration der Reste der grauen Substanz. e Vorderhörner. f Hinterhörner. g Hämorrhagische, perivaskuläre Entzündungsherde in
der weißen Substanz.

regellos zerstreuten Herden (Myelitis disseminata). Sie können sich, je nach der Art der entzündlichen Exsudatbildung, als seröse, eitrige, hämorrhagische Myelitis darstellen. Makroskopisch erscheinen die entzündeten Partien diffus oder fleckig gerötet, rosig hyperämisch; nicht selten bezeichnen kleine Blutungen die Stellen der Entzündung. Ein stärkerer Saftreichtum und eine mehr oder weniger deutliche Lockerung des Zusammenhanges der entzündeten Teile (entzündliches Ödem) bedingt ein Vorquellen derselben auf Durchschnitten. Die Scheidung zwischen weißer und grauer Substanz ist am Durchschnitt häufig undeutlich. Ist der Zerfall vorgeschritten, so finden sich erweichte, wie mazerierte Stellen, oder Defekte, die mit weißlichem oder rötlichem Brei gefüllt sind. Bei eitriger Myelitis sieht man gelbliche Flecken und Streifen bzw. Einschmelzungen (Abszesse).

Die Pia mater ist je nach dem besonderen Fall unbeteiligt oder mehr oder weniger getrübt und durch Exsudatbildung verbreitert.

Unser Präparat (Fig. 184) betrifft einen typischen Fall von disseminierter, hämorrhagisch-eitriger Myelitis. Wir haben die van Giesonsche Färbung (in der Weigertschen Modifikation) gewählt. Sie bildet insoferne eine Ergänzung der Weigertschen Markscheidenfärbung, als sie im Gegensatz zu letzterer die Achsenzylinder (blaßbräunlich) färbt und die Markscheiden ungefärbt läßt. Gefäße und alles mesenchymale Bindegwebe sind rot gefärbt, während die Glia eine blaßgelbliche Farbe annimmt. Die weiße Substanz hat einen etwas helleren Farbton als die graue. Alle Kerne treten sehr deutlich durch schwärzliche Färbung hervor.

Bei schwacher Vergrößerung sehen wir auf unserem Rückenmarksquerschnitt, der durch die leuchtend rot gefärbte Pia mater (a) umgrenzt ist, zahlreiche gelbliche Flecken (g): es sind die einzelnen Entzündungsherde, deren gelbliche Farbe durch Blutungen bedingt ist. Die Herde liegen sowohl in der grauen, wie in der weißen Substanz. In der grauen Substanz findet sich eine Erweichungshöhle (d), welche den größten Teil der Schmetterlingsfigur in ihren Bereich gezogen hat. Wir müssen berücksichtigen, daß ein Teil des verflüssigten Gewebes bei der Behandlung der Präparate ausfließt, so daß wir an Stelle der völligen Erweichung einen Defekt im Präparate haben. Gehen wir genauer auf die Entzündungsherde ein, so stellen wir leicht deren Beziehungen zu den Blutgefäßen fest. Diese sind erweitert und strotzend gefüllt. Es handelt sich also um eine deutlich perivaskuläre Lokalisation der Herde. Viele Herde sind durch ihren großen Reichtum an Zellen (Kernen) ausgezeichnet: die Zellen liegen um die Gefäße und sind in die weitere Umgebung derselben infiltriert. Mehr diffuse Zellanhäufungen finden sich besonders in der grauen Substanz. Die Reste der Vorderhörner (e) und Hinterhörner (f) sind von ausgedehnten Zellinfiltraten eingenommen. Auch die Pia mater ist dicht besetzt von infiltrierenden Zellen (a) und ebenso sind die vorderen (b) und hinteren (c) Nervenwurzeln umlagert und durchsetzt von Zellen. Wir gewinnen also den Eindruck einer im Rückenmark und seinen Hüllen weit verbreiteten, entzündlichen Zellinfiltration.

Bei starker Vergrößerung erweisen sich diese Zellen zum größten Teil als polymorphkernige Leukozyten. Damit ist der akute Charakter der Entzündung festgelegt. Betrachten wir zunächst einen der vielen Entzündungsherde in der weißen Substanz. Wir finden hier weite Gefäße inmitten der Herde (Hyperämie). In diesen Gefäßen konstatieren wir neben roten Blutkörperchen reichlich Leukozyten. Die Endothelien dieser Gefäße sind geschwollen, die Adventitialzellen ebenfalls vergrößert, vermehrt und in Ablösung begriffen. Außerhalb der Gefäße sind haufenweise infiltrierende Leukozyten in der Nervensubstanz zwischen den Nervenfasern (also in der Glia), oder an Stelle von zugrunde gegangenen Nervenfasern (also in den sog. Gliamaschen oder Nervenlücken) nachzuweisen. Außerdem sind überall massenhaft rote Blutkörperchen in die Nervensubstanz infiltriert. Die letztere ist unter dieser zellig-hämorrhagischen Infiltration vielfach völlig zugrunde gegangen und nur mehr als körnige Zerfallsmasse zwischen den Zellen und roten Blutkörperchen nachweisbar. Wo noch Nervensubstanz erhalten ist, z. B. in der Peripherie der Herde, sieht man die Gliazellen vergrößert, protoplasmareich, mit großen, hellen Kernen; in den Gliamaschen stecken voluminöse (d. h. gequollene), blaßgefärbte oder auch gar nicht mehr färbbare Achsenzylinder. An Stellen, wo Nervenfasern längs getroffen sind, können die Degenerationen der Achsenzylinder (variköse Auftreibungen, mächtige Anschwellungen, scholliger Zerfall) noch genauer verfolgt werden. Dies kann man besonders schön in den Entzündungsherden der grauen Substanz sehen, in welcher auch degenerierte Ganglienzellen zu sehen sind. Diese stellen sich dar als geschwollene, abgerundete, vielfach der Fortsätze entbehrende, große Protoplasmakörper; Nißlsches Tigroid und Kernfärbung fehlen oder sind nur mehr undeutlich vorhanden. Die Erweichungshöhle zeigt bei starker Vergrößerung den völligen (körnigen und schalligen) Zerfall der Nervensubstanz im Bereich ihrer mazerierten Wandungen. Überall ist auch hier die starke Zellinfiltration zu sehen. Unter den Zellen in der erweichten Masse finden sich viele größere, rundliche, einkernige Elemente mit auffallend hellem, vakuolisiertem Protoplasma: es sind sog. „Körnchenzellen" (s. S. 256). Pia mater und Nervenwurzeln sind von polymorphkernigen Leukozyten allenthalben durchsetzt. Auch feinfaseriges, fibrinöses Exsudat findet sich hier. Die Fibroplasten und Endothelien sind protoplasmareicher und zeigen vergrößerte (geschwollene) Kerne. Die Nervenwurzeln zeigen nicht nur starke leukozytäre Infiltration ihrer bindegewebigen Hülle, sondern es finden sich Leukozyten auch zwischen den einzelnen Nervenfasern. Zerfall der Nervenfasern ist an solchen Stellen nachweisbar.

β) Multiple Sklerose.

Diese eigenartige Erkrankung ist ganz und gar nicht an bestimmte Bahnen des nervösen Zentralorgans gebunden. Sie tritt in vielen, ja zahllosen, kleinen und größeren Herden auf, die durch Gehirn- und Rückenmark regellos zerstreut sind. Diese Herde sind teils scharf begrenzt, auf Durchschnitten oft rundlich oder oval, teils von undeutlicher und unregelmäßiger Abgrenzung und Gestalt; sie zeigen die allerverschiedenste Größe. Nicht selten ist die Umgebung der Hirnventrikel stärker befallen; auch die Hirnnerven können in den Prozeß einbezogen sein. Frisch entstanden sind die Herde dunkelgraurot und weich, in älteren Stadien blaßgrau und derb („sklerotisch"). Daraus ist zu schließen, daß der Prozeß mit Blutfülle und Lockerung des Gewebszusammenhanges bzw. Zerfall beginnt, und daß dann eine Art von Vernarbung (unter Gliawucherung) folgt. Eine besondere Beziehung zeigen die einzelnen sklerotischen Plaques zu den Blutgefäßen. Schon bei Betrachtung mit bloßem Auge kann man auf Durchschnitten zentrisch oder exzentrisch in den Herden häufig ein Gefäß erblicken. Die perivaskuläre Gruppierung der Herde deutet auf eine hämatogene Schädlichkeit (Toxine?) hin, bei deren Verbreitung auch das adventitielle und perivaskuläre Lymphraumsystem eine Rolle spielt. Untersucht man frische Herde, so findet man entzündliche Veränderungen: Hyperämie, entzündliche Gefäßprozesse, Zellinfiltrationen, Körnchenzellen. Auch in späteren Stadien werden Lymphozyten, Plasmazellen, besonders in den Gefäßscheiden, gefunden. Die faserige Gliawucherung entsteht sekundär im Anschluß an den Zerfall des nervösen Gewebes. So darf die multiple Sklerose als eine herdförmige, akute, echte Enzephalomyelitis aufgefaßt werden, die in narbige Gliose übergeht. Ein Gegensatz also zur Tabes, bei welcher wir einen von vornherein chronischen, nicht entzündlichen, rein degenerativen Prozeß vor uns haben. Andere Ansichten über die Pathogenese der multiplen Sklerose können hier keine Erwähnung finden.

Ätiologisch ist die Erkrankung nicht genügend aufgeklärt. Entwicklungsstörungen können zu Herdbildungen mit starker Prävalenz der Glia führen, wobei auch tumorartige Formen der Herdsklerose (tuberöse Sklerose) beobachtet werden. Das sind besondere Fälle. Sonst spielen in der Anamnese der gewöhnlichen Fälle überstandene Infektionskrankheiten, ferner auch Vergiftungen, eine Rolle. Lues kommt im Gegensatz zur Tabes nicht ernstlich in Betracht. Neuerdings sind (bei experimenteller Erforschung der Krankheit) Spirochäten, ähnlich denen bei Weilscher Krankheit gefunden worden. Das klinische Bild der multiplen Sklerose wechselt sehr. Das ist aus der regellosen Lokalisation der Herde in Hirn und Rückenmark verständlich. Bald ist mehr das Gehirn, bald mehr das Rückenmark oder auch die Medulla oblongata (bulbäre Form) ergriffen. Eigenartige Koordinationsstörungen (Intentionszittern, Nystagmus, skandierende Sprache) sind klassische Symptome (s. weiter unten).

Untersuchen wir ein Rückenmark (Fig. 185), das von grauen Sklerosen durchsetzt ist, auf einem mit Weigerts Markscheidenfärbung behandelten Schnitt, so treten die Erkrankungsherde infolge der fehlenden Schwärzung der Nervenfasern als hellbräunlichgelbe Flecken hervor. Wir sehen solche

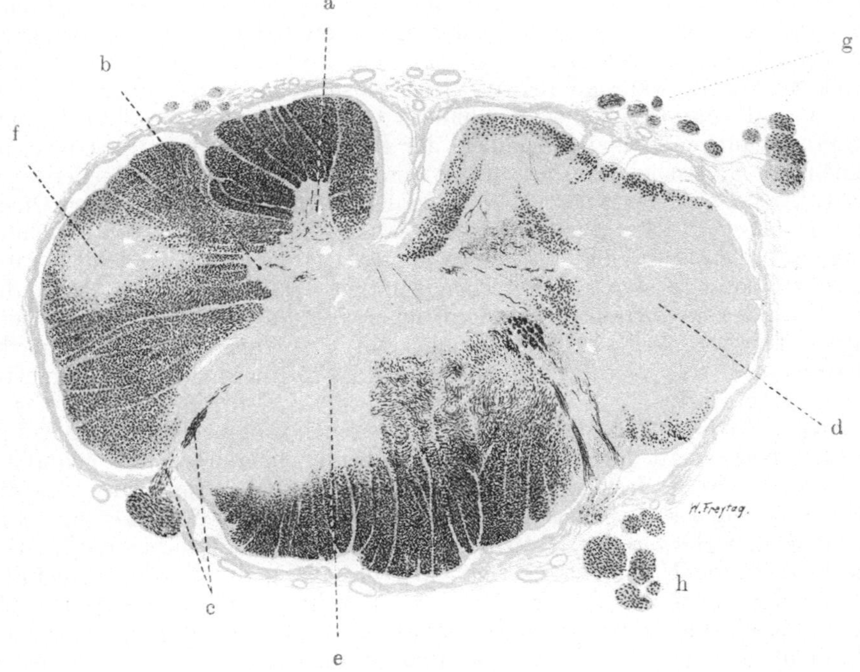

Fig. 185. Multiple Sklerose des Rückenmarks. Vergr. 15fach.
(Weigerts Markscheidenfärbung.)

a Vorderhorn. b Seitenhorn. Beide an Nervenfasern stark verarmt (Sklerose). c Einstrahlungsgebiet einer hinteren Wurzel. d, e und f Sklerotische Herde in grauer und weißer Substanz. Die Herde d und e greifen von der weißen Substanz in ausgedehnter Weise auf die graue über. g und h Vordere und hintere Nervenwurzeln, zum Teil atrophisch und mit vermindertem Nervenfaserbestand.

Flecken in allen Strängen regellos verteilt, ohne jegliche besondere Bestimmung ihrer Grenzen durch die physiologischen Nervenbahnen (d, e, f). Selbst die Grenze zwischen weißer und grauer Substanz wird nicht respektiert; denn wir sehen Herde, die von der einen in die andere Substanz hineinreichen (d, e). Die Abgrenzung der Herde gegen die noch erhaltenen Partien erscheint bei der Markscheidenfärbung relativ scharf. Die graue Substanz ist ausgiebig miterkrankt. Man erkennt nur noch deutlich das Vorderhorn (a) und Seitenhorn (b) der einen Rückenmarkshälfte, und auch hier läßt sich eine starke Verarmung an Nervenfasern feststellen. Schon bei schwacher Vergrößerung kann man verdickte und verengte, ja obliterierte Gefäße in den Entartungsbezirken sehen. Diese Gefäßsklerose und -verödung kann sekundär sein; sie kann aber bei der offenkundigen Beziehung auch der frischen Erkrankung zu dem Gefäßsystem so gedeutet werden, daß hier die Residuen einer primären (entzündlichen) Alteration der Gefäßwände vorliegen. An der Pia finden sich keine nennenswerten Veränderungen. Die vorderen und hinteren Wurzeln sind zum Teil deutlich an Kaliber reduziert (atrophisch) und an Nervenfasern verarmt. Bei starker Vergrößerung stellen wir zunächst die Art des Schwundes der Nervenfasern im Rückenmark genau fest. Wir bemerken in dem blaßbraungelb gefärbten Grundgewebe (Glia), das vielfach keine Spur von geschwärzten Nervenfasern mehr enthält, da und dort kleinste Lücken, in welchen punktartige Querschnitte zu sehen sind. Das sind Querschnitte durch Achsenzylinder. Hiermit ist ein sehr wichtiges Charakteristikum der multiplen Sklerose festgestellt. Im Gegensatz zur Tabes sind bei der multiplen Sklerose die Nervenfasern nicht völlig zugrunde gegangen, sondern der Zerfall betrifft vor allem die Markscheiden, während relativ viele Achsenzylinder persistieren (Bielschowskyfärbung!) Vielleicht können die oben genannten drei Hauptsymptome auf mangelhafte Isolation der Bahnen infolge des streckenweisen Fehlens der Markscheide zurückgeführt werden (Störungen in der Reizleitung). Die Tatsache, daß selbst bei Ausbreitung der Sklerose über den ganzen Querschnitt eines Rückenmarksbezirkes sekundäre (auf- und absteigende) Degenerationen (s. S. 262) ausbleiben können, darf aus der Persistenz vieler Achsenzylinder in den sklerotischen Herden erklärt werden. Auch die Ganglienzellen können in den sklerotischen Herden zum Teil erhalten sein (Tigroidfärbung nach Nißl!); in unserem Präparat von Rückenmarksklerose sind sie allerdings innerhalb der Herdbildungen zu kernlosen Schatten entartet.

An der Peripherie der sklerotischen Herde sehen wir einzelne Nervenfasern, die sich mangelhaft färben, deren Markscheide verbreitert, wie gequollen ist: Zeichen der noch nicht völlig abgeschlossenen Degeneration. Was die Glia anbelangt, so ist eine beträchtliche Vermehrung der faserigen Glia (außer in den Herden der Hirnrinde) festzustellen (Gliafaserfärbung!). Die Maschen für die Nervenfasern sind entweder völlig durch Glia ausgefüllt, so daß statt eines feinporösen Gefüges ein dichter Gliafilz entstanden ist, oder sie sind aufs äußerste eingeengt. In alten Herden, wie den hier vorliegenden, finden sich in den fein- und grobfaserigen Gliamassen relativ wenig Gliakerne. Wo die Sklerose auch die graue Substanz ergriffen hat, stellen wir nicht nur das Fehlen der Nervenfasern, sondern auch der Ganglienzellen fest. Entzündliche Erscheinungen (zellige Infiltrationen usw.) sind nirgends zu sehen. Der akute Prozeß ist ja längst vorüber und wir haben nur das Narbenstadium vor uns.

3. Spezifische Entzündungen.

Meningitis spinalis syphilitica.

Die erworbene Lues des Zentralnervensystems nimmt ihren Ausgang in der Regel von den Meningen bzw. den in diese eingelagerten Gefäßen. Es entwickelt sich ein von Lymphozyten durchsetztes Granulationsgewebe. Dieses tritt diffus oder in Form von Knötchen und größeren Knoten (Gummen) auf. Die Meningitis syphilitica kann in einer histologisch spezifischen oder unspezifischen Form auftreten. Bei der spezifischen Form (Meningitis gummosa) ist der Befund von Riesenzellen und Nekrosen bezeichnend. Scharfe Grenzen zwischen diesen beiden Formen gibt es nicht. Die Meningitis syphilitica findet sich sowohl und besonders gerne an der Basis, als auch an der Konvexität des Gehirns, und in der ganzen Zirkumferenz des Rückenmarkszylinders. Frisch sehen die syphilitischen Granulationen graurot aus, später werden sie narbig, grau und weißlich. Nekrosen zeigen sich durch gelbliche Einlagerungen an. Die Nervenwurzeln sind in der Regel mitergriffen. Häufig ist Übergreifen von den Meningen auf die Zentralnervensubstanz entlang der Gefäße und pialen Septen (Meningoenzephalitis, -myelitis). Zirkulations- und Ernährungsstörungen des Hirn- und Rückenmarkgewebes: Ödem, Gewebszerfall, Erweichung, später gliöse Reparation sind die Folgen. Wichtig ist der Hinweis auf die starke Mitbeteiligung der Gefäße bei diesen luetischen Erkrankungen der nervösen Zentralorgane. Die pialen Gefäße zeigen dichte Infiltration der Adventitia mit vorwiegend lymphozytären Zellen; die Media ist zunächst wenig beteiligt; die Intima

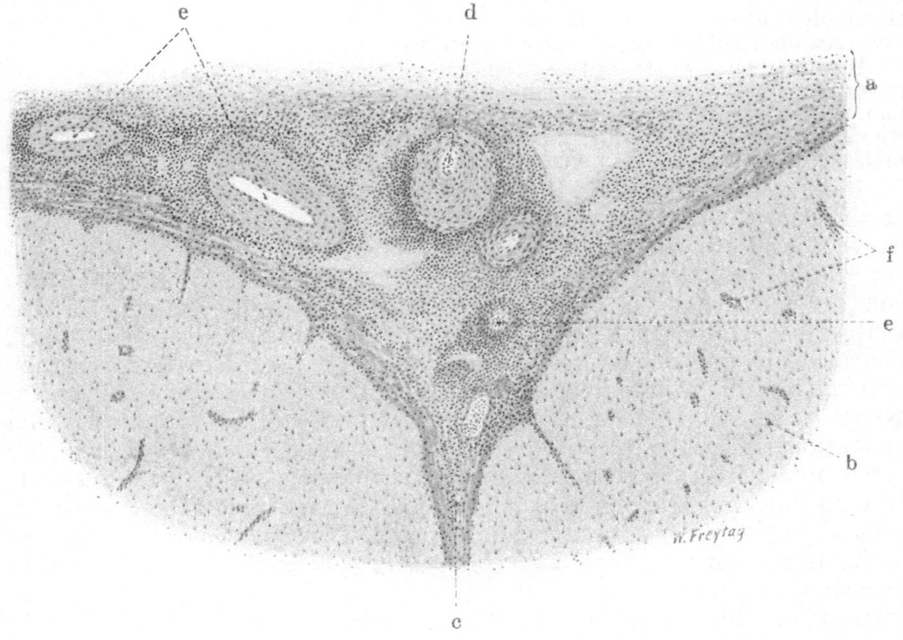

Fig. 186. **Meningitis spinalis syphilitica.** Vergr. 50 : 1. (Hämatoxylin-Eosin.) a Verdickte, zellig infiltrierte Pia. b Rückenmarksgewebe. c Zellig infiltrierte Pia des Sulcus anterior des Rückenmarks. d Arterie der Pia. Wand stark verdickt, gewuchert und infiltriert. Lumen eng; ausgedehnte adventitielle und perivaskuläre Zellinfiltration. e Größere und kleinere Gefäße der Pia mit adventitiellen und perivaskulären Zellinfiltrationen. f Kleine Gefäße des Rückenmarks mit reichlichen Zellen in den Lymphscheiden.

verdickt sich kompensatorisch. Die Wand der Gefäße ist schließlich diffus infiltriert, das Lumen verengt. Thrombose kann hinzutreten. Spezifisch gummöses Gewebe ist durch Riesenzellen ausgezeichnet. Nekrosen treten auf; in ihrem Bereich können auch Leukozyten gefunden werden. Besonders ausgeprägt ist diese syphilitische (evtl. gummöse) Arteriitis bei der von Heubner beschriebenen Lues an der Gehirnbasis. Die großen Gefäße der Gehirnbasis sind hierbei in drehrunde, derbe, glänzendweißliche Zylinder umgewandelt; das Lumen ist verengt. Durchschnitte zeigen evtl. gelbe Nekrosen in der Adventitia; die angrenzende Pia ist mit diesen Gefäßen verbacken und selbst weißlich verdickt. Spirochäten sind nachgewiesen, werden aber in älteren Stadien in der Regel vermißt. Bei der Ausheilung geht alles in schwielige Prozesse über. Selbst bei Mangel histologisch spezifisch gummöser Prozesse ist diese Gefäßerkrankung dennoch charakteristisch für Lues. Die klinischen Erscheinungen der Gehirn- und Rückenmarksyphilis sind entsprechend dem wechselnden Sitz sehr verschiedenartig. Der meningeale Beginn des Prozesses läßt es verständlich erscheinen, daß zuerst Wurzelerkrankungen im Vordergrund stehen. Wieweit Tabes und andere Strangdegenerationen des Rückenmarks mit einer Meningitis syphilitica zusammenhängen oder vielmehr toxisch bedingte, spätluetische Erkrankungen für sich darstellen, darüber s. S. 265.

Eine besondere Form luetischer Erkrankung des nervösen Zentralorganes ist die **progressive Paralyse.** Es finden sich hierbei eigenartige histologische Bilder, insbesondere lymphozytäre und plasmazelluläre Infiltrate der Pia und der Gefäßadventitia, verbunden mit Gliawucherungen, Nervenzelldegenerationen, Hämosiderinpigmentierungen (vor allem in der Großhirnrinde, aber auch in Kleinhirn und Medulla), Bilder, auf die hier nur verwiesen sei.

Die Lues **congenita** des Zentralnervensystems gibt ähnliche Bilder wie die erworbene Lues (einfache und gummöse Meningitiden mit Übergreifen auf Hirn und Rückenmark). Erweichungen, porenzephalische Defekte, Sklerosen, Entwicklungshemmungen werden auf Lues congenita bezogen. Sehr selten ist eine tabische degenerative Erkrankung bei Lues congenita.

Die Fig. 186 zeigt einen Durchschnitt durch die Pia mater (a) mit angrenzendem Rückenmark (b) im Bereich des Sulcus anterior (c). Das Piamater-Gewebe (a) ist stark verbreitert und sowohl diffus wie herdförmig von Zellen infiltriert. Die Zellinfiltration erstreckt sich auch auf die von der Pia mater ins Rückenmark einstrahlenden Blutgefäße (f). Die Blutgefäße (Arterien und Venen) der Pia mater selbst (d, e) zeigen dichte, perivaskuläre und adventitielle Zellinfiltrate. Bei stärkerer Vergrößerung erweisen sich die Zellinfiltrate als vorwiegend aus Lymphozyten zusammengesetzt. Die Infiltrate der Blutgefäße liegen vorwiegend adventitiell und perivaskulär. Doch ist nicht selten auch die Media der Gefäße von Lymphozyten infiltriert. Manche kleine Arterien zeigen zellig-fibrös-elastische Intimaverdickung, Desorganisation der Media und beträchtliche Wucherung nebst Lymphozyteninfiltration der Adventitia. Solche Gefäße haben eine hochgradig verdickte Wand und eine verengte Lichtung (d). Die Nervenwurzeln zeigen lymphozytäre Infiltration ihrer bindegewebigen Scheiden und Interstitien. Die Blutgefäße des Rückenmarks enthalten Lymphozyten in ihren Lymphscheiden.

VIII. Bewegungsorgane.

A. Skelettmuskulatur.

a) Normal-histologische Vorbemerkungen.

Die spezifischen Elemente eines Skelettmuskels sind die Muskelfasern. Es sind zylindrische Gebilde von geringem Querschnitt und beträchtlicher Länge. Jede Faser zeigt bei Betrachtung in der Länge eine prächtige Querstreifung, welche durch regelmäßige Abwechslung heller (isotroper) und dunkler (anisotroper) Substanz bedingt ist. Auf die feineren Details dieser Streifung (Zwischen-, Neben-, Mittelscheibe) soll nicht eingegangen werden. Die Endigungen der Muskelfasern sind breit oder spitz oder abgestuft; Verästelungen und netzförmige Verbindungen der Fasern (Synzytien) sind in manchen Körpermuskeln beobachtet worden. Durch Chromsäurelösung kann ein Längszerfall der Muskelfasern in Myofibrillen bewerkstelligt werden, von denen jede einzelne wieder Querstreifung zeigt. Durch Behandlung in verdünntem Alkohol tritt ein Zerfall der Muskelfasern in scheibenförmige Stücke, die sog. discs, oder in kleinste Würfelchen, die sog. sarcous elements ein. Discs und sarcous elements sind anisotrop. Nicht die ganze Substanz der

Muskelfasern ist zu Fibrillen differenziert; sondern die Fibrillen liegen, diffus verteilt oder zu Bündeln (Muskelsäulchen) vereinigt, in undifferenziertem Protoplasma. Dieses wird **Sarkoplasma** genannt. Im Sarkoplasma (besonders der trüben, weniger der hellen Muskelfasern) finden sich feinkörnige Einlagerungen proto- und paraplastischer Natur, die sog. **Sarkosomen**. Es sind teils Chondriokonten, teils Granula, welche Lipoide und Glykogen gespeichert haben. Da die Fibrillen, wie erwähnt, in dieses undifferenzierte Sarkoplasma eingelagert sind, erscheinen auf Querschnitten durch die Muskelfasern die quergeschnittenen Fibrillenbündel, entweder gleichmäßig verteilt oder felderartig angeordnet (sog. **Cohnheim**sche Felder). Die ovalen Kerne der Muskelfasern liegen beim Menschen an der Peripherie der Fasern. Bei jungen (z. B. regenerierenden) Muskelfasern liegen die Kerne in der Mitte; erst mit der fortschreitenden fibrillären Differenzierung rücken sie an die Peripherie. Die einzelnen Muskelfasern sind von einer feinen, strukturlosen Hüllmembran, dem **Sarkolemma** umgeben und von feinsten, präkollagenen, „argentophilen" Fasern umsponnen (sog. Gitterfasern). Viele Muskelfasern sind zu einem **Muskelbündel** zusammengefaßt. Ein solches Bündel wird durch reichlicheres, elastische Fasern führendes Bindegewebe abgegrenzt, durch das **Perimysium internum**. Viele Muskelbündel setzen einen ganzen Muskel zusammen. Dieser wird von dem elastinreichen **Perimysium externum** umhüllt. Zu einem Muskel gehören noch motorische und sensible **Nerven**. Die **Gefäße** eines Muskels verlaufen im Perimysium internum und externum; hier sind auch die Lymphgefäße zu finden. Zwischen den einzelnen Muskelfasern finden sich nur Blutkapillaren. **Muskelspindeln** (oder Muskelknospen) sind Muskelfasern, welche gruppenweise durch reichlicheres Bindegewebe zusammengefaßt und mit Nervenendigungen versehen sind. Ihre Bedeutung ist unbekannt. Über sog. Verdichtungsknoten s. S. 3.

b) Pathologische Histologie.

1. Parasiten.

Muskeltrichinen.

Beim Menschen kommt im Anschluß an den Genuß unvollständig gekochten oder schlecht geräucherten Schweinefleisches die **Darm-** und die **Muskeltrichine** vor. Wenn die jungen Embryonen der Trichinella spiralis auf dem Wege der Lymphgefäße aus dem Darm auswandern (s. S. 154), so kommen sie schließlich mit der Lymphe des Ductus thoracicus ins Blut, wo sie auch nachweisbar sind und werden mit dem Blut den Muskeln, speziell den Muskeln des Stammes (Hals-, Kau-, Brust-, Zwerchfellmuskeln) zugeführt. Hier dringen sie (unter Entzündungserscheinungen) in die Sarkolemmschläuche ein (2. Woche nach der Infektion), treiben sie spindelförmig auf und zerstören die kontraktile Substanz. Es erfolgt dann die **Einkapselung**. Die Kapsel ist zum Teil ein Ausscheidungsprodukt der Parasiten, vielleicht auch ein Umwandlungsprodukt des Sarkolemms: **innere, hyaline Zone** der Kapsel. Zum anderen Teil wird die Kapsel von dem **Wirt** gebildet: durch eine unter Gefäßneubildung stattfindende Wucherung des perimysialen Bindegewebes wird eine zarte, fibröse Membran geliefert, deren Kapillarnetz korbartig den Parasiten umgibt: **äußere, fibrovaskuläre Zone** der Kapsel. Der Embryo hat sich im Verlauf der Kapselbildung weiterentwickelt und liegt schließlich als spiralig aufgewundener, wurmartiger Körper (Larve) in der fertigen Kapsel. Die Kapsel hat eine zitronenförmige Gestalt; an den Polen der Kapsel sieht man die zutretenden Gefäßchen, sowie Anhäufungen lymphozytärer Zellen. Die Bedeutung der letzteren ist nicht ganz klar. Man findet sie auch bei vollständig fertiggestellten Kapseln, wenn also der fibrovaskuläre Neubildungsprozeß schon völlig abgeschlossen ist. Sie sind wohl der Ausdruck einer chronischen Reizung des Kapselbindegewebes und der Umgebung durch Stoffwechselprodukte der Parasiten. Schließlich **verkalkt** die Kapsel, ohne daß die Lebensfähigkeit der Parasiten dadurch vernichtet werden müßte;

die Parasiten können trotz der Kapselverkalkung jahrzehntelang lebensfähig bleiben. Schließlich kann auch der Parasit selbst absterben und verkalken. Wir können Muskelfleisch, welches die eingekapselten Parasitenembryonen enthält, schon mit bloßem Auge als trichinös erkennen, besonders dann, wenn die Kapseln verkalkt sind. Feinste, weiße, längliche Stippchen sind dann ins Muskelfleisch eingelagert.

Man entnimmt eine verdächtige Stelle dieser Art, indem man mit einer kleinen, über die Fläche gebogenen Schere, der Längsrichtung des Muskels entsprechend, ein Teilchen der Muskulatur ausschneidet. Zerzupft man dieses Material und untersucht es in einem Tropfen Glyzerin unter Deckglas bei schwacher Vergrößerung, so sieht man (Fig. 187) die verkalkten Kapseln im durchfallenden Licht als dunkle, spindelige Körper der Muskulatur eingelagert. Oft sind die Pole besonders stark verkalkt, also sehr dunkel erscheinend, während die übrige Kapsel noch wenig oder gar nicht verkalkt ist. Die verkalkten Pole können auch kappenartig der übrigen Kapsel aufsitzen (b). Der Parasit ist durch schwach verkalkte Kapseln hindurch noch erkennbar (c); bei völliger Verkalkung der Kapsel kann man den Parasiten freilich nicht mehr sehen (a); hierzu wäre Entkalkung der Kapsel nötig.

Ein Dauerpräparat (Fig. 188, Färbung mit Karmin) gibt schöne Bilder, besonders wenn eine Injektion der Blutgefäße mit blauer Leimmasse vorgenommen worden ist. Man sieht dann an einem Längsschnitt durch die Muskulatur, deren Fasern rosa gefärbt sind, die Einlagerung zahlreicher Kapseln mit allen den oben geschilderten Eigentümlichkeiten (c, c_1, c_2). Besonders klar kommen die blau injizierten „Gefäßkörbe" der Kapseln an Tangentialschnitten zur Darstellung (b_1). Der Parasit präsentiert sich je nach der Lage des Durchschnitts in ver-

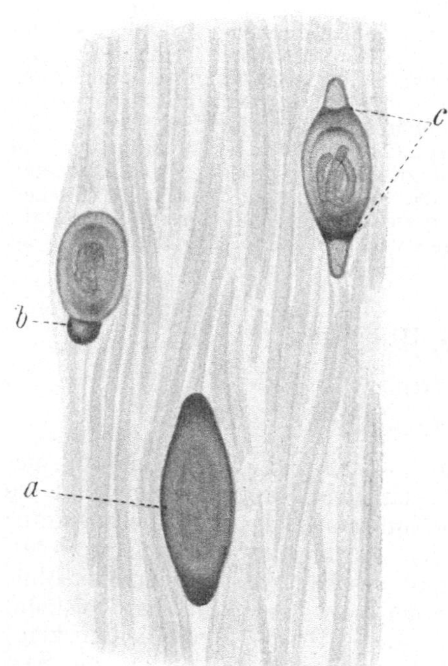

Fig. 187. Muskeltrichinen (verkalkt). Vergr. 40 fach. (Frisches Zupfpräparat.)
a Völlig verkalkte Trichinenkapsel.
b Verkalkte Kapsel mit kappenartig aufsitzendem, stark verkalktem Pol.
c Parasit in der nur schwach verkalkten Kapsel sichtbar.

schiedener Weise. Ist die Kapsel der Länge nach mitten durchschnitten, dann ist die spiralige Zusammenkrümmung des wurmartigen Parasitenkörpers am besten zu sehen (a). Die Lymphoyztenansammlungen an den Polen der Kapseln treten deutlich hervor (d).

Die Krankheit, welche durch die Invasion der Parasiten hervorgerufen wird (Trichinose), entspricht einer Intoxikation durch spezifische Toxine (Flury). Gastrointestinale Erscheinungen verbinden sich mit Störungen im Bereich der befallenen Muskulatur (Schmerzen, Verhärtungen, Funktionsstörungen); Blutungen in Haut, Schleimhäuten, Magendarmkanal treten auf; Ödeme und allerlei Hautveränderungen, Lungenentzündungen können das Bild komplizieren. Fieber ist vorhanden. Wichtig ist die Eosinophilie des Blutes und der Nachweis der Parasiten im Blut.

Das trichinöse Fleisch ist erst dann infektionstüchtig, wenn sich in ihm die jungen Nematoden zum spiralig aufgedrehten Wurm entwickelt haben, was etwa bis Mitte der 3. Woche nach der Infektion der Fall ist.

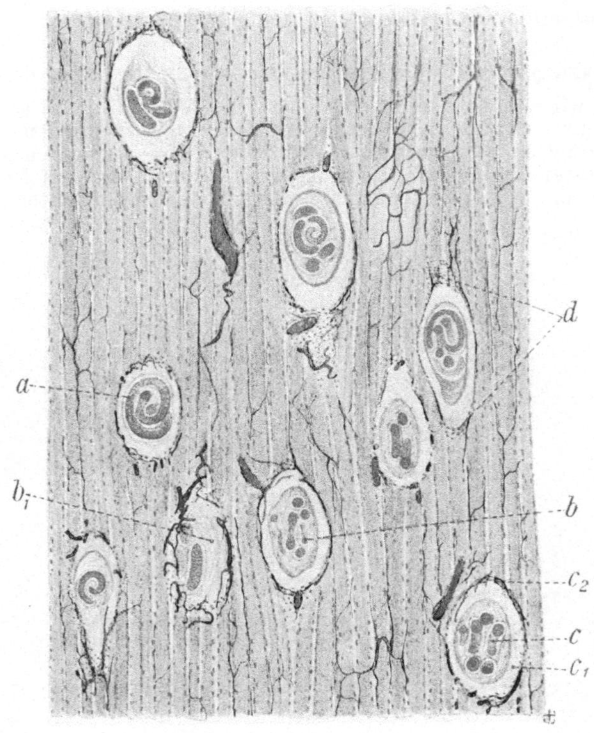

Fig. 188. Muskeltrichinen. Vergr. 50fach. (Karmin; blaue Gefäßinjektion.) a Trichinenembryo, spiralig aufgedreht, Längsschnitt. b Trichinenembryo, Schräg- und Querschnitte durch den Wurmkörper. Bei b_1 Gefäßbildung in der äußeren Zone der Trichinenkapseln deutlich (Tangentialschnitt der Kapsel). c Trichinellen- embryo. c_1 Hyaline innere Zone der Kapsel. c_2 Fibrovaskuläre äußere Zone der Trichinenkapsel. d Lymphozytenhaufen an den Polen der Kapseln.

2. Atrophien.

Muskelatrophien treten als Folge von Inaktivität (z. B. bei Fixation der Gelenke durch Verbände, bei Ankylose der Gelenke usw.), ferner bei allgemeinen Störungen des Stoffwechsels und der Ernährung, im Greisenalter, bei chronischen Infektionen und Intoxikationen (senile, kachektische Atrophien) auf. Sie stellen sich dar als einfacher Schwund der kontraktilen Substanz bei eventuell sehr langer Persistenz von kern- haltigen Resten des undifferenzierten Sarkoplasmas (s. unten). Gelegentlich werden in den atrophischen Fasern feinkörnige Pigmente gefunden, welche als autochthone Pigmente aufzufassen sind, und sich teils als eisenfreies Lipofuszin (s. bei brauner Atrophie des Herzmuskels und der Leber S. 4 und 108), teils als eisenhaltiges Myosiderin (M. B. Schmidt) darstellen. Wir unterscheiden die einfachen Muskelatrophien von den degenerativen Formen, bei welch letzteren Desorganisationen der Struktur, verbunden mit Einlagerungen von körnigen Substanzen (Fett, Eiweißkörner) ins Sarko- plasma die Atrophie begleiten.

Besondere Formen der Muskelatrophie sind die **neurogenen** Atrophien
(bei Erkrankungen des zentralen oder peripheren Teiles der kortiko-musku-
lären Leitungsbahn bzw. der peripheren motorischen Nerven (bei Neuritis
z. B.) und die **primär myopathischen** Atrophien. Von diesen Formen
handeln die folgenden Kapitel.

α) **Spinale, progressive Muskelatrophie** (Typus Duchenne-Aran).

Hier haben wir es mit jener (meist im mittleren Lebensalter) schleichend sich
entwickelnden und unaufhaltsam bis zum Tode fortschreitenden Atrophie und
schlaffen Lähmung der Körpermuskulatur zu tun, die gewöhnlich an den Hand-
muskeln (Interossei, Daumen-Kleinfingerballen) beginnt, sich auf Arme, Schulter-
gürtel, Rücken (oft sprungweise) ausbreitet, und schließlich unter Lähmung der

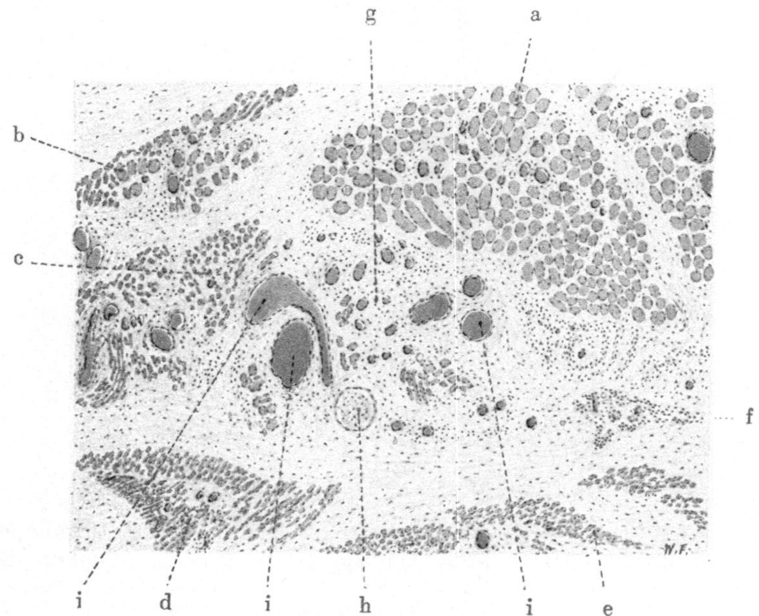

Fig. 189. **Spinale progressive Muskelatrophie.** Vergr. 50fach.
(Karmin; blaue Gefäßinjektion.)
a Muskelbündel mit nur geringer Atrophie der (quer geschnittenen) Muskelfasern.
b Muskelbündel mit sehr verschieden stark reduziertem Kaliber der einzelnen
Muskelfasern. c, d, e Stark atrophische Muskelbündel; die Muskelfasern teils quer,
teils schräg und längs geschnitten. f Muskelbündel in hochgradigster Atrophie.
g Vermehrtes Interstitium an Stelle geschwundener Muskulatur. h Nervenfaser-
querschnitt. i Weite (blau injizierte) Blutgefäße.

Atemmuskulatur und unter bulbären Symptomen (Lähmung von Zunge, Gaumen,
Schlund, Kehlkopf) zum Tode führt. Es liegt in diesen Fällen eine neurogene
Muskelatrophie spinalen Ursprungs vor. Die motorischen Ganglienzellen der
Vorderhörner des Rückenmarks schwinden unter allerlei Degenerationserschei-
nungen, oft auch nur unter dem Bilde einer einfachen Atrophie, und von diesem
Schwund der Zentren ist die Atrophie des peripheren motorischen Neurons, der
motorischen Wurzeln und Nerven und der betreffenden zugehörigen Muskeln
abhängig (Inaktivitätsatrophie, Wegfall „trophischen" Einflusses!).

Frisch untersucht (Zupfpräparat, Glyzerin) bietet die Muskulatur ein
sehr verschieden reduziertes Kaliber der einzelnen Muskelfasern, also im
wesentlichen das Bild einer einfachen Atrophie.

Ein Dauerpräparat (Fig. 189) (Karmin, blaue Gefäßinjektion) zeigt
am Querschnitt bei schwacher Vergrößerung einen sehr verschiedenen

Umfang der einzelnen Bündel des betreffenden Muskels; normal starke Bündel liegen neben mehr oder weniger an Umfang verkleinerten oder fast völlig atrophierten Bündeln (a, b, c, d, e, f). Die stark atrophischen Bündel (f) zeichnen sich schon bei der schwachen Vergrößerung durch einen bemerkenswerten Kernreichtum vor den wenig oder gar nicht atrophischen Bündeln aus. Das erklärt sich zum Teil aus dem Zusammenrücken der gesamten Kerne auf einen kleineren Raum bei der Atrophie, zum Teil aber aus Wucherungen der Muskelkerne (s. unten). Entsprechend dem atrophischen Zustand vieler Muskelbündel ist auch das Kaliber der im Bündel vereinigten, einzelnen Muskelfasern sehr wechselnd und oft bis aufs Äußerste reduziert. Viele Muskelfasern sind völlig zugrunde gegangen. Dem allgemeinen Schwund der spezifischen Substanz entspricht eine relative Vermehrung des Bindegewebes (Perimysium internum und externum), das natürlich ebenfalls auf einen kleineren Raum zusammenrückt (g). In diesem Bindegewebe sind Nerven (h) nachweisbar. Man kann an ihnen oft Atrophie, sowie relative Verdickung der bindegewebigen Scheiden nachweisen. An Längsschnitten und bei stärkerer Vergrößerung (Fig. 190) zeigt sich, daß die Querstreifung trotz hochgradiger Atrophie oft noch prächtig erhalten ist (a). Interessant sind Kernwucherungen an den atrophischen Muskelfasern, die als „degenerative Kernteilungen" aufgefaßt werden. Die atrophische Muskelfaser stellt sich an solchen Stellen dar als eine oft lange Reihe rosenkranzartig angeordneter, kleiner, dunkelgefärbter Kerne (direkte Kernteilung!), die in einer verschwindend geringen Menge von Sarkoplasma eingebettet liegen. Das sind die sog. „Kernfasern" oder „Muskelkernschläuche", die vielleicht „Dauerformen" der atrophischen Muskelfasern darstellen. An diesen Kernen beobachtet man aber häufig degenerative Erscheinungen, Pyknose und Verschmelzung benachbarter Kerne, so daß manchmal ganz bizarr

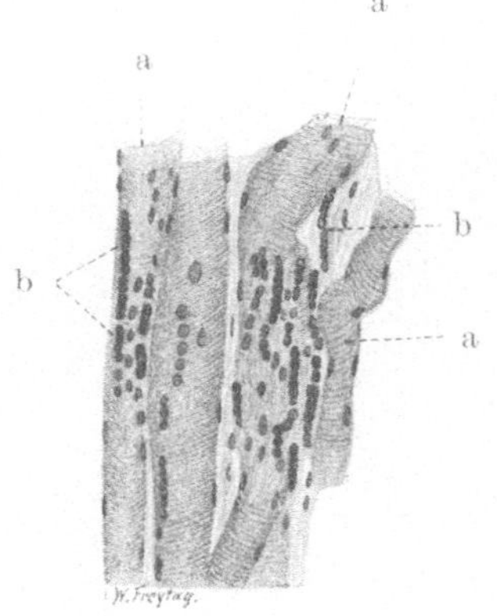

Fig. 190. Spinale progressive Muskelatrophie. Vergr. 200fach. (Hämatoxylin-Eosin.) a Muskelfasern mit guterhaltener Querstreifung in verschieden stark vorgeschrittener Atrophie. b Muskelkernwucherungen; die Kerne zum Teil pyknotisch und zusammengesintert.

gestaltete Anhäufungen verklumpter Chromatinmassen zu Gesicht kommen. Bemerkenswert ist bei diesem (allerdings sehr schleichend sich abspielenden) Muskelschwund das Fehlen einer irgendwie nennenswerten Reaktion im intermuskulären Bindegewebe.

β) Pseudohypertrophia lipomatosa.

Bei dieser Krankheit handelt es sich um eine juvenile Form der progressiven Muskelatrophie (Typus Erb), welche als schweres, chronisches Leiden im frühen Kindesalter oder gegen Ende des ersten Jahrzehnts beginnt und nicht selten auf ausgesprochen erblicher Grundlage entsteht. Es gibt verschiedene klinische Formen. Von der Atrophie und Lähmung sind bald mehr die Muskeln der unteren Extremitäten, des Beckengürtels, der Lendenwirbelsäule, des Rumpfes, der Schulter, der Oberarme befallen, bald besonders die Gesichtsmuskeln (Facies myopathica). Es handelt sich um eine myopathische Form der Muskelatrophie. Im Rückenmark findet sich nichts Belangreiches. Vielleicht liegt eine kongenitale Entwicklungsstörung, ein Anlagefehler des Muskelsystems vor. Bei dieser juvenilen Form der progressiven Muskelatrophie wird der Schwund der Muskeln häufig maskiert und überkompensiert durch eine starke Fettgewebsbildung an Stelle der geschwundenen Muskelfasern. Das ist die Pseudohypertrophia lipomatosa,

welche im frühen Kindesalter beginnt und speziell Waden, Oberschenkel, Becken-
gürtel ergreift. Die Muskeln sehen unter Umständen beträchtlich vergrößert
aus, obwohl sie stark verarmt sind an spezifischer, muskulöser Substanz. Durch
das reichliche Fettgewebe erhalten sie eine gelblichweißliche Farbe. Hier liegt neben
der Muskelatrophie eine Stoffwechselstörung vor, derart, daß das perimysiale
Bindegewebe Fett aufnimmt und sich in Fettgewebe umwandelt. M. B. Schmidt
spricht von Wanderung der organischen Substanz. So ist — auch ohne die Annahme einer Wucherung des perimysialen Gewebes (sog. Vakatwucherung) —
die Zunahme des Umfanges des atrophischen Muskels verständlich.

Frisch untersucht (an Zupfpräparaten) kann man — außer der Atrophie
— fibrilläre Zerklüftung, Vakuolisierung usw. der Muskelfasern feststellen;
neben atrophischen Fasern findet man hypertrophische. Die eben erwähnten
Strukturveränderungen stellen die Erkrankungen mehr in die Reihe der

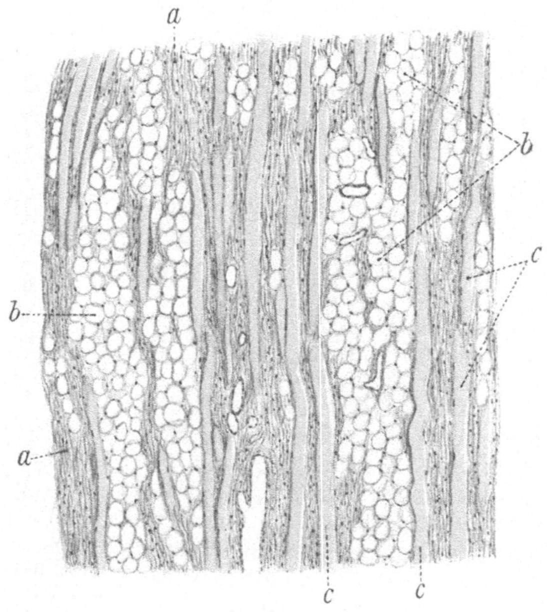

Fig. 191. Pseudohypertrophia lipomatosa musculorum. Vergr. 50fach.
(van Gieson.)
a Relativ vermehrtes, perimysiales Bindegewebe. b Fettgewebe an Stelle geschwundener Muskelfasern. c Muskelfasern mit verschieden stark reduziertem Kaliber.

degenerativen Atrophien. An Dauerpräparaten (Fig. 191) (van Giesons
Färbung) sieht man an Längsschnitten die verschieden stark reduzierte
Breite der einzelnen (gelbgefärbten) Fasern (c). Es kommen aber, wie
gesagt, gelegentlich auch übernormal kalibrige, also hypertrophische
Fasern vor. Viele Fasern sind völlig verschwunden und an ihrer Stelle
findet sich (leuchtend rot gefärbtes) Bindegewebe (a), ferner (wabiges) Fettgewebe (b). Stellenweise sieht man fast nichts mehr von spezifischer Substanz, sondern nur fibrilläres Bindegewebe und Fettgewebe. Das Fehlen
jeglicher Reaktion im Interstitium ist bemerkenswert.

3. Entartungen.

Wachsartige Degeneration.

Bei Typhus abdominalis kommt (besonders im Rectus abdominis und
in den Adduktoren) eine Entartung der Muskelfasern vor, welche Zenker

als wachsartige Degeneration bezeichnet hat. Die Muskelblutungen (Muskelhämatome) beim Typhus beruhen auf Zerreißungen der erkrankten Muskulatur bzw. ihrer Gefäße. Auch bei anderen Infektionen (Tetanus, Streptokokkensepsis, Grippe z. B.), ferner bei Verbrennungen, Erfrierungen, auch bei Verschüttungen, wird die wachsartige Degeneration beobachtet. Das Muskelfleisch sieht gelblichweiß, wachsartig oder fischfleischähnlich aus.

Mikroskopisch (Fig. 192) (Karmin) stellt man auf einem Längsschnitt bei stärkerer Vergrößerung an vielen Muskelfasern das Fehlen der Querstreifung, das Hervortreten von Längsstreifung, das Auftreten von fibrillären Längsspaltungen fest. Vielfach sind die Fasern ganz homogen, hyalin, strukturlos und dabei mehr oder weniger gequollen, also verbreitert.

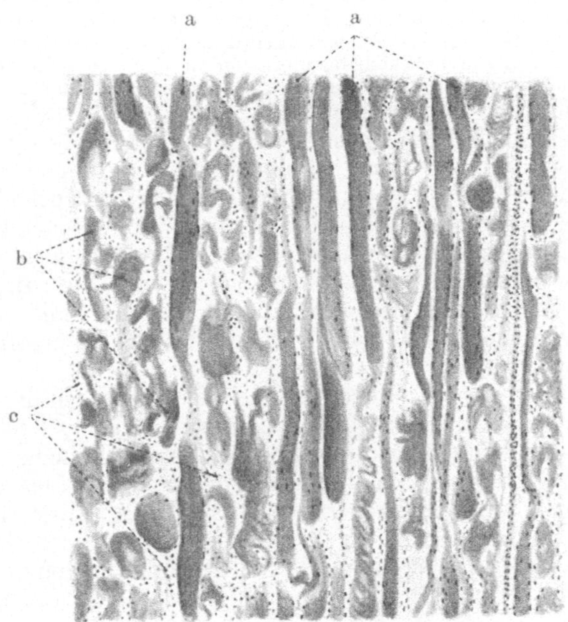

Fig. 192. Wachsartige Degeneration der Körpermuskeln. Vergr. 60fach.
(Karmin.)
a Muskelfasern, zum Teil noch quer gestreift, zum Teil gequollen und homogenisiert.
b Fragmente hyalin entarteter, zerrissener Muskelfasern. c Zellwucherungen zwischen den zerfallenen Muskelfasern.

Oft kann man an einer und derselben Faser wohl erhaltene Partien mit schönster Querstreifung und Übergänge zu Homogenisierung und Quellung beobachten (a). Charakteristisch sind weiterhin quere Einrisse und Rupturen der Fasern. Die auf diese Weise entstandenen Bruchstücke der Fasern zeigen die bizarrsten Formen: es sind hyaline Blöcke, fibrillär gespaltene, eingerollte Fragmente der kontraktilen Substanz (b). Diese Bilder sind wohl so aufzufassen, daß es bei der Kontraktion der degenerierenden Fasern zu Zerreißungen derselben kommt; dabei werden die Bruchstücke, soweit ihnen noch Kontraktilität zukommt, sich ebenfalls zusammenziehen und sehr mannigfaltige Formen bilden. Die Hyalinisierung, die schon an unzerissenen Muskelfasern deutlich ist, kann an den zerrissenen Fragmenten noch weiter gehen. Die hyaline Umwandlung der Fasern wird im Sinne einer echten Degeneration der kontraktilen Substanz — als Koagulationsnekrose derselben — aufgefaßt. Für eine primäre Degeneration scheint auch die Ätiologie zu sprechen, die uns in vielen Fällen die Bedeutung toxischer Einwirkungen vor Augen führt (s. oben).

Ob diese Toxine allerdings direkt schädigend auf die Muskulatur einwirken oder auf dem Umweg über vasomotorische Störungen, sei dahingestellt. Die ausgedehnte Wachsdegeneration der Muskeln bei Verschütteten, auch an Stellen, die nicht dem Trauma direkt ausgesetzt waren, spricht für vasomotorische Einflüsse (Gefäßspasmen!). Der Auffassung, daß die Hyalinisierung der Muskelfasern gar nicht der Ausdruck einer echten Degeneration sei, sondern daß man es mit intensiven Kontraktionen (Zusammenschiebungen der doppeltbrechenden Substanz), mit Zerrungen und Zerreißungen der kontrahierten Stellen zu tun habe, stehen große Bedenken gegenüber. Betrachtet man die Pathogenese der wachsartigen Degeneration vom Standpunkt einer vasomotorischen Störung, so ist eine einheitliche Auffassung aller Fälle möglich: Vasospasmen können toxisch bedingt sein (Gefäßzentrum!), sie können direkt und reflektorisch auch durch Traumen, Abkühlung usw. hervorgerufen werden. Die ungenügende Blutversorgung wird zu ischämischen Nekrosen führen, denen ungeordnete Kontraktionen vorausgehen können. Die Anordnung der Wachsdegeneration in den Muskeln von Verschütteten weist direkt auf den Gefäßverlauf hin, ein Umstand, der sehr zugunsten der Annahme von Angiospasmen spricht.

In späteren Stadien der Wachsdegeneration kommt es zu Resorption der zerfallenen Muskelmasse unter Beteiligung von jungen Bindegewebszellen und Wanderzellen, jedoch auch der gewucherten Muskelkerne selbst (sog. Sarkolyten). In diesen Stadien sieht man daher reichliche Zellneubildung zwischen den zerfallenen Muskelfasern. Nach Resorption der Zerfallsmassen schreiten junge Muskelzellen zur Regeneration, indem sie sich als Sarkoplasten zugweise aneinanderlegen und miteinander verschmelzen. Innerhalb der so entstehenden Synzytien treten myofibrilläre Differenzierungen auf.

In unserem Präparat sind die Kernwucherungen zwischen den zerfallenen Muskelfasern schon bei schwacher Vergrößerung deutlich zu sehen (c); bei starker Vergrößerung findet man neben kleineren, rundlichen und polymorphen Kernen (Lympho-, Leukozyten) größere, ovale, bläschenförmige Kerne; letztere gehören den wuchernden fixen Zellen (Fibroplasten, Myoplasten) an. Die Wucherungen der Muskelkerne stellen sich manchmal in Form von langen Kernreihen dar, die im Sarkoplasma einer zerfallenen Muskelfaser liegen. Oder man sieht ganze Züge von langgestreckten Einzelzellen, die sich innig aneinander legen (Muskelzellbänder).

B. Knochen.

a) Normal-histologische Vorbemerkungen.

An den Knochen können wir das Periost, die eigentliche Knochensubstanz, das Endost und das Mark unterscheiden. Das Periost bedeckt die Oberfläche der Knochen; es besteht aus einer mehrfachen Lage gefäßhaltigen, faserigen Bindegewebes. Beim fertigen Knochen folgt auf die äußere, derbe, hauptsächlich kollagenfaserige, gefäßreiche Lage gegen die Knochenoberfläche hin eine zellreiche, fibroelastische, gefäßärmere Schicht. Beim embryonalen Knochen findet sich ganz zu innerst die sog. Kambiumschichte, welche aus einem gefäßreichen, gallertigen Bindegewebe besteht und (dem Knochen aufliegend) einen saumartigen Belag von knochenbildenden Zellen (Osteoplasten) zeigt. Die inneren Schichten des Periosts sind auch im postembryonalen Leben die Matrix für alle periostale Knochenneubildung. Vom Periost aus ziehen Bindegewebs- und elastische Fasern in die Knochensubstanz hinein: die sog. Sharpeyschen oder durchbohrenden Fasern. Ferner dringen vom Periost her die ernährenden Blutgefäße in den Knochen ein. Die Knochensubstanz besteht aus der verkalkten Grundsubstanz und aus den Knochenzellen. Die Grundsubstanz hat ein homogenes Aussehen; ihr eigentlich feinfibrillärer Aufbau ist nur mit besonderen Methoden darzustellen. Die Grundsubstanz wird auch als eine die Fibrillen vereinigende „Kittsubstanz‘‘

bezeichnet. Die Knochenzellen liegen innerhalb der Grundsubstanz in zackig begrenzten, durch viele feine Ausläufer (Knochenkanälchen, Canaliculi) untereinander in Verbindung stehenden, kleinsten Höhlen (Knochenhöhlen, Lakunen). Die Zellen sind gestaltlich den Höhlen angepaßt nud hängen, wie diese, durch Ausläufer zusammen. Die Knochensubstanz ist zu Lamellen aufgeschichtet [1]). Diese sind um enge, gefäßführende Kanäle (Haverssche Kanäle) konzentrisch angeordnet. Zwischen den konzentrischen (Haversschen oder Spezial-) Lamellen gibt es sog. Schaltlamellen. Unter Grundlamellen (umfassende Lamellen, Generallamellen) versteht man an der äußeren und inneren Oberfläche des Knochens (zu dieser parallel verlaufende) Lamellen. An den Grenzen der einzelnen Lamellensysteme finden sich sog. Kittlinien. Neben den Haversschen Kanälen gibt es Volkmannsche Kanäle; es sind größere, die stärkeren Blutgefäße führende Kanäle, ohne charakteristische Lamellenschichtung der umgebenden Knochensubstanz. Sie heißen auch durchbohrende Kanäle, weil sie die Lamellensysteme regellos kreuzen.

An den Diaphysen der Röhrenknochen unterscheiden wir eine feste, dichte Rinde (Subst. compacta), ferner die netzförmig gebaute, knöcherne Spongiosa (Subst. spongiosa), endlich den Markkanal (Markhöhle). Die kompakte Substanz besteht nur aus Knochensubstanz mit Haversschen bzw. Volkmannschen Kanälen; für Mark ist hier kein Platz. Gegen die Markhöhle hin löst sich die Kompakta in ein schwammiges, spongiöses System auf: die Knochensubstanz ist hier in verzweigten, ein zusammenhängendes Netz bildenden „Bälkchen" entwickelt, zwischen denen Markgewebe liegt. Die Bälkchen der Spongiosa haben zwar lamellären Bau, aber keine Haversschen Systeme. Die Spongiosa wird gegen die Markhöhle hin immer weitmaschiger, die Markmasse entsprechend größer. Die Epiphysen der Röhrenknochen, die kurzen und platten Knochen zeigen nur eine schmale kompakte Rinde und bestehen sonst ganz aus mehr oder weniger weitmaschiger, Mark enthaltender Knochenspongiosa. Bei den platten Schädelknochen ist die kompakte Rinde quantitativ ungefähr ebenso stark entwickelt wie der spongiöse Markteil.

Das Endost ist eine feine bindegewebige Haut, welche alle inneren Knochenflächen, also die Haversschen und Volkmannschen Kanäle, sowie die Markräume der Spongiosa auskleidet. Sie ist Matrix für (endostale) Knochenneubildung. In den Haversschen und Volkmannschen Kanälen findet sich außer Blutgefäßen ein zartfaseriges Bindegewebe. Das Mark ist in den kurzen und platten Knochen bis ins Greisenalter, in den langen Röhrenknochen nur im jugendlichen Alter, ein rotes, zelliges, blutbildendes Mark. In vorgeschrittenerem Alter wird es in den langen Knochen zu gelbem Fettmark; im Greisenalter verliert es auch das Fett und wird ein saftreiches, zellarmes Bindegewebe (Gallertmark). In hohem Greisenalter kann in Röhrenknochen wieder rotes Mark, in platten und kurzen Knochen Fettmark auftreten. Das rote Mark des fertigen Knochens besteht aus den Zellen der myeloischen Reihe (s. S. 28). Um die zahlreichen weiten Gefäße (Knochenmarkskapillaren und kleine Venen) sind innerhalb der Maschen eines retikulären Bindegewebes kernhaltige und entkernte rote Blutkörperchen (Erythroplasten, Erythrozyten), ferner ungekörnte Myeloplasten, gekörnte Myelozyten und Übergänge zu den gekörnten polymorphkernigen Leukozyten, endlich eigenartige Riesenzellen (Megakaryozyten) mit großen, groblappigen, verzweigten Kernen eingelagert. Lymphozyten finden sich normalerweise nur spärlich. Das Fettmark besteht aus Fettgewebe, in das da und dort Reste myeloischer Zellen eingelagert sind. Das Gallertmark ist ein zartes Bindegewebe, mit verzweigten Bindegewebszellen. Die Blutgefäßversorgung des Markes erfolgt durch die Arteriae nutritiae, welche die Knochenrinde durchbohren und ins Mark eindringen.

Die Entwicklung der Knochen findet einmal durch Wucherung und Differenzierung mesenchymalen Bindegewebes statt (direkte oder primäre Knochenbildung), ferner an der Oberfläche von Knorpel (perichondrale, periostale Knochenbildung, sog. Deck- oder Belegknochen), endlich innerhalb von Knorpel (enchondraler Knochen). Das Wachstum der Knochen nach der Dicke geschieht durch periostale (perichondrale) Neubildung, das Wachstum in der Länge durch enchondrale Knochenneubildung. Diese letztere finden wir vor allem an den knorpeligen Grenzen zwischen Diaphysen und Epiphysen (Fugenknorpel)

---

[1]) Neben lamellösem Knochen gibt es auch sog. geflechtartigen Knochen. Er findet sich sowohl normalerweise als auch bei pathologischen Knochenneubildungen und besteht aus einem netzartigen Geflecht von verkitteten Faserbündeln zwischen Gefäßräumen. Er kann zu lamellösem Knochen umgebaut werden.

und an der Knochenknorpelgrenze der Rippen. Untersuchen wir bei wachsenden Knochen diese Knochenknorpelgrenze, so können wir folgende hintereinandergelagerte Zonen unterscheiden: 1. die Zone des ruhenden Knorpels: aus hyaliner Knorpelgrundsubstanz mit eingelagerten Knorpelzellen bestehend (makroskopisch von weißer Farbe); 2. die Zone des wuchernden Knorpels: unter Zunahme der Zahl und unter allerlei Gestaltsveränderungen der Knorpelzellen entsteht ein zellreicher, an Grundsubstanz relativ armer Knorpel (makroskopisch grauweiß); 3. die Zone des Säulenknorpels: die Knorpelzellen sind hier stark gewuchert und liegen in parallel gestellten, langen Reihen (Säulen) beieinander. Durch blasige Umwandlung der Knorpelzellen in den Säulen verlängern sich diese bedeutend. Zwischen den Säulen sind schmale Streifen von Grundsubstanz vorhanden (makroskopisch grau und stark durchscheinend, glasig); 4. die Zone der provisorischen Verkalkung und der primären Markraumbildung (makroskopisch durch eine weißgelbe Linie an der Grenze zwischen Epi- und Diaphyse gekennzeichnet). In dieser Zone verkalkt die Knorpelgrundsubstanz. Die blasigen Knorpelsäulen werden durch junge Gefäße aufgelöst, die, parallel nebeneinander geordnet und von Zellen begleitet, vom Mark her in den Knorpel eindringen. Die Knorpelzellen gehen zugrunde. Es entstehen so nebeneinander gelegene, gefäßhaltige, zellenreiche Räume (primäre Markräume), zwischen denen die verkalkte Knorpelgrundsubstanz in Form von Scheidewänden bestehen bleibt. Diese verkalkten Knorpelpfeiler bilden das provisorische feste Gerüst, auf dessen Oberfläche nun von den Zellen der primären Markräume (Osteoplasten) Knochensubstanz schichtweise abgelagert wird. So entstehen junge Knochenbälkchen, die noch lange Zeit einen Kern verkalkter Knorpelgrundsubstanz inmitten enthalten (Charakteristikum des endochondral gebildeten Knochens!). Durch fortgesetzte Resorptions- und Appositionsvorgänge an diesen Bälkchen entstehen schließlich die fertigen Knochenbälkchen der Spongiosa. Die Knochenrinde wird durch die periostale Knochenneubildung geliefert [1]).

Bemerkt sei noch, daß unter pathologischen Verhältnissen Periost und Endost auch Knorpel liefern, ja, daß nicht nur spezifische Osteoplasten, also Abkömmlinge des Periosts und Endosts, sondern beliebige Bindegewebszellen an allen Stellen des Körpers (auch unabhängig vom Skelett, in Weichteilen, inneren Organen) Knorpel und Knochen bilden können (Metaplasie). Man sieht dabei auch Übergänge von Knorpel in Knochen und hat von einem metaplastischen Typ der Knochenentstehung gegenüber der oben geschilderten, neoplastischen Form gesprochen. Es liegt aber nicht eine Umwandlung fertigen Knorpels in Knochen unter Persistenz der Zellen vor, sondern es handelt sich um die Wucherung eines indifferenten, zelligen Keimgewebes, das sich hier in Knorpel, dort in Knochengewebe ausdifferenziert. Eine direkte Metaplasie fertigen Knorpels in Knochen gibt es nicht. Wenn bei pathologischen Vorgängen fertiger Knorpel in Knochen umgewandelt wird, geschieht es in ähnlicher Weise wie beim endochondralen Knochenwachstum: d. h. erst wird der Knorpel durch gefäßhaltiges, zelliges Keimgewebe aufgelöst, und auf den Resten der Knorpelgrundsubstanz wird Knochengewebe abgelagert (Ab- und Umbau des Knorpels zu Knochengewebe).

Bei der normalen und noch mehr bei der pathologischen Knochenneubildung kommt neben Anbau auch Abbau des Knochens vor. Der Anbau wird durch die Osteoplasten besorgt. Wie dies geschieht, ist strittig. Ist es eine Art Ausscheidung der knochenbildenden Zellen? Oder wandelt sich das periphere Protoplasma dieser Zellen in Knochengrundsubstanz um, während der Rest der Zelle mit dem Kern zur Knochenzelle wird? Den Abbau besorgen die Osteoklasten; auch sie sind, wie die Osteoplasten, Abkömmlinge des Periosts und Endosts. Nach der Meinung einiger Forscher entstehen sie aus Gefäßendothelien. Wahrscheinlich haben wir nur Funktionszustände einer und derselben Zellart vor uns. Die Osteoklasten (Polykaryozyten, Myeloplaxen) sind mehrkernige Riesenzellen. Sie lösen den Knochen auf; man findet sie daher in Ausfräsungen des Knochens, in den sog. Howshipschen Lakunen, vor. Bei pathologischen Auflösungen des Knochens spielt auch noch die diffuse Entkalkung (Halisterese), sowie die Bildung zerstörender Gefäßkanäle (perforierende Kanäle) eine Rolle.

---

[1]) Die oben kurz geschilderten Wucherungsvorgänge am Epiphysenknorpel stehen in enger Beziehung zu den sog. Knorpelmarkkanälen (M. B. Schmidt). Das sind vom Perichondrium her in alternierenden Abständen senkrecht eindringende Gefäßkanäle, welche den Epiphysenknorpel in übereinanderliegende „Etagen" zerlegen. Die Wucherung des Knorpels und damit auch die Auflösung und der Umbau desselben zu Knochen erfolgt etagenweise.

b) Pathologische Histologie.

1. Störungen des Stoffwechsels und der Ernährung.

α) Rachitis.

An diese Auseinandersetzungen über das Knochenwachstum schließen wir die histologische Untersuchung einer Krankheit an, welche die wichtigste und häufigste Wachstumsstörung des Skeletts ist.

Die Rachitis ist eine Erkrankung der ersten Lebensjahre. Später auftretende (seltene) Fälle werden als Rachitis tarda bezeichnet. Die sog. fötale Rachitis ist ein Prozeß sui generis, der auf Ernährungsstörung der Knorpelfuge beruht (sog. Chondrodystrophie). Auch die Osteogenesis imperfecta ist eine fetale Störung, die aber nicht den Knorpel, sondern das osteoplastische Gewebe betrifft. Beide haben mit der Rachitis nichts zu tun. Das Wesen der Rachitis besteht in dem Unvermögen des neugebildeten Knochengewebes, Kalksalze zu binden. Es liegt also eine Stoffwechselstörung vor. Es entsteht kalkarmer oder kalkloser Knochen, sog. Osteoid. Dieser ist weich, nachgiebig. Daher erklären sich die charakteristischen Deformitäten des rachitischen Skeletts größtenteils als Druck- und Zug- (Belastungs-) Deformitäten (Hühnerbrust, plattes Becken, Verbiegungen der Extremitäten, der Wirbelsäule, Kraniotabes, Persistenz der Fontanellen). Daneben spielen osteophytäre Verdickungen durch periostale Wucherung am Schädel und anderen Knochen eine Rolle. An den Stellen des enchondralen Knochenwachstums (Epiphysen) kommt es wegen der Weichheit des neugebildeten Knochenmaterials zu Verschiebungen der Teile gegeneinander. Das hat eine Änderung der statischen Verhältnisse zur Folge, bei deren Ausgleich sich Wucherungen von Knorpel und Osteoid entwickeln. So entstehen an den Grenzen zwischen Epi- und Diaphysen unregelmäßige Verdickungen („Zwiewuchs"), an der Knochenknorpelgrenze der Rippen der sog. rachitische Rosenkranz. Die Zunahme der Knorpelmassen an den Epiphysengrenzen (Verbreiterung der Wucherungszonen) beruht aber nur zum Teil auf solchen sekundären, statisch bedingten Wucherungen. Zum anderen Teil liegt eine primäre Störung des enchondralen Wachstums vor. Infolge mangelhafter oder fehlender Ausbildung der Verkalkungszone im wuchernden Knorpel entsteht ein unregelmäßiger Abbau des Knorpels. Der Abbau vollzieht sich unter abnorm reichlicher und ungeordneter Gefäßbildung. Die Gefäße stammen zum Teil vom Perichondrium, zum Teil vom Knochenmark. Viel unabgebauter Knorpel bleibt bestehen; dazwischen entwickelt sich überall von den pathologisch vermehrten Gefäßen her in völlig ungeordneter Weise ein kalkloses Gewebe (Knorpelknochen, Osteoid). Besonders reichlich häuft sich dieses Gewebe als sog. „spongioide Schicht" an der Grenze gegen die Diaphyse an.

Die Bedeutung der Änderung der Statik für die rachitischen Knochenwucherungen kommt auch bei der periostalen Rachitis zum Ausdruck. Diese Form steht in einem gewissen Gegensatz zu der enchondralen Rachitis, weil bei ihr die Auflagerungen und Verdickungen der Knochenrinde vorherrschen, während die Wucherungen an der Epi-Diaphysengrenze zurücktreten. Die stärksten periostalen Anbildungen findet man dabei gerade an den Stellen der größten Druck- und Zugspannung, z. B. an den Stellen der stärksten Durchbiegung der verkrümmten Röhrenknochen. Mit der periostalen Wucherung verbindet sich bei dieser Form der Rachitis oft eine starke endostale Neubildung. Es entsteht „fibröses Mark" in der Markhöhle der Röhrenknochen und in den Markräumen der Spongiosa und im Zusammenhang damit reichlich ungeordnetes Osteoid, wobei auch schon gebildeter Knochen wieder resorbiert (Osteoklasten!) und durch das neuentstandene Osteoid ersetzt wird. Neben den geschilderten Vorgängen spielen bei der Rachitis auch Entkalkungsvorgänge (Halisterese) eine Rolle. Die Rachitis heilt unter Auftreten von Verkalkungszonen mit Ausbildung regulärer enchondraler Knochenneubildung, sowie unter Verkalkung

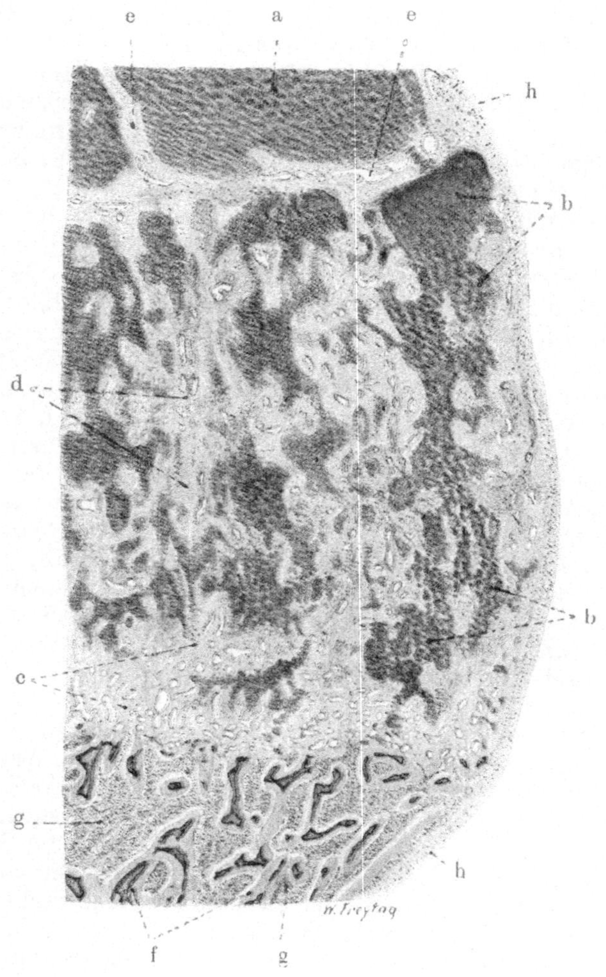

Fig. 193. Rachitis (Knochenknorpelgrenze einer Rippe). Vergr. 10fach. (Hämatoxylin-Eosin.)
a Wuchernder Knorpel. b Säulenknorpel in unregelmäßiger Proliferation. c Gefäßreiches Osteoidgewebe an der Grenze gegen den Rippenknochen. d Osteoidgewebe zwischen wucherndem Säulenknorpel. e Knorpelmarkkanäle. f Knochenbälkchen, zentral mit verkalkter Knorpelgrundsubstanz, peripher mit osteoiden Säumen. g Markgewebe. h Periost bzw. Perichondrium.

des bereits gebildeten Osteoids. Rückbildung und Auflösung, sowie Umbau der pathologischen Knorpel- und Osteoidwucherungen spielen ebenfalls eine Rolle.

Ätiologisch ist die Rachitis nicht aufgeklärt. Infektionen spielen wohl keine direkte Rolle, wenn es auch gelang, mit einem Diplokokkus bei jungen Ratten rachitisartige, bei alten Ratten osteomalazieähnliche Störungen am Skelett zu erzeugen. Die Rachitis als entzündlichen Prozeß anzusehen, liegt keine Veranlassung vor. Der Zusammenhang der Rachitis der Tiere mit der Domestik a t i o n weist nur allgemein in die Richtung einer Stoffwechsel- bzw. Ernährungsstörung. Durch Entziehung des fettlöslichen Vitamins (in Verbindung mit Mangel an Licht und Bewegung) sollen besonders bei Hunden rachitisartige Störungen am Skelett erzeugt werden können. Bei Ratten entsteht unter solchen Bedingungen Osteoporose. Die mangelhafte Verkalkung des Knochens bei der Rachitis wird teils auf ein Unvermögen des jungen Knochengewebes, Kalksalze (trotz Angebotes) zu binden, zurückgeführt, teils auf eine mangelhafte Zufuhr von Kalk zu den Knochen (Darmstörungen!). Kalkarme Nahrung führt zu Skelettveränderungen, die mehr der Porose und Malazie als der Rachitis zugehören. Die Beziehungen der Rachitis zu innersekretorischen Störungen (Thymus, Epithelkörperchen) sind noch nicht genügend aufgeklärt.

Betrachten wir nach diesen Vorausschickungen einen Durchschnitt durch die Knorpelknochengrenze einer entkalkten und mit Hämatoxylin-Eosin gefärbten rachitischen Rippe (Fig. 193) bei ganz schwacher Vergrößerung, so lehrt die oberflächliche Durchsicht des Präparates, daß statt der normalen regelmäßigen Aufeinanderfolge der Schichten ein vollkommenes Durcheinander der einzelnen beteiligten Gewebe besteht. Wir können zwar eine Zone des wuchernden Knorpels (a), sowie eine Zone des „Säulenknorpels" (b) unterscheiden (die Knorpelmassen dunkelblauviolett gefärbt!). Aber es erscheint nicht nur die Masse des wuchernden Säulenknorpels abnorm groß (verbreiterte Wucherungszone), sondern es ist auch die Abgrenzung der wuchernden Knorpelmassen gegen den knöchernen Abschnitt der Rippe hin, durchaus unregelmäßig: in breiteren und schmäleren Zungen springt der Säulenknorpel gegen diesen Abschnitt vor. Von der Ausbildung einer provisorischen Verkalkungszone ist nichts zu sehen. Zwischen den dunkelblau gefärbten Massen des Säulenknorpels finden sich überall hellblau- und zartrosa gefärbte Massen: erstere bestehen aus Knorpelgewebe, letztere aus gefäßreichem Osteoid (d). Diese Gewebe stehen in augenscheinlichem Zusammenhang mit Gefäßen. Eine ganz abnorme und ungeordnete Vaskularisation der verbreiterten Knorpelwucherungszone ist festzustellen. Gefäße durchsetzen in der Längs- und Querrichtung der Rippe das ganze Gebiet: sie stammen aus dem Knochenmark der Rippe, zum Teil und hauptsächlich sind sie vom Perichondrium (h) her vorgedrungen. Zwischen wucherndem Knorpel und Säulenknorpel schieben sich solche (quer verlaufende) perichondrale Gefäße wie eine trennende Schicht ein (e). An den wuchernden Säulenknorpel schließt sich eine rosagefärbte Zone (c) an, die allmählich in die Spongiosa des Rippenknochens übergeht. Diese Zone enthält da und dort blaugefärbte Knorpelherde. Sie ist von Gefäßen reichlich durchsetzt und besteht aus Osteoid. Diese osteoide Zone wird schließlich abgelöst vom spongiösen Rippenknochen, an dem man deutlich Knochenbälkchen (f) mit zwischengelagertem Markgewebe (g) unterscheiden kann. Diese Knochenbälkchen zeigen alle zentral eine dunkelblaugefärbte Substanz (= verkalkter Knorpel) und peripher einen rosa gefärbten Saum (= aufgelagerte, mangelhaft verkalkte Knochensubstanz.)

So ist also zwischen knorpeligem und knöchernem Anteil der Rippe ein massiges, aus unregelmäßig gewuchertem, sowie überreichlich vaskularisiertem Knorpel und Osteoid bestehendes Gewebe eingeschoben, das in seiner Gesamtheit eine bedeutende Verdickung der Rippe bedingt (sog. rachitischer Rosenkranz).

Wenn wir den Weg vom Knorpel bis zur Knochenspongiosa der Rippe mit der starken Vergrößerung durchmustern, so sehen wir im wuchernden Knorpel (a) die Knorpelzellen teils diffus vermehrt, teils zu kleinen Gruppen und Haufen zusammengeordnet. Im Säulenknorpel (b) sieht man die charakteristische, blasige Umwandlung der Knorpelzellen und ihre Aufschichtung in Reihen. Die Gefäße der wuchernden Knorpelpartie sind im allgemeinen weit, von lockerem Gewebe mit rundlichen, länglichen und verzweigten

Zellen begleitet (osteogenes Gewebe). Die blaßblau und rosa gefärbten Massen zwischen dem gewucherten Säulenknorpel und an der Grenze gegen den Rippenknochen (c, d) bieten bei starker Vergrößerung ein wechselvolles Bild. Wir finden Stellen, die mit ihrer homogenen (blaßblau gefärbten) Grundsubstanz und den eingelagerten, rundlichen Zellen durchaus an Hyalinknorpel erinnern. Wir finden ferner ein Gewebe, dessen homogene Grundmasse zwar ebenfalls noch blaßblau gefärbt erscheint, dessen Zellen aber die zackige Form der Knochenkörperchen aufweisen (sog. Knorpelknochen). Endlich sehen wir rosa gefärbte Grundsubstanz mit zackigen Knochenkörperchen (kalkloser Knochen, Osteoid). Zwischenformen zwischen den geschilderten Typen gibt es reichlich. Man hat den Eindruck, daß ein osteogenes Keimgewebe sich sehr verschieden, sehr unregelmäßig und unvollkommen ausdifferenziert. Übergänge ausdifferenzierter Typen ineinander gibt es nicht; sie werden nur durch das enge Nebeneinander der verschiedenen histologischen Bilder vorgetäuscht. Überall finden wir gewissermaßen als Zentren dieser knorpeligen und osteoiden Neubildungen Gefäße. Um diese Gefäße herum lassen sich überall Zellen nachweisen (Keimzellen des osteogenen Gewebes). Die spongioide Schicht (c) an der Grenze zwischen Rippenknochen und Knorpelwucherungszone besteht ganz aus Gefäßen mit herumgelagertem Osteoid. An einigen Stellen produziert das osteogene Gewebe in der Umgebung der Gefäße Osteoklastenriesenzellen, die in Howshipschen Lakunen des Osteoids liegen. Hier liegen also Abbauvorgänge vor. Der knöcherne Anteil der Rippe zeigt eine annähernd normale Knochenstruktur. Wir erkennen eine typische Spongiosa mit Knochenbälkchen, zwischen welchen die zellerfüllten Markräume liegen. Das Gewebe in den Markräumen hat die Zusammensetzung des roten, blutbildenden Knochenmarks. Am Perichondrium und Periost der Rippe stellen wir beträchtlichen Reichtum an Zellen fest. Besonders subperichondral finden wir Knorpel und Osteoid, das wohl vom Perichondrium geliefert ist. Die Beteiligung von Periost und Perichondrium an dem Prozeß tritt aber in unserem Fall ganz zurück gegenüber der endochondralen Störung.

β) Osteomalazie.

Die Rachitis ist eine Erkrankung des wachsenden, die Osteomalazie eine Erkrankung des erwachsenen Skeletts. In beiden Fällen sind die Knochen weich. Es wurde behauptet, der wesentliche Unterschied zwischen beiden Krankheiten bestehe darin, daß bei der Rachitis der neugebildete Knochen primär kalklos bleibe, während bei der Osteomalazie fertig gebildeter, kalkhaltiger Knochen sekundär entkalkt werde. So würde schließlich in beiden Fällen osteoides, kalkarmes oder kalkloses Gewebe, wenn auch auf verschiedenem Wege, entstehen. Diese Unterscheidung läßt sich in so scharfer Formulierung nicht aufrecht erhalten. Wenn man die beiden Krankheiten mit dem Mikroskop verfolgt, findet man viele gemeinsame Züge. Man stellt einerseits bei Rachitis Bilder fest, die für sekundäre Entkalkung des Knochens (Halisterese) und Auflösung des Osteoids sprechen, andererseits sind bei Osteomalazie nicht nur halisteretische Prozesse nachweisbar, sondern es findet auch Bildung neuen Knochens statt, der von vornherein kalklos ist.

So viel Übereinstimmendes die feineren geweblichen Vorgänge bei beiden Krankheiten darbieten, so wenig wäre es berechtigt, Rachitis und Osteomalazie miteinander zu identifizieren. Denn wenn man nicht nur mit dem Mikroskop allein, sondern unter Berücksichtigung des gesamten klinischen und grobanatomischen Bildes die beiden Krankheiten betrachtet, so wird man die Berechtigung ihrer völligen Selbständigkeit nicht in Zweifel ziehen können. Die Osteomalazie tritt in erster Linie im Zusammenhang mit der

Schwangerschaft (Osteomalacia gravidarum) auf. Ein gewisser Grad von Kalkberaubung des Skeletts, ja auch von weichen Osteophytbildungen (vor allem am Schädel) findet sich bei Schwangeren sogar physiologisch. Zweitens unterscheiden wir eine senile Form der Osteomalazie (neben der senilen Osteoporose). Über die Stellung der sog. infantilen Osteomalazie zur Rachitis sind die Meinungen noch geteilt.

Was den osteomalazischen Prozessen ursächlich zugrunde liegt, ob eine Säurebildung, ob vasomotorische Störungen (dauernde Hyperämien), oder Störungen der inneren Sekretion (Ovarien!), die sich vielleicht auch vasomotorisch auswirken, ist noch nicht klargestellt. Durch Störungen der Ernährung (kalkarme, vitaminarme Kost) können experimentell Knochenatrophie (Osteoporose) und malazieähnliche Erscheinungen am Skelett erzeugt werden (vgl. auch die sog. Hungerosteomalazie!).

Grobanatomisch fehlen der Osteomalazie die Verdickungen der Gelenkenden der Knochen, durch welche die enchondrale Rachitis ausgezeichnet ist. Das ist selbstverständlich, weil wir es ja mit erwachsenen Knochen zu tun haben, bei denen die enchondralen Bildungsprozesse abgeschlossen sind. Bei der Osteomalazie treten die Erweichungen der Knochenmasse in den Vordergrund. Die Knochen können in schweren Fällen eine kautschukartige Konsistenz zeigen und sich nach allen Richtungen hin biegsam und zusammendrückbar erweisen. Im Zusammenhang damit läßt sich in vielen Fällen eine Massenabnahme (Atrophie) der gesamten Knochensubstanz, Schwund der Kompakta und Spongiosa, nachweisen, so daß die weichen Knochen dünne Rinde und grobporige Spongiosa aufweisen. Dem Schwund entsprechend vergrößern sich die Markräume. Teils sind diese letzteren mit rotem Mark ausgefüllt (Osteomalacia rubra), teils enthalten sie Fettmark (Osteomalacia flava). In anderen Fällen ist die Erweichung der Knochen nicht mit einfacher Atrophie der Knochensubstanz, sondern im Gegenteil mit oft mächtiger Neubildung von Knochengewebe verbunden. Aber der neugebildete Knochen bleibt kalklos, weich. Bei diesen Neubildungen findet oft ein ausgedehnter Umbau des Knochens statt. Es resultieren Verdichtungen der Knochen mit Einengung der Markräume. Der neue Knochen entsteht teils durch Ablagerung auf altem Knochen (Osteoplastensäume!), teils wuchert das Mark (Endost) und es bildet sich sog. Fasermark, das sich in ungeordnete osteoide Substanz umwandelt. Wir können also eine atrophierende und eine hypertrophierende Form der Osteomalazie unterscheiden.

Die osteomalazischen Knochendeformitäten sind Belastungsdeformitäten. Sie bieten ein von der Rachitis verschiedenes Bild dar: Kartenherzform des Beckeneingangs, schwere, manchmal spiralige Verkrümmungen der Extremitäten, seitliche Impressionen des Thorax, schwere Kyphoskoliose, in vorgeschrittenen Fällen Zusammensinken des ganzen Skeletts. Heilung der Osteomalazie kann erfolgen durch Verkalkung der osteoiden Massen und komplizierte An- und Abbauten (Umbauten) des Knochens.

Als mikroskopisches Präparat (Fig. 194) liegt uns ein Durchschnitt durch einen Wirbelkörper bei atrophischer Osteomalazie vor (Hämatoxylin-Eosin). Wir sehen die schmalen (atrophischen) Knochenbälkchen der Wirbelspongiosa und zwischen ihnen die weiten Markräume (c). Die Bälkchen bieten ein sehr charakteristisches Aussehen: jedes Bälkchen hat in seinen zentralen Teilen (a) eine verwaschene Violettfärbung angenommen, während die peripheren Teile (b) rosa gefärbt sind. Die Affinität des Kalkes zum Hämatoxylin hat die Violettfärbung bedingt. Also haben wir hier verkalkte Bezirke der Bälkchen vor uns, während die kalklosen Bezirke nur die Eosinfarbe aufgenommen haben. Bei starker Vergrößerung zeigen sich noch weitere Unterschiede zwischen kalkhaltigen und kalklosen Teilen der Bälkchen. Erstere sind durch typische zackige Knochenkörperchen mit zierlichen Ausläufern ausgezeichnet, während die kalklosen peripheren Säume nur sehr spärliche und kleine (atrophische), rundliche oder längliche Knochenkörperchen ohne Ausläufer aufweisen.

Inwieweit die osteoiden Säume durch sekundäre Entkalkung vorher
kalkhaltigen Knochens entstanden sind oder dadurch, daß neuer Knochen
gebildet wurde, der von vornherein kalklos blieb, ist eine schwierige und
sehr umstrittene Frage. Manche halten alle osteoiden Säume für neugebildeten
Knochen. Da die Bälkchen schmal, die Markräume weit sind, ist die Annahme einer halisteretischen Atrophie wahrscheinlicher. Für diese Annahme
wird aber auch ein anderer Befund geltend gemacht. Wir sehen an manchen
Bälkchen bei starker Vergrößerung eine Lockerung der Knochensubstanz,

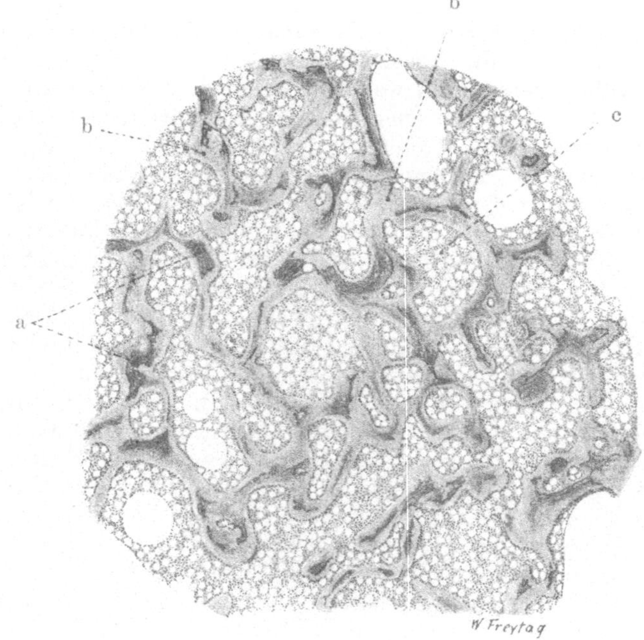

Fig. 194. Osteomalazie (atrophische Form). Vergr. 20fach.
(Hämatoxylin-Eosin.)
a Zentral kalkhaltige Teile atrophischer Knochenbälkchen (eines Wirbelkörpers).
b Periphere, kalklose (osteoide) Säume der Knochenbälkchen. c Große Markräume
mit zellreichem, myeloischem, von Fettzellen durchsetzten Markgewebe erfüllt.

eine Art feinster Lückenbildung, welche die Vorstellung einer Auffaserung
der Grundsubstanz erweckt [1]). Gerade solche Befunde sind für die Halisterese als charakteristisch angesehen worden. Freilich drückt sich in ihnen
nur der mangelnde Kalkgehalt der Grundsubstanz aus, wodurch der fibrilläre Aufbau der letzteren deutlich wird. Solche Bilder können aber sekundär
entkalkte Bälkchen ebenso geben wie primär mangelhaft verkalkte. Im
Mark zwischen den Bälkchen treffen wir die Elemente der myeloischen
Reihe an.

---

[1]) Durch besondere Vorbehandlung kann man diese Auffaserungen besser zur
Darstellung bringen. Es entstehen dabei infolge Luftfüllung der feineren Spalträume die sog. Recklinghausenschen Gitterfiguren. Man erhält sie durch
Einlegen unentkalkter Schnitte in starke Alaunlösung mit darauffolgender Behandlung in doppelkohlensaurem Natron. Hierdurch kommt eine Gasinjektion der
Lücken in der Grundsubstanz zustande.

Die lakunäre Resorption (durch Osteoklastenriesenzellen) spielt in unserem
Falle eine sehr untergeordnete Rolle. Nur da und dort sieht man bei starker
Vergrößerung eine Ausfräsung der Knochenbälkchen, in welcher eine Riesenzelle liegt. Anbau neuen Knochens (durch Osteoplasten) ist nirgends deutlich
ausgesprochen; es fehlen typische Osteoplastensäume. Die Ausbildung von
Fasermark tritt bei diesen atrophischen Formen der Osteomalazie in der
Regel ganz zurück. Findet sich gelegentlich stellenweise faserige Umwandlung des Markes (Endostes), dann kann man gerade an solchen Stellen
auch Osteoklasten nachweisen. Auch in unserem Falle sieht man nur zellreiches, blutbildendes Mark mit zahlreichen Fettzellen.

Im Gegensatz hierzu finden sich bei den hypertrophierenden Formen von
Osteomalacia gravis Halisterese und lakunäre Resorption mit osteoiden
Neubildungen und fibrösen Wucherungen des Markes in den buntesten Bildern
gemischt. Über Beziehungen der sog. lokalen Osteomalazie zu gewissen
Zysten und geschwulstartigen Bildungen der Knochen s. S. 363.

2. Entzündungen.

Akute eitrige Osteomyelitis.

Eitrige Entzündungen der Knochen können sich im Periost, im Markzylinder der Röhrenknochen, in den Markräumen der Spongiosa und in den
Haversschen Kanälen abspielen. Dementsprechend unterscheidet man
eitrige Periostitis, Osteomyelitis und Ostitis. Solche Entzündungen
kommen teils durch direkte Infektion von außen (Trauma), teils durch Fort-
leitung aus der Umgebung, teils auf hämatogenem Wege zustande. Von
Erregern werden vor allem Staphylokokken, ferner Streptokokken, Pneumo-
kokken, Typhusbazillen gefunden. Die hämatogenen Entzündungen sind
entweder metastatische im engeren Sinne (z. B. Knochenentzündungen
bei Typhus abdominalis, bei pyämischer Allgemeininfektion), oder es handelt
sich um unbekannte Eingangspforten der Eitererreger mit primärer Lokalisation im Knochen (kryptogenetische Infektion). Oft sind auch diese sog.
genuinen Formen in Wirklichkeit echte Metastasen; nur ist der primäre
Herd klein und wird übersehen (Mandelabszeß, Panaritium!). Die eitrige
Periostitis spielt sich in den tieferen Schichten des Periostes ab und führt
zu subperiostalen Eiteransammlungen und zur Abhebung des Periosts. Die
eitrige Osteomyelitis ruft im Markzylinder der (am häufigsten erkrankten)
Röhrenknochen rötliche (hyperämisch-hämorrhagische) Entzündungsherde
hervor. Oft ist eine diffuse (phlegmonöse) Entzündung des Markes vorhanden. Durch eitrige Schmelzung entstehen Abszesse. Durch Übergreifen
der Entzündung auf die Markräume der Spongiosa und die Haversschen
Kanäle wird der Prozeß zur Panostitis und führt wegen Unterbrechung
der Ernährung zu Nekrosen der eigentlichen Knochensubstanz. Letztere
verhält sich durchaus passiv. Dauert der Prozeß länger, so entwickelt sich
Granulationsgewebe, welches einerseits die Tela ossea auflöst, wobei es vor
allem (unter begleitender Eiterung) die Nekrosen sequestriert (rarefizierende
Ostitis), andererseits durch Knochenneubildung förmliche knöcherne Grenz-
wälle gegen die entzündliche Zerstörung schafft (kondensierende Ostitis).
Der nekrotische Knochen liegt in solchen Fällen als freier Sequester in einer
neugebildeten knöchernen Schale, welche die Totenlade genannt wird.
Fisteln („Kloaken") führen von der Totenlade nach außen. Karies nennen
wir die rauhen Defekte, die durch Granulationsgewebe an der Oberfläche
oder im Innern der Knochen erzeugt werden. Bei chronischem Verlauf
sieht man ein höchst kompliziertes Bild, das sich zusammensetzt aus Abszedierung, Fistel- und Sequesterbildung einerseits, aus kariöser Auflösung

(Porosierung) des Knochens und aus Neubildungsprozessen (Sklerosierungen, Hyperostosen) andererseits.

Die akute infektiöse Osteomyelitis befällt hauptsächlich junge Menschen; vor allem werden die rasch wachsenden Knochen (Röhrenknochen) ergriffen. Häufig führt die eitrige Osteomyelitis zum Tode durch Allgemeininfektion (Pyämie).

Von einem Fall von frischer eitriger Osteomyelitis stammt unser (nach van Gieson gefärbtes) Präparat (Fig. 195). Der Schnitt zeigt ein Netzwerk von Knochenbälkchen (a) und dazwischen gelegenes Markgewebe (b), also das Gefüge einer Knochenspongiosa. Das Markgewebe hat die Beschaffenheit des Fettmarkes. Die Gefäße des Markes sind sehr weit und stark gefüllt (Hyperämie). Blutungen finden sich. Auflockerungen des Markgewebes

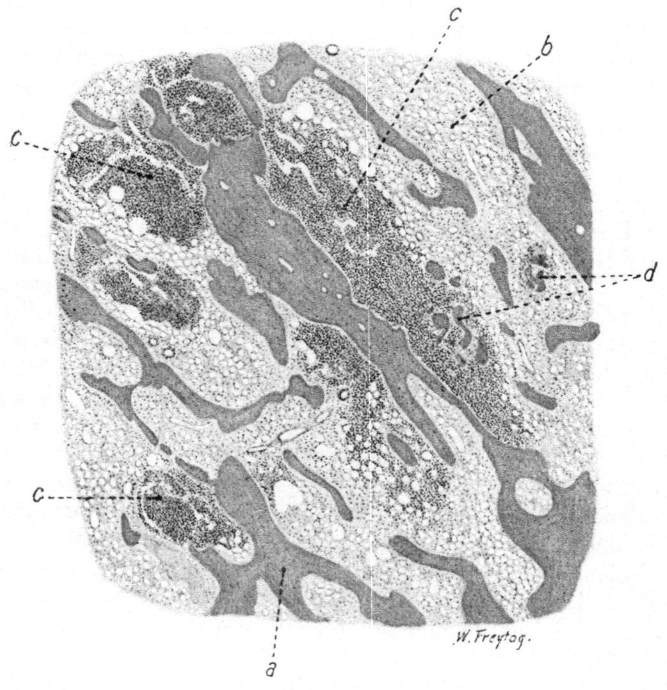

Fig. 195. Akute eitrige Osteomyelitis. Vergr. 14fach. (van Gieson.) a Knochenbälkchen; in der Mitte ein solches mit teilweise schlechter Kernfärbung (Nekrose). b Fettmark. c Eitrige Entzündungsherde im Mark. d Kariöser Zerfall von Knochenbälkchen.

zeigen entzündlich-ödematöse Zustände an. Zahlreiche kleinere und größere zellige Herde (c) sind ins Mark eingelagert (Entzündungsherde). An ihrer Stelle sieht man da und dort Lockerung des Zusammenhanges und Lückenbildung im Gewebe (Einschmelzung, Verflüssigung, Abszeßbildung). Inmitten einzelner Herde findet sich zerfallene Knochensubstanz in Form kleinster, kernloser Bröckel (d). Die Bälkchen der Spongiosa zeigen da, wo sie in die Eiterung einbezogen sind, schlechte Färbung der Kerne der Knochenkörperchen, sowie „leere" Gefäße; es sind nekrotische Bälkchen. Bei starker Vergrößerung erweisen sich alle Entzündungsherde aus polymorphkernigen Leukozyten zusammengesetzt. In der Umgebung der Eiterherde tritt die Struktur des Fettmarkes wieder deutlich hervor. Hier sehen wir die runden Vakuolen der Fettzellen und dazwischen ein stark aufgelockertes Bindegewebe (entzündliches Ödem), das allerlei Zellen aufweist. Zunächst sind es auch hier infiltrierte Leukozyten; dann aber finden sich großkernige Wanderzellen und die blassen, länglichen Kerne von Bindegewebszellen. Vielfach sind diese Zellen stark geschwollen, ihr Protoplasma ist vakuolisiert (hydropische Entartung). An den Knochenbälkchen kann man bei der starken Vergrößerung die teils gute, teils mangelhafte Färbbarkeit der Knochenzellkerne verfolgen; stellenweise sind die Knochenhöhlen leer, d. h. die Knochenzellen sind zugrunde gegangen.

3. Spezifische Entzündungen.

α) Knochentuberkulose.

Die Infektion der Knochen mit Tuberkelbazillen erfolgt zumeist auf dem Blutweg (hämatogene bzw. metastatische Tuberkulose). Doch gibt es auch aus der Umgebung fortgeleitete bzw. lymphogene Knochentuberkulosen.

Der tuberkulöse Prozeß kann sich im Periost entwickeln. Das Periost wird entzündlich verdickt, und es entstehen Herde eines graurötlichen, tuberkulösen Granulationsgewebes, welches eventuell verkäst und erweicht, so daß sich periostale bzw. subperiostale, sog. kalte Abszesse entwickeln. Im eigentlichen Bereich dieser Herde ist die Knochenrinde kariös, während in der Umgebung nicht selten stärkere reaktive Knochenneubildung sich findet. Die periostalen kalten Abszesse können auf die Umgebung des Knochens übergreifen und (teils der Schwere folgend, teils auf dem Wege des geringsten Widerstandes sich verbreitend) zu sog. Kongestionsabszessen werden. Die periostale Tuberkulose entsteht selten primär; meist entwickelt sie sich im Anschluß an einen ostitischen bzw. osteomyelitischen Knochenherd.

Die Osteomyelitis und Ostitis tuberculosa lokalisiert sich selten in der Marksäule der langen Röhrenknochen. Viel häufiger entsteht sie in den spongiösen Partien dieser Knochen (Epiphysen). Daraus erklärt sich das häufige sekundäre Ergriffenwerden der Gelenke bei Knochentuberkulose. Ferner findet sich die Tuberkulose in den Spongiosen der kurzen Röhrenknochen und der kurzen und platten Knochen. Es entstehen unter entzündlicher Wucherung des Endostes bzw. des Markgewebes rötlichgraue Herde tuberkulösen Granulationsgewebes oder gelbweiße, käsige Bezirke. Das Granulationsstadium kann lange als solches erhalten bleiben (fungöse Formen). Tritt später Verkäsung und Erweichung ein, so entstehen umschriebene Kavernen oder Abszesse. Rascher progrediente Formen sind die käsigen Entzündungen. Auch hier findet sich neben besonders intensiven entzündlichen Erscheinungen die Entwicklung epitheloiden Gewebes vor. Aber dieses Gewebe ist oft weniger in Form distinkter Tuberkel als in mehr diffuser Weise ausgebildet. Die Verkäsung tritt frühzeitig ein und schreitet rasch vorwärts. Es entstehen umfangreiche käsige Herde, die dann ebenfalls erweichen oder auch richtig vereitern können. Die fungösen, granulierenden Formen resorbieren das Knochengewebe ausgiebig (Karies), die käsigen bringen es (durch Stillstand der Zirkulation) zu Nekrose (Sequesterbildung). Reaktive (periostale und endostale) Knochenneubildung begleitet die tuberkulösen Prozesse in der Regel in nur sehr beschränktem Maße; es herrscht also die Zerstörung vor.

Das Bild der tuberkulösen und käsigen Osteomyelitis ist oft kompliziert durch das Übergreifen des Prozesses auf das Periost, auf die Gelenke, auf Synarthrosen und Bandscheiben mit Zerstörung dieser Teile, durch allerlei fistulöse Durchbrüche im Anschluß an die Bildung tuberkulöser Knochenabszesse, durch Kombination mit kalter Abszeßbildung in der Umgebung usw. Kleine Röhrenknochen können durch fortgesetzte Zerstörung von innen und durch schritthaltende Knochenapposition von außen stark blasig aufgetrieben werden (Spina ventosa); ganze

Wirbel können zerstört werden und unter der Last des Körpers zusammenbrechen (Gibbusbildung).

Diese kurze Skizze des grobanatomischen Bildes der Knochentuberkulose sollte vorausgeschickt werden zur Ergänzung des Verständnisses unseres mikroskopischen Präparates von Tuberkulose eines Wirbelkörpers. Wir sehen hier bei schwacher Vergrößerung (Fig. 196) die Knochenbälkchen (a) der Spongiosa, mit dazwischen liegendem Mark (b). Die im Mark gelegenen spezifischen Entzündungsprodukte sind als rundliche Einlagerungen eines zelligen Gewebes (Tuberkel) zu erkennen (c). Einige dieser Einlagerungen (d und e), die aus Wucherungen des Endostes bzw. des Binde-

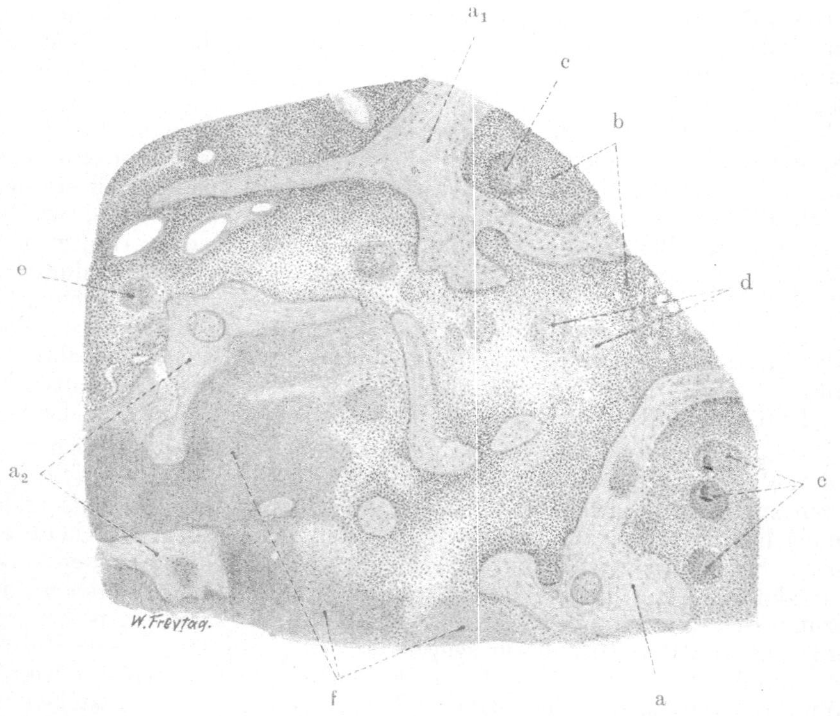

Fig. 196. Ostitis tuberculosa (Wirbel). Vergr. 25fach. (Hämatoxylin-Eosin.) a Knochenbälkchen. a₁ und a₂ Nekrotische Bälkchen. b Markgewebe. c Tuberkel mit Riesenzellen. d und e Tuberkel in Verkäsung. f Diffus verkäste Stelle.

gewebes und der Gefäße des Marks hervorgegangen sind, zeigen schlechte oder ganz fehlende Kernfärbung (käsige Nekrose). Neben der Bildung distinkter Tuberkel tritt das spezifische Gewebe auch in diffuser Ausdehnung im Mark auf, z. B. rings um die Tuberkel bei (d). Auch diese diffusen Wucherungen sind vielfach verkäst, und man findet ausgebreitete Gebiete käsiger Nekrose (f) mit eingeschlossenen, nekrotischen Knochenbälkchen. Die Knochenbälkchen sind nur zum Teil gut erhalten. Manche Bälkchen lassen die Nekrose schon bei schwacher Vergrößerung an der mangelhaften Färbung der Zellkerne erkennen (a₁). Ferner sieht man Tuberkelbildung innerhalb der Bälkchen (a₂). Es sind erweiterte Haverssche Kanäle und perforierende (pathologische) Volkmannsche Gefäßkanäle, in welchen der tuberkulöse Prozeß vorgeschritten ist. Das noch erhaltene Markgewebe (b) ist zellreiches Mark mit wenig eingelagerten

Fettzellen. Bei starker Vergrößerung erweisen sich die knötchenförmigen und diffusen tuberkulösen Wucherungen zusammengesetzt aus blaßkernigen, epitheloiden Zellen und Riesenzellen. Die käsigen Gebiete zeigen ausgedehnten Kernzerfall (Karyorrhexis) oder völliges Fehlen von Kernen. Die Grenzen zwischen tuberkulösem Granulationsgewebe und normalem Mark sind auch bei starker Vergrößerung schwer zu bestimmen. Der Übergang ist ein ganz allmählicher: reichliche Lymphozyteninfiltration führt aus den epitheloidzelligen Gebieten in das angrenzende, sehr zellreiche (hyperplastische) Markgewebe, in welchem wir alle Elemente des myeloischen Parenchyms wiederfinden. Wo das tuberkulöse Gewebe an Knochenbälkchen angelagert ist, sieht man Resorptionslakunen. Hier hat sich das tuberkulöse Granulationsgewebe selbst in die Knochensubstanz eingegraben (ohne Osteoklastenbeteiligung): das sind Bilder der rarefizierenden Ostitis. Knochenneubildung in Form von Osteoplastensäumen an den Knochenbälkchen ist in der Umgebung der tuberkulösen Herde zu finden.

β) Osteochondritis luetica.

Die Syphilis manifestiert sich sehr häufig am Knochen. Bei der Lues der Erwachsenen finden wir in der Marksäule der Röhrenknochen oder in den Spongiosen gummöse, grau durchscheinende Knoten, im Bereich derer die Knochensubstanz zerstört ist. Verkäsung dieser Gummen ist weniger ausgesprochen, als deren narbig-fibröse Umwandlung. Neben dieser gummösen Osteomyelitis und Ostitis kennen wir eine Periostitis gummosa. Sie findet sich besonders am Schädeldach und an der Tibia. Glasige, graue Verdickungen des Periosts zeigen das gummöse Granulationsgewebe an, welches auf den Knochen übergreift und ihn mannigfach zerstört (Karies). Nekrosen (Sequesterbildungen) können sich hinzugesellen. Bei diesen gummösen Prozessen, bei welchen die Spirochaeta pallida nur selten nachweisbar ist, spielen neben den Zerstörungen auch reaktive Knochenwucherungen eine große Rolle — ein Gegensatz zur Tuberkulose der Knochen! Solche Knochenwucherungen können bei Luetikern auch mehr selbständig, d. h. ohne vorausgehende gummöse Destruktionen sich entwickeln; sie führen unter dem Bild einer histologisch unspezifischen chronischen Entzündung zu oft sehr bizarren periostalen Auflagerungen (Exostosen, Hyperostosen), sowie zu endostalen Verdichtungen (Sklerosierungen) der Knochen.

Bei angeborener Syphilis findet man charakteristische Zeichen der intrauterinen luetischen Infektion an Haut (Pemphigus), Lunge (Pneumonia interstitialis sive alba), Leber (Hepatitis interstitialis, eventuell mit miliaren oder größeren Gummenbildungen), Pankreas (Induration), Milz (entzündliche Hyperplasie), Nase (Rhinitis purulenta, ulcerosa) usw. Eine überaus typische Veränderung an den Knochenknorpelgrenzen des Skeletts soll hier genauer betrachtet werden. Sie wird als Osteochondritis bezeichnet und ist manchmal das einzige anatomische Zeichen der angeborenen Lues. Makroskopisch wird sie an unregelmäßig gestalteten, gelblich gefärbten Zonen erkannt, die sich an der Knochenknorpelgrenze der Epiphysen und der Rippen eingelagert zeigen. Im Bereich dieser pathologischen Zonen kann es zur Lösung der Epiphyse kommen.

Mikroskopisch findet man (besonders bei frühinfizierten Totgeburten) Verbreiterungen der provisorischen Verkalkungszone mit undeutlicher Abgrenzung gegen die Diaphyse. Hier handelt es sich um eine Störung der endochondralen Ossifikation. Der Abbau des Knorpels durch die Markgefäße, also die Bildung der primären Markräume, erfolgt, ohne daß eine entsprechende Ablagerung von Knochengewebe auf den Pfeilern der verkalkten Knorpelgrundsubstanz eintritt. So entstehen breite Zonen verkalkter Knorpelgrundsubstanz in gitterförmiger Anordnung (sog. Kalkgitter). Zwischen den Gittern findet sich Markgewebe. Bei später einsetzender Infektion entwickelt sich im Knorpel ein von den Knorpelmarkkanälen ausgehendes, echt gummöses oder mehr einfach entzündliches, fibroplastisches Granulationsgewebe. Durch die Entwicklung dieses Gewebes wird die endochondrale Ossifikation noch weiter gehemmt. Kalkgitter finden sich auch hier, sowohl

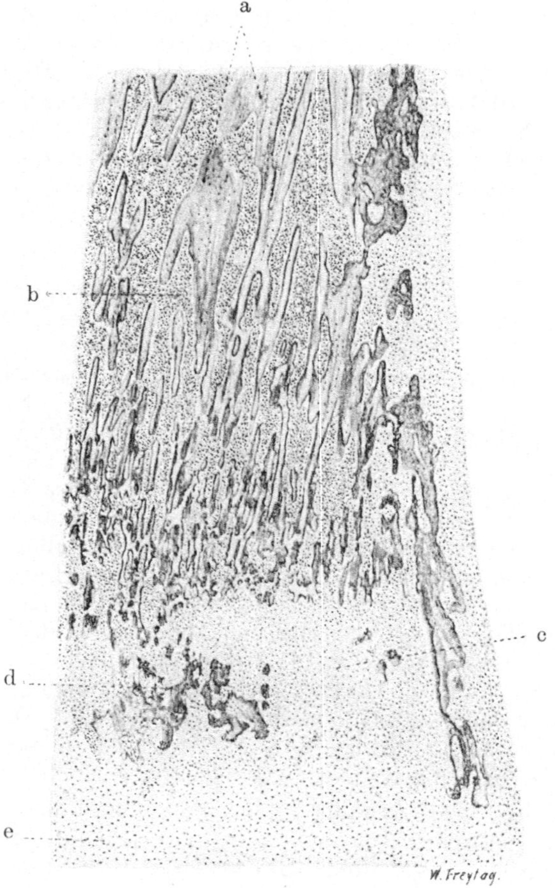

Fig. 197. Osteochondritis luetica. (Femur.) Vergr. 20 fach.
(Hämatoxylin-Eosin.)
a Spongiosa der Diaphyse. b Markräume der Diaphyse. c Gummöses Granulationsgewebe. d Kalkgitter im Granulationsgewebe. e Wucherungszone des Epiphysenknorpels.

unterhalb wie innerhalb der Granulationsgewebsmassen, letzteres ein Zeichen dafür, daß auch eine sekundäre Zerstörung bereits gebildeter Verkalkungszonen durch das Granulationsgewebe stattfindet. Mit diesen osteochondritischen Prozessen vergesellschaftet (jedoch auch für sich allein auftretend) können periostale Neubildungen am Skelett (vor allem an den Röhrenknochen, selten am Schädel) entstehen, die zu oft eigenartig geschichteten knöchernen Auflagerungen (Verdickungen) führen.

Ein typischer Fall von luetischer Osteochondritis zeigt uns auf einem senkrechten Durchschnitt durch die Epiphysen-Diaphysengrenze eines Femur bei sehr schwacher Vergrößerung folgendes Bild (Fig. 197). Wir unterscheiden eine unregelmäßig gewucherte Knorpelzone [Epiphysenknorpel (e)]. Es folgt weiter eine breite Schicht zellreichen Gewebes (c), innerhalb dessen wir auch ungefärbte, nekrotische (verkäste) Stellen finden. Diese Schicht entspricht der Entwicklung gummöser Granulationen; sie ist vor allem gegen die Epiphyse hin sehr unregelmäßig begrenzt. In diese Granulationsschicht eingelagert findet sich stellenweise eine Zone reichlicher Verkalkung, welche durch dunkelblauviolette Färbung gekennzeichnet ist (d). Die verkalkten Massen (verkalkter Knorpel) bilden zum Teil sehr zierliche Netze (sog. Kalkgitter). Endlich folgt die Spongiosa der Diaphyse mit ihren Knochenbälkchen (a) und Markräumen (b). Periost und Perichondrium sind verdickt und in zelliger Wucherung befindlich. Bei starker Vergrößerung interessiert uns vor allem das subchondrale gummöse Granulationsgewebe. Es besteht aus Gefäßen und Zellen. Letztere sind relativ kleine Granulationszellen (Fibroplasten) und Lymphozyten bzw. Plasmazellen; daneben finden sich gelegentlich auch Riesenzellen. Diese gummöse Zone schließt an der Grenze gegen die Diaphyse auch einige Knochenbälkchen ein; sie sind zumeist nekrotisch. Die Kalkgitter zeigen bei starker Vergrößerung dunkelblau gefärbte (verkalkte) Knorpelbälkchen, zwischen welchen (den primären Markräumen entsprechend) sich Gefäße und Zellen finden. Auch dieses Gewebe ist zum Teil gummöses Granulationsgewebe; nicht selten finden sich auch hier die Zeichen der Nekrose. Die Aufschichtung von Knochensubstanz auf den verkalkten Knorpelbälkchen ist gering oder fehlt gänzlich. Dementsprechend sind Osteoplastensäume auf den Kalkgittern unvollkommen oder gar nicht ausgebildet. Die Knochenbälkchen der Diaphyse zeigen nichts Besonderes. Das Mark ist zell- und gefäßreiches, jugendliches (blutbildendes) Mark.

C. Gelenke.

a) Normal-histologische Vorbemerkungen.

Die Gelenkenden der Knochen haben einen Überzug aus hyalinem Knorpel. Einige Gelenke (Rippen, Klavikula, Kiefer) zeigen Faserknorpel. Die Gelenkknorpel sind gefäßlos. An ihrer Grenze gegen den Epiphysenknochen hin (sog. subchondrale Zone) findet sich eine Zone verkalkten Knorpels. Das Perichondrium überzieht die Gelenkknorpel nur an ihren seitlichen Teilen. Die Gelenkkapsel besteht aus einer äußeren fibrösen und einer inneren synovialen Schicht; letztere besteht aus Bindegewebe mit vielen elastischen Fasern und aus reichlichen Gefäßen. Die Synovialhaut ist mit flachen Deckzellen in ein- oder mehrfacher Schicht bedeckt (Endothel). An den Rändern der Gelenkflächen bilden sie Zotten, welche aus Bindegewebe und Gefäßen bestehen und ebenfalls endothelial bekleidet sind. Den Inhalt der Gelenkhöhlen bildet die Gelenkschmiere (Synovia), ein Sekret der Synovialmembran.

b) Pathologische Histologie.

Gelenkgicht (Arthritis urica).

Die Gicht ist eine eigenartige, wohl immer auf angeborener bzw. vererbter Grundlage beruhende, in ihrem Wesen noch nicht voll aufgeklärte Stoffwechselstörung, bei welcher es zu Retention der Harnsäure und ihrer Salze und zu Ablagerungen derselben an verschiedenen Stellen des Körpers kommt. Diese Ablagerungen treten anfallsweise auf und finden besonders im Bereich der Gelenke statt. Unter schmerzhafter Rötung und Schwellung der Gelenkgegenden, sowie unter Vermehrung der Gelenkflüssigkeit (entzünd-

licher Hydrops), werden harnsaure Salze (harnsaures Natron) in die Gelenkknorpel, in Kapsel und Umgebung der Gelenke, in Sehnenscheiden und
Schleimbeutel abgelagert. Es bilden sich unter Umständen ansehnliche
Depots dieser Salze in der Umgebung der Gelenke (Tophi). Diese Urat-
depots werden durch Bindegewebswucherung abgekapselt. An den Gelenk-
knorpeln erkennt man die Ablagerung der Urate an einer weißlichen, fleckig-
streifigen oder mehr diffusen Verfärbung. In vorgeschrittenen Fällen kommt
Auffaserung und Zerfall des Knorpels hinzu. Entzündliche Prozesse der
Kapsel mit Verdickungen und Wucherungen derselben vervollständigen das
Bild schwerer Gelenkgicht.

Unser Präparat (Fig. 198) stellt einen Rasiermesserflachschnitt durch
den gichtischen Gelenkknorpel dar. Der Schnitt kommt ohne weitere Be-

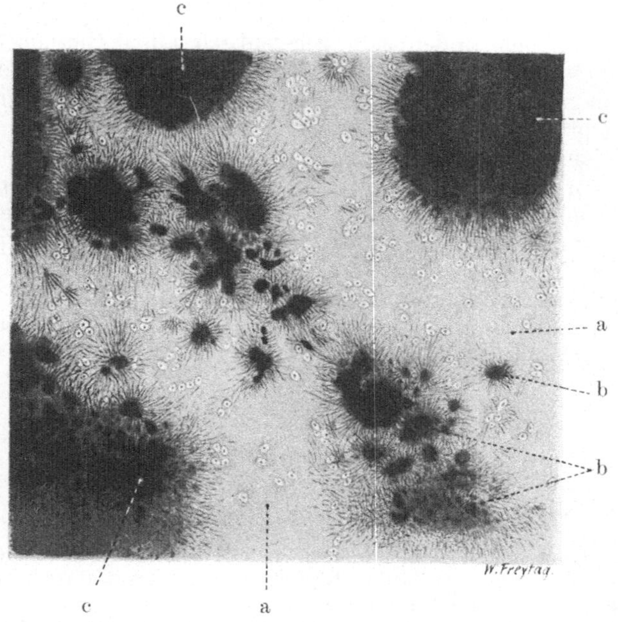

Fig. 198. Gelenkgicht. Vergr. 60 : 1. (Ungefärbtes Präparat.)
a Hyaliner Knorpel (Grundsubstanz und Knorpelzellen). b Kleine Uratablagerungen mit nadelförmigen Kristallen an der Peripherie. c Größere Uratdepots
im Knorpel, durch Konglomeration kleinerer entstanden.

handlung, in Glyzerin eingeschlossen, zur mikroskopischen Untersuchung.
Man sieht an einigen wenigen Stellen unveränderten Hyalinknorpel (a)
mit homogener Grundsubstanz und eingelagerten Gruppen rundlich-ovaler
Knorpelzellen. Die Uratablagerungen erscheinen im durchfallenden Licht als
dunkle Flecke (b), an deren Peripherie die auskristallisierten Harnsäure-
salze in Form radiär gestellter Nadeln sichtbar sind. Da, wo die gichtische
Ablagerung beginnt, sieht man feinste Nadeln innerhalb der Grundsubstanz; die Knorpelzellen schrumpfen und lösen sich schließlich auf. An
Stellen größerer Uratdepots (c) ist von den Strukturen des Hyalinknorpels
nichts mehr zu erkennen.

Nach Auflösung der Kristalle (durch Formalin) zeigt sich die Nekrose
des Knorpels an den Ablagerungsstellen deutlicher. In Fig. 199 sieht

man an Stelle der aufgelösten kristallinischen Massen kernloses, aufgefasertes Gewebe (nekrotischer Gelenkknorpel). Die Ablagerungsherde

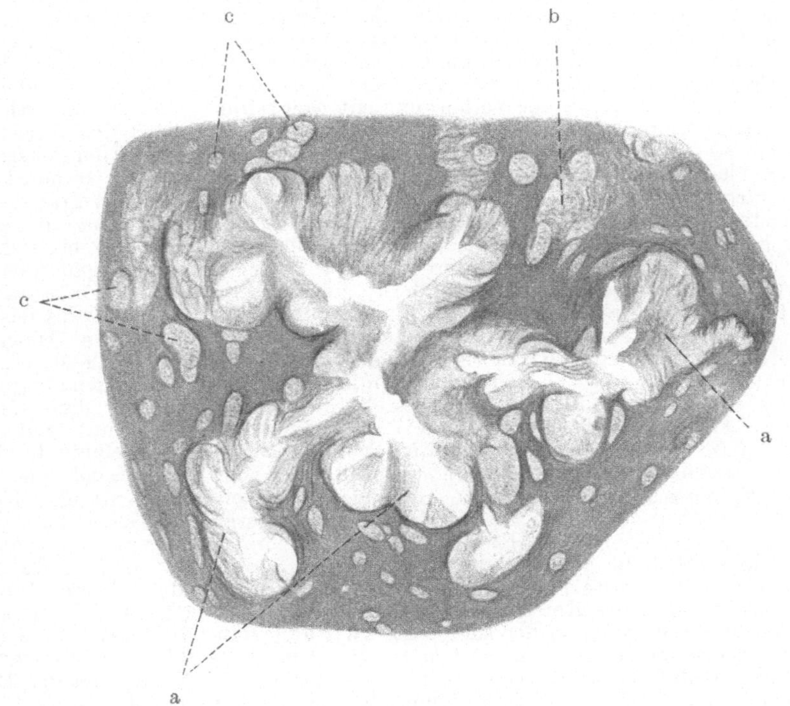

Fig. 199. Gelenkgicht. Vergr. 70fach. (Flachschnitt durch den gichtischen
Gelenkknorpel nach Auflösung der Harnsäurekristalle.) Ohne weitere
Vorbehandlung mit Karmin gefärbt.
a Nekrose und Auffaserung des Knorpels an Stelle gichtischer Ablagerungen.
b Beginnende Auffaserung der Knorpelgrundsubstanz unter Einbeziehung zweier
stark vergrößerter Knorpelhöhlen. c Knorpelhöhlen, vergrößert und mit feinkörnigem Detritus gefüllt.

zeigen hier die Gestalt von Drusen mit radiärer Gliederung. Diese Bilder
zeigen, daß die Abscheidung der Harnsäure von bestimmten Zentren aus
strahlig in die Peripherie fortschreitet.

IX. Haut.

a) Normal-histologische Vorbemerkungen.

Die Haut zeigt an verschiedenen Stellen des Körpers mancherlei Besonderheiten
in ihrem Aufbau. An dieser Stelle beschränken wir uns auf eine kurze Schilderung der allgemeinen Struktur des Integumentes. Es läßt zwei Hauptschichten
unterscheiden: eine epitheliale Deckschicht (Oberhaut, Epidermis) und eine
bindegewebige Schicht (Lederhaut, Korium). Diese beiden Schichten bilden
zusammen die Kutis. Darunter liegt das Stratum subcutaneum (Subkutis).
Es werden auch Kutis und Subkutis zusammen als Kutis oder Derma bezeichnet.
Die Epidermis besteht aus geschichtetem, verhornendem Pflasterepithel (Faserepithel). Die unterste Lage dieses Epithels zeigt zylindrische Zellen (sog. Fußzellen, Basalzellen). Darauf folgen Lagen polygonaler Zellen, die durch feine
Protoplasmabrücken untereinander verbunden sind (Stachelzellen, Riffelzellen) —

sog. **Stratum spinosum.** Die Protoplasmafaserung, welche die Epidermiszellen aufweisen, setzt sich in die Zellbrücken fort. Fuß- und Stachelzellenschicht zusammen bilden das **Stratum germinativum,** die **Keimschicht** der Epidermis (auch Schleimschicht, **Stratum Malpighi** genannt). Auf die Stachelzellenschicht folgen abgeplattete, polygonale Zellen, in deren Protoplasma reichliche, stark färbbare Körner (Keratohyalingranula) angehäuft sind — **Stratum granulosum** (Vorstufe der Verhornung). Eine schmale Zone abgeplatteter, eigenartig hellglänzender Zellen folgt nun: es ist das **Stratum lucidum** (Eleidinschicht). Hier sind die Zellen weiter der Verhornung entgegengeführt; sie sind mit Eleidin durchtränkt. Endlich schließt sich als oberflächlichste Schicht das **Stratum corneum** an; es entspricht der vollständigen Umwandlung der Epidermiszellen in platte, kernlose Hornschüppchen. Je stärker eine Hautpartie verhornt ist, um so stärker sind neben dem Stratum corneum auch das Stratum granulosum und lucidum ausgebildet. Das Korium zeigt gegen die Epidermis eine homogene Grenzschichte. Es besteht aus geflechtartigem kollagenem Bindegewebe, welches von reichlichen elastischen Fasern durchsetzt ist. Seine gegen die Epidermis hin gekehrte Oberfläche ist nicht glatt, sondern papillär gegliedert (**Stratum papillare, Papillarkörper**). Zwischen die Papillen entsendet die Epidermis leistenartige Fortsätze (**Reteleisten, Rete Malpighi**). In den tieferen Schichten des Koriums (**Stratum reticulare**) ist das Bindegewebe gröber gefasert; im **Stratum papillare** löst es sich in eine feinfaserige, kollagen-elastische Struktur auf. Das **Stratum subcutaneum** besteht aus locker gefügtem, lamellärem, kollagen-elastischem Bindegewebe und aus Fettgewebe. Kutis und Subkutis führen Gefäße und Nerven. Sie enthalten auch die sog. Anhangsgebilde der Epidermis: **Haare, Talgdrüsen, Schweißdrüsen.** Die **Haare** sind aus verhornten Epidermiszellen aufgebaute Gebilde, an denen man Kutikula, Rinde und Mark unterscheidet. Der aus der Haut frei herausragende Teil heißt **Haarschaft,** während der in der Haut steckende Abschnitt **Haarwurzel** genannt wird. Die epitheliale Scheide, in welcher die Haare stecken (äußere und **innere Wurzelscheide**), wird von Epidermiszellen gebildet. Diese Wurzelscheide reicht tief in das Korium bzw. bis in die Subkutis hinein. Die Haarwurzel endigt in einer Auftreibung, der sog. **Haarzwiebel (Haarbulbus).** Diese Auftreibung liegt in der Subkutis; sie ist von unten her durch eine kleine bindegewebige Papille eingestülpt (**Haarpapille**). Außer der epithelialen Scheide hat das Haar auch eine vom Korium gelieferte bindegewebige Umhüllung, den **Haarbalg.** Ferner finden sich an den Haaren bestimmter Gegenden (Kopfhaut z. B.) Züge glatter Muskelfasern, die schräg von den oberen Lagen des Koriums zu den Haarbälgen ziehen und sich an diesen spitzwinkelig ansetzen (M. **arrectores pilorum**). Die **Talgdrüsen (Haarbalgdrüsen)** liegen im Korium. Sie hängen den Haaren an und münden mit ihren Ausführungsgängen neben den Haaren an der Oberfläche der Epidermis; das Epithel der Ausführungsgänge ist dementsprechend geschichtetes Pflasterepithel. Die Talgdrüsen sind alveoläre Drüsen ohne Lumen. Die Drüsenalveolen sind von den großen fetthaltigen Drüsenzellen ganz ausgefüllt; in der Mitte der Drüsenalveolen findet unter Kernschrumpfung fettiger Zerfall der Drüsenzellen statt. An der Peripherie der Drüsenbläschen liegt eine Matrix aus kubischen Epithelzellen. Die **Schweißdrüsen** der Haut sind tubulöse Drüsen mit einem langen, schmalen (kubisches Epithel tragenden) Ausführungsgang, der die Epidermis (hier wandungslos) und das ganze Korium durchsetzt; er geht in einen Drüsenknäuel über, der in der Subkutis liegt. Die Tubuli des Knäuels haben ein enges Lumen und kubisches Epithel, unter welchem sich glatte Muskelfasern finden. Die Epithelien (und Muskelfasern) sitzen einer Membrana propria auf.

Die zuführenden **Blutgefäße** der Haut bilden in der Fläche ausgebreitete Netze in den tieferen Schichten des Koriums und in der subpapillären Schicht. Zu den einzelnen Papillen steigen selbständige Gefäßchen auf, welche die Kapillarschlingen der Papillen speisen. Die Venen bilden ebenfalls mehrere etagenartig übereinander gelegene Flächennetze. Die Papillarschicht hat weite Lymphkapillaren. Lymphgefäßnetze finden sich im Stratum subpapillare, reticulare und subcutaneum. Über die reichlichen Nerven und Nervenendkörperchen der Haut siehe die Lehrbücher.

In der Haut findet sich noch in wechselnder Menge **Pigment** (Melanin); es ist in den **Epidermiszellen** als feinkörniges, braunes Material angehäuft, ferner auch in verzweigten Zellen des Stratum papillare, in sog. **Chromatophoren,** die auch Fortsätze zwischen die Epidermiszellen hinein entsenden. Melanin findet sich auch in Rinde und Mark der Haare. Weiteres über Hautpigmentierung siehe S. 347 bei Melanom.

b) Pathologische Histologie.

1. Entzündungen.

α) Dermatitis.

Chronisches Ekzem.

Die Entzündungen der Haut sind teils auf mechanische, thermische, chemische, bakterielle, parasitäre Reize zurückzuführen, teils entstehen sie auf der Basis von Stoffwechselstörungen oder auf nervöser Grundlage. In vielen Fällen ist die Ursache unbekannt.

Das klinische und anatomisch-histologische Bild der Dermatitiden ist äußerst wechselvoll. In vielen Fällen treten lediglich fleckige Rötungen (eventuell verbunden mit stärkeren Schwellungen) hervor: Exantheme (bei Infektionskrankheiten [Masern, Scharlach usw.]), Erytheme. In anderen Fällen bilden sich Bläschen und Blasen bzw. Pusteln (Pemphigus, Herpes, Ekzem, Varizellen, Variola, Impetigo) oder Knötchen, Papeln (Lichen) oder schuppende Ausschläge (Psoriasis). Besondere Formen von Dermatitis stellen die durch Streptokokken und andere pyogene Kokken hervorgerufenen diffusen Entzündungen

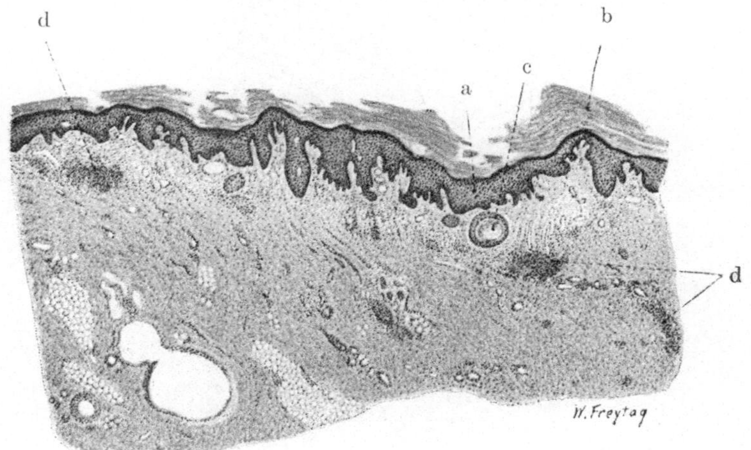

Fig. 200. Dermatitis (chronisches Ekzem). Vergr. 12fach. (van Gieson.) a Epidermis mit unregelmäßigen, interpapillären Epithelzapfen. b Hornschicht (Hyperkeratose). c Epithelperlen im Stratum papillare. d Entzündliche Zellinfiltrate im Korium und im Stratum subcutaneum.

der Kutis und Subkutis dar, die unter dem Namen des Erysipels und der Phlegmone bekannt sind. Charakteristische Entzündungen gehen auch von den Anhängen der Haut (Haarbälgen, Talgdrüsen) aus: Akne, Furunkel, Karbunkel. Die auf das Eindringen von Hyphomyzeten zurückzuführenden Dermatitiden, sog. Dermatomykosen (Favus, Trichophytie, Sporotrichose, Pityriasis versicolor, Erythrasma) und die parasitären Dermatitiden — sog. Dermatozoonosen (Skabies, Molluscum contagiosum, Psorospermiosis) seien nur der Vollständigkeit halber erwähnt.

Im vielgestaltigen histologischen Bild der akuten Dermatitiden herrschen besonders im Stratum papillare die exsudativen Prozesse durchaus vor. Hyperämische Füllung der Gefäße ist immer festzustellen. Die seröse Exsudation führt zu ödematöser Schwellung der Papillen bzw. des übrigen Koriums, zu Auflockerung, wabiger Umbildung (Spongiose) und Bläschenbildung in der Epidermis. Das seröse Exsudat sammelt sich entweder unter der Hornschicht an oder es hebt die ganze Epidermisschicht ab. Untergang von Epidermiszellen (Verflüssigung, Nekrose) begleitet diese Vorgänge. Ist die Exsudation eitrig, so entstehen eitergefüllte Bläschen

(Pusteln). Nicht selten hat die Exsudation auch hämorrhagischen
Charakter. Die zellige Exsudation führt zur Anhäufung leukozytärer,
lymphozytärer, plasmazellulärer Elemente im Gewebe. Die infiltrierenden
Zellen sind häufig perivaskulär, den Blut- und Lymphgefäßen folgend,
angeordnet. In manchen Fällen sind die kleinen Hautgefäße selbst stärker
in den entzündlichen Prozeß einbezogen. Es finden sich die Bilder der
Arteriitis und eventuell auch der Nekrose der Gefäßchen (z. B. beim Fleck-
fieberexanthem). Bei länger dauernden Entzündungen der Haut treten
Gewebsneubildungen hervor.

Als Beispiel einer Dermatitis wählen wir das Ekzem. Die akuten
Ekzeme sind durch fleckige Rötung, sowie durch Knötchen- und Bläschen-
bildung ausgezeichnet; nach Platzen der Bläschen bilden sich nässende
Stellen; durch Eintrocknung entstehen Krusten. Bei Nachlaß der Entzün-

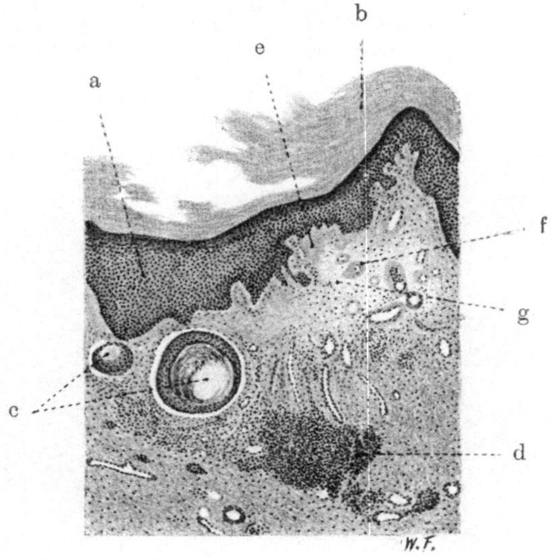

Fig. 201. Dermatitis (chronisches Ekzem). Vergr. 30fach. (van Gieson.)
a Epidermis. b Hornschicht der Epidermis. c Epithelperlen. d Lymphozytäre
entzündliche Infiltrate. e Hyalines Bindegewebe im Stratum papillare. f Gefäße
mit hyalinen Wandungen. g Ödematöses Bindegewebe.

dung und Abheilung tritt Schuppenbildung auf. Das chronische Ekzem
kann zu beträchtlicher Verdickung der Haut führen. Starke Krusten und
Schuppenbildung, warzige Hypertrophie der Haut (Akanthose) mit übermäßiger und abnormer Verhornung (Hyperkeratose, Parakeratose) können
sich ausbilden.

Die Fig. 200 zeigt das histologische Bild eines chronischen Ekzems.
Die entzündlichen Veränderungen finden sich hauptsächlich im Korium,
besonders im Papillarkörper, werden jedoch auch in der Subkutis nicht vermißt. Die Gefäße sind erweitert und stark gefüllt. Man findet im Stratum
papillare und reticulare bis ins Stratum subcutaneum hinein entzündliche
Zellinfiltrate (d), die besonders um die Gefäße angeordnet sind. Der Papillarkörper und die subpapilläre Schicht zeigen Auflockerung des faserigen
Bindegewebes durch wässerige Exsudation (entzündliches Ödem). An vielen
Stellen ist das Bindegewebe des Papillarkörpers hyalinisiert, die Fasern
zu homogenen Massen verschmolzen (hyaline Sklerose des Bindegewebes).
Der Papillarkörper ist unregelmäßig gewuchert und dementsprechend sind

auch die interpapillären Epithelleisten unregelmäßig ausgestaltet. Da und
dort sind die Epithelleisten durch Bindegewebswucherung abgeschnürt: es
finden sich sog. Epithelperlen (c), d. h. abgeschnürte Epithelinseln, die
zentral mit geschichteten (verhornten) Epithelmassen gefüllt sind. Die Epidermis (a) zeigt abnorm reichliche Aufschichtung von Hornlamellen (b)
(Hyperkeratose). Das subkutane Bindegewebe ist reichlicher und dichter
gefügt als normal; es enthält nur spärliche Fettträubchen. Bei starker
Vergrößerung (Fig. 201) tritt die Hyalinisierung des Bindegewebes (e) im
Stratum papillare deutlicher hervor. Auch die Gefäße haben teilweise
hyaline Wandungen (f). Zwischen dem hyalinisierten findet sich aufgelockertes, ödematöses Bindegewebe (g). Die Infiltrate (d) sind vorwiegend
aus kleinen, rundkernigen Zellen (Lymphozyten, Plasmazellen) zusammengesetzt.

β) Subkutane Phlegmone.

Als Beispiel eines in der Tiefe der Haut sich ausbreitenden Entzündungsprozesses wählen wir eine diffuse lymphangitische Eiterung des Stratum

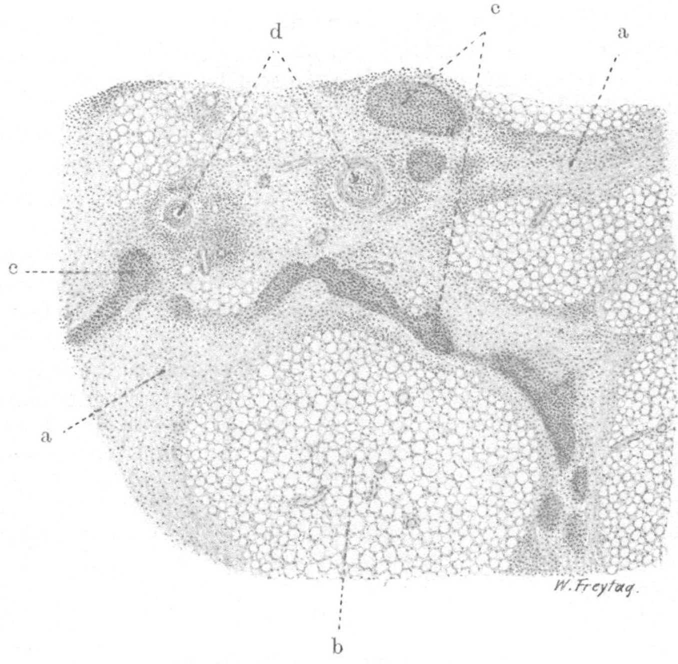

Fig. 202. Subkutane Phlegmone. Vergr. 40 fach. (Hämatoxylin.)
a Ödem und entzündliche Zellinfiltration des Bindegewebes des Panniculus adiposus.
b Fettläppchen der Subkutis. c Lymphgefäße, mit Eiterzellen erfüllt. d Blutgefäße (kleine Arterien) der Haut. Leukozyten im Lumen der Gefäße. Perivaskuläre
leukozytäre Zellinfiltration.

subcutaneum. Wir sprechen bei solchen Entzündungen von Phlegmonen.
Die Phlegmone ist meist die Folge einer lokalen Wundinfektion. Selten
entstehen Phlegmonen auf metastatischem Wege. Streptokokken, Staphylokokken sind zumeist die Erreger. Die befallene Hautpartie schwillt an und
gewinnt eine festere, teigige Konsistenz (Ödem). Die Rötung ist entweder
diffus oder man sieht rote Streifen, die sich später als Stränge durchfühlen
lassen (entzündete Lymphgefäße). Die regionären Lymphdrüsen sind schmerz-

haft geschwollen. Kommt es zu eitriger Schmelzung, dann bilden sich, vornehmlich in der lockeren Subkutis, Abszesse, welche fistulös die Haut durchbrechen können. Infolge von schweren Störungen der Zirkulation und im Verein mit toxischen Einwirkungen kommt es auch zu Nekrosen des subkutanen Fettgewebes, der Faszien, eventuell auch der über der phlegmonös infiltrierten Subkutis liegenden Kutisteile. Hierbei spielen auch Thrombosen der Blut- und Lymphgefäße eine Rolle. Durch Infektion mit fäulniserregenden bzw. gasbildenden Mikroben entstehen die progredienten, gangränösen Phlegmonen und Gasphlegmonen (foudroyante Gangrän). Eiterungen können in manchen Fällen mehr zurücktreten und serös-hämorrhagische Exsudation (malignes Ödem), eventuell mit Gasbildung kombiniert, das Bild beherrschen (Gasödem). Solche Fälle führen zu der reinen Gasgangrän hinüber, bei welcher die toxische Kapillarlähmung und der toxische Gewebszerfall allein die schweren Veränderungen erzeugen, die im zundrigen Zerfall der durch Gasbildung mächtig aufgeblähten Gewebe (besonders auch der Muskeln) bestehen. Entzündliche Reaktionen können bei diesen rapid fortschreitenden, schwersten Infektionen völlig fehlen.

Unser Fall (Fig. 202) betrifft eine gewöhnliche eitrige Phlegmone des subkutanen Gewebes. Bei schwacher Vergrößerung sieht man die Fettläppchen (b) der Subkutis umzogen von den stark verbreiterten, bindegewebigen Septen (a) des Panniculus adiposus. Die Verbreiterung der Septen ist durch Ödem und zellige Infiltration bedingt. Die diffusen und herdförmigen Zellansammlungen sind deutlich erkennbar. Letztere zeigen stellenweise eine ausgesprochene Gruppierung um kleine Hautgefäße (d). Ferner liegen in den bindegewebigen Septen die mit Zellen vollgestopften, stark erweiterten Lymphgefäße (c), die auf Quer- und Längsschnitten getroffen sind (eitrige Lymphangitis). Die Entzündung hat stellenweise auf die Fettläppchen übergegriffen, den feineren Bindegewebsausbreitungen zwischen den Fettzellen folgend. Bei starker Vergrößerung ist das entzündliche Ödem an der Auseinanderdrängung der kollagenen und elastischen Fasern in den verbreiterten Septen zu erkennen. Die infiltrierenden Zellen sind zu allergrößtem Teil polymorphkernige Leukozyten. Auch rundkernige Zellen (Lymphozyten) finden sich. Großkernige (histiogene) Wanderzellen sind in das Bindegewebe eingelagert. Die hellen, ovalen Kerne der Fibroplasten sind geschwollen; ebenso die Adventitialzellen der Gefäße. Die Gefäße enthalten reichlich Leukozyten. Die Wandungen kleinerer Gefäße sind von diesen Zellen infiltriert. Die zellige Ausfüllung der Lymphgefäße besteht ebenfalls fast nur aus Leukozyten.

2. Spezifische Entzündungen.

α) Aktinomykose.

Der Strahlenpilz gehört zur Klasse der Trichomyzeten (Haarpilze). Er bildet Vegetationskörper, welche Drusen genannt werden. Diese Pilzdrusen bestehen aus einem Gewirre von (zum Teil verzweigten) Fäden (Myzel); auch stäbchenartige Gebilde (zum Teil mit konidienartigen Einschlüssen) finden sich. Dieses Myzel geht an seiner Peripherie in eine charakteristische Corona radiata über, die dem Pilz den Namen eingetragen hat. Dieser Strahlenkranz besteht aus radiär gestellten Fäden, die durch Quellungsvorgänge zu eigenartigen kolbigen oder keulenartigen Gebilden umgewandelt sind. Diese Kolben und Keulen sind wahrscheinlich Degenerationsformen (Involutionsformen) der Fäden. Dafür spricht auch, daß sie besonders in alten Pilzvegetationen auftreten. Der Pilz lebt auf Gräsern,

Getreide usw. und gelangt mit diesen Vegetabilien auf Tier und Mensch. Seine histologische Wirksamkeit besteht in der Erregung von Eiterung und Granulationsgewebswucherung. Die Aktinomykose wird daher zu den infektiösen Granulomen gerechnet. Entweder ist die Ausbreitung des Prozesses mehr diffus nach Art von Phlegmonen oder es kommt zu tumorartigen Bildungen. Hämatogene Metastasen sind nicht selten. Beim Tier treten die (oft sehr chronischen) aktinomykotischen Prozesse vorwiegend an den Kiefern unter dem Bild der Periostitis, Ostitis, Osteomyelitis mit Abszeß- und Fistelbildungen hervor. Neben den Erscheinungen der Einschmelzung und des Absterbens der Tela ossea (Karies und Nekrose) finden sich reaktive Knochenwucherungen. Beim Menschen wird diese ostale Form seltener beobachtet. Die Infektion der Mundhöhle lokalisiert sich beim Menschen mehr in der Zunge, in der Wange, im Zahnfleisch, im Mundboden mit allmählichem Übergreifen auf das Halsbindegewebe, Mediastinum usw. (zerviko-bukkale Form). Diese Neigung des Fortschreitens in continuo ist der aktinomykotischen Infektion in hohem Grade eigen. Neben der primären Infektion der Mundhöhle kommt auch eine primäre Aktinomykose des Rachens, der Speiseröhre, des Darmes, ferner der Lungen (Aspiration) beim Menschen vor. In manchen Fällen ist die Eingangspforte der Pilze nicht zu bestimmen.

In der Haut ist eine primäre aktinomykotische Infektion selten. Häufiger greift eine tiefer sitzende Aktinomykose, z. B. des Mundbodens, auf die Haut über. In solchen Fällen erzeugt die aktinomykotische Entzündung an der Stelle des Übergreifens eine beträchtliche Infiltration der Haut. Es kommt zur Einschmelzung und zum Aufbruch nach der Oberfläche hin unter Bildung von Fisteln. Bei primärer Hautaktinomykose entstehen phlegmonöse Infiltrate, welche zerfallen und ulzerös aufbrechen. Oder es bilden sich Knötchen, ähnlich wie bei Lupus (s. S. 308). Beim weiteren Fortschreiten der phlegmonösen Form ist die Haut von Abszessen und Fisteln sowie von dunkelroten und grauroten Herden eines schlaffen Granulationsgewebes durchsetzt und in den älteren Entzündungsgebieten schwielignarbig verhärtet. Der aus den Abszessen bzw. Fisteln sich entleerende Eiter ist durch die Beimischung schwefelgelber, weicher Klümpchen charakterisiert, die — unter dem Deckglas zerquetscht — ihre Zusammensetzung aus Pilzdrusen und Zellen erkennen lassen. Die hochgelbe Färbung rührt von der Anwesenheit reichlicher Lipoide in den Exsudatzellen und Granulationszellen her.

Unser Präparat (Fig. 203) stammt von einer aktinomykotisch entzündeten Haut. Bei ganz schwacher Vergrößerung erkennen wir unschwer die multiplen Gewebseinschmelzungen (Abszesse) (c), die durch massige Zellansammlung und durch Lockerung oder völlige Aufhebung des Gewebszusammenhanges ausgezeichnet sind. Im Bereich der eitrigen Schmelzungen liegen die Pilzdrusen. Sie sind kenntlich an ihrer gelblichrötlichen Färbung und ihrer besonderen Gestalt: es sind teils rundliche, teils nierenförmige, teils unregelmäßig landkartenartig begrenzte Einlagerungen in die Abszesse. Zwischen den Abszessen findet sich ein gefäßreiches faseriges Gewebe (a), das überall beträchtlichen Zellreichtum aufweist.

Bei starker Vergrößerung interessieren uns zunächst die Abszesse mit den Pilzdrusen. Letztere sind (bei Färbung nach van Gieson) in ihrem Myzelbestand gelblichrötlich gefärbt; die einzelnen Pilzfäden des Myzels sind nicht deutlich zu differenzieren. Am Rand der Myzelkörper fahndet man nach dem Strahlenkranz. Nicht alle Drusen zeigen die strahlig gegliederte periphere Zone; man muß sich die geeigneten Kolonien aussuchen. Große Drusen, die in großen Abszessen liegen, sind meist schon stark regressiv

verändert und deshalb für die Untersuchung des Strahlenkranzes nicht
brauchbar; ganz kleine Drusen zeigen die strahlige Peripherie noch nicht
vollentwickelt. Die Drusen sind zunächst von Exsudatzellen umgeben, die
an Stelle der Gewebseinschmelzung liegen. Es sind vorwiegend polymorphkernige Leukozyten, die vielfach auch Zerfall zeigen (Karyorrhexis). Die
Umgebung der eitrigen Schmelzungsherde zeigt sehr lockere Fügung des
Gewebes und sehr bedeutenden Zellreichtum. Hier haben wir das die
Abszesse umgebende Granulationsgewebe vor uns. Sehr verschiedenartige
Zellformen setzen dieses Gewebe zusammen. Man versuche auseinander
zu halten: 1. rundliche Zellen (Exsudatzellen, hämatogene und
histiogene Wanderzellen). Sie entsprechen teils dem Typus der Leuko-

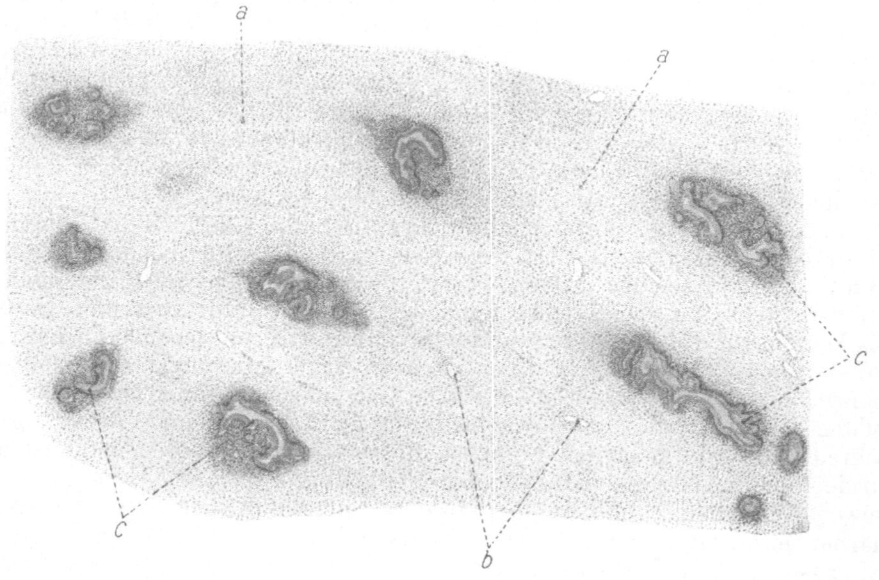

Fig. 203. Aktinomykose der Haut. Vergr. 30 : 1. (Alaunkarmin.)
a Bindegewebe, diffus entzündlich zellig infiltriert, zum Teil in Wucherung
begriffen. b Blutgefäße. c Abszesse mit Pilzdrusen.

und Lymphozyten, teils sind es rundliche Zellen mit größeren, rundlichen
oder eingekerbten, bläschenförmigen Kernen. Manche dieser Zellen sind
auffallend groß und zeigen sehr hellen, stark vakuolisierten Protoplasmaleib. Die Vakuolen sind Fettvakuolen, und diese Zellen sind es, welche dem
aktinomykotischen Eiter die schwefelgelbe Farbe verleihen (Fettkörnchenzellen, Pseudoxanthomzellen, Makrophagen). 2. Fibroplasten. Sie sind
durch ihre bedeutendere Größe, durch die längliche Gestalt, durch ihre
großen, ovalen, zartgranulierten Kerne ausgezeichnet. 3. Gefäße neuer
Bildung, also Kapillaren mit großen Endothelien und gleichartigen großen
Zellen, die rings um das Endothelrohr gelagert sind. Sie finden sich in
dem jungen Granulationsgewebe in der Umgebung der Abszesse reichlich.
Zwischen den Zellen des Granulationsgewebes sind mehr oder weniger reichlich Fasern vorhanden. Je jünger das Granulationsgewebe, desto zellreicher und faserärmer ist es, je älter, desto mehr treten die Zellen zurück
gegenüber den Fasern, die mit der zunehmenden Vernarbung nicht nur an
Masse, sondern auch an Kaliber wachsen. In weiterer Entfernung von den

Abszessen trifft man überall auf das kollagene Bindegewebe der Haut, das von Lymphozyten und Plasmazellen durchsetzt ist, während Leukozyten zurücktreten.

In Fig. 204 sehen wir eine Pilzdruse stärker vergrößert (Schmorlsche Färbung mit Anilin-Gentianaviolett und Säurefuchsin). Die Druse hat eine nierenförmige Gestalt. Das Myzel (a) ist in den zentral gelegenen älteren Teilen der Druse blau gefärbt. Peripher haben die radiär angeordneten Pilzfäden eine gelbliche Färbung angenommen. Die äußerste Peripherie der Druse zeigt die blau gefärbte Corona radiata der Kolben (b). Polymorphkernige Leukozyten und rundkernige Granulationszellen (c) umgeben die Pilzkolonie.

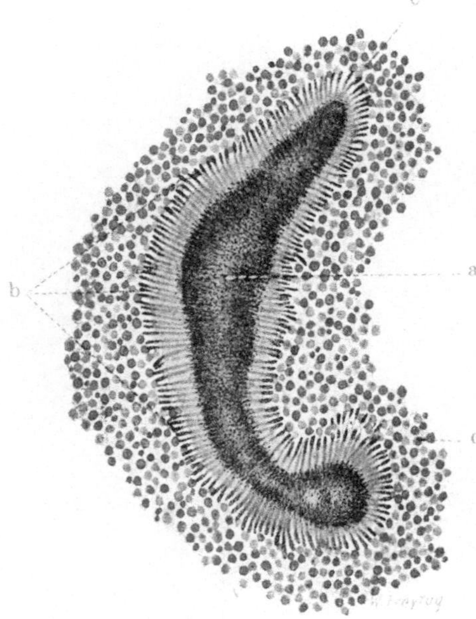

Fig. 204. Pilzdruse aus einem aktinomykotischen Abszeß der Haut. Vergr. 300 : 1. (Färbung nach Schmorl.)
a Myzel. b Radiär gestellte Kolben an der Peripherie der Druse. c Granulations- und Eiterzellen in der Umgebung der Druse.

Es sei bemerkt, daß sich bei Gramscher Färbung nur die kleineren Kolben blau färben, während die größeren durch Fuchsin oder Eosin rot tingiert werden. In den Eiter- und Granulationszellen können gelegentlich Pilzfädchen als Einschlüsse gefunden werden.

β) Tuberkulose der Haut.

Lupus.

Die Tuberkulose der Haut entsteht entweder durch direkte Inokulation der Tuberkelbazillen, oder es handelt sich um sekundäre (hämatogene, lymphogene, fortgeleitete) tuberkulöse Infektion. Das anatomische Bild der Hauttuberkulose ist sehr wechselnd (s. S. 308). Wenn man von den Tuberkuliden, d. h. verschiedenartigen Hautentzündungen, die sich bei Tuberkulösen finden und die histologisch nichts Spezifisches darbieten, aber gleichwohl auf die Wirkung von Tuberkelbazillen oder Tuberkulotoxinen zurückgeführt werden, absieht, so kommen folgende Formen der Hauttuberkulose in Betracht: 1. die **Miliartuberkulose,** 2. die **Tuberculosis verrucosa cutis,** eine lokale Impftuberkulose der Haut in Form einer warzigen Erhabenheit (Leichentuberkel z. B.), 3. das **Skrophuloderma,** eine vorwiegend subkutan, den Lymphgefäßen folgende, käsig-knotige und erweichende Tuberkulose mit fistulösen Durchbrüchen nach der Hautoberfläche hin, endlich 4. der **Lupus.**

Der **Lupus** (Prädilektionsstelle: Gesichtshaut) stellt sich als eine Eruption blaurötlicher Flecken mit Knötchenbildung dar. Der Prozeß neigt sehr zu peripherischem Fortschreiten, während die älteren Erkrankungsbezirke vernarben. Bildet das lupöse Infiltrat nur flache Erhabenheiten, so spricht

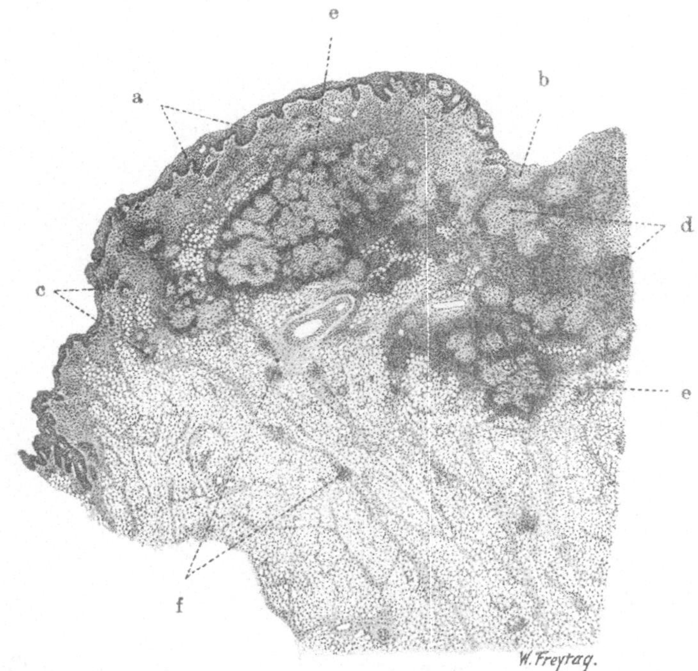

Fig. 205. **Lupus der Haut.** Vergr. 10fach. (Hämatoxylin.)
a Epidermis. b Defekt der Epidermis (Geschwür). Epitheloidgewebe an der Geschwürsoberfläche. c Tuberkel. d und e Tuberkel, in Gruppen liegend und zum Teil zusammenfließend, in Kutis und Subkutis. f Frische Tuberkelbildung im subkutanen Fettgewebe entlang der Lymphgefäße.

man von Lupus **planus.** Kommt es zu größeren Ulzerationen, so haben wir den Lupus **exulcerans** vor uns. Manchmal ist die Entwicklung des knötchenbildenden Granulationsgewebes so massig, daß tumorartige Neubildungen entstehen (Lupus **hypertrophicus**). Kommt es zur Bildung warziger Hauthypertrophie im Bereich der erkrankten Partien, so haben wir den Lupus **verrucosus** vor uns.

Mikroskopisch ist die Haut von herdförmigen und diffusen entzündlichen Infiltraten eingenommen. Diese Infiltrate können in manchen Fällen ganz im Vordergrund des histologischen Bildes stehen. In unserem Präparat (Fig. 205, Hämatoxylin) erscheinen sie als **dunkelblau** gefärbte, überaus zellreiche Bezirke in Korium und Subkutis. Neben diesen entzündlichen Zellinfiltraten finden sich **spezifische** Produkte in Gestalt von typischen **Tuberkeln** (c, d, e), die, einzeln (c) oder in Gruppen (d und e) liegend und dann vielfach zusammenfließend, als heller gefärbte, mehr oder weniger deutlich begrenzte Zellwucherungen hervortreten. Ihre Peripherie zeigt in der Regel eine besonders dichte entzündliche Zellinfiltration. Im subkutanen Fettgewebe sieht man ganz kleine, rezente Tuberkelbildungen (f). Sie liegen hier entlang der Bindegewebssepten, zeigen Beziehungen zur Nachbarschaft von Gefäßen, und zeigen so aufs Eindrucksvollste die Ausbreitung der Tuberkulose auf dem Lymphwege an.

In einem Teil der Fälle von Hautlupus herrschen die entzündlichen Infiltrate vor, während die Tuberkelbildung zurücktritt; die Tuberkel selbst sind in solchen Fällen oft unscharf abgegrenzt und sehr lymphozytenreich (sog. Lymphoidtuberkel). Stärkere seröse und auch fibrinöse Exsudation kann diese Formen begleiten. Solche Bilder können als exsudative Formen des Hautlupus den proliferativen gegenübergestellt werden, in welch letzteren die Bildung distinkter Epitheloidtuberkel bei Zurücktreten der unspezifischen zelligen Infiltrationen und serofibrinösen Exsudationen überwiegt. Die Verkäsungen pflegen bei den exsudativen Formen stärker ausgeprägt zu sein als bei den proliferativen.

Von Interesse ist das Verhalten von Papillarkörper und Epidermis im Bereich der tuberkulösen Entzündung. An unserem Präparat ist da, wo die zellige Infiltration und Tuberkelbildung die oberen Hautschichten noch wenig ergriffen hat, ein völlig normal gestalteter Papillarkörper und Epidermisüberzug zu sehen. Wo die entzündlichen Prozesse aber den Papillarkörper stärker in Mitleidenschaft gezogen haben, sieht man Verdickung der Epidermis, Verlängerung und unregelmäßige Verbreiterung der Reteleisten (sog. atypische Epithelwucherungen). Hier hat also die entzündliche Schwellung und Wucherung des Papillarkörpers zu einer unregelmäßigen Ausgestaltung auch der interpapillären Epitheleinsenkungen geführt. An einer anderen Stelle des Präparates (b) fehlt die Epidermis; hier ist es zur Ulzeration gekommen. Bei starker Vergrößerung erweisen sich die spezifisch tuberkulösen Wucherungen in typischer Weise aus Epitheloidzellen und Riesenzellen zusammengesetzt. Die entzündlichen Zellinfiltrate zeigen dagegen nichts Spezifisches. Sie sind aus Lymphozyten und Plasmazellen zusammengesetzt; auch Mastzellen finden sich.

γ) Syphilitischer Primäraffekt.

Die Syphilis ergreift die Haut in allen ihren drei Stadien. Die primäre Infektion hat ihren Sitz meist an den äußeren Genitalien und tritt uns hier als sog. harter Schanker (Initialsklerose), d. h. als eine derbe, ulzerierte Infiltration entgegen. Das Ulkus ist glattrandig, scharf begrenzt, nicht belegt; die infiltrierte Umgebung fühlt sich wie eine harte Platte an.

Mikroskopisch findet sich eine dichte kleinzellige Infiltration (viel Plasmazellen!) des Papillarkörpers und des Stratum reticulare. Nach der Subkutis hin verliert sich dieses entzündliche Infiltrat. Es folgt deutlich der Ausbreitung der Blut- bzw. Lymphgefäße. Die Wandungen der Blutgefäße (Arterien und besonders Venen) der Haut sind oft sehr deutlich miterkrankt: zellige Infiltrationen der Wand bedingen Verdickungen derselben und Verengerungen der Lichtung; Intimawucherungen (kompensatorischer Natur) können hinzutreten. Bei der Heilung solcher Primäraffekte tritt die Wucherung der Bindegewebszellen, die übrigens auch in den frischen Stadien nicht fehlt, in den Vordergrund. Es bildet sich ein zellreiches, gefäßreiches Granulationsgewebe, welches in Narbengewebe übergeht. Spirochäten sind in den syphilitischen Primäraffekten meist leicht und

reichlich nachzuweisen. Ebenso in den sekundären Hauteffloreszenzen;
in den tertiären Produkten mißlingt der Nachweis in der Regel.

Die übrigen Hautaffektionen der Lues (makulöse, papulöse, pustulöse
Syphilide, breite Kondylome usw.) und die tertiären Gummen der Haut
seien nur der Vollständigkeit halber kurz erwähnt.

Unser Präparat (Fig. 206) stammt von einem syphilitischen Primäraffekt des Penis. Das Bild zeigt den senkrechten Durchschnitt durch
ein flaches Geschwür (f) der Haut. Die angrenzende Epidermis (c) zeigt

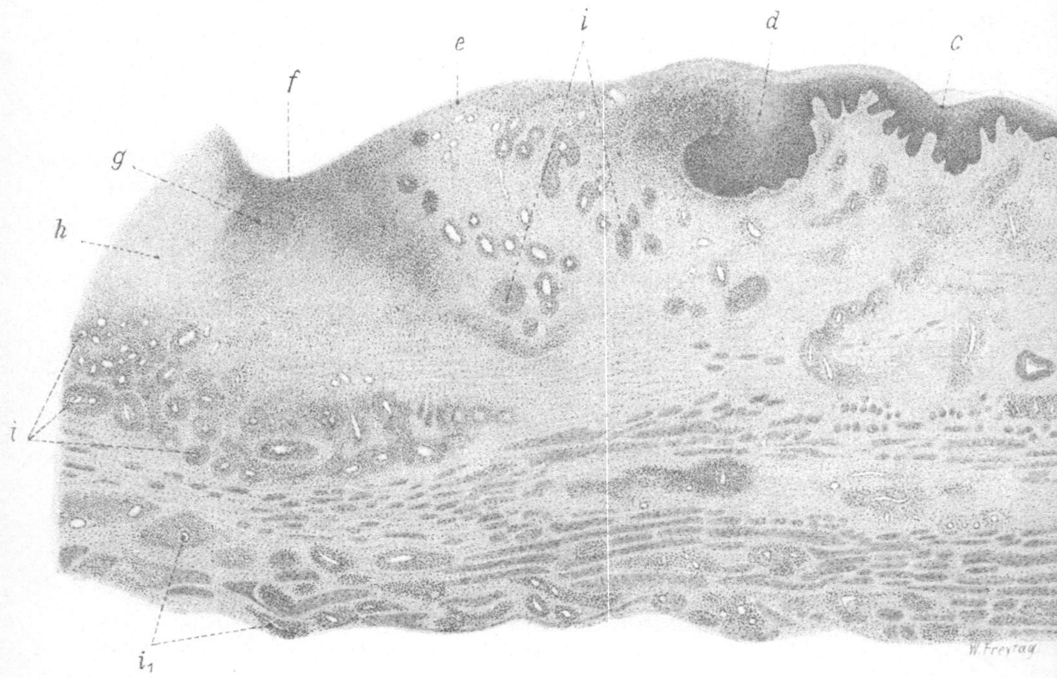

Fig. 206. Syphilitischer Primäraffekt des Penis. Vergr. 30 : 1.
(Hämatoxylin-Eosin.)
a Kutis, geschwollen, verbreitert, entzündlich zellig infiltriert. b Glatte Muskelschicht mit diffuser und herdförmiger zelliger Infiltration. c Epidermis. d Stark
verbreiterter Epidermiszapfen, von Exsudatzellen durchsetzt, in beginnendem
Zerfall. e Grenze der (in Zerfall begriffenen) Epidermis. f Von Epidermis ent-
blößte Geschwürsfläche. g Zerfallenes, entzündlich infiltriertes Gewebe. h Ödematös aufgelockertes, entzündlich infiltriertes Gewebe (beginnender Zerfall). i u. i₁
Alte und neugebildete Gefäße mit adventitiellen und perivaskulären Zellinfiltraten.

unregelmäßig verlängerte und verdickte Epithelzapfen; dementsprechend
ist auch der Papillarkörper unregelmäßig ausgestaltet. An der Grenze
gegen das Geschwür findet sich ein besonders unförmig verbreiterter
Epithelzapfen (d). Von hier aus schiebt sich die Epidermis eine Strecke
weit flach über die Geschwürsfläche hinüber (bis zu e). Der Geschwürsgrund wird von einem zellreichen, vielfach in Zerfall begriffenen Gewebe
gebildet (g, h). Das Korium (a) ist stark verbreitert und zeigt überall
zellige Infiltration, wobei vor allem die zahlreichen Blutgefäße auffallen, welche von dichten Zellmänteln umgeben erscheinen (i und i₁).
Die entzündliche Wucherung und Infiltration erstreckt sich weit in die
Umgebung des Geschwürs, sowohl in das angrenzende Korium und dessen
Papillarkörper, als auch nach der Tiefe in die glatte Muskelschicht (b).

in welcher überall die perivaskulären Zellinfiltrate neben diffuser Zellinfiltration zu sehen sind.

Bei stärkerer Vergrößerung zeigt sich die Epidermis an der Geschwürs-
grenze von Leukozyten durchsetzt und in Zerfall begriffen. Der Geschwürs-
boden (f) besteht aus einem in Zerfall (g) und Auflockerung (h) begriffenen,
zellreichen jungen Bindegewebe, welches von massenhaften Leukozyten und
anderen Wanderzellen und auch von fibrinösem Exsudat durchsetzt ist. Ausgedehnte Karyorrhexis findet sich hier (besonders bei f). Das kollagene
Bindegewebe des Koriums zeigt Schwellung und Vermehrung seiner Fibroplastenkerne; seine Saftspalten sind erweitert und von ein- und mehr-
kernigen Wanderzellen durchsetzt. Auch viel eosinophile Leukozyten finden
sich dabei. Die massenhaft hervortretenden Gefäße sind teils präexistente,
teils neugebildete. Die dichtgedrängten Zellen, welche sie mantelartig umgeben, sind teils lymphoide Elemente, teils sind es Leukozyten.

X. Organe mit sogenannter innerer Sekretion.

Einleitung.

Wenn wir auch annehmen dürfen, daß viele Organe Stoffe in die
Säfte abgeben, welche für Ernährung und Stoffwechsel und damit auch
für die Funktion anderer Organe von Bedeutung sind, so gibt es doch
gewisse Organe, welche in ganz besonderer Weise mit einer solchen
inneren Stoffabscheidung betraut sind, Organe, deren Funktion es ist,
ganz spezifische Stoffe zu sezernieren und an das Blut direkt oder auf
dem Umweg über die Lymphe abzugeben. Diese spezifischen Stoffe gelangen als chemische Sendboten durch das Blut zu bestimmten anderen
Organen und regen in diesen letzteren bestimmte Funktionen an. Die
spezifischen Stoffe werden Hormone genannt und die Organe, welche
sie produzieren, als innersekretorische Organe bezeichnet. Diese Organe
stellen unter sich ein (inkretorisches) System dar, innerhalb dessen
die spezifischen Stoffe nicht nur funktionsanregende, sondern auch funk-
tionshemmende, dämpfende, antagonistische, neutralisierende Wirkungen
haben. Dies gilt auch bezüglich der Wirkung auf andere, dem inkretorischen
System nicht angehörige Organe. Wachstum, Stoffwechsel, periphere und
zentrale nervöse Funktionen stehen unter dem Einfluß jener Inkrete. Ihre
überaus vielfältigen Wirkungen zeigen uns den Umfang und die Bedeutung
der chemischen Korrelationen im Organismus in eindrucksvollster Weise.
Die innersekretorischen Organe haben den Bau von sezernierenden Drüsen;
aber, da sie ihre Sekrete direkt an die Säfte abgeben, entbehren sie der Ausführungsgänge. Die Drüsenzellen sind auch vielfach nicht, wie bei den nach
außen sezernierenden Drüsen, zu Schläuchen, Alveolen, Follikeln zusammengefügt (Ausnahme = die Schilddrüse), sondern als solide Komplexe angeordnet, zwischen denen die Blutkapillaren verlaufen (Hypophyse, Epiphyse,
Nebenniere, Thymus, Beischilddrüsen). Manche dieser Organe haben neben
der innersekretorischen Funktion auch noch eine äußere Sekretion, wie z. B.
das Pankreas. In diesem Organ ist die äußere Sekretion (Verdauungs-
fermente) an ein drüsiges Gangsystem mit Endstücken, Schaltstücken und
Ausführungsgängen gebunden, während die innere Sekretion wahrscheinlich in Zellinseln stattfindet, welche Blutkapillaren zwischen soliden Zell-
balken zeigen (s. d.) Hoden und Ovarien haben neben ihrer nach außen
gerichteten Produktion des Samens und der Eier auch eine innere Sekretion.

Nur ist noch wenig klar gestellt, an welche Elemente diese Sekretion gebunden ist, ob an die Samen- bzw. Eizellen oder an die sog. Zwischenzellen bzw. Granulosa- und Thekazellen (s. S. 223, 248).

Zu den innersekretorischen Organen werden gerechnet: das Pankreas, die Schilddrüse, die Epithelkörperchen (Beischilddrüsen, Gland. parathyreoideae), der Thymus, die Hypophyse, die Zirbeldrüse (Epiphyse), die Nebenniere bzw. das chromaffine System, zu welchem auch gewisse, dem Sympathikus angeschlossene Organe (die Paraganglien des Sympathikus, Zuckerkandlsches Organ), vielleicht auch die Karotisdrüse gehören; endlich die Geschlechtsdrüsen, einschließlich des Corpus luteum. Störungen der inneren Sekretion dieser Drüsen können im Sinne eines völligen Wegfalles, einer Verminderung, einer Steigerung und einer qualitativen Abänderung der spezifischen Leistung gedacht werden. So kann man zwischen pathologischer Afunktion, Hypo-, Hyper- und Dysfunktion dieser Drüsen unterscheiden.

1. Schilddrüse.

a) Normal-histologische Vorbemerkungen.

Die Schilddrüse entsteht als mediane Ausstülpung des Schlunddarmes, hat also ursprünglich eine Verbindung (Ausführungsgang) nach der Mundhöhle (Gegend des Foramen coecum beim Menschen). Diese bildet sich wieder zurück. Der Ductus thyreoglossus wird von manchen als Rest dieses Ausführungsgangs ansehen. Die Schilddrüse bildet bei ihrer Entwicklung solide, verzweigte und netzartig zusammenhängende Epithelstränge. Diese differenzieren sich zu Schläuchen, von welchen sich alveolenartig geschlossene Bläschen abschnüren. Diese Bläschen („Follikel") sind meist von kugliger Gestalt und zeigen je nach Gegenden, Altersstufen usw. verschiedene Größe. Solide Epithelbildungen finden sich besonders in jüngeren Schilddrüsen neben den Bläschen. Sie besitzen ein einfaches kubisches, manchmal abgeplattetes Epithel. Dieses zeigt mit dem Alter zunehmende lipoide Einlagerungen (Tröpfchen). Die Epithelien der Bläschen sitzen ohne eigentliche Membrana propria den Kapillaren auf, die sehr reichlich entwickelt sind. Der Inhalt der Bläschen ist eine eiweißhaltige Masse, welche beim Menschen durch Quellung oder Koagulation fest und homogen wird und sich mit Eosin rot, nach van Gieson gelblichrot färbt (Kolloid). Die Bläschen sind durch spärliches Bindegewebe zu kleinen Läppchen zusammengefaßt, diese kleinsten Läppchen wieder durch reichlicheres Bindegewebe zu größeren Komplexen. Das ganze Organ ist durch eine fibroelastische Kapsel eingehüllt, mit welcher die interlobulären Septen zusammenhängen. Reichliche Blut- und Lymphgefäße verlaufen in diesen Bindegewebsausbreitungen. Das wirksame Sekret der Schilddrüse scheint nicht das Kolloid oder wenigstens nicht dies ausschließlich zu sein. Azidophile Körnchen in den Follikelepithelien, welche ausgestoßen werden und sich dem Kolloid beimischen, sind als Zeichen einer besonderen Sekretion beschrieben worden. Das Kolloid enthält einen Jodeiweißkörper (Jodthyreoglobulin). Wahrscheinlich findet noch eine Sekretion direkt in die Blutkapillaren statt oder gewisse im Kolloid vorhandene Stoffe kommen indirekt in die Blutbahn. Fraglich ist, ob die Lymphgefäße eine Rolle bei der Aufnahme des Hormons spielen. Kolloiderfüllte Lymphgefäße sind beschrieben worden; aber diesen Bildern gegenüber ist Skepsis am Platze. Als wirksamer Stoff (Inkret) der Schilddrüse ist das Thyroxin (ebenfalls eine Jodverbindung) erkannt. Die physiologische Bedeutung des wirksamen Schilddrüsenstoffes wurde früher im Sinne einer entgiftenden Substanz aufgefaßt. Jetzt denkt man an ein echtes Hormon, das auf Knochenwachstum, Stoffwechsel, nervöse Funktionen den wichtigsten Einfluß ausübt. Dabei müssen wir uns im Sinne früherer Darlegungen (s. S. 311) ein Zusammenwirken mit den Hormonen anderer innersekretorischer Drüsen (chromaffines System, Hypophyse, Thymus, Pankreas, Keimdrüsen) vorstellen. Dabei ist schwer zu entscheiden, ob diese Wechselwirkungen auf chemischem Wege von Drüse zu Drüse oder auf dem Umweg über Beeinflussung des Nervensystems stattfinden. Besonders auffallend ist der fördernde Einfluß des Schilddrüsenhormons auf das Wachstum; die steigernde Wirkung auf den Stoffwechsel zeigt sich in stärkerer Eiweißfettzersetzung (Entfettungskuren!); auch der Zuckerstoffwechsel wird beeinflußt (thyreogene Glykosurie); die Erregbarkeit des sympathischen und autonomen Nervensystems wird gesteigert, die Adrenalinwirkung erhöht. Schwere Schädigungen der Hirnfunktionen (Kretinismus), eigenartige wäßrige Ausscheidungen in die Haut (Myxödem) dürfen auf den Ausfall des Schilddrüsenhormons bezogen werden.

Der sog. postbranchiale Körper ist eine bilateral von der 5. Schlundtasche ausgehende Epithelanlage, welche sich normalerweise wieder zurückbildet, also nicht als seitliche Schilddrüsenanlage bezeichnet werden kann. Pathologischerweise können von ihm Geschwülste ausgehen (Struma postbranchialis).

Die (an Zahl wechselnden, meist vier) Epithelkörperchen (Glandulae parathyreoideae) sind im Gegensatz zu akzessorischen Schilddrüsen Gebilde, deren Bau mit der Schilddrüse nichts gemein hat. Sie liegen der Schilddrüse hinten eng an, können auch (selten) in der Schilddrüse selbst gelegen sein. Auch im Thymus. Histologisch bestehen sie aus Zellhaufen und Zellsträngen zwischen Blutkapillaren. Die Zellen haben (je nach dem Funktionszustand?) ein verschiedenes Aussehen. Kolloidhaltige kleine Follikel kommen auch vor. Auch in physiologischer Hinsicht haben die Epithelkörperchen eine ganz andere Bedeutung als die Schilddrüse (Beziehungen zum Kalkstoffwechsel! zur Tetanie!).

b) Pathologische Histologie.

Geschwulstartige Hyperplasien.

α) Struma colloides.

Unter Kropf (Struma) versteht man in der Regel eine gutartige Neubildung der Schilddrüse. Jedoch wird auch gelegentlich ein bösartiges Gewächs Struma genannt und durch das Beiwort „maligna" gekennzeichnet. Beiläufig sei erwähnt, daß man auch von Strumen der Nebenniere, der Hypophyse usw. spricht.

Die kropfigen Vergrößerungen der Schilddrüse (Strumen) sind — wenn man von den entzündlichen Anschwellungen absieht (Struma inflammatoria) — nur zum kleineren Teil als echte Geschwülste (Struma blastomatosa), zum weitaus größeren Teil als geschwulstartige (vikariierende, antagonistische) Hyperplasien (Struma hyperplastica) aufzufassen. Über die Ursache der Kropfbildungen zu sprechen, ist hier nicht der Ort. Die verschiedenartigen, anatomischen Formen der Kröpfe und die Kombination der Kropfbildung mit anderweitigen Störungen, besonders im innersekretorischen System (Schilddrüsenvergrößerung in der Schwangerschaft, bei Basedowscher Krankheit, bei Funktionsstörung der Hypophyse, Nebenniere, Thymus usw.) lassen eine einfache und für alle Kropfbildungen gemeinsame Ursache (Jodmangel in der Nahrung, krankheitserzeugende Stoffe im Trinkwasser) von vornherein ausgeschlossen erscheinen. Die Schilddrüsenerkrankung ist vielleicht überhaupt nicht immer der primäre, für den ganzen Komplex der Kropfkrankheit maßgebende Faktor, sondern nur ein Symptom einer im Körper weitverwurzelten Störung[1]).

Es kann nicht die Absicht sein, die histologisch äußerst verschiedenen Kropfformen ausführlich zu schildern (z. B. Struma bei Kretinen und Idioten [Struma congenita usw.][2])). Von der Struma maligna sehen wir hier ganz

---

[1]) Bemerkt sei noch, daß in der Frage der Histogenese speziell der knotigen Strumen erwogen wird, ob die Neubildungen von dem vorher normalen Drüsengewebe ausgehen oder von embryonalen Zellhaufen (Wölffler, Ribbert). Bezüglich letzterer sei auf Einschlüsse parathyreoidaler und branchialer Gewebselemente in die Schilddrüse hingewiesen. Solche Einschlüsse können als Zellhaufen (nicht zu verwechseln mit lymphadenoiden Einlagerungen!), Epithelschläuche, Zysten nachgewiesen werden. Strumaartige Knoten, evtl. sogar maligne Geschwülste können aus ihnen hervorgehen (sog. Parastruma, Struma postbranchialis — Getzowa).

[2]) Aplasie oder Hypoplasie des Organs bzw. sekundäre Atrophie und Verödung werden beim angeborenen bzw. infantilen Myxödem (sporadischem Kretinismus) gefunden; kropfige (knotige) pathologische Vergrößerung zumeist beim endemischen Kretinismus (verbunden mit Taubstummheit). Totale Entfernung

ab. Die gutartigen Strumen sind entweder diffuse Vergrößerungen der Schilddrüse oder stellen knotige Einlagerungen in das Organ dar. So kann man Struma diffusa und nodosa unterscheiden; strenge Grenzen gibt es dabei nicht. Bei beiden Formen kann die Entwicklung eines mehr jugendlichen Schilddrüsengewebes (Struma parenchymatosa) oder die Produktion massenhaften Kolloids in fertig entwickelte Bläschen (Struma colloides) überwiegen. Auch in dieser histologischen Beziehung gibt es Übergänge und Kombinationen. Die Struma diffusa parenchymatosa tritt als mehr gleichmäßige Vergrößerung der Schilddrüse auf, welch' letztere dabei eine je nach dem Blutreichtum verschiedene Farbe (dunkelrot, graurot, grauweißlich) zeigt; die Schnittfläche ist oft eigenartig glatt.

Mikroskopisch finden sich Zellstränge und Schläuche, von welchen sich kleine Follikel abschnüren; Kolloidbildung in den Follikeln tritt in den Hintergrund. Bindegewebe ist spärlich. Über besondere Formen der Struma parenchymatosa bei Basedowscher Krankheit siehe später. Die Struma diffusa colloides ist durch die Entwicklung dicht gedrängter kolloiderfüllter Bläschen ausgezeichnet. Die Bläschen sind vielfach erweitert und konfluieren gegenseitig, so daß kolloiderfüllte Zysten entstehen (Struma colloides cystica). Das Epithel der Bläschen ist kubisch oder abgeplattet, auch nicht selten abgestoßen und im kolloiden Inhalt aufgequollen, das Kolloid oft verschieden dicht und wechselnd färbbar. Grobanatomisch ist die Kolloidstruma an der glasigen Transparenz, der glänzenden braunroten Farbe, den gallertig erfüllten Waben und Kammern zu erkennen. Die Struma nodosa ist durch die Einlagerung von kugeligen Knoten in unverändertes oder atrophisches oder auch diffus hypertrophisches Schilddrüsengewebe ausgezeichnet. Die (meist multiplen) Knoten können bedeutende Größe erreichen. Diese Knoten werden von vielen als echte Geschwülste (Adenome) angesehen. Ihre selbständige Entwicklung und ihr ebensolches Wachstum, ihre kapselartige Abgrenzung durch Bindegewebe, ihr unorganischer Anschluß an den Blutund Lymphgefäßapparat der Schilddrüse usw. soll für diese Ansicht sprechen. Solange aber nicht erwiesen ist, daß diese Knoten wirklich unaltruistische Neubildungen sind, können sie trotz ihrer gewissen Selbständigkeit als kompensatorische oder antagonistische, kurz als ausgleichende Hypertrophien aufgefaßt und den knotigen Hypertrophien anderer Organe (Leber z. B.) an die Seite gestellt werden. Diese Knoten bestehen mikroskopisch ebenfalls entweder aus jugendlichem, manchmal wirklich embryonalem oder aus reifem kolloiderfüllten Schilddrüsengewebe, haben also teils den Bau einer Struma parenchymatosa, teils den der Struma colloides. Obwohl auch in der Struma diffusa regressive Veränderungen vorkommen (Epitheldesquamation, kleine Blutungen, hyaline Umwandlung des Bindegewebes usw.), so nehmen diese doch in den knotigen Formen viel größere Dimensionen an. Von diesen regressiven Veränderungen hängt vor allem das so wechselnde makroskopische Aussehen der Knoten ab. Blutungen, blutige Erweichungen mit Bildung brauner, hyaliner Massen (Bluthyalin, Kautschukkolloid), Nekrosen, bindegewebige Vernarbungen mit ausgedehnter hyaliner Entartung, Verkalkungen, Verknöcherungen führen zu den Bezeichnungen Struma haemorrhagica, fibrosa, calcificata, petrosa, ossea.

Die Wirkung der Kröpfe auf ihre nächste Umgebung ist eine mechanische und besteht in Verdrängung und Kompression: Verschiebung der Halsgefäße, seitliche Einengung der Trachea evtl. mit Atrophie des Trachealknorpels (weiche Säbelscheidentrachea), Druck auf Trachea bzw. Gefäße bei Aus-

der Schilddrüse führt zu Myxödem, trophischen Störungen am Integument, Kachexie, Verblödung, im Jugendstadium auch zu Hemmungen des Knochenwachstums und der Genitalien.

breitung zwischen Luftröhre und Speiseröhre, bzw. bei substernaler Lage der Struma.

Unser Präparat (Fig. 207) stammt von einem Fall von Struma colloides nodosa. Bei schwacher Vergrößerung sehen wir dicht gedrängte, rundliche, in sich geschlossene Drüsenräume allerverschiedensten Umfangs: es sind die Durchschnitte durch die kugeligen Schilddrüsenbläschen („Follikel"). Sie sind durch ein meist nur spärliches Bindegewebe voneinander getrennt und mit einer einfachen Epithellage ausgekleidet. Wir sehen alle Übergänge von ganz kleinen, engen Bläschen bis zu sehr großen, weiten Drüsenräumen, die teilweise die Bezeichnung Zysten verdienen. Als Inhalt der Bläschen

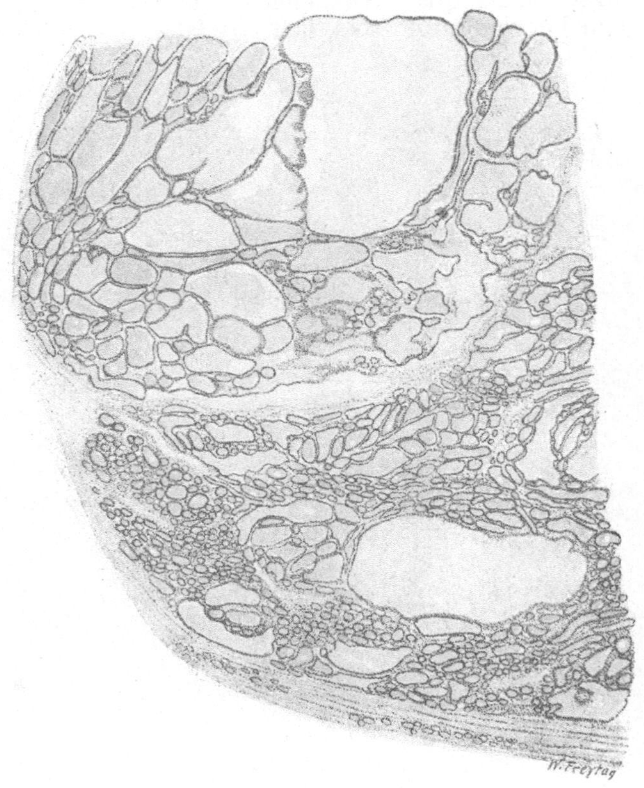

Fig. 207. Struma colloides (Schilddrüse). Vergr. 16fach.
(Hämatoxylin-Eosin.)
Kolloiderfüllte Epithelbläschen (Follikel) in allen Stadien der Erweiterung.

findet sich eine durchaus homogene Masse, die das Kolloid darstellt. In einzelnen Bläschen finden sich neben Kolloid auch Zellen als Inhalt vor (s. unten). Wir sehen die Drüsenmassen zu Komplexen zusammengefaßt, zwischen denen sich reichlicheres Bindegewebe septal ausbreitet: so gewinnen wir die Vorstellung von einer Art von lappiger Gliederung der Neubildung. Dieses septale Bindegewebe führt die größeren Blut- und Lymphgefäße. Da und dort fällt — sowohl innerhalb der Drüsenräume als im Bereich des Bindegewebes — eine bräunliche Pigmentierung auf. Das sind Überreste von Blutungen: Hämosiderinpigmentablagerungen. In älteren, rückgebildeten Teilen von Kolloidstrumen sieht man Hyalinisierungen des Stromas, Verkalkungen sowohl des hyalinisierten Bindegewebes als des kolloiden

Inhalts der Drüsenbläschen, Atrophie und Schwund des Drüsengewebes. In
solchen Verödungsbezirken können auch reichlich Cholesterinablagerungen
gefunden werden.

Bei starker Vergrößerung erweisen sich alle Drüsenräume mit einem
einreihigen kubischen Epithel ausgekleidet und mit völlig strukturlosem,
homogenem Inhalt gefüllt. Vakuolenbildungen innerhalb der homogenen
(kolloiden) Inhaltsmasse der Drüsen sind Kunstprodukte. In manchen
Bläschen zeigt der Inhalt einen zelligen Beisatz. Es sind rundliche Zellen
mit hellem Protoplasma und rundlichen Kernen: Abkömmlinge der Drüsenepithelien, die ins Lumen abgestoßen wurden und sich im Inhalt durch
Quellung abgerundet haben. Wo Pigment (Hämosiderin) in den Drüsenbläschen gefunden wird, findet es sich ebenfalls in rundliche Zellen ein-

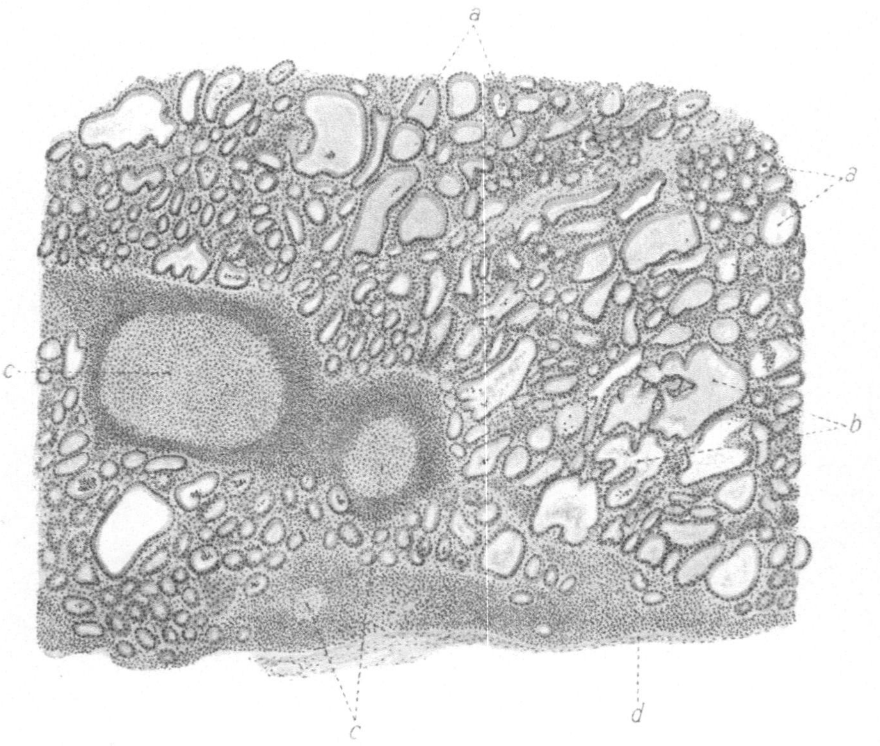

Fig. 208. Aus einer Basedowstruma. (Nach einem Präparat aus dem Leipziger
Pathologischen Institut.) Vergr. 50 : 1. (Hämatoxylin-Eosin.)
a Kleinere und größere Epithelbläschen. b Erweiterte, verzweigte Drüsenräume
mit pseudopapillären Fortsätzen. c Lymphknötchen mit Keimzentren. d Bindegewebige Kapsel der Struma.

geschlossen. Hier liegt es in Form brauner Körner innerhalb des Zellprotoplasmas. Zwischen den einzelnen, sehr dicht liegenden Drüsenräumen sind
Blutkapillaren zu sehen, die von geringen Mengen fibrillären Bindegewebes
begleitet sind.

β) Basedowstruma.

Eine besondere Besprechung verdient die Struma bei Morbus Basedowii.
Die Basedowsche Krankheit ist durch eine Übererregbarkeit des sympathischen und autonomen Nervensystems, Protusio bulbi (Glotzauge),

Tachykardie, Vergrößerung der Schilddrüse ausgezeichnet. Es liegt aber nicht A- oder Hypofunktion, sondern Hyper- oder Dysfunktion des Organes vor. Es besteht Jodüberempfindlichkeit. Im Blut Lymphozytose! Glykämie und andere Störungen! Linksseitige Herzhypertrophie, häufig Thymusvergrößerung (Thymus persistens oder Markhypertrophie), verbunden mit Status lymphaticus, evtl. auch Hypoplasie des chromaffinen Systems.

Ob es eine histologisch spezifische Struma basedowiana (Kocher) gibt, kann füglich bezweifelt werden. Die Entscheidung ist nicht leicht, weil der Basedowkomplex sich zu einer gewöhnlichen Struma parenchymatosa oder colloides hinzugesellen kann (Struma basedowificata). Einiger-

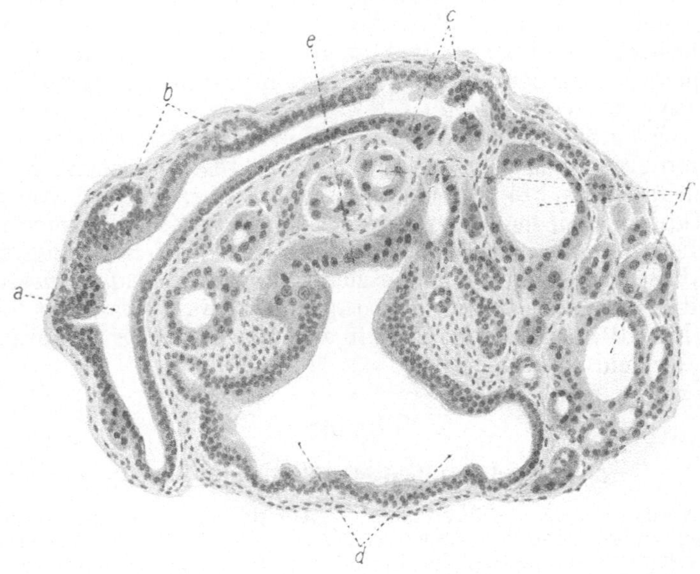

Fig. 209. Aus einer Basedowstruma. (Nach einem Präparat aus dem Leipziger Pathologischen Institut.) Vergr. 150 : 1. (Hämatoxylin-Eosin.)
a Ein verzweigter Drüsenschlauch mit zum Teil mehrzeiligem Epithel. b Abschnürung von Drüsenbläschen von diesem Schlauch. c Protoplasmareiches, eosinophiles, unregelmäßiges Epithel in diesem Schlauch. d Stark erweiterte Drüsenräume mit größtenteils mehrzeiligem Epithel. e Protoplasmareiches, eosinophiles Epithel mit unregelmäßigen Kernen in diesen Drüsenräumen. f Kleinere und größere Drüsenbläschen mit unregelmäßigem, atypischem Epithel.

maßen charakteristisch sind für die Basedowstruma folgende Befunde: Makroskopisch: diffuse (oder knotige) Vergrößerungen, helle Farbe der Schnittfläche, von der sich dünner Saft abstreichen läßt. Mikroskopisch: Bläschen mit wechselnd dichtem, wechselnd färbbarem Inhalt, relative Armut an typischem Kolloid; Neubildung in Form verzweigter Schläuche, mit papillenartigen Faltungen, Mehrzeiligkeit des Epithels, Epithelveränderungen (Zylinderzellen, polymorphe Elemente), Desquamation des Epithels, lymphatische Herde im Bindegewebe.

Ein mikroskopisches Präparat (Fig. 208), bei schwacher Vergrößerung gezeichnet, zeigt kleinere und größere Schilddrüsenbläschen (a) von einer einfachen Schicht kubischer bis zylindrischer Epithelien ausgekleidet. Auffallend ist, daß das Kolloid in diesen Bläschen teils gut färbbar ist, teils sich nur schlecht mit Eosin tingiert. Vielfach ist das Kolloid in den Bläschen nicht eine homogene, sondern eine mehr schollige, wie in Auflösung begriffene Masse. An manchen Stellen sind dem Kolloid abgelöste, gequollene Epithelzellen beigemischt. Manche der Drüsenräume sind stärker verzweigt; pseudopapilläre Fortsätze ragen in die Lichtungen solcher Drüsen hinein (b). Besonders auffallend ist die Einlagerung von kleineren und größeren Lymphknötchen (c) in das Strumagewebe; die Lymphknötchen besitzen zum Teil sehr große Keimzentren. Stellenweise, besonders unter der Kapsel (d), ist auch eine diffuse lymphozytäre Infiltration des Stützgerüstes der Neubildung zu sehen. Das Stützgerüst zwischen den Bläschen und drüsigen Räumen ist äußerst spärlich und führt die Blutgefäße.

Ein zweites Präparat bei starker Vergrößerung (Fig. 209) zeigt die eigentümlichen atypischen epithelialen Formationen, welche sich gelegentlich in Basedow-Strumen vorfinden. Man sieht einen verzweigten Drüsenschlauch (a), dessen epithelialer Zylinderzellenbelag stellenweise mehrzeilig ist und von welchem kleine Drüsenbläschen in Abschnürung begriffen sind (b). An einer Stelle zeigt das Drüsenepithel atypische, sehr protoplasmareiche Zellen mit größeren atypischen Kernen (c). Ein anderer, stark erweiterter Drüsenraum (d) zeigt größtenteils mehrzeiliges Epithel und an einer Stelle (e) ein äußerst protoplasmareiches, atypisches Epithel. Die atypischen Epithelzellen färben sich in ihrem Protoplasma stark mit Eosin; sie sind von unregelmäßiger Gestalt und haben teils vergrößerte, teils sehr chromatinreiche, pyknotische Kerne. Eine Reihe anderer Drüsenbläschen (f) zeigt ebenfalls atypische Epithelien. Der Übergang zu Kernpyknose in allen diesen atypischen Epithelzellen weist auf den degenerativen Charakter der Veränderung hin. Bemerkenswert ist, daß in allen diesen Drüsenräumen kein färbbares Kolloid enthalten ist.

2. Thymus.

a) Normal-histologische Vorbemerkungen.

Der Thymus ist seiner Anlage nach — Aussprossung von der dritten entodermalen Schlundtasche her! — ein epitheliales Organ. Bei seiner weiteren Entwicklung verliert er den epithelialen Charakter: die Epithelzellen bilden Retikula und Lymphozyten wandern ein. So wird der Thymus ein lymphoepitheliales Organ. Auf andere Meinungen gehen wir hier nicht ein. Der Thymus wächst in den ersten Lebensjahren rasch, dann langsam; er erhält sich bis zur Pubertät und bildet sich dann zum sog. thymischen Fettkörper zurück, d. h. Fettgewebe tritt an Stelle des sich auflösenden Thymusgewebes, von welch letzterem sich nur Reste der sog. Marksubstanz (s. unten) erhalten. Rückbildungsvorgänge sind auch außer dieser regulären physiologischen Involution am Thymus häufig festzustellen; es schwindet hierbei besonders die Rindensubstanz; jedoch auch das Mark nimmt teil, das Bindegewebe vermehrt sich (so bei Inanition, Kachexie, Infektionskrankheiten, Schwangerschaft). Akzessorische Thymusteile können in der Schilddrüse gefunden werden; Epithelkörperchengewebe kann im Thymus eingeschlossen vorkommen.

Das fertig entwickelte Organ zeigt einen läppchenartigen Aufbau und eine deutliche Trennung in eine Mark- und eine Rindensubstanz. Erstere entspricht der primären (s. oben) epithelialen Verästelung (sog. Markbaum) und besteht im fertigen Zustand aus einem epithelialen Retikulum aus relativ protoplasmareichen, verästelten Zellen, welche helle chromatinarme Kerne besitzen. Mit diesem Retikulum hängen eigenartige Gebilde zusammen, welche als Hassallsche Körperchen bekannt sind. Sie stellen konzentrische Aufschichtungen platter Epithelzellen dar, Epithelkugeln, in deren Mitte degenerierende Zellen, Zell- und Kerntrümmer, kolloide, schollige, verfettete, evtl. verkalkte Massen, ferner oft auch reichlich eingewanderte weiße Blutkörperchen liegen. Echte Verhornungsprozesse an den Hassalls sind beschrieben worden. Diese Epithelkugeln sind sehr verschieden groß; manchmal sind mehrere Kugeln zu einem gemeinsamen, geschichteten Körper vereinigt; sie nehmen besonders mit dem Alter an Größe zu. Sie sind also nicht konstante, sondern sowohl der Neubildung als der Rückbildung unterworfene Gebilde. Ihre Zahl schwankt, besonders auch in Zusammenhang mit Krankheiten. Das epitheliale Retikulum der Marksubstanz führt in seinen Maschen allerlei Zellen (freie Epithelien, Leukozyten); ferner verzweigen sich hier die Blutgefäße (kleine Arterien und Venen). Die Rindensubstanz, welche sich aus der Peripherie des verästelten Markstranges entwickelt, färbt sich viel dunkler als die Marksubstanz; auch die Rinde besitzt ein (epitheliales) Retikulum; dessen Maschen sind mit dichtgedrängten kleinen Zellen vom Aussehen der Lymphozyten erfüllt. Ob dies echte Lymphozyten sind, wird von einigen bezweifelt. Diese Autoren halten sie für kleine epitheliale Elemente. Ob diese Lymphozyten eingewandert sind oder in loco von den Retikulumzellen gebildet werden, ist strittig. Mitosen finden sich in den lymphozytären Zellen reichlich. Die Retikulumzellen zeigen phagozytäre Eigenschaften. Kapillaren durchsetzen reichlich die Rinde. Das Stützgewebe des Thymus trennt als interlobuläres Bindegewebe unvollkommen die Läppchen; der Markstrang wird durch septales Bindegewebe nicht unterbrochen. In Rinde und Mark findet sich ein spärliches, feines Bindegewebsgerüst. An der Oberfläche ist das Organ von einer bindegewebigen Kapsel umhüllt. Lymphgefäße sind reichlich vorhanden (an der Oberfläche und in Begleitung der Blutgefäße).

Die Funktion des Thymus besteht in der Lieferung von Lymphozyten und in der Produktion eines inneren Sekrets, welches besonders das Knochenwachstum beeinflußt. Nach Exstirpation sind nicht nur Hemmung des Knochenwachstums und Knochenveränderungen (Rachitis, Osteomalazie, Osteoporose), sondern auch Fettsucht, Kachexie, Idiotie beobachtet worden. Beziehungen bestehen vor allem zu den Geschlechtsdrüsen, ferner wahrscheinlich zur Schilddrüse und zum chromaffinen System (Nebenniere). Der Thymus gilt auch als Speicherungsorgan für Nukleoproteide.

b) Pathologische Histologie.

Hyperplasie des Thymus.

Aplasie (Fehlen) des Thymus ist bei Normalen und bei Mißbildungen beobachtet worden, Hypoplasie bei angeborenem Myxödem. Über erworbene Massenabnahme siehe oben. Angeborene Hyperplasie kommt vor. Bei erworbenen, pathologischen Vergrößerungen kann es sich um gehemmte physiologische Rückbildung (Thymus persistens) handeln, oder um echte Massenzunahme, die ein Mehrfaches des normalen Umfangs bzw. Gewichts betragen kann (Thymushyperplasie). Der Thymus persistens zeigt histologisch nichts von dem Thymus der betreffenden Altersstufe Abweichendes. Die Hyperplasie betrifft entweder Mark und Rinde oder nur eine von beiden Komponenten der Drüse. Besonders häufig ist die Markhyperplasie. Das hyperplastische Organ kann in Größe und Gewicht über dem für das betreffende Alter gültigen Mittelmaß stehen oder es zeigt sich der hyperplastische Zustand erst bei der mikroskopischen Untersuchung. Bei der Markhyperplasie ist die Marksubstanz relativ vermehrt, das epitheliale Retikulum ist stark entwickelt; die Hassalls sind groß, nicht vermehrt (nach Schridde kernlos, verfettet).

Die Thymushyperplasie und auch die Zustände von abnorm persistierendem Thymus sind oft mit einem sog. Status lymphaticus vergesellschaftet. Dabei ist unter Umständen das gesamte lymphatische Gewebe des Körpers abnorm stark entwickelt: Lymphknoten, Zungenbälge, Tonsillen, weiße Milzpulpa, lymphatisches Gewebe der Schleimhäute und Organe (Leber, Nieren, Haut, Knochenmark). Der Status lymphaticus ist Ausdruck einer Konstitutionsanomalie, für welche auch noch andere Befunde sprechen: Anämie, Fettansatz, Hypoplasie der Genitalien, der Nebennieren (chromaffines System) u. a. Bei gleichzeitig vorhandener Thymushyperplasie spricht man von Status thymo-lymphaticus. Die Individuen mit dieser eigenartigen pathologischen Konstitution können ohne eine zureichende äußere Einwirkung sehr akut zugrunde gehen (Thymustod). Ursache ist wohl weniger eine Kompression der Trachea oder des Vagus durch den großen Thymus, als eine akute Intoxikation. Der Tod erfolgt unter Herzkammerflimmern; eine abnorme Erregbarkeit (Sensibilisierung) des Herznervensystems scheint zugrunde zu liegen. Status lymphaticus wird auch vergesellschaftet mit Schilddrüsen- und Nebennierenerkrankungen gefunden (bei Basedow, bei Addison).

In unserem Falle handelte es sich um ein 1½jähriges Kind. Plötzlicher Tod. Das Übersichtsbild (Fig. 210) zeigt die Läppchengliederung des Thymus, sowie die Kapsel und das bindegewebige Septensystem der Drüse. Die Marksubstanz (a) ist sehr stark entwickelt, man sieht in ihr massenhaft Hassalsche Körperchen; diese sind verschieden groß, zum Teil von auffallender Größe (b). Die dunkel gefärbte, sehr gefäßreiche Rinde (c) umgibt überall den Markbaum; sie erscheint relativ schmal. Bei starker Vergrößerung zeigen sich im Mark überaus zahlreiche Hassalsche Körperchen; alle Übergänge von den kleinsten bis zu ganz großen sind zu finden. Die Körperchen sind aufgebaut aus platten Faserepithelzellen, welche sich konzentrisch aufgeschichtet haben. Viele der größeren Hassals sind zentral schollig und körnig zerfallen und hier von polynukleären Leukozyten durchsetzt. Im

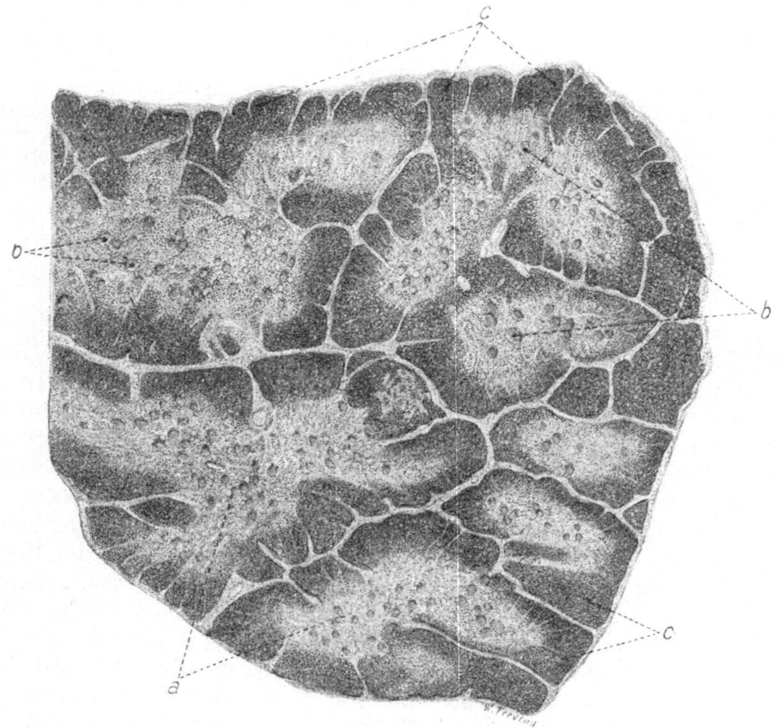

Fig. 210. Markhyperplasie des Thymus. (Nach einem Präparat aus dem Pathologischen Institut Leipzig.) Vergr. 15 : 1. (Hämatoxylin-Eosin.)
a Durchschnitte durch den Markbaum des Thymus mit massenhaften Hassalschen Körperchen. b Besonders große Hassalsche Körperchen. c Rindensubstanz.

übrigen erweist sich die Marksubstanz zusammengesetzt aus hellkernigen Retikulumzellen und in das Retikulum eingelagerten dunkelkernigen Markzellen. Der Gefäßreichtum ist sehr groß. In der Rinde sind die Retikulumzellen infolge der dichten Anhäufung der kleinen, lymphozytenartigen Rindenzellen nur schwer zu sehen. Ein reichliches Kapillarnetz durchzieht die Rinde.

3. Nebenniere.

a) Normal-histologische Vorbemerkungen.

Die Nebenniere setzt sich aus zwei morphologisch und funktionell verschiedenen Teilen (Rinde und Mark) zusammen, die erst im Laufe der Stammesentwicklung sich zu einem Organ vereinigt und durchdrungen haben. Aber auch wo dies, wie beim Menschen, geschehen ist, finden sich außer dem Hauptorgan noch akzessorische Organe, so daß von zwei Gewebssystemen gesprochen werden kann, die auch embryogenetisch zu trennen sind, da die (lipoide) Rindenkomponente sich vom Mesoderm (Nephrotom, Zölom), die (chromaffine) Markkomponente vom Ektoderm (Ganglienzellenleiste) her bildet. Die akzessorischen Organe sind 1. Nebennierenkeime, welche aus Rinde und Mark bestehen (selten), 2. „versprengte" Rindenkeime im Nebennierenmark, in der Umgebung der Nebennieren, in der Niere, in der Umgebung der Vasa spermatica, im Ligamentum latum usw.; 3. versprengte Teile des Markes in der Rinde, Teile des Markgewebes (sehr zerstreut) in sog. chromaffinen Organen (Zuckerkandlsches Organ und andere sog. Paraganglien des Sympathikus in der Umgebung der Aorta), auf dem ganzen Weg des Descensus ovarii et testis (Paroophoron, Epididymis, Karotisdrüse). Das Hauptorgan zeigt mikroskopisch in der (größtenteils gelb, nur ganz innen braun gefärbten) Rinde solide Haufen und Stränge lipoiderfüllter Zellen, zwischen welchen weite Gefäße (Kapillaren) verlaufen. Die Zellen der Rinde sind in deren äußeren Schicht zu rundlichen Ballen zusammengeordnet (Zona glomerulosa), weiter zentralwärts zu gestreckten, walzenförmigen, radiär angeordneten Strängen (Zona fasciculata). Ein echtes Lumen in den Zellballen der äußersten Rinde wurde beim Menschen gelegentlich gefunden. An der Grenze gegen das Mark findet sich eine Zone feinkörnig pigmentierter Zellen. Die Zellen dieser Zona pigmentosa sind teils noch zu Strängen, teils zu einem Netz zusammengeordnet (Zona reticularis). Das Pigment gehört zu den Lipofuszinen. Die Rindenzellen sind in ihrem Protoplasma von Körnchen und Tröpfchen (Lipoide, besonders Cholesterin und Cholesterinester) erfüllt; an entfetteten Präparaten erscheint das Protoplasma vakuolär. Die Marksubstanz besteht aus einem Netzwerk von Elementen, deren reichliches Protoplasma feinkörnig ist; die Körner zeigen eine besondere Affinität zu Chromsäure und ihren Salzen (chromaffine, phaeochrome Zellen). Die Zellen färben sich grün mit Eisenchlorid. Ferner finden sich im Mark marklose Nervenfasern und Ganglienzellen (des Sympathikus). Engste Beziehungen dieser Nervenfasern zu den chromaffinen Zellen sind nachweisbar. Auch in der Rinde verzweigen sich reichlich sympathische Nervenfasern. Die Gefäße der Marksubstanz sind überaus reichlich und weit; es sind hauptsächlich Kapillaren und Venen. Das ganze Organ ist von einer fibrösen (glatte Muskelzellen) führenden Kapsel umhüllt, von welcher feine Bindegwebssepten in die Rinde ausstrahlen. Die Arterien treten vorwiegend von der Kapsel her in die Rinde ein; einige ziehen vom „Hilus" direkt in das Mark. Sie zweigen sich in der Rinde in feinste Netze auf, welche die Zellstränge umspinnen. Die Kapillaren und Venen der Marksubstanz sammeln sich zur stattlichen Vena centralis, die eine starke Muskularis besitzt. Diese Venen sind die Abfuhrstraßen für das Adrenalin. In Zusammenhang mit den Gefäßen der Marksubstanz findet sich reichlicheres elastisches Gewebe. Lymphgefäße sind reichlich in Kapsel, Rinde und Mark vorhanden.

Das Paraganglion intercaroticum („Karotisdrüse") enthält ebenfalls Gruppen chromaffiner Zellen, marklose (sympathische) Nervenfasern, Ganglienzellen, dazu einen reichlich entwickelten Gefäßapparat. Ob auch die Luschkasche Steißdrüse zu dem adrenalinbildenden System gehört, ist zweifelhaft; ihre Zellelemente geben jedenfalls keine Chromreaktion.

Physiologisch ist die Nebenniere ein lebenswichtiges Organ. Bei Exstirpation erfolgt der Tod unter Vergiftungserscheinungen (Rindenausfall?). Nebennierenextrakte machen tödliche Vergiftungen. Unsere Kenntnisse über die Funktion der Nebennierenrinde sind noch sehr mangelhaft. Manche sprechen von einer entgiftenden Tätigkeit. Die Nebennierenrinde erscheint als ein Speicher für Lipoide; es besteht ein Zusammenhang zwischen Cholesterinspiegel des Blutes und dem Lipoidgehalt der Nebennierenrinde. Die Rinde enthält auch Cholin, welches dem Adrenalin entgegengesetzte Wirkungen hat. Zwischen der Rinde (und ihrem Lipoidgehalt) und der Tätigkeit der Geschlechtsdrüsen bestehen Beziehungen (s. S. 223). Auch zum Pankreas bestehen Korrelationen. Das Nebennierenmark (die chromaffinen Zellen) liefert ausschließlich das Adrenalin, welches den Tonus der Gefäße regelt und andere Funktionen des Sympathikus (Herz-, Darm-, Uterus-, Pupillarmuskulatur) sowie den Zuckerstoffwechsel beeinflußt. Vielleicht wirkt das Pankreashormon hemmend auf das Nebennierenmark. Vielleicht bestehen Korrelationen zum Thymus (Markhypoplasie bei Thymushyperplasie und Status lymphaticus). Sehr fraglich sind die Beziehungen einer Überfunktion des Markes (Adrenalinämie) zu gewissen blutdrucksteigernden, mit Herzhypertrophie einhergehenden Gefäß- und Nierenleiden (Atherosklerose, arteriolosklerotische Schrumpfniere). Die Bedeutung der Nebenniere für den Pigmentstoffwechsel tritt bei der sog. Addisonschen Krankheit hervor.

b) Pathologische Histologie.

Nebennierentuberkulose (bei Addisonscher Krankheit).

Unter Addisonscher Krankheit verstehen wir einen Symptomenkomplex, welcher durch Anämie, Adynamie (Muskelschwäche), nervöse und gastrointestinale Störungen, Herabsetzung des Blutdruckes, vor allem aber durch die Bronzehaut (braune Färbung der Haut und benachbarter Schleimhäute) ausgezeichnet ist. Die chronische, in der Regel 1—2 Jahre dauernde

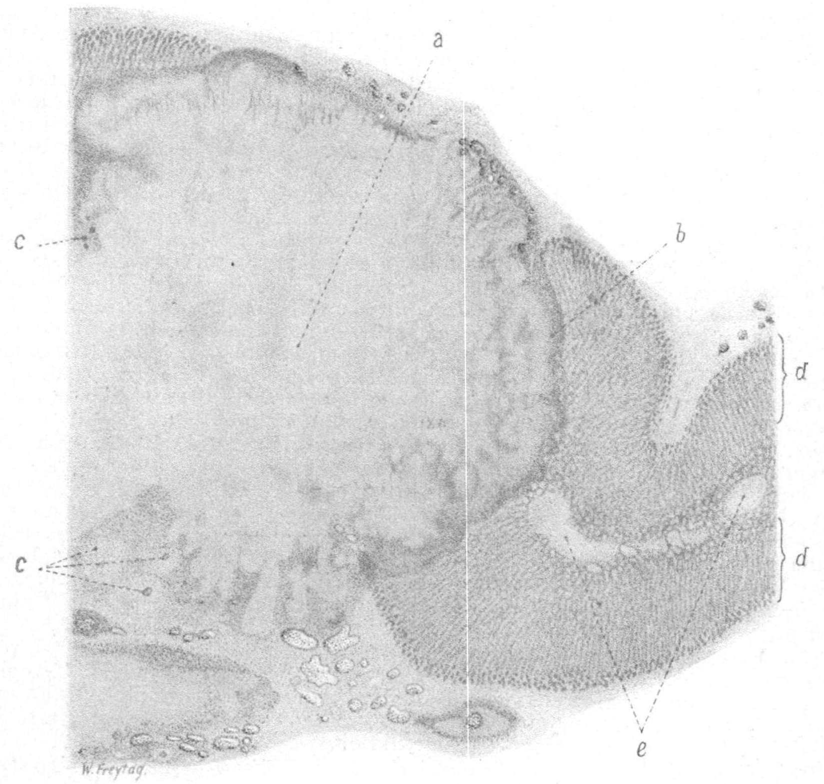

Fig. 211. Käsige Nebennierentuberkulose. Vergr. 10:1. (Hämatoxylin-Eosin.) a Großer käsiger Knoten, Rinde und Mark der Nebenniere einnehmend. b Schmale Zone epitheloiden Gewebes an der Peripherie des käsigen Knotens. c Tuberkelbildung mit Riesenzellen. d Normale Nebennierenrinde. e Nebennierenmark.

Krankheit führt unter Kachexie, auch schließlich mit Konvulsionen und Koma zum Tode. In weitaus der überwiegenden Mehrzahl der Fälle ist dabei Nebennierenerkrankung festgestellt worden, meist Zerstörung durch Tuberkulose, seltener einfache oder bindegewebige Atrophie, luetische Prozesse, Geschwülste. Eine Hypoplasie der Nebennieren soll disponierend wirken. Status thymico-lymphaticus wird gelegentlich als Kombination festgestellt. Nicht sicher ist, ob die Zerstörung der Rinde oder des Markes allein den ganzen Komplex auslösen kann, oder ob beide Teile ergriffen sein müssen. In Betracht zu ziehen sind die akzessorischen Nebennierenorgane (s. S. 321). Die Beziehungen der Nebennieren zum Pigment- (Melanin-) Stoffwechsel sind noch ganz unaufgeklärt. Vielleicht sind Adrenalin und Melanin Abkömmlinge der gleichen Muttersubstanz, so daß die Hautpigmentierung bei Nebennierenzerstörung als eine „vikariierende“ Erscheinung aufgefaßt werden könnte (Thannhäuser).

Unser Präparat (Fig. 211) einer käsigen chronischen Nebennierentuberkulose zeigt in einem Übersichtsbild die Zerstörung eines großen Teils der Rinde und des Marks der Nebenniere durch den tuberkulösen Prozeß, der auch auf die Kapsel und auf die Umgebung des Organs übergegriffen hat. Der große käsige Knoten (a) ist als ein Konglomerattuberkel aufzufassen. Er ist völlig kernlos; nur an seiner äußersten Peripherie ist eine schmale Zone eines kernhaltigen Gewebes zu finden (b). Dieses ist ein von Lymphozyten durchsetztes Epitheloidgewebe, in welchem da und dort auch Riesenzellen (c), zum Teil innerhalb distinkter Tuberkel zu sehen sind.

4. Hypophyse.

a) Normal-histologische Vorbemerkungen.

Die Hypophyse ist ein zusammengesetztes Organ. Wir unterscheiden einen Vorderlappen, einen Hinterlappen und die Pars intermedia. Der Vorderlappen entwickelt sich vom Ektoderm der Mundbucht: Rathkesche Tasche. Von dieser Tasche aus entsteht das sog. Hypophysensäckchen, die Anlage der eigentlichen Drüse. Der Hinterlappen (Neurohypophyse) bildet sich vom vorderen Hirnbläschen (Infundibulum) her. Die Pars intermedia entsteht aus der Hinterwand des Hypophysensäckchens. Auf dem ganzen Anlageweg des Vorderlappens (Hypophysengang), also von der Mundbucht durch die Schädelbasis (Keilbein) bis zur Sella turcica können sich Hypophysengangreste und auch Drüsengewebe vorfinden. Wichtig sind besonders die Rachendachhypophyse (Hypophysis pharyngea) und Plattenepithelhaufen und -zysten im Vorderlappen und Infundibulum, von welchen Resten eigenartige Geschwülste ihren Ausgang nehmen können (Hypophysengangtumoren-Erdheim).

Mikroskopisch (ausgebildete Hypophyse!) besteht der Vorderlappen aus soliden Haufen und Strängen von spezifischen Zellen zwischen Blutkapillaren. Es sind teils ungranulierte, im Protoplasma kaum färbbare, unscharf begrenzte Elemente (chromophobe oder Hauptzellen), teils granulierte, färbbare (eosinophile und basophile, chromophile) Zellen. Die eosinophilen Zellen färben sich nach Mallory rot, nach Heidenhain schwarz, mit Kresofuchsin nicht. Die basophilen Zellen werden bei Färbung nach Mallory rot, mit Kresofuchsin schwarz; nach Heidenhain bleiben sie ungefärbt. Ob es sich um verschiedene Funktionszustände einer einzigen Zellart oder um funktionell verschiedene, selbständige Zellarten handelt, ist unaufgeklärt. Der Zahl nach überwiegen die eosinophilen, dann folgen die basophilen und schließlich die Hauptzellen. In der Schwangerschaft schwillt der Vorderlappen an und die Hauptzellen rücken quantitativ an die erste Stelle. Die Pars intermedia zeigt kleine, mit einfachem kubischem Epithel bekleidete Drüsenräume, welche auch Kolloid enthalten können. Kleine Kolloidfollikel werden übrigens auch im Vorderlappen gefunden. Der Hinterlappen besteht aus Glia und Nervenfasern. Pigment wird in ihm gefunden.

Über die Physiologie der Hypophyse sind wir noch nicht genügend unterrichtet. Es bestehen Korrelationen der Hypophyse zu Schilddrüse, Pankreas, Nebenniere, Keimdrüsen, Genitalorganen. Die Hypophyse ist ein lebenswichtiges Organ. Sie beeinflußt (direkt oder indirekt) das Wachstum, den Stoffwechsel (vielleicht in Zusammenhang mit einem Zentrum am Boden des 3. Ventrikels), den Blutdruck, die Herztätigkeit, die Diurese und Harnkonzentration, die glatte Muskulatur. Aus der pathologischen Physiologie sei der Beziehungen der Hypophyse zur Akromegalie, zum Zwergwuchs (Paltauf), zu kachektischen Zuständen (hypophysäre Kachexie), zur Dystrophia adiposo-genitalis, zum Diabetes insipidus gedacht. Welche Bedeutung der Funktionsstörung der einzelnen Teile des Organs bei diesen Erkrankungen zukommt, ist noch nicht sichergestellt. Am meisten deutlich zeigt sich die Akromegalie als eine Hyper- oder Dysfunktion des Vorderlappens, weil hier fast regelmäßig Wucherungen der eosinophilen Zellen gefunden werden.

b) Pathologische Histologie.

Hypophysentumor bei Akromegalie.

Die Akromegalie ist eine, sich auf oft sehr lange Zeit ausdehnende Allgemeinstörung, welche vor allem durch ein abnormes Wachstum der knöchernen und weichen Spitzenteile des Körpers (Hände, Füße, Nase, Ohren, Zunge), manchmal auch der inneren Organe (Splanchnomegalie) ausgezeichnet ist. Die Sexualtätigkeit erlischt im Laufe der Erkrankung. Die Kranken sind nicht selten zugleich auch Riesen. Mit seltenen Ausnahmen findet sich bei der Akromegalie ein Tumor des Vorderlappens aus eosinophilen Zellen. Manchmal sitzen solche Tumoren nicht im Hauptorgan, sondern auf dem Wege des Hypophysenganges (s. oben).

Neben diffusen Vergrößerungen (Hyperplasien) des Vorderlappens (z. B. bei der Schwangerschaft) gibt es knotige Wucherungen des drüsigen Anteils der Hypophyse. Letztere werden auch vielfach als Adenome bezeichnet (s. S. 383). Sie verdrängen und komprimieren die Nachbarschaft und können auch den Knochen zur Atrophie bringen (Erweiterung der Sella turcica). Sie bestehen entweder aus eosinophilen oder aus basophilen, aus Hauptzellen oder „Übergangszellen". Meist ist nur eine Zellart, selten sind mehrere vertreten. Der histologische Bau dieser sog. Adenome entspricht dem Strukturprinzip des Vorderlappens: solide Haufen von Zellen zwischen Kapillaren. Abgekapselt sind die Knoten in der Regel nicht; komprimiertes, atrophisches Hypophysengewebe findet sich in ihrer Umgebung. Ob echte Adenome im Sinne der Geschwulstlehre vorliegen, ob ihnen also ein unaltruistischer Charakter zukommt, ist schwer zu entscheiden; es könnte sich auch um nur geschwulstartige (korrelative) Hyperplasien händeln. Es gibt bösartige Formen dieser „Adenome", welche durch Zellatypie, infiltrierendes und destruierendes Wachstum (Eindringen in die Hirnsubstanz) gekennzeichnet sind. Das sind selbstverständlich echte Blastome.

Wir bringen zunächst ein Übersichtsbild (Fig. 212), welches die Lage des Tumors und die Beziehungen desselben zu seiner Umgebung vor Augen führen soll. Es handelt sich um einen Sagittalschnitt durch die Hypophysenregion. Nach vorn (ventral) ist ein Teil der Nasenschleimhaut bzw. Submukosa (a) mit reichlichen weiten Blutgefäßen und Schleimdrüsen zu sehen. Es folgt weiter nach hinten (dorsal) die Keilbeinhöhle (b) mit ihrer knöchernen Wand. Die wohlerhaltene Schleimhaut der Keilbeinhöhle mit ihrem Oberflächenepithel ist deutlich zu sehen. Vom Tumor ragt ein Teil (c) gegen die Keilbeinhöhle vor; dieser Teil der Geschwulst drängt (nach Druckatrophie der knöchernen Scheidewand) die Schleimhaut der Keilbeinhöhle von oben her in die Lichtung der Höhle vor. Ein anderer Teil des Tumors (d) liegt, der Hypophyse entsprechend, in der Sella turcica. Bei schwacher Vergrößerung ist lediglich der Reichtum der Geschwulst an Zellen und Gefäßen festzustellen.

Ein Detailbild (Fig. 213) zeigt die Zusammensetzung des Tumors bei starker Vergrößerung. Man sieht zahlreiche Kapillarröhren (a), auch kleine Venen (b). Das bindegewebige Stützgerüst ist äußerst spärlich und durch einige spindelige Bindegewebskerne (c) gekennzeichnet. Die Tumorzellen (d) sind im allgemeinen rundlich-polygonal; sie besitzen rundliche Kerne und ein reichliches, größtenteils eosinophiles Protoplasma.

5. Pankreas (s. S. 139).

6. Hoden (s. S. 222).

7. Ovarium (s. S. 247).

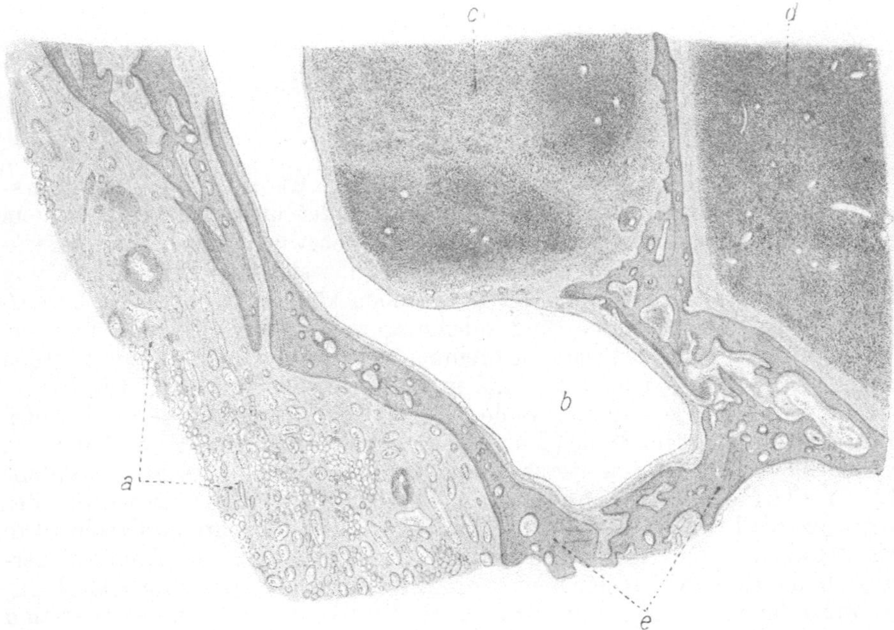

Fig. 212. **Hypophysentumor bei Akromegalie.** Übersichtsbild. Vergr. 8:1.
(Hämatoxylin-Eosin.)
a Nasenschleimhaut mit reichlichen Blutgefäßen und Schleimdrüsen. b Keilbeinhöhle. c Tumorknoten, der sich in die Keilbeinhöhle vorwölbt. d Teil des im
Türkensattel liegenden Teiles des Tumors. e Knochen des Türkensattels.

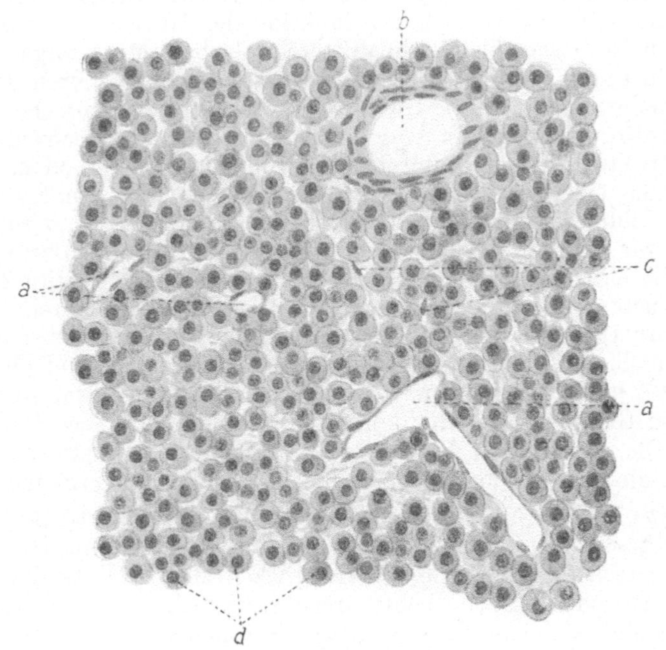

Fig. 213. **Hypophysentumor bei Akromegalie.** Vergr. 380 : 1.
(Hämatoxylin-Eosin.)
a Blutkapillaren. b Großes weites Blutgefäß. c Kerne des spärlichen bindegewebigen Stromas. d Tumorzellen (größtenteils eosinophile Elemente).

XI. Geschwülste.

Einleitung.

Die echten Geschwülste (Blastome) stellen autonome Wachstumsexzesse des Körpers dar. Die Autonomie findet ihren Ausdruck in dem völlig unaltruistischen Charakter der Gewebswucherung. Eine wissenschaftliche Einteilung der Geschwülste ergibt sich aus der Betrachtung der Histogenese. Aus allen Körpergeweben können Geschwülste hervorgehen. Wir unterscheiden Bindesubstanzgewebe und epitheliale Gewebe. So ergibt sich zunächst eine Einteilung der Geschwülste in zwei große Gruppen: in Bindesubstanz- und in Epithelgeschwülste. Die Bindesubstanzgeschwülste zerfallen wieder in die Blastome der Binde- und Stützsubstanzen in engerem Sinne (Tumoren des Binde-, Schleim-, Fett-, Knorpel-, Knochengewebes). Im weiteren Sinne können hierher gerechnet werden: die Blastome des Gefäßgewebes, der blutbildenden Gewebe, des pigmentbildenden Gewebes. Hier reihen sich dann an die Geschwülste des Muskel- und Nervengewebes. Die epithelialen Tumoren zerfallen in die Geschwülste der Deckepithelien und der Drüsenepithelien, bei welch letzteren sowohl die Drüsen mit äußerer wie mit innerer Sekretion zusammenzufassen sind. Eine dritte große Gruppe bildet die aus verschiedenen Bindesubstanzen und Epithelgeweben gemischten Blastome, die sog. Mischgeschwülste, deren komplizierteste Formen auch als Wundergeschwülste (Teratoide und Teratome) bezeichnet werden. Alle Geschwülste stellen als Abkömmlinge der typischen Körpergewebe Nachbildungen ihrer Matrizes dar. Aber diese Nachbildungen sind niemals, weder in morphologischer noch in funktioneller Hinsicht, durchaus vollkommen. Ist die Geschwulst ihrem Muttergewebe bzw. Mutterorgan trotzdem sehr ähnlich, finden wir also die Strukturen und Architekturen der Matrix in weitgehendem Maße in der Geschwulst wiederholt, so sprechen wir von einer homologen, homoiotypischen oder reifen Geschwulst. Wird aber das strukturelle und funktionelle Vorbild des Mutterbodens nur sehr unvollkommen erreicht, erweisen sich also die geschwulstmäßigen geweblichen Nachbildungen als mehr oder weniger stümperhaft und rudimentär, so nennen wir eine solche Geschwulst heterolog, heterotypisch oder unreif. Mit einigen Ausnahmen sind die morphologisch weitgehend ausgereiften Blastome die klinisch gutartigen, während die unreifen Formen durch Bösartigkeit (zerstörendes Wachstum, Rezidiv- und Metastasenbildung, schädliche Rückwirkungen auf den Allgemeinzustand [Kachexie]) ausgezeichnet sind. So können wir also bei allen drei genannten Hauptgruppen von Geschwülsten eine homologe und eine heterologe Reihe unterscheiden. Die heterologen bindesubstanzlichen Geschwulstformen heißen Sarkome, die entsprechenden epithelialen Formen Karzinome.

Auch Hyperplasien und örtliche Gewebsmißbildungen können in äußerlich geschwulstähnlicher Form auftreten. Die Abgrenzung gegenüber den echten Geschwülsten ist oft schwierig. Wir kennen einerseits fließende Übergänge zwischen entzündlicher, regeneratorischer, kompensatorischer Hyperplasie und echter (evtl. bösartiger) Blastomatose (sog. hyperplaseogene Geschwülste), andererseits wissen wir, daß auch örtliche Miß- und Fehlbildungen ganz oder teilweise in echt geschwulstmäßiger Weise „entarten" können (dysontogenetische Blastome). Auf die Möglichkeit, auch in diesen schwierigen Grenzgebieten durch die histologische Untersuchung die unterscheidenden Merkmale zu finden, wird im folgenden bei mancher Gelegenheit eingegangen werden.

In der beigefügten Tabelle (S. 328 ff.) sind die einzelnen Geschwülste nach den eben entwickelten Gesichtspunkten geordnet und nach der üblichen Nomenklatur bezeichnet. Dabei ist auch der geschwulstähnlichen Hyperplasien und Gewebsmißbildungen gedacht. Letztere zerfallen hauptsächlich in Hamartome (Fehler der Gewebskomposition) und Choristome (Störungen des organischen Zusammenhangs, Gewebsversprengungen, Persistenzen embryonaler Gewebe usw.).

An einigen Beispielen soll gezeigt werden, welches Vorgehen bezüglich der Namengebung bei Geschwülsten zu empfehlen ist: Fibroblastoma für die reife, fibroplastisches Sarkom für die unreife Bindegewebsgeschwulst. Fibro-Sarkoma für die räumliche Kombination eines Fibroblastoma mit einem gewöhnlichen Sarkom. In ähnlicher Weise wären die Namen Myoblastoma, myoplastisches Sarkom und Myo-Sarkoma zu bilden. Für biologisch bösartige Formen, die histologisch weitgehend ausreifen, kann man eine eigene Benennung wählen, und z. B. von malignem Myoblastoma sprechen. Kommt es zu einer sekundären malignen „Entartung“ [1]) in einer primär gutartigen, reifen Geschwulst, so kann das Adjectivum sarcomatosum beigefügt werden, also z. B. Myoblastoma sarcomatosum, wobei allerdings unberücksichtigt bleibt, ob die sarkomatöse Entartung von den Muskelzellen oder vom bindegewebigen Stützgerüst der betreffenden Geschwulst ausgeht. Will man auch dies zum Ausdruck bringen, so kann man sagen: Myoblastoma mit sarkomatöser Entartung des Parenchyms bzw. des Interstitiums. Bei der Kombination eines Myoblastoma mit einem Sarkoma kann sich der seltene Fall ereignen, daß das Sarkom kein gewöhnliches Bindesubstanzsarkom im engeren Sinne ist, sondern ein myoplastisches Sarkom. Ein solches Verhältnis kann nicht durch einen kurzen Namen Ausdruck finden. Man müßte vielmehr sagen: Myoblastom kombiniert mit myoplastischem Sarkom (im Gegensatz zur Kombination mit mesenchymalem Sarkom). Für krebsähnlich (alveolär) gebaute Sarkome empfiehlt sich die Bezeichnung: Sarcoma carcinomatodes oder Sarcoma alveolare. Karzinom kann nach Marchands Vorschlag als Allgemeinbezeichnung für maligne Epithelgeschwülste gelten, Kankroid für die höher differenzierten, verhornenden Plattenepithelkrebse, malignes Papillom für die hochdifferenzierten, mehr exstruktiven, ausgesprochen papillär gebauten Krebse, Carcinoma adenomatosum für die höher differenzierten drüsenbildenden Krebse, deren höchst differenzierte Formen maligne Adenome genannt werden. Adeno-Karzinom wäre die Kombination eines Adenoms mit Krebs, Adenoma carcinomatosum ein krebsig entartendes Adenom. Indifferente Karzinome, deren Zellen nicht nur in Nestern, sondern teilweise diffus (sarkomartig wachsen), nennt man Carcinoma sarcomatodes. Kombiniert sich ein Karzinom mit einem selbständigen Sarkom, so bezeichne man dies mit dem Namen: Carcino-Sarcoma. Dieser Name wird allerdings auch für die Fälle angewendet, in welchen ein Karzinom mit sarkomatösem Stroma vorliegt (echtes Karzinosarkom s. später).

---

[1]) Diese malignen Entartungen sind nicht so aufzufassen, daß schon gebildetes, homoiotypisch konstruiertes und gutartig wachsendes Geschwulstgewebe sich in heterotypisches, malignes Gewebe umwandelt. Die Verhältnisse liegen vielmehr so, daß neues Geschwulstgewebe gebildet wird, und daß dieses nunmehr die Qualität von malignem Gewebe aufweist. Dabei kann der früher gebildete gutartige Teil der betreffenden Geschwulst von dem später entstandenen malignen Teil infiltrativ und destruktiv durchwachsen werden.

Einteilung der Geschwülste

(einschließlich der geschwulstartigen Hyperplasien bzw. der geschwulstähnlichen, örtlichen Fehl- und Mißbildungen).

(Nach dem histogenetischen Prinzip.)

I. Bindesubstanzgeschwülste.

A. Bindesubstanzgeschwülste im engeren Sinne.

Muttergewebe	Hyperplasien	Choristome und Choristoblastome	Hamartome und Hamartoblastome	Reife Blastome	Unreife Blastome
1. Fibrilläres Bindegewebe	Entzündliche Fibromatosen, elephantiastische Prozesse, polypöse Fibroide bei chronisch entzündlichen Zuständen, Stimmbandfibroide, Narbenkeloide	Heterotope Fibrome (Fibrolipomyome), z. B. der Nierenperipherie	Fibrome des Nierenmarks. Multiple Haut- und Nervenfibrome. Fibro(adeno)me der Mamma	Fibroblastoma	**Sarkoma.** Ganz unreife Formen der Gruppen I A—F, nur nach der Zellform benannt: Rund-, Spindel-, Riesenzellsarkome usw. Fibroplastisches Sarkom
2. Schleimgewebe	Ödematöse Schleimhautpolypen, organisierte Thromben (falsche Myxome des Herzens)	—	Nervenmyxome kongenitaleMyxome (Herz)	Myxoblastoma	Myxoplastisches Sarkom
3. Fettgewebe	Polysarkie, Madelungs Fetthals, hypertrophische Appendices epiploicae, Vakatwucherungen des Fettgewebes (Niere, Lymphknoten, Muskeln, Pankreas usw.)	Heterotope Lipome (Niere, Schädelhöhle, Uterus, Leber usw.)	Lipome bei Spaltbildungen (Spina bifida), Fettschwänze	Lipoblastoma	Lipoplastisches Sarkom
	Lipoidspeicherungen in Zellen (Retikuloendothelien, Bindegewebszellen usw.) bei entzündlichen Prozessen und Stoffwechselstörungen (Xanthelasmen bei Diabetes, Ikterus, senile Xanthelasmen) und bei den verschiedensten Krankheiten	—	Xanthomatöse Nävi (?)	Xanthoma	Xanthomatöses Sarkom

4. Knorpel- gewebe	Traumatische Ekchondrosen, manche Gelenkkapsel„chondrome"	Versprengte Knorpelkeime im Bereich des Skeletts u. in den Weichteilen (Heterotopien)	Multiple kartilaginäre Exostosen, Tracheopathia osteoplastica	Chondro- blastoma	Chondroplastisches Sarkom
	—	Ekchondrosis clivi Blumenbachi	—	Chordoma	Malignes Chordom
5. Knochen gewebe	Traumatische und entzündliche Hyperostosen, Exostosen, Enostosen, Ostitis fibrosa cystica (Osteomalazie mit sog. Riesenzellsarkomen entzündlichen Ursprungs). Muskelknochen (Reit - Exerzierknochen). Myositis ossificans progressiva. Metaplastische Knochenbildungen in Weichteilen	Knochen- (und Knorpel-) Befund in Weichteilen auf Grund von embryonaler Aberration	Hereditäre, systematisierteExostosen und Hyperostosen. Tracheopathia osteoplastica	Osteoblastoma	Osteoplastisches Sarkom, Osteoidsarkom

B. Geschwülste des Gefäßgewebes.

1. Blutgefäße	Gefäßneubildungen bei Entzündungen und organisatorischen Prozessen. Funktionelle Gefäßhypertrophien. Gefäßerweiterungen (Aneurysmen, Rankenaneurysmen, Varizen, senile „Angiome", kavernöse Kapillarektasien)	—	Angioma racemosum. Naevi vasculosi. Chorionangiome	Hämangio- blastoma	Angioplastisches Sarkom. Endotheliom. Hämangioendothelioma, Perithelioma
2. Lymphgefäße	Lymphangiektasien bei Lymphstauung und bei chronischer Entzündung. Lymphgefäßhypertrophien. Entzündliche Elephantiasis lymphangiectatica	—	Lymphangiektatische Nävi. Makroglossie, -meilie, -cheilie. Elephantiasis congenita. Hygroma cysticum colli congenitum	Lymphangio- blastoma	Lymphangioendothelioma (Zylindroma, Psammoma)

C. Geschwülste der blutbildenden Gewebe.

Muttergewebe	Hyperplasien	Choristome und Choristoblastome	Hamartome und Hamartoblastome	Reife Blastome	Unreife Blastome
1. Lymphatisches Gewebe	Entzündliche, einfache und spezifische Lymphome. Leukämische und pseudoleukämische Wucherungen (lymphatische Leukämie). Hodgkinsches Granulom. Mycosis fungoides	—	—	Lymphozytoblastoma, Plasmozytoma	Lymphoplastische Sarkome und Sarkomatosen
2. Myeloisches Gewebe	Entzündliche myeloische Lymphome. Leukämische u. pseudoleukämische Wucherungen (myeloische Leukämie)	—	—	Myelozytoblastoma (multiples Myelom)	Myeloplastische Sarkome und Sarkomatosen (Chloroma)
	Regenerative Blutzellneubildung bei akuten u. chronisch. Anämien und bei toxischem Blutzerfall	—	—	Erythroblastoma	—

D. Geschwülste des pigmentbildenden Gewebes.

Muttergewebe	Hyperplasien	Choristome und Choristoblastome	Hamartome und Hamartoblastome	Reife Blastome	Unreife Blastome
1. Melanoplasten	—	—	Naevi pigmentosi der Haut und anderer Organe	Melanoblastoma	Melanoplastisches Sarkom
2. Chromatophoren	—	—	—	Chromatophoroma (tumorförmigeNävi)	Malignes Chromatophorom. Melanotisches Karzinom

E. Geschwülste des Muskelgewebes.

Muttergewebe	Hyperplasien	Choristome und Choristoblastome	Hamartome und Hamartoblastome	Reife Blastome	Unreife Blastome
1. Glatte Muskulatur	Hypertrophien der glatten Muskulatur. Entzündliche „Adenomyome"(Adenomyometritis usw.)	Eventuell mit Verlagerung der Keime	Zysten und „Adenomyome" aus mesodermalen (Geschlechtsgängen) u. entodermalen Keimen (Uterus, Magen, Darm). Angeborene Pylorushypertrophie	Leiomyoblastoma. Myoma laevicellulare	Leiomyoplastisches Sarkom, malignes Myom
2. Quergestreifte Muskulatur	—	—	—	Rhabdomyoblastoma	Rhabdomyoplastisches Sarkom

F. Geschwülste des nervösen Gewebes.

1. Neuroglia	Reparatorische Gliosen (Sklerosen). Entzündliche Formen der Syringomyelie	Gliawucherungen bei Spaltbildungen (Hirn- und Rückenmarksbrüchen). Heterotope Entwickelung von grauerSubstanz. Ependymäre Abschnürungszyst.	Lokale Hirn- und Rückenmarksmißbildungen. Angeborene Gliahypertrophien (Gliomatosen, Sclerosis multiplex tuberosa)	Glioblastome (Neuroepithelioma gliomatosum). Spongioblastoma	Glioplastisches Sarkom. Malignes Gliom bzw. Glioepitheliom)
2. Nervenfasern	Amputationsneurome. Traumatische (regenerative) „Neurome"	Heterotopien von grauer Substanz	Angeborene „Hypertrophien" gewisser Hirnteile	Neuroblastoma (Neuroma verum), Neurinoma, Neurozytoma.	Neuroplastisches Sarkom. Malignes Neuroblastom
3. Ganglienzellen	—	Heterotopien von grauer Substanz	Angeborene „Hypertrophien" gewisser Hirnteile	Neuroblastoma ganglionare, Gangliobla-stoma, Neuroepithelioma ganglionare	Ganglioplastisches Sarkom. Malignes ganglionäres Neuroblastom

II. Epitheliale Geschwülste.

A. Deckepithelgeschwülste.

1. Plattenepithel	Sekundäre „Papillome" bei chronischen Entzündungen (spitze Kondylome usw.). Senile Hautwarzen. Hyperkeratosen. Molluscum contagiosum. „Papillom"-bildung bei Coccidiosis, Bilharziainvasion. Falsche Cholesteatome	Epitheliale Keimversprengungen Epidermoide. Echtes Cholesteatoma	Papilläre Nävi. Hauthörner. Angeborene Hautwarzen. Persistenz embryonaler Epithelformationen (z. B. der Kiemengänge). Benigne Epitheliome der Kopfhaut usw.	Papilloma (durum) (Epithelioma papillare)	Carcinoma (Cancer, Kankroid). Ganz unreife Formen, nach der Zellform benannt: Rundzellen-, Zylinderzellen-, Plattenepithelkrebs usw. Carcinoma papillare (Zottenkrebs). Malignes Papillom, Verhornendes Plattenepithelkarzinom (Hornkrebs, Carcinoma keratoides). Kankroid. Carcinoma simplex und andere Abarten

Muttergewebe	Hyperplasien	Choristome und Choristoblastome	Hamartome und Hamartoblastome	Reife Blastome	Unreife Blastome
2. Zylinder, Flimmer-, Übergangs-epithel.	—	—	—	Papilloma (molle) (Epithelioma papillare)	Entsprechende Karzinome

B. Drüsenepithelgeschwülste.

Muttergewebe	Hyperplasien	Choristome und Choristoblastome	Hamartome und Hamartoblastome	Reife Blastome	Unreife Blastome
Tubulöse, alveoläre, follikuläre Drüsen	Mamma lactans. Hypertrophia vera mammae. Sog. adenomatöse Polypen (glanduläre Hyperplasien). Talg- und Schweißdrüsenhypertrophien(Rhinophyma).Prostatahypertrophie.VulgäreSchilddrüsenkröpfe. Kompensatorische Hypertrophien drüsiger Organe. Retentions- und Erweichungszysten. Zystische Drüsenhypertrophien (Strumen usw.). Atypische Epithelwucherungen bei Entzündungen (evtl. mit Heterotopie)	Epitheliale Keimversprengungen (Zellhaufen, Drüsen, Zysten). Pancreas aberrans	Persistenz embryonaler Epithelformationen. Benigne Epitheliome der Kopfhaut. „Karzinoide" Tumoren des Dünndarms und Processus vermiformis	Adenoma (tubulare, alveolare, folliculare). Fibroadenoma. Zystadenoma (Kystoma)	Carcinoma adenomatosum (tubulare, alveolare, folliculare). Malignes Adenom und Carcinoma solidum. Abarten: Ca. simplex, scirrhosum, medullare, gelatinosum Carcinoma cysticum (Cystocarcinoma) (ev. papilliferum). Adenokankroid

Anhang. Besondere Geschwulstformen.

Muttergewebe	Hyperplasien	Choristome und Choristoblastome	Hamartome und Hamartoblastome	Reife Blastome	Unreife Blastome
1. Zahngewebe (Schmelzkeim)	Zysten	—	Odontoma	Adamantinoma	Adamantinoma malignum
2. Nebenniere a) Rinde	Hypertrophien (kompensatorische) der Nebennierenrinde	Versprengte Nebennierenkeime. Akzessorische Nebennieren	—	Struma suprarenalis (evtl. aberrata). Grawitzscher Tumor. Hypernephroma	Struma suprarenalis maligna. Maligner Grawitzscher Tumor (der Niere). Malignes Hypernephrom (der Niere)
b) Zona pigmentosa	—	—	—	Falsches Melanom der Nebenniere	—

c) Marksubstanz (chromaffines Gewebe, Sympathikusgewebe)	—	—	—	Chromaffine Tumoren (benigne?)	Maligne chromaffine Tumoren (Phäochromoblastome)
	—	—	—	Neuroblastoma ganglionare nervi sympathici (s. o.)	Maligne Sympathikustumoren. Sympathoblastoma embryonale. Sympathogonioma
	—	—	—	Naevus pigmentosus. Echtes Melanoma des Nebennierenmarkes	Melanoplastische Sarkome der Nebenniere
3. Plazentargewebe a) Decidua (Placenta materna)	Plazentarreste	—	—	—	Deziduale Sarkome
b) Chorion (Zotten und Chorionepithel) (Placenta foetalis)	Plazentarreste	—	Einfache Blasenmole	Gutartige „Plazentarpolypen"	Destruierende Plazentarpolypen. Destruierende Blasenmole. Malignes Chorionepitheliom

III. Mischgeschwülste.

A. Einfache Mischtumoren.

1. Bindesubstanzen (Mesenchym)	—	Gemischte Gewebsheterotopien	Örtliche Fehlbildungen von gemischtem Aufbau	Gemischte Bindesubstanzgeschwülste. Mesenchymale Mischtumoren.	Sarkomatöse einfache Mischtumoren
2. Bindesubstanzen und Epithelgewebe	—	Gemischte Gewebsheterotopien, evtl. in Zystenform	Örtliche Fehlbildungen von gemischtem Aufbau. Persistenz embryonaler Gewebe von gemischtem Aufbau, evtl. in Zystenform	Gemischte Bindesubstanz epithelgeschwülste	Sarkomatöse bzw. krebsige Abarten von Mischtumoren. Carcinosarcoma

B. Komplizierte Mischtumoren
mit regionären Zügen (Mundbucht, Mammaregion, Urogenitalsphäre usw.).

Muttergewebe	Hyperplasien	Choristome und Choristoblastome	Hamartome und Hamartoblastome	Reife Blastome	Unreife Blastome
1. Ektoderm		Teratoide Zysten mit und ohne Heterotopie. Dermoid-(Derma-)Zysten (einfache Dermoide). Branchiogene Zysten	Füllmaterial von Spalten (teratoide geschwulstartige Bildungen an Kopf und Steiß). Persistenz embryonaler Organe	Ektodermale teratoide Mischgeschwülste	Sarkomatöse, krebsige Abarten. Sog. embryonale Adenosarkome, Zystosarkome usw.
2. Mesoderm	Adenome, Zystadenome, Karzinome hieraus	Zysten des Müllerschen und Wolffschen Ganges usw.		Mesodermale teratoide Mischgeschwülste	
3. Entoderm		Branchiogene Zysten. Enterozysten (Zysten des Ductus omphalo-entericus, des Urachus usw.)		Entodermale teratoide Mischgeschwülste	

C. Teratome, Embryome.

Muttergewebe	Hyperplasien	Choristome und Choristoblastome		Reife Blastome	Unreife Blastome
Eiwertige Keime (Blastomeren, Urgeschlechtszellen, Ursomazellen). Anomalien der befruchteten Eizelle	—	Rudimentäre Parasiten. Foetus in foetu (fetale Inklusionen)		Adulte, koätane Teratome (Embryome), (Tridermome, Bidermome oder einseitiger entwickelte Teratome). Sog. komplizierte Dermoide. Übergänge zu rudimentären Doppelbildungen	Embryonale Teratome. Blastomatöse, maligne Teratome. Krebsige, sarkomatöse, neuroepitheliomatöse, chorionepitheliomatöse Entartung in Teratomen. Krebsige (sarkomatöse) Entartung von Dermoidzysten usw.

Aber man könnte in der Schreibweise den Unterschied zum Ausdruck bringen: Carcinosarcoma für das echte Karzinosarkom gegenüber Carcino-Sarcoma für die Kombination von Karzinom und Sarkom.

Allgemeines zur Histologie der Blastome.

Bei jeder Geschwulst müssen wir zu unterscheiden versuchen zwischen dem eigentlichen geschwulstbildenden Gewebe, dem sog. Geschwulstparenchym, und dem Stützgerüst, dem sog. Stroma. Letzteres wird zumeist durch gefäßführendes Bindegewebe dargestellt und stammt in der Regel von dem Gefäßbindegewebsapparat der betreffenden Örtlichkeit ab.

Früher hatte man histioide und organoide Gewebe unterschieden: erstere sollten nur aus Parenchym, letztere aus Parenchym und Stroma aufgebaut sein. Diese Unterscheidung ist fallen zu lassen; denn bei allen Geschwülsten kann man Parenchym und Stroma unterscheiden. Manche Geschwülste besitzen allerdings verschwindend wenig Stroma, ja es kommt (z. B. in gewissen Sarkomen) vor, daß das Stroma nur aus Gefäßen besteht. Weiter ist zu bedenken, daß in bindesubstanzlichen Geschwülsten der Gegensatz zwischen Parenchym und Stroma weniger scharf hervortritt, weil diese beiden Komponenten als kongeniale (mesenchymale) Gewebsformationen innige gegenseitige Beziehungen eingehen. Im Gegensatz hierzu sind alle epithelialen Geschwülste (auch die bösartigen) durch den scharfen Gegensatz des epithelialen Parenchyms und des mesenchymalen Stromas ausgezeichnet. Eine große Schwierigkeit in der Frage Parenchym—Stroma ist weiter dadurch gegeben, daß die Parenchyme der Bindesubstanzgeschwülste außer Zellen auch Grundsubstanzen produzieren. Diese (fibrillären, schleimigen, knorpeligen, knöchernen) Grundsubstanzen sind also zum Parenchym gehörig. Ihre Trennung vom Stroma ist nicht immer leicht. Gewisse lymphadenoide Blastome bilden sowohl Zellen wie Retikula: beide Formationen sind hier zum Parenchym zu rechnen. Bei gewissen Mischgeschwülsten, in denen sich embryonale Entwicklungsvorgänge wiederholen, muß daran gedacht werden, daß hier nach embryonalem Vorbild mesenchymales Gewebe sogar von epithelialen Verbänden geliefert werden kann. Hier hätten wir also ebenfalls bindesubstanzliche Beisätze, die streng genommen zum Parenchym hinzuzurechnen wären. So sind also prinzipiell bei dem Gerüst einer Geschwulst die Anteile zu unterscheiden, die das Parenchym liefert, und die Anteile, welche vom Gefäßbindegewebsapparat der Örtlichkeit abstammen. Im allgemeinen wird man wenigstens die Gefäße einer Geschwulst mit dem sie begleitenden Bindegewebe als vom Stützgewebe der Örtlichkeit geliefert ansehen dürfen. Aber auch hier darf man freilich die Möglichkeit nicht außer acht lassen, daß das Parenchym mancher Geschwülste außer Zellen und Grundsubstanzen auch autochthon Gefäße bildet — ein Problem, das erst noch der genaueren Erforschung harrt. Die Unterscheidung des eigentlichen geschwulstbildenden Gewebes von den Geweben der Örtlichkeit, in welcher die Geschwulst wuchert, ist auch für die Benennung der Geschwülste von Wichtigkeit. Eine Geschwulst wird immer nur nach ihrem Parenchym benannt.

Der Blutgefäßapparat der Geschwülste zeigt nicht die systematische Ausbildung und Anordnung wie in normalen Organen. Ein richtiger Lymphgefäßapparat ist für echte Geschwülste ebensowenig nachgewiesen wie eine Versorgung der Tumorgewebe mit eigenen Nerven.

Die Geschwulstzellen als die Lieferanten des eigentlichen blastomatösen Gewebes lassen mit unseren bisherigen Methoden keine spezifischen
Merkmale erkennen, durch welche sie von normalen Körperzellen unter
allen Umständen unterschieden werden könnten. Das gilt auch für die
Zellen bösartiger Geschwülste. Eine Sarkomzelle oder eine Karzinom-
zelle ist nichts anderes als ein Abkömmling der entsprechenden normalen
Körperzellen. Die morphologischen (chemischen und physikalischen) Abweichungen, die insbesondere die Zellen maligner Geschwülste gegenüber
Normalzellen erkennen lassen, sind in keiner Weise spezifisch oder ausschließlich charakteristisch. Die morphologischen Abweichungen beziehen
sich vor allem auf Größe, Gestalt und besondere Ausbildung der Zellkörper und ihrer Kerne. Die Gewebe bösartiger Blastome zeigen häufig
eine sehr große Variabilität in der individualistischen Ausgestaltung ihrer einzelnen Zellen. Wenn
hierbei auch von einer Spezifität nicht die Rede sein kann, so ist der
Nachweis einer solchen Variabilität dennoch bedeutungsvoll; er erlaubt
bösartige Wucherungen von gutartigen und hyperplastischen Neubildungen
zu unterscheiden.

Eine sichere histologische (histogenetische) Geschwulstdiagnose ist nicht
immer leicht. Da wir die Geschwülste zu allermeist als fertige Neubildungen
zu untersuchen bekommen, können wir nur ganz selten Befunde über die Entstehung des Gewächses erheben. Man muß sich hüten, Verbindungen,
welche die Geschwulstparenchyme mit den nachbarlichen Gewebsformationen
sekundär eingehen, für „Übergänge" der letzteren in die Geschwulstbildung zu halten. Derartige Täuschungen sind besonders bei bösartigen
Neubildungen, die infiltrierend und zerstörend in die Umgebung vordringen,
in deren Randpartien möglich. Können wir also meist nichts über die
ersten Vorgänge bei der Umwandlung der Matrix in die Geschwulst feststellen, so bleibt nichts übrig als die histologische Diagnose auf einen Vergleich des Geschwulstgewebes mit den Normalgeweben zu gründen.
Hierzu ist die Kenntnis nicht nur der ausdifferenzierten Normalgewebe,
sondern auch ihrer embryonalen und regeneratorischen Entwicklungsstadien nötig. Denn die unreifen (bösartigen) Geschwülste gleichen viel
mehr den jugendlichen als den ausdifferenzierten Stadien ihrer entsprechenden Matrizes, und es gibt Geschwülste, in welchen uns die embryonale
Entwicklung eines Gewebes, Organs, einer Körperregion oder gar eines ganzen
Embryos in einem mehr oder weniger verzerrten Abbild entgegentritt. Der
Vergleich der Geschwulstgewebe mit den jugendlichen oder fertigen Normalgeweben läßt aber dann im Stich, wenn die Parenchyme der Geschwülste
hohe Grade von Indifferenz aufweisen. Es gibt bösartige Blastome, die
aus ganz indifferenten Zellen aufgebaut sind. Bei solchen Geschwülsten
kann man vielleicht aus dem besonderen Verhalten zwischen Parenchym
und Stroma die epitheliale oder bindesubstanzliche Eigenart im allgemeinen
erkennen, nicht aber eine spezielle Diagnose bezüglich der Matrix stellen.
Manchmal sind die Geschwülste aber so indifferent, daß nicht einmal ein
allgemeines Urteil über bindesubstanzliche oder epitheliale Herkunft möglich
ist. Ganz indifferente Sarkome und ganz indifferente Karzinome können
sich also manchmal morphologisch völlig gleichen, und man ist in solchen
Fällen nur imstande, die Diagnose einer bösartigen Neubildung überhaupt
zu stellen. Dieser Grenzen unseres histologischen Erkennungsvermögens
muß man sich bewußt sein.

Von den in der Tabelle aufgeführten Geschwulstformen werden wir nun
einige wichtige Repräsentanten im mikroskopischen Bilde kennen lernen.

A. Reife Bindesubstanzgeschwülste.

I. Bindesubstanzgeschwülste im engeren Sinne.

Diese Geschwülste bilden Zellen und spezifische Grundsubstanzen. In den Wachstumszonen können die Zellen über die Zwischensubstanzen überwiegen. In den ausdifferenzierten Partien ist das Gegenteil der Fall. Bestimmend für die histologische Diagnose ist eben die Tatsache der völligen Ausreifung. Der Unterschied gegenüber den entsprechenden Normalgeweben liegt weniger in der speziellen Morphologie der Geschwulstparenchyme — obwohl auch hier immer gewisse Unregelmäßigkeiten im Verhalten der Zellen und Grundsubstanzen festzustellen sind — als in der Art und Weise der Zusammenfassung und Anordnung der Geschwulstgewebe (Mangel organischer Gliederung, Mangel funktioneller Strukturen, Fehlen regulärer Blut- und Lymphgefäßeinrichtungen, sowie nervöser Versorgung).

1. Fibroblastoma (Fibroma).

Solitäre oder multiple, manchmal systematisierte Tumoren (z. B. Fibromatose des Nervensystems — Recklinghausensche Krankheit).

a) Fibroma durum.

Derbe, harte, weißliche, manchmal sehnig glänzende Geschwülste. Neben knotigen, abgekapselten Tumoren gibt es diffuse Fibromatosen. Die Schnittfläche der harten Fibrome läßt häufig einen geflechtartigen Aufbau der Geschwulst erkennen. Mikroskopisch sieht man bei schwacher Vergrößerung (Fig. 214) zwischen mehr oder weniger zahlreichen Kernen eine helle Grund-

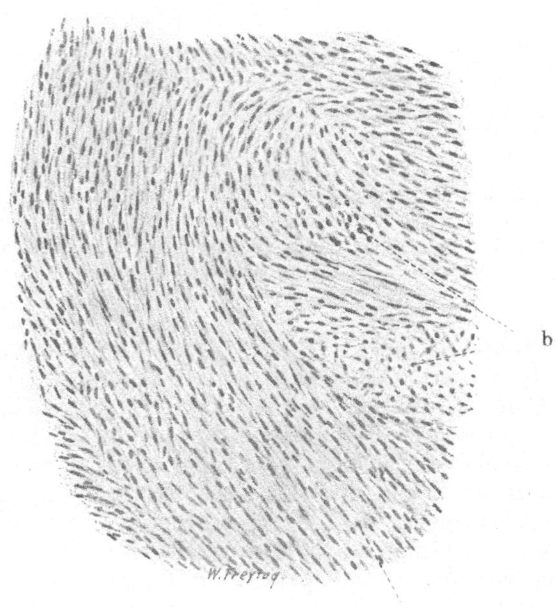

Fig. 214. Fibroma durum (Desmoid) der Bauchdecke. Vergr. 70 fach. (Hämatoxylin.)
a Längsgetroffene, **b** Quer- und schräggetroffene Bündel des Fibromgewebes.

substanz. Das quantitative Verhältnis zwischen Kernen (Zellen) und Grundsubstanz kann an verschiedenen Stellen sehr wechseln: jüngere Teile der
Geschwulst sind ärmer an Grundsubstanz und reicher an Kernen, in älteren,
ausgereifteren Bezirken ist es umgekehrt. Die erwähnte geflechtartige
Struktur ist bei schwacher Vergrößerung gut zu erkennen. Die Geschwulstelemente sind bündelweise zusammengefaßt, und es erscheinen die einzelnen
Bündel bald längs (a), bald quer, bald schräg getroffen (b). Das erweckt
die Vorstellung einer innigen Verflechtung der Bündel nach allen Richtungen
des Raumes. Blutgefäße sind in den fibromatösen Geschwülsten allenthalben nachweisbar. Es fällt auf, daß sich ein deutlicher Unterschied
zwischen Arterien und Venen nicht nachweisen läßt. In der nächsten Umgebung der Gefäße sind die Geschwulstzellen häufig etwas reichlicher an-

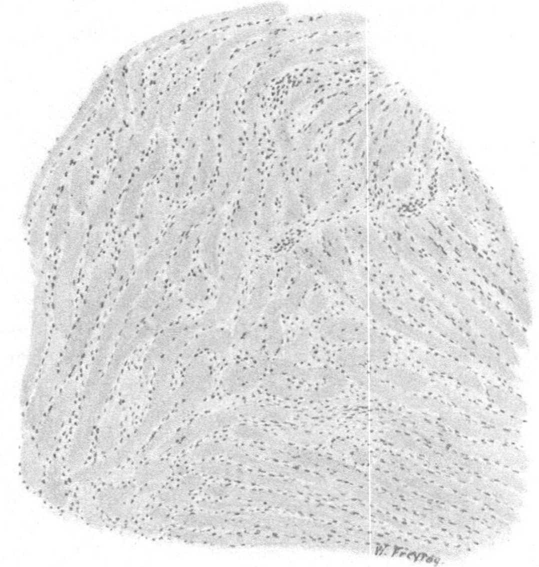

Fig. 215. Fibroma durum (Keloid) der Haut. Vergr. 60fach.
(Hämatoxylin-Eosin.)
Hyaline Balken auf Längs-, Quer- und Schrägschnitten; ihnen aufgelagert und
zwischen ihnen fibroplastische Zellen.

gehäuft (Proliferationszentren!). Bei stärkerer Vergrößerung stellen wir
fest, daß die Kerne der Geschwulstzellen (Fibroplasten) schmal und
länglich sind und oft an den Enden sich verjüngen (spindelige Kernform).
Hierzu muß man längsgetroffene Bündel untersuchen. Bei schräg- bzw.
quergetroffenen Bündeln erscheinen die Kerne natürlich kürzer bzw. rundlich. Die Konturen der Zellen sind in unseren Präparaten undeutlich. Die
Kerne (Zellen) sind gelagert in die bei stärkerer Vergrößerung faserig
erscheinende Grundsubstanz; die Fasern sind teils sehr fein, teils gröber,
teils unregelmäßig verlaufend, teils parallelstreifig geordnet — je nach dem
Ausreifungszustand der betreffenden Geschwulstpartie. In jüngeren Partien
haben auch die Zellen noch nicht die volle Ausbildung; hier finden sich
protoplasmareichere Spindelzellen und auch verzweigte Elemente. In ältern
Partien ist die faserige Substanz zum Teil homogenisiert: hyaline Umwandlung.

Eine ausgedehnte Hyalinisierung zeigt das sog. Keloidfibrom. Es ist selten eine echte Geschwulst (spontanes Keloid). Meist handelt es sich um hypertrophisches und eigenartig umgewandeltes Narbengewebe (Narbenkeloid). Sehr derbe, blaßrötliche Neubildungen. Mikroskopisch (Fig. 215) sieht man hyaline Bänder auf allen möglichen Durchschnitten (geflechtartiger Bau!). Zwischen den hyalinen Massen, den Bändern an- und aufgelagert, erscheinen die Kerne der Fibroplasten. Um die Gefäße sind diese Zellen stellenweise etwas reichlicher angehäuft. Übergänge zwischen feingefaserter Grundsubstanz unter Verschmelzung der Fasern zu den hyalinen Balken sind überall zu finden.

b) Fibroma molle.

Weiche, saftreiche, manchmal fast durchscheinende Geschwülste, die in Knoten oder Polypenform auftreten. Fundort: lockere Bindegewebslager

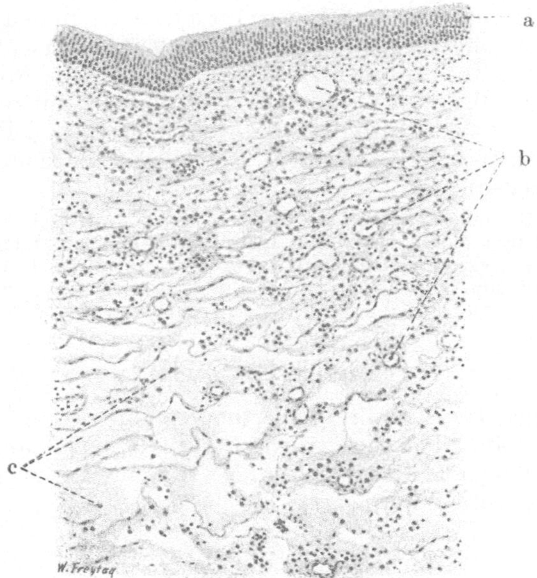

Fig. 216. Fibroma molle (Nasenpolyp, sog. ödematöses Fibrom der Nasenschleimhaut). Vergr. 80 fach. (Hämatoxylin.)
a Geschichtetes Flimmerepithel. b Weite Gefäße. c Lockeres (areoläres) Bindegewebe mit sehr weiten Maschenräumen.

(Subserosa, Schleimhäute, Bindegewebe der Nerven). Als Paradigma nehmen wir einen gewöhnlichen Nasenpolypen, d. h. eine polypöse Neubildung der Nasenschleimhaut, wie wir sie bei chronischen Reizzuständen auf der Basis einer gewissen (angeborenen) Konstitution oder Disposition oft multipel auftreten sehen. Diese gelegentlich auch als ödematöse Fibrome bezeichneten Nasenpolypen sind mehr geschwulstartige Hyperplasien als echte Blastome. Bei schwacher Vergrößerung (Fig. 216) sehen wir die Neubildung vom Epithel der Nasenschleimhaut (geschichtetes Flimmerepithel) überzogen (a). Der epitheliale Überzug ist infolge seiner Ausspannung über die Oberfläche der Geschwulst stellenweise stark verdünnt; dann fehlen oft auch die Flimmern. Gelegentlich sieht man auch der Oberfläche zugekehrte Ausführungsgänge von Drüsen und (tiefer in der Geschwulst gelegen) Gruppen von Schleimdrüsen. Letztere können in hypertrophischem oder atrophischem Zustand angetroffen werden. Sowohl unter dem Oberflächenepithel, als im Bereich der drüsigen Beisätze, noch mehr aber entlang der zahlreichen, weiten Gefäße (b) werden stärkere Zellenanhäufungen festgestellt. Die Hauptmasse der Neubildung ist ein zartes, durchsichtiges, helles, maschiges Gewebe (sog. areoläres Bindegewebe). Bei starker Vergrößerung zeigt sich hier ein sehr feinfaseriges, sehr locker gefügtes Gewebe mit kleinen und größeren Maschen (c); an den Knotenpunkten der Maschen findet man (fibroplastische) Zellen. Sie sind länglich, verzweigt, sternförmig, mit Fortsätzen in die Maschengrenzen. Man hat den Eindruck, daß die Maschenräume von den untereinander zusammenhängenden Fortsätzen der Zellen bzw. deren feinfaserigen Differenzierungsprodukten begrenzt werden. Diese verzweigten Zellen haben rundliche oder längliche Kerne; sie sind die eigentlichen Bildungselemente des weichen Fibroms. Die Maschenräume müssen wir uns mit wässeriger Flüssigkeit gefüllt denken; im Präparat erscheinen sie ganz hell, wie leer, oder man sieht feinkörnige oder fädige Massen als Inhalt (Eiweißfällungen). Außer den Fibromzellen finden sich in der Geschwulst reichlich andere Zellen; es sind subepithelial, periglandulär, perivaskulär gelegene Infiltrate entzündlicher Natur. Sie wurden schon vorhin erwähnt: die Zellen dieser Infiltrate sind rundlich, mit rundem Kern, und haben größtenteils den Charakter von Lymphozyten und Plasmazellen. Auch einzeln trifft man solche Elemente in dem maschigen Fibromgewebe zerstreut (Wanderzellen).

Da und dort sieht man hyaline, rundliche (sog. Russellsche) Körperchen; sie liegen manchmal in kleinen, rosettenartigen Gruppen beisammen. Manchmal sieht man noch einen pyknotischen Kern dabei. Es sind Produkte der Plasmazellen; sie entwickeln sich aus den Granula im Protoplasma dieser Zellen; die Plasmazelle geht dabei zugrunde und die Körperchen geraten frei ins Gewebe.

2. Myxoblastoma (Myxoma).

Weiche, saftreiche, transparente, gallertige Tumoren. Sie bestehen aus Schleimzellen (verästelte Bindegewebszellen) und aus muzinhaltiger Grundsubstanz. Echte Myxome sind sehr selten. Meist handelt es sich um falsche Myxome, d. h. ödematöse Fibrome.

3. Lipoblastoma (Lipoma).

Lappige, kapsulierte Geschwülste vom Aussehen des Fettgewebes. Gelegentlich multiples und systematisiertes Auftreten. Mikroskopisch bieten sie das Bild des Fettgewebes; die Größe der Fettzellen variiert; typische Fettträubchenbildung findet sich nicht. In den Wachstumszonen trifft man auf junge, rundliche Bildungszellen (Lipoplasten), die alle Stadien der Fettinfiltration zeigen; dabei wird gelegentlich auch das Auftreten sehr großer, mehrkerniger Lipoplasten beobachtet.

Xanthome sind gelbgefärbte Neubildungen, die durch den Befund großer, rundlicher Zellen ausgezeichnet sind, welche Lipoide gespeichert haben (Xanthomzellen). Gelegentlich sieht man auch hier mehrkernige Riesenzellen. Nach Extraktion der Fette sehen die Zellen stark vakuolär aus (Wabenzellen). Auch gelbe Pigmente (Lipochrom) kommen vor. Die Berechtigung, von Xanthom als einer selbständigen Geschwulstform zu sprechen, ist nachdrücklich bestritten worden, indem man darauf hinwies, daß lipoide Infiltrationen der Tumorzellen in Geschwülsten von sehr verschiedener Genese vorkommen und gelegentlich solchen Umfang annehmen können, daß die betreffenden Blastome dadurch ein besonderes Aussehen gewinnen. Da es sich aber bei solchen Lipoidinfiltrationen um etwas Akzidentelles handle, sei die Besonderheit durch die Beifügung des Adjektivums „xanthomatös“ zu dem histogenetisch gerechtfertigten Hauptnamen der Geschwulst genügend charakterisiert (also z. B. Carcinoma xanthomatosum). Es darf in der Tat bezweifelt werden, ob neben dem Lipom und dem lipoplastischen Sarkom (s. d. S. 340, 364) das Xanthom als selbständige Geschwulstart anzuerkennen ist. Was früher unter dem Namen Xanthom beschrieben wurde, entsprach nur selten einer echten Geschwulst (Xanthoma blastomatosum bei Jugendlichen). Ganz selten wurde von bösartigen Formen des Xanthoms berichtet. Meist handelt es sich bei den sog. Xanthomen um Lipoidspeicherung in Zellen bei entzündlichen Prozessen oder auf Grund von Stoffwechselstörungen (Xanthome bei Diabetes, Ikterus, senile Xanthome). Solche Bildungen werden besser Xanthelasmen genannt.

Lipoidspeichernde Zellen (Retikuloendothelien, Bindegewebszellen, Wanderzellen) kommen auch ohne gleichzeitige Neubildungsvorgänge bei den verschiedensten Prozessen vor (in der Milz bei Lipämie, bei der familiären Splenomegalie, im Interstitium der Niere bei chronischen Nierenleiden (sog. Pseudoxanthomzellen).

4. Chondroblastoma (Chondroma).

Es sind knollige Neubildungen von derb-elastischer Konsistenz und von opaleszierendem, weißlichem Glanze. Erweichungen und höhlenbildender

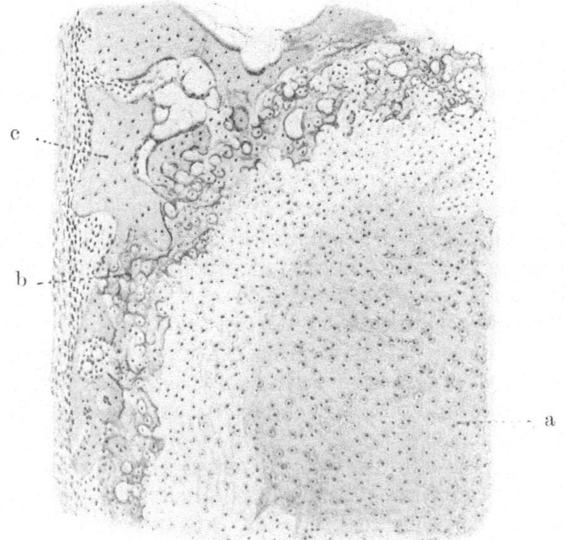

Fig. 217. Chondrom (vom Fußskelett). Vergr. 50fach. (van Gieson.)
a Wucherndes Knorpelgewebe. b Knorpelgewebe mit verkalkter Grundsubstanz.
c Knochenbälkchen (vom Fußwurzelknochen).

(zystischer) Zerfall sind häufig. Andererseits werden auch Verkalkungen und echte Knochenbildung gefunden. Es sind gutartige Geschwülste, die aber doch auch gelegentlich in Venen einbrechen und danach Metastasen setzen können.

Mikroskopisch kommen in den Chondroblastomen alle Formen des Knorpelgewebes vor. Die Ähnlichkeit mit normalem Knorpelgewebe ist meist groß. Abweichungen ergeben sich in bezug auf das Verhältnis von Knorpelgrundsubstanz und Knorpelzellen, in bezug auf die Gestalt und sonstige Ausbildung der Knorpelzellen und ihrer Kapseln, in bezug auf die Häufigkeit regressiver Metamorphosen usw. Manchmal zeigt der Knorpel mehr jugendliche Züge (fibrilläre Strukturen in Grundsubstanz und Kapseln).

Unser Präparat (Fig. 217, Färbung nach van Gieson) stammt von einem Chondrom des Fußes. Bei schwacher Vergrößerung sehen wir größere, im allgemeinen rundlich konturierte, helle Inseln von Knorpelgewebe, die von rot gefärbten, parallel gefaserten Lagen Bindegewebes umhüllt werden. Letztere können als eine dem Perichondrium analoge Bildung angesehen werden. Die Grenze zwischen Knorpel und perichondralem Gewebe ist oft unscharf. Die erwähnten Inseln des Geschwulstgewebes sind durch (ebenfalls rot gefärbte) Bindegewebsmassen zusammen gehalten, in welchen Blutgefäße nachzuweisen sind. Die Knorpelinseln selbst sind gefäßlos (Ernährung von der Oberfläche, vom Perichondrium her!). Das Knorpelgewebe ist nicht überall gleich gefärbt. Wo die Kernfärbung stellenweise zu wünschen übrig läßt, haben wir Nekrobiose und Nekrose des Knorpelgewebes als Folge von Ernährungsstörungen vor uns. An solchen Stellen ist oft auch eine Auflockerung der Substanz (Zerfall, Erweichung) zu sehen. An anderen Stellen aber treten dunkelblauviolette Färbungen (b) des Knorpelgewebes, oft eigentümlich fleckweise, hervor: es sind Verkalkungen. Neben Knorpel findet man auch Knochengewebe in Form von typischen Bälkchen (c) einer Spongiosa; es ist der Knochen der Örtlichkeit, in welcher das Chondrom wächst. Zwischen den Knochenbälkchen ist Fettmark zu sehen. Das quantitative Verhältnis zwischen Knorpelzellen und knorpeliger Grundsubstanz ist an den einzelnen Stellen sehr wechselnd. Bald liegen die Zellen sehr dicht (jüngere Partien), bald sind sie durch viel Grundsubstanz getrennt (ältere Teile). Bei starker Vergrößerung achten wir vor allem auf die feinere Ausgestaltung des Knorpelgewebes (a). Wir sehen innerhalb der gleichmäßig homogenen Knorpelgrundsubstanz (Hyalinknorpel) meist rundliche Knorpelzellen. Es kommen aber auch ovale, längliche, spindelige Formen vor. Wie die Gestalt, so wechselt auch die Größe der Zellen bzw. die Größe der Höhlen der Knorpelgrundsubstanz (Knorpelhöhlen), in welchen die Zellen liegen. Nicht überall sind typische Knorpelkapseln ausgebildet, d. h. Verdichtungen der Knorpelgrundsubstanz an der Wand der Knorpelhöhlen. Oft liegen zwei oder mehr Zellen in einer Knorpelhöhle. Regressive Metamorphosen an Zellen und Grundsubstanz sind sehr reichlich zu finden. An den Zellen sind es teils helle Vakuolen im Protoplasma und in den Kernen (wässerige, schleimige Aufquellungen), teils mangelhafte Färbbarkeit und Zerfall der Kerne, Zerfall der Zellen, in der Grundsubstanz Auflockerung. Das bindegewebige Stützgerüst zwischen den Inseln des knorpeligen Tumorgewebes bietet nichts Besonderes. Es ist gewöhnliches, fibrilläres, gefäßführendes Stützgewebe.

In Proliferationszonen von Chondromen kommt häufig auch sog. Schleimknorpel vor, d. h. jugendlicher Knorpel mit verzweigten Zellen, die Netze bilden, und mit zwischen gelagerter, noch nicht homogenisierter Grundsubstanz. Übergänge zu fertigem Knorpel finden sich.

Eine Abart des Chondroms ist das sog. Chordom. Es geht aus Resten der Chorda dorsalis hervor und ist aus großen, blasigen Knorpelzellen (Physaliden) aufgebaut. Meist stellt es nur eine Art Ekchondrose am Clivus Blumenbachi dar. Sehr selten sind maligne Varietäten.

5. Osteoblastoma (Osteoma).

Diese Geschwülste bestehen aus knochenbildendem Gewebe. Es sind harte Tumoren aus spongiöser oder kompakter Knochensubstanz. Mikroskopisch ist die Knochensubstanz nach normalem Typus entwickelt. Unregelmäßigkeiten bestehen in bezug auf die Schichtung der Lamellen und die Architektur des Knochens überhaupt. Zahl, Form, Anordnung der Knochenkörperchen zeigen mancherlei Abweichung von der Norm. Die Markräume können die verschiedenen Variationen des normalen Knochenmarks darbieten. Echte Osteome sind sehr selten; meist handelt es sich um geschwulstartige Hyperplasien (Exostosen, Enostosen, Hyperostosen) oder um Fehlbildungen.

II. Geschwülste des Gefäßgewebes.

Diese Geschwülste bestehen aus Blut- bzw. Lymphgefäßen. Es müssen Gefäße neuer Bildung sein, wenn von einem echten Angiom die Rede sein soll. Der Nachweis der Gefäßneubildung (Endothelsprossungen, Bildung netzartiger Synzytien mit nachträglicher Kanalisierung) ist oft nur schwer zu erbringen. Die Trennung der Angiome von den Angiektasien (varikösen, aneurysmatischen Bildungen) ist manchmal nicht leicht. Erweiterungen der Gefäßräume spielen eben auch bei den Angiomen eine große Rolle. Besondere histologische Formen der Angiome kommen durch stärkere Endothelwucherungen zustande. Das Endothel der Gefäßräume bildet unter Umständen mehrschichtige Beläge (Angioma hypertrophicum). Hier haben wir es mit Übergängen zum Endotheliom zu tun (s. d. S. 368).

1. Hämangioblastoma (Hämangioma).

Solche Geschwülste bestehen aus Arterien, aus Venen oder aus Kapillaren — arterielle, venöse Angiome, Kapillarangiome. Die Kapillarangiome stellen das Hauptkontingent zu den echten Angiomen und sollen deshalb hier näher beschrieben werden. Es sind hell- oder dunkelrote, gegen die Umgebung mehr oder weniger deutlich abgegrenzte Bildungen, deren echte Geschwulstnatur vielfach mit Recht angezweifelt wird. Es sind großenteils mehr lokale Gewebsmißbildungen von nur geschwulstähnlichem Aussehen. Manchmal treten diese Bildungen überhaupt gar nicht tumorhaft (durch Raumbeanspruchung) hervor, sondern sind in die Kontinuität der Organe, in denen sie sich gebildet haben, eingesetzt, ohne Anschwellungen zu bewirken. Freilich kommen auch echte angiomatöse Blastome vor. Die Kapillarangiome treten solitär und multipel (systemisiert) auf. In seltenen Fällen ist der ganze Körper von multipler Angiomatosis befallen. Dabei ist interessant, daß die Gefäßbildung in diesen Geschwülsten ganz an embryonale Bilder erinnert und mit Blutzellbildung nach embryonalem Schema verbunden sein kann. In der Haut treten die Kapillarangiome als angeborene rote Muttermäler (Naevi vasculosi) auf. Teils stellen sie sich unter dem Bild des Angioma simplex oder der einfachen Telangiektasie dar, teils findet sich das Angioma cavernosum, das sich durch die starke Erweiterung und gegenseitige Konfluenz seiner Bluträume auszeichnet. Eine solche „kavernöse Geschwulst" kommt auch häufig in der Leber vor. Gerade die Haut- und Leberangiome sind meist keine echten Geschwülste, sondern Fehlbildungen (Hamartome).

Unser erstes Präparat stammt von einem Hautnävus (Fig. 218). Wir sehen die Neubildung von Epidermis überzogen. Der Papillarkörper ist verstrichen, völlig abgeplattet (Dehnung des Stratum papillare durch die raumfordernde Geschwulst!). Unterhalb des Papillarkörpers liegt die angiomartige Bildung: zahlreiche, dicht gelagerte, blutgefüllte Räume in allen Stadien der Ektasie. Sie liegen größtenteils so eng zusammen, daß nur ganz dünne Scheidewände bestehen. Wo die Erweiterung der Gefäße noch weniger ausgesprochen ist, findet sich etwas reichlicheres Bindegewebe zwischen ihnen. Die ganz großen Bluträume lassen ihre Entstehung durch Konfluenz benachbarter Räume gut erkennen: vielfach sieht man noch Reste zarter Septen, die in Schwund begriffen sind, an der Wand und in der Lichtung der großen Blutlakunen. Bei starker Vergrößerung erweisen sich die Gefäße alle als einfache Endothelröhren; der Inhalt sind rote und vereinzelte weiße Blutkörperchen. In den Proliferationszonen von Angiomen kann man endotheliale Sprossungen und Netzbildungen sehen. Liegen die jungen, noch nicht erweiterten oder infolge von Blutleere gar völlig zusammengefallenen Gefäße sehr dicht, so ist der angiomatöse Charakter der Wucherung

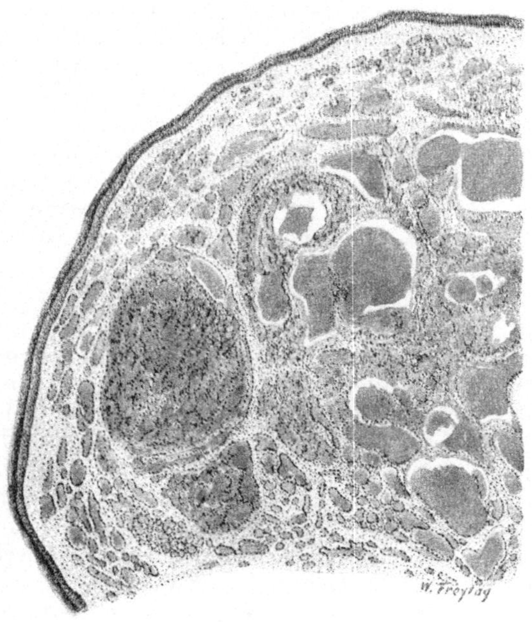

Fig. 218. **Haemangioma cavernosum der Haut** (Gefäßnävus).
Vergr. 20fach. (Hämatoxylin-Eosin.)
Die Neubildung ist von Epidermis überzogen; der Papillarkörper ist völlig verstrichen. Zahllose, dicht gelagerte Blutgefäße (Endothelröhren) sind zu sehen; sie befinden sich in allen Stadien der Erweiterung und der gegenseitigen Konfluenz.

oft nicht leicht zu erkennen. Man sieht dann ein zellreiches Gewebe, welches Unerfahrenen einen sarkomartigen Eindruck macht. Ein zweites Präparat zeigt ein sog. **Kavernom der Leber.** Makroskopisch ist eine wohlumschriebene, oft sogar deutlich abgekapselte Stelle der Leber in ein schwarzrotes, schwammiges, feinporöses Gewebe verwandelt. Die Stelle, die sehr umfangreich sein kann, tritt meist nicht tumorhaft hervor. Ältere Leberkavernome neigen zu fibröser Umwandlung und Verödung. Bei schwacher Vergrößerung (Fig. 219) (van Gieson-Färbung) kommt man bei der Durchmusterung des gesunden Lebergewebes auf eine Stelle, die durch mehr oder weniger reichliches (rot gefärbtes) Bindegewebe vom Leberparenchym scharf abgesetzt ist. Diese fibröse Kapsel schließt ein Gewebe ein, das sehr eindringlich an den Aufbau von Schwellgeweben (z. B. des Corpus cavernosum penis) erinnert. Man sieht strotzend mit Blut gefüllte Gefäßräume verschiedenster

Gestalt und verschiedensten Umfanges. Die einzelnen Räume liegen sehr dicht beieinander und sind nur durch dünne Scheidewände voneinander getrennt. Jedoch nicht vollkommen; denn man sieht allenthalben Kommunikationen benachbarter Bluträume, oft so, daß noch Reste der Septen zwischen benachbarten Räumen spornartig vorspringen, so daß man den Eindruck gewinnt, daß die ursprünglich völlig getrennten Räume nach Schwund der Scheidewände (Druckatrophie!) sekundär untereinander in Verbindung getreten sind. Bei starker Vergrößerung erkennt man an den Innenflächen aller Bluträume einen endothelartigen Zellbelag. Der Inhalt dieser stellenweise seeartig erweiterten Bluträume sind rote und vereinzelte weiße Blutkörperchen im richtigen Mischungsverhältnis gesunden Blutes.

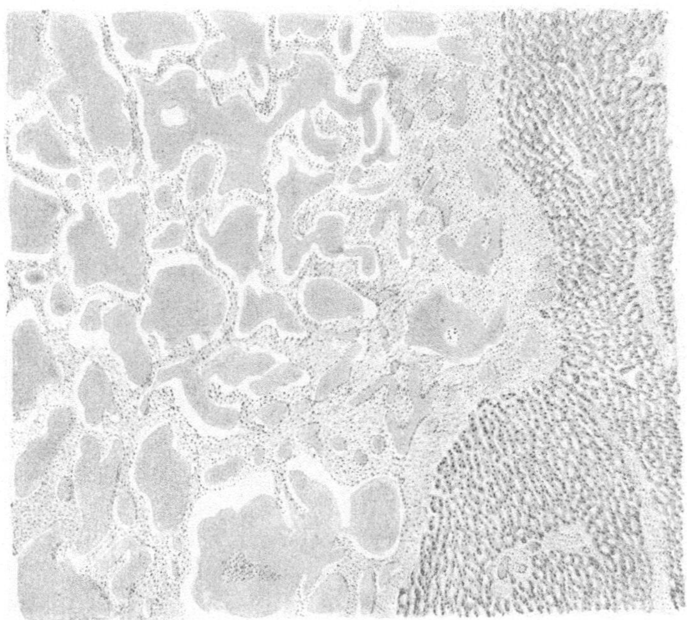

Fig. 219. Haemangioma cavernosum der Leber. Vergr. 30fach. (van Gieson.)
Rechts Lebergewebe, links die kavernöse Geschwulst. Sie besteht aus weiten, vielfach untereinander in Verbindung stehenden Bluträumen. Zwischen ihnen finden sich dünne, bindegewebige Scheidewände.

Die dünnen Septen bestehen aus zartfaserigem Bindegewebe mit zugehörigen länglichen, spindeligen Fibroplastenkernen. Entzündliche Erscheinungen fehlen. Lebergewebe ist innerhalb der angiomatösen Bildung nirgends (auch nicht in Resten) zu sehen. Es handelt sich hier um örtliche Mißbildungen der Leber, wobei wohl der Mesenchym- und Gefäßapparat der Leber zur Ausbildung gelangte, nicht aber die entodermale Komponente der primären Leberzellschläuche.

2. Lymphangioblastoma (Lymphangioma).

Relativ seltene, aus neugebildeten Lymphgefäßen bestehende Geschwülste. Meist kongenitalen Ursprungs. In der Haut und in Schleimhäuten als flache oder höckerige, evtl. nässende, nävusartige Bildungen vorkommend. In der Subkutis derbere, weißliche Tumoren von porösem

Aussehen bildend. Nicht selten als zystische Geschwülste an verschiedenen
Körperstellen auftretend (Hals, Mesenterium).

Einteilung in einfache, kavernöse und zystische Lymphangio-
blastome, je nach dem Grade der Erweiterung der neugebildeten Lymphgefäße. Diese haben entweder den Bau von Lymphkapillaren, oder es
finden sich Lymphgefäße mit stärkerer Wand, evtl. mit hypertrophischer
Muskularis. Gerade in diesen letzteren Fällen ist Vorsicht geboten, ob nicht
bloß einfache Lymphangiektasie vorliegt. Chylangiome (im Mesenterium
z. B. vorkommend) enthalten statt klarer Lymphe weißlichen Chylus in
ihren Räumen. Das Lymphangioblastoma hypertrophicum zeigt

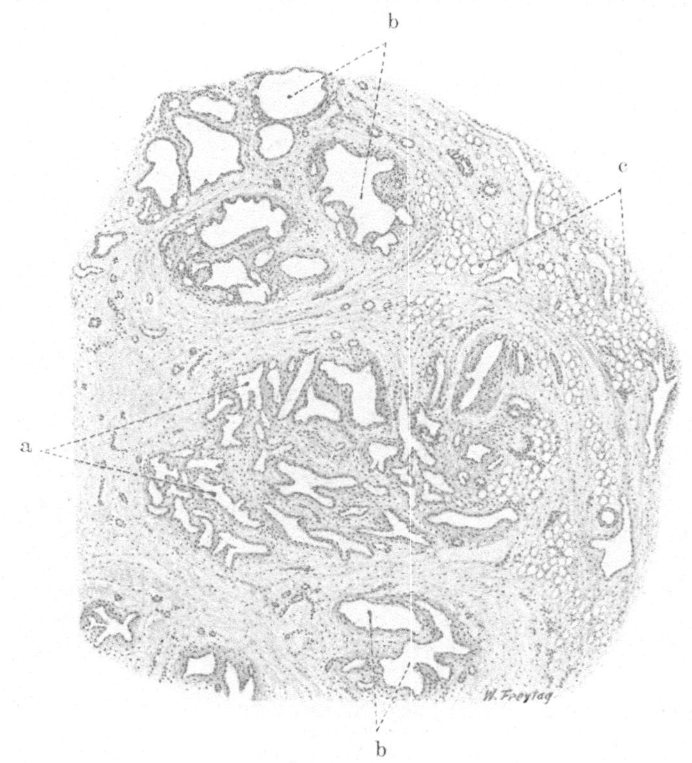

Fig. 220.   Lymphangiom der Haut.   Vergr. 30fach.   (Hämatoxylin.)
a Neugebildete Lymphgefäße. b Kavernös erweiterte Lymphgefäße. c Subkutanes
Fettgewebe.

histologisch stärkere Wucherungen der Endothelien bis zu soliden Ausfüllungen der Lymphräume mit gewucherten Endothelzellen (Übergang zum
Endotheliom!). Kombinationen von Blut- und Lymphgefäßneubildung sind
in Fällen kongenitaler Angiombildung nicht selten (Hämo-Lymphangiom).
Viele Lymphangiome gehören unter die geschwulstartigen Fehlbildungen.
Unser Präparat (Fig. 220) zeigt ein kavernöses Lymphangiom der Sub-
kutis der Brustgegend. Vielgestaltige „leere“ (d. h. in Wirklichkeit mit
Lymphe gefüllte) Räume (a, b) liegen in reichlichem Bindegewebe. Daneben
sieht man auch (subkutanes) Fettgewebe (c). Die Räume stehen vielfach
untereinander in Zusammenhang. Sie zeigen alle Stadien der Erweiterung.
Bei starker Vergrößerung erweisen sich alle Räume mit einfachem, plattem
Endothel belegt. Das Bindegewebe zwischen den Lymphräumen ist ein

gefäßreiches, fibrilläres Gewebe; in ihm verlaufen viel glatte Muskelfasern. Solche finden sich auch in der Wand der größeren Lymphräume. Das Bindegewebe der Lymphangiome ist von zahlreichen, kleinen, einkernigen Zellen durchsetzt (Lymphozyten). Kleine Anhäufungen dieser Zellen sehen wie mikroskopische Lymphknötchen aus; sie haben aber meist nicht den typischen Bau von solchen. Die Neubildung von Lymphgefäßen (Sprossungsvorgänge!) in Lymphangiomen ist meist schwer zu erweisen. Man suche Stellen sog. „zytogenen" (zellreichen) Bindegewebes auf (Wachstumszonen); hier finden sich viel Lymphozyten und manchmal auch richtige Lymphknötchen im Bereich der sprossenden Lymphgefäße.

III. Geschwülste der blutbildenden Gewebe.

Diese Neubildungen sind schwer von Hyperplasien (wie sie z. B. als Folge von Infektionen auftreten) zu trennen. Sie entwickeln sich vor allem an den typischen postfetalen Blutbildungsstätten, können aber auch an Stellen entstehen, die postfetal nur ausnahmsweise Blutkörperchen liefern (z. B. in der Leber). Lymphatisches Parenchym kann bei diesen Wucherungen myeloische Zellen, myeloisches Parenchym lymphatische Zellen liefern (sog. Metaplasie). Die Lymphozytoblastome sind weißliche, weiche Tumoren; sie setzen sich aus Lymphozyten, Lymphoplasten, gelegentlich auch aus Plasmazellen (sog. Plasmozytom) zusammen. Die Myelozytoblastome (Myelome) bilden rötliche, gefäßreiche Geschwülste und bestehen aus Myeloplasten, Myelozyten, oder zeigen (selten) alle Elemente des Knochenmarks vereinigt. Erythroblastome sind aus roten kernhaltigen Blutkörperchen bestehende Geschwülste. Vielfach ist die Ausbildung der betreffenden Blutzellen in allen diesen Blastomen nicht vollwertig. Es fehlen z. B. die typischen Granulationen des Protoplasmas, oder sie sind nur angedeutet (Funktionsmangel der Blastomzellen!). Multiple und systematisierte Neubildungen sind dieser Geschwulstgruppe besonders eigen. Das multiple Myelom z. B. ist eine manchmal auf das ganze Skelett verbreitete Geschwulstbildung. Es gibt von ihm nicht nur myeloische, sondern auch lymphatische und plasmazelluläre Formen, in welchen also das Knochenmark ausnahmsweise lymphatisches Gewebe in Tumorform liefert.

IV. Geschwülste des pigmentbildenden Gewebes.
(Melanoblastoma, Chromatophoroma.)

Für diese Geschwülste kommt als Matrix in erster Linie das melaninbildende Gewebe in Betracht. Es hat seine größte Ausdehnung in der Haut, im Auge, im Zentralnervengewebe. Melanome entstehen daher vor allem in diesen (ektodermalen) Organen. Selten entwickeln sich Melanome auch in Organen mesodermaler und entodermaler Herkunft. In solchen Fällen ist der Ausgangspunkt in Pigmentzellen zu suchen, welche dem nervösen Gewebe der betreffenden Örtlichkeit beigesellt sind (z. B. dem Sympathikusanteil der Nebenniere). Die Melanome sind rauchgraue, braune bis tiefschwarze Geschwülste, die meist in unreifer (bösartiger) Form auftreten. Gutartige Melanome sind die sog. Pigmentmäler. Wir finden sie vor allem in der Haut. Alle Übergänge finden sich hier von einfachen lokalen Hyperpigmentationen bis zu flachen und höckerigen Erhabenheiten und größeren geschwulstartigen Bildungen von brauner bis schwarzer Farbe (Naevi plani, prominentes, verrucosi, papillares). Diese Nävi sind mehr örtliche Fehlbildungen als echte Geschwülste. Aber es entwickeln sich aus ihnen — wenn auch selten genug — bösartige Melanome, zu deren Verständnis die Kenntnis des Aufbaues der Naevi pigmentosi notwendig ist. Wir werden daher einen solchen pigmentierten Hautnävus untersuchen und dabei zugleich kurz auf die normale Hautpigmentierung eingehen.

In der Haut liegt das Pigment teils in den Zellen der Epidermis (Stratum germinativum), teils in verzweigten Zellen des Koriums. In den Epidermiszellen ist es sehr feinkörnig und liegt kappenförmig um den Kern an der Seite der Lichteinwirkung. Die pigmentierten Koriumzellen zeigen ein etwas gröber gekörntes Pigment, das diffus im Protoplasma und in den Fortsätzen dieser Zellen angehäuft ist. Wo das Pigment primär gebildet wird, ob in den Epidermiszellen oder in den verzweigten Zellen des Koriums (oder ob vielleicht in beiden Zellarten), ist eine strittige Frage. Die Epidermiszellen werden Melanoplasten (Melanozyten) genannt, weil sie nach der am meisten verbreiteten Ansicht als die eigentlichen Pigmentbildner gelten, im Gegensatz zu den Koriumzellen, welche das Pigment aus der Epidermis empfangen und weiter leiten bzw. verarbeiten sollen (Chromatophoren, Melanophoren). Für die führende Rolle der Epidermiszellen im Pigmentstoffwechsel wird neuerdings die Blochsche Dopa- (d. h. Dioxyphenylalanin-) reaktion angeführt, welche nur an diesen Zellen, nicht aber an den Chromatophoren zu erzielen sein soll. Die Richtigkeit dieser Angabe, ja die Bedeutung der Reaktion überhaupt wird aber bestritten. Ohne auf spezielle Fragen, vor allem die Frage der Genese der Chromatophoren einzugehen, kann man sagen, daß wir in der Haut (sowie auch anderwärts) ein Gewebssystem haben, das dem Pigmentstoffwechsel dient. Dazu gehören Melanoplasten, Chromatophoren und Lymphgefäße. Die Funktionen der einzelnen Glieder des Systems sind vielleicht in Bildung, Verarbeitung und Transport des Pigments geteilt. Aber manches spricht doch dafür, daß es so strenge Sonderungen, besonders unter pathologischen Bedingungen, nicht gibt, und daß auch die Chromatophoren unter Umständen selbständig Pigment bilden. Weiter kann auf diese schwierigen Fragen nicht eingegangen werden.

In den braunen und schwarzen Muttermälern ist das melanotische Gewebssystem zu abnorm starker und pathologisch abgeänderter Entfaltung gekommen. Wir sehen in unserem Präparat (Fig. 221) nicht nur eine sehr starke, schon bei schwacher Vergrößerung stellenweise sehr deutlich erkennbare, bräunliche Pigmentierung der Epidermis (a, b), sondern auch übermäßige Farbstoffanhäufung in Zellen des Koriums, speziell des Papillarkörpers (c). Dieser ist unregelmäßig gestaltet; dementsprechend sind auch die interpapillären Epithelleisten verlängert und unregelmäßig (z. B. bei b). Das ganze Korium ist sehr zellreich. Die hier vorhandenen Zellen (Kerne) sind zum Teil diffus, zum Teil in Haufen angeordnet (sog. Nävuszellhaufen). Die Zellhaufen sind zum Teil stark pigmentiert (c), zum Teil pigmentlos (d); die pigmentlosen Zellen können als Jugendformen der pigmentierten angesehen werden. Zwischen den pigmentierten Zellhaufen finden sich viel Chromatophoren. Auf die Genese der Zellhaufen, die ebenso umstritten ist wie die der Chromatophoren, kann hier nicht eingegangen werden. Da sie, wie die Epidermiszellen (Melanoplasten), die Dopareaktion (s. o.) geben, hält man sie für Abkömmlinge der Epidermis.

Wahrscheinlich, aber nicht streng beweisbar ist, daß aus diesen Zellhaufen durch schrankenlose Wucherung sich die „maligne Entartung" der Nävi herleitet. Die verschiedenen Ansichten über die Genese der Nävuszellen sind von Einfluß auf die Namengebung der malignen Melanome (Melanosarkom oder Melanokarzinom!).

Bei starker Vergrößerung sehen wir das feinkörnige Pigment der Epidermiszellen, das grobkörnige der Zellen im Korium. Diese letzteren Zellen (Chromatophoren) sind oft zierlich verzweigt und ihre Fortsätze reichen bis in die untersten Lagen der Epidermis hinein. Manchmal bilden diese Zellen netzartige Verbände. Auch läßt sich gelegentlich nachweisen, daß sie mit Lymphgefäßen in Zusammenhang stehen. In manchen Nävis ist die Beziehung der pigmentierten Zellen des Koriums zu Lymphgefäßen noch dadurch besonders eindrucksvoll, daß Haufen von Nävuszellen einwandfrei als **Füllmasse** von erweiterten Lymphgefäßen feststellbar sind, deren Endothelien ebenfalls melanotisch pigmentiert sind. Solche Bilder sprechen nicht für eine epitheliale Abkunft und Natur der Chromatophoren und Nävuszellen, sondern für eine Zugehörigkeit dieser Elemente zum Saftzellen- und Lymphgefäßsystem und damit zum Bindegewebe. Die **Nävuszellenhaufen** in unserem Präparat setzen sich zusammen aus im allgemeinen rundlichen Zellen mit reichlichem, mehr oder weniger pigmentiertem Protoplasma; die Pigmentierung ist da und dort so stark, daß von den Kernen nichts zu sehen ist. Die Abgrenzung der Haufen gegen das umgebende Bindegewebe ist bald scharf, bald undeutlich. Im Bindegewebe zwischen den Haufen sind überall verzweigte Chromatophoren zu sehen.

In manchen angeborenen Pigmentmälern, besonders solchen von sehr jugendlichen Individuen, sieht man die pigmentierten Nävuszellenhaufen

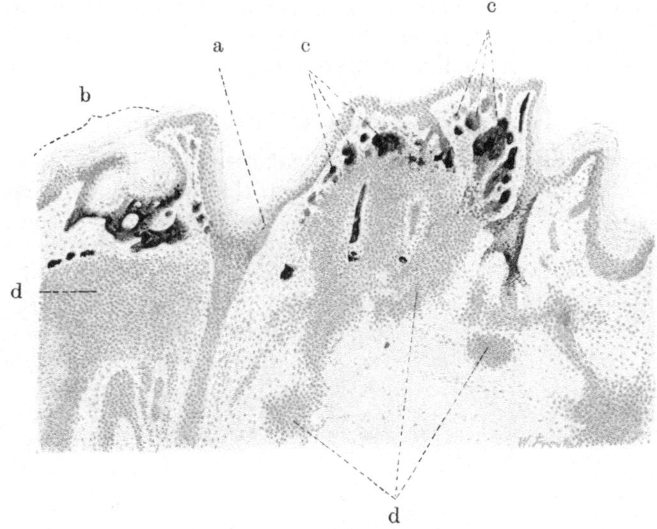

Fig. 221. **Melanoblastoma der Haut (Naevus pigmentosus).**
Vergr. 50fach. (Karmin.)
a Epidermis in Hyperpigmentation. b Unregelmäßig ausgestaltetes, gewuchertes Rete Malpighi, stark pigmentiert. c Haufen stark pigmentierter Zellen im Korium. d Unpigmentierte Nävuszellhaufen.

in engster Beziehung zur Epidermis. Bilder, welche als Abschnürungen („Abtropfungen") pigmentierter Epidermiszellen mit Verlagerung ins Korium gedeutet wurden, kombinieren sich mit Befunden von völlig intraepidermaler Lage der Zellhaufen. Das alles wird im Sinne der epithelialen (epidermalen) Genese der Nävuszellen gedeutet. Ohne so weit in der Ausdeutung zu gehen, kann man diese Bilder jedenfalls ganz allgemein als den Ausdruck einer Entwicklungsstörung im Bereich des pigmentbildenden Gewebssystems ansprechen.

Außer Melaninen kommen im Körper noch andere autochthone Pigmente vor (Lipochrome, Lipofuszine). Über echte Geschwülste, die von den Bildungsstätten dieser Farbstoffe ausgehen, ist wenig zu sagen. In den **Xanthomen** haben wir bereits Neubildungen kennen gelernt, welche Fettpigmente enthalten können. Später werden wir die **Chlorome** zu erwähnen haben, deren grasgrüne Färbung allerdings nicht morphologisch faßbar ist.

V. Geschwülste des Muskel- und Nervengewebes.

1. Myoblastoma (Myoma).

Die Myome zerfallen in die aus glatter Muskulatur bestehenden Leiomyome (Myoma laevicellulare) und die aus quergestreiften Muskelzellen zusammengesetzten Rhabdomyome (M. striocellulare). Während die ersteren häufig in der ausgereiften Form auftreten und ein großes Kontingent zu den gutartigen Geschwülsten stellen, sind die Rhabdomyome immer von unreifem, ja embryonalem Habitus und dementsprechend in der Regel von maligner Art. Bemerkenswert ist, daß es Leiomyome gibt, die histologisch reif erscheinen, biologisch sich aber wie maligne Geschwülste verhalten. Ein Erfahrener wird zwar bei diesen sog. malignen Leiomyomen immer gewisse Kriterien feststellen können, die eine Unterscheidung von den gutartigen Formen erlauben (Variabilität der feineren Zellmorphologie, geringere Neigung zu typischem, bündelförmigem Zusammenschluß der Muskelzellen bei den sog. malignen Myomen).

a) Leiomyoblastoma (Leiomyoma).

Es sind umschriebene, oft deutlich abgekapselte, knotige und knollige, auch gelegentlich polypöse Tumoren von rötlichweißlicher Farbe, fester Konsistenz und deutlich fasziskulärer Struktur auf der Schnittfläche. Selten sind diffuse Myomatosen (z. B. des Uterus). Ältere Myome werden häufig fibrös und verkalken.

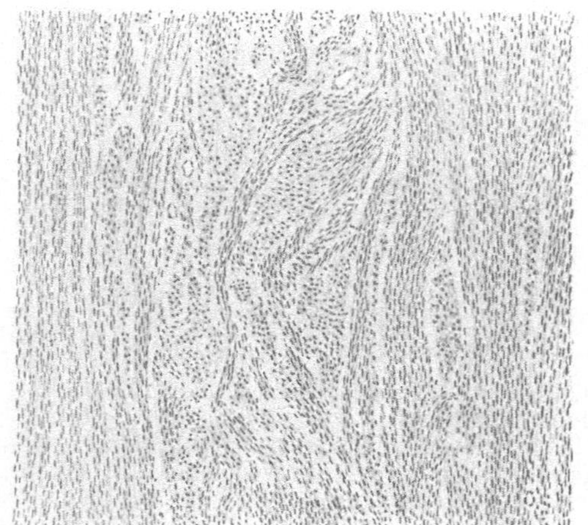

Fig. 222. Leiomyoma uteri.
Vergr. 60 fach. (Hämatoxylin.)
Bündel glatter Muskelzellen auf Längs-,
Quer- und Schrägschnitten.

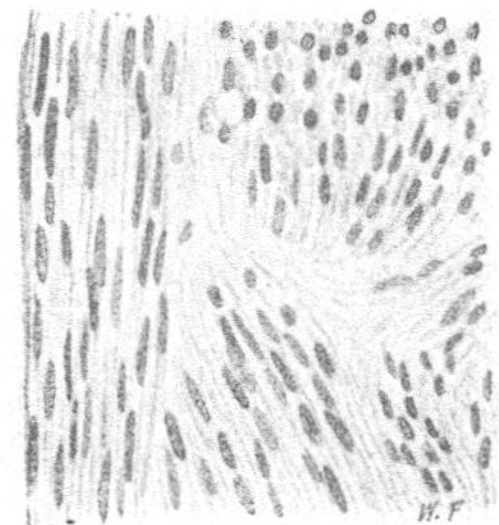

Fig. 223. Leiomyoma uteri.
Vergr. 250 fach. (Hämatoxylin.)
Links längsgetroffene, rechts
quer- und schräggeschnittene
Muskelzellen.

Der Hauptfundort ist der Uterus. Hier kommen die Myome häufig multipel vor und sitzen teils subserös, teils mitten in der Uteruswand (intramural), teils submukös. Myome mit drüsigen Einschlüssen werden Adenomyome genannt. Die drüsenartigen Einschlüsse können von der Schleimhaut des Uterus (bzw. dem Müllerschen Gang), vom Serosaepithel, endlich von Urnierenresten herstammen. Unser Präparat stammt von einem gewöhnlichen, nicht drüsenhaltigen Myoma uteri. Bei schwacher Vergrößerung (Fig. 222) versuchen wir die bindegewebigen Teile gegenüber den muskulösen Partien auseinanderzuhalten. Ist der bindegewebige Beisatz reichlich, so spricht man von einem Leiomyoma fibrosum oder wohl auch von Leiomyofibrom.. Der bündelartige Aufbau der Geschwulst ist bei schwacher Vergrößerung unverkennbar: die Bündel sind auf Quer-Schräg-Längsschnitten zu sehen.. Gefäße sind reichlich vorhanden. Die jüngeren Teile der Geschwulst enthalten vorwiegend muskulöse Bündel; in den älteren Teilen tritt die Muskulatur mehr und mehr zurück gegenüber den fibrösen Massen. Bei starker Vergrößerung (Fig. 223) studieren wir zunächst ein längsgetroffenes Bündel glatter Muskelfasern. Die Muskelkerne sind elegant parallel geordnet, sie sind schmal und lang; ein spitzes Zulaufen der Kernenden, wie bei den Bindegewebszellkernen, findet sich nicht. Die Kernenden sind stumpf abgerundet, die ganzen Kerne mehr stäbchenförmig. Um die Kerne herum liegt das Zellprotoplasma, das glatt, homogen oder äußerst fein gefasert aussieht (Myofibrillen!). Die Muskelzellen liegen sehr eng beisammen; wir haben den Eindruck eines sehr dicht gefügten Zellbündels. Schräg oder quergetroffene Muskelbündel geben ein anderes Bild. Hier erscheinen die einzelnen Muskelzellen deutlicher begrenzt als kleinste rundliche Scheibchen. Sind auch die Kerne mit quergeschnitten, dann erscheinen sie ebenfalls rundlich. Vielfach sind die Muskelbündel von feinsten Bindegewebsfasern innig durchwebt, manchmal so, daß zwischen jeder Muskelzelle ein Zug feiner Bindegewebsfasern verläuft. Auch das gibt wieder auf Querschnitten ein eigenartiges Bild: die Scheibchen der Muskelzellen sind in ein Netz faserigen Gewebes eingelagert. Das Bindegewebe in den Myomen ist kollagener Natur. Es finden sich häufig Stellen von hyaliner, homogener Beschaffenheit des Stützgerüstes (hyaline Sklerose des Bindegewebes); besonders in älteren, bindegewebsreichen und muskelarmen Partien der Geschwulst ist dies der Fall.

b) Rhabdomyoblastoma (Rhabdomyoma) (s. unter Sarkoma).

2. Glioblastoma (Glioma).

Geschwülste aus gliöser Substanz kommen im Gehirn und Rückenmark, in der Retina und auch gelegentlich an Nervenstämmen vor. Es sind grauweiße, graurötliche, manchmal sehr gefäßreiche, und dann dunkelrote, evtl. von Blutungen durchsetzte Geschwülste. Sie bestehen aus Gliazellen und Gliafasern. Zellreiche und faserarme Formen sind unreife Varietäten, deren Malignität allerdings meist nur lokale Bedeutung hat (s. unter glioplastischem Sarkom). Je faserärmer, desto weicher sind die Geschwülste (Glioma molle). Die faserreichen Gliome sind derb und haben die Konsistenz gliöser Sklerosen (Glioma durum). Es gibt diffuse Gliome (Gliomatosen) und mehr umschriebene Formen; auch diese letzteren sind meist nur unscharf gegen die Umgebung abgegrenzt. Epitheliale Beisätze in Gliomen sind rosettenartige Bildungen oder drüsenschlauchartige Formationen, die an die embryonale Entwicklung der Glia (Differenzierung der Glizazellen aus ursprünglich epithelialen Verbänden — Spongioplasten) erinnern (Spongioblastome). In manchen gliösen Geschwülsten finden sich auch Nervenzellen und Nervenfasern, und auch hier kann die Differenzierung in der Geschwulst aus neuroepithelialen Verbänden nach embryonalem Vorbild (Neuralrohr!) erfolgen (Neuroepithelioma gliomatosum, gliöse Ganglioneurome [s. S. 352]). Alle diese Varietäten mit embryonalem Habitus gehören der unreifen Kategorie an. In den reifen Gliomen haben die Zellen den Charakter der Astrozyten; es sind reichverästelte Elemente, die auch synzytiale Zusammenhänge zeigen. Sie bilden die Gliafasern, die in den Gliomen ein mehr oder weniger dichtes Filzwerk bilden; die Fasermassen zeigen Beziehungen zu den Gefäßen, an die sie sich anheften. In manchen Gliomen (Rückenmark) tritt dies besonders hervor, indem die Fasermassen eine förmliche Corona radiata um die Gefäße bilden, während die Gliakerne zwischen diesen Strahlenkränzen eigenartig geordnete, dichte Zusammenhäufungen bilden. Im Rückenmark haben manche Gliome die Neigung, sich in der Längsachse des medullären Zylinders auszubreiten und zentral zu zerfallen. Das ist die gliomatöse Syringomyelie, die den Fehlbildungen nahesteht.

Unser Präparat (Fig. 224) zeigt ein derbes Gliom (Glioma durum) des Gehirns. Es besteht aus einer reichlichen, faserigen (gliösen) Grundsubstanz mit eingelagerten Kernen. Bei starker Vergrößerung erscheinen die Kerne relativ klein und von ziemlich gleichmäßiger Ausbildung; sie sind in protoplasmatische Substanz eingelagert, welche nach allen Richtungen hinziehende, feine Fibrillen erkennen läßt (Gliafibrillen). Zellgrenzen findet man nicht. Man hat den Eindruck eines fibrillär differenzierten Synzytiums. Je weiter die fibrilläre Differenzierung vorgeschritten ist, desto weniger

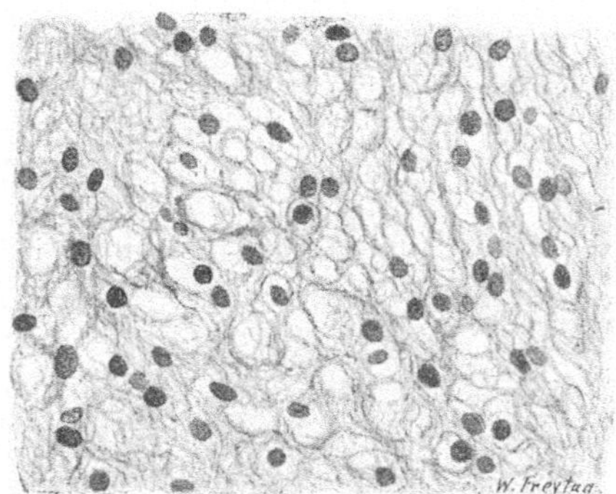

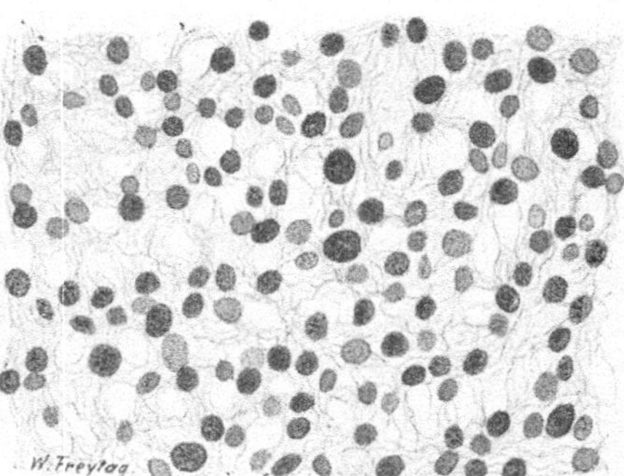

Fig. 224. Glioma durum (Kleinhirn). Vergr. 300fach. (Gliafärbung nach Mallory.) Faserreiches Gliom von netzartigem Bau.

Fig. 225. Glioma molle (Pons). Vergr. 300fach. (Gliafärbung nach Mallory.) Zellreiches Gliom; die Kerne der Gliomzellen von verschiedener Größe; die feinfaserige, netzartige Glia quantitativ zurücktretend.

ist von protoplasmatischer Substanz in der Umgebung der Kerne zu sehen; das Protoplasma solcher „Gliazellen" ist bei der Bildung von Fibrillen weitgehend aufgebraucht worden. Fig. 225 zeigt ein Glioma molle des Gehirnes. Auch hier besteht ein gewoblicher Verband ohne eigentliche Zellgrenzen. Die Geschwulst ist aber viel zell-(kern-)reicher und faserärmer als das Glioma durum. Die Kerne sind von sehr verschiedener Größe. Riesenkerne kommen vor. Gelegentlich werden in solchen Geschwülsten auch mehrkernige, sehr große Gliazellen (Monstregliazellen, Riesengliazellen) beobachtet. Die Gliaelemente sind protoplasmareicher als im Glioma durum, die fibrilläre Differenzierung ist geringer. Gefäße sind reichlich in solchen Geschwülsten; die Gliafasern inserieren an ihrer Außenseite.

3. Neuroblastoma und Ganglioblastoma (Neuroma und Ganglioma).

Diese Geschwülste bestehen aus marklosen oder markhaltigen Nervenfasern (N. amyelinicum bzw. myelinicum). Gelegentlich werden in ihnen auch Ganglienzellen gefunden (N. ganglionare, Ganglioneuroma). Ob die Nervenfasermassen ganglienzellenloser Neurome überhaupt gar nicht mit Ganglienzellen zusammenhängen, ist sehr fraglich. Man könnte an

Wucherungen von Scheidenzellen (Schwannschen Zellen) denken, die nach dem Vorbild der embryonalen und regeneratorischen Nervenfaserbildung Zellketten (Synzytien) bilden und vielleicht zu selbständiger neurofibrillärer Differenzierung fortschreiten. Die Scheidenzellen sind entwicklungsgeschichtlich ektodermaler Herkunft und entstammen der gleichen Anlage wie die Gliazellen. Ob die Scheidenzellen im Sinne der Zellkettentheorie Leitbahnen für die Neuriten sind, ob sie nur die Markscheide der Nervenfasern liefern oder selbst an der neurofibrillären Differenzierung teilnehmen, oder ob im Sinne der Auswachsungstheorie die Neurofibrillenbildung ausschließlich von der Ganglienzelle abhängig ist, das alles sind umstrittene Fragen. Je nach dem Standpunkt, den man zu diesen Fragen einnimmt, wird man Nervenfaser- (und Neurom-) Bildung ohne Ganglienzellen zugeben oder ablehnen. In manchen Neuromen werden die Differenzierungsstadien des embryonalen

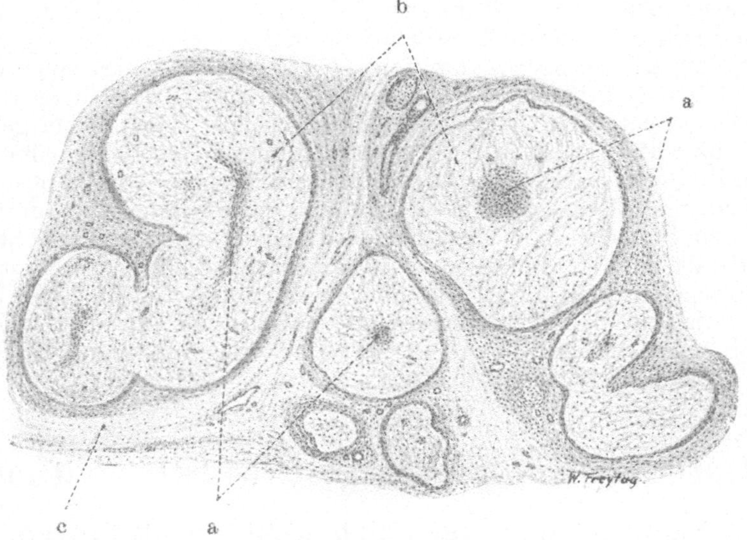

Fig. 226. Sog. falsches Neurom (Fibrom peripherer Nerven) aus einer Steißgeschwulst. Vergr. 20fach. (Hämatoxylin.)
a Nervenbündel auf Längs- und Querschnitten. b Gewuchertes Perineurium (ödematöses Bindegewebe). c Fibrilläres Bindegewebe zwischen den Nervensträngen.

Nervengewebes wiederholt. So sieht man in Ganglioneuromen des Großhirns Wucherungen indifferenter Neuroplasten, die sich sowohl zu Nervenzellen und Gliazellen, als zu Nervenfasern fortbilden. Dabei wird eine vollständige Gewebsreife meist nicht erreicht. Auch in den Neuromen peripherer Nerven tritt oft ein nicht völlig ausgereifter Zustand der Nervenfasern hervor. Diese Geschwülste bestehen vielfach aus sog. Nervenfaserzellen (sog. Neurozytoma, Neurinoma) und zeigen mikroskopisch ein in welligen Bändern und Bündeln angeordnetes, feinfaseriges Gewebe, dessen Kerne in eigenartig parallelen Reihen entsprechend der Faserrichtung angeordnet sind ("Paradestellung der Kerne"). Multiples und systematisiertes Auftreten der Neurome, Kombination mit allerlei Miß- und Fehlbildungen, weist auf die kongenitale Anlage dieser Geschwülste hin. Im Hirn- und Rückenmark bilden die Neurome grauweißliche und graurötliche, weiche, markige Tumoren, die oft undeutlich abgegrenzt sind, oder bei ependymärer Entwicklung sich polypös in die Hirnhöhlen hinein entwickeln. Am Sympathikusgrenzstrang entstehen gangliöse

Neurome von oft sehr beträchtlichem Umfang als derbe, grauweiße, eiförmige Knoten. An den peripheren (spinalen und sympathischen) Nerven, an den Wurzeln der Hirn- und Rückenmarksnerven bilden die (multiplen) Neurome spindlige, knollige, rosenkranzartige Auftreibungen; die Nerven sind dabei oft auch in gewundene variköse Stränge umgewandelt (Rankenneurom). Maligne Neurome entstehen durch Wucherungen indifferenter Neuroplasten (vielleicht auch Schwannscher Zellen, Scheidenzellen der spinalen und sympathischen Ganglienzellen s. oben). Dabei können die wuchernden Zellen wenigstens Anläufe zu höherer Differenzierung zeigen (unreife Formen von Ganglienzellen!).

Echte Neurome sind von sog. falschen Neuromen, d. h. Fibromen und Myxomen der Nerven, die sehr ungeeignet Fibroneurome, Myxoneurome genannt werden, zu unterscheiden (s. S. 337). Von einem solchen falschen Neurom stellt die Fig. 226 ein Bild dar. Es handelt sich um einen Fall von Rankenneurom (s. oben). Wir sehen bei schwacher Vergrößerung Durchschnitte durch Nervenbündel verschiedensten Kalibers, die eine eigenartige Umwandlung erlitten haben. Inmitten jeden Durchschnitts erkennen wir ein kleines (dunkel gefärbtes) Nervenbündel (a); das Perineurium (b) ist zu einer mehr oder weniger breiten Zone entwickelt, die aus einem locker gefügten Gewebe besteht. Bei starker Vergrößerung zeigen die Nervenbündel das normale Bild eines peripheren Nerven bei Quer-, Schräg- oder Längsschnitt. Die umhüllende, perineurale Zone besteht aus einem maschigen, feinfaserigen, ödematösen Bindegewebe. Eine periphere Schicht zeigt etwas dichter gefügtes, parallelstreifiges Bindegewebe. Das maschige Bindegewebe zeigt außer fixen, fibroplastischen Zellen viele freie, vakuolisierte (hydropische) Zellen. Ferner verlaufen in diesem Bindegewebe auch vereinzelte nervöse Fasern neuer Bildung. Zwischen den so umgewandelten Nervensträngen ist Bindegewebe (c) mit zahlreichen Gefäßen zu sehen.

B. Unreife Bindesubstanzgeschwülste. Sarkome.

I. Sarkome der eigentlichen Bindesubstanzen.

Der Name Sarkom wurde früher auf Geschwülste angewandt, die ein fleischiges Aussehen darboten. Jetzt hat die Bezeichnung histogenetische Bedeutung, und wir verstehen unter Sarkom eine Geschwulst, die aus Bindesubstanzen (im engeren und weiteren Sinne des Wortes) hervorgegangen ist, und die sich durch mangelhafte Gewebsreife, sowie durch Malignität auszeichnet. Die mangelhafte Gewebsreife drückt sich in einer mehr oder weniger weitgehenden Abweichung von den Strukturen des entsprechenden normalen Muttergewebes aus. Dieses Abirren vom Typus kann so bedeutend sein, daß ein Vergleich mit dem fertig differenzierten Zustand der Matrix überhaupt nicht möglich ist, sondern daß man auf die Entwicklungs- und Reifungsstadien des Muttergewebes zurückgreifen muß, um Anhaltspunkte für einen Vergleich zu finden.

Betrachten wir zur näheren Erläuterung des eben Gesagten die normale Entwicklung jener Gewebe, welche als Bindesubstanzen im engeren Sinne gelten. Wir finden hier auf der niedersten Stufe der Entwicklung zellige Keimgewebe in Gestalt von freien oder zusammenhängenden (synzytialen) Verbänden indifferenter Zellen. In späteren Stadien finden wir die Ausbildung bestimmter Zellgestalten und Zellstrukturen, sowie spezifischer Grundsubstanzen, wie der fibrillären, schleimigen, knorpeligen, knöchernen Grundsubstanzen. Der fertig differenzierte Zustand zeigt uns Zellen und

Grundsubstanzen in typischer qualitativer und quantitativer Ausbildung und in jener besonderen Anordnung, die wir als die charakteristische funktionelle Struktur des betreffenden Normalgewebes ansehen. Die Reifungsstadien, die bei der Entwicklung der Normalgewebe durchlaufen werden, erscheinen nun in den Sarkomen als Höhepunkte der Differenzierung, über die hinaus es eine weitere Ausreifung nicht gibt. Diese Hemmung der Differenzierung kann auf jeder tieferen oder höheren Stufe der Gewebsreifung erfolgen. So gibt es Sarkome, die als Geschwülste von niederster Gewebsreife nur aus Rund-Spindel-Riesenzellen bestehen: sog. Zytome, also sozusagen nur aus Zellen aufgebaute Geschwülste, deren Benennung auch nur nach der Zellform als groß- und kleinzellige Rundzellensarkome, groß- und kleinzellige Spindelzellensarkome, Riesenzellensarkome usw. erfolgen kann. Geht die Reifung bis zu einer Stufe, auf welcher spezifische Grundsubstanzen, wenn auch oft nur andeutungsweise, rudimentär, jedenfalls in einer nach Masse und Beschaffenheit atypischen Weise gebildet werden, so haben wir Sarkome von höherer Gewebsreife vor uns, die als fibro-myxo-chondro-osteoplastische Sarkome bezeichnet werden. Im allgemeinen gilt der Satz, daß die Bösartigkeit eines Sarkoms dem Grade seiner Unreife parallel geht. Bei jedem Sarkom der eigentlichen Bindesubstanzen haben wir demnach auf die Sarkomzellen einerseits, auf die etwa von diesen Zellen gebildeten Grundsubstanzen andererseits zu achten. Beide zusammen machen das sog. Parenchym des Sarkoms aus. Als Stroma der Sarkome haben zunächst die Gefäße der Geschwulst nebst dem sie etwa begleitenden Stützgewebe zu gelten. Ferner sind als Stroma alle jene Stützgewebe anzusehen, welche der vom Sarkom infiltrierten Örtlichkeit angehören und durch das Wachstum der Geschwülste in den Bereich des Neoplasmas aufgenommen wurden. Da also Grundsubstanzen teils vom Parenchym geliefert werden, teils dem Stroma der Sarkome angehören, begreift sich, daß gerade bei diesen Geschwülsten die scharfe Trennung zwischen dem spezifischen geschwulstbildenden Gewebe und dem nicht spezifischen Stützapparat sehr schwierig, ja manchmal fast unmöglich ist (s. S. 335).

Bei den Bindesubstanzgeschwülsten im weiteren Sinne liegen die Verhältnisse insoferne anders, als hier weniger die Bildung von Grundsubstanzen in Frage kommt, als die Ausbildung bestimmter Zellverbände und Zellstrukturen. Nur bei der Glia kann man von Grundsubstanz sprechen; auf die gliösen Sarkome passen daher die bisherigen Betrachtungen über unreife Bindesubstanztumoren durchaus. Beim Gefäßgewebe bezeichnet die Bildung von charakteristischen Zellverbänden (Sprossen, Netzen), die erst solide sind, später kanalisiert werden und sich mit typischem Inhalt füllen, den Gang der regulären Differenzierung. Beim blutbildenden Gewebe bietet der fertig differenzierte Normalzustand ein Bild, das durch seinen Reichtum an lose zusammenliegenden Zellen etwas „Sarkomartiges" an sich hat. Hier ist der Weg vom unreifen zum reifen Stadium durch die Entfaltung typischer Retikula für die Zellen, durch die Zusammenfassung der Zellen zu organischen Einheiten (wie z. B. Lymphknötchen mit Keimzentren), endlich und vor allem durch das Auftreten spezifischer Kern- und Protoplasmastrukturen (Granulationen) gekennzeichnet. Beim pigmentbildenden Gewebe liegt die Ausreifung im Auftreten der typischen Farbstoffe innerhalb der Zellen. Das Abweichen vom Typus in den Pigmentsarkomen stellt sich nicht nur als eine quantitative Störung (Mangel oder Übermaß der Pigmentbildung) dar, sondern vor allem auch in formaler Richtung (willkürliche Ausbildung der Zellen und des Farbstoffs). Beim Muskel- und Nervengewebe spielt die Ausbildung feinster Protoplasmastrukturen (der Myofibrillen, Neurofibrillen) die Hauptrolle. Die Ausreifung der Ganglienzellen ist ganz und gar auf das Hervortreten spezifischer Kern- und Protoplasmastrukturen gestellt. Da alle diese spezifischen Produkte der Zell- und Gewebsdifferenzierung, seien es sog. interzelluläre oder intrazelluläre Strukturen, nichts anderes sind als der Ausdruck der funktionellen Tätigkeit, begreift es sich von vorherein, daß sie in bösartigen Geschwülsten, in welchen es vor allem auf Vegetation und nicht auf Funktion ankommt, mehr oder weniger mangelhaft sein oder fehlen werden. Der Unterschied der Sarkome von den reifen Bindesubstanzgeschwülsten liegt also in dem viel stärkeren Zurücktreten der funktionellen Strukturen bei den ersteren. Ein weiterer Unterschied ist der Zellreichtum der Sarkome als Ausdruck des viel stärkeren Hervortretens der vegetativen Kräfte bei diesen Geschwülsten.

Wir werden nun einige wichtige Sarkomformen im histologischen Bilde kennen lernen.

1. Sarkome von niederster Gewebsreife.

a) Rundzellensarkome.

Sehr bösartige, weiche, grau- oder rötlichweiße Tumoren, diffus infiltrierend oder mehr geschlossen, in Form von Knoten wachsend (sog. Mark-

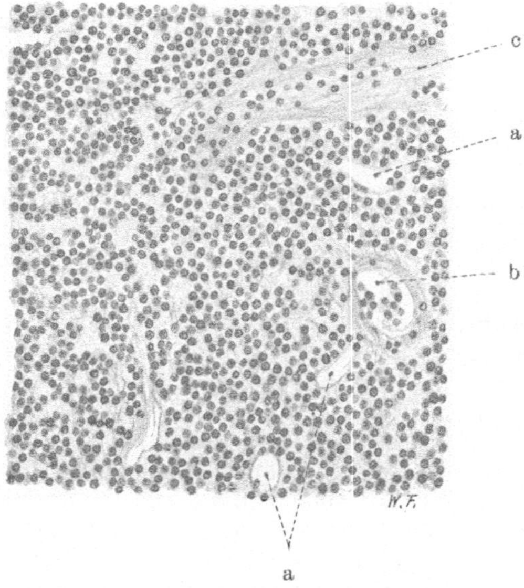

Fig. 227. Lymphadenoides Rundzellensarkom. Vergr. 180fach.
(Hämatoxylin.)
a Gefäße. b Geschwulstzellen in Gefäßen. c Fibrilläres Bindegewebe (Stroma).

schwämme), zum Zerfall neigend. Nicht nur das gewöhnliche Bindegewebe ist die Matrix solcher Sarkome, sondern alle Bindesubstanzformen im weitesten Sinne des Wortes können diese niederste Sarkomvarietät liefern, also auch das Muskel- und Nervengewebe. Das Parenchym dieser Sarkome besteht aus Massen von kleineren oder größeren, rundlichen Zellen, zwischen welchen nichts oder nur Spuren von körnig-faseriger Grund- oder Interzellularsubstanz zu sehen ist. Die Herkunft dieser geringen Menge von Zwischensubstanz ist schwer sicher zu bestimmen. Bei ausgesprochen

infiltrierenden Sarkomen gehört sie zum Teil der Örtlichkeit an. Bei mehr
exstruktiv wachsenden Rundzellensarkomen kann sie von den neugebildeten
Gefäßen (Kapillaren) her entstehen, oder von den Sarkomzellen selbst
gebildet sein. Die Parenchymzellen mancher Rundzellensarkome nähern
sich in ihrem Aussehen den Lymphozyten bzw. den Lymphoplasten; wenn
zwischen diesen Zellen eine retikuläre, faserige Zwischensubstanz gebildet
ist, die manchmal so ausgesprochen entwickelt sein kann, daß fast jede
Sarkomzelle in eine Masche des Retikulums zu liegen kommt, dann haben
wir Geschwülste vor uns, die als höher gereifte Sarkome von lymphadenoidem Typ aufzufassen sind (lymphoplastisches Sarkom). Das Retikulum
dieser Sarkome ist wohl vom Parenchym gebildet (s. auch S. 335).

Unser mikroskopisches Präparat stammt von einem solchen kleinzelligen Rundzellensarkom (Fig. 227). Bei schwacher Vergrößerung
(Hämatoxylin) sieht man die Sarkommasse als eine dunkelblau gefärbte Ansammlung dicht gedrängter Kerne. Die Zellen liegen diffus ohne jede
besondere Anordnung. Man sieht viele (neugebildete) Gefäße, größtenteils
von kapillärem Charakter (a). Manchmal erfüllen die rundlichen Geschwulstzellen die Lichtungen der Gefäße (b). Da und dort sieht man einen größeren
Zug fibrillären Bindegewebes, der wohl der infiltrierten Örtlichkeit angehört.
Bei starker Vergrößerung erweisen sich die Sarkomzellen als kleine lympho-
zytenähnliche, rundliche Elemente mit wenig Protoplasma und dunkel
gefärbten, chromatinreichen Kernen. Vielfach sind die Kerne in Zerfall
zu kleineren Chromatinbröckeln begriffen (Karyorrhexis). Das deutet auf
die Hinfälligkeit der produzierten Elemente. Zwischen den Sarkomzellen
ist (bei st. Vergr.) sehr wenig feinfaserige Grundsubstanz zu sehen; sie ist
nach Art eines (freilich sehr rudimentär entwickelten) Retikulums angeordnet
und darf als ein Produkt des Sarkomgewebes angesehen werden.

b) Spindelzellensarkome.

Weißliche Geschwülste von festweicher Konsistenz, teils expansiv, teils
infiltrierend wachsend, Knoten und Infiltrationen bildend, von gleich-

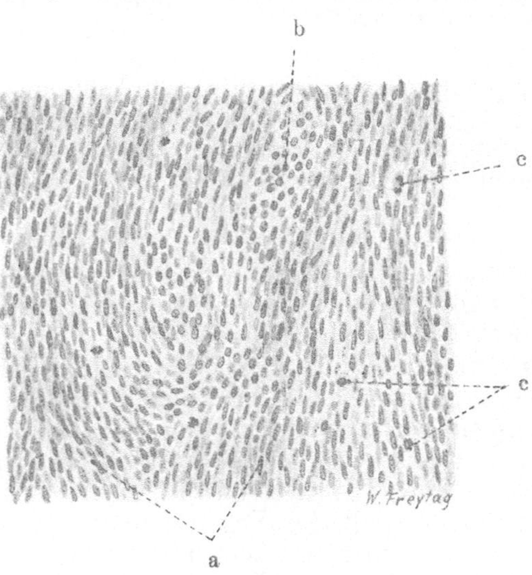

Fig. 228. Kleinzelliges Spindelzellensarkom. Vergr. 250fach.
(Hämatoxylin.)
a Längsgetroffene Spindelzellenzüge. b Quergeschnittene Züge von Spindelzellen.
c Mitosen in den Sarkomzellen.

mäßiger oder faszikulär gegliederter Schnittfläche, bösartig, wenn auch nicht in dem hohen Grade wie die Rundzellensarkome. Das Parenchym dieser Sarkome setzt sich aus großen oder kleinen, spindeligen Zellen zusammen. Stroma (außer Gefäßen) ist oft nur wenig vorhanden. Unsere Präparate eines klein- und eines großzelligen Spindelzellensarkoms der Haut (Fig. 228 und 229) zeigen bei schwacher Vergrößerung eine sehr gleichförmige Zusammensetzung aus Zellen, die zwar sehr dicht gelagert, aber dennoch in einer gewissen (parallelen) Ordnung zusammengefügt sind. In dem kleinzelligen Spindelzellensarkom (Fig. 228) sind die Zellen bündelweise zusammengefaßt. Die einzelnen Zellbündel sind im Schnitt teils längs (a), teils quer oder schräg (b) getroffen. Bei starker Vergrößerung längsgeschnittener Bündel stellen wir fest, daß es sich um schmale, langgestreckte Zellen handelt, die so dicht beieinander liegen, daß die Konturen der einzelnen Zelleiber nicht deutlich abzugrenzen sind. Die „spindelige" Gestalt der Elemente ist also an diesen Präparaten nicht klar festzustellen. Die Kerne der Zellen sind schmal, längsoval, mit zartem Chromatingerüst. Viele Mitosen (c) sind zu sehen. Zwischen den Zellen sieht man (bei st. Vergr.) gelegentlich Spuren einer feinfibrillären Grundsubstanz. Gefäße, meist solche kapillarer Natur, finden sich zwischen den einzelnen Zellbündeln. Die größeren Gefäße sind von geringen Mengen faserigen Bindegewebes (Stroma) begleitet.

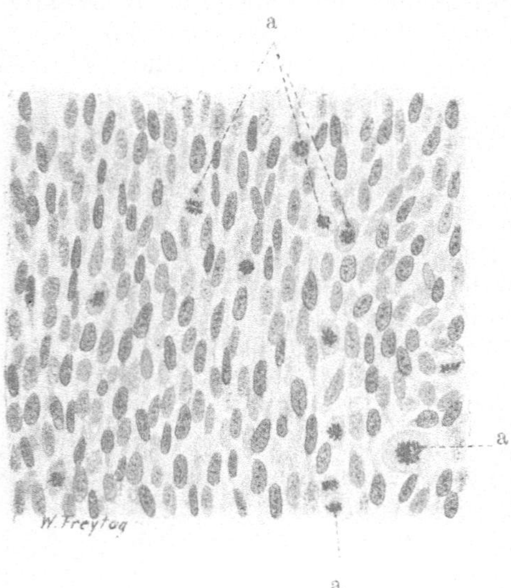

Fig. 229. Großzelliges Spindelzellensarkom (Wadengegend). Vergr. 250fach. (Hämatoxylin.)
a Mitosen in den Sarkomzellen.

Das großzellige Spindelzellensarkom (Fig. 229) läßt die Zellgestalten deutlicher erkennen. Die Zellen sind protoplasmareicher, ihre Kerne oval, zart granuliert, mit deutlichen Kernkörperchen. Karyomitosen (a) sind reichlich vorhanden.

c) Polymorphzellige Sarkome.

In manchen ganz unreifen Sarkomen ist die Ausbildung der einzelnen Zellen nach Größe und Gestalt des Protoplasmas und der Kerne allergrößtem Wechsel unterworfen. Solche Sarkome nennen wir polymorphzellige Sarkome. Die höchsten Grade der Variabilität in der individualistischen Ausgestaltung der einzelnen Zellen kann man hier finden. Alle Formen der normalen und der pathologischen, der direkten und der indirekten Kern- und Zellteilung kommen dabei vor. Ein Bild solcher „Zellverwilderung", die der Ausdruck ganz besonders stürmischer und unregulierter Vegetation ist, gibt die Fig. 230. Bei schwacher Vergrößerung sehen wir auch hier das monotone Bild der zellreichen Sarkome: dicht gelagerte Zellmassen, locker liegend, nicht zu Einheiten (Bündeln) zusammengefaßt. Gefäße (Kapillaren) sind reichlich zu finden. Um sie ist das zellige Sarkomgewebe oft besonders dicht angeordnet (Proliferationsinseln!). Blutungen, Nekrosen finden sich. Die starke Vergrößerung (Fig. 230) löst diese Monotonie in ein überaus vielgestaltiges Bild auf. Wer Studien über pathologische Zell- und Kernmorphologie machen will, hat hier das reichste Feld vor sich. Keine Zelle gleicht der anderen: große bis riesengroße und kleine Zellen, rundliche, längliche, verzweigte Elemente sind bunt gemischt. Viele Zellen haben mehrfache Kerne (a, b), und es finden sich vielkernige Riesenzellen (c), deren Kerne im Zentrum oder in der Peripherie oder ganz ungeordnet im Zellprotoplasma liegen. Die Kerne zeigen die allerverschiedenste Größe (bis zu Riesenkernen). Der Chromatingehalt wechselt von blassen bis zu tief gefärbten Kernen in weitesten Grenzen. Die Kernkörperchen zeigen ebenfalls verschiedenste Größe und sind oft mehrfach. Alle Formen der Kerndegeneration zeigen sich (Vakuolenbildungen in Kern und Nukleolus (d), Pyknose, Kernwandhyperchromatose, Karyorrhexis usw.). Die direkte Kernteilung tritt in den mannigfaltigsten Abschnürungsbildern an den Kernen hervor (a, b). So entstehen oft vielfach gelappte Kerne. Durch die direkte Teilung der Kerne ohne Protoplasmateilung entstehen vielkernige Riesenzellen (Plasmodien). Die indirekte (mitotische) Teilung (e, f) zeigt oft pathologischen Charakter. Pluripolare Teilungen sind häufig. Hyperchromatische und riesenhafte Mitosen zeigen sich neben kleinen, abortiven Mitosen. Allerlei degenerierte Mitosenformen sind festzustellen (Zerfall der mitotischen Figuren, Verklumpung der Chromosomen usw.). Die „Zwischensubstanz" zwischen den locker liegenden Zellen ist hauptsächlich durch protoplasmatische Zellausläufer gebildet.

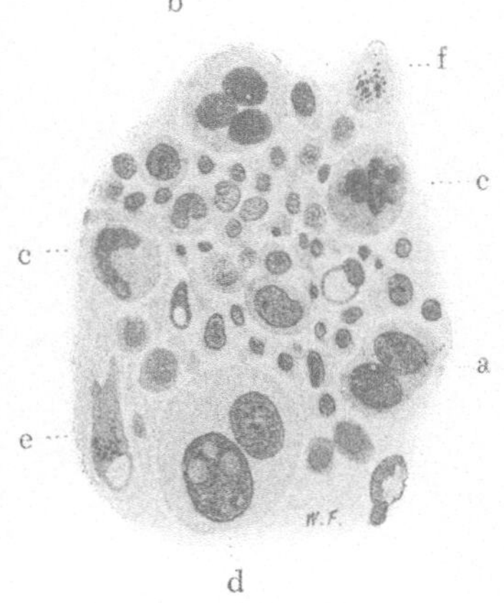

Fig. 230. Polymorphzelliges Sarkom. Vergr. 200 fach. (Hämatoxylin.)
a b c Sehr große Zellen mit zwei, drei und mehr Kernen. d Vakuolenbildung in Kernkörperchen einer Riesenzelle. e und f Indirekte Kernteilungen mit Zerfall der mitotischen Figur. e Zelle mit Vakuolenbildung im Protoplasma.

d) Alveolärsarkome.

In manchen unreifen Sarkomen sind die Zellen nicht diffus verteilt, sondern sie liegen haufenweise beisammen in Maschen (sog. Alveolen) eines deutlich hervortretenden bindegewebigen Stromas (sog. Alveolärsarkom). Die Zellen dieser Sarkome haben dabei oft einen „epithelialen" Habitus, d. h. reichlicheres Protoplasma und bläschenförmige Kerne; sie sind von rundlicher oder polygonaler Gestalt. Das histologische Bild mit dem gut entwickelten Stroma und den epithelartigen Parenchymzellen erinnert an den „alveolären" Bau von Karzinomen. Es ist sicher, daß viele unreife epitheliale Geschwülste als alveoläre Sarkome diagnostiziert werden. Andererseits ist kein Zweifel, daß alveolär gebaute Geschwülste sich auch aus der Bindesubstanz entwickeln können. Als Matrix kommen vor allen die Endothelien in Betracht (s. sp. unter Endotheliom). Unser Präparat (Fig. 231), von einem Alveolärsarkom der Haut läßt schon bei schwacher Vergrößerung den Gegensatz des ansehnlich entwickelten, netzförmigen, bindegewebigen Stromas (b) und der in Nestern und Haufen eingelagerten Parenchymzellen (a) erkennen. Bemerkenswert ist, daß die Zellnester enger mit dem Stroma verbunden erscheinen. Jedenfalls zeigen sich nicht jene Lücken zwischen Stroma und Parenchym, die bei alveolären Karzinomen durch Schrumpfungsvorgänge bei der Präparation so häufig entstehen. Die innigere

Verbindung zwischen Stroma und Geschwulstzellen bei den alveolären
Sarkomen beruht darauf, daß das Stroma sich mit feinsten Ausläufern
(„Gitterfasern") in die Sarkomzellhaufen, ja zwischen die einzelnen Sarkomzellen fortsetzt, was allerdings erst bei starker Vergrößerung und vor allem
bei geeigneten Färbemethoden (nach Bielschowsky) gut zu sehen ist.
Die starke Vergrößerung läßt das epithelähnliche Aussehen der Sarkomzellen erkennen; es sind große, protoplasmareiche, rundliche Zellen, die
dicht beisammen liegen. Das Stroma ist fibrilläres Bindegewebe; es führt

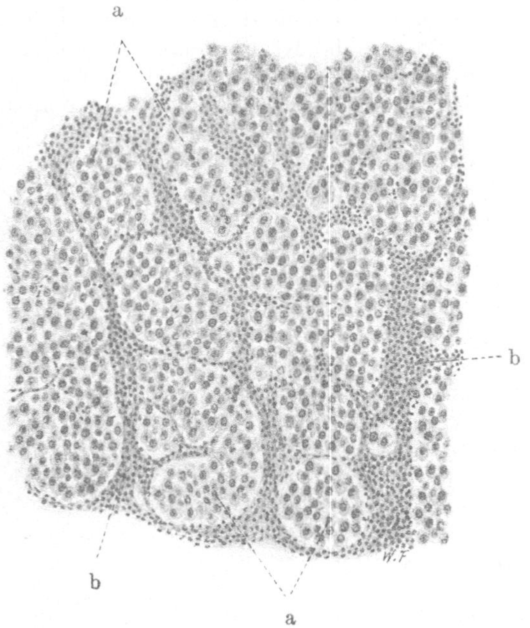

Fig. 231. Alveolärsarkom. Vergr. 100fach. (Hämatoxylin.)
a „Alveolen" des Stromas mit epithelartigen großen Sarkomzellen gefüllt. b Stroma
mit dichter, entzündlicher Zellinfiltration.

Gefäße und ist reichlich lymphozytär infiltriert. Dies ist das Zeichen entzündlicher Prozesse in der Geschwulst, die ulzeriert war.

e) Riesenzellensarkome.

Es kommt in Sarkomen häufig vor, daß einzelne Geschwulstzellen durch
außerordentliches Wachstum zu riesenhaften Zellgebilden werden (s. fr.).
Dies geschieht in der Regel dadurch, daß der (meist direkten) Teilung der
Kerne keine Teilung des Protoplasmas folgt, so daß vielkernige, plasmodiale
Bildungen entstehen. Besonders zeigen Sarkome des Knochengewebes
riesenzellige Beimischungen. Das ist aus der Matrix dieser Geschwülste
wohl verständlich: die Megakaryozyten des normalen Knochenmarks und
die bei der Knochenresorption auftretenden Osteoklastenriesenzellen sind
die Vorbilder der Riesenzellen in den Knochensarkomen.

An dieser Stelle soll eine charakteristische Sarkomart näher besprochen
werden, die an den Kiefern vorkommt, und als Epulis sarcomatosa
bekannt ist. Es ist eine Geschwulst von lokaler Destruktivität, ohne Neigung
zur Metastasenbildung. Sie entwickelt sich als ziemlich derbes Gewächs
vom Alveolarfortsatz des Kiefers, vom Periost oder Endost, nach anderen

immer vom Mark aus, wuchert pilzförmig aus der Alveole heraus, umwächst
und zerstört den Kiefer, zerfällt an der Oberfläche, bleibt aber, wie gesagt,
auf die Gegend ihrer Entstehung beschränkt. Diese sarkomatösen Epuliden
zeigen mikroskopisch das Bild eines typischen Riesenzellensarkoms. Bei
schwacher Vergrößerung sehen wir ein zellreiches, gleichmäßig aufgebautes
Grundgewebe, und darin eingelagert große Zellkörper der verschiedensten
Gestalt, die Riesenzellen. Die Geschwülste sind reich an Blutgefäßen.

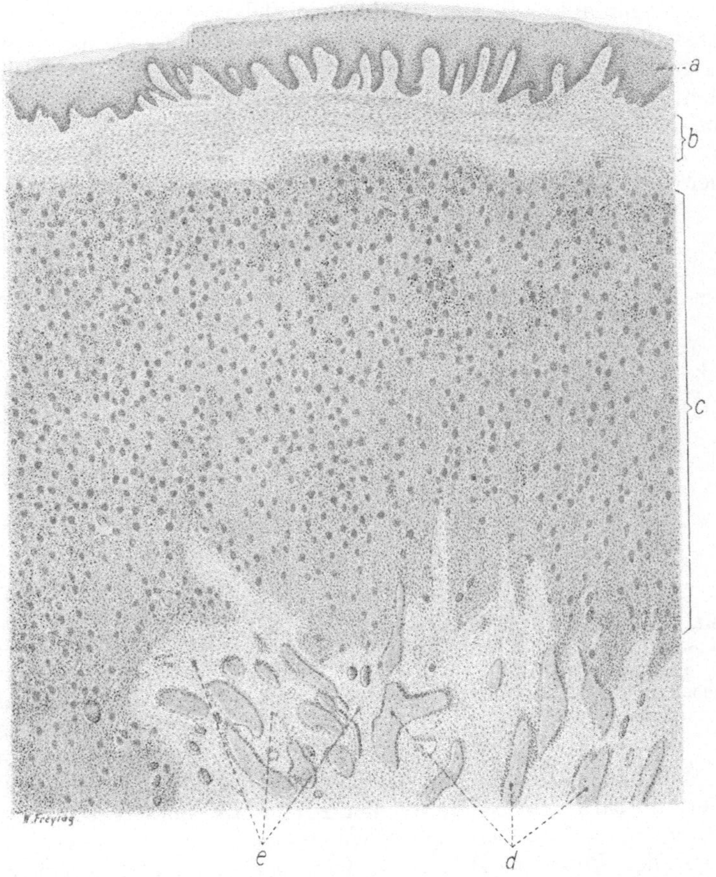

Fig. 232. **Riesenzellensarkom** (Epulis sarcomatosa). Vergr. 25 : 1.
(Hämatoxylin-Eosin.)
a Schleimhaut des Kiefers. b Neugebildetes Bindegewebe an der Grenze der Geschwulst gegen die Kieferschleimhaut. c Riesenzellensarkomgewebe. d Knochenbälkchen mit Osteoplastensäumen. e Fibröses Gewebe zwischen und in der
Umgebung der Knochenbälkchen.

Blutungen, Anhäufungen eines körnigen, braunen Pigments (Hämosiderin,
aus Blutungen hervorgegangen!), nekrotische Partien sind festzustellen.
Manchmal findet man auch Knochengewebe in Form von Bälkchen eingelagert. Ist die Schleimhaut der Mundhöhle (Zahnfleisch), gegen welche
die Geschwulst vorwächst, im Schnitt vorhanden, so sieht man sie von Herden
entzündlicher zelliger Infiltration (Lymphozyten, Plasmazellen) eingenommen;
der Papillarkörper ist geschwollen und gewuchert, das Oberflächenepithel
zeigt zum Teil atypische Tiefeneinsenkungen.

Unser Übersichtsbild (Fig. 232) zeigt die Entwicklung der Geschwulst zwischen dem Kieferperiost und der Kieferschleimhaut. Das Pflasterepithel der Schleimhaut ist erhalten (a). Papillarkörper und interpapilläre Epithelzapfen zeigen lediglich das Bild einer geringen Hyperplasie. Eine Schicht neugebildeten, an spindeligen Fibroplasten reichen Bindegewebes (b) begrenzt die darunter liegende Geschwulst gegen die Schleimhaut. In diesem Bindegewebe finden sich bei stärkerer Vergrößerung auch lymphozytäre Wanderzellen und reichlich Hämosiderin, großenteils in Wanderzellen eingeschlossen. Dann folgt nach unten die Geschwulst (c), welche aus kurzen spindeligen Zellen und massenhaften Riesenzellen besteht. Die Geschwulst ist sehr reich an Kapillargefäßen, welche vielfach erweitert sind. Auch Blutungen sind häufig zu finden. Vom Periost hat sich eine (reaktive) Wucherung entwickelt, welche typische Knochenbälkchen mit dichten Osteoplastensäumen hervorgebracht hat (d). Stellenweise sind auch Osteoklasten den Knochenbälkchen angelagert. Zwischen den Bälkchen findet sich ein gefäßreiches, faseriges Markgewebe.

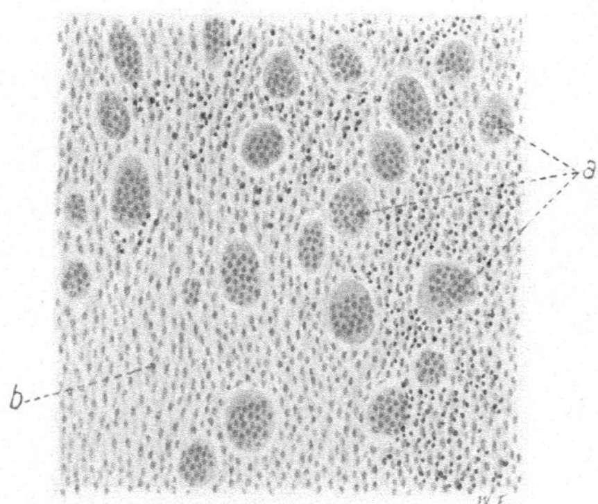

Fig. 232a. Riesenzellensarkom (Epulis sarcomatosa). Vergr. 120 : 1. (Hämatoxylin-Eosin)
a Riesenzellen. b Spindelzelliges Sarkomgewebe.

Ein solches Gewebe umgibt auch die Knochenbälkchen an der Grenze gegen die Geschwulst hin (e).

Bei starker Vergrößerung ist das Sarkomgewebe in der Fig. 232a gezeichnet. Man sieht zellreiches Grundgewebe, welches zusammengesetzt ist aus dichtgedrängten, kurzspindeligen Zellen, zwischen welchen spärliche feinfibrilläre Substanz vorhanden ist. Es liegt also ein fibrosarkomatöses Grundgewebe vor. In dieses sind die Riesenzellen eingelagert. Sie sind von sehr verschiedener Größe und Gestalt; ihre zahlreichen und sehr gleichmäßig ausgebildeten Kerne liegen in der Mitte der Zellkörper zusammengedrängt, so daß eine schmale, kernfreie protoplasmatische Zone an der Peripherie der Zellkörper sichtbar ist. Die Riesenzellen gleichen den Osteoklasten. Es ist daher die sarkomatöse Epulis der Kiefer als das Sarkom des knochenresorbierenden Gewebes angesprochen worden, und diese Geschwulst den Sarkomen des knochenbildenden Gewebes (s. S. 364) gegenübergestellt worden (Ribbert). Gegen diese Auffassung werden diejenigen Einspruch erheben, welche Osteoklasten und Osteoplasten nicht als genetisch verschiedene Elemente, sondern als die gleichen Zellen ansehen, die sich nur in verschiedenen funktionellen Stadien befinden. Viele sind allerdings der Meinung, daß die Osteoklasten aus dem Endothel der Gefäße entstehen. Wenn die sarkomatösen Epuliden auch Knochen enthalten (s. oben), dann erhebt sich die Frage, ob dieser Knochen dem Stroma angehört (reaktives, periostales Osteophyt!) oder vom Sarkomgewebe geliefert wird. Ist letzteres der Fall, dann ist die oben erwähnte Auffassung der Geschwulst als osteoklastisches Sarkom ohne weiteres hinfällig.

Die Auffassung der eben beschriebenen Neubildungen der Kiefer und auch gewisser anderer riesenzellenhaltiger Tumoren als Sarkome, ja als echte Geschwülste überhaupt, wird z. Z. von manchen bekämpft. Man weist auf den relativ gutartigen Verlauf und auf Ausheilungen hin und betont die Beziehung der genannten Neubildungen zur sog. Ostitis fibrosa s. deformans (Pagets Krankheit). Diese ist ein (ätiologisch dunkler) hyperplastischer Prozeß an den Knochen, der unter

Entwicklung von Fasermark (Osteomyelitis fibrosa) einerseits zu ausgedehnten Resorptionen der Tela ossea, andererseits zu kalklosen (osteoiden) Neubildungen führt. Im Verlauf des Prozesses kommt es zu gewaltigen Umbauten der Knochen, welche unförmig verdickt und verkrümmt erscheinen. Der Prozeß tritt in der Regel als Systemerkrankung des Skeletts auf, seltener auf einzelne Teile des Systems oder einzelne Knochen lokalisiert (sog. lokale Osteomalazie). Durch Erweichungen entstehen Zysten, durch stärkere Wucherungen des Fasermarks fibromartige oder auch riesenzellenhaltige, sarkomartige Tumoren, die durch Blutfarbstoff (Hämosiderin) braungefärbt sein können. Gewisse relativ gutartige, schalige Sarkome der Röhrenknochen (s. S. 365) werden auch noch hier hereingerechnet. Wir möchten glauben, daß man in der Ausdehnung des Formenkreises der Ostitis fibrosa zu weit gegangen ist.

2. Sarkome von höherer Gewebsreife.

a) Fibroplastisches Sarkom.

Weißliche, ziemlich derbe Geschwülste, meist von knotiger, knolliger Form, an Fibrome erinnernd. Auf Durchschnitten faszikuläre Strukturen. Mikroskopisch: Bündel von langgestreckten, spindeligen Zellen, zwischen welchen mehr oder weniger reichlich fibrilläre Substanz entwickelt ist. Die Zellen prävalieren über die fibrilläre Grundsubstanz. Sie sind größer, protoplasmareicher als in Fibromen, ein gewisser Grad von Kernpolymorphie ist meist nachweisbar. Alles das sind Unterschiede gegenüber den Fibromen. Stroma tritt nicht deutlich hervor und ist meist nur gering entwickelt.

b) Myxoplastisches Sarkom.

Dieses Sarkom bildet transparente, gallertige, weiche, grauweißliche Geschwulstmassen, die zu Zerfall und Erweichung neigen. Der Gefäßreichtum ist beträchtlich (Blutungen!). Es sind bösartige Gewächse, die zu Metastasen neigen. Charakteristisch ist die Produktion schleimiger Grundsubstanz zwischen den wuchernden Sarkomzellen. Das mikroskopische Präparat (Fig. 233) zeigt bei schwacher Vergrößerung wiederum den einförmigen Typus einer zelligen Geschwulst. Die Geschwulstzellen liegen aber nicht dicht

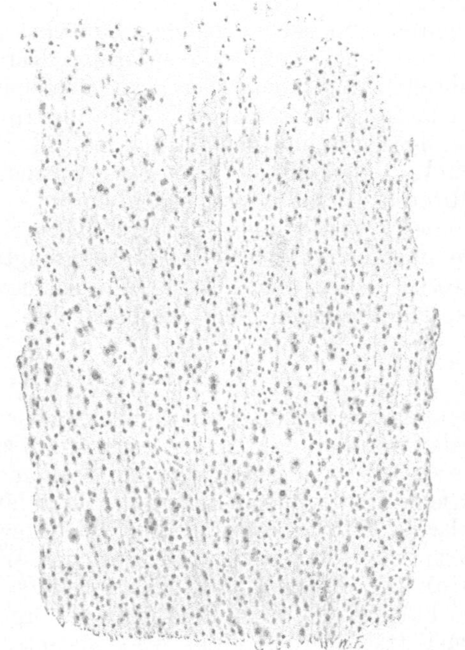

Fig. 233. Myxoplastisches Sarkom (mit starker Zellpolymorphie). Vergr. 60fach. (Hämatoxylin.) Verschiedenste Größe und Gestalt der Zellen und ihrer Kerne. Unten: Die Zellen dichter zusammengedrängt. Oben: Reichlich schleimige Grundsubstanz zwischen den Zellen.

gedrängt, sondern sie sind durch eine zwischengelagerte, helle, ungefärbte Masse mehr oder weniger voneinander getrennt, so daß ein lockerer Bau der Geschwulst entsteht. Die hellen Massen sind Schleim, der durch mikrochemische Reaktion und durch besondere Färbungen (Muzikarmin, Mukhämatein) nachgewiesen werden kann. An manchen Stellen liegen die Zellen dichter beisammen. Das sind jüngere Partien, „Proliferationszentren“,

in denen noch wenig schleimige Grundsubstanz gebildet ist. Blutgefäße
sind in solchen Geschwülsten reichlich vorhanden. Sie sind oft auffallend
weit und von Mänteln dichtgedrängter Sarkomzellen umgeben. Die Zellen
(starke Vergr.!) sind vielgestaltig; ihre Form ist wegen der Auseinanderdrängung der einzelnen Elemente gut festzustellen. Im allgemeinen sind
es längliche, spindelige Zellkörper mit langen Fortsätzen; ferner kommen
allseitig verästelte Zellen (Sternzellensarkom!), endlich auch rundliche Elemente vor. Die meisten Zellen scheinen mit ihren Fortsätzen untereinander
zusammenzuhängen, so daß man die Vorstellung eines Zellnetzes gewinnt.
Die Polymorphie der Kerne in den Schleimsarkomen ist in der Regel groß:
alle Größen und Formen der Kerne (rundliche, ovale, schmale, längliche,
eingekerbte, gelappte Kerne sind zu sehen). Der Chromatingehalt und die
Struktur der Kerne bietet alle möglichen Variationen dar (blasse, d. h.
chromatinarme, dunkel gefärbte, d. h. chromatinreiche Kerne, zarter oder
plumper Aufbau des Chromatingerüstes). Massenhaft finden sich Degenerationen der Kerne (Hyperchromatose der Kernwand, Kernsprossen, Kernzerfall [Karyorrhexis], Kernverklumpung [Pyknose]). Die Kernteilungsfiguren sind sehr reichlich. Zunächst sehen wir die Bilder der direkten
Kernteilung (Kernfragmentierung, Kernzerschnürung); durch solche Kern-
abschnürungen entstehen bei ausbleibender Protoplasmateilung mehrkernige,
vielkernige Riesenzellen. Auch die indirekte (mitotische) Teilung kann
in den verschiedensten Phasen und Formen beobachtet werden. Häufig
sind pathologische Mitosen (pluripolare Teilungen, hyperchromatische
Mitosen, Riesenmitosen mit abnorm reichlichen und abnorm großen Chromosomen); ferner abortive und degenerierende Mitosen (verklumpte Kernteilungsfiguren, solche mit versprengten Chromosomen, Auflösungen der
Kernschleifen usw.). Von Protoplasmaveränderungen findet man vor allem
Vakuolisierungen aller Art und totale schleimige Entartung.

c) Lipoplastisches Sarkom.

Seltene Sarkome von gelblichweißer Farbe, weich, meist Knoten bildend,
relativ gutartig. Mikroskopisch ist ein zelliger Aufbau festzustellen. Charakteristisch ist die Neigung der Sarkomzellen, sich mit Fett zu infiltrieren.
Kleine und größere (evtl. mit Sudan färbbare) Fetttropfen treten im Protoplasma der Sarkomzellen auf. Mehrkernige, fetterfüllte, große Zellen, auch
förmliche Fettriesenzellen finden sich, ähnlich wie bei der Regeneration des Fettgewebes. Die typische Form der normalen Fettzelle wird
nicht erreicht. Vor allem fehlt die organische Zusammenfassung der Zellen
zu Fettträubchen völlig. An entfetteten Präparaten bieten sich die Sarkomzellen als stark vakuolisierte Zellen (Wabenzellen) dar. Siehe hierzu die
Bemerkungen über Xanthom S. 341.

d) und e) Chondro- und osteoplastisches Sarkom (Osteoidsarkom).

Die knorpel- und knochenbildenden Sarkome gehen zumeist vom Skelett
aus. Entstehen sie periostal, so bilden sie Geschwülste, die dem Knochen
aufsitzen und ihn umwuchern, die Kochenrinde manchmal durchbrechen
und ins Mark einwachsen, während sie die Muskulatur nur verdrängen
oder zerstörend durchsetzen. Bei den knochenbildenden periostalen Sarkomen ist das aus Bälkchen bestehende Gerüst oder Skelett der Geschwulst
nicht selten radiär oder senkrecht auf den Knochen aufgebaut und weist
eine parallelstrahlige Struktur auf — sog. strahlige Knochensarkome.
Entstehen die Sarkome zentral im Knochen (vom Endost aus), so brechen
sie entweder durch die Rinde durch und breiten sich dann periostal weiter

aus, oder sie treiben die Knochenrinde auf und entfalten sie zu einer knöchernen Schale, die das Sarkom umschließt — schalige Knochensarkome. Die Bildung dieser Schalen geschieht so, daß das Sarkom von innen her den Knochen resorbiert, während das Periost von außen neuen Knochen apponiert. Überwiegt die Resorption über die Apposition, so wird die Knochenschale immer dünner, bricht bei leiser Berührung ein (Symptom des sog. Pergamentknitterns!) oder wird ganz aufgelöst. Je nach der Quantität der von den Sarkomen gebildeten knorpeligen oder knöchernen Substanz sind diese Geschwülste von weicherer oder festerer Konsistenz. Manchmal

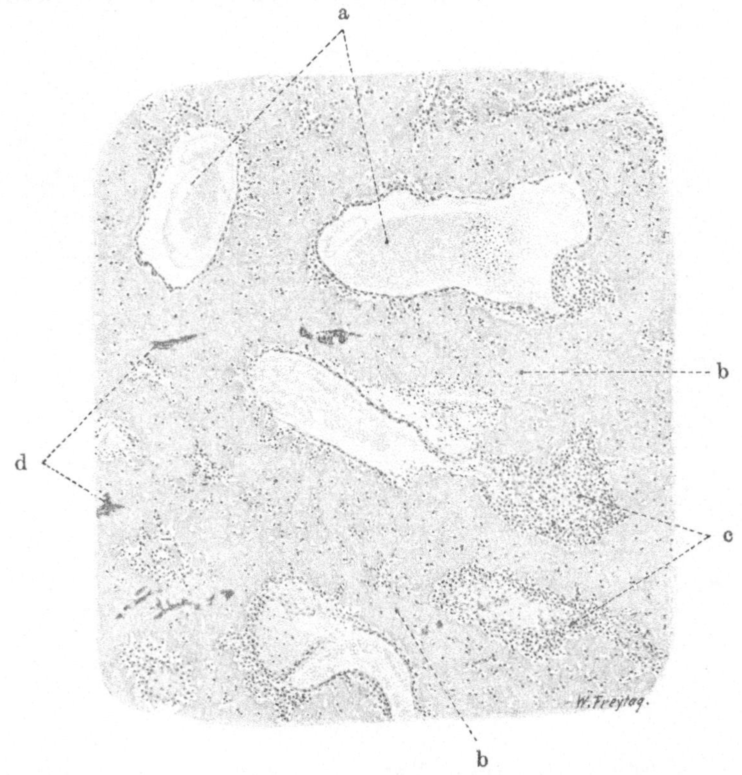

Fig. 234. Chondroplastisches Sarkom. Vergr. 30fach. (Färbung mit Hämatoxylin.)
a Weite Gefäße; die Wand teilweise von Sarkomzellen begrenzt. b Zellreiches Knorpelgewebe. c Haufen wuchernder Chondroplasten. d Verkalkungen im Knorpelgewebe.

kommt Verknöcherung in größter Ausdehnung vor. Reichlicher Knorpelbeisatz bedingt ein hyalines, opaleszierendes Aussehen der Geschwulst. Oft kommen auch schleimige Gewebsmassen neben den knorpeligen und knöchernen Beisätzen vor. Die Geschwülste sind gefäßreich. Blutungen, Nekrosen, Erweichungen, Verflüssigungen und Höhlenbildungen durch regressive Prozesse sind häufig.

Mikroskopisch (Fig. 234 und 235) müssen wir die ganz unreifen (jüngeren) Stadien der Geschwulstbildung von den höher gereiften (älteren) unterscheiden. Die unreifen Gewebsbezirke sind durch Massen dicht gedrängter Zellen (Fig. 234, c und 235, b) gekennzeichnet, die vielfach um sehr weite, blutgefüllte Gefäße (Kapillaren, Venen [Fig. 234, a]) gelagert sind. Diese Zellen sind indifferente Chondro-Osteoplasten. Die Gefäße kann man als Analoga der Blutgefäße des Knochenmarks bzw. der Haversschen Kanäle ansehen. In den zellreichen Partien ist es noch nirgends zur Bildung von knorpeliger oder knöcherner Grundsubstanz gekommen. Bei starker Vergrößerung sind die rein zelligen Partien der chondro- und osteoplastischen Sarkome aus protoplasmareichen Zellen der verschiedensten Gestalt zusammengesetzt. Die Variabilität in der Ausbildung der Zellen und ihrer Kerne ist in der Regel groß. Es finden sich hier oft ähnliche Bilder wie bei dem früher beschriebenen myxoplastischen Sarkom (s. d.). Stellenweise findet sich auch wirkliches, zellreiches Schleimgewebe. Die höher gereiften Bezirke der

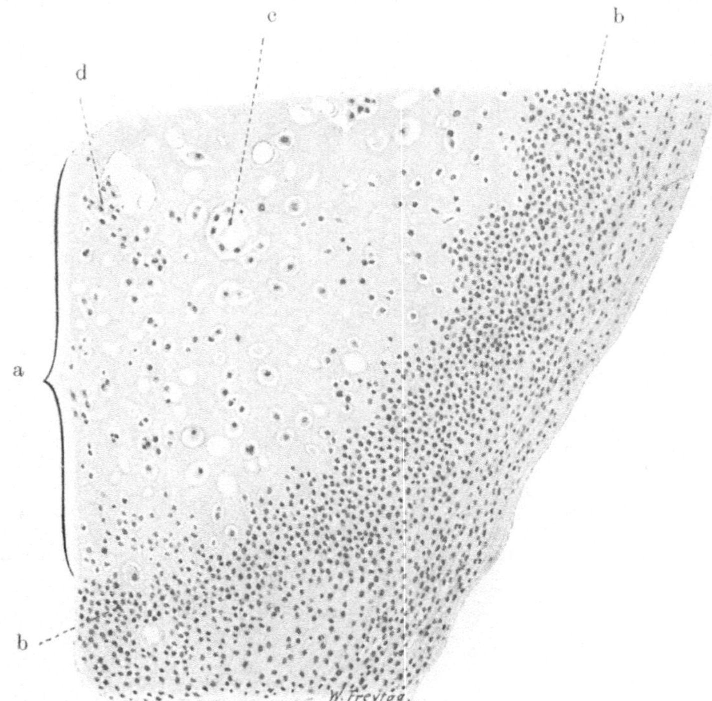

Fig. 235. Chondroplastisches Sarkom. Vergr. 100fach. (Färbung mit Hämatoxylin.)
a Zellreiches Knorpelgewebe. b Wuchernde Chondroplasten. c Große Knorpelhöhlen mit vielen Zellen. d Zellerfüllte Knorpelhöhlen ohne Kapselbildung.

chondro-osteoplastischen Sarkome sind durch das Vorhandensein knorpeligen bzw. knöchernen Gewebes (Fig. 234, b und 235, a) ausgezeichnet. Wenn die Knorpel- und Knochensubstanz in Form unregelmäßig gestalteter Inseln abgelagert ist, so kann man diese Inseln als Analoga von Knochenbälkchen, als unvollkommene Nachbildungen einer knorpeligen oder knöchernen Spongiosa deuten. Die strukturelle Ausbildung der Knorpel- und Knochensubstanz bleibt in den chondro- und osteoplastischen Sarkomen weit hinter dem normalen Vorbild zurück. Der Knorpel in der Fig. 235 z. B. ist Hyalinknorpel, aber in höchst unvollkommener Ausbildung, mit verschieden großen, im allgemeinen rundlichen Zellen, die vielfach ohne Kapseln sind (d). Das Massenverhältnis zwischen Zellen und Grundsubstanz ist sehr wechselnd, aber immer sind mehr Zellen vorhanden als im normalen, fertigen, ruhenden Knorpel. Da und dort ist der Knorpel verkalkt (Fig. 234, d), was

sich an einer fleckigen, intensiven Blaufärbung (durch Hämatoxylin) zu
erkennen gibt. Sind knöcherne Beisätze vorhanden, so zeigen sie ebenfalls
unvollkommene Ausbildung. Die Knochengrundsubstanz schließt in unregelmäßig eckig gestalteten Höhlen sehr wechselvoll ausgebildete, große Sarkomzellen ein (unvollkommene Nachbildungen der „Knochenkörperchen“). Es
handelt sich also um unfertiges Knochengewebe, welches obendrein häufig
auch mangelhaft oder gar nicht verkalkt ist (Osteoid) — sog. Osteoidsarkom. An die knöchernen bzw. osteoiden Bälkchen sind die Sarkomzellen
haufenweise angelagert — eine sarkomatöse Imitation der normalen Osteoplastensäume! Hier kann man bei starker Vergrößerung alle Stadien der
Bildung von knöcherner Grundsubstanz verfolgen. Um die, den Knochenbälkchen anliegenden, polymorphen Sarkomzellen ist eine homogene Masse

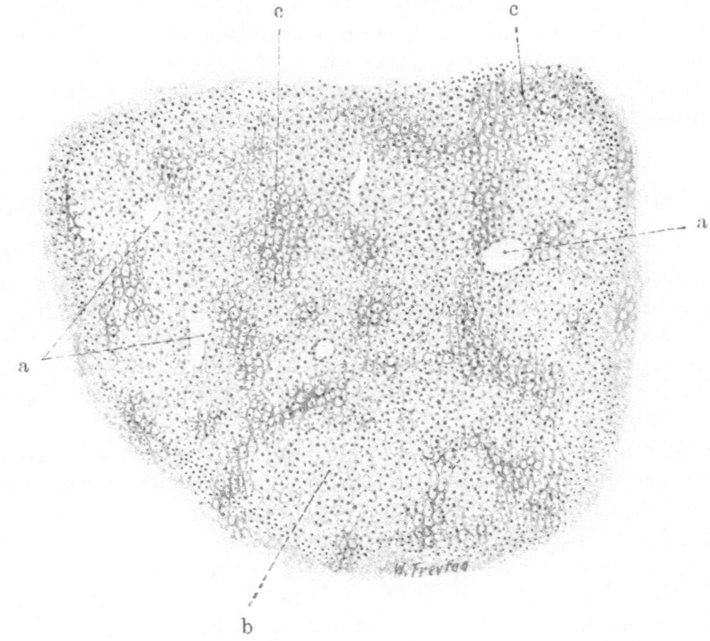

Fig. 236. Osteoidsarkom. Vergr. 50fach. (Färbung nach van Gieson.)
a Weite Blutgefäße. b Zellreiches, knorpelartiges Gewebe. c Osteoide Grundsubstanz in Form einer Mikrospongiosa entwickelt.

zur Ausscheidung gelangt, von der die Sarkomzellen mehr und mehr völlig
umschlossen werden, bis sie mitten in diese Masse selbst zu liegen kommen,
wobei sie annähernd die unregelmäßig zackige Form der „Knochenkörperchen“ annehmen. Ein eigenartiges Bild (Fig. 236) im chondro-osteoplastischen Sarkom ergibt sich dann, wenn das sarkomatöse Knochengewebe
nicht in Form distinkter Bälkchen entwickelt ist, sondern wenn homogene
(kalklose) Grundsubstanz in einem zierlichen Gitterwerk zwischen den einzelnen Zellen zur Ablagerung kommt. Es ist dies eine sehr unreife Form des
Osteoidsarkoms, bei welcher die Kopie der Matrix eine höchst unvollkommene ist. Die homogene Zwischensubstanz ist dann um die einzelnen
Zellen förmlich herumgegossen und bildet eine Art von Mikrospongiosa (c),
in deren Maschen die einzelnen Sarkomzellen liegen. Dazwischen finden sich
Partien von knorpelartigem, zellreichem Gewebe (b). Herrscht dieses vor,
so spricht man von Osteoidchondrom. Manchmal hat man Gelegenheit,

die Entstehung der osteoiden Grundsubstanz an ganz jungen Geschwulstpartien zu verfolgen. Hier sieht man ein Bild, das an Schleimgewebe erinnert,
d. h. ein Zellnetz, aus dessen Verband sich Zellen freimachen, die in die
Maschen des Netzes zu liegen kommen. Das Zellnetz wird unter Pyknose
der Kerne zu hyaliner „Grundsubstanz", während die aus dem Verband
frei gewordenen Zellen zu den „Knochenkörperchen" des sarkomatösen
Osteoids werden. Tritt bei solchen Osteoidsarkomen schließlich doch Verkalkung ein, so ist diese von ganz diffuser Art.

Manchmal finden sich in den chondro-osteoplastischen Sarkomen auch
Wucherungen blutbildender Zellen (myeloische Zellen, Erythroplasten). In solchen Fällen ist also in der Geschwulst auch das Knochenmark in sarkomatöser Variation vertreten.

Regressive Metamorphosen an den zelligen, den knorpeligen und
knöchernen Teilen sind in den chondro-osteoplastischen Sarkomen reichlich
zu sehen. Sie führen stellenweise zu umfänglichen Nekrosen (fehlende
Kernfärbung!). Blutungen und Thrombosen der Blutgefäße stehen damit
in Zusammenhang.

II. Sarkome des Gefäßgewebes (angioplastische Sarkome).

Nicht der Gefäßreichtum eines beliebigen Sarkoms an sich ist es, welcher
die Diagnose „angioplastisches Sarkom" erlaubt, sondern es muß sich
erweisen lassen, daß Gefäßneubildung die eigentliche Tendenz des
geschwulstbildenden Prozesses ist. Es muß sich also der angioplastische
Wachstumstyp wiederkennen lassen. Freilich entstehen in diesen
Sarkomen keine typischen Gefäße, sondern unreife, angioplastische Formationen (s. unten).

Die Sarkome des Gefäßgewebes sind eine histologisch sehr vielgestaltige
Geschwulstgruppe. Auch das makroskopische Aussehen dieser Geschwülste
ist so wechselvoll, daß es sich nicht mit einigen Schlagworten schildern
läßt. Die Geschwülste haben vielfach nur lokale Destruktivität. Metastasen sind selten. Multiples Auftreten kommt vor. Matrix sind die
Endothelien der Blut- und Lymphgefäße. Die Geschwülste werden auch
Endotheliome genannt, und wir unterscheiden Hämangio- und Lymphangioendotheliome. Da manche Blutgefäße besondere adventitielle Belegzellen haben (Perithelien), wird neben dem Hämangioendothelioma
noch ein Perithelioma unterschieden. Die Endothelien sind platte Deckzellen, welche die Blut- und Lymphgefäße in einfacher Schicht auskleiden.
Schon bei entzündlichen Prozessen kommen Schwellungen und Wucherungen
dieser Zellen vor; die platten Elemente nehmen dabei kubische bis zylindrische, also ganz epithelartige Formen an, oder bilden durch Proliferation
mehrschichtige Beläge. Das ist für die Beurteilung geschwulstmäßiger, endothelialer Neubildungen zu berücksichtigen.

Die Endotheliome der Blut- und Lymphgefäße lassen den Charakter der Unreife daran erkennen, daß nicht typische Endothelröhren,
wie bei den Angiomen, gebildet werden. Die Differenzierung bleibt vielmehr häufig auf der Stufe der soliden Endothelsprosse stehen, und
es bilden sich netzartige Zusammenhänge solcher solider Zellsprossen und
Zellstränge (Fig. 237, a) — angioplastischer Wachstumstyp! Die allgemeine
histologische Struktur ist plexiform oder alveolär, vielfach sehr an Karzinome erinnernd. Nicht selten wird dieser geschlossene Wachstumstyp
stellenweise aufgegeben, und die Zellen wuchern diffus. ·Es entsteht dann
das Bild gewöhnlicher, zelliger Sarkome, oder, wenn die diffus wuchernden,

spindeligen Zellen auch fibrilläre Substanz bilden, ein an die fibroplastischen Sarkome erinnerndes Aussehen. Andererseits kann die Differenzierung auch zur Kanalisation der soliden Stränge fortschreiten. So entstehen verzweigte und netzartig verbundene Röhren verschiedensten Kalibers, an deren Wand die Endothelien oft überreichlich und oft auch in mehrfacher Schicht angehäuft sind. Vielfach sind diese unvollkommen nachgebildeten Blut- und Lymphräume auch erweitert. Bei Lymphangioendotheliomen können sich durch solche Erweiterung zystische Formen entwickeln. In diesen Geschwülsten ist der Inhalt der Lymphräume entweder serös oder es finden sich hyaline Massen (Sekrete der Endothelien?). Wenn die pathologisch gewucherten Lymphgefäße kubische Endothelien zeigen, er-

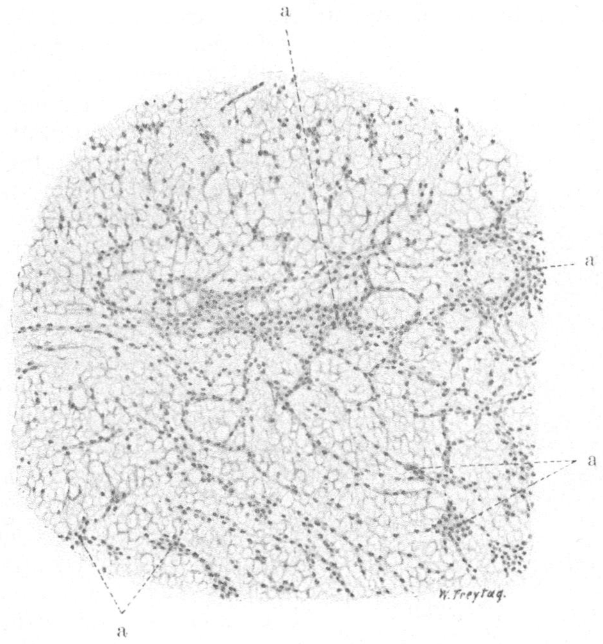

Fig. 237. Endothelioma der Haut (mit myxomatösem Stroma). Vergr. 80fach.
(Hämatoxylin.)
a Zellstränge (Angioplasten) in netzartiger Anordnung, dazwischen Schleimgewebe mit sternförmig verästelten Zellen.

innern sie mit ihrem hyalinen Inhalt sehr an echt epitheliale, drüsige Bildungen (tubulöses, adenomartiges Endotheliom). So kommen also in solchen Endotheliomen krebsähnliche, sarkomartige, an Adenome erinnernde Bildungen vor, und alle diese Strukturen sind oft in einer und derselben Geschwulst bunt gemischt. Stroma enthalten die Lymphangioendotheliome meist reichlich. Es ist fibrilläres Bindegewebe, manchmal Schleimgewebe. In unserer Figur 237 sieht man endotheliale, solide Zellstränge in netzartigem Zusammenhang. Dazwischen ist schleimige Grundsubstanz mit verzweigten Zellen. Die Zellstränge gehen so allmählich in das Schleimgewebe über, daß man keinen Zweifel an den engeren genetischen Beziehungen dieser beiden Gewebe haben kann.

In Hämangioendotheliomen ist der Inhalt der gebildeten Röhren Blut. Woher die Blutkörperchen stammen, ist schwer zu entscheiden. Entweder sind sie von präexistenten Blutgefäßen her zugeschwemmt oder sie werden von den Geschwulstzellen selbst geliefert. In manchen Hämangioendotheliomen ist das letztere erweisbar (Bildung der Gefäße und der Blutzellen aus wuchernden mesenchymalen Synzytien). Solche hämatoplastische Endotheliome treten manchmal multipel und systematisiert auf. Bemerkenswert ist noch, daß manche Hämangioendotheliome einen stärkeren Fett- und Glykogengehalt der Tumorzellen aufweisen und dadurch an gewisse Geschwülste erinnern, die sich aus Nebennierengewebe entwickeln (s. unter Hypernephrom).

Die Peritheliome bestehen aus Blutgefäßen (Kapillaren), deren Endothelbelag ein durchaus normales Bild darbietet. Außen auf den Endothelröhren liegen die Geschwulstzellen auf: entweder in einfacher Schicht oder in mehrfacher Lage (Fig. 238). In vielen Sarkomen neigen die Zellen zu perivaskulärer Anordnung. Besonders in Sarkomen, die zu Nekrosen neigen, sieht man oft nur rings um die Gefäße, gewissermaßen an den Ufern des Ernährungsstromes, Zellen erhalten, während alles übrige Gewebe zerfallen ist. Das gibt dann peritheliomartige Bilder (Pseudoperitheliom). Beim echten Peritheliom ist die Beziehung der Zellen zur Außenseite der Gefäße nicht eine gelegentlich auftretende, sondern eine überall vorhandene, typische Erscheinung. Die besondere Art der Anordnung der Zellen um die Gefäßachse, die innige Verbindung zwischen Zellen und Gefäßen ist charakteristisch und läßt Fehldiagnosen vermeiden.

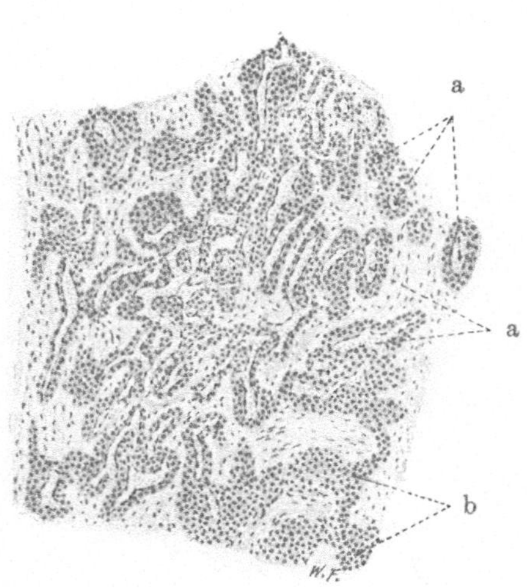

Fig. 238. Peritheliomartiger Tumor der Fibula. Vergr. 70fach. (Färbung mit Hämatoxylin.) a Blutgefäße (Endothelröhren) mit Zellmänteln. b Tangential getroffene, perivaskuläre Zellmäntel.

Den Endotheliomen werden auch zugerechnet die von den platten Belegzellen der Lymphräume des Körpers ausgehenden Geschwülste. Hier kommen vor allem die Endothelien der meningealen Lymphräume in Betracht, ferner die Deckzellen der serösen Membranen.

In diesen meningealen und serösen Endotheliomen ist selbstverständlich von angioplastischem Wachstumstyp nicht die Rede. Sie sollen daher nur anhangsweise bei den angioplastischen Sarkomen Erwähnung finden.

Die Endotheliome der Meningen treten in der Dura mater als weißliche, derbe Fungi, in der Pia mater als weichere Knoten oder auch als diffuse Infiltrationen auf. Multiple Endotheliomentwicklung kommt in beiden Häuten vor. Das Duraendotheliom (Fig. 239) hat mehr den Bau eines zelligen Sarkoms (Plattenzellensarkom). Die platten Zellen sind vermutlich Abkömmlinge der Endothelschicht an der inneren Fläche der Dura, vielleicht auch der Deckzellen der Arachnoidealzotten. Diese Zellen sind in der Geschwulst zu Bündeln (a) geordnet, die durch ein bindegewebiges Stroma (b) zusammengehalten werden. Zwischen den Tumorzellen kann feinfibrilläre und hyaline Grundsubstanz entwickelt sein. Konzentrische Schichtungen der platten Zellen (c), hyaline Entartungen und Verkalkungen der Schichtungskugeln (d) erinnern an die Bildung der Sandkörper des Zentralnervensystems (s. unter Psammoma). Verkalkungen kommen auch

an Stroma und Gefäßen (nach vorausgegangener Hyalinisierung vor
(s. auch Fig. 240). Die Endotheliome der Pia erinnern in ihrem Bau an
die Arachnoidea. Wenn wir uns deren Bälkchen als Stroma vorstellen
und deren Maschenräume mit gewucherten Endothelzellen ausgefüllt
denken, bekommen wir ein ungefähres Bild von der Struktur der gewöhnlichen Piaendotheliome. Zellschichtungen, Verkalkungen usw. kommen
auch hier vor.

Die Endotheliome der serösen Häute gehen wahrscheinlich vom
serösen Deckepithel aus. Sie zeigen entsprechend der Eigenart ihrer
Matrix mehr epithelialen Typ. Teils sind sie nach Art der alveolären, soliden

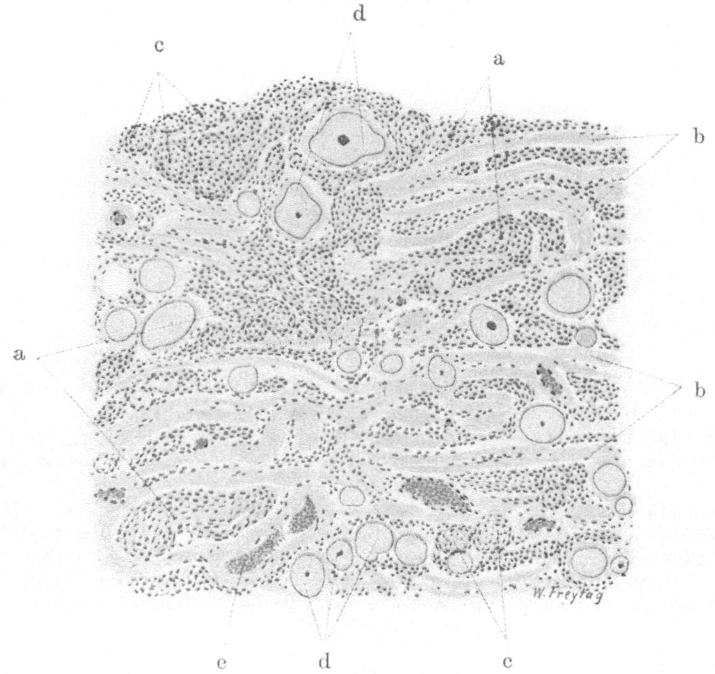

Fig. 239. Aus einem psammösen Endotheliom der Dura mater cerebri.
Vergr. 80fach. (Färbung: Hämatoxylin-Eosin.)
a Bündel platter Geschwulstzellen. b Fibrilläres Bindegewebe (Stroma). c Konzentrische Schichtungen der platten Geschwulstzellen (Schichtungskugeln).
d Hyalin entartete und verkalkte Schichtungskugeln. e Gefäße.

Karzinome gebaut, teils zeigen sie drüsenartige, gelegentlich auch zystisch-
papilläre Formationen. Diese erinnern an die Umbildungen abgeschnürter
Serosadeckzellen zu kubischen und zylindrischen Zellen bei entzündlichen
Prozessen. In solchen Umbildungen zeigt sich die ursprüngliche Zölom-
natur der serösen Deckzellen. Man könnte die von diesen Zellen ausgehenden
Geschwülste auch Zölomkarzinom oder Mesotheliome nennen. Eine
starke entzündliche Stromaentwicklung ist bei diesen sog. Endothel-
krebsen der serösen Häute häufig. Daher gehen diese Geschwülste mit
ausgedehnten Verwachsungen und schwieligen Verdickungen der Serosa
sowie mit entzündlichem (hämorrhagischem) Hydrops einher.

Gehen von den Blut- oder Lymphgefäßen der Serosa atypische
Geschwülste aus, so zeigen diese den angioplastischen Wachstumstyp
(s. oben).

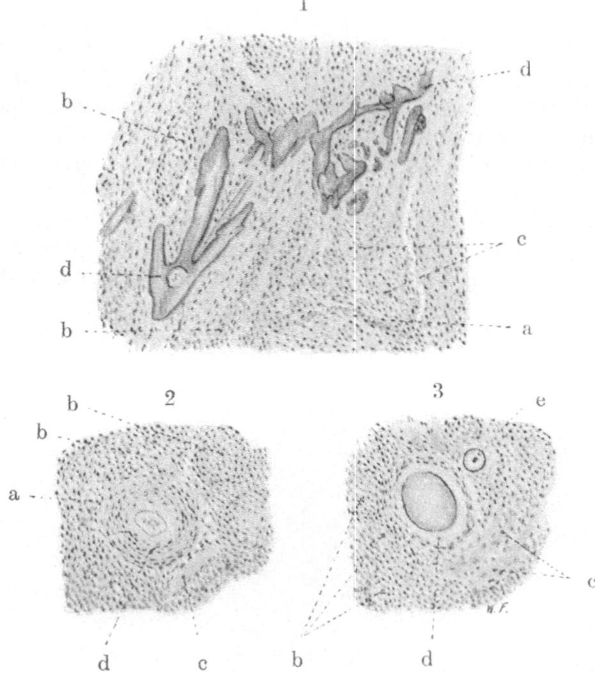

Fig. 240, 1—3.   Aus einem psammösen Endotheliom der Dura mater
cerebri.   Vergr. 80 fach.   (Hämatoxylin-Eosin.)
240, 1.   a Blutgefäß.   b Züge endothelialer Geschwulstzellen.   c Hyaline Grundsubstanz zwischen den Geschwulstzellen.   d Verkalkte, eigenartig verzweigte Gebilde (verkalkte Gefäße?).
240, 2.   a Blutgefäß.   b Platte, aufeinander geschichtete Geschwulstzellen.   c Hyaline
Grundsubstanz.   d Große, zellige Schichtungskugel, zentral verkalkt.
240, 3.   b Endotheliale Geschwulstzellen.   c Hyaline Grundsubstanz zwischen den
Tumorzellen.   d Schichtungskugel, in der Mitte verkalkt, peripher hyalin, ganz
außen mit einem Kranz aufgeschichteter, platter Zellen.   e Total verkalkte, kleine
Schichtungskugel.

Anhang:

1. Cylindroma.

Gallertige Geschwülste, bei deren frischer Untersuchung man Massen
von hyalinen, oft reichlich verzweigten, zylindrischen Gebilden begegnet.
Keine einheitliche Geschwulstart! Sowohl in Geschwülsten mit
bindesubstanzlicher als mit epithelialer Matrix können hyaline Entartungen
der Gefäße und des Bindegewebes, sowie hyaline Ausscheidungen (Sekrete)
so massenhaft vorkommen, daß zylindromartige Bilder entstehen (**Sarcoma, Carcinoma, Endothelioma, Adenoma, Papilloma cylindromatosum**).

Solche zylindromatöse Tumoren gehen gelegentlich von der Haut (s. u.
Basaliome S. 392), von den Meningen, vom Peritoneum, von den Knochen aus.
Wir bringen als den Typus des Billrothschen Zylindroms eine von jenen
Geschwülsten, die mit Vorliebe von Gaumen, Nasenhöhle, Speicheldrüsen
und Orbita ihren Ausgang nehmen. Diese Geschwülste wurden früher unter
die Endotheliome gerechnet. Jetzt werden sie als Epitheliome aufgefaßt.
Die hyalinen Bildungen sind teils Sekrete, welche in schlauchartige oder

eigentümlich siebförmig durchbrochene Epithelkörper abgesetzt werden, teils handelt es sich um Hyalinisierungen des Stromas. Die Bildung der hyalin-schleimigen Massen in den typischen Zylindromen der Orbita erfolgt nach Herzog entsprechend der Entstehung von Glashäuten. In die Poren der epithelialen Wucherungen dringe Bindegewebe ein und an den Grenzflächen der epithelialen und bindegewebigen Komponenten der Geschwulst entstehe das Hyalin als ein Produkt der beiden Gewebe.

Unser Präparat (Fig. 241) zeigt große, verzweigte, eigenartig poröse, siebartig durchbrochene Epithelkörper (a). Zwischen diesen epithelialen Geschwulstzellkomplexen findet sich ein reichliches septales, bindegewebiges

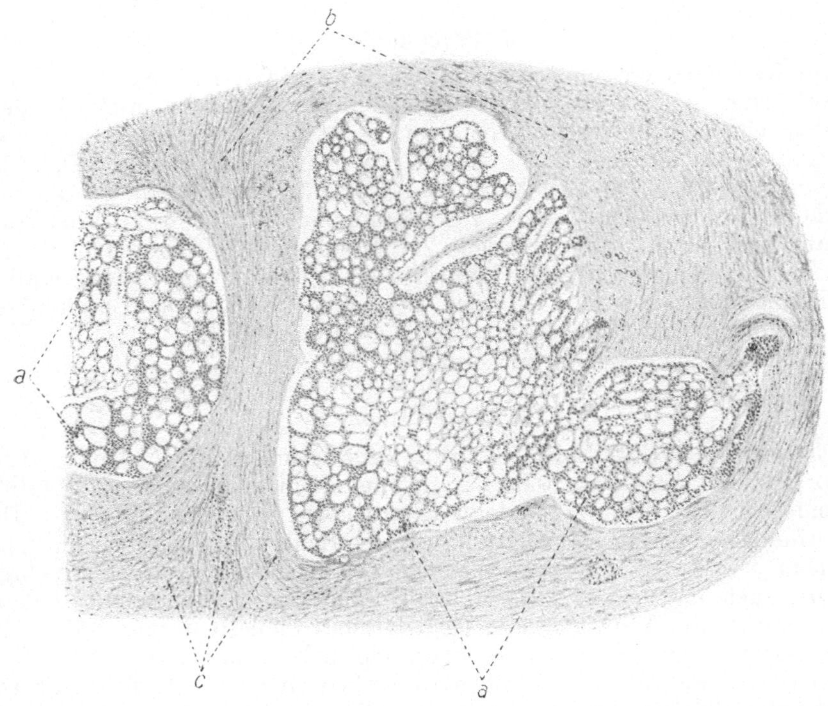

Fig. 241. Zylindrom der Wange. Vergr. 40 : 1. (Hämatoxylin-Eosin.)
a Große, siebartig durchbrochene Epithelkörper. b Bindegewebiges Stroma.
c Blutgefäße.

Stroma (b), in welchem sich Blutgefäße (c) nachweisen lassen. Bei stärkerer Vergrößerung zeigt sich, daß die epithelialen Geschwulstzellen von indifferentem Aussehen sind; Zellgrenzen sind nicht deutlich festzustellen. Das siebartige Durchbrochensein der epithelialen Massen entspricht, wie die genauere Untersuchung lehrt, nicht einer eigentlichen Lumenbildung durch drüsige Sekretion. Es zeigt sich vielmehr, daß es sich um eine Entartung des Stromas und der Blutkapillaren handelt. Man sieht hier und da in den Hohlräumen Reste von Kernen eines sich auflösenden, feinen, bindegewebigen Stromazuges oder einer sich auflösenden Blutkapillare. Die Auflösung des Stromas beginnt mit einer hyalinen Quellung desselben, welcher eine schleimige Verflüssigung folgt. An den verschiedensten Übergangsbildern kann man sehen, daß die schleimigen Massen sich vor allem an den Grenzflächen zwischen Stroma und epithelialem Parenchym bilden, wodurch das epitheliale Parenchym von dem Stroma abgedrängt wird; schließlich geht das Stroma selbst schleimig zugrunde.

In weit vorgeschrittenem Stadium der Verschleimung schwindet auch das epitheliale Gewebe.

Der Beginn der Geschwulstbildung zeigt sich in dem Vordringen solider Epithelstränge in das Bindegewebe. Hierbei handelt es sich sowohl um präexistentes als auch um neu sich bildendes Bindegewebe. Die Epithelstränge haben die Neigung, sich zu netzartigen Verbänden zusammenzuschließen. In die Maschen dieses Netzes wird das bindegewebige Stroma eingeschlossen, welches in der geschilderten Weise der Verschleimung verfällt. In unserem mikroskopischen Präparat sehen die schleimigen Massen ganz durchsichtig hell aus. Sie bilden die homogenen Zylinder, welche bei frischer Untersuchung der Geschwulst so charakteristisch sind.

2. Psammoma.

Durch sandartige Beimengungen ausgezeichnete Geschwülste. Die „Sandkörper" sind teils Verkalkungen von Bindegewebsfasern und Bündeln („Kalkspieße"), teils Verkalkungen von Gefäßen (Sarcome angiolithique), teils sind es Schichtungen platter Zellen, die dann verkalken (Fig. 240, 1—3). Besonders in letzterem Fall kann man konzentrische Streifungen an den Kalkkörpern feststellen. Auch das Psammom ist keine einheitliche Geschwulstform, da derartige Verkalkungen in Tumoren der verschiedensten Genese auftreten können (Carcinoma, Sarcoma, Endothelioma psammosum). Bilder aus einem meningealen psammösen Endotheliom geben Fig. 239 und 240, 1—3 (s. hierüber S. 370). Über psammöse Karzinome s. S. 406 und Fig. 262.

3. Cholesteatoma.

Das sog. Cholesteatom ist durch die Produktion geschichteter, horniger Massen ausgezeichnet. Die äußere Hülle der Geschwulst besteht aus einer Schicht von perlmutterartigem Glanze (Perlgeschwulst). Der Hauptfundort sind die Meningen. Man spricht von Cholesteatom auch in einem erweiterten Sinne und benennt so nicht nur geschwulstmäßige, sondern auch im Verlauf chronischer Entzündung vorkommende Anhäufungen verhornter Epithelmassen (sog. falsches Cholesteatom). Matrix der Cholesteatome ist verhornendes Plattenepithel. Das heterotope Vorkommen von wahren und falschen Cholesteatomen erklärt sich teils aus epidermalen Keimversprengungen (Cholesteatom der Schädel- und Wirbelhöhle), teils aus metaplastischen Prozessen (Cholesteatom der Harnwege), teils aber aus epithelialen Substitutionen: Ersatz ortsangehörigen Epithels durch vordringendes Pflasterepithel (Cholesteatom des inneren Ohres).

Das meningeale Cholesteatom besteht aus geschichteten Hornmassen, die von einer epidermisbekleideten Kapsel geliefert werden. Es ist kein echtes Blastom, sondern eine auf Keimversprengung beruhende, örtliche Gewebsmißbildung. Die im Lauf der Zeit gebildeten Hornmassen nehmen aber unter Umständen solchen Umfang an, daß ein geschwulstartiges, raumbeanspruchendes, die Nachbarschaft verdrängendes Produkt entsteht.

III. Sarkome der blutbildenden Gewebe.
(Lymphoplastisches, myeloplastisches Sarkom.)

Diese Geschwülste kommen sowohl als primär solitäre, wie auch als primär multiple und systematisierte Wucherungen der blutbildenden Gewebe vor. Letztere werden auch als Sarkomatosen bezeichnet. Werden die

Sarkomzellen auch reichlich ins Blut ausgeschwemmt, so daß ein leukämieartiger Blutbefund resultiert, so spricht man auch von Sarkoleukämien. Die Sarkome der blutbildenden Gewebe sind sehr bösartige, oft auch metastasierende Geschwulstformen. Die Unterscheidung von den entsprechenden gutartigen Varietäten ist oft nicht leicht. Der Zellreichtum ist hier nicht ausschlaggebend, denn auch die gutartigen sind zellreich. Mehr Nachdruck ist auf das Fehlen typischer Retikula, typischer Keimzentren und auf die mangelhafte Ausbildung typischer Zellstrukturen (Granulationen) zu legen. Das wichtigste Kriterium bleibt aber jedenfalls die Aggressivität der Neubildung (infiltrierendes, zerstörendes Wachstum). Lymphoplastische und myeloplastische Sarkome können unterschieden werden. Die lymphoplastischen Sarkome (lymphoides, lymphadenoides Sarkom) bilden weiche, weißliche Geschwülste. Diese bestehen aus kleineren oder größeren lymphozytenartigen Zellen. Oft sind auch kleinere und größere Zellen in einer und derselben Geschwulst gemischt. Selten und nur andeutungsweise finden sich Anhäufungen von Zellen in der Art von Keimzentren. Die Zellen sind sehr hinfällig, Nekrosen häufig. Stroma findet sich wenig. Retikula und Retikulumzellen sind oft nur rudimentär entwickelt (s. Fig. 227). Die myeloplastischen Sarkome sind graurötliche, weiche Tumoren. Sie setzen sich zusammen aus myeloischen Zellen, welche den Myeloplasten oder Myelozyten ähneln. Granulationen fehlen. Manchmal finden sich neben diesen Zellen auch noch erythroplastische Elemente. Eine eigenartige Gruppe sind die Chlorome, welche durch grau- bis grasgrüne Färbung ausgezeichnet sind. Auch sie bestehen aus myeloiden Zellen. Ein Farbstoff ist mikroskopisch nicht nachweisbar. Nach Ernst ist der Chloromfarbstoff grünes, kolloidales Schwefeleisen (Einwirkung von freien Schwefelionen auf reaktionsfähiges Eisen in den Tumorzellen). Es soll auch eine lymphoide Form des Chloroms vorkommen (?).

Eine besondere Stellung unter den bösartigen lymphoiden Geschwülsten nehmen die lympho-epithelialen Tumoren (A. Schmincke) ein. Es sind Blastome, die bei oberflächlicher Betrachtung als lymphoide Rundzellensarkome imponieren. Genauere Untersuchung stellt ein Retikulum aus großen, epithelartigen Elementen, die synzytial verbunden sind, fest. In das Retikulum sind lymphozytenartige Geschwulstzellen eingelagert. Nach Schmincke leiten sich die letzteren Zellen von den Gefäßen her; es wären danach Zellen, die in das epitheliale Retikulum einwandern und hier weiterwuchern. Derartige Geschwülste kopieren also die fetale Entwicklung gewisser Organe (Tonsillen, Thymus). Sie kommen vor allem im Bereich des Rachens vor und wären wegen der primär wuchernden epithelialen Komponente als Karzinome zu bezeichnen. Empfehlenswerter ist der Name lymphoepitheliale Tumoren.

IV. Sarkome des pigmentbildenden Gewebes.

Melanoplastisches Sarkom (Melanosarkom).

Rauchgraue, braune bis tiefschwarze Geschwülste von äußerst malignem Charakter, mit Neigung zu ausgedehnter Metastasenbildung. Matrix ist vor allem das Pigmentgewebe der Haut, des Auges, des Zentralnervengewebes. Gelegentlich gehen die Geschwülste aus Pigmentnävis hervor (s. früher S. 347). Die Pigmentsarkome der Haut haben meist den Bau der Alveolärsarkome (s. S. 359). Unser Präparat (Fig. 242) (schw. Vergr.) zeigt ein netzartiges, bindegewebiges Stroma, in dessen Maschen die Sarkomzellen (a) liegen. Die Sarkomezllen zeigen braune Pigmentierung, deren

Intensität allerdings an verschiedenen Stellen sehr schwankt. Nekrotische
Stellen finden sich in den Melanosarkomen häufig; oft ist gerade im Bereich
und in der Umgebung der Nekrosen die Braunfärbung sehr intensiv. Da,
wo die Geschwulst im Papillarkörper wächst, sieht man Verdünnung der
Epidermis (b) und Verlängerung der Epithelleisten (c) infolge von Dehnung
dieser Teile durch die wachsende Geschwulst. Bei starker Vergrößerung
erkennen wir den epithelähnlichen Charakter der protoplasmareichen, im
allgemeinen rundlichen, großen Sarkomzellen. Im Protoplasma sind bräunliche Körner in verschiedenster Größe, von feinsten Granulis bis zu groben
Schollen enthalten. Manche Zellen zeigen keine Pigmentierung, andere

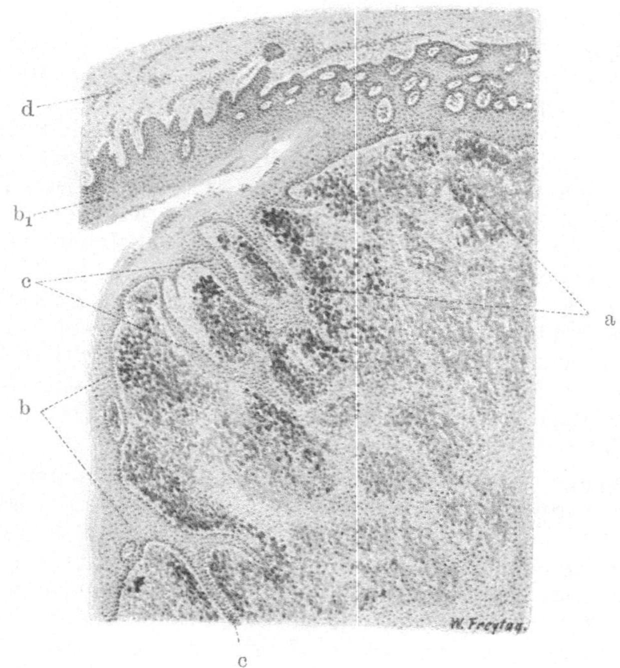

Fig. 242. Melanoplastisches Sarkom (Haut, aus Pigmentnävus entstanden).
Vergr. 30fach.   (Färbung: Hämatoxylin-Eosin.)
a Pigmentierte, epitheloide Sarkomzellen in Maschen eines bindegewebigen
Stromas. b Verdünnte Epidermis. b₁ Normale Epidermis. c Verlängerte Epithelleisten.   d Korium ohne Geschwulstinfiltration.

wieder sind so stark pigmentiert, daß die Kerne überlagert und nicht zu
sehen sind. Viele Zellen sind unter überreichlicher und auch formal durchaus pathologischer Pigmentbildung zugrunde gegangen: die überstürzte Pigmentbildung hat sich in Pigmententartung pervertiert. Durch den Zerfall
der Zellen werden die Pigmentmassen frei. Das Stroma ist fibrilläres Bindegewebe. Es enthält ebenfalls stellenweise reichlich körniges Pigment in
spindeligen (fibroplastischen) fixen Zellen und in rundlichen Wanderzellen.
Die Stromapigmentierung ist als Pigmentresorption aus den Zerfalls-
herden des Sarkomgewebes aufzufassen. Manchmal ist das Stroma stärker
pigmentiert als die Geschwulstzellhaufen, die es einschließt. Dann stammt
das Stromapigment eben aus anderen Stellen der Geschwulst (Transport
des Pigments!). Andererseits kommen solche Bilder auch dadurch zustande,

daß einzelne Teile des Pigmentsarkoms zerfallen und quasi vernarben. Dann sieht man (Fig. 243) Herde wenig pigmentierten oder pigmentfreien, also

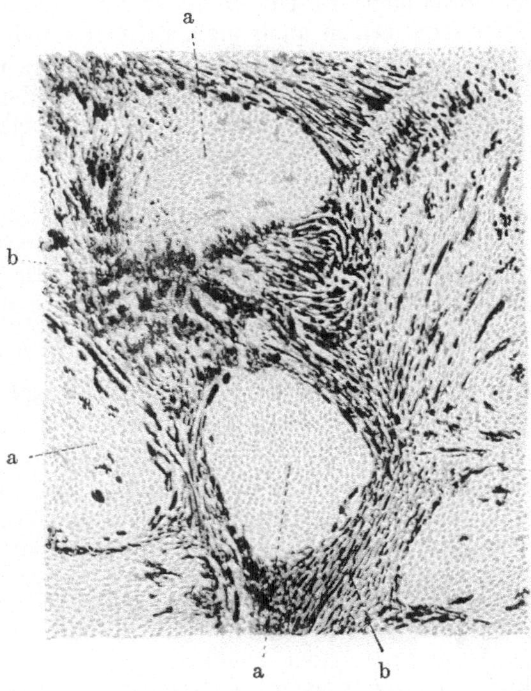

Fig. 243. Melanoplastisches Sarkom (Haut). Vergr. 50fach.
(Färbung: Hämatoxylin-Eosin.)
a Sarkomzellen mit nur geringer Pigmentierung. b Stark pigmentiertes Stroma.

jüngeren, frisch wuchernden Sarkomgewebes (a) zwischen tiefbraun gefärbten Massen, die bindegewebsreich sind und nach Art eines Stromas zwischen den jüngeren Herden liegen (b).

Ein anderes Bild geben melanotische Sarkome, die aus Zellen bestehen, welche mehr den Chromatophoren gleichen. Hier tritt kein alveolärer, sondern mehr ein faszikulärer Bau hervor, wie ihn Spindelzellensarkome zeigen (Chromatophorom, Fig. 244). Die Geschwülste bestehen (st. Vergr.) vorwiegend aus langgestreckten, spindeligen und verzweigten Zellen, deren Protoplasma bis in die feinsten Fortsätze hinein mit feinkörnigem, braunem Pigment erfüllt ist. Auch hier sind bei stärkster Pigmentierung die Kerne von den Farbstoffen überlagert und nicht

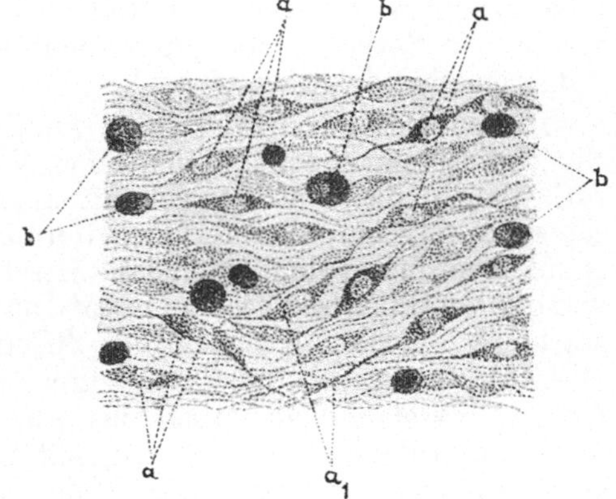

Fig. 244. Chromatophorom.
Vergr. 275 : 1. Ungefärbtes Präparat.
a Chromatophoren mit langen, pigmentierten, bei a₁ verzweigten Fortsätzen. Die Stelle der Kerne tritt hell hervor. b Stark pigmentierte Rundzellen; auch hier sieht man teilweise noch die Stelle des Kernes als hellen Fleck.

zu sehen. Neben den länglichen Zellen kommen auch vereinzelte rundliche, mehr oder weniger stark pigmentierte Zellen vor. Stroma ist verschieden reichlich vorhanden; es ist oft selbst stark pigmentiert. Junge Bezirke solcher Melanome zeigen auch pigmentfreie, spindelige Zellen.

Endlich sei bemerkt, daß es auch echte Melanokarzinome der Haut gibt. Es sind sehr seltene Geschwülste. Sie gehen von den pigmentierten Epidermiszellen aus. Ihr Bau entspricht dem Plattenepithelkrebs (s. später). Auch verhornende solche Pigmentkarzinome kann man gelegentlich antreffen.

Bezüglich der braunen Pigmentmassen in Melanosarkomen sei daran erinnert, daß neben Melanin auch viel Hämosiderin vorkommt. Es stammt aus Blutungen und kann durch die positive Eisenreaktion vom Melanin leicht unterschieden werden.

V. Sarkome des Muskel- und Nervengewebes.

1. Myoplastische Sarkome.

Die sarkomatösen Leiomyome bilden knotige und knollige Tumoren von weißrötlicher Farbe; auf dem Durchschnitt zeigen sie manchmal deutlich faszikuläre Struktur. Es gibt Varietäten von höherer Gewebsreife (sog. maligne Myome). Sie bestehen mikroskopisch aus Bündeln glatter Muskelfasern. Die Bündel sind nicht so elegant geordnet, die Zellen protoplasmareicher als in gutartigen Myomen. Eine gewisse Variabilität in der individualistischen Ausgestaltung der Zellen ist unverkennbar. So kann man zumeist auch ohne den Nachweis infiltrierenden Wachstums mit großer Wahrscheinlichkeit die Diagnose malignes Myom stellen. Unreifere Formen des glatten Muskelzellsarkoms zeigen den bündelweisen Aufbau nur angedeutet, oder es finden sich ganz diffuse, ungeordnete Wucherungen vorwiegend langgestreckter Zellen, deren myofibrilläre Struktur rudimentär ist oder ganz fehlt. Die Zell- und Kernvariabilität ist groß. Auf einer gewissen niedrigen Stufe mangelhafter Reifung ist dann die Histogenese dieser myoplastischen Sarkome überhaupt nicht mehr sicherzustellen (Übergänge zu vulgärem Spindelzellensarkom!).

Die Rhabdomyome bilden knotige, lappige, traubige Geschwülste. Sie treten fast nur in der unreifen Varietät auf. Es sind weiche, graurötliche Geschwülste, die sich oft auch primär multipel entwickeln. Sie setzen sich zusammen aus bandförmigen Gebilden und langgestreckten, spindeligen Zellen; auch rundliche Geschwulstelemente finden sich. Bündelweise Anordnung der Zellen ist oft nur andeutungsweise vorhanden. Bei starker Vergrößerung zeigen diese Zellen zum großen Teil Querstreifung. Diese ist manchmal nur angedeutet, manchmal fehlt sie ganz (Jugendformen). Viele Zellen haben das Aussehen embryonaler Muskelzellen; die myofibrilläre Differenzierung hat nur an der Peripherie der Zellen stattgefunden; die zentralen Teile enthalten kernhaltiges, undifferenziertes Protoplasma. Die Geschwulstzellen zeigen große Kernvariabilität. Die Kerne liegen wie bei jungen Muskelzellen inmitten des Zellprotoplasmas, oder sie rücken bei fortschreitender fibrillärer Differenzierung nach außen. Massenhafte direkte und indirekte Kernteilungsfiguren finden sich. Viel kernige Zellen und Bänder (Plasmodien, Synzytien) kommen vor. Bemerkenswert ist der bedeutende Glykogengehalt der Geschwulstzellen.

2. Sarkome des nervösen Gewebes.

a) Glioplastische Sarkome.

Sie sind von den Gliomen durch größeren Reichtum an Zellen und geringere Entwicklung der Fasern unterschieden. Die Variabilität der Zell- und Kernformen ist bedeutender als in Gliomen. Embryonale Bilder (Rosetten, Neuroepithelwucherungen) treten in ungeordneter Weise auf. Es gibt auch rein zellige (faserlose) gliöse Sarkome, die dann als vulgäre Rundzellensarkome imponieren. Im übrigen ist die Unterscheidung zwischen Gliomen und glioplastischen Sarkomen eine etwas willkürliche. Denn auch die „reifen" gliösen Geschwülste sind relativ zellreich und wachsen infiltrierend. Und die unreifen machen in der Regel ebensowenig Metastasen, wie die reifen, und dringen über das Gebiet des Zentralorgans höchstens bis in die Meningen vor. Das sog. Gliom der Retina ist eine sehr unreife Varietät. Es gleicht mehr einem Rundzellensarkom, läßt aber seine gliöse Natur noch durch neuroepitheliale Gruppierungen der Zellen (Rosetten) erkennen. Die Geschwulstzellen zeigen andeutungsweise Verästelung (rudimentäre Astrozyten).

b) Neuroplastische Sarkome.

Durch maligne Wucherung neuroplastischer Elemente gebildete, zellreiche Neubildungen. Von Schwannschen Zellen, Hüllenzellen sympathischer und spinaler Ganglienzellen, ja von Ganglienzellen selbst können solche Geschwülste ausgehen (Neurozytome). In der Regel sind es wohl indifferente, embryonale Neuroplasten, welche die Geschwülste erzeugen. Daher neben nervösen Elementen im engeren Sinne auch Glia in diesen Tumoren häufig gefunden wird. Dies ist vor allem in den malignen Neuromen des Zentralnervensystems der Fall, in welchen durch Wucherung indifferenter Zellen teils zellreiche Glia, teils ganglienzellenartige Elemente, teils Zellketten und Zellsynzytien gebildet werden, die evtl. auch eine unvollkommene neurofibrilläre Differenzierung erkennen lassen (unreife Nervenfasern!). Vom sympathischen Nervensystem (Grenzstrang und Ganglien) können sich ähnliche Geschwülste entwickeln (maligne Ganglioneurome). In der Marksubstanz der Nebenniere gehen von dem dort befindlichen sympathischen Gewebe bösartige Geschwülste aus, welche die embryonale Entwicklung des Sympathikus in blastomatös verzerrter Weise wiederholen. Sie sehen wie Rundzellensarkome aus, zeigen aber bei näherer Betrachtung Wucherungen kleiner und größerer Sympathikusbildungszellen mit Bildung von charakteristischen Zellballen, Rosetten usw. Sie enthalten auch nervöses, fibrilläres Gewebe, dessen Natur histologisch schwer feststellbar ist (sog. malignes Neuroblastom des Sympathikus). Diese malignen, metastasierenden Geschwülste werden bei ganz Jugendlichen gefunden. Die entsprechenden reifen Formen sind die Ganglio(glio)neurome und (seltenen) Gliome des Sympathikus. Kombinationen reifer und unreifer Formen sind beobachtet.

Über chromaffine Tumoren der Nebenniere, die manchmal mit den genannten Sympathikustumoren gemischt auftreten, s. S. 414.

Die neuroplastischen Sarkome peripherer Nerven sind durch Zellreichtum und geringe neurofibrilläre Differenzierung ausgezeichnet. Auch hier ist das fibrilläre Gewebe schwer zu identifizieren. Es gibt weder nach der Seite der Neuro- noch der Gliafibrillen deutliche Reaktionen; eben, weil es unreif ist. Falsche Neurosarkome sind sarkomatöse Wucherungen, die von den bindegewebigen Nervenscheiden ausgehen.

C. Reife epitheliale Geschwülste.

Bei den epithelialen Geschwülsten ist Epithel (Deck- bzw. Drüsen-epithel) das führende Element. Da aber das Epithel auf das gefäßführende Bindegewebe als stützende und ernährende Substanz angewiesen ist, bestehen alle Epithelgeschwülste außer aus Epithel, welches also das eigentliche Geschwulstparenchym darstellt, auch aus gefäßführendem Bindegewebe. Letzteres ist als Stroma anzusehen. Wegen des scharfen Gegensatzes zwischen epithelialem Parenchym und bindegewebigem Stroma erinnert die Struktur der Epithelgeschwülste an den Aufbau der Organe (sog. organoide Geschwülste). Bei den reifen Epithelgeschwülsten sind die strukturellen Korrelationen zwischen Epithel und Bindegewebe besonders innige. Das ist aus dem exstruktiven Charakter dieser Geschwülste und aus ihrer weitgehenden Übereinstimmung mit den normalen Strukturen verständlich. Diese innigen Korrelationen zwischen Epithel- und Bindegewebe lassen das letztere als eine integrierende Komponente des geschwulstbildenden Prozesses erscheinen, was in der Bezeichnung fibro-epitheliale Blastome für die reifen Formen seinen Ausdruck findet. Bei den unreifen Epitheliomen (Karzinomen) treten die typischen Epithel-Bindegewebskorrelationen mehr und mehr zurück. Das Epithel emanzipiert sich in verschieden weitgehendem Maße vom Bindegewebe, wächst atypisch und ungeordnet, selbständig, dringt eigenmächtig und zerstörend in das Bindegewebe ein und benützt es nur als Stütze und Ernährungsquelle. So verkehrt sich hier schließlich das Prinzip gemeinsamer Exstruktion zu Parasitismus und Destruktivität.

I. Reife Deckepithelgeschwülste.

Papillome.

Die reifen Deckepithelgeschwülste heißen Papilleme. Ihr Vorbild ist der Papillarkörper der Haut oder die zottige Struktur gewisser Schleimhäute. Derartige Strukturen können nur durch ein geordnetes Zusammenwirken von Epithel und Bindegewebe entstehen: das Bindegewebe bildet mehr oder weniger kompliziert gefaltete Oberflächen, die das wuchernde Epithel bekleidet. Bei diesem Bildungsprozeß führt das Epithel an, indem es zunächst rein epitheliale Falten bildet, in die das Bindegewebe stützend und ernährend einwächst. Wichtig für die Unterscheidung von bösartigen (krebsigen) papillösen Geschwülsten ist die Feststellung, daß das Epithel der einfachen Papillome sich durchaus auf die Oberflächenbekleidung beschränkt und nirgends selbständig in die Tiefe, in die Binnenräume des Bindegewebes, vordringt. Dem allgemeinen Bauplan der Papillome entspricht ihr grobanatomisches Aussehen: es sind warzige, höckerige, lappige, zottige, blumenkohlartige Gewächse, die je nach der Beschaffenheit des Bindegewebes und des Epithels in harte und weiche Papillome unterschieden werden. Derbes Bindegewebe und geschichtetes (verhornendes) Plattenepithel zeichnet die harten Papillome, lockeres, zartfibrilläres Bindegewebe und Überzug mit Schleimhautepithel verschiedener Art die weichen Papillome aus. Haut und Schleimhäute sind zu allermeist die Matrizes papillöser Geschwülste. Sie gehen außerdem von serösen Oberflächen, dem Epithelbelag der Hirnventrikel und der Plexus chorioidei, von der Eierstocksoberfläche (s. später) aus. Multiples Auftreten von Papillomen ist nicht selten.

Papillom der Harnblase.

Eine auch praktisch wichtige Geschwulst vom Typ der Papillome entsteht von der Harnblasenschleimhaut. Das Harnblasenpapillom ist ein weiches, feinzottiges, gefäßreiches Gewächs, das zumeist an der hinteren Harnblasenwand in der Gegend des Trigonum sitzt. Es gibt zu Blutungen

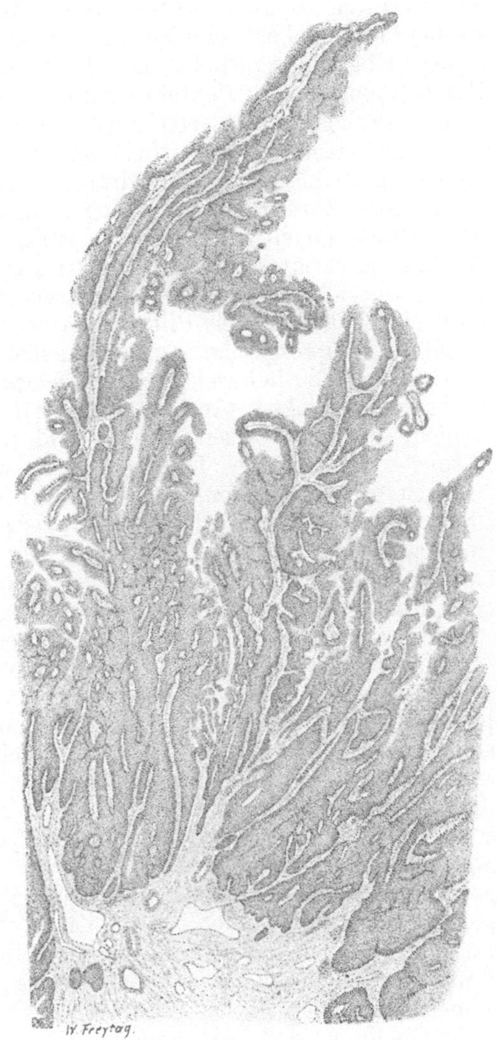

Fig. 245. **Papillom (der Harnblase).** Vergr. 10fach. (Hämatoxylin.)
Erklärung siehe im Text.

aus den Zottengefäßen Veranlassung, auch zu Abreißungen einzelner Zotten, die etwa vom Sphincter vesicae gefaßt werden und die dann neben abgelösten Zottenepithelien gelegentlich im Sediment des Harns gefunden werden.

Bei ganz schwacher Vergrößerung eines mikroskopischen Präparats (Fig. 245) wird der zottige Aufbau klar. Wir sehen auf einer gefäßreichen,

bindegewebigen Unterlage (Tunica propria der Blasenwand) senkrecht aufsteigende, dicht gedrängte, schlanke, vielverzweigte Papillen. Die Papillen
sind teils längs-, teils schräg-, teils quergetroffen. Die längsgetroffenen Papillen eignen sich am besten zu näherem Studium. Sie bestehen aus einer
dünnen, bindegewebigen Achse. Sie zeigen seitliche Abzweigungen des
axialen Bindegewebes, die sich evtl. wieder feiner verästeln. So gewinnt man
den Eindruck einer dendritischen Struktur. Innerhalb des bindegewebigen
Gerüstes der Papillen verlaufen Gefäße, die mit roten Blutkörperchen erfüllt sind. Der Belag der Papillenoberfläche ist ein mehrschichtiges Epithel
vom Charakter des sog. Übergangsepithels. Die Epithelschichtung zeigt
eine senkrecht zur Papillenoberfläche gerichtete Ordnung, so daß die längsgetroffenen Papillen ein zierlich „gefiedertes" Aussehen darbieten. Die
Dicke (Breite) des Epithelbelags wechselt bei den einzelnen Papillen.
Häufig sind die Papillen so dicht zusammengedrängt, daß die Zwischenräume zwischen den einzelnen Zotten nicht deutlich sind, oder durch Verschmelzung der Epithelbeläge benachbarter Papillen wirklich ganz verloren
gehen; an solchen Stellen verwischt sich natürlich der papillöse Charakter
der Geschwulst, und man sieht solide Epithelmassen zwischen bindegewebigen Septen, also ein krebsähnliches Bild (s. später). Werden solche
interpapilläre Epithelfüllungen quergeschnitten, so erscheinen im mikroskopischen Bild solide, rundliche Epithelinseln, von Bindegewebe umschlossen,
was erst recht ein krebsartiges Bild vortäuscht. Man darf sich jedoch von
solchen Trugbildern nicht täuschen lassen. Maßgebend für die Diagnose
Papillom ist trotz solcher Bilder die Tatsache, daß wir in unserem
Präparat nirgends das Epithel in die bindegewebige Unterlage, d. h. in
die Tunica propria bzw. Muskularis der Blasenwand, vorgedrungen sehen.
Beschränkte Tiefeneinsenkungen des Epithels am Grunde der Zotten-
ursprünge erinnern an die schon normalerweise an der Blasenschleimhaut
vorkommenden Kryptenbildungen, sowie an die pathologischen Epitheleinsenkungen bei der sog. Cystitis cystica. Bei starker Vergrößerung
studieren wir am zweckmäßigsten zunächst wieder eine längsgetroffene
Papille. Ihr Bindegewebe ist gewöhnliches kollagenes Gewebe. Vereinzelte
lymphoide Rundzellen finden sich darin. Die Gefäße haben in den kleinen
Papillen kapillären Charakter. Der Epithelbelag entspricht dem Blasen-
epithel: die untersten Schichten sind übereinandergelagerte, schlanke, zylindrische Zellen, die oberen Lagen größere, protoplasmareichere, hellere Zellen
von kubischer oder polygonaler Form; die oberste Deckschicht ist nicht
selten von einer Lage platter Zellen gebildet. Nicht alle Papillen weisen
einen so wohl ausgebildeten und wohl erhaltenen Epithelbesatz auf. Die
kleineren und kleinsten Papillen haben einen Epithelbelag von viel geringerer
Höhe als die großen und lassen auch vielfach die eben erwähnte Schichtungs-
folge vermissen oder nur undeutlich erkennen. Andererseits macht bei vielen
Papillen die Epitheloberfläche einen höchst unregelmäßigen Eindruck, was
davon herrührt, daß Quellung und Abstoßung der obersten Epithellagen stattgefunden hat. Eine solche ist aus Ernährungsstörungen und aus
Schädigungen von der Oberfläche her verständlich und bei jedem Harnblasenpapillom mehr oder weniger stark ausgesprochen. Locker haftende
und einzeln liegende Epithelzellen sind die Zeichen dieser Oberflächen-
desquamation. Mit dieser Desquamation stehen hyaline Entartungen
des Bindegewebes der Zotten in Zusammenhang. Es gibt auch
völlig hyalinisierte, epithellose Zotten, deren Gefäße ebenfalls hyalin verödet sind.

II. Reife Drüsenepithelgeschwülste.

Adenome.

Die reifen Drüsenepithelgeschwülste heißen Adenome. Je nach dem produzierten Drüsentypus unterscheidet man tubuläre, alveoläre, follikuläre Adenome. Der tubulöse und der alveoläre Typus sind oft schwer auseinander zu halten, auch nicht selten kombiniert in einer Geschwulst vorhanden. Auch bei den Adenomen wirken Epithel und Bindegewebe in harmonischer Weise zusammen. Bei der normalen Drüsenentwicklung bildet das wuchernde Drüsenepithel eine anfänglich solide Sprosse, die erst später hohl, kanalisiert wird; das Bindegewebe wächst in typischer Weise mit und, indem es sich parallel oder konzentrisch zu dem Drüsensproß anordnet, bildet es die Wand des neuen Drüsenkanals und vor allem dessen Membrana propria. Nach solchem Plane erfolgt auch das Wachstum in den Adenomen. Daraus geht hervor, daß die innige Gemeinschaft zwischen Epithel und Bindegewebe, die für die Papillome betont wurde, ganz ebenso für die Adenome gilt. Der bindegewebige Anteil ist in manchen Adenomen quantitativ so bedeutend, daß man dies in der Namengebung berücksichtigen muß. Man spricht dann von Fibroadenomen. Es gibt hierher gehörige Geschwülste, in welchen das Bindegewebe über die drüsige Komponente derartig überwiegt, daß eine solche Geschwulst mehr einem Fibrom, als einem Adenom gleicht. In manchen Fällen ist der bindegewebige Anteil der Adenome nicht durch gewöhnliches Bindegewebe, sondern durch Schleimgewebe gebildet (Myxadenome). Erweitern sich in einem Adenom die Drüsenräume zu Zysten, so spricht man von Cystadenoma oder kurzweg von Cystoma. Die Zysten können Kugelzysten oder Spaltzysten sein; in letzterem Falle gewinnt die Geschwulst ein blätteriges Gefüge (Cystadenoma phyllodes). Eine Kombination von Adenom und Papillom ist dann gegeben, wenn von den Drüsen- bzw. Zystenwandungen zottige, verzweigte Auswüchse entstehen, die unter Umständen das Lumen der Zysten allmählich völlig ausfüllen (Cystadenoma papilliferum).

So sehr ein Adenom in seinem Wachstumsplan dem Vorbild einer normalen Drüsenneubildung folgt, so wenig entspricht doch das fertige Adenom seinem drüsigen Mutterorgan. Das liegt weniger an der schon erwähnten Willkür in der quantitativen Entfaltung der bindegewebigen Komponente, als an dem Mangel einer höheren, zusammenfassenden Organisation. Eine Differenzierung in sezernierendes Parenchym und ausführende Gänge wird meist vermißt, und wo sie angedeutet ist, fehlt die Zusammenfassung des sezernierenden Parenchyms zu organischen Einheiten, zu Lobulis. Auch trifft man nicht selten pathologische, abgeänderte Sekretbildung (z. B. Kolloid in Adenomen der Mamma). Andererseits ist ein Adenom, wie jede echte Geschwulst, ein Gebilde für sich, dessen Drüsenkanäle nicht, oder jedenfalls nur sehr unvollkommen, an das System der Ausführungsgänge des Mutterorgans angeschlossen sind, so daß die von Adenomen etwa gelieferten Sekrete nicht abgeführt und an die innere oder äußere Oberfläche des Körpers abgesetzt werden können (daher Retention der Sekrete und Zystenbildung!). Nur bei jenen Adenomen, die sich von den Drüsen mit sog. innerer Sekretion entwickeln, ist ein Übertritt der gelieferten Sekrete in die Blut- oder Lymphbahnen und damit evtl. eine Nutzbarmachung für die Bedürfnisse des Gesamtkörpers möglich. Aus dem Gesagten geht hervor, daß die Adenome trotz ihrer weitgehenden geweblichen Reife doch nur unvollkommene Nachbildungen ihrer bezüglichen Mutterorgane sind.

Die Adenome sind gutartige Geschwülste. Bösartige Blastome von adenomartigem Bau werden „maligne Adenome“ genannt. Sie können an der größeren Üppigkeit der drüsigen Wucherung und der willkürlicheren Ausbildung der wuchernden Epithelien und Epithelverbände erkannt und von den typischen Adenomen bei einiger Erfahrung immer unterschieden werden.

Grobanatomisch treten die Adenome als zirkumskripte Geschwülste auf. Im Innern der Organe bilden sie kugelige oder knollige Gewächse, die meist gut kapsuliert sind. An den Oberflächen entstehende Adenome wachsen sich zu polypösen, lappigen Tumoren aus. Multiples Auftreten der Adenome kommt vor.

1. Fibroadenoma mammae.

Eine sehr häufige Geschwulstbildung, die sich in Form kleiner oder großer Knoten in der Mamma entwickelt. Die Tumoren sind vom Mamma-

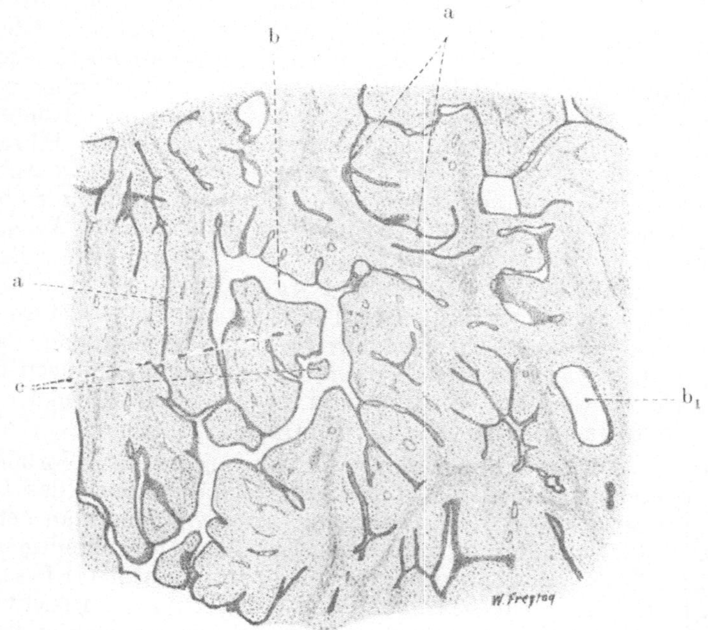

Fig. 246. Fibroadenoma mammae. Vergr. 25 fach. (Hämatoxylin.)
a Verzweigte Tubuli, deren Lichtung eng oder (durch Zusammenpressung) aufgehoben ist. b und b₁ Erweiterte Tubuli und kleine Zysten. Bei b₁ erweiterter Drüsenkanal mit konzentrischer Anordnung des umgebenden Bindegewebes. c Bindegewebige Vorwucherungen in die Drüsen- und Zystenlichtungen.

gewebe, das sie durch ihr expansives Wachstum verdrängen, gut abgesetzt; oft sind sie förmlich kapsuliert und daher ausschälbar. Es sind derbe, weißliche Geschwülste. Der drüsige Beisatz wird schon makroskopisch besonders dann deutlich, wenn die Drüsenräume zu spaltförmigen oder kugeligen Zystchen und Zysten erweitert sind (s. oben). In manchen Fibro(zyst)adenomen erkennt man papillöse Wucherungen an den Zystenwänden schon mit bloßem Auge. Die Zysten sind dann unter Umständen von blumenkohlartigen Wucherungen mehr oder weniger ausgefüllt (papilläres Zystom).

Mikroskopisch zeigt unser Präparat von Fibroadenom der Mamma (Fig. 246) (ganze schwache Vergrößerung!) den völlig unorganisierten Charakter der Drüsen- und Bindegewebswucherung in aller Deutlichkeit. Die vorhandenen Drüsenschläuche (tubulöser Typ des Adenoms) sind kurze und lange, beliebig verzweigte und vielfach untereinander zusammenhängende Kanäle. Eine deutliche Differenzierung zwischen Ausführungsgängen und Endstücken ist nicht vorhanden. Die Kanäle sind zum Teil eng oder zeigen gar kein Lumen infolge von Zusammenpressung (a), zum Teil sind sie erweitert und es finden sich Übergänge zu Zystenbildungen (b). Das Bindegewebe ist sehr reich entwickelt. In der nächsten Umgebung der Drüsenräume folgt es deren Konturen. Hier ist es zellreicher und von lockerem Bau. Zwischen den Drüsen ist es septenartig entwickelt und von derberer Beschaffenheit. Gelegentlich sieht man an Drüsenquerschnitten

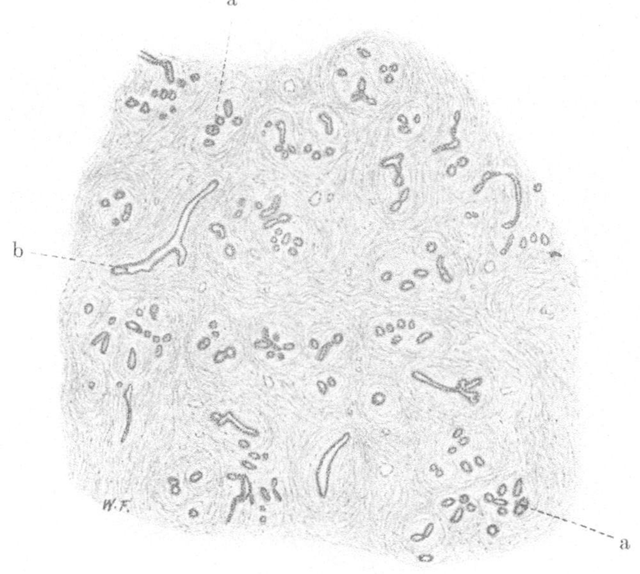

Fig. 247. Hypertrophia vera mammae. Vergr. 25fach. (Hämatoxylin.) a Kleine Ausführungsgänge mit Anlagen von Endstücken. b Größere Ausführungsgänge.

das Bindegewebe in breiten, konzentrischen Ringen angeordnet (b_1) (Fibroadenoma pericanaliculare). An anderen Stellen ist das Bindegewebe in die Lumina der größeren Drüsengänge und Zysten vorgewuchert (Fibroadenoma intracanaliculare). Wenn der Zusammenhang dieser polypösen, bindegewebigen Einwüchse mit dem Bindegewebe der Drüsenwand nicht im Schnitt getroffen ist, findet man scheinbar frei im Drüsenlumen liegende, epithelumkleidete Bindegewebszapfen (c). Im Bindegewebe finden sich Gefäße; entzündliche Erscheinungen, Zellinfiltrationen usw. fehlen.

Bei stärkerer Vergrößerung entspricht das Epithel der Drüsenräume im großen ganzen dem Aussehen des Epithels der drüsigen Gänge einer nicht funktionierenden Mamma. Sezernierende Tubuli (mit Fetttröpfchen in den Epithelien) finden sich nicht. Bemerkenswert ist, daß sich unterhalb des einfachen kubischen bis zylindrischen Epithels häufig noch eine Schicht abgeplatteter Zellen findet (sog. Korbzellen, glatte Muskelzellen) — ein Befund, der auch an den Drüsen der normalen Mamma zu erheben ist. In manchen Fibroadenomen kommen Tubuli und Zysten vor, die ein eigenartiges, hohes, helles Zylinderepithel aufweisen; auch hier sitzt unterhalb noch eine Zellschicht aus abgeplatteten Elementen der Membrana propria auf. Diese Bilder erinnern an Schweißdrüsen. Die der Membrana propria aufliegende Zellschicht soll den glatten Muskelzellen der Schweißdrüsen entsprechen (Krompecher). Will man sich diese Auffassung zu eigen machen, so wird man gleichwohl nicht annehmen dürfen, daß die Fibroadenome der Mamma genetisch Schweißdrüsenadenome sind, sondern man wird in der Fähigkeit der Mammaadenome, teils Mammadrüsen, teils Schweißdrüsen zu bilden, eine Reminiszenz an die Entwicklungsgeschichte erblicken, die uns das Ektoderm der Brustregion als Matrix sowohl der Mamma, als der Epidermis und ihrer Anhangsgebilde, der Talg- und Schweißdrüsen,

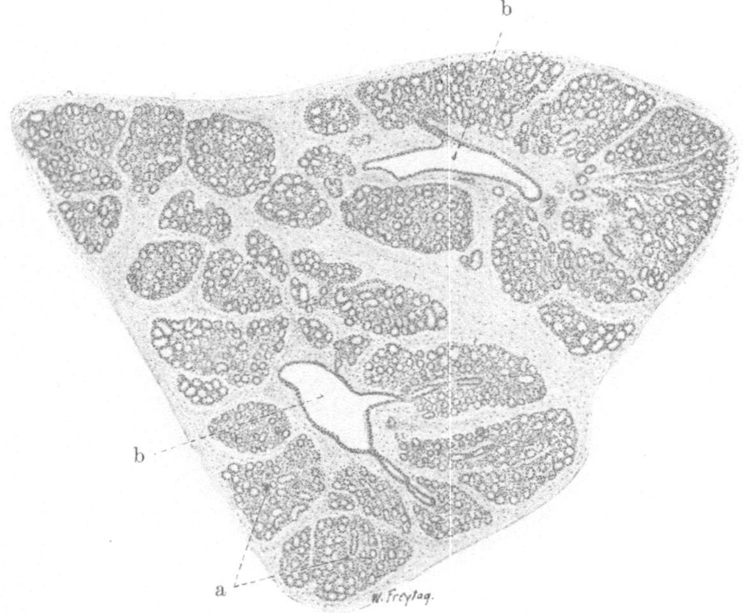

Fig. 248. Mamma lactans. Vergr. 25fach. (Hämatoxylin.)
a Sezernierende Drüsenläppchen. b Größere (interlobuläre) Ausführungsgänge.

zeigt. Ein pluripotenter Ektodermkeim ist also wahrscheinlich auch die Matrix für die in Rede stehenden Geschwülste. In solcher Weise müssen auch richtige Plattenepithelbildungen (evtl. mit Verhornung) in Fibroadenomen aufgefaßt werden. Ein morphologisch besonders hervortretender Inhalt (Sekret) findet sich in den Drüsen und Zysten eines gewöhnlichen Adenoms der Mamma nicht. Gelegentlich kann aber bei starker Verfettung des Drüsenepithels ein kolostrumartiger Inhalt gefunden werden (sog. milchsezernierende Mammaadenome).

Den großen Unterschied zwischen einem unorganisierten drüsigen Blastom und einer typisch organisierten drüsigen Neubildung zeigt uns ein Vergleich des Fibroadenoma mammae mit der sog. Hypertrophia vera mammae und der Mamma lactans. Erstere ist eine pathologische, letztere eine physiologische Hyperplasie der Mamma. Bei der Hypertrophia vera handelt es sich um eine oft enorme Vergrößerung beider Mammae auf angeborener Grundlage, um eine Art Riesenwuchs der Mamma.

Mikroskopisch (Fig. 247) ist bei schwacher Vergrößerung die Läppcheneinteilung, also die organisierte Gliederung der Neubildung evident. Jedes
Läppchen besteht aus einem kleinen Ausführungsgang, der in einfache, kurze
Zweige (a) übergeht (jungfräulicher Zustand der Mamma!). Die kleinen, verzweigten Ausführungsgänge sind von sehr reichlichem Bindegewebe umgeben,
das ihren Konturen in breiten Schichten folgt. Zwischen den Läppchen ist
geflechtartiges, interlobuläres Bindegewebe, ebenfalls in massiger Entwicklung. In diesem Bindegewebe verlaufen größere Ausführungsgänge (b). Die
Mamma lactans zeigt bei schwacher Vergrößerung ebenfalls die lobuläre
Gliederung als hervorstechenden Zug der Organisation (Fig. 248). Die einzelnen Läppchen (a) sind groß und bestehen aus dicht gedrängten, sezernierenden, tubulösen Endstücken (funktionierender Zustand der Mamma!).
Das Läppchenbindegewebe ist von den gewucherten Drüsen zu einem zarten
Stützgerüst entfaltet. Jedem der drüsenreichen Läppchen gehört ein kleiner
Ausführungsgang zu. Zwischen den Läppchen im reichlicheren interlobulären
Bindegewebe laufen die größeren Ausführungsgänge (b), mit welchen die
kleineren in Verbindung stehen. Also ein systematischer Aufbau, wie er
niemals in einem drüsigen, echten Blastom vorkommt!

2. Cystoma ovarii glandulare s. pseudomucinosum.

Eine überaus häufige Geschwulstbildung der Eierstöcke vom typischen
Bau eines zystischen Adenoms. Die Ovarien können dabei ganz gewaltige Ver-

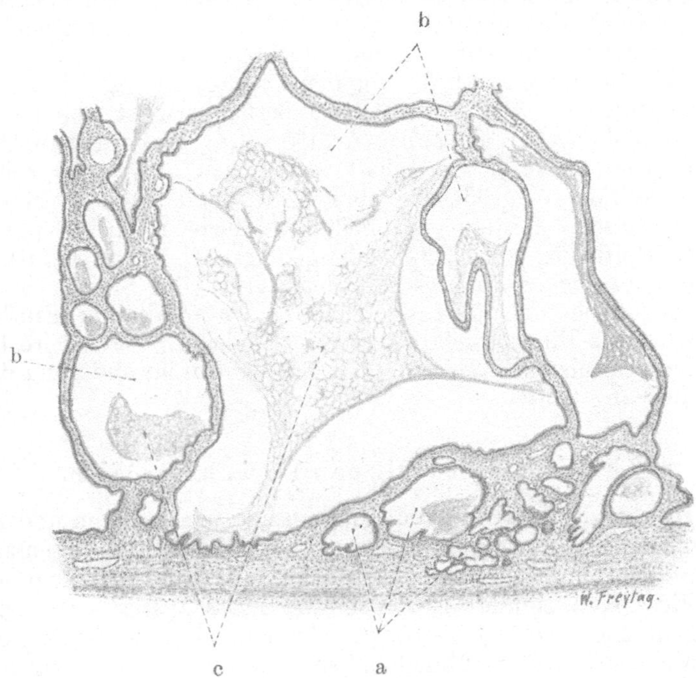

Fig. 249. Cystadenoma ovarii glandulare (pseudomucinosum).
Vergr. 12fach. (Hämatoxylin.)
a Drüsen und Umbildung derselben zu Zysten. b Große Zystenräume. c Inhalt
der Zysten (Pseudomuzin).

größerungen zeigen. Einseitiges oder doppelseitiges Auftreten. Äußerlich
glatte, innen kammerig gebaute Geschwülste. Die Kammern auf Durch-

schnitten rundlich und mit flüssigen Schleimmassen oder mit zitternder Gallerte erfüllt. Dieser Inhalt ist Pseudomuzin. Das vielkammerige Zystom (Cystoma multiloculare) kann durch allmähliche Konfluenz der Kammern schließlich in eine einzige große Zyste übergehen (Cystoma uniloculare).

Brechen die schleimerfüllten Kammern auf, so ergießt sich der Inhalt in die Bauchhöhle und erzeugt dort organisatorische Prozesse, die unter entzündlichen Erscheinungen verlaufen und zu mannigfachen Verwachsungen der Eingeweide führen (Pseudomyxoma peritonei, Gallertbauch). Dabei kommt es auch zu Implantationen und beschränktem Fortwuchern des Geschwulstepithels auf der serösen Oberfläche. Das bedeutet keine Malignität im strengen Sinne, denn das implantierte Epithel bleibt durchaus an der serösen Oberfläche. Die Genese dieser Eierstocksgeschwülste ist unklar. Matrix soll das Keimepithel sein. Da die Morphologie der Drüsenzellen in der Geschwulst ein für das Ovarium durchaus fremdartiges Bild zeigt (s. unten), hat die Geschwulst etwas „Teratoides" an sich und wird von manchen auch als (einseitig entwickeltes) Teratom aufgefaßt. Vielleicht geht sie aus embryonalen Epitheleinschlüssen des Ovariums hervor.

Mikroskopisch (Fig. 249) sehen wir bei schwacher Vergrößerung große, rundlich begrenzte Räume (b), zwischen welchen sich dünne, bindegewebige Septen ausspannen. In den Räumen (Zysten), die mit Epithel in einfacher Schicht ausgekleidet sind, findet sich ein teils homogener, teils mehr faseriger Inhalt (c). Diese pseudomuzinösen Inhaltsmassen haben sich vielfach von der Wand der Zysten retrahiert (Schrumpfung durch die Präparation). Neben den fertig gebildeten Zysten sieht man an einzelnen Stellen auch Drüsenräume (a) in Umbildung zu Zysten. Es sind Tubuli mit alveolären Aussackungen; sie sind ebenfalls mit einfachem Epithel ausgekleidet. An vielen Übergangsbildern sehen wir mit zunehmender Erweiterung der Lichtung eine Nivellierung und Abglättung der ursprünglich gegliederten Drüseninnenfläche eintreten. Bei starker Vergrößerung erweist sich das Epithel der Drüsen und Zysten als schleimbildendes Zylinderepithel (mit reichlichen Becherzellen). Im Inhalt lassen sich außer den schleimigen Massen bei starker Vergrößerung auch Zellen und Pigment in einzelnen Zysten nachweisen. Erstere sind helle, rundliche Elemente [gequollene, abgestoßene Epithelien und Lymphozyten (s. unten)]. Letzteres ist körniges Hämosiderin; es liegt meist innerhalb der Zellen. Das Stroma ist gewöhnliches Bindegewebe und führt die Gefäße. Unterhalb der Epithelsäume der Zysten ist das Bindegewebe oft etwas zellreicher. Vereinzelte Lymphozyten finden sich hier und werden auch auf der Durchwanderung durch die Epithelsäume angetroffen.

3. Cystoma ovarii papillare, s. serosum.

Diese Geschwulst führt uns die Kombination von Adenom und Papillom vor Augen. Es handelt sich um Tumoren des Eierstocks, die ebenfalls zystischen (uni- oder multilokulären) Bau zeigen. Die Zysten sind aber mit seröser Flüssigkeit gefüllt. Die Wandungen der Zysten sind nicht glatt, sondern man sieht körnige, warzige, blumenkohlartige Wucherungen an der Innenwand der Zysten. Manchmal sind die Zysten mit zottigen Wucherungen solide ausgefüllt.

Auch hier kann ein Aufbruch der Zysten nach der Bauchhöhle hin erfolgen. Dann wuchert die Geschwulst in papillöser Form auf der Bauchserosa weiter. Ein Eindringen in die Unterlage erfolgt meist nicht; aber das flächenhafte Fortwuchern des Epithels ist viel ausgesprochener als beim glandulären Zystom, was immerhin auf eine höhere Wuchsenergie der Tumorzellen hinweist. Aszites begleitet diese peritonealen Implantationen der Geschwulstzellen. Die Genese auch dieser Geschwülste ist unklar. Auch hier wird das Keimepithel als Matrix angenommen. Umstritten ist auch, ob neben dem papillären Eierstockszystom noch ein reines Oberflächenpapillom am Ovarium vorkommt, für dessen Genese in erster Linie das Keimepithel in Betracht käme.

Mikroskopisch (Fig. 250) bietet sich bei schwacher Vergrößerung ein zunächst verwirrendes, labyrinthisches Bild, das man am besten mit einem Durchschnitt durch einen Blumenkohl vergleicht. Wir sehen Epithelsäume in zierlichster und reichster Faltung. Sie sitzen einem baumförmig verzweigten Bindegewebe auf. Dieses bildet Zotten allerverschiedensten Kalibers, von dicken, pumpen Gebilden bis zu den schlanksten und

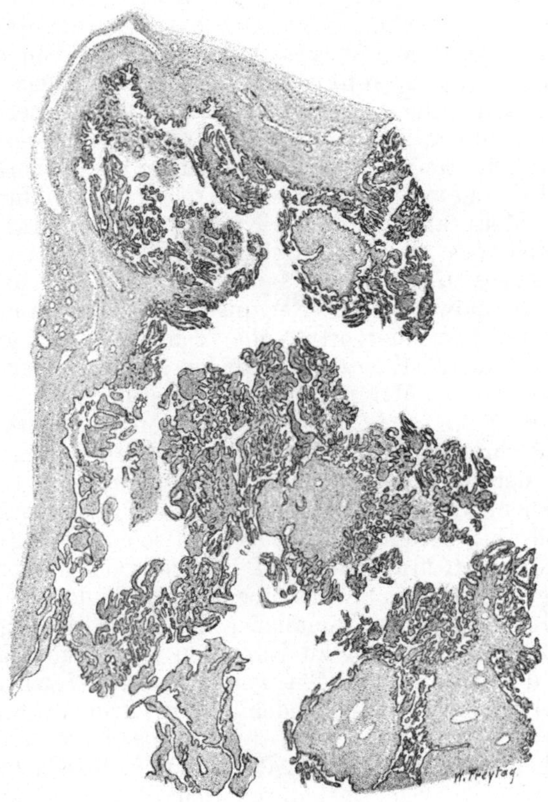

Fig. 250. Cystadenoma ovarii papillare (serosum). Vergr. 12fach. (Hämatoxylin-Eosin.)
Links und oben Zystenwand aus gefäßführendem Bindegewebe. Massenhaft erheben sich verzweigte Papillen verschiedensten Kalibers von der Zystenwand und füllen die Lichtung der Zyste fast völlig aus.

feinsten. Alle Zotten sind reich verzweigt. Sie bestehen aus gefäßführendem Bindegewebe. Die Zystenwände, von denen die Zotten entspringen, sind da und dort als breitere, bindegewebige Septen zu sehen. Bei starker Vergrößerung erweist sich das Epithel als eine überall einfache Schicht kubischer und zylindrischer Zellen, an denen zum Teil Flimmerhaare nachgewiesen werden können. Das Zottenbindegewebe ist gewöhnliches, fibrilläres Bindegewebe. Manchmal sieht man rein epitheliale Falten ohne bindegewebige Stütze (jüngste Wucherungsstadien). Vielfach findet sich (in älteren Zotten) hyaline Entartung des Bindegewebes. Ganze Zotten können in hyaline Massen entarten; dabei gehen auch die Gefäße (hyalin) zugrunde und der Epithelbelag geht verloren (nackte, hyaline Zotten!).

D. Unreife epitheliale Geschwülste.

(Karzinome.)

Carcinoma, Cancer, Kankroid, Krebs sind Namen, die in früheren
Zeiten angewendet wurden für Geschwülste, welche als fortkriechende,
fressende Geschwüre auftraten. Auch hat man gewisse bösartige Brust-
drüsengeschwülste, die zentral ulzerös zerfielen, peripher mit einem Kranz
ektatischer Venen umgeben waren, mit der Gestalt eines Taschenkrebses
verglichen. Heute hat der Name Krebs eine histogenetische Bedeutung.
Wir verstehen darunter eine bösartige Geschwulst von epithelialer
Abkunft. Die grobanatomischen Formen, unter welchen uns die Karzinome entgegentreten, sind sehr mannigfaltig. Diese Geschwülste bilden
harte und weiche Infiltrationen, Knoten, Fungi, polypöse, blumenkohlartige Gewächse. Die Neigung zu Zerfall ist groß. Primär multiple
(multizentrische) und systematisierte krebsige Neubildungen kommen
gelegentlich vor. Meist aber geht der Krebs von einer einzigen, kleinen,
umschriebenen Stelle aus. Diffuse krebsige Umwandlung eines Organs ist
sehr selten. Zerstörendes Wachstum, Metastasenbildung (vorwiegend auf dem Lymphweg), große Neigung zu Rezidiven und (besonders
bei gewissen Krebsformen hervortretende) schwere Rückwirkung auf
den Allgemeinzustand (Kachexie) sind der Ausdruck der — in weiten
Grenzen schwankenden — Malignität dieser Blastome.

Die histologische Diagnose eines Karzinoms ist unter Umständen
nicht leicht. Man spricht von präkanzerösen Veränderungen und weist
darauf hin, daß der krebsigen Umbildung atypische Epithelwucherungen vorausgehen, wie sie bei chronischen Entzündungen sich so häufig
ausbilden. Es soll aber betont werden, daß ein solches Vorstadium durchaus nicht vorhanden sein muß, und daß jedenfalls die meisten atypischen
Epithelwucherungen nicht in Krebs übergehen. Andererseits ist sicher,
daß epitheliale Neubildungen entzündlicher, regeneratorischer, hyperplastischer Art in fließendem Übergang zu Karzinom führen können. Wie kann
hier histologisch die Grenze gefunden werden? Das Wesentliche bei den
krebsigen Epithelwucherungen ist jedenfalls in dem eigenmächtigen
Vordringen des Epithels in die bindegewebige Unterlage zu
suchen. Das Deckepithel verläßt seinen Platz an den Oberflächen und dringt
in die Tiefe ein, das Drüsenepithel durchbricht die Membranae propriae.
Die histologische Diagnose eines Karzinoms wird sich also in erster Linie
auf die Heterotopie der epithelialen Wucherung stützen müssen. Nun ist
aber darauf hinzuweisen, daß auch bei chronisch entzündlichen Zuständen
der Grenzkampf zwischen Epithel und Bindegewebe wieder auflebt, und daß
dabei die Epithelien oft weit in die bindegewebige Unterlage vordringen
können, besonders dann, wenn es sich um geschwürige, fistelbildende Prozesse
handelt. Diese „entzündlichen" Epithelheterotopien sind nicht leicht von
Karzinom zu scheiden. Man wird das heterotope Vordringen allein nicht
als genügenden histologischen Beweis für Karzinom ansehen dürfen, sondern
wird den destruierenden Charakter der krebsigen Epithelwucherung feststellen müssen. Die „entzündlichen" Heterotopien zeigen uns das vordringende
Epithel in typischer Weise von Bindegewebe begleitet, mit dem es immer
gemeinsam wuchert. Beim Karzinom sehen wir ein selbständiges Eindringen der Epithelzellen, oft ohne begleitendes Bindegewebe, und wir stellen
den verdrängenden und gewebsauflösenden Charakter dieser autonomen Epithelwucherung fest. Kann also der Krebs histologisch aus der
destruierenden Heterotopie selbständig wuchernder Epithelien

diagnostiziert werden, so liegt in diesem Satze das Bekenntnis, daß wir Vorstadien des Karzinoms, in welchen das wuchernde Epithel sich noch innerhalb seiner physiologischen Grenzen hält, histologisch nicht zu fassen vermögen. Wenn wir in dieser Hinsicht in der Tat keine absolut sicheren und spezifischen Merkmale zur Verfügung haben, so möchte ich doch behaupten, daß gewisse Kernveränderungen an dem noch in normaler Lage befindlichen Deck- und Drüsenepithel mit einem nicht geringen Grad von Wahrscheinlichkeit erlauben, eine beginnende krebsige Umwandlung zu erkennen. Wenn eine Epithelwucherung sehr bedeutende Variabilität in Größe, Gestalt, Chromatingehalt und allgemeiner Struktur ihrer Kerne aufweist, dann ist das immer ein Zeichen unregulierter Zellteilungsvorgänge und jedenfalls sehr auf Karzinom verdächtig. So kann man auch „entzündliche“ atypische Epithelwucherungen und Epithelheterotopien harmloser Natur von solchen unterscheiden, die zu krebsiger Entartung neigen. In der Kernvariabilität einer epithelialen Wucherung haben wir also einen weiteren histologischen Anhaltspunkt für die Krebsdiagnose (besonders für die Fälle beginnender Krebsentwicklung). Freilich bekommen wir nur ganz selten ein Karzinom bei seiner ersten Entstehung zu sehen. Meist liegt uns das voll entwickelte, bösartige, epitheliale Wachstum vor, und wir sind in der Lage, aus der ganzen geweblichen Situation die destruierende Heterotopie des Epithels, seine Lage in den Spalten des Bindegewebes, in den Lymph- (und Blut-) Gefäßen und anderen präformierten Räumen (Drüsenkanälen usw.) festzustellen.

Wir teilen die Karzinome ein in: Deckepithel- und Drüsenepithelkrebse. Die spezielle Namengebung erfolgt entweder nach der Zellform (Plattenepithel-, Zylinderepithel-, Flimmerepithelkarzinome), oder nach besonderen Eigentümlichkeiten, die durch Stromaentwicklung, Parenchymstrukturen, Sekretions- und Entartungsvorgänge usw. bedingt sind. Harte (skirrhöse), weiche (medulläre) Formen sind durch die starke oder geringe Entwicklung des Stromas gekennzeichnet. Spezifische Einwirkungen der Krebszellen auf das Stroma kommen vor: so unterscheiden wir desmo-, osteo-, angioplastische Karzinome, je nachdem die begleitende Wucherung des Bindegewebes, Knochengewebes, der Gefäße einen auffälligen und vorstechenden Befund bedingt. Hat das Stroma sarkomatösen Charakter, so spricht man von Karzinosarkom (s. später). Zeigen Krebsparenchym und Stroma keine Besonderheiten, so sprechen wir von einem Carcinoma simplex. In einem solchen Karzinom stellen die Krebsmassen solide Nester und Stränge dar (Ca. solidum). Bildet das Parenchym Drüsen, so heißt die Geschwulst Carcinoma adenomatosum (auch Adenocarcinoma oder Adenoma malignum). Entwickeln sich aus den krebsigen Drüsen (durch Erweiterung derselben) Zysten, so haben wir das Cystocarcinoma vor uns (Adenocarcinoma cysticum). Erweichungszysten sollten als akzidentelle Erscheinungen nicht in der Namengebung zum Ausdruck kommen. Liefern die Krebszellen spezifische Substanzen, wie Horn, Kolloid, Schleim, so wird das durch Epitheta wie Ca. keratoides, Ca. cylindromatosum, Ca. mucinosum, muciparum, gelatinosum oder durch Namen wie Gallertkrebs, Kolloidkarzinom ausgedrückt. Verkalkungen größeren Umfangs, besonders die Bildung verkalkter, sandartiger Körperchen führen zu der Bezeichnung Ca. psammosum. Bildet das Karzinom Papillen, so sprechen wir von Ca. papillare, von malignem Papillom, bzw. von Adeno- und Cystocarcinoma papilliferum. Wie es ganz unreife Sarkome gibt, so auch ganz indifferent gebaute Karzinome. Sie bestehen aus rundlichen, länglichen, spindeligen, polymorphen Zellen; auch Riesenzellen kommen vor. Dabei ist nicht immer der geschlossene Wachstumstyp vorhanden (Nesterbildung: Ca. alveolare), sondern es gibt auch ganz diffus wuchernde solche Karzinome. Sie sind unter Umständen schwer von Sarkomen zu unterscheiden (s. S. 336). Bei den Riesenzellbildungen in Karzinomen muß man die dem Krebsparenchym zugehörigen (epithelialen) Riesenzellen von ähnlichen Zellen trennen, die das bindegewebige Stroma liefert und die den Charakter der Fremdkörperriesenzellen haben. In verhornenden Hautkrebsen z. B. liegen solche Fremdkörperriesenzellen in der Umgebung zerfallender epithelialer Hornmassen.

I. Deckepithelkarzinome.

1. Hautkarzinome.

Die Deckepithelkarzinome gehen von den Deckzellen der Haut und Schleimhäute, der serösen Häute (s. S. 371), der Hirn- und Rückenmarkshöhlen (Ependym- und Plexusepithel) aus. Wo mehrschichtige Deckepithele sind, ist die Keimschicht (Basalzellen) der Ausgangspunkt. Bei einschichtigen Epithellagen mit Kryptenbildungen sind wahrscheinlich die Kryptenepithelien die Mutterzellen der betreffenden Karzinome.

Die Deckepithelkrebse der Haut gehen vom geschichteten Plattenepithel aus (Plattenepithelkarzinom). Wir erkennen sie an dem diffusen oder zapfenförmigen Einwuchern der Epidermis in das Korium. Die krebsigen Epithelstränge verbreiten sich hier „wurzelstockartig"; die einzelnen Wurzeln hängen aber vielfach untereinander zusammen. Die krebsigen Epithelstränge können annähernd den Bau der normalen Epidermis zeigen, also die verschiedenen Strata der Epidermis erkennen lassen. Sogar das Stratum corneum kann ausgebildet sein; es entstehen dann innerhalb der Krebszapfen geschichtete Hornmassen (Hornkrebs, Ca. keratoides). Oft ist es kein echtes Horn, sondern pathologisch abgeänderte, hornartige Masse (Ca. parakeratoides). Für die verhornenden Krebse wird vielfach der Name Kankroid reserviert. In anderen Fällen weichen die Epithelzapfen des Karzinoms von dem Aufbau der normalen Epidermis mehr oder weniger ab. Das zeigt sich in einem geringeren Grad der Differenzierung. Ganz indifferente Epithelkörper mit polygonalen, rundlichen, ja sogar länglichen, fast spindeligen Zellen zeichnen die sog. Basaliome (Basalzellenkrebse) aus. So finden wir also unter den Hautkrebsen Repräsentanten von höherer und niederer Gewebsreife. Oft ist in ein und derselben Geschwulst der Differenzierungsgrad sehr wechselnd. Besonders interessant sind Hautkarzinome, die neben ganz indifferenten und mehr oder weniger epidermisartigen Epithelzapfen auch drüsenähnliche Bildungen produzieren (gewundene solide Epithelkörper, lumenhaltige Epithelschläuche, zystische Epithelräume). Hierbei erinnern wir uns an die normale Entwicklung der Talg- und Schweißdrüsen aus der ektodermalen Deckschicht der Haut. Mutterzellen solcher Krebse sind also wohl sehr indifferente Zellen, welche bei ihrer Wucherung ihre vielseitigen prospektiven Potenzen realisieren und gewissermaßen eine stümperhafte Kopie der normalen Entwicklung des Hautektoderms geben. Gerade die obenerwähnten Basaliome zeigen gelegentlich solch verschiedenartige Differenzierungsstadien. Das Stroma der Hautkrebse ist Bindegewebe. Bei den infiltrierenden Krebsformen ist es größtenteils das Bindegewebe des Standortes, welches von der epithelialen Wucherung entfaltet und als Stroma aufgebraucht wird. In exstruktiv wachsenden (fungösen, papillösen) Hautkarzinomen ist viel neugebildetes Stroma. Die sehr indifferenten Hautkrebse haben auch ein besonderes Stroma, das jugendlich, zellreich ist und manchmal den Charakter des embryonalen Bindegewebes (Schleimgewebes) hat. Bilden es die indifferenten Epithelien selbst? Oder ist es ein Produkt des Bindegewebes der Örtlichkeit und erhält es seine besondere Modifikation durch die Einwirkung der jugendlichen Epithelzellen? In den indifferenten Hautkrebsen ist das Stroma auch häufig hyalin entartet. Verkalkungen kommen in Hautkrebsen, besonders in relativ gutartigen, langsam wachsenden vor. Der Kalk lagert sich im Stroma ab oder in abgestorbenen Krebszellennestern. Eine besondere Form des Hautkrebses ist das Ulcus rodens: es ist ein langsam wachsendes, mehr in die Fläche als in die Tiefe vordringendes Karzinom; gerade hier sind Krebszellenverkalkungen häufig zu finden. Die papillären Hautkrebse (malignen Papillome) unterscheiden sich von den gutartigen Papillomen durch größere Polymorphie des Epithelbelags der Papillen, vor allem aber durch eine destruktive Komponente neben der papillenbildenden, exstruktiven. Das Epithel überzieht nicht nur die Papillen, sondern dringt auch an der Basis der Geschwülste in die Unterlage zapfenförmig ein.

a) Plattenepithelzellenkrebs der Haut.

Wir untersuchen zunächst einen gewöhnlichen Plattenepithelkrebs der Haut (Fig. 251). Der organoide Bau dieses Karzinoms ist bei schwacher

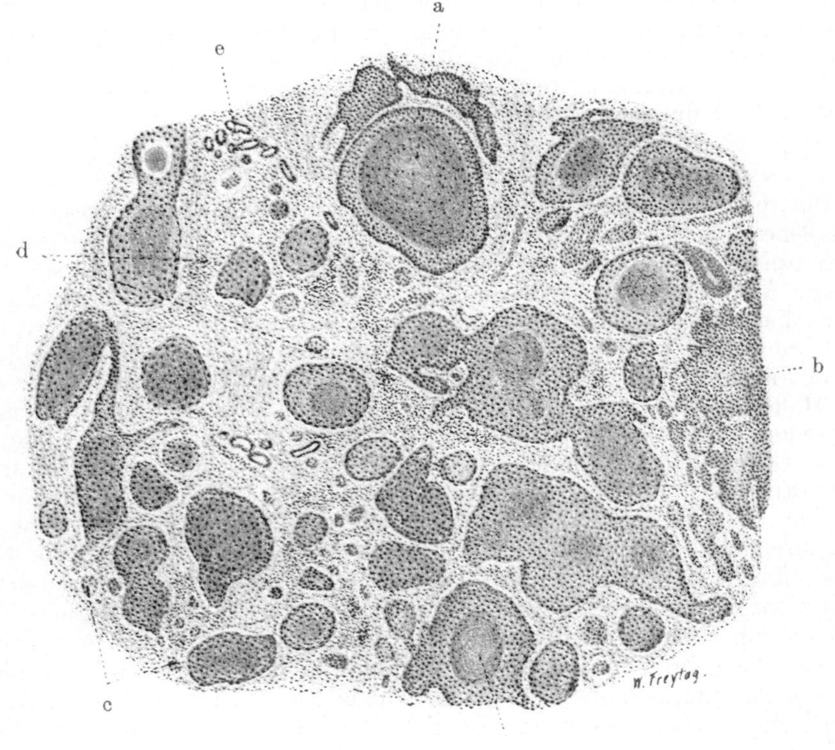

Fig. 251. Verhornender Plattenepithelkrebs der Haut. Vergr. 25 fach. (Hämatoxylin-Eosin.)
a Große Epithelzapfen mit geschichteten Hornkugeln. b Zusammenhängende, wurzelartig verzweigte Epithelmasse ohne Verhornung. c Durchschnitte durch kleine Epithelzapfen jüngster Bildung. d Bindegewebiges Stroma mit entzündlichen Zellinfiltraten. e Schweißdrüsen.

Vergrößerung sofort zu erkennen: ein bindegewebiges Stroma (d) mit eingelagerten epithelialen Parenchymkörpern (a, b, c). Letztere haben die verschiedenste Größe und Gestalt. Es sind beliebig durchschnittene, in den Maschen des Stromas liegende und diese völlig ausfüllende Epithelzapfen. In ihrem Inneren sind zum Teil geschichtete Hornmassen (a) zu sehen. Bei starker Vergrößerung zeigt sich ein epidermisartiger Bau der Epithelkörper. An manchen derselben kann man eine dem Stroma zunächst aufsitzende Basalschicht zylindrischer Zellen, weiter nach innen ein Stratum germinativum mit polygonalen Zellen und schließlich ganz nach innen eine Schicht abgeplatteter, vielfach auch kernloser und hyalinisierter Zellen, die sich im Zentrum der Krebskörper mannigfaltig schichten (Stratum corneum), nachweisen. Bei genauer Untersuchung wird man evtl. auch Stachelzellen (Stratum spinosum) innerhalb der Keimschicht finden und ferner auch ein Stratum granulosum zwischen Keim- und Hornschicht. Die Schichtungskörper heißen auch Kankroidperlen (a). Sie sind nicht für Karzinom charakteristsich, sondern kommen auch in atypischen Epithelwucherungen vor. An vielen anderen Krebskörpern (b, c) vermißt man aber eine so reguläre Ausbildung der Epithelmassen; hier sind mehr ungeordnete Wucherungen polymorpher Zellen zu sehen. Zum Teil sind das auch jüngere Bildungen. Bemerkenswert ist überall der große Wechsel in Größe und Chromatingehalt und Struktur der Kerne. Kern- und Zelldegenerationen finden sich in allen möglichen Bildern. Vielfach zeigen die größeren Epithelkörper zentralen Zerfall. Dann sind auch immer reichlich polymorphkernige Leukozyten inmitten solcher Krebszapfen nachweisbar (Abräumzellen!). Das bindegewebige Stroma ist reichlich von Wanderzellen (Leuko-Lymphozyten, Plasmazellen) durchsetzt (entzündliche Reaktion!).

b) Plattenepithelzellenkrebs der Lippe.

Ein anderes Präparat (Fig. 252) stellt eine Übersicht über ein geschwürig zerfallenes Krebsinfiltrat der Lippe dar. Es soll über die histologischen Verhältnisse in Grund und Rand solcher Krebsulzera eine Vorstellung geben. Wir sehen bei ganz schwacher Vergrößerung einen Durchschnitt durch die krebsig infiltrierte Unterlippe. An der einen Seite (a) sehen wir die Schleimhaut der Lippe (Lippenrot), ausgezeichnet durch einen mit geschichtetem Plattenepithel bekleideten Papillarkörper. Auf der anderen Seite (b) die Hautseite der Lippe. Hier sind auch noch Anhänge der Epidermis, Haare und Haarbälge, Talgdrüsen, Schweißdrüsen zu sehen. Zwischen diesen beiden Oberflächenschichten erkennen wir Bindegewebe, Fettgewebe, Muskulatur (k), Schleimdrüsen (i) — alles dem Gewebe der Örtlichkeit zugehörige Gebilde. Das Krebsgeschwür ist durch eine tiefe, unregelmäßige Bucht (f) gekennzeichnet. Ein Fetzen normalen Gewebes (d) hängt über die Geschwürsbucht hinüber. In Grund und Rändern der letzteren sieht man netzartig zusammenhängende Epithelkörper (g, h) verschiedensten Kalibers. Es sind die auf den verschiedensten Durchschnitten getroffenen Krebswucherungen, die überall mehr oder weniger weit in die Tiefe verfolgt werden können. An einzelnen Stellen (z. B. bei e) hängen diese Epithelkörper mit dem Oberflächenepithel zusammen. Es sieht aus, als ob hier eine fortschreitende Umwandlung der Epidermis in das Krebsgewebe stattfände. Man muß aber diese Bilder sehr vorsichtig beurteilen. Denn erstens erzeugen die den Krebs begleitenden entzündlichen Prozesse in der nachbarlichen Epidermis Wucherungen, die in die Kategorie der „atypischen Epithelproliferationen" gehören und die nicht als beginnende krebsige Entartung gedeutet werden dürfen, weil sie ganz ebenso auch bei nicht krebsiger (z. B. bei tuberkulöser und syphilitischer) Ulzeration vorkommen. So sehen wir an unserem Präparat noch weit entfernt von der eigentlichen Krebsbildung Verdickungen, Verlängerungen und unregelmäßige Gestaltung der interpapillären Epithelleisten (c). Sie sind eine Folge der entzündlichen Umgestaltung des Papillarkörpers. Zweitens aber treten am Rand von Krebsgeschwüren die krebsigen Epithelzapfen, von unten nach oben wachsend,

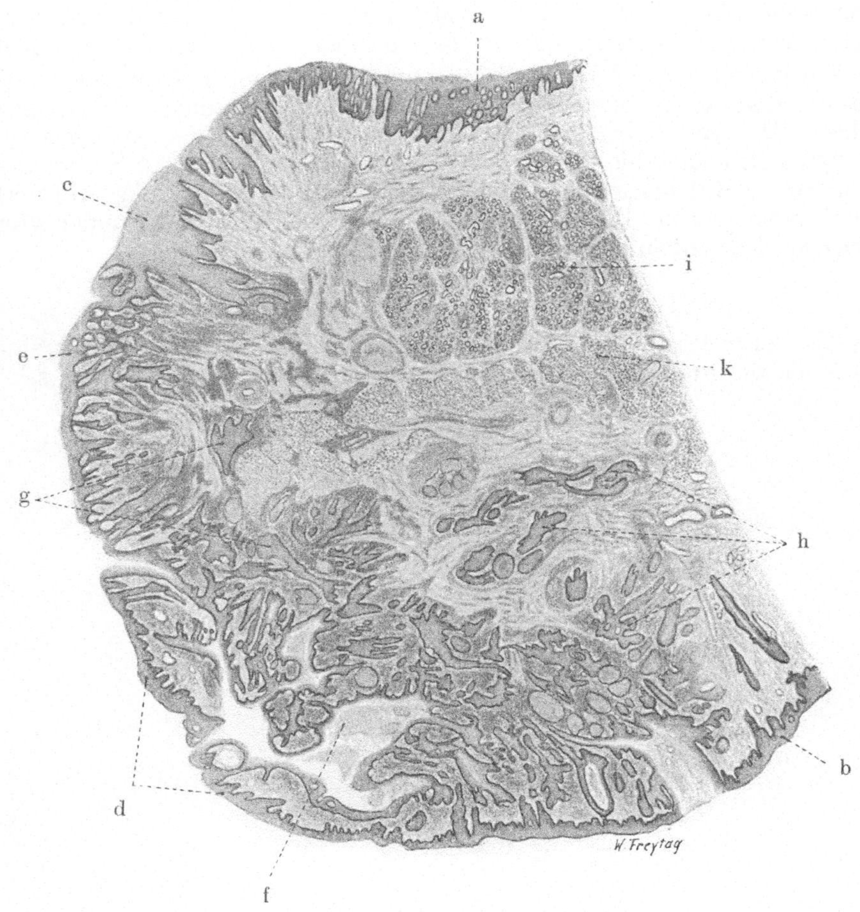

Fig. 252. Plattenepithelkrebs der Lippe. Vergr. 9fach.
(Färbung: Hämatoxylin-Eosin.)
a Schleimhautseite der Lippe (Lippenrot) mit unregelmäßig gestaltetem Papillarkörper. b Hautseite der Lippe (mit Haarbälgen, Haarbalgdrüsen, Schweißdrüsen). c Atypische Epithelwucherungen in der Nachbarschaft des Karzinoms. d Hautfetzen, über das buchtige Krebsgeschwür überhängend. e Oberflächenepithel in Zusammenhang mit krebsigen Epithelzapfen. f Krebsgeschwür. g und h Weit in die Tiefe vorgedrungene Plattenepithelzapfen des Karzinoms. i Schleimdrüsenläppchen. k Muskulatur der Lippe.

mit der angrenzenden Epidermis sekundär in Verbindung. Ist diese Vereinigung zwischen normalem und krebsigem Epithel vollendet, dann sieht es so aus, als ob die Epidermis zapfenförmig in die Tiefe gewachsen wäre. So wird eine krebsige Entartung der Epidermis vorgetäuscht. Wir müssen uns immer vorhalten, daß eine Geschwulst aus sich heraus wächst und nicht durch sog. „homologe Infektion" des gesunden Nachbargewebes. Und ferner, daß die Geschwülste in der Regel von einem eng umschriebenen

Gewebsbezirk, manchmal vielleicht von einer einzigen Zelle, ausgehen, und daß wir sie fast immer in Stadien zu sehen bekommen, bei welchen die Vorgänge der Entstehung längst abgeschlossen sind und wir nur Wachstumsvorgänge studieren können. Muß man sich also vor Trugbildern hüten, so soll damit nicht gesagt sein, daß man gelegentlich nicht doch eine krebsige Umwandlung normalen Epithels auffinden kann. Das wird der Fall sein, wenn man beginnende Karzinome zu untersuchen bekommt, oder wenn sich neue krebsbildende Bezirke in der Umgebung älterer Karzinome finden.

Bei starker Vergrößerung erkennen wir die Zusammensetzung der Krebsnester aus epidermoidalen Plattenepithelien. Verhornungserscheinungen fehlen. Die Anordnung der Epithelien in den Nestern und Strängen entspricht teils dem Bilde der normalen Epidermis, teils sind die Krebszapfen von mehr indifferentem Aussehen. Das Stroma ist stark zellig infiltriert; wir finden neben Bindegewebszellen viele Leukozyten, Lymphozyten, Plasmazellen (entzündliche Reaktion!).

c) Hornkrebs der Haut (Lebermetastase).

Als Beispiel eines in ausgedehntem Maße verhornenden Hautkrebses diene die Lebermetastase eines solchen Karzinoms (Fig. 253). Wir sehen

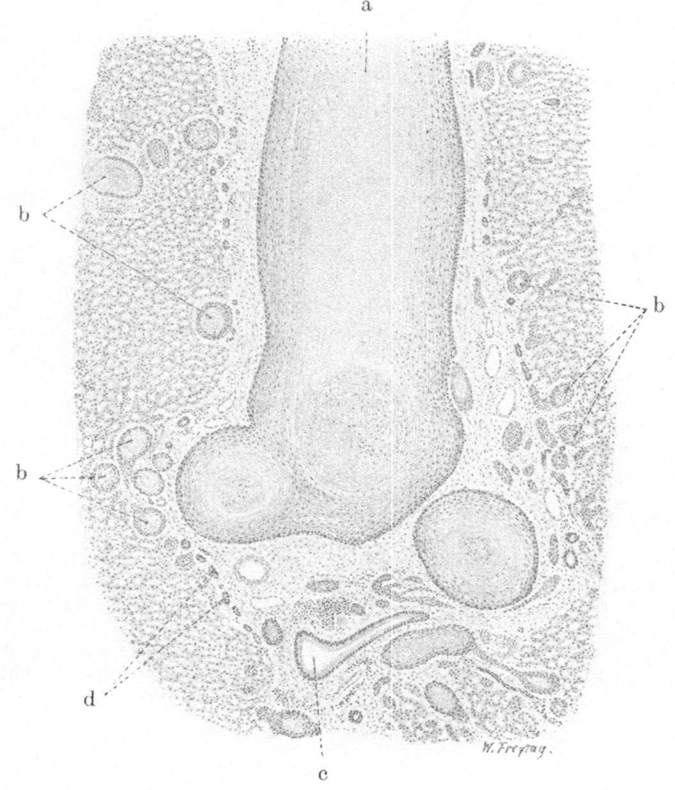

Fig. 253. Lebermetastase eines Hornkrebses der Haut. Vergr. 25fach. (Färbung: Hämatoxylin.)
a Mächtige, geschichtete Hornmasse (verhornter Plattenepithelkörper) in einem stark erweiterten Pfortaderast. b Verhornte Plattenepithelkörper in das feinere, interlobuläre Bindegewebe der Leber und in die Leberläppchen selbst vorgedrungen. c Gallengang. d Kleine, neugebildete Gallengänge.

hier in der Leber, und zwar vorwiegend in deren periportalen Bindegewebsausbreitungen, ganz und gar fremdartige Einlagerungen. Es sind kernlose,
konzentrisch geschichtete Massen von verschiedenster Gestalt und Größe
(a, b). Im allgemeinen herrschen rundliche Konturen dieser Körper vor. An
der Peripherie der geschichteten Körper sieht man schon bei schwacher
Vergrößerung schmale, zellige Zonen, die ganz allmählich in die kernlosen,
geschichteten Teile übergehen. Diese Körper sind verhornte Krebsmassen,
die in Lymphgefäßen und Blutgefäßen (Pfortaderästen) liegen; sie haben
diese Gefäße ganz ausgefüllt und beträchtlich ausgedehnt. An einzelnen
Stellen sind kleinere Vorposten des Karzinoms (b) ins Lebergewebe selbst
vorgedrungen. Bei starker Vergrößerung wird die periphere zellige Zone
der Hornkörper als epidermoidale Keimschicht erkannt. Die Zellen dieser
Keimschicht sind gegen die Hornmassen hin stark abgeplattet und zeigen
pyknotische Kerne (Übergang in Verhornung); die geschichteten Hornmassen bestehen aus kernlosen Schuppen.

d) Zelleinschlüsse in Hautkarzinomen.

In den Plattenepithelkrebsen der Haut findet man besonders reichlich
jene eigenartigen Bilder der Zell- und Kerndegeneration, welche
zur Verwechslung mit parasitischen Ein-
schlüssen (Protozoen, Sporozoen, Blasto-
myzeten) geführt haben. Diese „Pseudo-
krebsparasiten" sollen in einem besonderen
Präparat studiert werden. Es handelt sich
wieder um einen gewöhnlichen Plattenepithelkrebs der Haut, der auch rudimentäre Verhornungserscheinungen zeigt.
Gerade in den zentralen Teilen der Krebskörper, wo deren Keimschicht in eigentümlich hyalinisierte Massen übergeht
(pathologische Varietät von horniger Substanz!), finden wir die Pseudoparasiten.
Sie zeigen sich uns bei starker Vergrößerung (Fig. 254) als sog. Zelleinschlüsse:
in einer Zelle liegt, innerhalb einer Vakuole,
ein protoplasmatischer Körper, der auch
einen Kern oder „Kernpunkt" erkennen
läßt. Manchmal wird man an das Bild
erinnert, welches in Gewebszellen ein-
geschlossene Sporozoen bieten. Die Ähnlichkeit mit enzystierten Protozoen wird

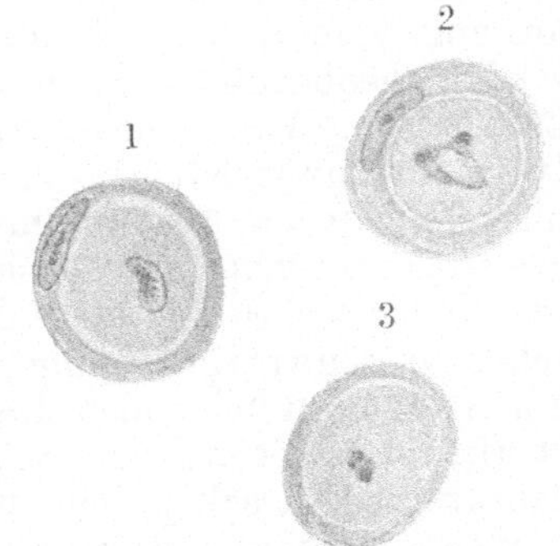

Fig. 254, 1–3. „Zelleinschlüsse"
(Pseudoparasiten) aus einem
verhornenden Platten-
epithelkrebs der Haut. Vergr·
500 fach. (Färbung: Hämatoxylin.)
Krebszellen, welche andere Zellen
des Karzinoms eingeschlossen
haben. Die Kerne der eingeschlossenen Zellen in mannigfaltiger
Degeneration.

noch größer, wenn die Zelle eine besondere Abgrenzungsschicht gegen
den pseudoparasitären Einschluß bildet und wenn nicht ein einzelnes,
sondern wenn mehrere Körperchen in einer solchen „Zellzyste" eingeschlossen
sind. Das erinnert an Sporulation. Derartige täuschende Bilder kommen
besonders in Plattenepithelkrebsen vor, weil hier die platten Zellen die Neigung
haben, sich umeinander zu schichten. So wird dann häufig eine Zelle rings
von einer oder mehreren anderen umschlossen. Das geschieht besonders
dann, wenn einzelne Zellen hyalin entarten, wobei ihr Kern pyknotisch wird
und zu einem „Kernpunkt" schrumpft. Solche degenerierte Zellen werden
dann von anderen eingeschlossen. Der normale Verhornungsprozeß geht ja
mit Hyalinisierung des Protoplasmas und mit Kernpyknose einher, und es
zeigen daher vor allem die verhornenden Hautkrebse solche Bilder. Die
pseudoparasitären Einschlüsse können auch auf andere als die geschilderte

Weise entstehen. Die Verhornung (Hyalinisierung) der Krebszellen ist oft nur in der Peripherie der Zellen ausgesprochen. Dann sondert sich das unverhornte Protoplasma mit dem Kern von dem peripher verhornten Teil; letzterer bildet eine Art Kapsel, ersteres stellt den pseudoparasitären „Zelleinschluß" dar (v. Rindfleisch). An diesem eingeschlossenen, kernhaltigen Protoplasma können sich allerlei Prozesse abspielen, durch welche die Ähnlichkeit mit Sporozysten noch vergrößert wird: z. B. Mitose und Zerfall der mitotischen Figur und des Protoplasmas, wodurch sich viele färbbare Körperchen bilden können. Es würde zu weit führen, alle die möglichen Degenerationen zu schildern, die sich an Protoplasma, Kern und Kernkörperchen abspielen und zu „Zelleinschlüssen" führen können. Erwähnt sei nur noch die Phagozytose: abgestorbene Zellen und Kerne werden von Karzinomzellen aufgenommen und im Protoplasma „verdaut". Hier kommen vor allem Leukozyten in Betracht, die von den Krebszellen „verzehrt" werden.

2. Schleimhautkarzinome

gehen 1. von geschichtetem Plattenepithel aus. In diesem Falle sind es Plattenepithelkarzinome. Sie bieten ein ähnliches histologisches Bild wie die eben untersuchten Hautkrebse (s. b. Lippenkrebs). Auch Verhornung kommt vor. Indifferente Karzinome vom Bau der Basaliome werden beobachtet. Papillöse Formen (besonders Zottenkrebse) sind nicht selten. Von Schleimhäuten, die mit ein- oder mehrschichtigem Zylinder- bzw. Flimmerepithel ausgekleidet sind, gehen 2. Karzinome mit zylindrischen, evtl. flimmernden Zellen aus (Zylinderepithelkrebse). Das Oberflächenepithel wuchert in die Tiefe und tapeziert die Binnenräume des Bindegewebes mit einer krebsigen Zylinderzellschschicht aus. So entstehen drüsenartige Räume im Bindegewebe. Die Ähnlichkeit mit einem echte Drüsen bildenden Karzinom (Carcinoma adenomatosum) ist groß. Überhaupt ist es bei den Schleimhautkrebsen viel schwieriger als bei den Hautkrebsen, Deckepithel- und Drüsenepithelkarzinome voneinander zu trennen. Mehr exstruktive Formen der Schleimhautkarzinome sind die papillösen Abarten. Wenn Schleimhäute mit zylindrischem Deckepithel Plattenepithelkrebse bilden, dann ist entweder eine Metaplasie vorausgegangen, oder es ist das krebsig wuchernde indifferente Epithel selbst, welches eine ortsfremde Differenzierungsrichtung nimmt. Bildet es neben verhornendem Plattenepithel auch noch drüsenartige Formen, so spricht man von Adenokankroid.

II. Drüsenepithelkrebse.

Die Drüsenepithelkrebse können von Haut, Schleimhäuten und drüsigen Organen ihren Ausgang nehmen. In der Haut sind Talgdrüsenkrebse durch große, verfettende Epithelkörper, Schweißdrüsenkarzinome durch schlauchartige Epithelwucherungen ausgezeichnet. Die Drüsenepithelkrebse der Schleimhäute und der inneren Organe bilden in ihren höher differenzierten Formen drüsige, tubulöse Wucherungen (Ca. tubulare). Diese krebsige Drüsenimitation liefert keine einzelnen Drüsenindividuen, sondern es entstehen weitverzweigte, untereinander zusammenhängende, tubulöse Bildungen, die mit kubischen, zylindrischen (evtl. flimmernden) Krebsepithelien ausgekleidet sind (Adenokarzinom, besser Carcinoma adenomatosum). Bleibt der Epithelbelag im wesentlichen einschichtig, so ist die Ähnlichkeit mit Adenom groß (malignes Adenom). Eine Verwechslung mit Adenom kann man vermeiden, wenn man auf die Massenhaftigkeit der drüsigen Wucherungen, auf die Üppigkeit der Epithelbeläge, auf die Unregelmäßigkeiten in der Anordnung der Epithelien, auf die Variabilität der Zell- und Kernausgestaltung, usw. achtet. Vom sog. malignen Adenom unterscheidet sich das Ca. adenomatosum durch viel größere Willkür in der formalen Ausbildung der krebsigen Drüsen, wobei vor allem Mehrzeiligkeit und Mehrschichtigkeit des üppig wuchernden Epithels eine wichtige Rolle spielen. Vielfach sieht man das Lumen von reinen Epithelbrücken durchzogen, welche die ursprünglich einfache Lichtung in eine Anzahl von Teillumina zerlegen. Vielfach liegen ferner die Drüsen ohne trennendes Stroma mit ihren Epithelröhren an- und aufeinander. Richtige Membranae propriae fehlen allen diesen krebsigen Drüsenimitationen. Drüsige Organe von follikulärem Typus liefern ein Karzinom, das mehr zur Bildung geschlossener Epithelkörper neigt (Ca. folliculare). Daneben finden sich schlauchförmige Wucherungen mit verzweigten, sich abschnürenden Epithelsprossen, entsprechend dem normalen Entwicklungstyp solcher drüsiger Organe. Durch Erweiterung der krebsigen Drüsen entstehen Zysten (Ca. adenomatosum cysticum — Zystokarzinom). Die Kombination mit papillären Wucherungen führt zum Cystocarcinoma papilliferum.

Die weniger differenzierten Formen des Drüsenepithelkrebses sind durch solide Epithelwucherungen ausgezeichnet. Hierin zeigt sich ein geringerer Grad von Gewebsreife. Das Stadium der soliden Epithelsprosse, welches bei der normalen Drüsenentwicklung durchlaufen wird, erscheint bei diesen Karzinomen gewissermaßen in Permanenz erklärt. Die Differenzierung geht nicht über dieses Stadium hinaus (Ca. solidum). Die krebsigen Epithelzellen sind dabei von mehr oder weniger undifferenziertem Aussehen, rundlich oder polymorph; sie liegen in Maschen („Alveolen") eines bindegewebigen Stromas (alveoläres Karzinom). Solche Karzinome bieten ein sehr einfaches histologisches Bild (Ca. simplex). Gehen Karzinome von innersekretorischen drüsigen Organen aus, so haben sie im allgemeinen ebenfalls den alveolären Bau des Ca. simplex und entsprechen darin der prinzipiellen Struktur ihres Mutterbodens.

Für alle Drüsenepithelkrebse sei bemerkt, daß die krebsigen Drüsenepithelien niemals die vollkommenen funktionellen Strukturen ihrer Mutterzellen aufzeigen. Magenkarzinome mit Haupt- und Belegzellen, Nierenkrebse mit typischen Epithelien der Hauptstücke hat man noch nie gesehen. Über die Ausbildung von binnen- und zwischenzelligen Sekretkanälchen in Drüsenepithelkrebsen liegen keine Mitteilungen vor. Die spezifischen Protoplasmastrukturen (Granula usw.) sind mangelhaft ausgebildet oder pathologisch verändert. Das gilt auch für die „innersekretorischen" Drüsenepithelkrebse. Gleichwohl sind in den Drüsenkrebsen die spezifischen Funktionen nicht immer völlig erloschen: Fettbildung in Haut- und Mammakrebsen, Gallebildung in den Leberkrebsen, Kolloidsekretion in Schilddrüsenkrebsen, Schleimbildung in Karzinomen der Schleimhäute kommt vor. Diese sekretorischen Leistungen der Krebsparenchyme können pathologisch derartig gesteigert sein, daß sie sich in Entartung umkehren. Das ist z. B. bei den sog. Gallertkrebsen der Fall (s. unten).

Das Verhältnis des Stromas zum Krebsparenchym wechselt in den Karzinomen der drüsigen Organe in weiten Grenzen — viel mehr, als dies in Karzinomen der Deckepithele der Fall ist. Das wird wohl an besonderen spezifischen Einwirkungen liegen, welche die krebsigen Drüsenepithelien auf das Stroma ausüben. Sog. Skirrhen zeichnen sich durch massiges Stroma bei quantitativ unter Umständen sehr zurücktretendem Parenchym aus. Letzteres bildet in den Skirrhen gewöhnlich solide, kleine Nester. Die

Medullarkrebse sind im Gegenteil stromaarme und parenchymreiche Geschwülste (sog. Markschwämme). Auch sie gehören meist dem Typus des Ca. solidum an. Doch gibt es auch höher differenzierte (adenomatöse) Formen medullären Charakters, wie denn überhaupt die Bezeichnungen skirrhös und medullär sich lediglich auf das quantitative Verhältnis zwischen Parenchym und Stroma und nicht auf besondere qualitative Strukturen beziehen.

Unsere Präparate werden das bisher Gesagte erläutern und noch weitere Einzelheiten hinzufügen lassen.

a) Zylinderepithelkrebs (Ca. adenomatosum) des Magens.

Das typische Bild eines drüsigen Schleimhautkrebses soll uns ein Zylinderepitheliom (Ca. adenomatosum) des Magens vor Augen führen (Fig. 255).

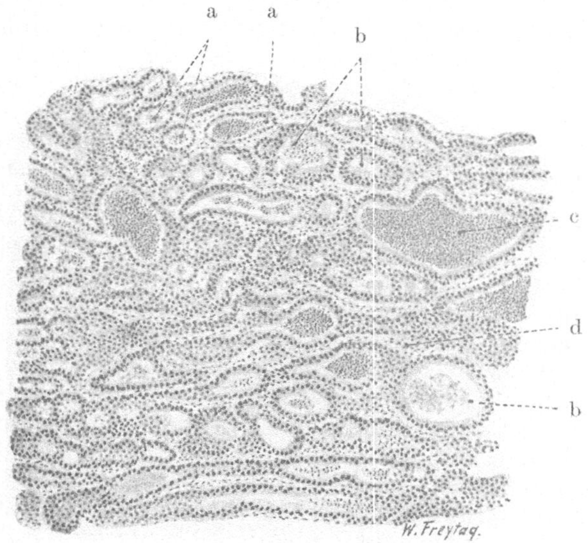

Fig. 255. **Zylinderepithelkarzinom** (Carcinoma adenomatosum) des Magens. Vergr. 50fach. (Färbung: Hämatoxylin.)
a Mit Zylinderepithel ausgekleidete drüsige Schläuche des Karzinoms. b Erweiterte solche Schläuche, zum Teil mit etwas unregelmäßigem Epithel. c Leukozytenmassen als Inhalt stark erweiterter, krebsiger Drüsenschläuche. d Bindegewebiges Stroma, spärlich entwickelt.

Wir sehen ein förmliches Labyrinth von drüsigen Gängen (a, b). Es sind die in der Submukosa des Magens wuchernden Karzinomschläuche. Sie sind mit hohem Zylinderepithel ausgekleidet. Als Inhalt (c) finden sich körnig-fädige Massen (Schleim) und Zellen (s. unten). Zwischen den krebsigen Drüsenbildungen ist nur wenig Stroma (d). Bei starker Vergrößerung zeigt sich das karzinomatös wuchernde Epithel in den Drüsenimitationen äußerst dicht gestellt. Die Kerne liegen in verschiedenen Höhen der Zylinderepithelsäume (mehrreihiges Epithel). Vielfach kommt auch echte Mehrschichtigkeit des Epithelbelags vor. Neben den Drüsen mit ein- oder mehrschichtigem Zylinderepithel sind auch Drüsen mit unregelmäßigem, polymorphem Epithel vorhanden. Die Epithelbeläge sind reichlich von Leukozyten durchsetzt, deren Kerne man zwischen den Epithelzellen sieht. Im Lumen der krebsigen Drüsen sind außer Schleim stellenweise ebenfalls zahlreiche polymorphkernige Leukozyten angehäuft. Diese Bilder erinnern an die physiologische Leukozytendurchwanderung in Schleimhäuten. Das Stroma besteht aus fibrillärem Bindegewebe und führt die Gefäße. Es ist ebenfalls von Lympho- und Leukozyten durchsetzt.

b) Carcinoma adenomatosum corporis uteri.

Ein ähnliches Bild gibt ein Ca. adenomatosum des Uterus. Es handelt sich um ein Korpuskarzinom. Wir wollen den geschwulstbildenden Prozeß zuerst in situ und dann an kürettierten Stückchen untersuchen. Es

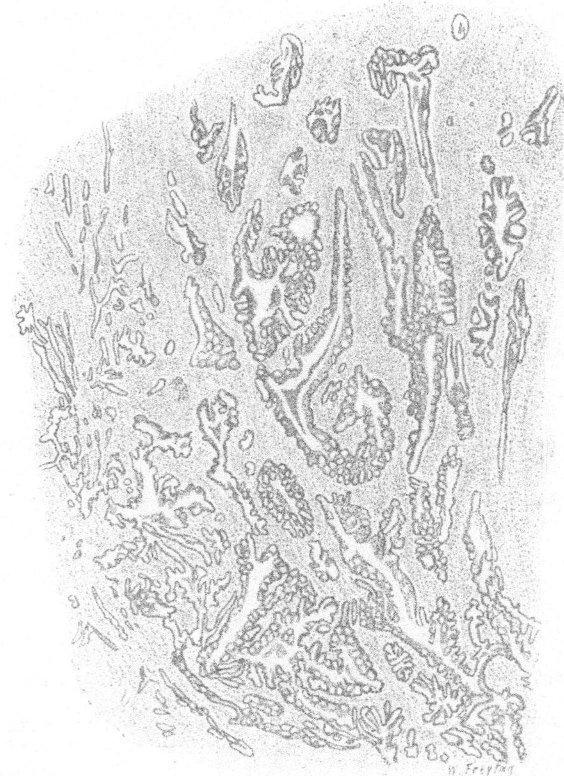

Fig. 256. Carcinoma adenomatosum corporis uteri. Vergr. 15fach. (Färbung: Hämatoxylin.)
Die Uterusmuskulatur, von krebsigen, zum Teil sehr atypisch gestalteten, weit verzweigten und untereinander vielfach zusammenhängenden, drüsenartigen Schläuchen durchsetzt.

empfiehlt sich, die Präparate mit dem früher besprochenen Bilde der glandulären Hyperplasie des Endometriums zu vergleichen, um die großen Unterschiede zwischen einer einfach hyperplastischen und einer ungeordneten, blastomatösen Drüsenwucherung festzustellen! Das adenomartige Karzinom in situ zeigt uns die Schleimhaut des Uterus stark verbreitert und in eine Neubildung verwandelt, die aus lauter dicht gedrängten Drüsen besteht. Auch hier kann von einer Scheidung in Einzeldrüsen nicht gesprochen werden. Die Drüsen sind aufs ausgiebigste verzweigt und hängen untereinander vielfach zusammen. Das Stroma tritt bei schwacher Ver-

größerung nicht deutlich hervor; die Drüsen liegen zu dicht. Wichtig ist
die Feststellung, daß die drüsige Neubildung überall in die Muskulatur
des Uterus vorgedrungen ist (Fig. 256). Stellenweise ist dieses Einwuchern
in große Tiefe der Muskularis erfolgt. Zeigt sich schon hierin die karzino-
matöse Natur der Drüsenwucherung, so wird diese noch weiter bestätigt
durch die feinere Analyse der neugebildeten Drüsen bei starker Vergrößerung.
Hierbei zeigen sich die größten Unterschiede gegenüber dem Bau der normalen Korpusdrüsen. Zwar findet sich meist eine Differenzierung des Drüsenepithels zu Zylinderzellen; aber die Zylinderzellen sind viel dichter gedrängt,
ihre Kerne liegen in verschiedenster Höhe (Mehrreihigkeit!), viele Mitosen
sind zu sehen. Sehr häufig findet sich echte Mehrschichtigkeit der Epithelbeläge. Ferner haben sich an der Innenfläche der Drüsenräume an vielen

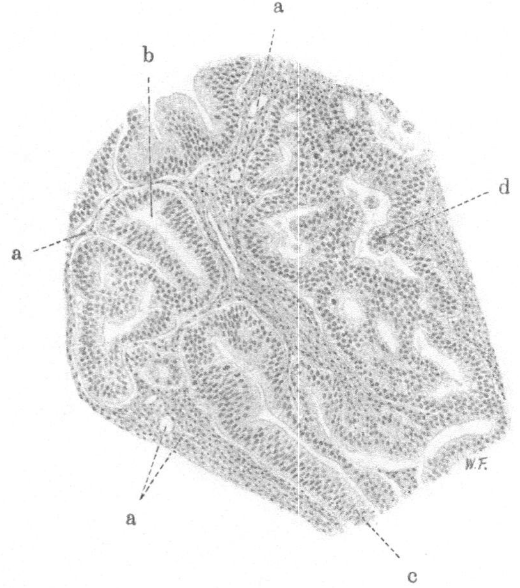

Fig. 257. Carcinoma adenomatosum uteri (Kürettage). Vergr. 120fach.
(Färbung: Hämatoxylin.)
a Bindegewebiges Stroma und Gefäße. b Durchschnitte durch die krebsigen
Drüsen. c Mehrschichtigkeit des Epithels dieser drüsigen Wucherungen. d Rein
epitheliale Knospenbildung des krebsigen Drüsenepithels.

Stellen umfangreiche, rein epitheliale Wucherungen aufgeschichtet, die
wieder zahlreiche Teillumina gebildet haben: also eine Art sekundärer
Drüsenbildung an der Wand der primär gebildeten Drüsen. Zwischen den
Drüsenkomplexen finden wir die Bündel der glatten Muskulatur des Myo-
metriums bzw. bindegewebiges Stroma. Die lympho-leukozytäre Reaktion
des Zwischengewebes ist überall stark. Zahlreiche Leukozyten durchsetzen
die Epithelsäume der karzinomatösen Drüsenwucherung und haben sich
in den Lichtungen der letzteren angehäuft.

Die Kürettage (Fig. 257) eines solchen Carcinoma corporis uteri zeigt uns
ähnliche Bilder. Die einzelnen ausgeschabten Gewebsstückchen bestehen
teils aus Uterusschleimhaut, teils aus karzinomatösem Gewebe. Daneben
finden sich Blut und Gerinnsel. Die krebsige Drüsenwucherung ist durchaus
irregulär. Die Drüsendurchschnitte (b) sind vielfach gar nicht durch Stroma
getrennt, ihre Epithelbeläge liegen direkt aneinander. Das vorwiegend

zylindrische Epithel ist häufig mehrschichtig (c). Es gibt auch Drüsen mit ganz ungeordnetem, polymorphem Epithel. Mitosen sind reichlich in den Epithelzellen; ihre Äquatorialplatten liegen in den verschiedensten Richtungen. Oft sieht man rein epitheliale Knospen (d), die in das Drüsenlumen vorragen; auch epitheliale Brücken, welche das Lumen durchqueren, sind reichlich vorhanden. Das Stroma (a) tritt stark zurück. Es ist von Lymphozyten und Plasmazellen durchsetzt.

Ein Detailbild (Fig. 258) zeigt in einer ungeordneten Epithelwucherung (b) mit zahlreichen Mitosen (c) die Entstehung einer Menge von sekundären Drüsenlichtungen (b_1) mit und ohne schleimig hyalinen Inhalt. Stellenweise

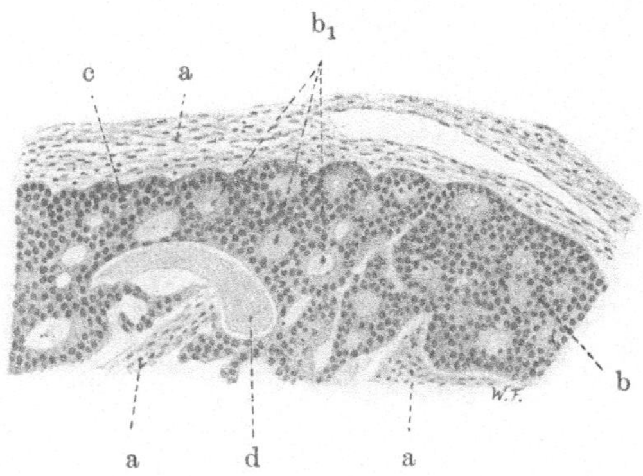

Fig. 258. Carcinoma adenomatosum uteri (Kürettage). Vergr. 120 fach.
(Färbung: Hämatoxylin.)

a Bindegewebiges Stroma. b Rein epitheliale Wucherungen (ohne Stroma) mit multipler sekundärer Lumenbildung (b_1). c Mitosen in den krebsigen Drüsenepithelien. d Zylinderbildung aus homogenen, schleimigen Sekretmassen (Carcinoma cylindromatosum).

finden sich zylindromartige Bilder (d). Bemerkenswert ist, daß diese sekundären drüsigen Bildungen rein epithelialer Natur sind; Stroma ist hier unbeteiligt.

c) Adenokankroid des Uterus.

An zwei Abbildungen eines Falles von Adenokankroid des Uteruskörpers (Fig. 259 und 260) soll auch diese eigenartige Form des Karzinoms studiert werden, bei welcher das krebsig entartete Epithel nicht nur Drüsen, sondern auch (verhornendes) Plattenepithel bildet. Man spricht hier von Metaplasie. Es handelt sich aber nicht darum, daß ein primär vorhandenes (durch Metaplasie entstandenes) Plattenepithel durchwuchert und zerstört würde von einer krebsigen Drüsenwucherung, sondern es wuchert ein indifferentes Epithel, welches pluripotent ist und sich nach zwei Richtungen hin ausdifferenziert. Dafür sprechen die allenthalben zu findenden fließenden Übergänge und Zwischenformen zwischen dem drüsenbildenden Zylinderepithel und den Plattenepithelwucherungen.

In unserer Fig. 259 zeigt sich die Differenzierung des wuchernden krebsigen Epithels hauptsächlich in zwei Richtungen. An einzelnen Stellen sind breitere und schmälere sich verzweigende Zapfen eines geschichteten Pflasterepithels zu sehen (a). An den breitesten Zapfen kann man ein Stratum germinativum (stellenweise sogar mit zylindrischen Basalzellen) und ein Stratum corneum erkennen. Die schmalen Zapfen sind indifferenter zusammengesetzt. An anderen Stellen sieht man Drüsenimitationen (b). Die Drüsenlumina sind von teilweise mehrschichtigem Epithel umkleidet; ganz unregelmäßige und atypische drüsenartige Bildungen finden sich. Zwischenformen zwischen Platten- und Zylinderepithelbildungen sind nachzuweisen. In einer drüsigen Wucherung sieht man eine geschichtete Kugel verhornten

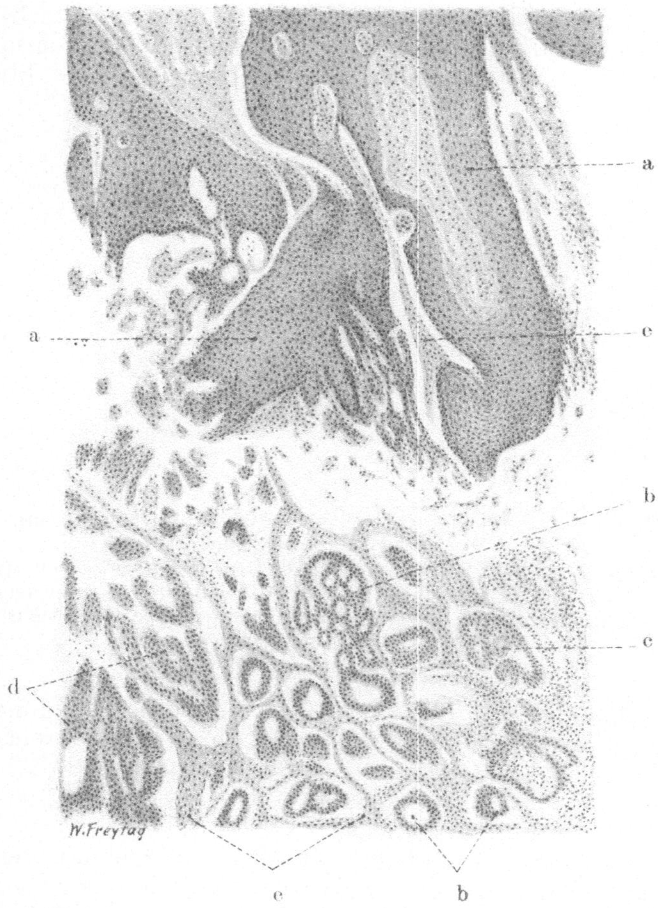

Fig. 259. Adenokankroid des Uterus. Vergr. 60 : 1. (Hämatoxylin-Eosin.) a Breite, verzweigte Zapfen aus verhornendem Plattenepithel. b Drüsenartige, ungeordnete Wucherungen zylindrischen, vielfach mehrschichtigen Epithels. c Drüsenartige Bildung, in indifferentes Epithel übergehend; hier eine geschichtete Hornkugel. d Wucherungen indifferenten Epithels. e Bindegewebiges Stroma.

Plattenepithels (c). Das Stroma (e) ist spärlich und stellenweise von Lymphozyten infiltriert; letztere sind auch stellenweise reichlich in die Lichtungen der drüsigen Räume eingewandert.

Die Fig. 260 soll den Übergang des Zylinderepithels der krebsigen Drüsen in Plattenepithel zeigen. Das mehrreihige zylindrische Epithel eines Drüsenganges (a) geht (zwischen b und b$_1$) in eine mehrschichtige Lage polygonaler und platter Zellen vom Aussehen eines geschichteten Pflasterepithels über.

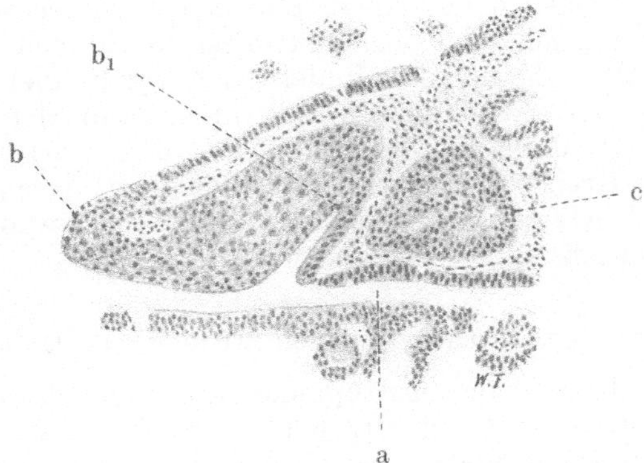

Fig. 260. Aus einem Adenokankroid des Uterus (Kürettage). Vergr. 120 fach.
(Färbung: Hämatoxylin.)
a Krebsige Drüsenschläuche mit teils ein-, teils mehrschichtigem Zylinderepithel.
Bei b und b₁ Übergang des Zylinderepithels in mehrschichtiges Plattenepithel.
c Krebsiger Epithelkörper: zum Teil Differenzierung zu Zylinderepithel (um
drüsige Lumina), zum Teil ungeordnete Wucherung polygonaler Zellen.

d) Carcinoma portionis uteri.

Zum Vergleich untersuchen wir auch eine Kürettage von Portiokarzinom
(Fig. 261). Die Portiokrebse sind Plattenepithelkarzinome. Unter den
ausgeschabten Stückchen finden sich auch Teilchen der Zervixschleimhaut:
einzeln liegende Zervixdrüsen in faserreichem Schleimhautbindegewebe.

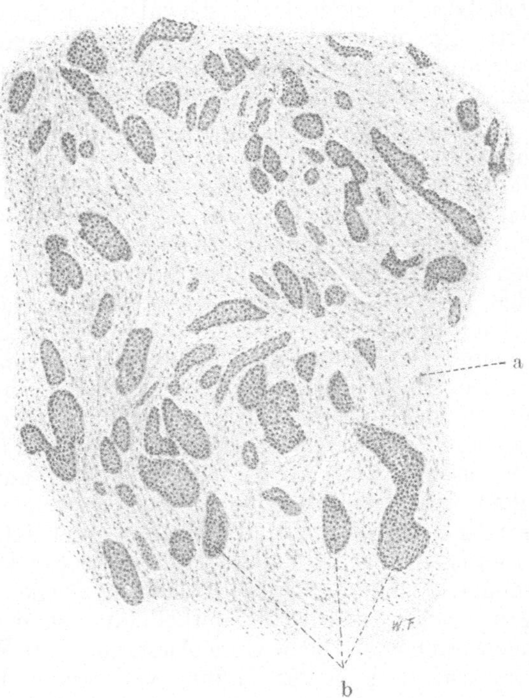

Fig. 261. Aus einem Plattenepithelkrebs der Portio vaginalis uteri
(Kürettage). Vergr. 50 fach. (Färbung: Hämatoxylin.)
a Reichliches bindegewebiges Stroma. b Nester von Plattenepithel.

Andere Stückchen bestehen aus einem reichlichen bindegewebigen Stroma
(a) mit eingelagerten, soliden Epithelzellennestern (b) von verschiedenster
Größe und Gestalt. Manchmal finden sich auch hier noch Zervixdrüsen als Reste der Schleimhaut, und man kann den Einbruch der
Krebszellenhaufen in diese Drüsen feststellen. Bei starker Vergrößerung
erweisen sich die Krebszellennester aus mehr oder weniger ausdifferenziertem Pflasterepithel zusammengesetzt. Das bindegewebige Stroma ist
von Leukozyten durchsetzt.

e) Carcinoma psammosum ovarii.

Über akzidentelle Verkalkungsvorgänge in Geschwülsten wurde schon
bei verschiedener Gelegenheit gesprochen (s. S. 374). Wenn solche Verkalkungen, die sich am Bindegewebe, an den Gefäßen, an Zellen und Zellschichtungen meist im Anschluß an hyaline Entartung und Nekrose abspielen, größere Ausdehnung gewinnen, so können derartige Geschwülste
schon grobanatomisch durch die Einlagerung kalkiger Massen eine eigenartige
Beschaffenheit gewinnen. Besonders ist dies der Fall bei der Sandkörpergeschwulst, dem Psammoma der älteren Autoren. Von den Hirnhäuten
gehen solche Psammome aus, die sich manchmal wirklich wie sanderfüllte
Beutel oder Schwämme anfühlen. Es sind Endotheliome, in welchen sich
die Verkalkungen vor allem an hyalin entartenden, konzentrischen Schichtungen platter Zellen abspielen (s. S. 370). Da solche Verkalkungen sich aber
nicht nur in Endotheliomen, sondern auch in Geschwülsten anderer Genese
abspielen können, hat das Psammom als selbständige Geschwulstart keine
Existenzberechtigung. Aber die Eigenart, welche durch die ausgedehnten
akzidentellen Verkalkungen manchen Geschwülsten aufgeprägt wird, kann
durch das Adjektiv „psammosum“ zum Ausdruck kommen. So gibt es
auch ein Ca. psammosum, welches ebenfalls durch Verkalkung von Krebszellen und Krebszellenschichtungen ausgezeichnet ist.

Als Beispiel eines psammösen Karzinoms, in welchem die Sandkörper
hauptsächlich durch Verkalkung der Geschwulstzellen gebildet werden, diene
die Fig. 262. Die Geschwulst zeigt bei schwacher Vergrößerung an den verschiedenen Stellen einen sehr verschiedenen Bau: bald findet man eine weitgehende Ausreifung, bald einen sehr indifferenten Zustand der epithelialen
Bildungen. Übergangsbilder, welche diese beiden extremen Stadien miteinander verbinden, sind reichlich nachzuweisen. Die am höchsten differenzierten Stellen zeigen drüsige und zystische Räume (a), welche (starke Vergrößerung!) von einem einfachen, manchmal mehrreihigen Zylinderepithel
ausgekleidet sind. Der Inhalt dieser Drüsen und Zysten ist ein Sekret, welches
sich als eine schollige oder homogene Masse darstellt. Zwischen den Drüsen
und Zysten findet sich ein fibrilläres Bindegewebe als Stroma (d); es ist (starke
Vergrößerung!) wechselnd reich an Fibroplastenkernen und Wanderzellen.
Als Übergangsbilder trifft man auf einfache und verzweigte Zysten, welche
ein üppig wucherndes, unregelmäßig aufgetürmtes, mehrschichtiges Epithel
zeigen; da und dort ist eine echte Papillenbildung an der Wand der Zysten
zu sehen. Außerdem trifft man auf Drüsenschläuche, welche dicht beisammen
liegen und Übergänge zeigen zu soliden Epithelbildungen, deren Gestalt noch
an Drüsenschläuche erinnert. Die weitere Ausartung des Wachstums bzw.
der Differenzierung zeigt sich in der Bildung von soliden Haufen, Nestern
und Strängen polygonaler, indifferenter Epithelzellen (b), zwischen welchen
sich ein sehr spärliches fibrilläres Stroma findet. Die drüsigen und zystischen
Teile werden von den soliden Epithelwucherungen durchwachsen, indem die
letzteren sich innerhalb des Stromas der ersteren ausbreiten. Was aber der

ganzen Geschwulst ein besonderes Gepräge gibt, das sind zahllose, kleinere und größere, mit Hämatoxylin stark färbbare, also offenbar verkalkte Kugeln (c), welche bei stärkerer Vergrößerung meistens eine konzentrische Schichtung zeigen. Die eingehende Untersuchung lehrt, daß diese Sand-

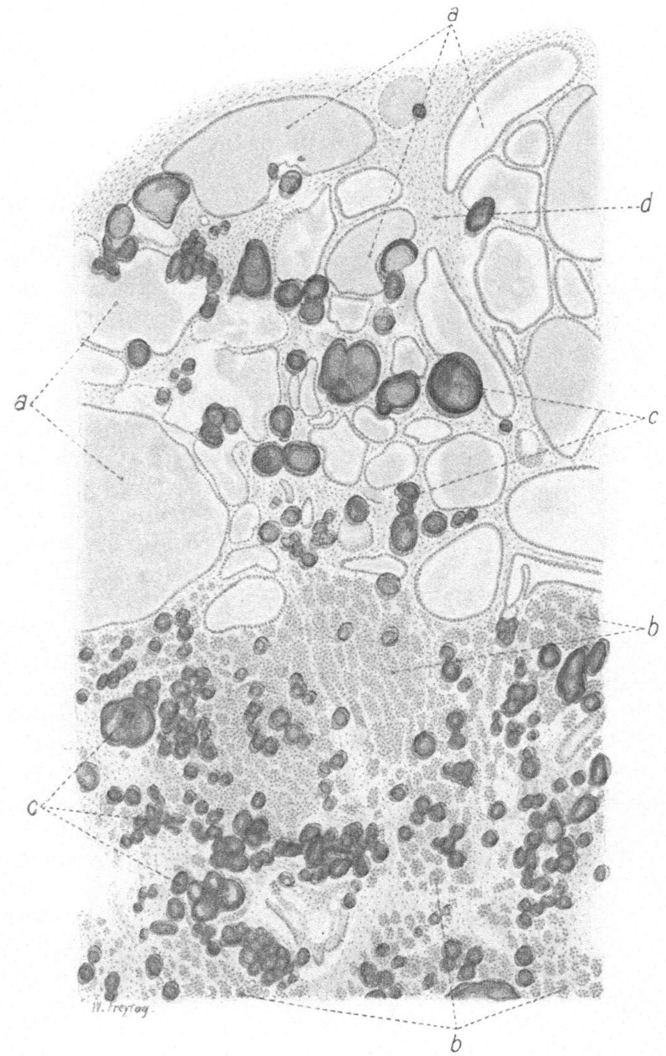

Fig. 262. Carcinoma psammosum ovarii. Vergr. 40 : 1. (Hämatoxylin-Eosin.)
a Zystisch erweiterte Drüsenräume, von Zylinderepithel ausgekleidet, mit schleimig-kolloiden Massen erfüllt. b Solide Haufen und Nester von polymorphen Epithel-zellen. c Größere und kleinere, großenteils geschichtete Kalkkörper. d Binde-gewebiges Stroma der Geschwulst.

körper aus den Krebszellen entstehen, welche ihre Kerne verlieren, quellen und zugrunde gehen, worauf die Verkalkung erfolgt. So können große Teile der Geschwulst im Parenchym stark veröden, so daß das Stroma nur noch Massen von Kalkkugeln als Überreste der karzinomatösen Wuche-rung einschließt.

f) Carcinoma scirrhosum ventriculi.

Die Skirrhen des Magens stellen vorwiegend infiltrierende Geschwülste dar. Meist ist die Regio pylorica erkrankt, die Magenwand hier verdickt, hart. Größere Ulzerationen werden meist vermißt. Durch Schrumpfungsprozesse (narbige Retraktion des massig gebildeten Stromas!) kommt es zu Stenosen. Der Fundusteil hinter der krebsigen Stenose der Regio pylorica dehnt sich aus (Feldflaschenmagen). Beim Scirrhus diffusus geht die ganze Magenwand in eine brettharte Infiltration über, und bei der Schrumpfung verkleinert sich der Magen in toto. Ein Übersichtsbild (Fig. 263) soll zunächst eine Vorstellung geben von der krebsigen Invasion beim Skirrhus, die alle Schichten der Magenwand in Besitz genommen hat. Weiter tritt die gewaltige reaktive Stromawucherung deutlich in die Erscheinung. Durch van Giesonfärbung ist alles bindegewebige Stroma rot gefärbt. Wir erkennen bei ganz schwacher Vergrößerung Mukosa (a), Muscularis mucosa (b), Submukosa (c), Muskularis (d) und Serosa (e) des Magens auf einem senkrechten Durchschnitt. Die Schleimhaut ist ganz diffus von dunkelgefärbten Krebszellen durchsetzt. In den übrigen Schichten bildet das Krebszelleninfiltrat kleine, solide Häufchen und schmale Zeilen und Stränge (Ca. solidum). Nirgends ist eine höhere Differenzierung (zu Drüsen) zu sehen. Das Bindegewebe der Submukosa, das intermuskuläre und seröse Bindegewebe ist stark vermehrt. Die Masse des bindegewebigen Stromas ist stellenweise bedeutender als die der Krebszellen; nur in der Schleimhaut ist relativ wenig Stroma. Bei stärkerer Vergrößerung erweisen sich die Krebszellennester überall aus indifferenten, rundlichen Zellen mit chromatinreichen, verschieden großen Kernen zusammengesetzt. Reichlich sind in allen Schichten der Magenwand auch

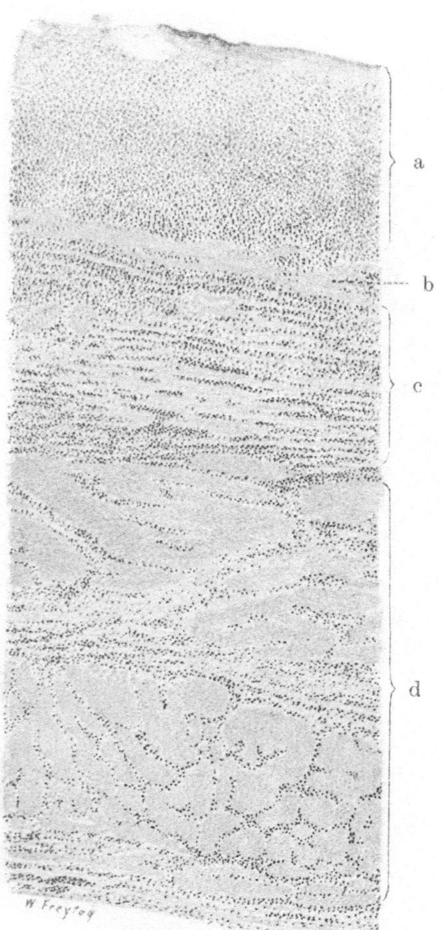

Fig. 263. Carcinoma scirrhosum des Magens. Vergr. 25fach. (Färbung nach van Gieson.) a Diffus krebsig infiltrierte Schleimhaut. b Muscularis mucosae. c Krebsig infiltrierte Submukosa mit vermehrtem Bindegewebe. d Krebsig infiltrierte Muskularis, deren interstitielles Bindegewebe vermehrt ist. e Serosa des Magens, ebenfalls krebsig infiltriert und mit vermehrtem Bindegewebe.

entzündliche Zellinfiltrationen (Lymphozyten) vorhanden. Diese offenbar gegen die Krebszelleninvasion gerichtete, starke lymphozytäre Reaktion ist besonders beachtenswert. Die krebsigen Infiltrate lassen sich durch die bedeutendere Größe und den epithelialen Habitus ihrer Zellen leicht von den Infiltrationen der Lymphozyten (kleine, runde Kerne) unterscheiden. Das Stroma ist jüngeres oder älteres, fibrilläres Bindegewebe mit zugehörigen Fibroplastenkernen.

Ein Detailbild eines Scirrhus ventriculi (Fig. 264) führt Schleimhaut mit angrenzender Submukosa vor, einmal um die Art der Ausbreitung der Geschwulst in diesen Teilen zu zeigen, dann aber auch, um vor Augen zu führen, wie innerhalb einer und derselben Geschwulst höhere und niedere Differenzierungsstadien nebeneinander vorkommen können. Das ist in der

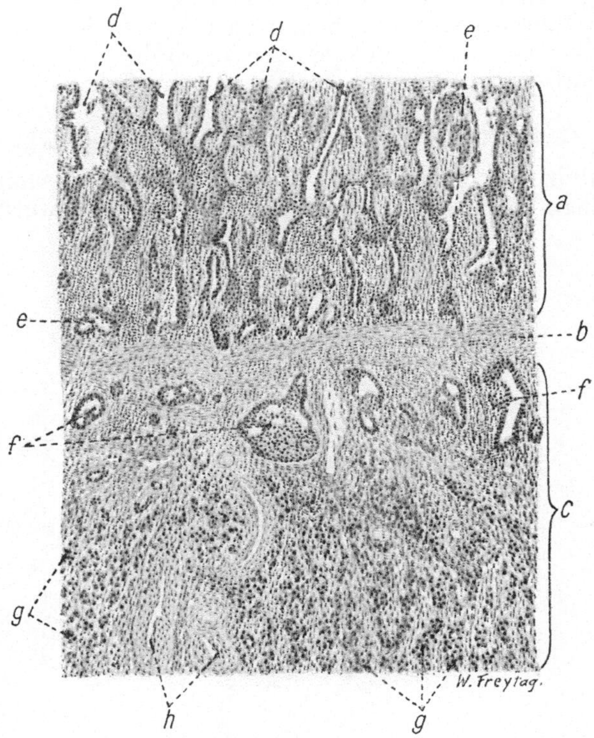

Fig. 264. Aus einem Carcinoma scirrhosum, partim solidum, partim adenomatosum des Magens. Vergr. 40fach. (Färbung nach van Gieson.) a Mukosa. Bindegewebe der Schleimhaut vermehrt und entzündlich zellig infiltriert. b Muscularis mucosae. c Submukosa. d Krebszellen, die innerhalb der Magengrübchen wuchern und die normalen Magendrüsen ersetzt haben. e Krebsige Wucherungen am Boden der Schleimhaut, zum Teil im Begriffe die Muscularis mucosae zu durchbrechen. f Atypische, drüsenartige Krebswucherungen inner- und unterhalb der Muscularis mucosae. g Solide Nester indifferenter Krebsepithelien (Carcinoma solidum) in der Submukosa, deren Bindegewebe stark vermehrt ist. h Gefäße der Submukosa.

Tat sehr häufig in Geschwülsten der Fall. Unsere Geschwulst zeigt bei schwacher Vergrößerung eine starke Verbreiterung der Schleimhaut (a). Ihr Bindegewebe ist stark vermehrt und in ein (rot gefärbtes) zellreiches Krebsstroma verwandelt. Normale Magendrüsen finden sich nicht. Dagegen sieht man das Stroma durchsetzt von sehr unregelmäßig verzweigten Drüsenbildungen (d). Es fällt auf, daß diese krebsigen Drüsen im allgemeinen senkrecht zur Muscularis mucosae orientiert sind. Das rührt davon her, daß die Karzinomzellen innerhalb der Magendrüsen gewuchert sind, deren Epithel sie zerstört und an deren Stelle sie sich gesetzt haben. Das Wachs-

tum der Krebszellen in vorgebildeten Gewebsräumen wird dadurch illustriert.
Am Grund der Schleimhaut, dicht oberhab der Muscularis mucosae (b),
ferner innerhalb und unterhalb dieser Grenzschicht sehen wir ebenfalls
drüsenartige Bildungen (e und f). Bis hierher herrscht also das Bild des
Ca. adenomatosum vor. Tiefer, in der Submukosa, finden sich dagegen
überall solide Krebsnester (g). Die starke Stromaentwicklung (rote Färbung nach van Gieson!) tritt auch in der Submukosa hervor. Lymphozytäre Reaktion findet sich überall im Bereich des Stromas. Bei starker
Vergrößerung bestehen die soliden Krebszellennester aus indifferenten
polymorphen Epithelien; die adenomartigen Karzinomwucherungen zeigen
zylindrische Elemente, zum Teil aber auch ungeordnete Epithelbeläge. Übergangsbilder zwischen beiden Typen finden sich reichlich.

g) Gallertkrebs (Ca. gelatinosum) des Magens.

Diese Karzinome bilden (durch Sekretion oder schleimige Entartung
der Krebszellen) so massenhaft Schleim, daß die Geschwulst schon grob-

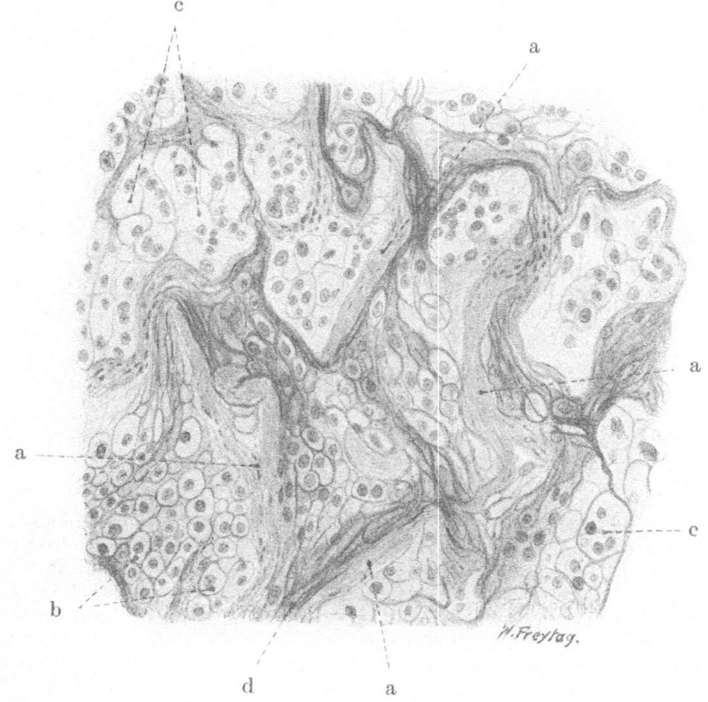

Fig. 265. Carcinoma gelatinosum (Gallertkrebs) des Magens.
Vergr. 130fach. (Färbung: Hämatoxylin-Eosin.)
a Reste der Muskularis des Magens, zum Teil in hyaliner Entartung. b Gruppen
rundlicher, blasiger Krebszellen (schleimige Entartung des Zellprotoplasmas).
c Stark vergrößerte, verschleimte und zum Teil in Auflösung begriffene Krebszellen. d Fädiger Schleim.

anatomisch als eine gallertige, transparente Masse erscheint. Die Gallertkrebse treten, ähnlich wie die Skirrhen, mehr in der Form von Infiltrationen
auf. Doch gibt es auch fungöse Formen. Die infiltrierenden Gallertkrebse
bevorzugen die Regio pylorica. Sie neigen zur Ausbreitung in continuo,
greifen auf die Umgebung des Magens, das Netz usw. über. Die Metastasen

sind meist regionär beschränkt, selten ist ausgebreitete Metastasenentwicklung. Ein mikroskopischer Durchschnitt durch eine von Gallertkrebs infiltrierte Magenwand (Muskularis) (Fig. 265) bietet ein eigenartiges Bild. Bei schwacher Vergrößerung sieht man Reste der Magenmuskularis als vereinzelt liegende Züge glatter Muskelfasern (a), die häufig hyalin entartet sind. Daneben finden sich Streifen bindegewebigen Stromas. Das Krebsinfiltrat beherrscht durchaus den Plan. Teilweise (bei d) sind fädige und streifige Massen (Schleim) ohne Zellen zu sehen: totale Verschleimung des Krebsparenchyms. An anderen Stellen sieht man Zellen (b und c). Ihre Kerne sind vielfach nur schwach gefärbt; die Zellen auffallend groß, hell, blasig (c). Diese Zellen sind zu Gruppen geordnet und bilden solide Nester, die dicht gedrängt liegen. An wieder anderen Stellen kann man gut gefärbte solche Zellnester finden, welche aus kleineren, rundlichen Krebszellen bestehen, die den Beginn der blasigen Umwandlung zeigen (b). Die starke Vergrößerung zeigt uns Krebszellen in allen Größen, auch die Größe der Kerne wechselt sehr. Protoplasmaarme und protoplasmareiche Zellen, mehrkernige größere Elemente finden sich. Nirgends ist eine höhere Differenzierung (zu Zylinderzellen, zu Drüsen) zu sehen. Die Zellen enthalten vielfach Vakuolen; manchmal hat eine einzige, große Vakuole die Zelle so ausgedehnt, daß der Kern abgeplattet zur Seite gedrängt ist (Siegelringzellen). Vielfach ist das ganze Protoplasma wie aufgequollen, ganz hell; die Zellen sehen dann blasig, fast wie Knorpelzellen aus; die Kerne liegen inmitten der blasigen Elemente. Die blasigen Zellen liegen entweder mosaikartig dicht aneinander, oder sie sind durch fädige, mit Hämatoxylin dunkelblau gefärbte Massen (Schleim) voneinander getrennt. Vakuolenbildung und blasige Umwandlung sind der morphologische Ausdruck der Schleimbildung im Protoplasma. Häufig zeigen die blasigen Zellen auch eine blasige Umwandlung der Kerne. Schließlich kommt es zu Zerfall und Auflösung der blasigen Elemente: totale schleimige Entartung der Krebszellen.

Bemerkt sei, daß es auch höher differenzierte Gallertkrebse gibt, von der Struktur des Ca. adenomatosum. Bei diesen herrscht weniger die schleimige Entartung als die schleimige Sekretion vor (Ca. muciparum). Der Schleim wird von den krebsigen Drüsenepithelien gebildet (Becherzellen!) und in die Drüsenlichtungen (und Zysten) abgesetzt; manchmal häuft er sich auch zwischen den Epithelsäumen und dem Stroma an, wobei er das Epithel von seiner bindegewebigen Unterlage abdrängt; auch in das Stroma hinein kann der Schleim infiltriert werden. Sehr selten sind Gallertkrebse, bei welchen nicht die Krebszellen den Schleim bilden, sondern das Stroma.

h) Gallertkrebs des Zökums.

Dieser Fall (Fig. 266) zeigt die ebenerwähnte Schleimbildung an der Grenze von Parenchym und Stroma in einem Carcinoma adenomatosum des Dickdarmes (Zökums). Es ist ein Teil der krebsig infiltrierten Muskularis des Darmes gezeichnet. Man sieht unregelmäßige krebsige Drüsenbildungen (a), welche in die Darmmuskularis (c) vorgedrungen sind. Manche der Drüsen sind erweitert und mit Schleim gefüllt. An anderen Stellen (b) sieht man helle schleimige Massen, innerhalb welcher die Epithelsäume krebsiger Drüsen liegen. Reste der Muskularis des Darmes ziehen sich als dünne Septen durch die schleimigen Massen hindurch. An Übergangsbildern kann man bei genauerer Untersuchung solcher Fälle feststellen, daß der Schleim sich vorwiegend an den Grenzflächen zwischen Stroma und Krebsparenchym anhäuft und die Epithelsäume vom Stroma abdrängt. Weiterhin verfällt auch das Stroma samt seinen Gefäßen der schleimigen Auflösung. Endlich gehen auch die Krebsepithelien zugrunde (b_1).

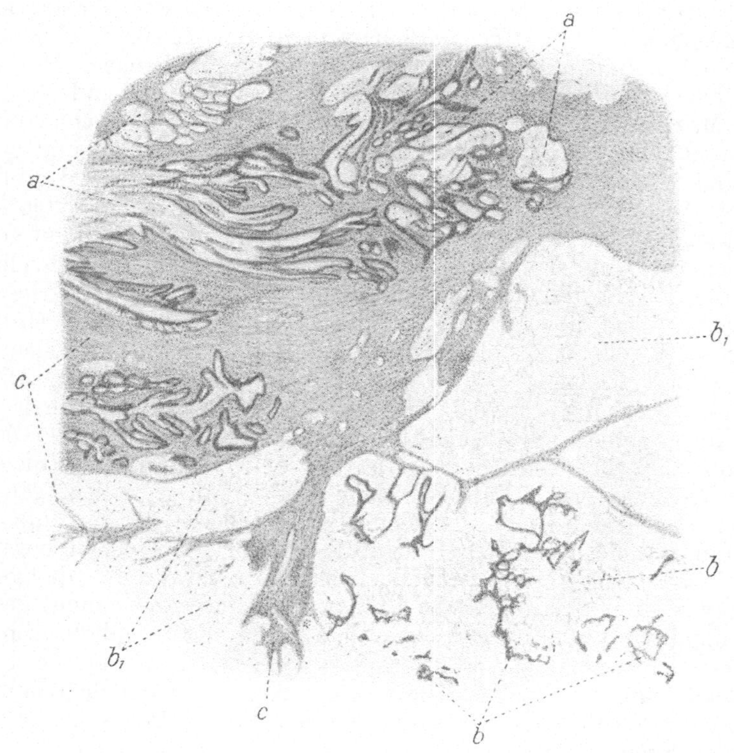

Fig. 266. **Gallertkrebs des Zökums.** Vergr. 25fach. (Hämatoxylin-Eosin.)
a Unregelmäßige krebsige Drüsenbildungen. b Stellen starker Verschleimung mit eingeschlossenen Resten der krebsigen Epithelsäume. b_1 Stellen totaler Verschleimung des Stromas und der Epithelkörper. c Muskularis des Darmes.

i) Carcinoma simplex solidum mammae.

In der Mamma kommt überaus häufig ein Karzinom von ganz indifferentem Bau vor (Fig. 267). Die Krebszellen bilden solide Häufchen und Nester (a) polymorpher Zellen. Das Stroma (b) ist derbes, gewöhnliches Bindegewebe; seine Massenentfaltung wechselt oft an verschiedenen Stellen einer und derselben Geschwulst. Dadurch ist das Bild bald mehr dem Skirrhus, bald mehr dem Medullarkrebs, bald mehr dem Ca. simplex entsprechend. Ein etwas höherer Grad von Differenzierung spricht sich darin aus, daß die Krebszellenwucherungen manchmal schlauchartige, auch verzweigte Formen zeigen, jedoch ohne Lumenbildung. Diese Strukturen führen zum Ca. adenomatosum, in welchem atypische Drüsen mit Lumina und zylindrischen Zellen gebildet werden. Gelegentlich findet man alle diese Formvariationen in einer Geschwulst gemischt.

Man muß sich aber davor hüten, Drüsen, die in das Krebsgewebe eingeschlossen sind, ohne weiteres für Produkte der Karzinomzellen zu halten. Denn bei dem infiltrierenden Wachstum der Karzinome kommt es auch zum Einwachsen in die normalen Drüsenläppchen der Mamma, und man findet Reste der normalen Tubuli vielfach ins Krebsgewebe eingeschlossen. Sie sind an der typischen Ausbildung von den krebsigen Drüsenimitationen bei einiger Erfahrung leicht zu unterscheiden.

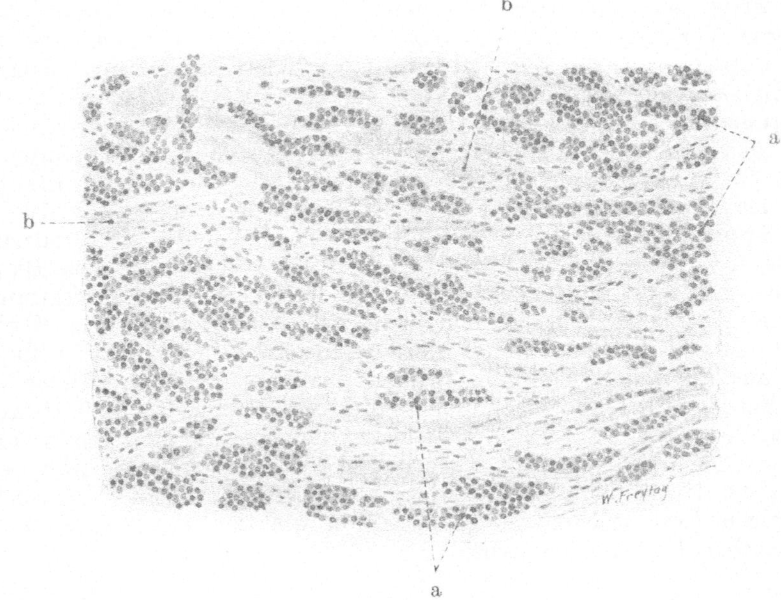

Fig. 267. **Carcinoma solidum simplex mammae.** Vergr. 80fach.
(Färbung: Hämatoxylin.)
a Solide Nester indifferenter, rundlicher und polygonaler Krebszellen. **b** Bindegewebiges Stroma.

E. Anhang. Besondere Geschwulstformen.

Unsere Geschwulstnamen haben in erster Linie histogenetische Bedeutung. Aber wir verbinden mit ihnen auch bestimmte Vorstellungen über
den histologischen Bau der Geschwulst. Adenom z. B. bedeutet eine
aus Drüsengewebe hervorgehende Geschwulst von homoiotypischem Aufbau.
Wir meinen mit diesem Namen, daß die betreffende Geschwulst aus annähernd typisch gebauten Drüsenschläuchen oder Drüsenfollikeln besteht.
Nun nennen wir aber auch die homologen Geschwülste der innersekretorischen Drüsen Adenome, obwohl hier von Schlauch- oder Follikelbildungen nicht die Rede ist, sondern solide Zellnester, entsprechend dem
Bau der Matrix, gebildet werden. Besser wäre es, für diese Geschwülste
neue Namen zu bilden und sie nicht einigermaßen gewaltsam in das
Schema der Adenome einzureihen. Noch mehr drängt sich die Forderung,
neue Namen zu prägen, bei den heterologen Geschwülsten auf. Gewisse
Geschwülste epithelialer Abkunft sind histologisch so sehr nach dem Typus
von Sarkomen gebaut, daß ihre Bezeichnung als Karzinom gezwungen erscheint. Und umgekehrt! Dazu kommt, daß solche Geschwülste oft ganz
spezifische histologische Qualitäten aufweisen, die gar nicht zum Ausdruck kommen, wenn wir sie in die großen Gruppen der Sarkome oder Karzinome einreihen. Bei den Sarkomen ergeben sich schon Schwierigkeiten,
wenn es sich um Geschwülste handelt, die vom pigmentbildenden, vom muskulösen, gliösen und nervösen Gewebe ausgehen (s. früher). Besser wäre es,
von malignen Melanomen, Myomen, Gliomen, Neuromen zu sprechen, als
diese Geschwülste, die vielfach von einem gewöhnlichen Sarkom in ihrem
Bau stark abweichen, unter die Sarkome einzureihen. Noch größer sind
die Schwierigkeiten bei anderen Geschwülsten. So bildet die Nebenniere

verschiedene, sehr eigenartige Blastome, die eine besondere Namengebung erfordern. Von den Rindenzellen gehen lipoidreiche Tumoren aus (sog. Hypernephrome); die Zona pigmentosa liefert ein falsches Melanom mit lipofuszinpigmentierten Zellen; aus der Marksubstanz gehen Tumoren mit chromaffinen Zellen hervor (Phäochromozytome), die in ähnlicher Weise auch von anderen Stellen des chromaffinen Systems (Tumoren der Glandula carotica z. B.) entstehen können; vom sympathischen Anteil des Nebennierenmarks werden eigenartige nervöse Geschwülste gebildet (Sympathoblastome, s. d.), die früher als Gliome, als Rundzellensarkome usw. bezeichnet wurden. Eigenartige Geschwülste des Hypophysenganges mit Plattenepithelbildungen lassen sich nur sehr gezwungen unter die Plattenepithelkrebse einreihen; man spricht besser von Hypophysengangtumoren. Von der Placenta foetalis gehen bösartige Wucherungen aus, die den Namen Chorionepithelioma erhielten, weil sie vom fetalen Zottenepithel (Chorionepithel) ihren Ausgang nehmen. Von Schmelzkeimen der Kiefer können Geschwülste entstehen, die ganz unzutreffend unter die Adenome eingereiht wurden und viel bezeichnender Schmelzkeimepitheliome oder Adamantinome genannt werden. Von solchen eigenartigen Geschwülsten wollen wir zwei wichtige Repräsentanten im histologischen Bild kennen lernen.

1. Chorionepithelioma malignum.

Diese sehr maligne Geschwulst entwickelt sich nach normaler oder pathologischer Schwangerschaft (Abert, Blasenmole) an der Plazentarstelle. Entweder entsteht ein weicher, schwammiger, von Blutungen durchsetzter, dunkelroter Tumor, oder ein mehr diffuses Infiltrat. Manchmal ist mit bloßem Auge gar nichts von Neubildung zu erkennen, und die Geschwulst wird erst an ihren Metastasen erkannt. Diese finden sich im Beckenzellgewebe, in den Lungen, in der Leber und gelegentlich in fast allen Organen des Körpers. Die Metastasierung erfolgt auf dem Blutweg. Die Metastasen sind — wie die Muttergeschwulst — dunkelrote, hämorrhagische, von gelblichen Nekrosen durchsetzte Neubildungen.

Das Verständnis für diese eigenartigen Geschwülste gewinnt man aus den histologischen Vorgängen bei der normalen Plazentation und bei der einfachen und destruierenden Blasenmole. Die mit Epithel bekleideten Zotten der Placenta foetalis (s. S. 237) dringen schon normalerweise in das mütterliche Gewebe ein; besonders tun dies wuchernde Zottenepithelien, die als sog. choriale Wanderzellen in die Dezidua gewebsauflösend vordringen und die mütterlichen Blutgefäße eröffnen. Wir haben es hier also mit einem physiologischen destruierenden Wachstum fetaler Zellen im mütterlichen Organismus zu tun („benigne Chorionepithelinvasion"). Dieses Wachstum bleibt normalerweise nur beschränkt und hört auf, wenn die Ernährung des Fetus garantiert ist. Bei der einfachen Blasenmole entarten die Zotten schleimig; ihr Epithel zeigt aber stärkere Wucherungen, die als eine Steigerung der schon normalerweise am Zottenepithel auftretenden Zellknospen (s. früher) aufgefaßt werden können. Bei der destruierenden Blasenmole dringen mit üppig wuchernden Epithelbelägen versehene Zotten in die Uteruswand vor und wachsen innerhalb der Venen weiter. Beim Chorionepitheliom wächst nur das Zottenepithel, aber in durchaus maligner Weise. Wir finden in diesen Geschwülsten die beiden Komponenten des Zottenepithels: Langhanssche Zellen und Synzytium nebeneinander vor. Beim atypischen Chorionepitheliom verwischen sich diese Zellengegensätze und wir finden einen unter Umständen großartigen Zellpolymorphismus.

Immer aber bleibt die Neigung zu synzytialen Bildungen charakteristisch, neben den offenkundigen Beziehungen der Geschwulstzellen zu den Blutgefäßen. Diese Beziehungen bedingen ja auch den hämorrhagischen Charakter, die Neigung zu Thrombosen und Nekrosen in den Chorionepitheliomen. Immerhin ist bei der Diagnose atypischer Chorionepitheliome Vorsicht geboten, weil auch Endotheliome, angioplastische Sarkome, Karzinome derartige synzytiale (plasmodiale und symplasmatische) Bildungen zeigen können — sog. Pseudochorionepitheliom. Über Chorionepitheliombildung in Teratomen s. später.

Ein Präparat der Lungenmetastase eines Chorionepithelioms zeigt bei ganz schwacher Vergrößerung eine rundlich begrenzte Neubildung in das

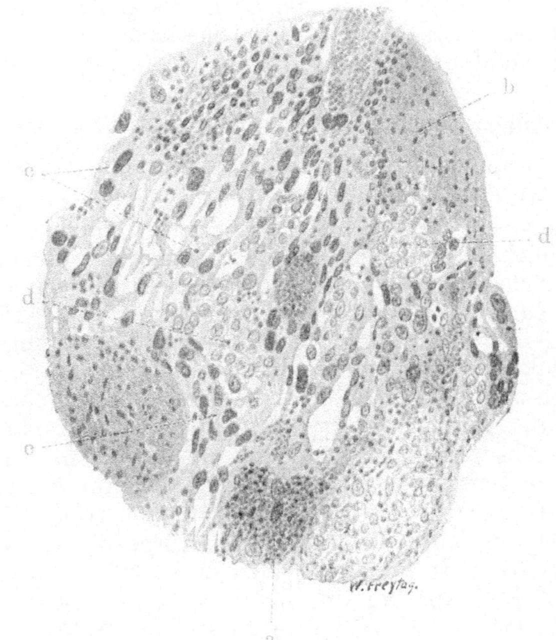

Fig. 268. Chorionepithelioma malignum uteri. Vergr. 120fach.
(Hämatoxylin-Eosin.)
a Blutungen. b Nekrosen und Fibrinabscheidungen. c Synzytiale Geschwulstmassen. d Hellkernige Einzelzellen (Langhanszellen).

Lungengewebe eingelagert (Querschnitt durch einen metastatischen Geschwulstknoten). Größtenteils ist die Neubildung nekrotisch; nur an der Peripherie sieht man eine schmale, kerngefärbte Zone von Geschwulstgewebe. Gerade hier erkennt man auch stark erweiterte Gefäße und Hämorrhagien. Studieren wir bei starker Vergrößerung diese Zone erhaltenen Geschwulstgewebes (Fig. 268), so stellen wir ihre Zusammensetzung aus zwei deutlich unterscheidbaren Elementen fest. Einmal finden sich schmale und breite Protoplasmabalken, die vielfach Netze bilden. In diesen Protoplasmamassen liegen dunkelgefärbte Kerne von sehr verschiedener Größe und Gestalt; sie zeigen häufig die Bilder der direkten Teilung (Kernzerschnürung); Zellgrenzen fehlen. Wir haben es hier mit Synzytien (c) zu tun. Diese synzytialen Protoplasmamassen zeigen ein körnig-vakuoläres Aussehen. In den Maschen dieser synzytialen Netze oder auch in kleineren und größeren selbständigen Anhäufungen treten zweitens Zellen auf mit hellerem Protoplasma (Glykogenreichtum!) und mit rundlichen, relativ gleichförmigen Kernen. Mitotische Teilungsfiguren finden sich hier reichlich. Diese Einzelzellen (d) sind die Abkömmlinge der Langhansschen Zellschicht der Chorionzotten, während die synzytialen Geschwulstmassen der synzytialen Schicht der Chorionzotten entsprechen. Der Gefäßreichtum des Geschwulstgewebes ist groß; die Gefäße stellen weite Endothelröhren dar. Große lakunäre Bluträume kommen vor, die von den synzytialen Massen durchsetzt sind. Solche Blutlakunen dürfen nicht mit Hämorrhagien verwechselt werden. Das Geschwulstgewebe, besonders die synzytialen Massen, lagern um die Gefäße; nicht selten fehlt das Endothel und die Synzytien bilden selbst die Gefäßwand. Blutungen (a) in das Geschwulstparenchym finden sich reichlich Sie sind besonders ausgedehnt im Bereich der nekrotischen Partien (b); hier finden sich auch immer reichlich Leukozyten und Fibrin.

2. Malignes Hypernephroma (Grawitzscher Tumor).

Dies ist eine Geschwulst, welche die lipoidspeichernden Zellen der Nebennierenrinde zu Mutterzellen hat. Der Name ist unglücklich gewählt, hat sich aber eingebürgert. Ein Verständnis gewinnt man, wenn man von der Betrachtung jener gelblichen Knötchen und Knoten ausgeht, die sich so häufig in der Rinde der Nebenniere finden. Sie bestehen aus Nebennierenrindenzellen und sind auch ganz analog der Nebennierenrinde gebaut. Diese gutartigen, mehr in das Gebiet der Hyperplasie gehörigen Neubildungen, können beträchtliche Größe erreichen und werden dann als Strumae suprarenales (schlechter auch als „Adenome" der Nebenniere) bezeichnet. In der Niere findet man häufig ähnliche gelbliche Knötchen subkapsulär in der Rinde; sie verdanken Absprengungen von Nebennierenrindenzellen während der Entwicklung ihre Entstehung. Größere solche Knoten in der Niere werden auch als Strumae suprarenales aberratae renis bezeichnet. Sie können sich gelegentlich auch an anderen Körperstellen, welche die Entwicklung der Nebenniere berührt, finden (s. S. 321). Interessant ist, daß sich von diesen abgesprengten, in die Niere verlagerten Nebennierenkeimen auch bösartige Geschwülste entwickeln, während in der Nebenniere selbst solche maligne Wucherungen nur äußerst selten vorkommen. Die Absprengung führt also vielleicht zu pathologischen Variationen des Zellcharakters. Diese malignen Hypernephrome sind buttergelbe, weiche, gefäßreiche, von Blutungen und Nekrosen durchsetzte Geschwülste, welche zerstörend wachsen, besonders gern in die Venen einbrechen, hier in continuo fortwuchern und auch metastasieren. Ihr Bau kann weitgehend an die Nebennierenrinde erinnern (typische Formen), oder die Tumorzellen weichen in bezug auf formale Ausgestaltung und Zusammenordnung von ihrer Matrix oft weitgehend ab. Dann haben die Geschwülste mehr sarkomartigen Habitus und es weist nur ihr starker Lipoidgehalt auf das Muttergewebe hin (atypisches Hypernephrom). Ist der Lipoidgehalt nicht sehr ausgesprochen, so muß die histogenetische Diagnose offen bleiben, wie denn überhaupt bei der Diagnose Hypernephrom Vorsicht zu üben ist, da vor allem auch endotheliale Geschwülste, deren Zellen Fett und Glykogen enthalten können, ein ähnliches Bild wie atypische Hypernephrome darbieten können.

Unser Präparat (Fig. 269) zeigt eine typische Varietät. Bei schwacher Vergrößerung sehen wir den allgemeinen Bau der sog. innersekretorischen Drüsen durchgeführt. Ein Stroma, spärlich entwickelt, und hauptsächlich aus weiten Gefäßen (a) bestehend, bildet ein netzartiges Gerüst mit weiten, vielgestaltigen Maschen. Diese sind ausgefüllt mit einem eigenartig hell erscheinenden Parenchym. Bei starker Vergrößerung erweist sich dieses zusammengesetzt aus sehr charakteristischen Zellen: es sind polygonale Elemente mit scharfer Begrenzung (Zellmembran!) und ganz hellem, völlig durchsichtigem Protoplasma, in dessen Mitte der Kern liegt. Der reichliche Lipoidgehalt der Tumorzellen kann nur an frischen, bzw. nicht mit fettlösenden Mitteln behandelten Präparaten durch geeignete Fettfärbungen erwiesen werden. In unserem Falle ist das Fett extrahiert, daher das helle (vakuoläre) Aussehen des Protoplasmas. Diese eigenartigen Geschwulstzellen füllen die Maschen des gefäßführenden Stromas zumeist solide aus. Nur da und dort ist eine Art von Lichtung innerhalb der rundlichen und länglichen Zellkonglomerate zu sehen. Es handelt sich hier nicht um echte Drüsenlumina, sondern um pathologische Hohlraumbildungen innerhalb der

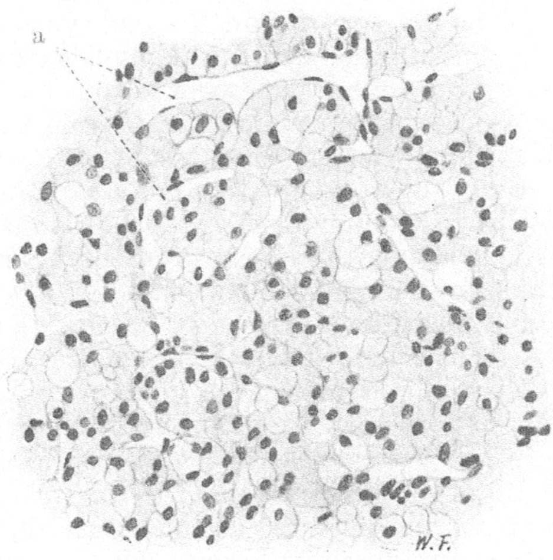

Fig. 269. Hypernephroma. Vergr. 300fach. (Färbung: Hämatoxylin.)
a Blutgefäße (Endothelröhren). Zwischen ihnen die eigenartigen, hellen (blasigen) Geschwulstzellen.

Zellkomplexe; ein zartrosa gefärbter, homogener oder fädiger Inhalt (Eiweißfällungen!) findet sich in diesen Spalten. Es werden zwar auch Hypernephrome der Niere mit Bildung echter Drüsenlumina, ja sogar zystische und papilläre Formen beschrieben, aber es ist fraglich, ob auch diese Geschwülste suprarenaler und nicht vielleicht renaler Abkunft sind.

Auf die sehr lebhafte Kontroverse, ob nicht auch das sog. typische Hypernephrom aus dem Nieren- bzw. nierenbildendem Gewebe abzuleiten sei, kann hier nicht eingegangen werden.

F. Mischgeschwülste.

Bei diesen Blastomen ist das Geschwulstparenchym aus mehreren Gewebsarten zusammengesetzt. Wir unterscheiden gemischte Bindesubstanzgeschwülste und gemischte Bindesubstanzepithelgeschwülste. Bei den ersteren setzt sich das Geschwulstparenchym aus verschiedenen Bindesubstanzgeweben zusammen, bei den letzteren enthält es außer Bindesubstanzgeweben auch noch Epithelformationen; auch diese können von verschiedenster Art sein. Die Beziehungen der Bindesubstanzen zu den epithelialen Bildungen entsprechen dem Verhältnis des Stromas zum Parenchym. Gleichwohl ist alles — Bindesubstanzen und Epithelgewebe — als Parenchym, d. h. als blastomatöses Gewebe, anzusehen. Die Frage nach der Matrix der Mischgeschwülste führt uns auf indifferente Keime, die einer Differenzierung nach verschiedenen Richtungen hin fähig sind. Die gemischten Bindesubstanzgeschwülste müssen aus indifferenten Mesenchymzellen abgeleitet werden: mesenchymale Mischgeschwülste. Die gemischten Bindesubstanzepithelgeschwülste leiten wir ab von (ekto-, meso-, entodermalen) Epithelkeimen, wobei in den einzelnen Fällen fraglich bleibt, ob die vorhandenen Bindesubstanzen nach frühembryonalem Vorbild von den Epithelien gebildet werden, oder ob die Matrix von vornherein ein gemischter Bindesubstanzepithelkeim ist. Den einfachen Mischgeschwülsten stellen wir die komplizierten Formen gegenüber. Zeigen sich in ersteren nur gewebs- oder organbildende Tendenzen, so treten bei den letzteren Bilder hervor, die an die embryonale Entwicklung von Körperregionen erinnern, und bei den kompliziertesten Formen sehen wir die Differenzierung von Organsystemen rekapituliert, ja die embryonale Entwicklung eines ganzen Organismus in blastomatös verzerrtem Bilde wiedergegeben. Die komplizierten Mischgeschwülste werden auch Teratoide und Teratome, die Geschwülste mit organismoiden Bildungstendenzen auch Embryoide und Embryome genannt. Zu jeder Zeit der Embryonalentwicklung können die Keime für Mischgeschwülste entstehen. Die kompliziertesten Formen müssen auf fast eiwertige Keime zurückgeführt werden, die mindestens vor der Gastrulation entstanden sind (Furchungszellen, Ursomazellen, Urgeschlechtszellen, Blastulazellen). Geschwülste solcher Herkunft werden auch proterogenetische Teratome genannt (E. Schwalbe). Weniger kompliziert gebaute Teratome entstehen aus Keimen, die nach erfolgtem Gastrulationsprozeß gebildet wurden (hysterogenetische Mischgeschwülste). Die Vorstellung, daß die Mischgeschwülste allesamt aus indifferenten Keimen entstehen, die während der Embryonalentwicklung unverbraucht liegen geblieben und aus den regulären Gewebsverbänden „ausgeschaltet" sind, bedarf insofern einer Korrektur, als es auch Mischtumoren gibt, bei welchen von vornherein mehrere Gewebe zur Geschwulstbildung beitragen. Das ist vor allem an Körperstellen der Fall, wo im Zusammenhang mit pathologischen Spaltbildungen die an den Spalt angrenzenden (unter Umständen sehr verschiedenartigen) Gewebe gemeinsam wuchern und in geschwulstmäßig exzedierender Weise den Spalt oder Defekt ausfüllen. Manche Teratome der Körperpole z. B. gehören in diese Kategorie. Weiter auf die hochinteressante Frage der formalen Genese der Mischgeschwülste einzugehen, ist hier nicht der Ort.

Aus dem Gesagten geht jedenfalls hervor, daß ein Verständnis für den geweblichen Aufbau der Mischgeschwülste nur auf Grund genauer Kenntnis der embryonalen Differenzierungsvorgänge der Organe, Regionen, Systeme des Körpers gewonnen werden kann. Mischgeschwülste der Mammaregion mit drüsenartigen Wucherungen neben Bildung verhornender Epidermismassen erinnern daran, daß sowohl die Epidermis (und deren drüsige Anhänge) als auch die Brustdrüse von dem Ektoderm der Brustregion gebildet werden; ein Ektodermkeim wird hier also die Matrix sein (ektodermale Mischgeschwülste). Mischgeschwülste des Gaumens und der Speicheldrüsen, die neben unfertigen Drüsen auch Faserepithelmassen und daneben allerlei Bindesubstanzen (Schleim-, Fett-, Knorpelgewebe) produzieren, weisen auf das Ektoderm der Mundbucht hin und erinnern in ihrem Bau an die epitheliale Entstehung auch der mesenchymalen Gewebsformationen (Marchand). Mischgeschwülste der Urogenitalsphäre bestehen aus urnierenartigen Kanälchen, quergestreiften Muskelfasern, Knorpel — alles Bildungen des Mesoderms der Urnierenregion (mesodermale Mischgeschwülste). Enthalten sie obendrein noch epidermisartige Wucherungen, so wird ein früher Ektodermkeim, der auch noch mesodermale Potenzen enthielt, als Matrix angesehen werden müssen. Teratome endlich, in welchen Gewebsformationen aller drei Keimblätter zu finden sind (sog. Tridermome), müssen auf eiwertige Keime bezogen werden (Askanazy). Nicht immer sind die drei Keimblätter in solchen Geschwülsten gleichmäßig vertreten (einseitig entwickelte Teratome); aber die systematoide Bildungstendenz in der Geschwulst erlaubt gleichwohl die Diagnose eines Teratoms. Schließlich sei bemerkt, daß wir bei allen Mischgeschwülsten wiederum reife und unreife Formen unterscheiden können, je nachdem die verschiedenen Gewebe eine höhere Ausdifferenzierung zeigen oder in unreifem, embryonalem, ja frühembryonalem Zustand verharren. Völlig ausgereifte Mischgeschwülste und Teratome haben mehr den Charakter geschwulstartiger Fehlbildungen. Es gibt Teratome, die nicht als echte Geschwülste anzusehen sind, sondern den Übergang zu den rudimentären (parasitären) Doppelmißbildungen darstellen (adulte, koätane Teratome — im Gegensatz zu den embryonalen Teratomen). In diesen ausgereiften Formen, deren Gewebe dem Alter des Geschwulst-, trägers entspricht, können aber sekundär maligne Wucherungen (Karzinome, Sarkome) auftreten, wie in einem normal gebildeten Körper. Die unreifen Formen des Teratomes zeigen alle Gewebe in einem mehr oder weniger jugendlich bleibenden Differenzierungszustand. Jedoch können auch hier bestimmte Gewebsformationen in ganz unreifer Form auftreten und in besonders maligne Entartung geraten.

Grobanatomisch stellen die Mischgeschwülste eine sehr wechselvolle Geschwulstgruppe dar. Sie treten in Form von knotigen, knolligen, nicht selten auch kapsulierten Geschwülsten auf. Häufig zeigen sie einen zystischen Charakter (Zystosarkome der älteren Autoren). An Oberflächen können sie polypöse, traubige Geschwülste bilden. Nicht selten kann der Beisatz gewisser Gewebe (z. B. Knorpel, Knochen) schon makroskopisch erkannt werden, oder es treten bestimmte Organe, wie Haut, Zähne, Haare, Darmschlingen, Extremitäten hervor.

A. Einfache Mischgeschwülste.

1. Gemischte Bindesubstanzgeschwülste (mesenchymale Mischgeschwülste).

Sie bestehen aus den verschiedensten Formen der Bindesubstanz, aus Bindegewebe, Schleimgewebe, Knorpelgewebe usw., und werden dementsprechend benannt: z. B. Fibromyxochondroma usw. Die unreifen Formen haben sarkomatösen Habitus: z. B. fibromyxochondroplastisches Sarkom.

2. Gemischte Bindesubstanzepithelgeschwülste.

Hier sind neben Bindesubstanzen auch epitheliale Formationen in der Geschwulst nachweisbar, sei es von der Art der Deckepithelien oder der Drüsenepithelien. Organartige Bildungstendenzen treten hervor. Die Namengebung erfolgt dem Aufbau entsprechend, z. B. Fibromyxoadenoma, Fibromyxochondrozystadenoma, evtl. papillare. Nicht selten zeigen die Bindesubstanzen sarkomartige Entwicklung (z. B. Adenomyxochondrosarcoma). Oder es treten die epithelialen Gewebe in unreifer, krebsartiger

Weise auf (z. B. Fibromyxoadenocarcinoma). Wenn Bindesubstanzen und
Epithel in unreifer Form wuchern, haben wir das Carcinosarcoma vor
uns. Das echte Karzinosarkom zeigt ein sarkomatöses „Stroma“ und darin
eingelagert ein krebsiges (epitheliales) Parenchym. Die Möglichkeit einer
epithelialen Entstehung des „Stromas“ ist dabei in Berücksichtigung zu
ziehen. Das echte Karzinosarkom darf nicht verwechselt werden mit einfach sarkomatösen oder krebsigen Geschwülsten, bei welchen die Geschwulstzellen teils diffus, teils nesterartig wuchern: sog. Ca. sarcomatodes oder
Sarcoma carcinomatodes. Auch ist der Fall denkbar, daß ein selbständiges
Sarkom in enger Nachbarschaft mit einem selbständigen Karzinom entsteht, und daß beide Geschwülste schließlich ineinander hineinwuchern.
Dann haben wir eine Kombinations- oder Kollisionsgeschwulst vor
uns, in welcher ebenfalls krebsige und sarkomatöse Strukturen nebeneinander
bestehen.

B. Komplizierte Mischgeschwülste.

Diese Geschwülste bestehen aus Bindesubstanzen und epithelialen Geweben; aber es treten Bilder auf, die an die Entwicklungsgeschichte von
Körperregionen erinnern. Statt allgemeiner Schilderungen wollen wir einige
wichtige Formen dieser Gruppe im histologischen Bild kennen lernen.

1. Mischgeschwulst der Parotis.

In dem Bereich der embryonalen Mundbucht (in Speicheldrüsen, am
Gaumen) kommen Geschwülste vor, deren Bösartigkeit sich meist nur in
lokaler Destruktivität äußert. Es handelt sich um eine sehr umstrittene
Geschwulstgruppe, die auch ein Kontingent zu den sog. Zylindromen stellt.
Die hierher gehörigen Blastome wurden früher vielfach für Endotheliome

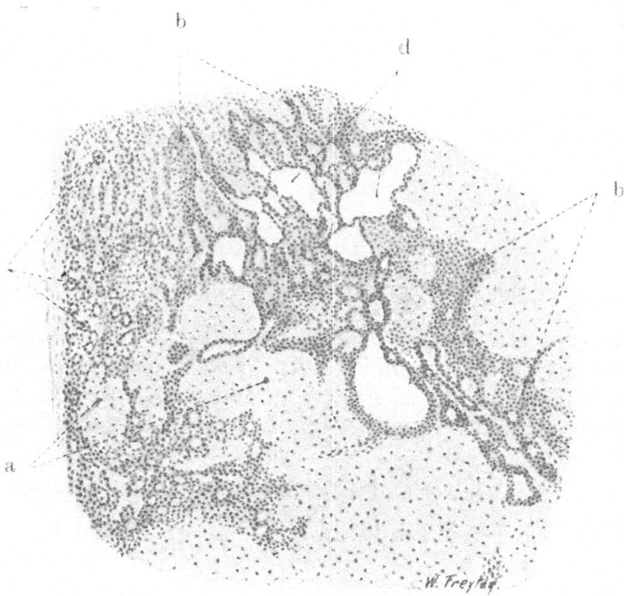

Fig. 270. Mischgewulst der Parotis. Vergr. 50fach. (Färbung: Hämatoxylin.)
a Knorpelgewebe. b Solide (epitheliale) Zellstränge. c Drüsenartige Schläuche,
aus den soliden Zellsträngen durch prosoplastische Differenzierung entstanden.
d Zystisch erweiterte Schläuche.

gehalten. Dazu verführt sowohl der indifferente Habitus ihrer epithelialen Beisätze, als die engen Beziehungen dieser Beisätze zu den mesenchymalen Komponenten (Binde-, Schleim- und Knorpelgewebe). Der Nachweis von Faserepithel in manchen dieser Geschwülste hat ihre epitheliale Natur sichergestellt. Richtige Endotheliome kommen in den genannten Gegenden gleichwohl vor.

Unser Präparat (Fig. 270) zeigt Epithelformationen 1. in Gestalt von soliden Sprossen und Strängen indifferenter Epithelzellen (b). Netzartiger Zusammenhang dieser Epithelstränge, die als unreife Drüsenbildungen anzusehen sind! 2. in Form von Schläuchen mit Lumenbildung (c) und Ausdifferenzierung der Epithelien zu kubischen und zylindrischen Zellen. Weiterer Fortschritt in der Drüsenentwicklung! Auch diese Tubuli sind zum Teil netzartig verzweigt und hängen untereinander zusammen. Die Schläuche enthalten vielfach hyaline Massen. Zwischen den Strängen und Schläuchen findet sich ein bindegewebiges, oft auch hyalin entartetes Stroma; 3. in Form von zystischen, epithelbekleideten Räumen (d) von verschiedenster Größe und Gestalt. Die auskleidenden Zellen sind kubische bzw. abgeplattete Epithelien. Von Bindesubstanzen finden sich fibrilläres Bindegewebe, Schleimgewebe, Knorpelgewebe (a). Bei starker Vergrößerung sehen wir oft eine sehr undeutliche Abgrenzung der indifferenten Zellstränge von den Bindesubstanzen, ja förmliche „Übergänge" der epithelialen Zellnetze in das Schleim- und Knorpelgewebe. Diese Bilder erinnern an die embryonale Entstehung des Mesenchyms durch Ablösung von Zellen aus primären epithelialen Verbänden (Marchand).

2. Mischgeschwulst der Niere.

(Sog embryonales Adenosarkom.)

Im Bereich des ganzen Urogenitalsystems vorkommende, bösartige Geschwülste, welche an die Bildung der Urniere, des Sklerotoms und des

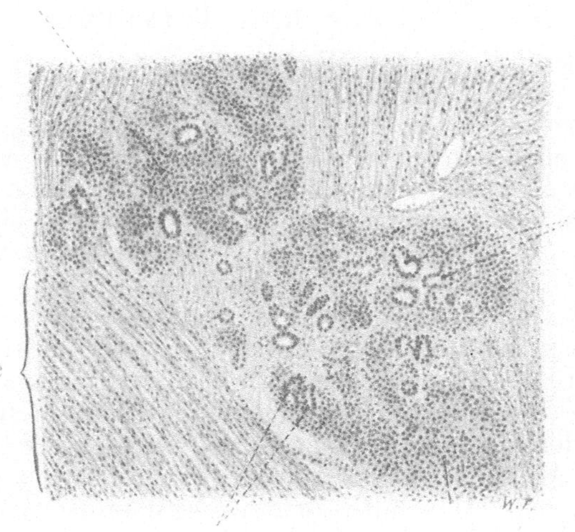

Fig. 271. Mesodermale Mischgeschwulst der Niere. Vergr. 80fach.
(Färbung: Hämatoxylin-Eosin.)
a Haufen indifferenter, embryonaler Geschwulstzellen. b Drüsige Differenzierungen innerhalb der embryonalen Zellhaufen. c Zellreiches „Stroma"; es enthält quergestreifte Muskelfasern von embryonalem Habitus.

Myotoms aus dem mittleren Keimblatt und damit an die Entwicklungsgeschichte der Urnierenregion erinnern.

Die Fig. 271 läßt schon bei schwacher Vergrößerung eine Art von „Stroma" erkennen, in welches dunkelgefärbte Zellhaufen von beträchtlichem Umfang eingelagert sind. Die Zellhaufen stellen solide, gegen das „Stroma" mehr oder weniger scharf abgesetzte Massen dar, in welchen entweder keinerlei höhere Differenzierung zu erkennen ist (a), oder doch da und dort eine drüsenartige Gruppierung der Elemente hervortritt (b). In manchen dieser zelligen Inseln sind reichlich Drüsen zu sehen; sie heben sich aber von der umgebenden Zellmasse zum Teil nur sehr undeutlich ab. Übergänge zu deutlich abgegrenzten Drüsenbildungen sind zu sehen. Das alles sind Differenzierungsstadien, die von völlig indifferenten „sarkomartigen" Zellhaufen zur Entstehung schlauchartiger Drüsen führen. Die spezielle Form und Ausbildung der Drüsen erinnert vielfach an Urnierenkanälchen; auch glomerulusartige Bildungen kann man gelegentlich in diesen Geschwülsten finden. Die starke Vergrößerung läßt die drüsige Differenzierung im einzelnen verfolgen. Innerhalb der Masse indifferenter, rundlicher Keimzellen entstehen feine Lücken, um welche sich die benachbarten Zellen epithelartig gruppieren, wobei unter fortschreitender Differenzierung mehr und mehr eine kubische bis zylindrische Gestalt der Epithelzellen erreicht wird. Eine bindegewebige Begrenzung zeigen diese unreifen Drüsen noch nicht. Man findet aber in der Geschwulst auch fertig gebildete Drüsengruppen, die in einem bindegewebigen Stroma liegen (Endstadium der Differenzierung). Das „Stroma" ist an verschiedenen Stellen der Geschwulst ebenfalls in unreifer und in reiferer Form ausgebildet. Hier ist es sehr zellreich, fast sarkomartig, aus länglichen, spindeligen Zellen aufgebaut, dort ist es zellärmer und reicher an fibrillärer Substanz. Zellen vom Aussehen glatter und quergestreifter Muskelfasern werden in diesen Geschwülsten häufig gefunden. In unserem Präparat gibt es ebenfalls Züge langgestreckter Zellen und bandartiger Zellgebilde, die bei starker Vergrößerung zum Teil Andeutungen von Querstreifung zeigen (bei c).

C. Teratoide und Teratome.

Das sind die kompliziertesten Mischgeschwülste, deren Mutterzellen totipotent, eiwertig sind. Sie kommen vor allem in den Keimdrüsen (Hoden, Ovarium), an den Körperpolen (angeborene Sakraltumoren, Teratome des Kopfes) und in den Leibeshöhlen (Zölomteratome) vor. Die geweblichen Leistungen aller drei Keimblätter können in der Geschwulst vertreten sein, oder ein Keimblatt ist ganz vorwiegend entwickelt (einseitig differenzierte Teratome). Die verschiedenartigen Gewebe treten vielfach zu Bildungen höherer Ordnung zusammen, die als Organ- und Systemanlagen zu betrachten sind. Bleibt, unbeschadet solcher Anlagen, alles Gewebe jugendlich, so haben wir die unreifen, sog. embryonalen Teratome (Embryoide) vor uns (Teratoma blastomatosum). Sie sind klinisch maligne und zeigen histologisch in einem räumlichen Durch- und Nebeneinander die verschiedenartigsten Gewebe und Gewebskompositionen. Von der Art eines solchen „histologischen Potpourri" können auch die Metastasen sein. Manchmal geraten bestimmte Gewebsarten in eine besonders maligne Wucherung (Neuroepithelien, Chorionepithelien z. B.). Wenn diese Gewebe die übrigen Beisätze überwuchern, kann die teratoide Geschwulst vorwiegend neuroepithelialen oder chorionepitheliomartigen Charakter zeigen. Die Metastasen sind dann von entsprechend einfacherem Bau. Die reifen Formen Teratoma adultum, coaetaneum, simplex, parasiticum) können bis zur Entwicklung fertiger Organe fortschreiten.

Schon mit bloßem Auge kann man in solchen Fällen Darmschlingen, rudimentäre Extremitäten sehen (Übergänge zu den rudimentären Doppelmißbildungen!). Oder es bleibt alles minutiös; die Organanlagen bleiben mikroskopisch klein, reifen aber aus. Dabei können die gebildeten Anlagen der Organe und Systeme auch räumlich in einer gewissen Ordnung zur Entwicklung kommen, so daß wir Kopfregion, Mundbucht, Respirations- und Digestionsanlagen wie in einem Embryokörper gelagert vorfinden (Embryome). Oft ist auch hier ein bestimmtes System, z. B. das ektodermale, besonders vordringlich entwickelt. In solchen Fällen treten die Geschwülste (z. B. im Ovarium) unter dem Bild der sog. komplizierten Dermoidzysten hervor. Eine mit Talg und Haaren gefüllte Zyste, die mit Haut ausgekleidet ist, herrscht vor. An irgendeiner Stelle ihrer Wand findet man aber eine mehr oder weniger ansehnliche Gewebsmasse (sog. Wilmssche „Zotte"), welche evtl. schon makroskopisch Knochen, Zähne usw. erkennen oder erst mikroskopisch ihre teratomatöse, vielseitige Zusammensetzung feststellen läßt. Auch diese reifen Teratome können maligne entarten, indem sich von ihren ekto-, ento- oder mesenchymalen Komponenten Karzinome bzw. Sarkome entwickeln.

a) Teratoma embryonale (blastomatosum) testis.

In unserem Präparat (Fig. 272) herrschen Drüsen und Zysten vor (a). Daneben sieht man auch solide Epithelinseln (c), zum Teil mit geschichteten Hornmassen (f). Diese epithelialen Beisätze sind in ein Gewebe

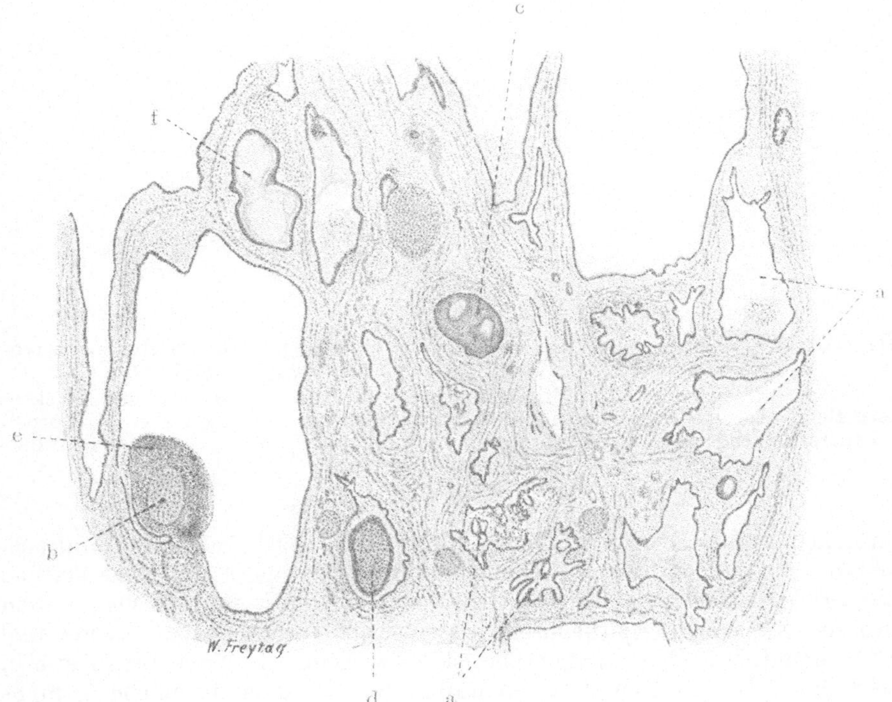

Fig. 272. Teratoma embryonale testis. Vergr. 15fach.
(Färbung mit Hämatoxylin.)
a Drüsen und Zysten (mit entodermalem Epithel). b Knorpel. c Solide Epithelinseln (ektodermales Epithel). d Knorpel innerhalb von Zysten. e Lymphadenoides Gewebe. f Geschichtete Hornmassen.

eingebettet, das wie ein gewöhnliches Stroma erscheint, bei genauerer Betrachtung aber sehr verschiedenartig zusammengesetzt ist. Zunächst fällt viel glatte Muskulatur auf, die, zu Bündeln zusammengefaßt, besonders in der Umgebung der epithelialen Bildungen angeordnet ist; so stellt sie eine Art von Muskularis für die Epithelschläuche dar. An manchen Stellen findet man Inseln von Knorpelgewebe. Manchmal sind diese Knorpelinseln, zusammen mit glatter Muskulatur, in der nächsten Umgebung epithelialer Zysten zu finden (b) oder liegen scheinbar frei im Lumen solcher Zysten (d). Bei stärkerer Vergrößerung zeigen die Drüsen und Zysten verschiedenartiges Epithel: zylindrisches Epithel vom Aussehen der Darm-

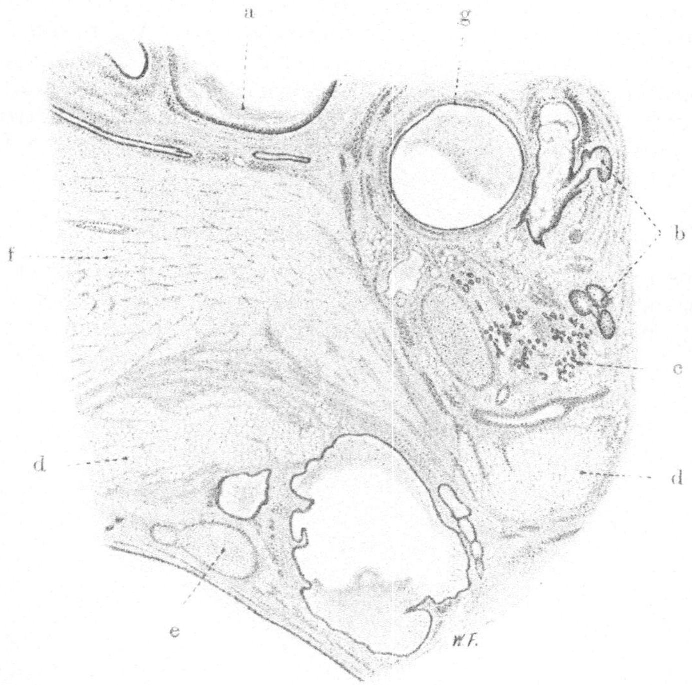

Fig. 273. **Teratoma adultum ovarii** (aus einer sog. komplizierten Dermoidzyste des Eierstocks). Vergr. 15fach. (Färbung: Hämatoxylin.)
a Zysten mit geschichtetem Pflasterepithel und Hornmassen als Inhalt (ektodermale Zysten). b Haarbalgdrüsen. c Schweißdrüsen. d Fettgewebe. e Knorpel. f Zentralnervengewebe. g Zysten mit Zylinderepithel und schleimigem Inhalt (entodermale Zysten).

epithelien (evtl. Becherzellen!), hohes, flimmerndes Epithel wie in Respirationsröhren. Andere epitheliale Schlauchbildungen erinnern an Neuroepithel. Die Drüsen haben teils das Aussehen von Schleimdrüsen, teils von serösen Drüsen. Die soliden Epithelinseln bestehen aus verhornendem Faserepithel (Pflasterepithel). Das Stützgewebe ist vorwiegend fibrilläres Bindegewebe, vielfach ist es von Lymphozyten durchsetzt, die auch förmliche Lymphknötchen bilden (e). Der Knorpel ist zellreicher Knorpel von embryonalem Aussehen. Findet sich nervöses Gewebe, so erweist es sich zusammengesetzt aus einem Gewirr feinster Fäserchen (Glia) mit zugehörigen Zellen; Nervenfasern, Ganglienzellen finden sich nicht. Zusammengefaßt können wir also finden:

1. ektodermale Bildungen: Hornepithel, Glia, Neuroepithel;
2. entodermale Bildungen: Drüsen und Zysten. Zysten mit Darm-epithel, glatter Muskulatur, Lymphknötchen in der Umgebung sind Digestionsanlagen. Zysten mit Flimmerepithel, glatter Muskulatur und Knorpel sind Respirationsanlagen;
3. mesodermale bzw. mesenchymale Bildungen: Bindegewebe, glatte Muskulatur, Knorpel.

Alle diese Bildungen zeigen mehr oder weniger jugendlichen Charakter.

b) Teratoma ovarii (adultum, coaetaneum, parasiticum, simplex).
Sog. komplizierte Dermoidzyste.

Zur Untersuchung (Fig. 273) kommt ein Stück aus der Wand einer Ovarialzyste, die mit Talg und Haaren erfüllt war. Bei schwacher Vergrößerung erkennt man Zysten, die mit Hornepithel ausgekleidet und mit abgestoßenen Hornmassen erfüllt sind (a). Ferner finden sich Haarbalg-drüsen (b); Gruppen von Schweißdrüsen (c); Fettgewebe (d); Knorpel (e). Auch Zysten mit Zylinderepithel finden sich (g). An einer Stelle ist reichlich nervöses Gewebe (Hirngewebe) zu finden (f). Die verschiedenen Gewebe sind weitgehend ausgereift.

Sachregister.